胎儿心脏
病理解剖与超声诊断学

Fetal Echocardiography and Pathoanatomy

主 编 接连利 许 燕

第2版

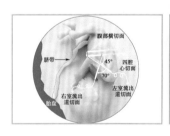
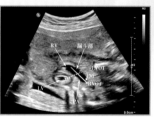
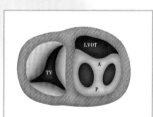
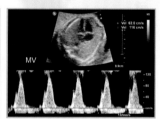

人民卫生出版社

·北 京·

图书在版编目（CIP）数据

胎儿心脏病理解剖与超声诊断学 / 接连利，许燕主编 . —2 版 . —北京：人民卫生出版社，2023.9
ISBN 978-7-117-35052-5

I. ①胎… Ⅱ. ①接…②许… Ⅲ. ①胎儿 —心脏病 —病理解剖学②胎儿 —心脏病 —超声波诊断 Ⅳ. ①R714.5

中国国家版本馆 CIP 数据核字（2023）第 134888 号

人卫智网	www.ipmph.com	医学教育、学术、考试、健康，购书智慧智能综合服务平台
人卫官网	www.pmph.com	人卫官方资讯发布平台

胎儿心脏病理解剖与超声诊断学
Tai'er Xinzang Bingli Jiepou yu Chaosheng Zhenduanxue
第 2 版

主　　编：接连利　许　燕
出版发行：人民卫生出版社（中继线 010-59780011）
地　　址：北京市朝阳区潘家园南里 19 号
邮　　编：100021
E - mail：pmph @ pmph.com
购书热线：010-59787592　010-59787584　010-65264830
印　　刷：北京盛通印刷股份有限公司
经　　销：新华书店
开　　本：889×1194　1/16　印张：44
字　　数：1153 千字
版　　次：2010 年 3 月第 1 版　　2023 年 9 月第 2 版
印　　次：2023 年 9 月第 1 次印刷
标准书号：ISBN 978-7-117-35052-5
定　　价：348.00 元
打击盗版举报电话：010-59787491　E-mail：WQ @ pmph.com
质量问题联系电话：010-59787234　E-mail：zhiliang @ pmph.com
数字融合服务电话：4001118166　E-mail：zengzhi @ pmph.com

主编简介

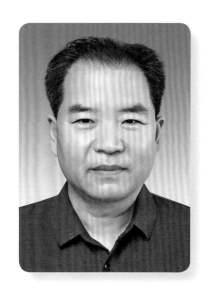

接连利 主任医师,省级临床重点学科(医学影像学)带头人,山东省日照市人民医院超声科前任主任,中国妇幼保健协会胎儿心脏病防治专业委员会常务委员,海峡两岸医药卫生交流协会第二届超声医学专家委员会常务委员、胎儿超声专科委员会常务委员,中国超声医学工程学会妇产科专业委员会委员,山东省医学会超声医学分会第五届委员会委员,山东省医师协会超声医师分会常务委员,山东省超声医学工程学会围产期与产前诊断专业委员会副主任委员。

从事心内科临床工作6年,腹部、妇产科、心血管和浅表器官超声诊断与超声介入治疗工作34年。主要研究方向为胎儿畸形产前超声筛查、胎儿先天性心脏病的产前超声诊断。主编《胎儿心脏病理解剖与超声诊断学》《胎儿心脏畸形解剖与超声对比诊断》等专著5部。自2004年以来,主持并成功举办16届国家级继续医学教育项目"胎儿心脏超声诊断学习班",得到业界的高度评价。在国内期刊发表论文40余篇。

主编简介

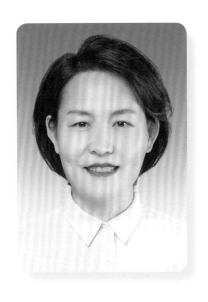

许　燕　医学博士,主任医师,山东省日照市人民医院超声一科主任,海峡两岸医药卫生交流协会第二届超声医学专家委员会委员,中国妇幼保健协会胎儿心脏病防治专业委员会委员,山东省医学会超声医学分会第七届委员会委员,山东省医师协会超声医师分会产科超声学组副组长,山东省超声医学工程学会妇产专业委员会副主任委员,日照市医学会第三届超声医学专业委员会主任委员。

从事超声诊疗工作近 23 年,主要研究方向为胎儿超声心动图及妇产、新生儿超声诊断及超声引导下介入治疗。主编《胎儿心脏畸形解剖与超声对比诊断》《胎儿心脏病理解剖与超声诊断学》等专著 3 部。在国内期刊发表论文 20 余篇。

编写委员会

主　　编　接连利　许　燕

副 主 编　张　雷　鞠志叶　赵　霞　高　翔　鲁统德

编　　委（以撰写章节先后为序）

接连利　许　燕　张　雷　鞠志叶　赵　霞　高　翔
鲁统德　陈　焱　祁晓杰　卢立蓉　卢世玲　辛　伟
吴　丹　刘立琪　姚永涛　范　玉　王连杰　林振华

主编助理　李国辉　吴　丹

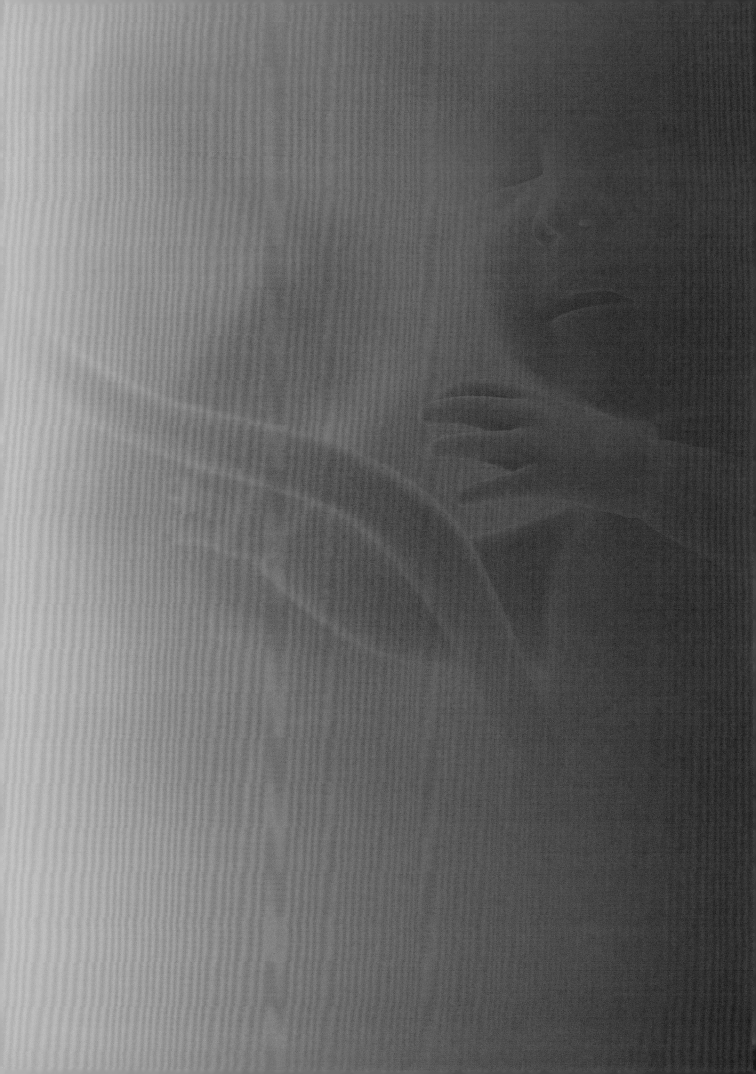

前　言

《胎儿心脏病理解剖与超声诊断学》自 2010 年问世以来,深受本专业同仁和读者朋友的欢迎,已重印多次,仍供不应求。2016 年,我们在《胎儿心脏病理解剖与超声诊断学》基础上又撰写了《胎儿心脏畸形解剖与超声对比诊断》,同样受到读者朋友的认可和好评,两部专著共发行近 1 万册。鉴于胎儿超声心动图诊断技术日新月异的发展及两部专著的成功反馈,我们决定撰写第 2 版《胎儿心脏病理解剖与超声诊断学》。新版在原版的基础上,将近年来积累的成功经验、体会和丰富的资料,再次奉献给超声同仁和读者朋友,为大家在这一学科领域提供最新的参考书。

第 2 版《胎儿心脏病理解剖与超声诊断学》继续沿用图文并茂、通俗易懂的编写方法,对每个病种均采用概述、胚胎学、遗传学及发生机制、病理解剖与分型、病理生理、超声扫查技巧及注意事项、胎儿超声心动图诊断及预后与治疗的格式撰写。与第 1 版相比,新版对所有章节内容进行了全面充实和提高,并增加了 13 个新章节;对 50 余种胎儿先天性心脏病的超声诊断与鉴别做了总结,每个病种均插入符合胎儿期心脏结构及血流动力学异常的彩色示意图,使读者能够更好地从复杂心脏畸形解剖、病理生理过渡至胎儿超声心动图诊断;在超声扫查技巧及注意事项中将我们近年来在胎儿超声心动图诊断中的经验体会做了梳理总结,以便与大家共同分享这些新的研究成果。

全书共 48 章,附有示意图、解剖图、二维超声图及彩色多普勒血流图 1 700 余幅静态图片,1 300 余幅动态视频图像,几乎所有静态超声图片均附有动态视频图像。第三章在胎儿方位图上对超声探头扫查位置、声束扫查方向、不同切面间的旋转角度等作了立体投射示意,便于读者学习掌握胎儿超声心动图扫查方法;第四章以胎儿腹部横切面、四腔心切面、五腔心切面、左室流出道切面、右室流出道切面、三血管切面、心底大动脉短轴切面、心室短轴切面、主动脉弓切面、动脉导管弓切面等 13 个常用超声切面为纲目,引出 50 余种胎儿先天性心脏病在各切面上的异常声像图表现,为胎儿先天性心脏病诊断与鉴别诊断提供重要线索。为方便读者阅读,本书图中英文缩写仅在首次出现时进行中文标注,后续不再标注。本书附有网络增值服务视频,请用手机或平板电脑扫描封底二维码,注册并登录"人卫图书增值",即可浏览动态视频图像。

我们真诚希望通过本书所反映本领域的现状和进展,能为同仁和读者朋友提供一部实用型临床参考书,并为推进这一学术领域研究与探索尽绵薄之力。

在本书的编辑和出版过程中,得到了各方面的热情支持,首先感谢我们的家人,他们的无私奉献使我们能够在工作之余,利用夜间和周末时间才得以完成这部专著;感谢山东省日照市人民医院领导和超声一科的同事在本书编写过程中给予的大力支持。

本书由下列基金项目资助出版：山东省医药卫生科技发展计划项目（项目编号：2018WS352）；济宁医学院教师科研扶持基金（项目编号：JYFC2018FKJ136）。

为了进一步提高图书质量，本书出版之际，恳切希望广大读者在阅读过程中不吝赐教，欢迎发送邮件至邮箱 renweifuer@pmph.com，或扫描封底二维码，关注"人卫儿科学"，对我们的工作予以批评指正，以期再版修订时进一步完善，更好地为大家服务。

接连利　许　燕

2023 年 9 月

目　录

第一章

胎儿心血管胚胎发育与循环生理

先天性心血管病是指胎儿在胚胎期心血管的发育过程中,由于各种致病因素导致心血管系统发育异常,胎儿出生时即存在的心血管系统结构畸形和/或功能异常的疾病。了解胚胎学基础,对于理解胎儿各种先天性心脏病的胚胎学发生机制、病理解剖及病理生理变化,还有产前胎儿超声心动图诊断具有十分重要的作用。

第一节 胎儿心脏大血管的胚胎发育

一、原始心管的形成

人胚第 18~19 天,生心区的中胚层内出现围心腔(pricardial coelom),围心腔腹侧的中胚层细胞密集,形成前后纵行、左右并列的一对细胞索,称为生心板(cardiogenic plate),板的中央变空,逐渐形成一对心管(cardiac tube)。最初,心管位于胚体的头端。随着神经管的关闭和脑泡的形成,中枢神经系统向胚体的头侧迅速生长以至于超过了生心区,加之出现头褶,使原来位于口咽膜头侧的心管和围心腔转到了咽的腹侧。心管和围心腔开始位于颈部,最后定位于胸腔。由于胚体的侧褶,使左、右心管从胚体的两侧向中线靠拢,并从头端至尾端逐渐融合,形成 1 条心管,但其尾段仍未合并,保留分支状。大约在胚胎第 22~26 天,原始心管开始以蠕动的方式进行收缩运动。

与此同时,心管和周围的间充质一起在心包腔(围心腔)的背侧逐渐陷入,于是在心管的背侧出现了心背系膜(dorsal mesocardium),将心管悬连于心包腔的背侧壁。心背系膜很快消失,形成一个左右交通的孔道,即心包横窦(transverse pericardial sinus)。心背系膜仅在心管的头、尾端存留。当心管融合并陷入心包腔时,心管周围的中胚层逐渐增厚,发育成心肌膜,由心肌膜分泌产生一层较厚的富含透明脂酸的细胞外基质,充填于内皮和心肌膜之间,称心胶质。除此以外,来自静脉窦区域的间皮细胞迁移到心肌膜周围,发育形成心外膜。因此,早期的心管已具备心内膜、心肌膜和心外膜 3 层结构的雏形。

二、心脏外形的建立

心管的头端与动脉相连,尾端与静脉相接,两端连接固定在心包上。心管各段因生长速度不同,首先出现 3 个膨大,由头端向尾端依次称为心球(bulbus cordis)、心室(ventricle)和心房(atrium)。以后在心房的尾端又出现 1 个膨大,称为静脉窦(sinus venosus)(图 1-1)。心房和静脉窦早期位于原始横膈内。静脉窦分为左、右两角。左、右总主静脉(common cardinal vein),脐静脉(umbilical vein)和卵黄静脉(vitelline vein)分别通入两角。心球远侧段较细长,称为动脉干(truncus arteriosus),

1

动脉干前端连接动脉囊（aortic sac）。动脉囊为弓动脉的起始部。

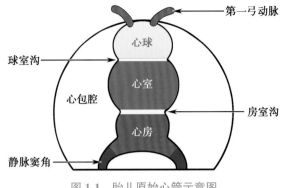

图 1-1　胎儿原始心管示意图

在心管的发育过程中，由于其心管头端和尾端固定在心包上，而游离部（即心球和心室段）的生长速度又远较心包腔扩展的速度快，原始心管不能向外延伸，因而心管自身（心球与心室段）开始折叠、弯曲，这个过程称为成襻（looping）。在胚胎第 24 天左右，心球和心室段开始向右前方旋转，随着心球和心室段进一步向右、向下及向前延伸，原始心房

和静脉窦则相对向上、向左及向后延伸，形成"U"形球室襻（图 1-2A、B）。胚胎第 25 天左右，随后原始心房离开原始横膈，逐渐移至心室头端背侧，并稍偏左。相继静脉窦也从原始横膈游离出来，位于心房背面尾侧，以窦房孔与心房通连，此时的心脏外形呈弯曲的"S"形（图 1-3A、B）。

胚胎第 26 天左右，位于原始心房头侧的原始心室，已移到原始心房的尾端，原始心房完全移至心球的上方。心球则分为三段：远侧端细长为动脉干；中段较膨大为圆锥动脉；近侧端被心室吸收成为原始右心室（right ventricle，RV）小梁部，原始心室段成为原始左心室（left ventricle，LV）（图 1-4）。胚胎第 29 天左右，由于心房受到前方的心球和后方的气管、食管的限制，迫使向两侧扩大，房室沟加深，房室之间逐渐形成狭窄的房室管。原始左、右心室之间的表面出现室间沟。至此，原始心管衍变已初具心脏外形，但其内部仍是一条弯曲的管道，内部尚未分隔（图 1-5）。

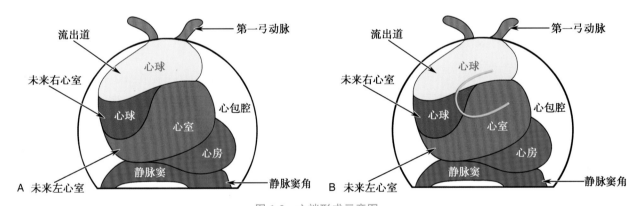

图 1-2　心襻形成示意图

A. 胚胎 24 天；B. 形成"U"形球室襻。

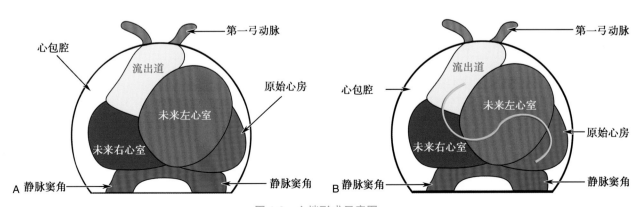

图 1-3　心襻形成示意图

A. 胚胎 25 天；B. 心脏外形呈弯曲的"S"形。

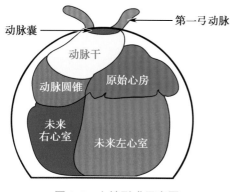

图 1-4　心袢形成示意图
胚胎 26 天。

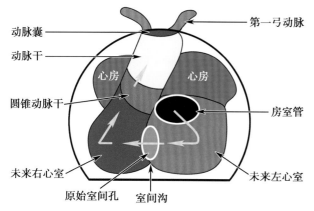

图 1-5　心袢形成示意图
胚胎 26 天,原始心管衍变已初具心脏外形。

三、心房的分隔

胚胎发育至第 28 天开始,在原始心房顶壁正中线房壁向内凹陷,形成一个薄的半月形镰状隔膜,即原发隔(septum primum),又称第一房间隔,原发隔自上而下呈矢状位向房室管方向生长,沿着心房壁背侧壁与腹侧壁向心内膜垫方向生长,心房中下部仍未分隔而左右相通,该宽大的交通口,称为第一房间孔或原发孔(foramen primum),位于原

始右心房(right atrium,RA)与左心房(left atrium,LA)之间(图 1-6A、B),随后原发隔的游离缘逐渐向心内膜垫方向生长将心房中下部分隔,使原发隔与心内膜垫之间的通道(原发孔或第一房间孔)变小(图 1-7A、B),随后这一通道(原发孔或第一房间孔)逐渐变小至完全封闭。在原发孔封闭之前,原发隔的上部发生程序性细胞凋亡,逐渐吸收而穿孔形成若干个小孔,这些小孔进一步吸收扩大融合成一个大孔,称继发孔或第二房间孔(foramen secundum),此时原发孔已封闭,继发孔使左、右心房仍然保持相通(图 1-8A、B)。胚胎发育至第 40 天左右,在原发隔的右侧,自心房顶部又生长出一隔膜,即为继发隔(septum secundum),又称第二房间隔。继发隔较厚,自房间隔顶部呈马蹄形向心内膜垫方向生长,当其前后缘与心内膜垫会合后,在中心部留有一卵圆形的孔,称为卵圆孔(foramen oval,FO)。卵圆孔比原发隔上的继发孔稍低,两孔呈交错重叠状,原发隔很薄,其上部贴于左心房顶部的部分逐渐消失,其余部分在继发隔的左心房侧盖于卵圆孔,称卵圆孔瓣(valve of foramen ovale,FOV)(图 1-9A、B)。静脉窦分隔成左、右两个角。右侧部分较大,最终形成上腔静脉(superior vena cava,SVC)和下腔静脉(inferior vena cava,IVC)汇入右心房的流入部分,左侧部分与原发隔融合形成冠状静脉窦的开口。胚胎第 8 周房间隔及室间隔发育完成,室间隔上的室间孔被膜样组织封闭,形成室间隔膜部,至此左、右心室间通道消失。房间隔则通过卵圆孔与继发孔构成左、右心房间通道继续存在(图 1-10),卵圆孔位于房间隔中下部使静脉导管及肝静脉的富氧血流通过这一通道直接进入左心房、左心室、升主动脉、冠状动脉及脑循环。

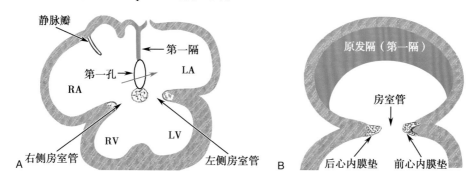

图 1-6　原发隔的发生与原发孔的位置示意图
A. 斜冠状面;LA:左心房;RA:右心房;LV:左心室;RV:右心室;B. 矢状面。

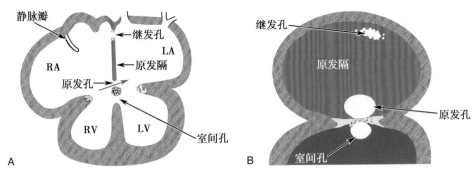

图 1-7　原发孔变小与继发孔发生示意图
A. 斜冠状面；B. 矢状面。

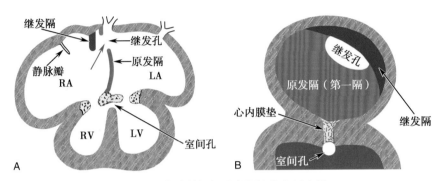

图 1-8　原发孔封闭与继发隔的发生示意图
A. 斜冠状面；B. 矢状面。

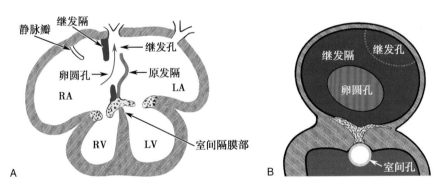

图 1-9　卵圆孔与继发孔的位置示意图
A. 斜冠状面；B. 矢状面。

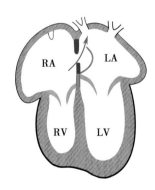

图 1-10　房间隔及室间隔发育完成示意图

四、房室管的分隔和二、三尖瓣的形成

在原始心房与心室之间仅为一个孔，称为共同房室管（common atrioventricular canal），胚胎发育第28天开始，在房间隔与室间隔分隔发育的同时，房室管腹侧壁（前上方）和背侧壁（后下方）的心内膜组织增生，各聚集一组心内膜间叶细胞，分别发育为前（腹侧）心内膜垫（ventral endocardial cushion，VEC）和后（背侧）心内膜垫（dorsal endocardial cushion，DEC），在房室管的左右两侧各出现 1 个侧心内膜垫（图 1-11），前（腹侧）心内膜垫和后（背侧）心内膜垫彼此对向生长、互相融合，将房室管分隔成左、右两个各有纤维环的房室管（图 1-12）。原发隔（第一房间隔）下缘朝向心内膜垫处生长并与之融合，即闭合原发孔（第一房间孔）。后（背侧）心内膜垫也参与形成分隔左、右心室流入道部室间隔（inlet portion of ventricular septum）。此外，后心内膜垫及左侧心内膜垫（left endocardial cushion，LEC）、右侧心内膜垫（right endocardial cushion，REC）还参与二尖瓣（mitral valve，MV）、三尖瓣（tricuspid valve，TV）的形成，前心内膜垫也参与一部分二尖瓣的发育。正常的二尖瓣与三尖瓣的形成过程是在共同房室管周围心内膜垫组织增生并首先在前心内膜垫的右侧形成一个小的前瓣（图 1-13），随着前、后心内膜垫彼此对向生长、互相融合过程中形成的前桥瓣（anterior bridging leaflet）和后桥瓣（posterior bridging leaflet）也相互融合将共同房室管口分为左、右两个房室瓣口，与此同时前桥瓣和后桥瓣附着处向内凹陷，左、右侧心内膜垫也分别形成侧瓣（图 1-14），随后前桥瓣和后桥瓣附着处瓣环向内凹陷的加深，左、右房室瓣环呈两个半环状结构，两个半环之间的前桥瓣和后桥瓣较前变小，而前瓣和侧瓣较前增大（图 1-15），然后左、右两个半环状房室瓣环逐渐形成两个完整的房室瓣环并将前桥瓣和后桥瓣分隔形成左侧的二尖瓣前叶（anterior leaflet of mitral valve）和右侧的三尖瓣隔叶（septal tricuspid leaflet，STL），前瓣发育为三尖瓣前叶（anterior tricuspid leaflet，ATL），两个侧瓣分别发育为三尖瓣后叶（posterior

tricuspid leaflet，PTL）和二尖瓣后叶（posterior leaflet of mitral valve），至此，形成正常的三尖瓣和二尖瓣（图 1-16）。在此发育过程中若前后心内膜垫融合不全或缺乏融合时，可导致不同类型房室间隔缺损（详见第七章房室间隔缺损）。

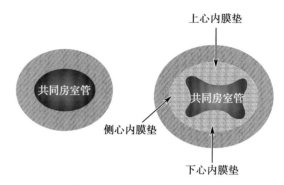

图 1-11　房室管分隔示意图 1

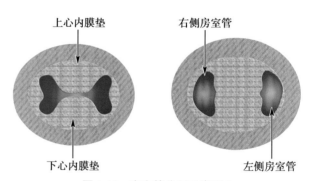

图 1-12　房室管分隔示意图 2

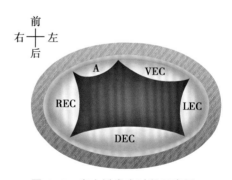

图 1-13　房室瓣发育过程示意图 1

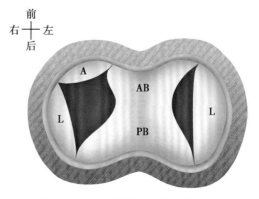

图 1-14　房室瓣发育过程示意图 2

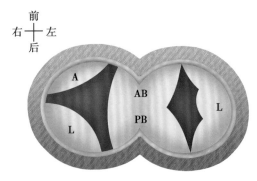

图 1-15　房室瓣发育过程示意图 3

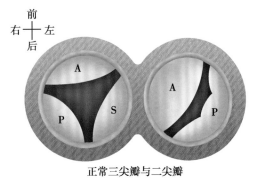

正常三尖瓣与二尖瓣

图 1-16　房室瓣发育过程示意图 4

图 1-13 至图 1-16 为从共同房室管分隔形成正常 2 个瓣环、2 组瓣膜(三尖瓣与二尖瓣)、2 个房室孔的发育过程示意图。VEC：腹侧心内膜垫；DEC：背侧心内膜垫；LEC：左侧心内膜垫；REC：右侧心内膜垫；AB：前桥瓣；PB：后桥瓣；A：前瓣；L：侧瓣；S：隔瓣；P：后瓣。

五、原始心室、室间隔的发育

在胚胎第 4~5 周时，心脏已从原始心管衍变初具心脏外形，完成心室右襻后，原始心室呈左、右横卧的管道，心室底部中央发生一矢状走行的肌肉嵴，呈半月形，称为室间嵴，形成左右心室的原始分界，中间的圆形孔洞为第一室间孔，也称为球室孔(图 1-17)。室间嵴不断隆起增高，形成左右心室之间的肌性间隔，因其表面光滑，称为室间隔(interventricular septum，IVS)的光滑部，光滑部仅占室间隔的一小部分。与此同时，与心室相连的动脉干圆锥隆起不断吸收缩小，圆锥部左移骑跨于左右心室之上，使第一室间隔孔上缘消失，而房室管的右移，开口于左、右心室，共同房室管口与肌性室间隔相对，使第一室间隔孔后缘消失，此时室间隔孔呈凹面向上的半月形，称为第二室间孔(图 1-18)。左右心室腔通过心室内壁肌肉不规则的凹陷吸收

而扩大，室间嵴基底部肌肉也不断吸收向下延伸，由于向下延伸发展的室间隔表面有许多肌小梁纵横其间，故称为室间隔小梁化部，占室间隔的大部。与此同时，肌部室间隔上缘向头侧发育和圆锥间隔会合，向背侧发育与房室管心内膜垫会合，使室间隔孔进一步缩小形成第三室间孔。此时室间隔的肌部已发育完成，胚胎第 8 周以后，第三室间孔周围组织发出膜样组织封闭心室间最后通道，就形成了室间隔的膜部。室间隔的膜部所占面积很小，从胚胎发育构成成分来说，它是由肌部室间隔、圆锥间隔和心内膜垫三种成分共同会合而成。三种成分中任何一种发育异常都会伴有膜部室间隔的畸形。

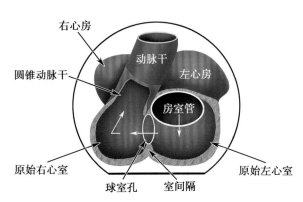

图 1-17　心室分隔示意图 1

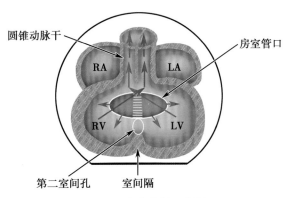

图 1-18　心室分隔示意图 2

六、圆锥动脉干的分隔

圆锥动脉干(conotruncus)最初也是单腔直筒结构，胚胎第 5 周，沿管腔矢状部内纵壁心内膜下组织增厚，形成两条纵行内膜嵴，称为圆锥动脉干嵴(心球嵴)。两条内膜嵴不断隆起升高相互融合形成圆锥动脉间隔，使单腔圆锥动脉干分隔成两个

并行的管道。在整个胚胎发育过程中,圆锥动脉干的各段发育不同,圆锥动脉干间隔的形态也不同。

1. 远端动脉干间隔　也称主 - 肺动脉间隔(aorticopulmonary Septum),其位置大致在原始心管的矢状位,故升主动脉和肺动脉也大致处于左右并列的位置,即升主动脉在右,肺动脉在左。

2. 近端动脉干间隔　又称心球嵴(bulbar ridges)。此段间隔与远端动脉干间隔相延续,在形成圆锥动脉干嵴的同时,左右侧壁的内膜也同时隆起,三者共同形成两组半月瓣,即主动脉瓣和肺动脉瓣。圆锥动脉干尚未旋转时,主动脉瓣口、升主动脉同在右侧,肺动脉瓣口和主肺动脉干在左侧。圆锥动脉干近端发生逆时针转位110° 后,使主动脉瓣旋转到右后方,肺动脉瓣旋至左前方,由于主动脉及肺动脉远端并未旋转,使升主动脉和肺动脉从原来的左右并列关系变成了相互螺旋缠绕关系。

3. 圆锥间隔　圆锥部是指原始心管心球段与心室段相连的部分,其内部间隔与动脉干间隔相连,将单腔的心球圆锥分隔成肺动脉瓣下圆锥和主动脉瓣下圆锥。圆锥间隔(conal septum)在发育融合过程中同近端动脉干间隔一样进行逆时针方向转位110° 同时近端圆锥及其间隔吸收缩短。远端圆锥间隔则向近端移动,肺动脉瓣下圆锥吸收短缩较小,故在成熟的心脏仍留有完整的肌性圆锥结构,主动脉瓣下圆锥全部吸收,使主动脉瓣下移与二尖瓣环相连接,所以成熟主动脉瓣下没有完整的肌性圆锥结构。旋转后的圆锥间隔与近端动脉干间隔相互延续,称为螺旋形隔膜。将心球分割为主动脉和肺动脉干,两者相互缠绕。在圆锥间隔形成、旋转、吸收和缩短的同时,心球孔也移到室间孔的上方,圆锥间隔通过心内膜垫和肌部室间隔相互融合,并将主动脉瓣与右室流出道隔开,同时发出膜样组织,参与膜部室间隔的形成。

圆锥动脉间隔发生异常见于:

1. 正常圆锥动脉间隔分隔均匀,主动脉与肺动脉内径相近,如发育异常表现为主动脉发育不良或肺动脉发育不良,如法洛四联症。极端的分隔不均表现为主动脉假干(肺动脉闭锁)或肺动脉假干(主动脉闭锁)。

2. 正常圆锥动脉间隔发育完整无缺损,如发育不良表现为主 - 肺动脉间隔缺损,或 Berry 综合征等。如完全无发育,则表现为共同动脉干。

3. 正常圆锥结构与相应心室对接正确、良好,如发育异常表现为室间隔缺损、动脉骑跨和心室出口异常,常见于法洛四联症、右室双出口和共同动脉干。

4. 圆锥动脉间隔呈螺旋样生长,如发育异常表现为大动脉转位、右室双出口、左室双出口等。

七、主动脉囊和弓动脉的演变

主动脉囊发出 6 对弓动脉,与背侧主动脉相连接,各对主动脉弓在胎儿发育的不同时期,有的出现闭塞、吸收而消失,有的继续生长发育,与主动脉囊、背主动脉和节间动脉等共同形成相应的动脉。

1. 第 1、2、5 对弓动脉,基本上消失,其中第 1 对弓动脉最早消失,仅留部分组织参与形成上颌动脉(maxillary artery)。第 2 对弓动脉的部分参与形成镫骨动脉(stapedial artery,SA)。

2. 第 3 对弓动脉,近端形成颈总动脉(common carotid artery,CCA),远端部分与第 1~2 对弓动脉之间的左右背侧主动脉共同形成颈内动脉(internal carotid artery,ICA)。颈外动脉(external carotid artery,ECA)由第 3 对弓动脉的出芽生长而成。第 3~4 对弓动脉之间的左右背侧主动脉消失。

3. 第 4 对弓动脉,左侧者形成左颈总动脉(left common carotid artery,LCCA)与左锁骨下动脉(left subclavian artery,LSCA)之间的部分主动脉弓,而右侧近端部分与主动脉囊右侧部分形成头臂干(brachiocephalic trunk),即无名动脉(innominate artery,INA),远端形成右锁骨下动脉近端。

4. 第 6 对弓动脉,近端部分分别形成左肺动脉(left pulmonary artery,LPA)和右肺动脉(right pulmonary artery,RPA)。右侧的远段消失,左侧远段形成连接主动脉弓与肺动脉之间的动脉导管(ductus arteriosus,DA)。

5. 主动脉囊参与形成头臂干,形成主肺动脉(main pulmonary artery,MPA)、升主动脉(ascending aorta,AAO)和左颈总动脉起始部的主动脉弓。

6. 从背主动脉发出的多对节间动脉,大多数退化消失,只有第7对节间动脉继续生长发育,左侧形成左锁骨下动脉(left subclavian artery,LSCA),右侧与右侧第4动脉弓及其相连的尾端背主动脉共同形成右锁骨下动脉(right subclavian artery,RSCA)。

7. 右侧背主动脉部分参与形成右锁骨下动脉,其余部分消失。左侧背主动脉形成主动脉弓远端。双侧背主动脉在大约第9体节处合成一根背主动脉,随后发育成降主动脉(descending aorta,DAO)。

发育正常情况下,一些血管退化,而另一些则持续存在。退化失败会导致血管环、右位主动脉弓和其他血管畸形。如正常情况下,左侧第4弓动脉持续存在,而右侧第4弓动脉退化,从而形成左位主动脉弓。同样,如果右侧第4弓动脉持续存在,而左侧第4弓动脉退化,则会形成右位主动脉弓。如果两侧第4弓动脉都未退化,则形成双主动脉弓,从而在气管和食管周围形成血管环。相反,如果两侧第4弓动脉均退化,就发生主动脉弓离断。动脉导管从第6弓动脉发出,正常时该弓动脉也进行单侧退化,最后形成左侧导管。

八、静脉系统演变

1. 体循环静脉

(1)总主静脉:两侧总主静脉是胎儿最大的体静脉,一般分为前主静脉(anterior cardinal vein)和后主静脉(posterior cardinal vein)。右总主静脉发育形成上腔静脉,左总主静脉及其分支大部分蜕变,部分残留形成冠状静脉窦(coronary sinus,CS)。前主静脉主要回流头部的静脉血,两侧前主静脉之间的交通支可发育形成左无名静脉(left innominate vein,LINV)。后主静脉回流躯干和四肢的静脉血。其起始部分发出下主静脉和上主静脉,两侧下主静脉会合形成下腔静脉中段及肾静脉等分支,右侧上主静脉形成下腔静脉末段和奇静脉(azygos vein),左侧上主静脉形成半奇静脉(hemiazygos vein)和副半奇静脉(accessory hemiazygos vein)。两侧后主静脉在尾端吻合,发育成髂总静脉(common iliac vein)。

(2)脐静脉:来自母体胎盘经过物质交换的血液,大部分经脐静脉→门静脉→静脉导管→下腔静脉→右心房回流,少部分经脐静脉→门静脉→肝静脉→下腔静脉→右心房回流,出生时脐静脉被切断后闭塞。

(3)卵黄囊静脉:从卵黄囊将血液回流到静脉窦,右侧卵黄囊静脉发育形成下腔静脉近心段,并与右下主静脉的吻合支一起发育成下腔静脉肝段。左侧卵黄囊静脉和左脐静脉发育形成静脉导管(ductus venosus,DV),后者在出生后闭塞。另外,部分卵黄囊静脉可参与形成肝静脉(hepatic vein)、脾静脉(splenic vein)、肠系膜上静脉(superior mesenteric vein)和门静脉(portal vein)等。

2. **肺静脉**(pulmonary venous,PV)　在体静脉发育的同时,从左侧心房背侧发育生长出共同肺静脉干进入肺部,与肺内形成的四支肺静脉及其静脉丛相连接,共同形成肺静脉系统,随共同肺静脉干扩张、合并入左心房(left atrium,LA),四支肺静脉即直接开口于左心房。在胎儿发育时期,肺静脉丛与体静脉许多分支之间有侧支循环,它们多随发育逐渐闭塞消失。

体静脉和肺静脉发育异常,可产生静脉系统的各种畸形,如左上腔静脉永存、左上腔静脉开口于冠状静脉窦、体静脉分支闭塞、肺静脉畸形引流入体静脉等。如共同肺静脉干、静脉窦等发育异常,可出现三房心等畸形。

第二节　胎儿正常血液循环和出生后变化

一、胎儿的血液循环

胎儿需从母体胎盘获取氧气和营养物质,同时排出二氧化碳和其他代谢产物,其循环状态与出生后不同。出生后,肺部实现通气功能,形成真正的肺循环和体循环两套系统,循环状态发生明显变化。

胎儿的部分血液经脐动脉进入母体胎盘,在胎盘内进行气体和物质交换,吸取氧气和营养物质,从脐静脉回流入门静脉系统,其中大部分静脉导管及卵圆孔进入左心房,少部分经肝静脉回流入右心房。

右心房(right atrium,RA)同时接收来自上、下腔静脉和冠状静脉窦的血液,大部分经三尖瓣口流入右心室,其中来自上腔静脉的血流,几乎全部直接通过三尖瓣口流入右心室,另外有少部分血液,与来自静脉导管富含氧和营养的脐静脉血混合经卵圆孔入左心房,与来自肺静脉的血液混合后进入左心室。左心室的血液大部分经主动脉弓及头臂动脉分支分布到头、颈和上肢,以充分供应胎儿头部发育所需的氧和营养;小部分血液进入降主动脉。由于胎儿肺微循环系统大部尚处"关闭状态",细小肺动脉处高阻状态,进入肺动脉的右心室血液90%以上经动脉导管注入降主动脉,仅有5%~10%经左、右肺动脉进入发育中的肺脏。

胎儿各组织器官经过氧和营养物质交换的血液,由静脉系统回流,其中肺部的静脉回流到左心房,心脏的静脉回流到冠状静脉窦,其他部位的静脉血回流入上、下腔静脉,最终回流入右心房,进入周而复始的循环。

二、出生后血液循环的改变

胎儿出生后,新生儿与胎盘的血液循环阻断。新生儿开始肺呼吸,动脉导管、静脉导管和脐血管均失用,血液循环发生一系列的改变。主要变化:①脐静脉(腹腔内部分)闭锁,成为由脐部至肝的肝圆韧带(ligamenta teres hepatis)。一般认为脐静脉的管腔并不完全消失,必要时,可利用其重建肝脏的侧支循环。尤其新生儿期可以重新建立脐静脉-静脉导管-下腔静脉通道,在临床治疗中发挥重要作用。②脐动脉大部闭锁成为脐外侧韧带(lateral umbilical ligament),仅近侧端保留成为膀胱上动脉(superior vesical artery)。③静脉导管闭锁成为静脉韧带(venous ligaments)。④出生后脐静脉闭锁,从下腔静脉注入右心房的血液减少,右心房压力降低,肺开始呼吸,大量血液由肺静脉回流进入左心房,左心房压力增高,于是卵圆孔瓣紧贴于继发隔,使卵圆孔关闭。出生后约1年左右,卵圆孔瓣方与继发隔完全融合,达到解剖关闭,但约有25%的人卵圆孔终身未达到解剖关闭。⑤动脉导管闭锁成为动脉韧带(arterial ligament),闭锁的过程是内弹性膜破裂,中膜平滑肌细胞进入内膜。平滑肌细胞和内膜不规则地增生加厚形成内膜垫突入腔内,使管腔变窄。加之由肺动脉干来的血流途经动脉导管的狭窄管腔时引起局部血流高压,血栓形成,使管腔逐渐堵塞。但出生后3个月左右才达到解剖关闭。

(接连利　许　燕)

参 考 文 献

［1］ FINNEMORE A, GROVES A. Physiology of the fetal and transitional circulation. Semin Fetal Neonatal Med, 2015, 20 (4): 210-216.

［2］ BRAGA M, MOLEIRO ML, GUEDES-MARTINS L. Clinical Significance of Ductus Venosus Waveform as Generated by Pressure volume Changes in the Fetal Heart. Curr Cardiol Rev, 2019, 15 (3): 167-176.

［3］ TAN CMJ, LEWANDOWSKI AJ. The Transitional Heart: From Early Embryonic and Fetal Development to Neonatal Life. Fetal Diagn Ther, 2020, 47 (5): 373-386.

［4］ KISERUD T, ACHARYA G. The fetal circulation. Prenat Diagn, 2004, 24 (13): 1049-1059.

［5］ CHAOUI R, HELING KS, KARL K. Ultrasound of the fetal veins part 1: the intrahepatic venous system. Ultraschall Med, 2014, 35 (3): 208-228.

［6］ JENSEN B, SPICER DE, SHEPPARD MN, et al. Development of the atrial septum in relation to postnatal anatomy and interatrial communications. Heart, 2017, 103 (6): 456-462.

［7］ CHAOUI R, HELING KS, KARL K. Ultrasound of the fetal veins part 2: Veins at the cardiac level. Ultraschall Med, 2014, 35 (4): 302-318.

［8］ NAQVI N, MCCARTHY KP, HO SY. Anatomy of the atrial septum and interatrial communications. J Thorac Dis, 2018, 10 (Suppl 24): S2837-S2847.

［9］ GOURNAY V. The ductus arteriosus: physiology, regulation, and functional and congenital anomalies. Arch Cardiovasc Dis, 2011, 104 (11): 578-585.

［10］ VAN VONDEREN JJ, ROEST AAW, KLUMPER FJC, et al. The effect of breathing on ductus arteriosus blood flow directly after birth. Eur J Pediatr, 2017, 176 (12): 1581-1585.

［11］EPSTEIN JA, FRANKLIN H. Epstein Lecture. Cardiac development and implications for heart disease. N Engl J Med, 2010, 363 (17): 1638-1647.

［12］BUIJTENDIJK MFJ, BARNETT P, VAN DEN HOFF MJB. Development of the human heart. Am J Med Genet C Semin Med Genet, 2020, 184 (1): 7-22.

［13］TURCO MY, MOFFETT A. Development of the human placenta. Development, 2019, 146 (22): dev163428.

［14］STEFANOVIC S, ETCHEVERS HC, ZAFFRAN S. Outflow Tract Formation-Embryonic Origins of Conotruncal Congenital Heart Disease. J Cardiovasc Dev Dis, 2021, 8 (4): 42.

［15］WEBB S, KANANI M, ANDERSON RH, et al. Development of the human pulmonary vein and its incorporation in the morphologically left atrium. Cardiol Young, 2001, 11 (6): 632-642.

［16］袁丽君, 曹铁生, 段云友. 胎儿心血管超声影像医学. 北京: 科学出版社, 2017: 1-8.

［17］任卫东, 张玉奇, 舒先红. 心血管畸形胚胎学基础与超声诊断. 北京: 人民卫生出版社, 2015: 1-28.

第二章

胎儿心血管畸形的高危因素

胎儿先天性心脏病的发生率为 8‰~11‰,居胎儿各类先天性畸形发生率的首位,胎儿先天性心脏病常伴有高危致畸因素。因此,具有胎儿先天性心脏病高危因素者是胎儿先天性心脏病的高发群体,亦应是产前胎儿超声心动图检查的重点群体。

一、家族遗传因素

1. 先天性心脏病家族史是先天性心脏病的高危因素,有研究表明母亲患有先天性心脏病的儿童发病率可高达 10%~15%。肥厚型心肌病家族发病率约为 30%,目前多认为是以常染色体显性遗传为主的一种原发性心肌病。

2. 某些常染色体显性遗传性疾病常合并有先天性心脏病,如 Noonan 综合征(Noonan syndrome, NS),又称先天性侏儒痴呆综合征,为常染色体显性遗传,50% 可合并心血管畸形,常见肺动脉狭窄、房间隔缺损、室间隔缺损等。

二、胎儿因素

1. **心外畸形** 胎儿心外畸形常与先天性心脏病的发生有关,发生先天性心脏病的危险性与胎儿畸形的具体类型有关,胎儿心脏病以合并中枢神经系统、泌尿生殖系统(生殖、肾脏)、骨骼系统、呼吸系统、胃肠道系统及颅面部畸形多见。

2. **胎儿心律失常** 大约 1% 的胎儿心律失常与胎儿先天性心脏病有关。胎儿心动过速及孤立

性期前收缩很少与胎儿先天性心脏病有关。另一方面,由于房室结传导异常导致的完全性传导阻滞胎儿中,50% 与胎儿心脏结构异常有关。

3. **胎儿染色体或基因异常** 胎儿染色体或基因异常是心脏及心外畸形的高危因素之一。染色体异常胎儿的心血管发育异常的发生率很高,平均为 30%~50%。Down 综合征(Down syndrome),即 21- 三体综合征先天性心脏病,发生率约 50%,以完全性房室间隔缺损多见;Edwards 综合征(Edward syndrome),即 18- 三体综合征先天性心脏病,发生率可高达 99%;Patau 综合征(Patau syndrome),即 13- 三体综合征先天性心脏病,发生率为 84%;Schachenmann 综合征(Schachenmann syndrome),即猫眼综合征,往往伴有复杂的先天性心脏病,最常见的是完全性肺静脉畸形引流;Wolf-hirschhorn 综合征(Wolf-Hirschhorn syndrome),约 50% 的患儿伴有心脏缺损;Cri-du-chat 综合征(Cri-du-chat syndrome),又称猫叫综合征,30%~50% 的患儿有先天性心脏病,以室间隔缺损和产后动脉导管未闭常见;Turner 综合征(Turner syndrome),即先天性卵巢发育不良综合征,为显性染色体异常,30%~50% 合并心脏畸形,以主动脉缩窄常见。

4. **胎儿颈项透明层**(nuchal translucency,NT)**增厚** 胎儿颈项透明层增厚与遗传综合征及心脏畸形有关。

5. **单绒毛膜胎盘** 双胎输血综合征(twin-

twin transfusion syndrome,TTTS)是单绒毛膜胎盘的并发症之一,约占10%。单绒毛膜双胎在非双胎输血综合征胎儿中室间隔缺损常见,而在双胎输血综合征胎儿中肺动脉狭窄及房间隔缺损的发病率更高。

6.胎儿体内非免疫性积液常与胎儿先天性心脏病的发生有关。

三、母体危险因素

1.母体代谢性疾病　①糖尿病(diabetes mellitus,DM):合并糖尿病孕妇的胎儿先天性心脏病发病率比正常孕妇的胎儿增加5倍,发生危险性相对较高的心脏畸形包括内脏异位、共同动脉干、大动脉转位及单心室等;②苯丙酮尿症(phenylketonuria,PKU):是另一种与先天性心脏病相关的代谢性疾病,胎儿器官形成期母体尿苯丙酮水平如果超过15mg/dl,则其发生先天性心脏病的概率升高10~15倍。

2.母体致畸剂接触史(药物相关性先天性心脏病)　母体服用药物对胎儿在心脏发育期的影响已得到广泛研究,已有多种药物认为是心脏致畸因素。有文献认为母体应用锂、抗惊厥药、酒精、吲哚美辛、血管紧张素转换酶抑制剂等可能会增加新生儿心血管异常。

3.人工辅助生殖技术　辅助生殖技术增加了单胎及多胎新生儿先天性心脏病的发病率,一项对体外受精(in vitro fertilization,IVF)胎儿和对照组胎儿出生后先天畸形进行的人口普查研究显示IVF新生儿先天性心脏病发病率比对照组增加4倍,心脏畸形主要为房间隔缺损和室间隔缺损。单精子卵细胞内注射(intracytoplasmic sperm injection,ICSI)新生儿先天性心脏病的发生率亦比对照组增加4倍。

4.母体肥胖　体重指数(body mass index,BMI)>30kg/m² 为肥胖,除神经管畸形与孕妇孕前肥胖有关外,肥胖孕妇的胎儿发生先天性心脏病的危险性亦增加,约为正常孕妇及胎儿的1.18~1.40倍。

5.家族性心脏病　多数患有先天性心脏病孕妇的胎儿发生先天性心脏病的危险性为3%~7%,患有家族性非综合征性或非染色体性先天性心脏病孕妇的胎儿再发先天性心脏病的危险性会增加,家族性心脏病可能增加的心脏畸形有主动脉狭窄或房室间隔缺损。

四、胎儿心脏超声检查指征与最佳检查时机

1.胎儿心脏超声检查指征　胎儿心脏超声检查指征、胎儿先天性心脏病的病因学、遗传学及胎儿心血管胚胎发育与循环生理等,详细可参阅《胎儿超声心动图学》《胎儿超声心动图实用指南:正常和异常心脏》《胎儿心脏病理解剖与超声诊断学》等文献中的相关章节介绍。必须强调的是从妊娠保健及优生角度看,孕妇在中期妊娠(20~28周)均应进行一次包括胎儿心脏超声检查在内的常规超声检查,存在胎儿心脏病高危因素者,建议行胎儿心脏专项检查。

2.胎儿心脏超声检查最佳时机　胎儿心脏超声检查最佳时机是孕20~24周,该阶段也最适宜于进行胎儿产前系统超声筛查;胎儿心脏超声单项检查的最佳时机是孕24~28周,该阶段胎动相对减少、胎儿体位稳定,胎儿心脏大小与超声扫查声窗均处于最佳时机。对具有胎儿心脏病高危因素的胎儿,胎儿心脏超声检查的时间可提早至13~14周,但需要在胎儿心脏超声检查最佳孕周复诊。

(许　燕　接连利)

参 考 文 献

[1] LIU Y, CHEN S, ZÜHLKE L, et al. Global birth prevalence of congenital heart defects 1970-2017: updated systematic review and meta-analysis of 260 studies. Int J Epidemiol, 2019, 48 (2): 455-463.

[2] YASUHARA J, GARG V. Genetics of congenital heart disease: a narrative review of recent advances and clinical implications. Transl Pediatr, 2021, 10 (9): 2366-2386.

[3] WILLIAMS K, CARSON J, LO C. Genetics of Congenital Heart Disease. Biomolecules, 2019, 9 (12): 879.

[4] BASU M, GARG V. Maternal hyperglycemia and fetal cardiac development: Clinical impact and underlying mech-

anisms. Birth Defects Res, 2018, 110 (20): 1504-1516.

［5］胡卉, 刘珍, 李小洪, 等. 孕早期非遗传因素与先天性心脏病的病例对照研究. 中国妇幼保健, 2014, 29 (21): 3420-3424.

［6］CHEN Z, LI S, GUO L, et al. Prenatal alcohol exposure induced congenital heart diseases: From bench to bedside. Birth Defects Res, 2021, 13 (7): 521-534.

［7］BECQUET O, BONNET D, VILLE Y, et al. Paracetamol/Acetaminophen During Pregnancy Induces Prenatal Ductus Arteriosus Closure. Pediatrics, 2018, 142 (1): e20174021.

［8］ZHAO L, CHEN L, YANG T, et al. Birth prevalence of congenital heart disease in China, 1980-2019: a systematic review and meta-analysis of 617 studies. Eur J Epidemiol, 2020, 35 (7): 631-642.

［9］ZHANG Y, ZHANG W, XU H, et al. Epidemiological Aspects, Prenatal Screening and Diagnosis of Congenital Heart Defects in Beijing. Front Cardiovasc Med, 2021, 8: 777899.

［10］陶晶, 李小洪, 谭曦, 等. 妊娠期药物致畸风险咨询技术规范. 中华妇幼临床医学杂志 (电子版), 2021, 17 (4): 393-401.

［11］ZHANG Q, SUN S, SUI X, et al. Associations between weekly air pollution exposure and congenital heart disease. Sci Total Environ, 2021, 757: 143821.

［12］ANDERSON KN, LIND JN, SIMEONE RM, et al. Maternal Use of Specific Antidepressant Medications During Early Pregnancy and the Risk of Selected Birth Defects. JAMA Psychiatry, 2020, 77 (12): 1246-1255.

［13］GIORGIONE V, PARAZZINI F, FESSLOVA V, et al. Congenital heart defects in IVF/ICSI pregnancy: systematic review and meta-analysis. Ultrasound Obstet Gynecol, 2018, 51 (1): 33-42.

［14］KALISCH-SMITH JI, VED N, SPARROW DB. Environmental Risk Factors for Congenital Heart Disease. Cold Spring Harb Perspect Biol, 2020, 12 (3): a037234.

［15］WANG D, ZHANG Y, JIANG Y, et al. Shanghai Preconception Cohort (SPCC) for the association of periconceptional parental key nutritional factors with health outcomes of children with congenital heart disease: a cohort profile. BMJ Open, 2019, 9 (11): e031076.

第三章

正常胎儿超声心动图

一、胎儿内脏、心脏位置

(一) 胎儿方位及左右判定

对成人或婴幼儿超声心动图检查时,因其躯体的左右侧"一目了然"无须刻意判断受检查者的左右侧,但胎儿位于母体子宫腔内,通常胎位有头位、臀位、横位,其在宫腔内姿态又有侧卧位、俯卧位、仰卧位等,判断胎儿躯体的左右侧并不容易,尤其对于并不从事产科超声的胎儿超声心动图医师更是如此。确定胎儿方位后,进行胎儿超声心动图检查第一步,也是最重要的一步就是判定胎儿的左右侧。通常采用的方法:

1. 国际通用法则 这一方法是由 Cordes 及同事创立,在观察超声心动图二维切面图像时,国际上通常采用足头观(caudocranial view,从足向头侧观察),这与 CT 及 MRI 检测观测方法一致。此方法步骤:①不论胎儿什么体位,获得胎儿身体的矢状(长轴)切面;②调整探头示标方向,使胎儿头部图像于超声诊断仪显示屏幕的右侧(对观察者而言);③顺时针旋转探头 90° 获得胎儿胸部横切面,依据脊柱与胸骨相对位置不同来判断胎儿的左右侧。该方法优点为:简便易学、不受胎方位影响,国际通用,便于交流,即使胎儿左右没有标注也可识别。缺点:此方法不论胎儿何种体位,均将胎儿认为假设为站立位(臀位)进行观察,这虽然与儿童及成人超声心动图检查一致,但实际上胎儿多为头位

(倒立位),检查的过程中胎儿体位也随时会发生改变,这会造成探头示标与显示屏示标不一致,给操作者带来一定困惑。

2. 左右手法则 左右手法则步骤:首先判定胎儿脊柱及头部的方位,然后伸开右(或左)手掌,拇指与其余四指垂直,将手掌面对向胎儿脊柱,拇指指向胎儿头部,则四指所指的方位为胎儿右侧(如果为左手则相反,四指所指的方位为胎儿左侧)。这一方法简便易学,不受胎儿体位的影响,探头示标与显示屏示标一致;但胎儿横切面图像无固定观测方向(足侧→头侧观还是头侧→足侧观,依据胎儿体位而定),所以需要注明胎儿左右侧。

3. 胎儿卧位法 胎儿卧位法步骤:首先在孕妇腹部扫查寻找胎头,确定胎头位置(下腹、上腹、右侧腹、左侧腹),然后从胎头向胎儿胸、腹部连续横切面扫查,依据胎儿脊柱与胸骨或脐静脉的相对位置确定胎儿前后,确定胎儿在宫腔内的卧位姿态(右侧卧位、左侧卧位、俯卧位及仰卧位),结合胎头方位与胎儿卧位姿态判断胎儿左右侧。

上述判断胎儿左右侧的方法中,笔者认为最简单的方法为胎儿卧位法,即将孕妇子宫后壁视为胎儿的"床垫",根据胎儿在该"床垫"的卧位姿态,将胎儿躯体方位分为四种胎儿躯体朝向方位,右侧卧位:靠近子宫后壁为右侧,显示屏幕的上方为胎儿左侧、下方为胎儿右侧(图 3-1A、B、C 动 🛜);左侧卧位:靠近子宫后壁为左侧,显示屏幕的上方为胎儿右

侧、下方为胎儿左侧(图 3-2A、B、C 动 ）；俯卧位：胎儿头位时(对观察者而言)显示屏幕的右侧为胎儿左侧(图 3-3A、B、C 动) 和仰卧位:胎儿头位时(对观察者而言)显示屏幕的右侧为胎儿右侧(图 3-4A、B、C 动)。胎儿头位、臀位及横位为胎儿在该"床垫"头臀不同方向的卧位姿态。该方法判定胎儿躯体方位及胎儿的左、右侧时,如同在检查床上面对新生儿超声心动图检查一样简便易行。

（二）胎儿内脏位置的判定

内脏位置分为 3 种类型：正位、反位和不定位。

1. **胎儿内脏正位**　内脏正位(situs solitus)是指体内血管、器官的排列位置正常,即大部分肝脏、下腔静脉及形态学右心房位于右侧,胃泡、降主动脉、形态学左心房位于左侧(图 3-5A、B 动)。

2. **胎儿内脏反位**　内脏反位(situs inversus)是指体内血管、器官的排列与内脏正位时呈镜像关系,即胃泡、降主动脉、形态学左心房位于右侧,大部分肝脏、下腔静脉及形态学右心房位于左侧(图 3-6A、B、C 动)。在人群中发病率为 0.01%。内脏反位时,复杂性先天性心脏病的发病率略有升高,为 0.3%~0.5%。

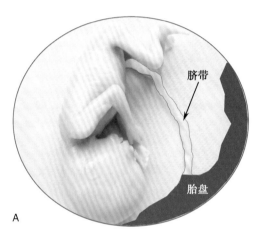
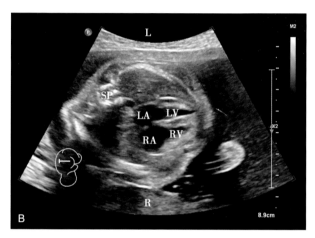

图 3-1　胎儿方位与超声图像对应关系 1
A. 胎儿方位为头位、右侧卧位；B. 胸部横切面,屏幕的上方为胎儿左侧、下方为胎儿右侧；SP: 脊柱；L: 胎儿左侧；R: 胎儿右侧；C. 图 B 动态图。

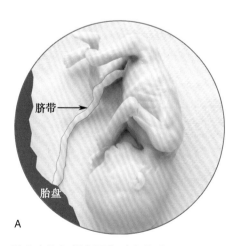
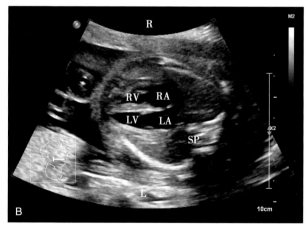

图 3-2　胎儿方位与超声图像对应关系 2
A. 胎儿方位为头位、左侧卧位；B. 胸部横切面,屏幕的上方为胎儿右侧、下方为胎儿左侧；C. 图 B 动态图。

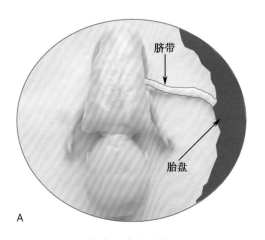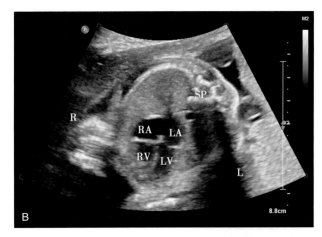

图3-3　胎儿方位与超声图像对应关系3

A.胎儿方位为头位、俯卧位；B.胸部横切面,屏幕的右侧为胎儿左侧；C.图B动态图。

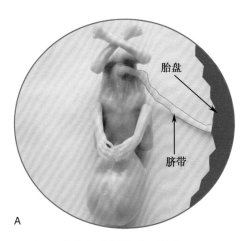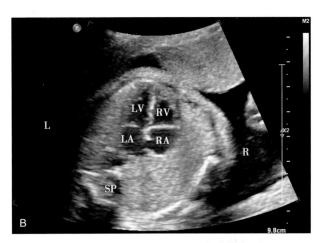

图3-4　胎儿方位与超声图像对应关系4

A.胎儿方位为头位、仰卧位；B.胸部横切面,屏幕的右侧为胎儿右侧；C.图B动态图。

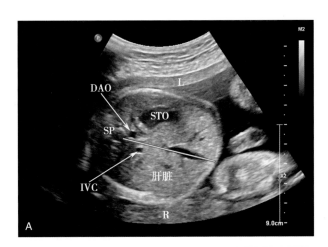

图3-5　胎儿内脏正位

A.胎儿上腹部横切面显示大部分肝叶、下腔静脉位于右侧,胃、降主动脉位于左侧；STO:胃泡；DAO:降主动脉；IVC:下腔静脉；B.图A动态图。

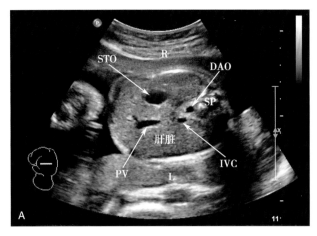
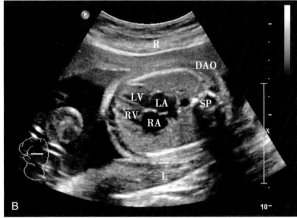

图 3-6 胎儿内脏反位
A.胎儿上腹部横切面显示大部分肝脏、下腔静脉位于左侧,胃泡、降主动脉位于右侧;
B.胎儿胸部横切面显示心尖朝向右侧;C.图 B 动态图。

3. **胎儿内脏不定位** 内脏不定位(visceral heterotaxy)与内脏正位和内脏反位都不同,常合并复杂性先天性心脏病、静脉回流异常、肠旋转不良和肠梗阻以及脾、胆囊和支气管异常。内脏不定位发病率为 0.01%。内脏不定位有两种类型:右侧异构和左侧异构。右侧异构又称为无脾综合征(asplenia syndrome),身体两侧均呈右侧形态结构;左位异构又称为多脾综合征(polysplenism syndrome),身体两侧均呈左侧形态结构。

(三)胎儿心轴、心脏位置判定

1. **胎儿胸腔解剖与位置** 胸腔的前方为胸骨、后方为胸椎骨,两侧为肋骨。第一肋骨和第一胸椎骨构成胸腔上界,膈肌为下界。心脏前方被胸骨下 2/3 和第 2~6 肋软骨覆盖,两侧和后方是肺脏,下方是膈肌。降主动脉和食管位于心脏后方,胸腺位于前上纵隔,位于前方胸骨和后方的大血管之间(图 3-7)。胎儿心脏位于胸腔中部的中纵隔内,呈水平位,超声四腔心切面和第四肋骨水平胸腔横断面几乎处于同一平面,左右侧肺脏占据大部分胸腔,心脏位于胸腔中部,心脏的 2/3 位于胸腔左侧,心脏的 1/3 位于胸腔右侧,心轴指向左侧(图 3-8)。

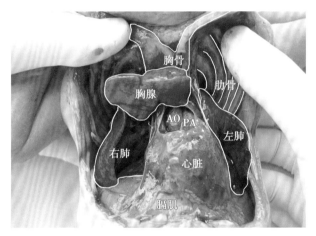

图 3-7 胎儿胸腔解剖示意图
AO:主动脉;PA:肺动脉。

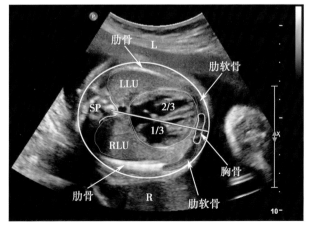

图 3-8 胎儿胸腔横断面超声示意图
L:胎儿左侧;R:胎儿右侧,黄色线段为正中线。
LLU:左肺;RLV:右肺。

17

2. **胎儿心轴**　在胎儿胸部横切面获得四腔心切面能够较容易确定胎儿心轴,即从脊柱向前方胸壁画一条直线,将胸腔平均一分为二,心轴(cardiac axis)是指室间隔与这条直线之间的夹角(图3-9A、B动🛜)。正常心轴在正中线偏左侧45°左右,与孕龄无关,正常心轴范围约为25°~65°。大部分胎儿心轴异常为左偏,可见于法洛四联症、共同动脉干、主动脉缩窄和三尖瓣下移畸形等(图3-10);而心轴右偏病例中,右心室双出口、房室间隔缺损和单心房是最常见的心脏畸形(图3-11)。

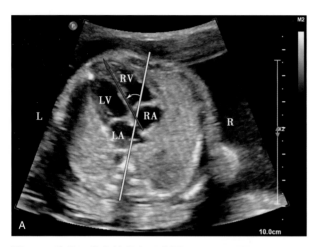

图3-9　胎儿正常心轴超声示意图
A. L:胎儿左侧,R:胎儿右侧,心轴正常,红色箭头为心轴,黄色线段为正中线;B. 图A动态图。

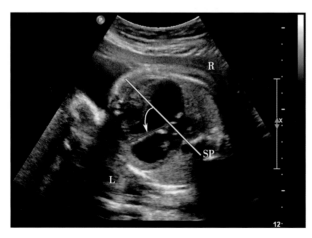

图3-10　胎儿三尖瓣下移畸形超声示意图
L:胎儿左侧,R:胎儿右侧,心轴左偏,红色箭头为心轴,黄色线段为正中线。

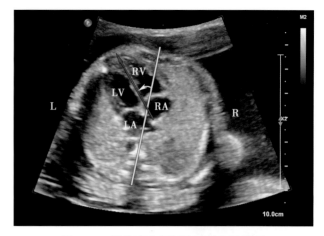

图3-11　胎儿房室间隔缺损超声示意图
L:胎儿左侧,R:胎儿右侧,心轴右偏,红色箭头为心轴,黄色线段为正中线。

3. **胎儿心脏位置**　胎儿心脏位置指位于胸腔内的位置,与心轴无关。右位心(dexiocardia)指心脏位于右侧胸腔,中位心(mesocardia)指心脏位于胸腔中央,左位心(levocardia)指心脏位于左侧胸腔。异位心脏(ectopia cordis)指心脏位于胸腔外。

(1) 右位心:心轴可指向左侧或右侧。①右位心、心轴指向左侧,这种情况多为外部因素导致心脏向胸腔右侧移位,可由左侧胸腔占位病变引起,如左侧膈疝(图3-12A、B动🛜)、左肺囊腺瘤畸形(图3-13A、B动🛜)、左侧胸腔积液(图3-14A、B动🛜)及右肺发育不良等引起。②右位心、心轴指向右侧,这种情况常合并心脏畸形,可见于右肺缺如(图3-15A、B动🛜),也常见于内脏反位和先天性矫正型大动脉转位。多合并房室连接不一致(图3-16A、B动🛜)。

(2) 中位心:中位心属于非典型心脏位置,位于胸腔中央,心尖指向胸腔中线(图3-17A、B动🛜)。中位心合并先天性心脏病,主要是心室动脉连接异常,如大动脉转位和右室双出口(图3-18A、B动🛜)。双侧肺容积增大(如喉闭锁)也可合并中位心。

(3) 左位心:左位心是指内脏位置异常时,心脏仍位于左侧胸腔的正常位置,内脏位置正常时,不描述左位心。内脏反位伴左位心时,腹腔脏器反位而胸腔脏器位置正常(图3-19A、B、C动🛜)。左位心也可存在于心脏异构合并内脏异位时,包括左侧

异构和右侧异构。心脏左移位指心脏位置更加偏向左侧胸腔,多与右侧胸腔占位性病变有关,如右

侧膈疝、右肺占位(图 3-20A、B 动 📶)、右侧胸腔积液(图 3-21A、B 动 📶)及左肺不发育等。

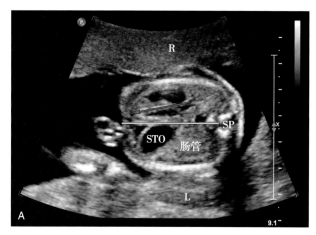

图 3-12　胎儿左侧膈疝超声示意图
A. 右位心,心轴指向左侧,L:胎儿左侧,R:胎儿右侧,STO:胃泡,红色箭头为心轴,黄色线段为正中线;B. 图 A 动态图。

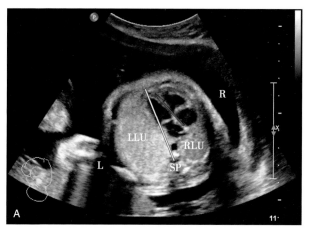

图 3-13　胎儿左肺囊腺瘤畸形超声示意图
A. 右位心,心轴指向左侧,L:胎儿左侧,R:胎儿右侧,红色箭头为心轴,黄色线段为正中线;B. 图 A 动态图。

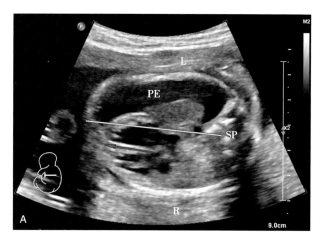

图 3-14　胎儿左侧胸腔积液超声示意图
A. 右位心,心轴指向中线,L:胎儿左侧,R:胎儿右侧,红色箭头为心轴,黄色线段为正中线;PE:胸腔积液;B. 图 A 动态图。

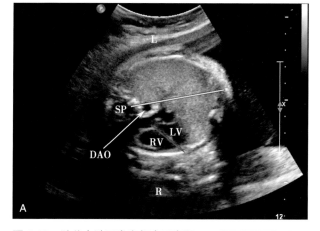

图 3-15　胎儿右肺不发育超声示意图
A. 右位心,心轴指向右侧,L:胎儿左侧,R:胎儿右侧,红色箭头为心轴,黄色线段为正中线;B. 图 A 动态图。

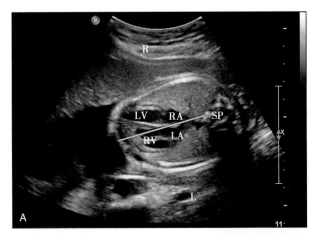

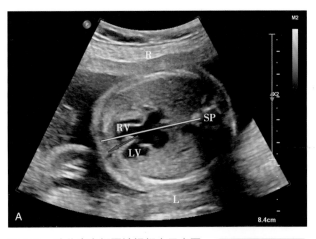

图 3-16　胎儿房室连接不一致超声示意图

A. 右位心、心轴指向右侧，L：胎儿左侧，R：胎儿右侧，红色箭头为心轴，黄色线段为正中线；B. 图 A 动态图。

图 3-17　胎儿房室间隔缺损超声示意图

A. 中位心，心轴指向中线（心脏位于胸腔中央），L：胎儿左侧，R：胎儿右侧，红色箭头为心轴，黄色线段为正中线；B. 图 A 动态图。

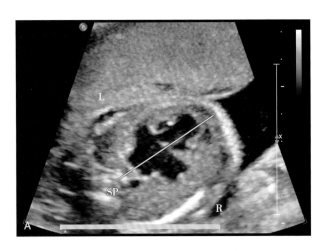

图 3-18　胎儿单心室伴大动脉转位超声示意图

A. 中位心，心尖指向中线（心脏位于胸腔中央），L：胎儿左侧，R：胎儿右侧，黄色线段为正中线；B. 图 A 动态图。

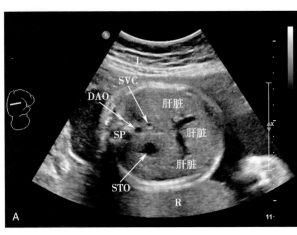

图 3-19　胎儿左位心超声示意图

A. 胎儿腹围切面显示中位肝脏，下腔静脉位于降主动脉的前方，胃泡位于右侧后方，L：胎儿左侧，R：胎儿右侧；B. 左位心，心轴正常，L：胎儿左侧，R：胎儿右侧，红色箭头为心轴，黄色线段为正中线；C. 图 B 动态图。

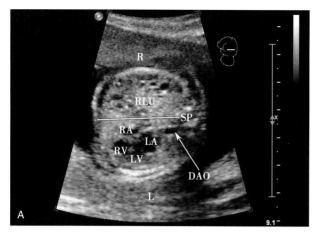

图3-20　胎儿右肺囊腺瘤畸形超声示意图

A.心脏左移位,心脏被推挤移位于左侧胸腔,L:胎儿左侧,R:胎儿右侧,黄色线段为正中线;B.图A动态图。

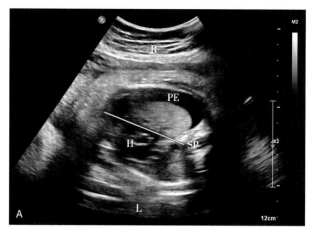

图3-21　胎儿右侧胸腔积液超声示意图

A.心脏左移位,心脏被推挤移位于左侧胸腔,L:胎儿左侧,R:胎儿右侧,黄色线段为正中线;H:心脏;B.图A动态图。

二、胎儿心脏超声检查基本切面

掌握胎儿心脏超声检查基本切面,包括正常图像的识别和扫查方法,是开展胎儿心脏超声筛查的最基本要求。胎儿心脏超声检查基本切面分别为:①腹部横切面;②四腔心切面;③五腔心切面;④左室流出道切面;⑤右室流出道切面;⑥三血管切面;⑦心底大动脉短轴切面。

1. 腹部横切面　在标准的胎儿腹部横切面(腹围切面),两侧腹壁分别显示一根完整的肋骨,若两侧腹壁可见多根肋骨时,提示该切面为斜切面而非横切面。腹部横切面包含有左侧胃泡与脾脏、右侧的肝脏、后方的脊柱及前方的脐静脉腹内段,该切面显示腹主动脉位于脊柱的左前方,下腔静脉位于腹主动脉的右前方,腹主动脉与下腔静脉分列正中线的左右两侧(图3-22A、B、C动📶)。该切面是判定胎儿内脏位置的重要切面,也是胎儿心脏超声扫查显示四腔心切面的基础。

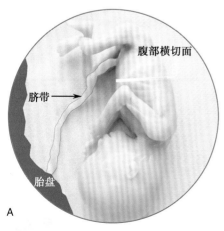

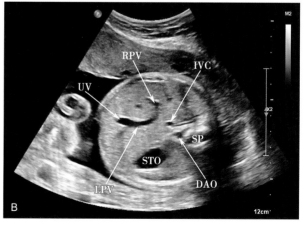

图3-22　胎儿腹部横切面示意图

A.胎儿腹部横切面的扫查示意图;B.胎儿上腹部横切面显示大部分肝叶、下腔静脉位于右侧,胃、降主动脉位于左侧;UV:脐静脉;LPV:门静脉左支;RPV:门静脉右支;C.图B动态图。

2. 四腔心切面　四腔心切面是最易获取的切面,也是胎儿心脏筛查最重要的切面之一,其扫查方法是从胎儿腹部横切面向胎儿胸部滑动探头,保持横切面,直至显示四腔心切面(图3-23A、B、C动📶),标准的四腔心切面在两侧胸壁分别可见一根完整的肋骨(胎儿第4肋骨),左心房后壁可见两支下肺静脉及心脏的尖部。

胎儿正常四腔心切面应具有以下解剖特点:

(1)心脏位于胸腔内,胎儿胸部横切面的两侧胸壁分别可见一根完整的肋骨,前胸部为肋软骨和胸骨,两侧胸腔内可见较为均匀的肺脏回声,降主动脉位于脊柱的左前方,胎儿心尖指向左前胸部(图3-24A、B动📶)。

(2)通过脊柱与胸骨由后向前划线,将胸腔平分为两部分,心脏的2/3(包括心尖)位于胸腔左侧,心脏的1/3(包括心底)位于胸腔右侧(图3-25)。胎儿心轴指向左侧,心轴约为45°,正常范围约25°~65°(图3-26)。

(3)左、右心室大小及收缩性相等,左、右心房大小相等。通过房室连接部与心轴划线将四腔心分为4部分,可见最靠左侧的为左心室,最靠右侧的为右心房,最靠前的是右心室,最靠后的是左心房(图3-27)。

(4)卵圆孔位于房间隔中部,卵圆孔瓣位于左

心房内,两支下肺静脉呈裂隙样,开口于左心房后壁,室间隔连续完整,房室瓣开放(图3-28)。

(5)房室连接一致,房室瓣形态正常,并且三尖瓣在室间隔上的附着位置较二尖瓣更靠近心尖部(图3-29A、B动📶)。

(6)心脏大小占胸腔的1/3~1/2,胎儿心脏大小可通过在四腔心切面计算心脏周长与胸围或心脏面积与胸廓面积之比进行评估(图3-30)。心胸周长比在整个妊娠期相对恒定,妊娠17周时平均值为0.45,足月时约0.50,整个孕期胎儿所有测值均<0.50。心胸面积比是评估心脏大小的另一种方法,整个妊娠期也相对恒定,平均值为0.25~0.35。

(7)调节束(moderator band)位于右心室心尖部(图3-31A、B动📶)。

根据胎儿在宫腔的位置和方位的不同,可获得四种类型的四腔心切面:

(1)心尖四腔心切面:胎儿仰卧位时,可获得心尖四腔心切面(图3-32A、B、C动📶)。该切面在显示屏上方为心室,下方为心房,声束几乎平行室间隔和房室瓣口,有利于房室瓣口血流的观测。

(2)心底四腔心切面:胎儿俯卧位时,可获得心底四腔心切面(图3-33A、B、C动📶)。该切面在显示屏上方为心房、下方为心室,声束几乎平行室间隔和房室瓣口,有利于房室瓣口血流的观测。

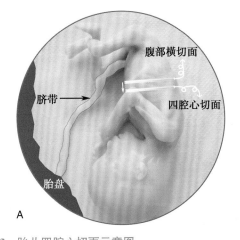

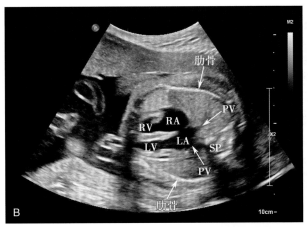

图3-23　胎儿四腔心切面示意图

A.胎儿四腔心切面的扫查示意图;B.胎儿头位、左侧卧位,胸骨旁四腔心(横向四腔心),声束垂直室间隔;C.图B动态图。

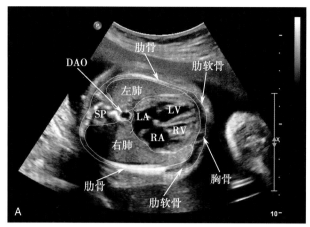

图3-24　胎儿四腔心切面超声示意图1
A. 胎儿两侧胸壁分别可见一根完整的肋骨,前胸部为肋软骨和胸骨,两侧胸腔内可见较为均匀的肺脏回声,降主动脉位于脊柱的左前方,胎儿心尖指向左前胸;B. 图A动态图。

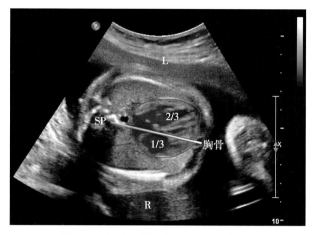

图3-25　胎儿四腔心切面超声示意图2
胎儿心脏的2/3(包括心尖)位于胸腔左侧,心脏的1/3
(包括心底)位于胸腔右侧。

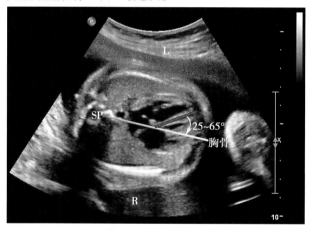

图3-26　胎儿四腔心切面超声示意图3
胎儿心轴指向左侧,心轴约为45°,正常范围约25°~65°。

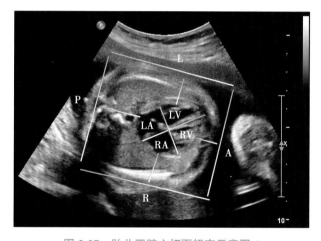

图3-27　胎儿四腔心切面超声示意图4
胎儿心脏最靠左侧的为左心室,最靠右侧的为右心房,
最靠前的是右心室,最靠后的是左心房。

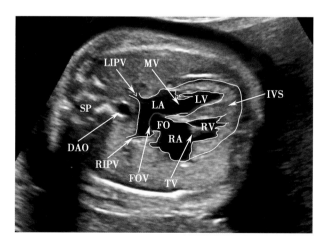

图3-28　胎儿四腔心切面超声示意图5
卵圆孔位于房间隔中部,卵圆孔瓣位于左心房内,两支下肺静脉呈裂隙样,开口于左心房后壁,室间隔连续完整,房室瓣开放。LIPV:左下肺静脉;RIPV:右下肺静脉。

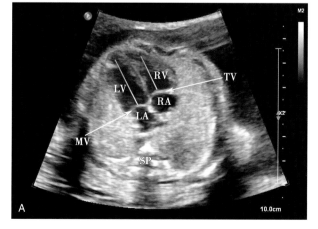

图3-29　胎儿心尖四腔心切面超声示意图1
A. 胎儿三尖瓣在室间隔上的附着位置较二尖瓣更靠近心尖部;B. 图A动态图。

23

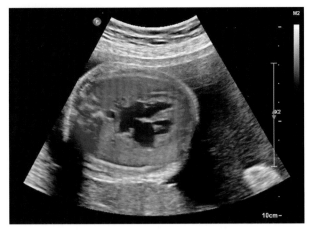

图 3-30 胎儿心胸面积比测量超声示意图

心脏以红色覆盖,胸腔其余部分以蓝色覆盖,心脏面积约占胸腔面积的 1/3。胎儿心胸面积比在整个妊娠期也相对恒定,平均值为 0.25~0.35。

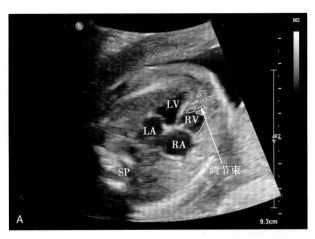

图 3-31 胎儿心尖四腔心切面超声示意图 2

A. 调节束位于右心室心尖部;B. 图 A 动态图。

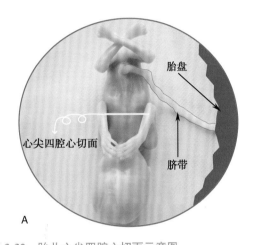

图 3-32 胎儿心尖四腔心切面示意图

A. 胎儿心尖四腔心切面的扫查示意图;B. 胎儿头位、仰卧位,心尖四腔心显示上方为心室、下方为心房,声束几乎平行室间隔和房室瓣口;C. 图 B 动态图。

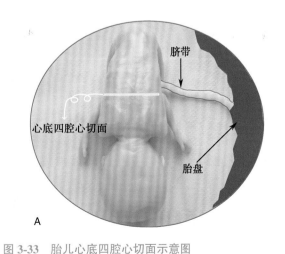

图 3-33 胎儿心底四腔心切面示意图

A. 胎儿心底四腔心切面的扫查示意图;B. 胎儿头位、俯卧位,心底四腔心显示上方为心房、下方为心室,声束几乎平行室间隔和房室瓣口;C. 图 B 动态图。

（3）左侧位四腔心切面：胎儿左侧卧位时，可获得左侧位四腔心切面（图 3-34A、B、C 动 📶）。该切面在显示屏上方为右心房与右心室、下方为左心房与左心室，声束几乎垂直于室间隔。

（4）右侧位四腔心切面：胎儿右侧卧位时，可获得右侧位四腔心切面（图 3-35A、B、C 动 📶）。该切面在显示屏上方为左心房与左心室、下方为右心房与右心室，声束几乎垂直于室间隔。

左侧位四腔心切面和右侧位四腔心切面，又称为侧位四腔心、横向四腔心或胸骨旁四腔心切面，其声束几乎垂直于室间隔，可以更好地显示房间隔、室间隔、心房及心室壁，但观察房室瓣附着点不理想。

胎儿心尖四腔心切面与心底四腔心切面声束与室间隔近乎平行，胸骨旁四腔心切面声束与室间隔近乎垂直，在胎儿超声心动图检查中尽可能同时获得声束平行与垂直于室间隔的四腔心切面，以利于对房、室间隔二维图像的观察和房室瓣口血流的观察与检测；调整声束与室间隔呈 45° 角时四腔心切面具有声束平行与垂直于室间隔的两种类型四腔心切面的优点，是观察四腔心结构、房室瓣的附着点及血流检测的最佳切面（图 3-36A、B、C 动 📶）。

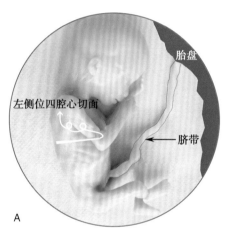
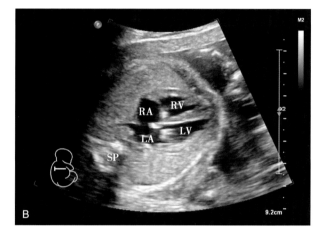

图 3-34　胎儿左侧位四腔心切面示意图
A. 胎儿左侧位四腔心切面的扫查示意图；B. 胎儿臀位、左侧位，左侧位四腔心显示上方为右心房与右心室、下方为左心房与左心室，声束几乎垂直于室间隔；C. 图 B 动态图。

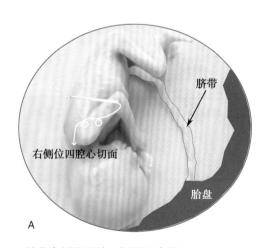
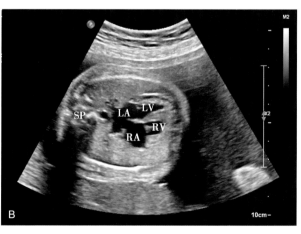

图 3-35　胎儿右侧位四腔心切面示意图
A. 胎儿右侧位四腔心切面的扫查示意图；B. 胎儿头位、右侧位，右侧位四腔心显示上方为左心房与左心室、下方为右心房与右心室，声束几乎垂直于室间隔；C. 图 B 动态图。

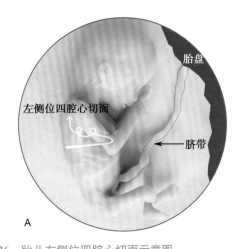

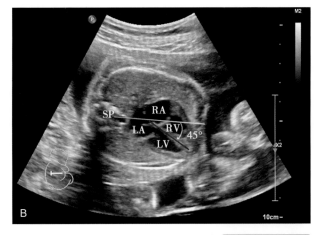

图 3-36　胎儿左侧位四腔心切面示意图

A. 胎儿左侧位四腔心切面的扫查示意图；B. 胎儿臀位、左侧位，左侧位四腔心显示上方为右心房与右心室、下方为左心房与左心室，声束与室间隔呈 45°角；C. 图 B 动态图。

　　四腔心切面的正常变异：①心室内强回声（echogenic intracardiac focus，EIF）：四腔心切面显示在心室内乳头肌上明亮点状强回声，可位于右心室、左心室或左右心室同时存在，但以位于左心室二尖瓣乳头肌常见（图 3-37A、B 动 📶），在妊娠中期是一种常见的超声表现，随着胎儿孕周增加心室内强回声逐渐变暗至消失。20 世纪 80 年代，当胎儿心室内强回声首次被发现的时候，其与非整倍体染色体畸形如 21- 三体综合征或其他遗传病相关的可能性引起广泛关注。之后很多大规模研究解除了这种观点。很多研究者证明心室内强回声是一种正常变异。当不伴有其他危险因素，如高龄孕妇、在筛查中发现生化指标异常、产前超声检查发现其他畸形时，不必进一步检查或随访（例如不必进行羊水穿刺）。如果出现了左、右心室多发点状强回声，就增加了存在非整倍体染色体异常的风险，有必要做进一步检查。②心包积液：超声检查中在四腔心切面常可见少量心包积液，当心包积液少于 2mm 时常被认为是正常变异。若心包积液超过 2mm，应仔细评估心脏结构和功能。③房室瓣差异性插入或线样插入：正常四腔心切面，三尖瓣在室间隔附着点较二尖瓣更靠近心尖部，两组房室瓣呈错位插入（非线样插入），提示正常房室瓣。两组房室瓣错位插入消失，呈线样插入，见于房室间隔缺损。房室瓣呈线性排列，不伴有间隔缺损，也可见于 21- 三体综合征胎儿。当不存在房室间隔缺损时，房室瓣的线样插入也可见于正常胎儿，视为正常变异，可能与扫查切面略低于标准四腔心切面靠近心室后壁有关（图 3-38A、B 动 📶、C、D 动 📶）。

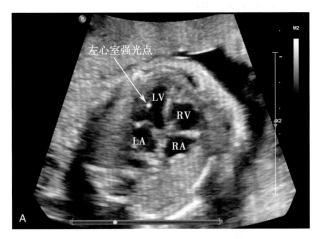

图 3-37　胎儿心尖四腔心切面超声示意图 1

A. 四腔心切面显示位于左心室二尖瓣乳头肌的强回声；B. 图 A 动态图。

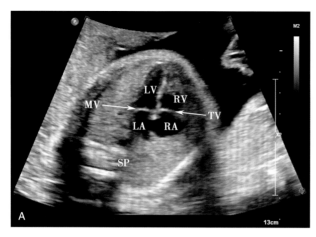
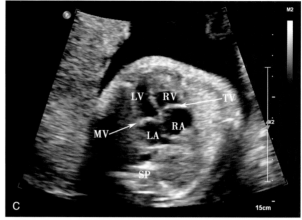

图 3-38　胎儿心尖四腔心切面超声示意图 2

A.胎儿心尖四腔心切面显示三尖瓣与二尖瓣呈线性插入,两组瓣膜附着于室间隔同一水平;MV:二尖瓣;TV:三尖瓣;B.图 A 动态图;C.与图 A 为同一胎儿,心尖四腔心切面显示三尖瓣与二尖瓣非线性插入,两组瓣膜错位附着于室间隔;D.图 C 动态图。

3. 五腔心切面　在侧位四腔心切面保持横切的基础上,将位于胎儿脊柱端探头向胎儿头侧调整 15°~30° 扫查,即可显示侧位五腔心切面(图 3-39A、B、C 动📶)。在心尖四腔心切面保持横切的基础上,将探头扫查声束远场向胎儿头侧调整 15°~30° 扫查,即可显示心尖五腔心切面(图 3-40A、B、C、D 动📶)。在显示四腔心的基础上,又增加了左室流出道及主动脉根部(主动脉瓣),为五腔心切面显示的第五个组成部分,五腔心切面

显示左室流出道及主动脉根部起自心脏中心,位于两组房室瓣之间,室间隔与主动脉前壁相连续,主动脉后壁与二尖瓣前叶相连续。是诊断室间隔膜周部缺损与圆锥动脉干畸形的重要切面。通常在五腔心切面不显示三尖瓣和右室流入道,可显示右心房与右心室间的三尖瓣前叶瓣环和隔叶附着点交汇处,此外,五腔心切面不能显示的房间隔卵圆孔结构,这是不同于四腔心切面的另一重要特点。

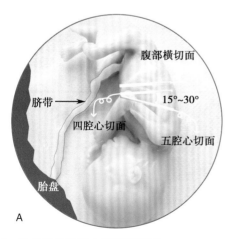
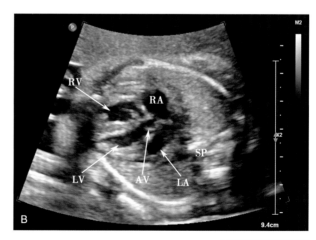

图 3-39　胎儿侧位五腔心切面示意图

A.胎儿侧位五腔心切面的扫查示意图;B.胎儿头位、左侧位,五腔心显示左、右心房与心室及左室流出道,房间隔卵圆孔结构消失;C.图 B 动态图,由腹围横切面、侧位四腔心切面过渡至侧位五腔心切面。

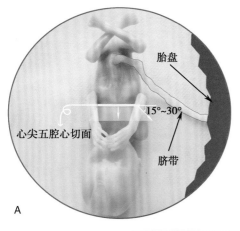

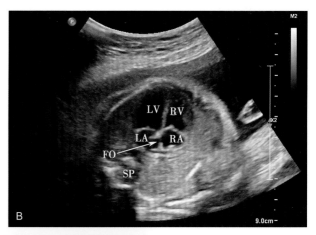

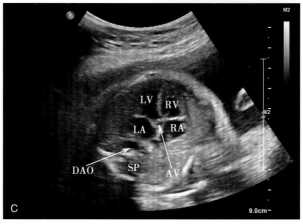

图 3-40　胎儿心尖五腔心切面示意图

A. 胎儿心尖五腔心切面的扫查示意图；B. 胎儿头位、仰卧位，四腔心显示左、右心房与心室，房间隔可见卵圆孔结构；FO：卵圆孔；C. 胎儿头位、仰卧位，五腔心显示左、右心房与心室及左室流出道，房间隔卵圆孔结构消失；AV：主动脉瓣；D. 图 B、C 动态图，由心尖四腔心切面过渡至心尖五腔心切面。

4. 左室流出道切面　在侧位四腔心切面的基础上，将位于胎儿脊柱右侧端探头向胎儿右肩部旋转约 45° 或在五腔心切面的基础上，以左室流出道部为轴心向胎儿右肩部旋转探头约 15°，即可获得胎儿侧卧位左室流出道切面（图 3-41A、B、C、D 动 📶）。在心尖四腔心切面的基础上，将胎儿右侧端探头向胎儿右肩部旋转 45° 扫查，或在心尖五腔心切面的基础上，以左室流出道为轴心将探头向胎儿右肩部旋转 15°~30° 扫查，即可显示仰卧位左室流出道切面（图 3-42A、B、C 动 📶）。左室流出道切面显示左室流入道、流出道和肌小梁部，以及部分右心室的小梁部。主动脉前壁与室间隔之间相连续（纤维 - 肌性连续），主动脉后壁与二尖瓣前叶之间相连续（纤维 - 纤维连续）。

5. 右室流出道切面　在心尖四腔心切面的基础上，将位于胎儿脊柱左侧端探头向胎儿左肩部旋转约 60°，并将扫查声束向胎儿前胸部调整，即可显示胎儿仰卧位右室流出道切面（图 3-43A、B、C、D 动 📶）。或在左室流出道切面的基础上，以主动脉根部为轴心将探头向前胸侧旋转 70°，并将扫查声束向胎儿前胸部调整，即可显示胎儿侧位右室流出道切面（图 3-44A、B、C、D 动 📶）。右室流出道切面显示肺动脉与右心室漏斗部圆锥肌相连续，与左室流出道呈前后交叉走行。

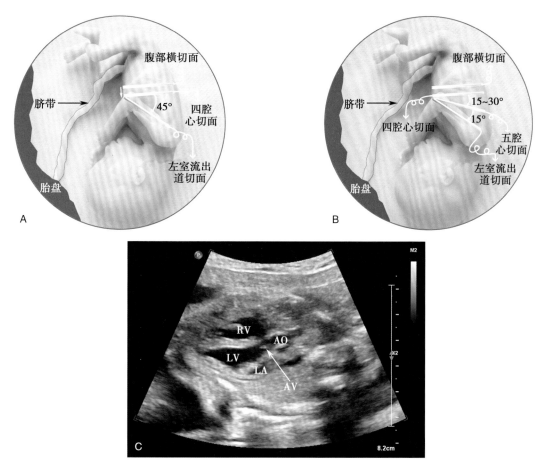

图 3-41 胎儿侧位左室流出道切面示意图

A. 胎儿侧位左室流出道切面的扫查示意图（四腔心→左室流出道切面）；B. 胎儿侧位左室流出道切面的扫查示意图（五腔心→左室流出道切面）；C. 侧位左室流出道切面显示左室流入道、流出道和肌小梁部，以及部分右心室的小梁部；D. 图 C 动态图。

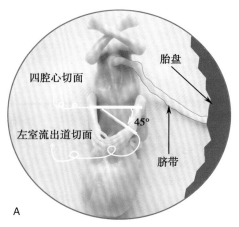

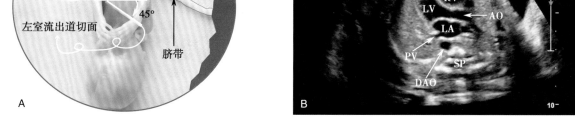

图 3-42 胎儿仰卧位左室流出道切面示意图

A. 胎儿仰卧位左室流出道切面的扫查示意图；B. 胎儿头位、仰卧位，左室流出道切面显示左室流入道、流出道和肌小梁部，以及部分右心室的小梁部；PV：肺静脉；C. 图 B 动态图。

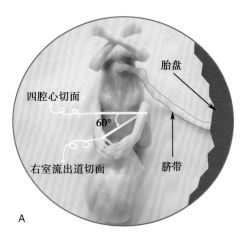

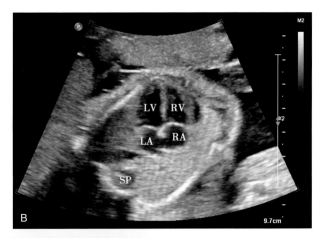

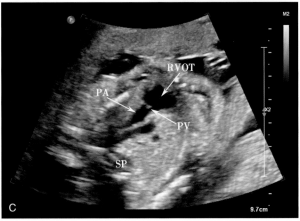

图 3-43 胎儿仰卧位右室流出道切面示意图

A. 胎儿仰卧位右室流出道切面的扫查示意图；B. 心尖四腔心切面；C. 右室流出道切面显示右室流出道、肺动脉瓣及肺动脉主干；PA：肺动脉；PV：肺动脉瓣；D. 图 B、C 动态图，由四腔心切面过渡至右室流出道切面。

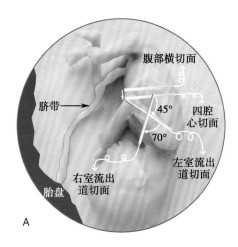

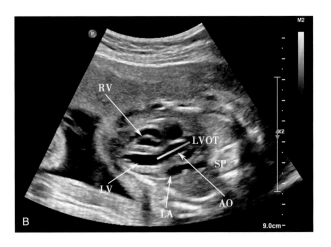

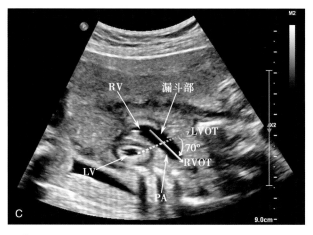

图 3-44 胎儿右室流出道切面示意图

A.胎儿左侧卧位右室流出道切面的扫查示意图；B.胎儿头位、左侧卧位，左室流出道切面显示左室流入道、流出道和肌小梁部，以及部分右心室的小梁部；LVOT：左室流出道；C.在左室流出道切面基础上，探头继续向前胸侧旋转 70° 显示右室流出道切面，右室流出道位于左室流出道的前方，两流出道相互交叉，该切面显示右室漏斗部、肺动脉瓣及肺动脉，左心室为斜切面；RVOT：右室流出道；D.图 B、C 动态图，由左室流出道切面过渡至右室流出道切面。

值得注意的是胎儿左室流出道位于右室流出道的后方，左、右室流出道走行呈交叉关系，胎儿心动图扫查途经孕妇腹壁、子宫（uterus）、羊水（amniotic fluid）及胎儿胸部，到达所显示的胎儿心脏探测深度多在 6cm 以上，在超声扫查时，若探头在孕妇腹壁扫查声束偏移 1mm，而在 6cm 深处即偏移 6mm，而正常孕 26~28 周胎儿的主动脉及肺动脉内径多在 5~6mm，若探头在孕妇腹壁扫查声束偏移 2mm 时，就错过所要显示的主动脉或肺动脉，因此，在显示胎儿左室流出道切面基础上显示右室流出道时仅需将探头向胎儿胸前偏移 1mm，这就要求超声检查时医生的操作手法要细腻，手持探头要稳定，只需要声束方向及角度的偏移改变，而不需要探头的移动。

6. 三血管切面 笔者认为产前超声评估胎儿三血管发育有无异常时，应在胎儿三血管切面的基础上增加三血管-气管切面和三血管-肺动脉分支切面的扫查，才能更加全面地观察与评价胎儿大血管有无异常，尤其是对胎儿主动脉弓与肺动脉分支异常的超声诊断。

（1）胎儿三血管解剖：胎儿三血管观所观测的上腔静脉、主动脉、肺动脉及气管在胎儿胸腔上纵隔中，位于胎儿胸骨（sternum）及胸腺的后方、脊柱的前方及两侧肺脏所围成的三角区域内（图 3-45A、B、C），胎儿三血管之间有三种相互关系，①左右关系：上腔静脉在右侧、肺动脉在左侧、主动脉位于中间；②前后关系：上腔静脉在后、肺动脉在前、主动脉位于中间；③管腔比例：上腔静脉＜主动脉＜肺动脉（图 3-46），正常肺动脉/主动脉内径比大约为 1.0~1.3。此外，主动脉弓和动脉导管弓走行于气管的左前方（图 3-47）。

（2）三血管切面：在获取胎儿四腔心切面的基础上，向胎儿头侧滑动探头并保持探头在胸部横切，直至显示三血管切面，该切面多位于支气管水平，故亦可称为三血管-支气管切面，该切面显示主动脉、上腔静脉为两个圆环状结构，肺动脉呈长椭圆形结构，在三血管后方显示两个小圆环状结构为左、右支气管，在右支气管的外缘可显示奇静脉自后向前引入上腔静脉，而左支气管的外缘常显示动脉导管连接于肺动脉与降主动脉之间（图 3-48A、B、C 动 📶）。

（3）三血管-气管切面：在显示三血管切面的基础上探头声束向胎儿头侧偏移，胎儿右侧端探头向头颈部旋转 25° 左右，即可显示三血管-气管切面，该切面显示肺动脉、主动脉弓横部及上腔静脉和气管的横断面（图 3-49A、B、C 动 📶）。

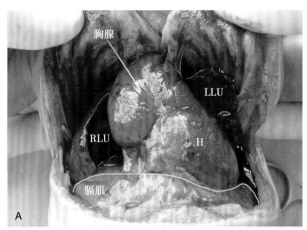
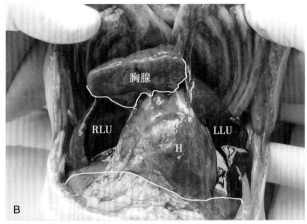
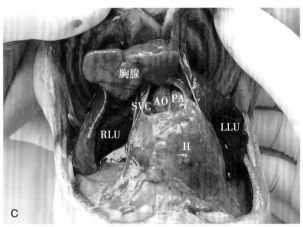

图 3-45 胎儿三血管解剖示意图 1

A.心脏位于膈肌上方被心包包裹,心脏前上方有胸腺,左、右两侧胸腔内有肺脏;B.将心脏前上方的胸腺与心包分离后,
隐约可见被心包包裹的大血管;C.将胸腺后方的心包剪除后,可见三条大血管;SVC:上腔静脉。

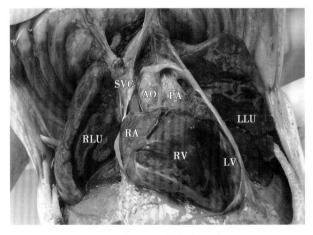

图 3-46 胎儿三血管解剖示意图 2

将胸腺及心包全部切除后,完全暴露三条大血管,三血管间
存在着左右、前后及管腔比例三种相互关系。

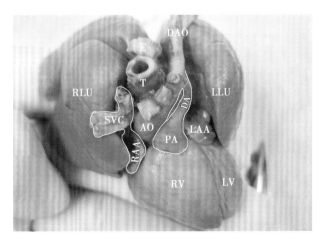

图 3-47 胎儿三血管与气管解剖示意图

离体心脏标本,正常三血管、气管及食管的空间位置关系;
E:食管;T:气管;OA:动脉导管;LAA:左心耳;RAA:右
心耳。

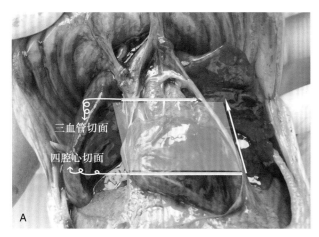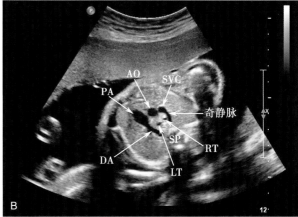

图 3-48　胎儿三血管切面示意图

A. 胎儿三血管切面的扫查示意图；B. 三血管切面显示主动脉、上腔静脉为两个圆环状结构，肺动脉为长椭圆形结构；LT：左支气管；RT：右支气管；C. 图 B 动态图。

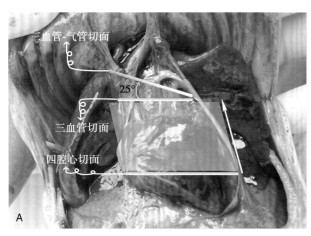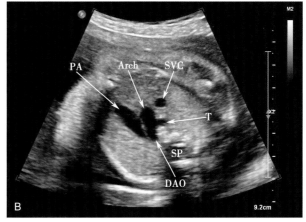

图 3-49　胎儿三血管 - 气管切面示意图

A. 胎儿三血管 - 气管切面的扫查示意图；B. 三血管 - 气管切面显示主动脉横弓、峡部和肺动脉及动脉导管呈 "V" 形结构汇入降主动脉，上腔静脉为圆形结构，位于右侧；Arch：主动脉弓；C. 图 B 动态图。

（4）三血管 - 肺动脉分支切面：在显示三血管切面的基础上探头声束向胎儿足侧偏移，胎儿右侧端探头向右下胸部旋转 15° 左右，即可显示三血管 - 肺动脉分支切面，该切面显示肺动脉主干发出左、右肺动脉分支，上腔静脉与主动脉为圆形结构，位于右肺动脉前方（图 3-50A、B、C 动 📶）。

（5）胸腺评估：胸腺（thymus）位于上纵隔的前方，双肺和大血管的前方（图 3-48A、B）。三血管 - 气管切面显示胸腺位于胸骨后方和大血管的前方，胸腺回声较两侧肺脏回声略低且更加回声不均。

在心脏畸形的胎儿，尤其是动脉干异常、胸腺发育不全或缺如会增加提示 22q11 染色体缺失的可能性。为了方便评估胸腺的大小，建议测量胸腺 - 胸腔比，即在三血管 - 气管切面测量胸腺前后径与纵隔前后径，计算其比值（图 3-51）。正常情况下，该比值为 0.44 且在整个妊娠期保持恒定，但在大部分 22q11 染色体缺失的胎儿中，该比值 <0.30。胸腺偏小也可见于 21- 三体综合征、18- 三体综合征和其他一些综合征的胎儿。

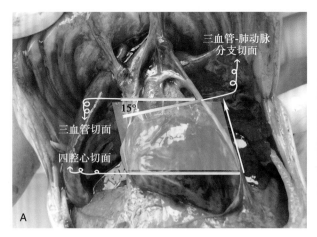
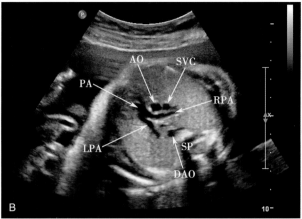

图 3-50　胎儿三血管 - 肺动脉分支切面示意图

A. 胎儿三血管 - 肺动脉分支切面的扫查示意图；B. 三血管 - 肺动脉分支切面显示肺动脉主干发出左、右肺动脉分支，上腔静脉与主动脉为圆形结构位于右肺动脉前方；LPA：左肺动脉；RPA：右肺动脉；C. 图 B 动态图。

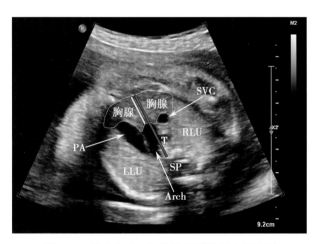

图 3-51　胎儿胸腺 - 胸腔比值测量超声示意图

正常胎儿三血管 - 气管切面，黄色线段为胸腺前后径，红色线段为纵隔前后径。

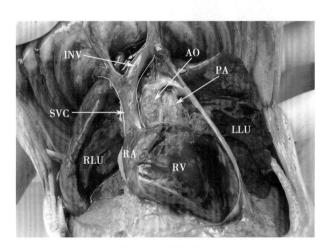

图 3-52　胎儿左头臂静脉解剖示意图

INV：头臂静脉。

（6）左头臂静脉评估：左头臂静脉（左无名静脉）由左颈静脉（left jugular vein）和左锁骨下静脉汇合形成，跨过大血管上方的纵隔（mediastinum），最终汇入上腔静脉（图 3-52）。左头臂静脉走行于主动脉弓前上方和胸腺后方，在三血管 - 气管切面的基础上略向胎儿头侧的斜切面显示最佳（图 3-53A、B 动 📶、C、D 动 📶）。左头臂静脉扩张反映血流增加，与完全型肺静脉异位引流（心上型）和 Galen 静脉瘤有关，永存左上腔静脉伴右上腔静脉缺如时，左头臂静脉也扩张，但其血流方向与正常相反。双上腔静脉时，伴有左头臂静脉缺如。较少见的情况，左头臂静脉可走向在胸腺内或主动脉弓下。

7. 心底大动脉短轴切面　胎儿大动脉短轴切面显示主动脉横断面位于中央呈圆形结构，内可见主动脉瓣（aortic valve，AV）回声，围绕着主动脉由右向左分别是右心房、三尖瓣、右心室、右室流出道、肺动脉瓣及主肺动脉，该切面是了解主动脉与肺动脉的关系、大血管与心室的连接、右室流入道、流出道及肺动脉瓣和肺动脉有无异常的重要切面，尤其是对产前超声筛查胎儿完全型大动脉转位、矫正型大动脉转位及右室双出口等畸形具有重要的价值。因胎儿体位不同，超声显示大动脉短轴有三种不同的扫查途径：

（1）胎儿仰卧位或右侧卧位时，探头经前胸显示心室短轴切面的基础上，将声束继续向心底部扫查,或在左室流出道长轴切面基础上向胎儿左肩部旋转90°,即可显示心底大动脉短轴切面(图3-54A、B、C 动)。

(2)胎儿左侧卧位时,在胎儿标准腹围切面基础上,探头经胎儿右侧背部及肝脏向胎儿左前胸扫查,也可显示胎儿大动脉短轴切面(图3-55A、B、

C 动)。

(3)胎儿俯卧位时,将探头置于胎儿脊柱左侧,在显示主动脉弓切面的基础上,将探头扫查声束向胎儿左外侧偏移,也可显示胎儿大动脉短轴切面(图3-56A、B、C 动)。

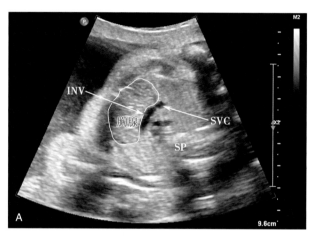
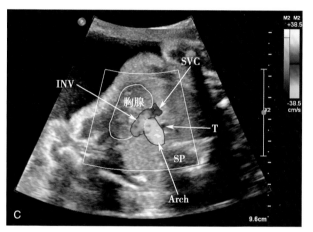

图 3-53　胎儿左头臂静脉超声示意图

A.胎儿上纵隔横切面显示左头臂静脉;B.图 A 动态图;C.彩色血流显示左头臂静脉血流汇入上腔静脉;D.图 C 动态图。

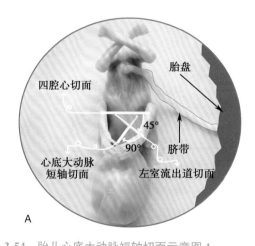
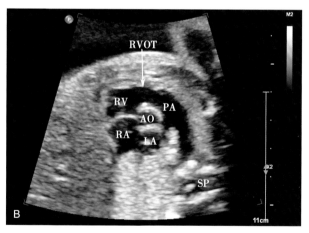

图 3-54　胎儿心底大动脉短轴切面示意图 1

A.胎儿心底大动脉短轴切面的扫查示意图;B.胎儿心底大动脉短轴切面(仰卧位或右侧位);

C.图 B 动态图。

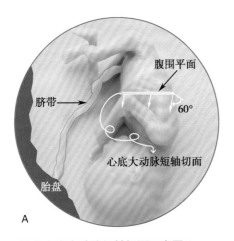
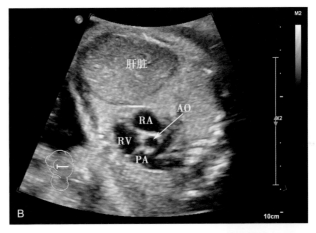

图 3-55　胎儿心底大动脉短轴切面示意图 2

A.胎儿心底大动脉短轴切面的扫查示意图；B.胎儿心底大动脉短轴切面(左侧位)；
C.图 B 动态图。

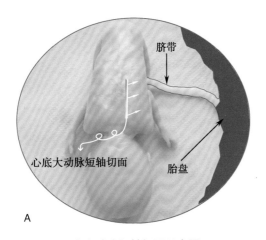
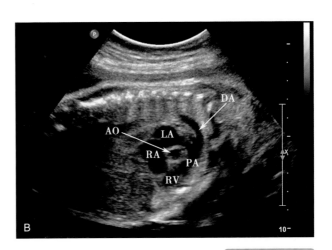

图 3-56　胎儿心底大动脉短轴切面示意图 3

A.胎儿心底大动脉短轴切面的扫查示意图；B.胎儿心底大动脉短轴切面(俯卧位)；
C.图 B 动态图。

三、胎儿心脏超声检查常用切面

1. 主动脉弓切面　胎儿主动脉弓切面的探测方法是将探头置于胎儿胸部脊柱左侧缘并向胎儿右前胸扫查，即可显示主动脉弓切面，该切面显示主动脉、主动脉弓及降主动脉构成"手杖状"，主动脉弓部呈自然柔和弯曲形，主动脉弓部发出三支头臂动脉分支(图 3-57A、B、C 动🛜)。该切面多可显示伴行的下腔静脉长轴。若胎儿左侧卧位时将探头置于胎儿右前胸并向胎儿脊柱左前方扫查显示降主动脉后适当调整也可以显示主动脉弓切面

(图 3-58A、B、C 动🛜)。

2. 动脉导管弓切面　在胎儿仰卧位主动脉弓切面的基础上，将探头向胎儿左前胸偏移即可显示胎儿动脉导管弓切面，动脉导管弓切面形似"曲棍球杆状"，该切面清晰显示动脉导管与肺动脉及降主动脉连接关系(图 3-59A、B、C 动🛜)。在经胸部脊柱左侧缘扫查获得主动脉弓切面的基础上，将探头声束向胎儿左侧偏移扫查，由显示主动脉弓过渡至大动脉短轴时，亦可显示动脉导管与肺动脉及降主动脉连接关系。

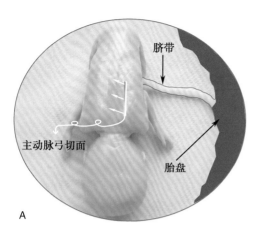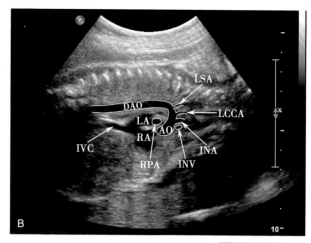

图 3-57　胎儿主动脉弓切面示意图 1

A. 俯卧位胎儿主动脉弓切面的扫查示意图；B. 胎儿主动脉弓切面（俯卧位）；LSA：左锁骨下动脉；
LCCA：左颈总动脉；INA：无名动脉；IVC：下腔静脉；C. 图 B 动态图。

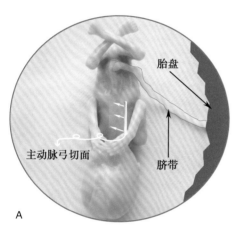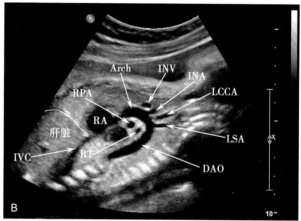

图 3-58　胎儿主动脉弓切面示意图 2

A. 胎儿仰卧位主动脉弓切面的扫查示意图；B. 胎儿主动脉弓切面（仰卧位）；C. 图 B 动态图。

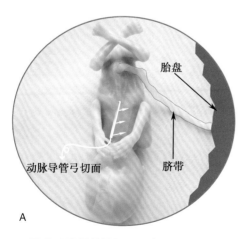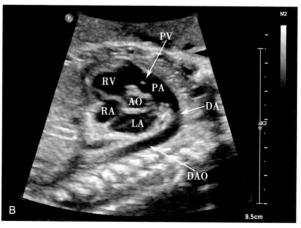

图 3-59　胎儿动脉导管弓切面示意图

A. 胎儿仰卧位动脉导管弓切面的扫查示意图；B. 胎儿动脉导管弓切面（仰卧位）；C. 图 B 动态图。

3. **腔静脉长轴切面**　腔静脉长轴切面显示上腔静脉和下腔静脉与右心房连接，下腔静脉略宽于上腔静脉，腔静脉长轴切面是辨认右心房的可靠切面。胎儿仰卧位或左侧卧位时，探头置于胎儿右前胸部纵切，探头扫查方向对向胎儿脊柱右前方，或从胎儿右肝叶向左肝叶做纵切面扇形扫查，即显示腔静脉长轴切面（图 3-60A、B），胎儿俯卧位时，将探头置于胎儿脊柱右侧纵切也可显示腔静脉长轴切面（图 3-61A、B、C 动 🛜）。

4. **心室短轴切面**　在胸骨旁四腔心切面的基础上，将探头旋转 90° 从心尖向心底扫查可获得近心尖部、乳头肌、房室瓣不同水平段的双心室短轴切面（图 3-62A、B、C、D、E 动 🛜）。

5. **冠状静脉窦切面**　冠状静脉窦位于左房室沟内，正常冠状静脉窦在心尖四腔心或心底四腔心切面可清晰显示走行在左房室沟开口于右心房的细管状结构。扫查方法是在标准四腔心切面基础上，探头保持横切面向胎儿膈肌调整，即可显示冠状静脉窦（图 3-63A、B、C 动 🛜）。在永存左上腔静脉及肺静脉异位引流入冠状静脉窦时，可以引起冠状静脉窦扩张。

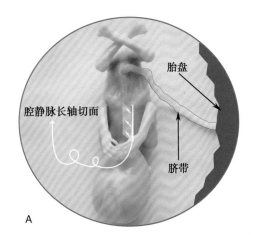
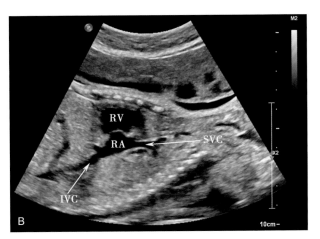

图 3-60　胎儿腔静脉长轴切面示意图 1
A. 胎儿仰卧位腔静脉长轴切面的扫查示意图；B. 胎儿腔静脉长轴切面（仰卧位）。

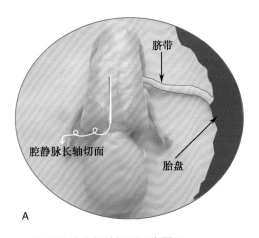
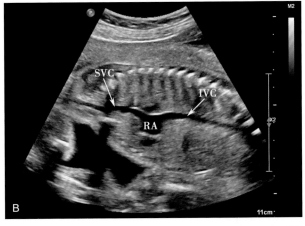

图 3-61　胎儿腔静脉长轴切面示意图 2
A. 胎儿俯卧位腔静脉长轴切面的扫查示意图；B. 胎儿腔静脉长轴切面（俯卧位）；C. 图 B 动态图。

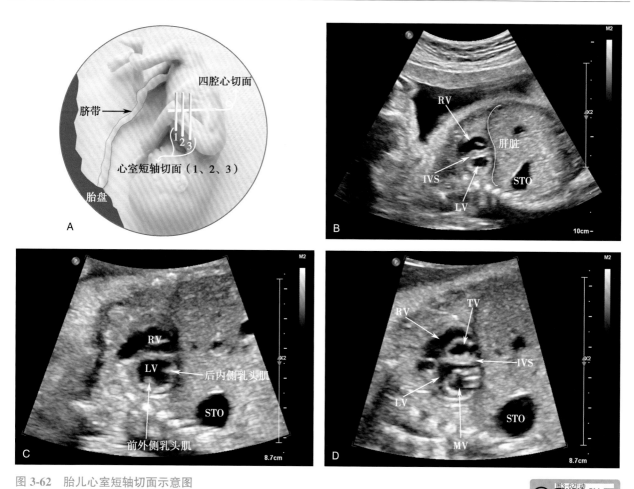

图 3-62　胎儿心室短轴切面示意图

A. 胎儿右侧位心室短轴切面的扫查示意图,1. 近心尖水平,2. 乳头肌水平,3. 房室瓣水平；B. 胎儿心室短轴切面(近心尖水平)；C. 胎儿心室短轴切面(乳头肌水平)；D. 胎儿心室短轴切面(二尖瓣口水平)；E. 图 B、C、D 动态图。

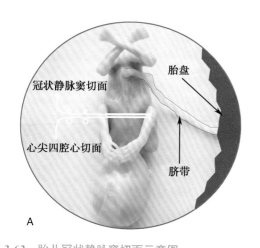

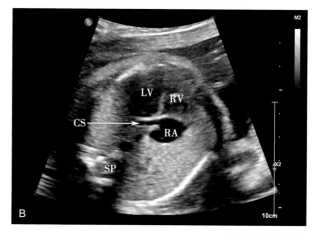

图 3-63　胎儿冠状静脉窦切面示意图

A. 胎儿冠状静脉窦切面的扫查示意图；B. 胎儿冠状静脉窦切面(仰卧位)；CS:冠状静脉窦；C. 图 B 动态图。

6. **气管冠状切面** 将探头置于胎儿侧胸部从胎儿脊柱前缘向前胸扫查,即可显示气管冠状切面(图 3-64A、B、C 动 📶),该切面显示胎儿气管及左、右支气管分叉,在气管左侧显示主动脉弓与动脉导管的横断面。该切面对诊断右位主动脉弓或双主动脉弓畸形及评估气管受压迫程度,具有重要作用。

7. **卵圆孔房间隔通道切面** 胎儿胸骨旁四腔心切面声束方向垂直于卵圆孔房间隔通道的走行方向,尽管可以显示该通道的入口(卵圆孔),但不能显示该通道的出口(继发孔),卵圆孔房间隔通道走行方向是自右下向左上斜行跨越房间隔中部构成两心房间的特殊通道,该切面不但能显示卵圆孔及卵圆孔瓣,而且能够显示该通道的出口(继发孔)(图 3-65A、B、C 动 📶、D、E 动 📶),同时有利于对该通

道血流的显像与探测,是超声观测卵圆孔早闭等异常的最为直观的超声扫查切面。卵圆孔房间隔通道切面解剖与扫查方法,详见第二十五章卵圆孔早闭。

8. **静脉导管切面** 静脉导管位于胎儿肝脏内,近乎于肝脏左、右叶之间,起源于门静脉窦(portal sinus),于肝中静脉后方自后下方向前上方走行,开口于下腔静脉膈下前庭,与肝静脉和下腔静脉血流共同进入右心房,静脉导管开口的方向正对卵圆孔房间隔通道,而下腔静脉开口对向上腔静脉及右心耳。胎儿上腹部横切面,声束略向上胸部倾斜,可显示静脉导管,或腹部正中矢状切面,可显示静脉导管位于肝中静脉后下方连接于脐静脉和下腔静脉之间(图 3-66A、B)。静脉导管超声扫查方法及异常,详见第四十二章静脉导管异常。

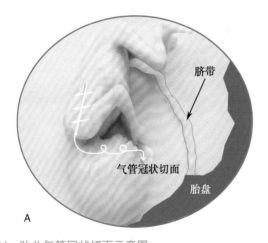

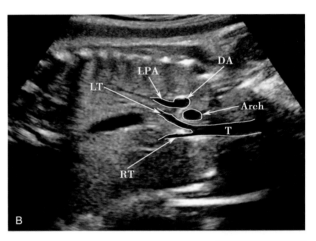

图 3-64 胎儿气管冠状切面示意图
A. 胎儿气管冠状切面的扫查示意图;B. 胎儿气管冠状切面,显示主动脉弓和动脉导管位于气管左侧;C. 图 B 动态图。

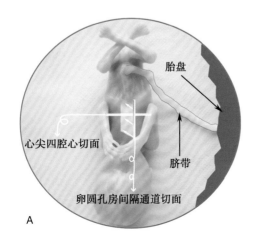

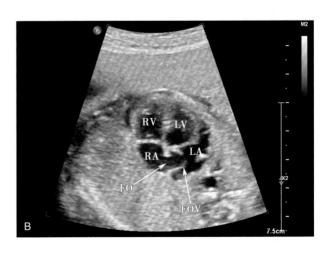

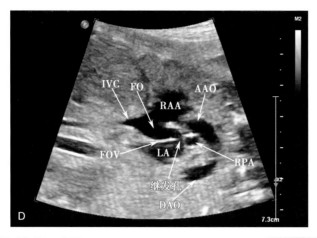

图 3-65　胎儿卵圆孔房间隔通道切面示意图

A. 胎儿卵圆孔房间隔通道切面的扫查示意图；B. 胎儿四腔心切面显示卵圆孔，左房侧卵圆孔瓣完整；FOV：卵圆孔瓣；C. 图 B 动态图；D. 胎儿卵圆孔房间隔通道切面显示卵圆孔与继发孔；E. 图 D 动态图。

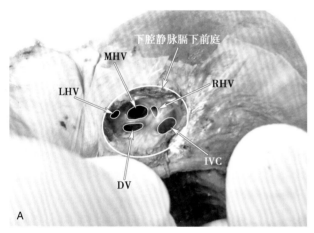 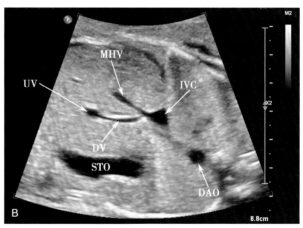

图 3-66　胎儿静脉导管切面超声示意图

A. 胎儿静脉导管、三支肝静脉及肝段下腔静脉开口膈下前庭解剖示意图；LHV：左肝静脉；MHV：中肝静脉；RHV：右肝静脉；DV：静脉导管；B. 胎儿腹部正中矢状切面，静脉导管位于肝中静脉后下方。

四、正常胎儿多普勒超声心动图

1. 二尖瓣与三尖瓣口血流　在胎儿心尖四腔心切面或心底四腔心切面二尖瓣口与三尖瓣口的血流方向与探测声束方向平行，彩色多普勒血流显像在舒张期显示二尖瓣口与三尖瓣口由左、右心房进入左、右心室的同一色彩的血流图，收缩期两房室瓣口血流消失，两房室瓣口多无收缩期反流血流信号，正常胎儿三尖瓣口彩色血流的显色亮度及宽度均大于二尖瓣口（图 3-67A、B 动）。作者认为胎儿三尖瓣口少量反流，反流速度多在 200cm/s 左

右，排除其他胎儿心血管异常时，可考虑胎儿三尖瓣生理性反流。需要注意到的是当声束偏向下腔静脉膈下前庭时，静脉导管开口喷射入右心房的血流极易被误为三尖瓣反流，此时，将探头调整为矢状切面显示该血流来自下腔静脉可予以鉴别。

频谱多普勒显示二尖瓣口的血流频谱呈单向双峰型，三尖瓣口血流频谱可为单向双峰型或单峰型（图 3-68A、B）。第一峰（E 峰）为心室舒张早期，心房内血流经房室瓣口对心室快速充盈而形成，第二峰（A 峰）为心房收缩使心房内血流经房室瓣口对心室进一步充盈而形成，胎儿房室瓣口血流 E 峰

与 A 峰比值（E/A）随着妊娠月份增加而增大,但始终<1。

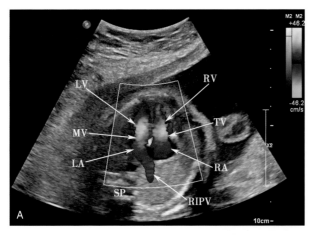

图 3-67　胎儿房室瓣口血流超声示意图
A.胎儿心尖四腔心切面,彩色多普勒血流显像在舒张期显示二尖瓣口与三尖瓣口;B.图 A 动态图。

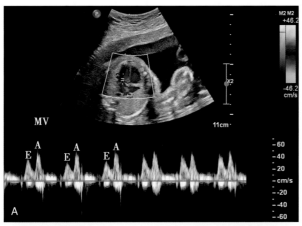

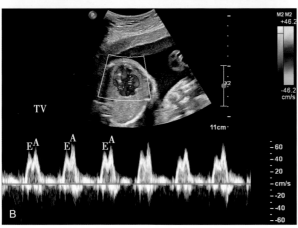

图 3-68　胎儿房室瓣口血流频谱超声示意图
A.胎儿二尖瓣口血流频谱,E/A<1;
B.胎儿三尖瓣口血流频谱,E/A<1。

2. 左室流出道、主动脉及主动脉弓血流　在左室长轴切面或左室流出道切面彩色血流显示从左室流出道进入主动脉的收缩期单一色彩明亮的血流图像,从左室流出道到主动脉血流显色亮度逐渐增强,舒张期无血流显示,频谱多普勒在左室流出道显示收缩期单峰状快速血流频谱(图 3-69A、B 动🛜),将多普勒取样容置于左室流入道与流出道时,可同时显示左室流入道及流出道血流频谱(图 3-70),测量二尖瓣口舒张期血流频谱(A 峰)起点至左室流出道血流频谱(V)起点的时间(A-V 间期),利用 A-V 间期可评价有无胎儿房室传导阻滞。详见第四十八章胎儿心律失常。

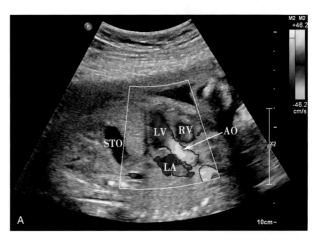

图 3-69　胎儿左室流出道及主动脉彩色血流示意图

A.胎儿左室长轴切面,彩色血流显示左室流出道及主动脉彩色血流图;B.图 A 动态图。

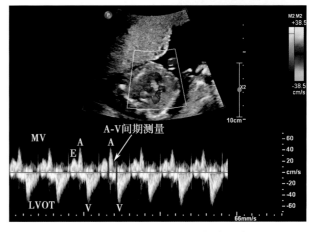

图 3-70　胎儿 A-V 间期测量超声示意图

主动脉弓彩色血流显示较明亮的主动脉弓血流,主动脉弓部三支头臂动脉分支血流显像受其声束角度和彩色血流速度标尺影响较大(图 3-71A、B 动📶),应用能量多普勒显示主动脉弓部头臂动脉分支更为敏感(图 3-72A、B 动📶)。主动脉弓部血流频谱形态为收缩期单峰状快速血流频谱,舒张期平缓状低速血流频谱(图 3-73),主动脉弓血流速度低于动脉导管。

3. 动脉导管弓血流　在动脉导管弓切面彩色血流显示肺动脉血流经动脉导管进入降主动脉,动脉导管血流显色亮度明显高于肺动脉及降主动脉(图 3-74A、B 动📶),动脉导管血流频谱形态为收缩期高峰与舒张期低峰的双峰状频谱(图 3-75),收缩期动脉导管的血流速度为胎儿动脉系统最快,正常<140cm/s。

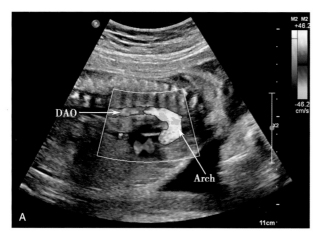

图 3-71　胎儿主动脉弓彩色血流示意图

A. 胎儿主动脉弓切面,彩色血流显示主动脉弓彩色血流图;B. 图 A 动态图。

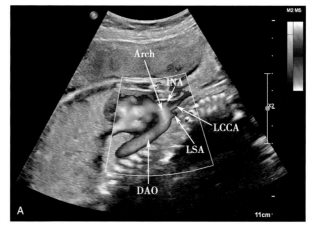

图 3-72　胎儿主动脉弓能量多普勒血流示意图

A. 胎儿主动脉弓切面,能量多普勒显示主动脉弓及头臂动脉分支彩色血流图;B. 图 A 动态图。

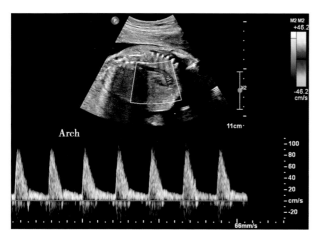

图 3-73　胎儿主动脉弓血流频谱

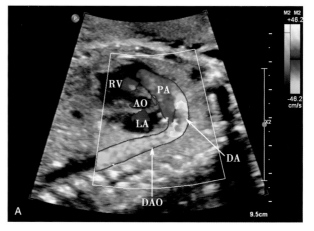

图 3-74　胎儿动脉导管弓彩色血流示意图

A. 胎儿动脉导管弓切面,彩色血流显示动脉导管血流显色亮度明显高于肺动脉及降主动脉;B. 图 A 动态图。

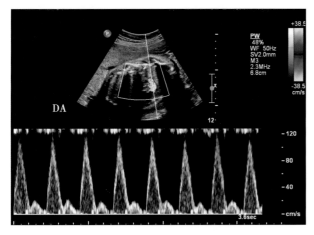

图 3-75　胎儿动脉导管弓血流频谱

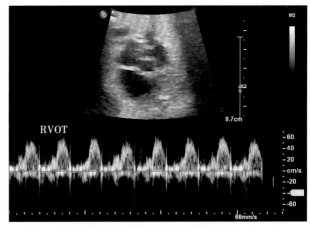

图 3-77　胎儿右室流出道血流频谱

4. **右室流出道、肺动脉及左、右肺动脉血流**　右室流出道至肺动脉瓣彩色血流显色亮度逐渐增强，有明显的过瓣效应，舒张期无血流显示（图 3-76A、B 动📶），右室流出道血流频谱为收缩期单峰血流频谱，峰值血流速度低于肺动脉血流速度，峰值血流位频谱波峰中部无前移（图 3-77）；肺动脉血流频谱显示为收缩期单峰状血流频谱，峰值血流速度大于右室流出道血流速度，而且伴有峰值血流前移，舒张期无血流显示（图 3-78），与主动脉血流频谱相比，肺动脉血流频谱峰值速度小于主动脉血流速度，但频谱宽度大于主动脉。

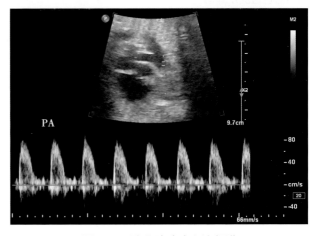

图 3-78　胎儿肺动脉血流频谱

胎儿三血管 - 肺动脉分支切面显示左、右肺动脉血流进入胎儿肺脏（图 3-79A、B 动📶），左、右肺动脉血流频谱形态相似，峰值血流速度相近，频谱形态具有特点呈"立枪征"（图 3-80），即在收缩早期左、右肺动脉血流速度立即达顶峰，持续短暂时间后迅速下降，至收缩中期峰值血流速度下降约 50%，收缩中晚期血流下降速度变缓，舒张期呈平缓低速血流频谱。胎儿肺动脉及左右肺动脉血流频谱峰值前移，提示胎儿肺动脉循环为高阻力状态。

5. **三血管 - 气管切面血流**　在三血管 - 气管切面彩色血流显示主动脉横弓与动脉导管弓构成"V"形血流图像，因胎方位的不同，所显示的"V"形血流图像的显色可不同，但两支血管的血流方向及彩色血流显色是相同的（图 3-81A、B 动📶）。当"V"形血流显色不一致时，提示两支血管的血流方向相反，首先考虑为病理性异常，但应排除扫查声束角度所致血流方向相反伪像。

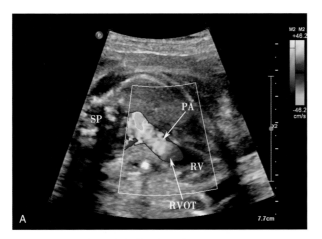

图 3-76　胎儿右室流出道彩色血流示意图

A. 胎儿右室流出道切面，彩色血流显示右室流出道血流进入肺动脉时有明显的过瓣效应；B. 图 A 动态图。

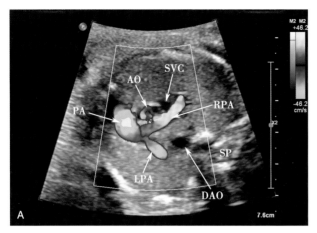

图 3-79　胎儿三血管 - 肺动脉分支切面彩色血流示意图

A. 胎儿三血管肺动脉分支切面显示左、右肺动脉血流图；B. 图 A 动态图。

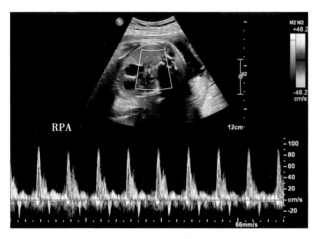

图 3-80　胎儿右肺动脉血流频谱

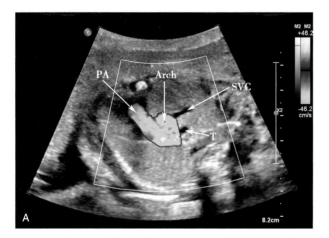

图 3-81　胎儿三血管 - 气管切面彩色血流示意图

A. 三血管 - 气管切面显示主动脉横弓与动脉导管弓构成 "V" 形彩色血流图；B. 图 A 动态图。

6. **上、下腔静脉及肝静脉血流**　胎儿上、下腔静脉及肝静脉血流均汇入右心房，其血流频谱相似均呈双相连续三峰波（V 峰、E 峰和 A 峰），对向右心房入口方向的血流显示双峰状（V 峰和 E 峰），第一峰（V 峰）血流频谱处在心室收缩期（心房舒张早期），是下腔静脉血液快速流入右心房形成，第二峰（E 峰）血流频谱处在心室舒张期（心房舒张晚期）是由右心室舒张使右心房血液快速流入右心室后，使右心房内充盈压下降，下腔静脉血流再次快速流入右心房所形成，在 E 峰血流频谱之后，又出现一负相的第三峰（A 峰），是心房收缩期右心房血流倒流入下腔静脉所致（图 3-82）。距下腔静脉入口段较近的肝静脉血流频谱与下腔静脉近右心房入口处血流频谱相似（图 3-83），但距下腔静脉入口段较远的肝静脉血流频谱为单相双峰血流频谱（图 3-84），其负相 A 峰消失，其原因是该段肝静脉距右心房相对较远，右心房收缩所致的下腔静脉倒流未波及。

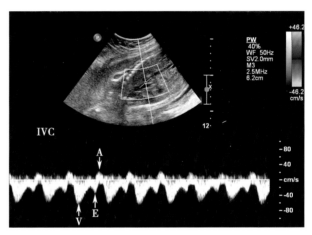

图 3-82　胎儿下腔静脉近右心房入口处血流频谱

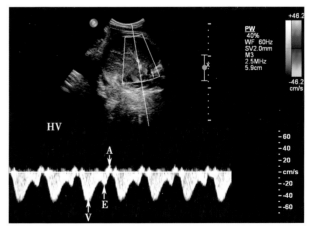

图 3-83　胎儿肝静脉近段血流频谱

45

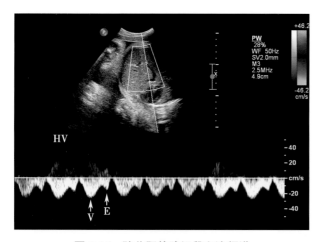

图 3-84　胎儿肝静脉远段血流频谱
HV: 肝静脉。

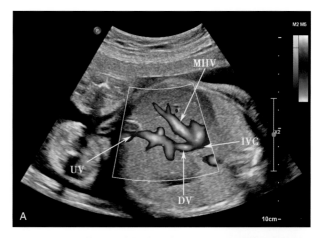

图 3-85　胎儿静脉导管超声示意图
A. 能量多普勒血流显示静脉导管连接于脐静脉与下腔静脉右心房入口处；B. 图 A 动态图。

7. 静脉导管血流　胎儿静脉导管是连接胎儿脐静脉与下腔静脉之间的一支重要血管,是胎儿循环的一个主要调节器,在保证脐静脉内含氧丰富的血液充分供应胎儿颅脑和心脏方面起重要作用,胎儿缺氧、宫内血供较差时脐静脉导管的血流速度及频谱形态会发生改变。在胎儿上腹部横切可显示胎儿脐静脉入肝后分成两支,一支进入门静脉后与肝窦相通,再由肝静脉汇入下腔静脉;另一支为静脉导管,起自脐静脉转向门静脉左支前,开口于肝中静脉后方的下腔静脉入右心房开口处,静脉导管呈纤细的厚壁管道,长约 18~20mm(孕 26~28 周胎儿),管腔约 1~2mm,静脉导管开口正对卵圆孔间隔通道,彩色血流显示脐静脉血流经静脉导管开口于下腔静脉右心房入口处(图 3-85A、B 动📶),静脉导管血流频谱与下腔静脉血流频谱形态相似,其血流速度明显高于下腔静脉,是胎儿静脉系统最快的血流(正常值 50~100cm/s),正常情况下静脉导管血流为前向的,多普勒频谱显示为心室收缩期峰(S)、舒张早期峰(D)和心房收缩期峰(a),均为前向血流(图 3-86)。胎儿静脉导管扫查方法及异常,详见第四十二章静脉导管异常。

胎儿脐静脉由胎盘(placenta)引出,经胎儿脐孔处进入胎儿腹腔后,少量经门静脉入肝脏,大部分经静脉导管引入到下腔静脉右心房入口处,由于静脉导管开口正对卵圆孔房间隔通道,静脉导管以较高的血流速度将含氧丰富的血液经过卵圆孔房间隔通道输送入左心房内,以保证胎儿大脑及心肌充分的氧供应。

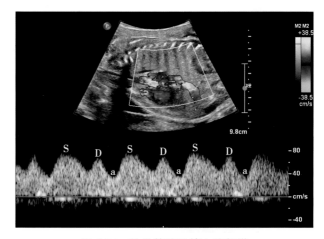

图 3-86　胎儿静脉导管血流频谱

8. 卵圆孔房间隔通道血流　左心房大部分血流来源于(80%)卵圆孔房间隔通道血流,而卵圆孔房间隔通道血流来自静脉导管及肝静脉的血流,静脉导管血流与上、下腔静脉血流在右心房并不混合,上、下腔静脉血流方向对向右心耳及三尖瓣口进入右心室(图 3-87A、B 动📶),静脉导管血流对向卵圆孔房间隔通道进入左心房,下腔静脉瓣对静脉导管血液流入卵圆孔具有导引作用(图 3-88A、B 动📶),卵圆孔房间隔通道血流的主要动力源于静脉导管较高的血流速度,其次是左心房虹吸作用,因此,卵圆孔房间隔通道血流速度为递减特点(图 3-89A、B、C)。卵圆孔房间隔通道血流特点与异常,详见第二十五章卵圆孔早闭。

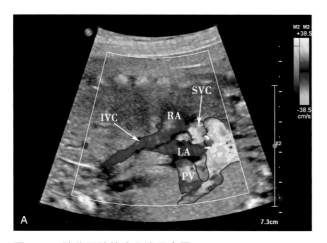

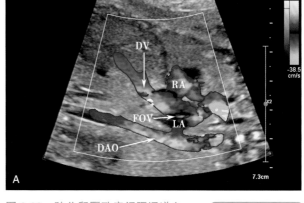

图 3-87　胎儿下腔静脉血流示意图
A. 胎儿上、下静脉血流流向右心耳，然后经三尖瓣口进入右心室；B. 图A 动态图。

图 3-88　胎儿卵圆孔房间隔通道血流示意图
A. 胎儿卵圆孔房间隔通道血流经卵圆孔进入左心房；B. 图A 动态图。

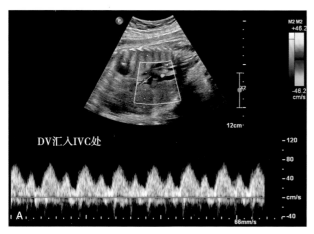

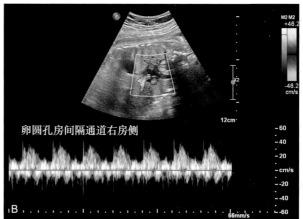

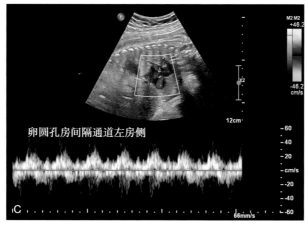

图 3-89　胎儿卵圆孔房间隔通道血流频谱示意图
A. 胎儿卵圆孔房间隔通道血流频谱，取样容积在静脉导管汇入下腔静脉右心房入口处，血流速度75cm/s；B. 胎儿卵圆孔房间隔通道血流频谱，取样容积在卵圆孔处，血流速度35cm/s；C. 胎儿卵圆孔房间隔通道血流频谱，取样容积在通道出口（继发孔），血流速度30cm/s。

9. **肺静脉血流**　胎儿肺静脉血流速度多在20~40cm/s,彩色血流显示肺静脉血流时,应将彩色血流标尺设定在35~45cm/s,适当调节彩色增益,有利于胎儿肺静脉血流的彩色多普勒显像(图3-90A、B 动📶),能量多普勒对观察和探测多支肺静脉更加敏感(图3-91A、B 动📶)。产前超声检测胎儿肺静脉血流的目的是了解胎儿肺静脉是否引流入左心房,若能显示一支肺静脉引流入左心房即可排除胎儿完全性肺静脉异位引流畸形,对肺静脉异位引流的胎儿可通过彩色血流显像追踪胎儿肺静脉异位引流的途径对畸形类型作出诊断。

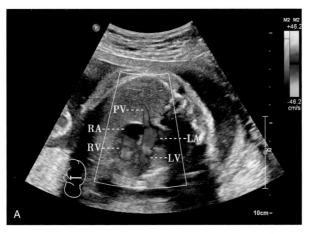

图 3-90　胎儿肺静脉血流示意图 1
A. 胎儿彩色血流显示一支肺静脉血流进入左心房；B. 图 A 动态图。

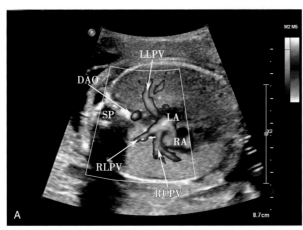

图 3-91　胎儿肺静脉血流示意图 2
A. 胎儿能量多普勒显示多支肺静脉血流进入左心房；LLPV: 左肺下静脉；RLPV: 右肺下静脉；RUPV: 右肺上静脉；B. 图 A 动态图。

（接连利　许　燕）

参 考 文 献

［1］ MELLER CH, GRINENCO S, AIELLO H, et al. Congenital heart disease, prenatal diagnosis and management. Arch Argent Pediatr, 2020, 118 (2): e149-e161.

［2］ PICAZO-ANGELIN B, ZABALA-ARGÜELLES JI, ANDERSON RH, et al. Anatomy of the normal fetal heart: The basis for understanding fetal echocardiography. Ann Pediatr Cardiol, 2018, 11 (2): 164-173.

［3］ BRAVO-VALENZUELA NJ, PEIXOTO AB, ARAUJO JÚNIOR E. Prenatal diagnosis of congenital heart disease: A review of current knowledge. Indian Heart J, 2018, 70 (1): 150-164.

［4］ MCBRIEN A, HORNBERGER LK. Early fetal echocardiography. Birth Defects Res, 2019, 111 (8): 370-379.

［5］ 何怡华, 姜育新. 胎儿心脏病产前超声诊断咨询及围产期管理指南. 北京: 人民卫生出版社, 2015: 6-21.

［6］ CARVALHO JS, ALLAN LD, CHAOUI R, et al. ISUOG practice guidelines (updated): sonographic screening examination of the fetal heart. Ultrasound Obstet Gynecol, 2013, 41 (3): 348-359.

［7］ YOO SJ, LEE YH, KIM ES, et al. Three-vessel view of the fetal upper mediastinum: an easy means of detecting abnormalities of the ventricular outflow tracts and great arteries during obstetric screening. Ultrasound Obstet Gynecol, 1997, 9 (3): 173-182.

［8］ YAGEL S, ARBEL R, ANTEBY EY, et al. The three vessels and trachea view (3VT) in fetal cardiac scanning. Ultrasound Obstet Gynecol, 2002, 20 (4): 340-345.

［9］ American Institute of Ultrasound in Medicine. AIUM practice guideline for the performance of obstetric ultrasound examinations. J Ultrasound Med, 2013, 32 (6): 1083-1101.

［10］ YAGEL S, COHEN SM, VALSKY DV. Simplifying imaging of the abdominal fetal precordial venous system. Ultrasound Obstet Gynecol, 2019, 53 (5): 571-575.

第四章

异常胎儿超声心动图的识别

异常胎儿超声心动图的识别,是胎儿超声心动图诊断医师需要学习和掌握的胎儿心脏胚胎学、超声扫查切面、正常胎儿超声心动图、异常胎儿心动图到胎儿先天性心脏病超声诊断环节中的重要一环,如何从常规胎儿超声心动检查中,发现胎儿超声心动图异常征象,为进一步的超声诊断提供线索是本章讨论的重点内容。

一、胎儿腹围切面异常

1. 胎儿内脏位置的异常 正常胎儿为内脏正位,是指体内血管、器官的排列位置正常,即大部分肝叶、下腔静脉及形态学右心房位于右侧,胃、降主

动脉、心尖及形态学左心房位于左侧。

(1)胎儿内脏反位:是指相对于内脏正位的血管与器官的镜像,即胃、降主动脉、心尖及形态学左心房位于右侧,大部分肝叶、下腔静脉及形态学右心房位于左侧(图 4-1A、B、C 动📶),在人群中发病率为万分之一。内脏反位时,复杂性先天性心脏病的发病率略有升高。此外,内脏反位的病例中约 20% 合并 Kartagener 综合征(Kartagener syndrome,KS)。Kartagener 综合征主要导致纤毛功能失调,表现为反复性呼吸道感染和生育能力的下降,是一种常染色体隐性遗传疾病。

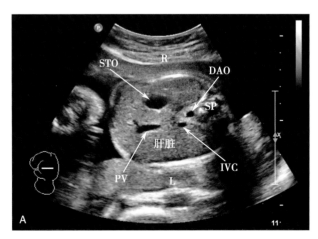
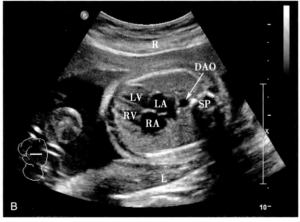

图 4-1 胎儿内脏反位

A. 胎儿上腹部横切面显示大部分肝叶、下腔静脉位于左侧,胃、降主动脉位于右侧;PV:门静脉;
B. 四腔心切面显示心脏位于右侧,心尖指向右前胸;C. 图 B 动态图。

（2）胎儿内脏异位：是指内脏异位和畸形，与内脏正位和反位都不同，常合并复杂性先天性心脏病、静脉回流异常、肠管旋转不良和肠梗阻以及脾、胆囊和气管异常。在婴儿中内脏异位发病率为万分之一。内脏异位有两种类型：右侧异构和左侧异构。右侧异构又称为无脾综合征，身体两侧均呈右侧形态结构；左侧异构又称为多脾综合征，身体两侧均呈左侧形态结构。对胎儿左侧异构时的多脾或右侧异构时无脾的超声诊断困难。

（3）内脏异位合并心房异构：为内脏异位时心房结构发生形态学异常，心房异构有两种类型：左房异构和右房异构。

1）左房异构：左房异构（left atrial isomerism）与"双侧"左侧结构有关，伴右侧结构的发育不良或缺如。左房异构最常见的伴发征象之一是下腔静脉肝段缺如，80%~90% 的病例伴有下腔静脉肝段缺如。下腔静脉肾上段离断后与奇静脉（或半奇静脉）系统相连，将腹部静脉血引流入心脏，胎儿腹围切面显示扩张的奇静脉位于降主动脉右侧稍后方与之并排（图 4-2A、B 动 📶）。腹部和胸腔旁矢状切面显示位于主动脉后方的奇静脉（图 4-3A、B 动 📶），彩色血流显示奇静脉内血流信号与相邻降主动脉血流方向相反（图 4-4A、B 动 📶），四腔心切面心脏后方可见"双血管征"。

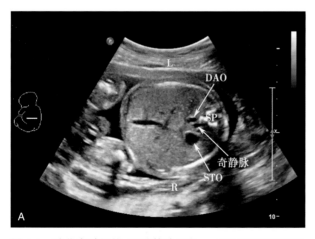

图 4-2　胎儿内脏异位、下腔静脉肝段缺如
A.胎儿上腹部横切面显示胃位于右后方、下腔静脉缺如、扩张的奇静脉位于降主动脉右侧稍后方与之并排；B.图 A 动态图。

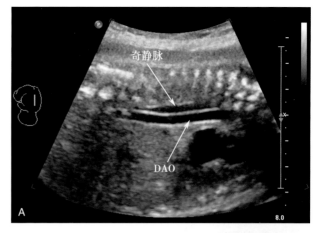

图 4-3　与图 4-2 为同一胎儿
A.腹部和胸腔旁矢状切面显示位于主动脉后方的奇静脉；B.图 A 动态图。

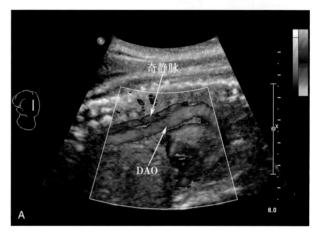

图 4-4　与图 4-3 为同一胎儿
A.彩色血流显示奇静脉内血流信号与相邻降主动脉血流方向相反；B.图 A 动态图。

左房异构的另一特征是无形态学右心房和窦房结，这往往导致缓慢型心律失常，通常为完全型房室传导阻滞，占所有病例的 40%~70%。完全型房室传导阻滞合并复杂性心脏畸形，尤其是伴发下腔静脉离断并奇静脉连接时，是左房异构的典型征象。超过 30% 的完全型房室传导阻滞合并复杂性心脏畸形胎儿会发生心力衰竭和水肿。左房异构的其他异常包括胃泡在右侧腹、十二指肠或空肠闭锁、对称的左位或中位肝脏、罕见胆囊缺如。左房异构超声可显示两侧心耳均呈弯指状的左心耳（left atrial appendage，LAA）形态，左房异构多合并多脾,但产前超声诊断多脾困难。当左房异构时可能并不合并心脏畸形,但在右房异构时极少不合并心脏畸形。左房异构合并心脏畸形时,常为双心室病变的类型,最常见的是非均衡型房室间隔缺损(图4-5A、B动🛜)

非均衡型房室间隔缺损(图4-7A、B动🛜)。心室与大动脉连接异常(心室双出口、大动脉转位)合并肺动脉狭窄或闭锁在右房异构较常见。右房异构合并的最复杂心脏畸形之一是部分型或完全型肺静脉异位引流(图4-8A、B、C动🛜)。

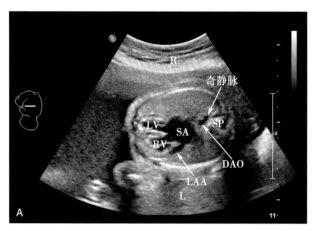

图4-5　胎儿左房异构合并房室间隔缺损、下腔静脉肝段缺如
A. 四腔心切面显示房间隔完全缺失、两侧房室瓣位同一水平,左侧心房显示弯指状的左心耳,心脏后方可见"双血管征";SA:单心房;B. 图A 动态图,胎心搏动缓慢。

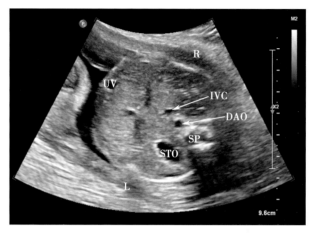

图4-6　胎儿右房异构
中位肝脏,下腔静脉位于降主动脉的前方、同在脊柱的右侧,胃泡位于左侧后方。

2) 右房异构:与存在"双侧"右侧结构有关,左侧的结构发育不良或缺如。以上腹常见一个位于中间的大肝脏为特征,胃泡可在左边或右边。典型右房异构(right atrial isomerism)时,下腔静脉位于降主动脉的前方,与降主动脉在同侧,可同在脊柱的左侧或右侧(图4-6)。右房异构时,由于对称的肝脏和不固定的胃肠道,肠道可出现异常扭转和闭锁,常并发膈疝,中位胃泡疝入胸腔。

右房异构几乎所有病例均合并心内畸形,而且比左房异构时更加复杂、严重。右房异构合并的心内畸形缺乏特异性,但高达80%~90%的病例伴有

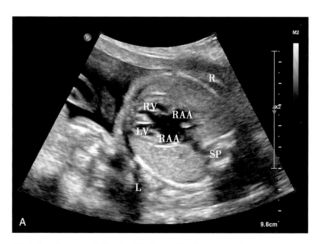

图4-7　与图4-6 为同一胎儿,右房异构合并房室间隔缺损
A. 四腔心切面显示非均衡型房室间隔缺损,右侧心室为优势房室连接;
B. 图A 动态图。

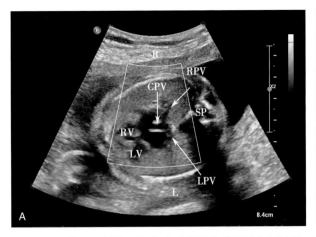
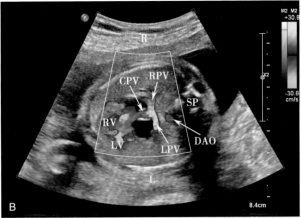

图 4-8 与图 4-7 为同一胎儿,右房异构合并房室间隔缺损、心内型肺静脉异位引流
A. 四腔心切面显示心房后方共同肺静脉腔引入右侧心房;LPV:左肺静脉;RPV:右肺静脉;
CPV:共同肺静脉;B. 彩色多普勒血流显示左、右肺静脉汇合后引入右侧心房;C. 图 B 动态图。

通过右心耳(right atrial appendage,RAA)可以确定右心房,右心耳呈圆钝的椎体状,且与右心房连接部较宽大。在右房异构时,超声可显示两侧心房及心耳的形态均呈右心耳的解剖学特征(图 4-9A、B 动📶)。高达 60% 的右房异构病例合并永存左上腔静脉,左上腔静脉可直接引流入左侧心房(图 4-10A、B 动📶)。

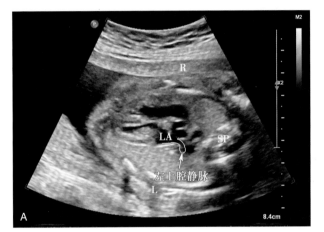

图 4-10 与图 4-7 为同一胎儿,右房异构合并房室间隔缺损、心内型肺静脉异位引流、永存左上腔静脉
A. 三血管斜切面显示左上腔静脉可直接引流入左侧心房;B. 图 A 动态图。

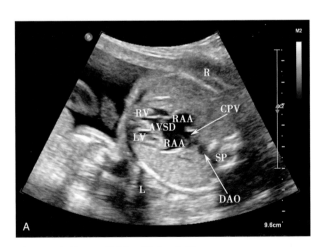

图 4-9 与图 4-7 为同一胎儿,右房异构合并房室间隔缺损、心内型肺静脉异位引流
A. 四腔心切面显示两侧心房及心耳的形态均呈右心耳的解剖学特征;AVSD:房室间隔缺损;B. 图 A 动态图。

2. 门静脉与静脉导管异常 正常胎儿腹围切面显示脐静脉自正前方入肝连接门静脉左干、门静脉窦、门静脉右干,腹主动脉(abdominal aorta)位于脊柱的左前方,下腔静脉位于腹主动脉的右前方(图 4-11A、B),将扫查声束向下腹调整可以显示门静脉左干、门静脉窦、门静脉右干及门静脉主干(图 4-12A、B)。若将扫查声束向上胸背部扫查可显示静脉导管位于门静脉窦与下腔静脉之间(图 4-13)。

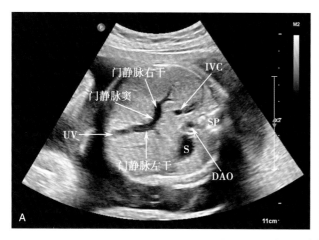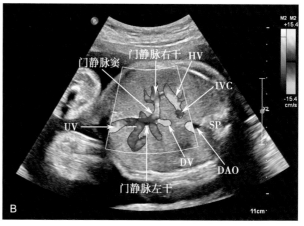

图 4-11 胎儿上腹横切面超声示意图

A. 脐静脉自正前方入肝连接门静脉左干、门静脉窦、门静脉右干,腹主动脉位于脊柱的左前方,下腔静脉位于腹主动脉的右前方;S:胃泡;B. 彩色血流显示脐静脉血流连接门静脉左干,并显示门静脉左干分支、门静脉窦、静脉导管及门静脉右干;HV:肝静脉。

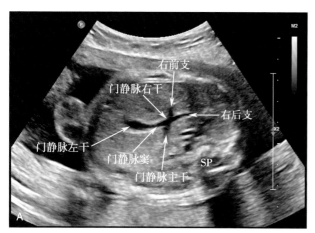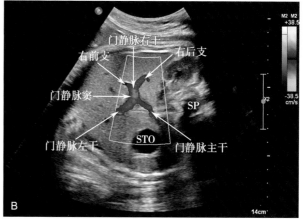

图 4-12 胎儿上腹横切面超声示意图

A. 扫查声束向下腹调整可以显示门静脉左干、门静脉窦、门静脉右干及门静脉主干(肝外门静脉);

B. 彩色血流显示门静脉左干、门静脉窦、门静脉右干及门静脉主干(肝外门静脉)。

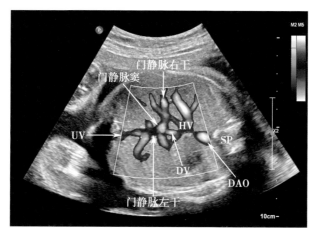

图 4-13 胎儿上腹横切面超声示意图

能量多普勒显示门静脉左干、门静脉窦、门静脉右干,
静脉导管起于门静脉窦、走行于肝中静脉与肝左静脉之间。

（1）门静脉异常：主要见于门静脉缺如和持续性右脐静脉，门静脉-肝动脉瘘罕见。①门静脉缺如：腹围切面正常门静脉结构消失，可见脐静脉经肝脏外异常连接通道汇入近心端下腔静脉，彩色多普勒血流显示肝脏内肝静脉及肝动脉血管走行，而不能显示门静脉左、右支及其分支（图 4-14A、B）。胎儿门静脉完全缺如时，胎儿肝脏不能获得门静脉血流营养，胎儿肝脏可发育不良而表现肝脏体积小、回声增强。②持续性右脐静脉：上腹横切面显示脐静脉进入肝脏后并未走行于胆囊与胃泡之间，反而绕行至胆囊的右侧走行，与门静脉右分支

相连（图 4-15A、B 动📶）。彩色多普勒及能量多普勒血流显示胎儿肝静脉、门静脉及肝动脉系统存在。③门静脉-肝动脉瘘：门静脉-肝动脉瘘时，门静脉接受来自脐静脉和肝动脉血液，造成门静脉高压，导致肝充血，肠系膜上静脉回流受阻。超声表现肝脏增大，回声增强，肠壁增厚回声增强，腹腔积液（图 4-16A、B、C 动📶）。彩色血流显示门静脉血流丰富并具有搏动性，能量多普勒显示具有搏动性门静脉血流与腹主动脉搏动性血流同步，频谱多普勒探及门静脉内快速动脉血流频谱（图 4-17A、B 动📶、C）。

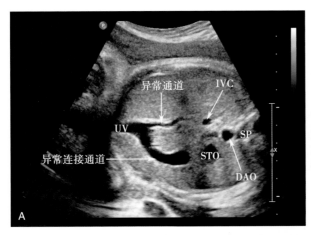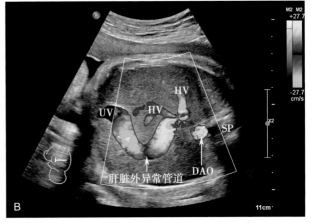

图 4-14　胎儿门静脉完全缺如超声示意图

A.上腹横切面显示脐静脉经肝脏外异常管道与近心端下腔静脉连接，未显示门静脉结构；

B.彩色血流显示脐静脉经肝脏外异常管道汇入近心端下腔静脉，肝静脉回流入下腔静脉。

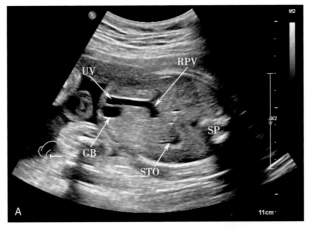

图 4-15　胎儿持续性右脐静脉超声示意图

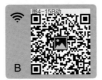

A.脐静脉进入肝脏后绕行至胆囊的右侧走行，与门静脉右分支相连；GB：胆囊；B.图 A 动态图。

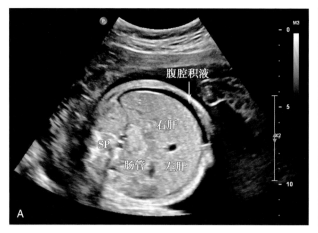
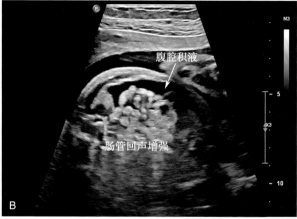

图 4-16　胎儿门静脉 - 肝动脉瘘超声示意图

A. 上腹横切面显示肝脏体积增大、回声增强；B. 下腹横切面显示腹腔积液、肠壁增厚回声增强；
C. 图 B 动态图。

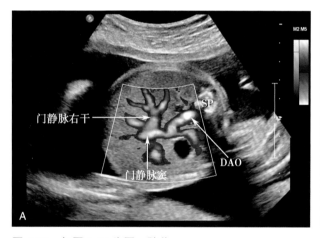
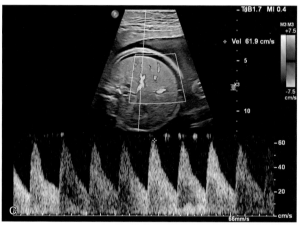

图 4-17　与图 4-16 为同一胎儿

A. 能量多普勒显示具有搏动性门静脉血流与腹主动脉搏动性血流同步；B. 图 A 动态图；C. 频谱多
普勒探及门静脉内快速动脉血流频谱，速度 61cm/s。

（2）静脉导管异常：①早孕期静脉导管 a 波反向，静脉导管因其特殊的解剖位置和血液供应，能够直接反映胎儿心脏功能。染色体异常胎儿也常伴有静脉导管 a 波反向（图 4-18），也可作为筛查染色体异常的敏感超声标记。②静脉导管缺失伴脐静脉肝脏内异常连接，主要有脐静脉可连接肝静脉或下腔静脉回流入右心房（图 4-19A、B）。③静脉导管缺失伴脐静脉肝脏外异常连接，超声多切面不能显示静脉导管，沿脐静脉走行循序追踪扫查脐静脉可经髂静脉、下腔静脉或冠状静脉窦等回流入右心房，或脐静脉经肝脏前方直接汇入右心房（图 4-20A、B、C 动🛜）。

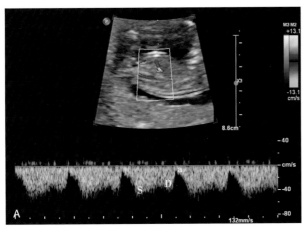 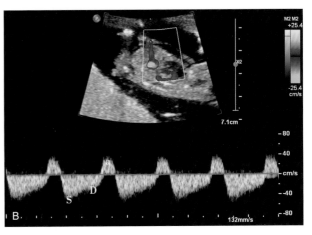

图 4-18　早孕期异常静脉导管血流频谱超声示意图
A. 正常静脉导管血流频谱；B. 静脉导管 a 波反向。

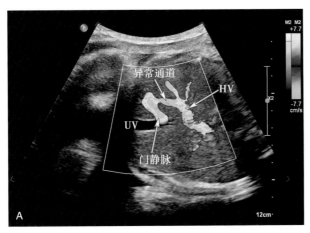 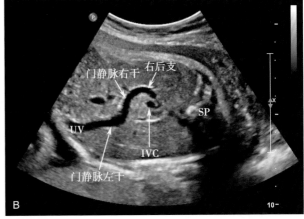

图 4-19　胎儿静脉导管缺失伴脐静脉肝脏内异常连接超声示意图
A. 彩色血流显示脐静脉连接门静脉左支，门静脉与肝中静脉间异常分流血流；B. 门静脉右后分支扩张，
远端细窄（红色箭头指向）并连接于下腔静脉。

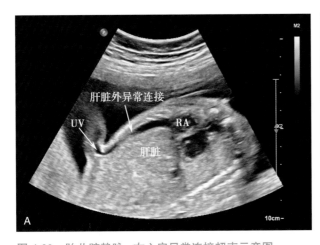 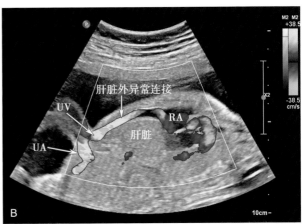

图 4-20　胎儿脐静脉 - 右心房异常连接超声示意图
A. 上腹矢状切面显示脐静脉自脐孔处经肝脏前方异常连接通道上行直接汇入右心房；B. 彩色
血流显示脐静脉自脐孔处经肝脏前方异常连接通道上行直接汇入右心房；C. 图 B 动态图。

二、四腔心切面异常

正常胎儿四腔心切面显示胎儿左、右心室对称,室间隔连续完整,左、右心房对称,房间隔中部有卵圆孔、左心房内显示卵圆孔瓣,左心房后壁显示肺静脉切迹,左、右房室之间可见三尖瓣和二尖瓣(图 4-21A、B 动🛜)。

(一)非四腔心结构

胎儿心脏失去正常四腔心结构特征,呈两腔心或三腔心结构,如单心房伴单心室时的两腔心(图 4-22A、B 动🛜、C、D 动🛜),单心房伴双心室或双心房伴单心室时的三腔心(图 4-23A、B 动🛜)。完全型房室间隔缺损,如室间隔缺损巨大,心尖部仅有室间隔残端时,四腔心切面表现"心脏中心缺失",四心腔相互交通(图 4-24A、B 动🛜)。

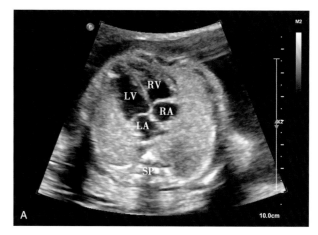

图 4-21　胎儿正常四腔心切面超声示意图

A. 四腔心对称,室间隔连续,房间隔中部显示卵圆孔,左心房显示卵圆孔瓣,左、右房室间显示三尖瓣和二尖瓣;B. 图 A 动态图。

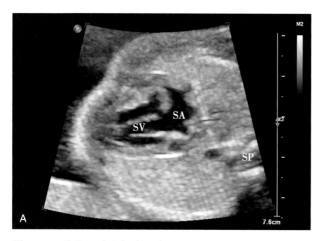

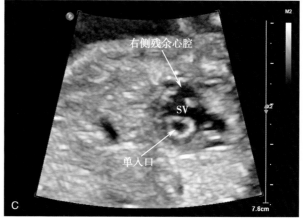

图 4-22　胎儿两腔心超声示意图

A. 四腔心切面显示房间隔与室间隔缺失,一组房室瓣;SV:单心室;B. 图 A 动态图;C. 心室斜切面显示单入口、单心室(左室型)、右侧残余心腔;D. 图 C 动态图。

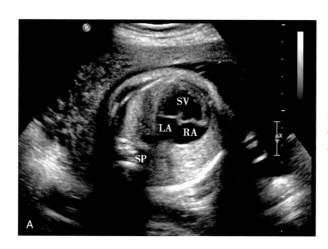

图 4-23　胎儿三腔心超声示意图

A. 四腔心切面显示双心房、双入口,单心室;B. 图 A 动态图。

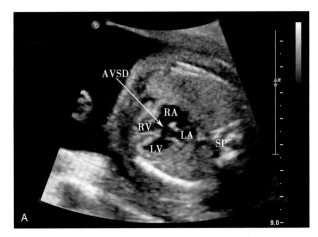

图 4-24　胎儿完全型房室间隔缺损超声示意图

A. 四腔心切面显示房室间隔缺损,舒张期四心腔相互交通;B. 图 A 动态图。

(二)四腔心对称

胎儿四腔心对称时,四腔心异常主要见于间隔异常、占位性病变、房室壁异常、房室连接异常及心脏位置异常。而发生在大动脉连接、起源及走行位置异常、部分圆锥干畸形等,四腔心结构可完全正常。

1. 四腔心异常

(1)间隔异常

1)房间隔异常:①胎儿原发孔型房间隔缺损:表现四腔心对称、房间隔下段近十字交叉部连续中断,其缺损较小时易漏诊。单纯原发孔型房间隔缺损少见,常为房室间隔缺损组成部分,若不伴有室间隔缺损时,即为部分型房室间隔缺损(图 4-25A、B 动📶)。②胎儿房间隔膨胀瘤:是指房间隔的中部或全部变薄,突向左心房≥50%,多对卵圆孔及二尖瓣口血流影响较小,表现卵圆孔瓣向左心房呈瘤样膨出,四腔心对称(图 4-26A、B 动📶),膨出瘤体凸入二尖瓣口,二尖瓣口血流充盈受影响时,可表现四腔心不对称(左心室缩小)。③卵圆孔瓣缺失:是产前超声诊断继发孔型房间隔缺损的可靠依据,在四腔心切面显示卵圆孔瓣在左心房内飘动征象消失(图 4-27A、B 动📶),常伴有静脉窦型房间隔缺损。④卵圆孔过大与小卵圆孔,卵圆孔在四腔心切面的测值范围 3~8mm,若卵圆孔>8mm 时

为卵圆孔过大,此时要增加卵圆孔房间隔通道切面观察卵圆孔瓣与卵圆孔的对合情况,不能单纯以卵圆孔过大提示存在继发孔型房间隔缺损风险。若卵圆孔<3mm 为小卵圆孔,当卵圆孔过小时,可使卵圆孔右向左血液分流受限,引起左心系统容量性缩小,表现四腔心不对称,但在中孕期胎儿循环血容量较小,可仅表现小卵圆孔,而四腔心对称(图 4-28A、B 动📶)。

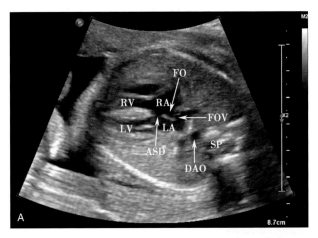

图 4-25　胎儿部分型房室间隔缺损超声示意图

A. 四腔心切面显示房间隔下段近十字交叉部连续中断;ASD:房间隔缺损;B. 图 A 动态图。

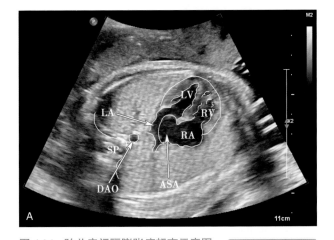

图 4-26　胎儿房间隔膨胀瘤超声示意图

A. 四腔心切面显示卵圆孔瓣向左心房呈瘤样膨出≥80%;ASA:房间隔膨胀瘤;B. 图 A 动态图。

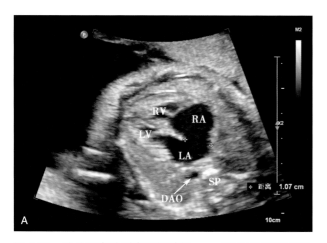

图 4-27　胎儿继发孔型房间隔缺损超声示意图
A. 四腔心切面显示卵圆孔瓣在左心房内飘动征象消失；B. 图 A 动态图。

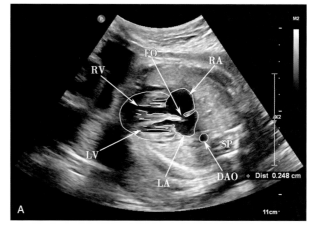

图 4-28　胎儿小卵圆孔超声示意图
A. 四腔心切面显示卵圆孔<3mm，四腔心对称；B. 图 A 动态图。

2）室间隔异常：①室间隔肌部缺损：在小儿及成人少见，但胎儿肌部室间隔缺损较多见，常在彩色多普勒血流显像时显示双向穿隔血流被检出（图 4-29A、B、C 动🛜），胎儿肌部室间隔缺损较小，多在出生后 1 周岁左右自然闭合。室间隔肌部缺损较大者，二维超声可显示其肌部缺损（图 4-30A、B 动🛜）。②室间隔流入道部缺损：是分隔三尖瓣和二尖瓣流入道肌部室间隔缺损，超声表现室间隔缺损位于三尖瓣与二尖瓣之间（图 4-31A、B 动🛜、C、D 动🛜），室间隔流入道部缺损胎儿伴有染色体异常风险较高。③圆锥干畸形：胎儿圆锥动脉干畸形伴有的室间隔缺损为膜周部室间隔缺损，其室间隔缺损位置较高，在四腔心切面通常不能显示其室间隔缺损时，可表现正常四腔心观（图 4-32A、B 动🛜）。部分圆锥干畸形其室间隔缺损较大时，在四腔心切面可显示室间隔缺损。

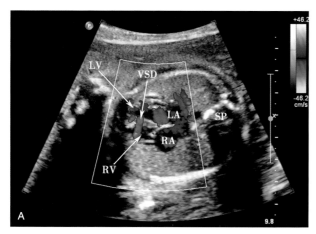

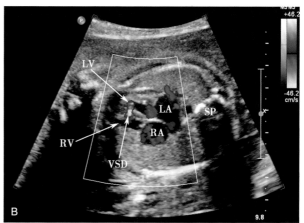

图 4-29　胎儿室间隔肌部缺损超声示意图 1
A. 彩色多普勒显示室间隔肌部左向右分流血流；VSD：室间隔缺损；B. 彩色多普勒显示室间隔肌部右向左分流血流；C. 图 A、B 动态图。

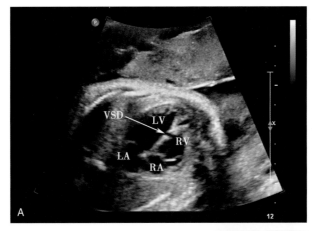

图 4-30 胎儿室间隔肌部缺损超声
示意图 2
A. 四腔心切面显示室间隔肌部连续
中断；B. 图 A 动态图。

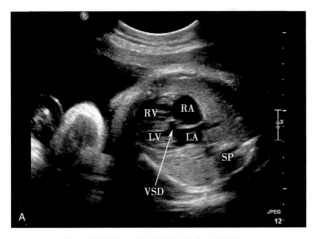 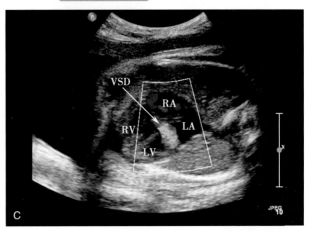

图 4-31 胎儿室间隔流入道部缺损超声示意图
A. 四腔心切面显示位于室间隔缺损三尖瓣与二尖瓣之间；B. 图 A 动态图；
C. 彩色多普勒显示室间隔流入道部右向左分流血流；D. 图 C 动态图。

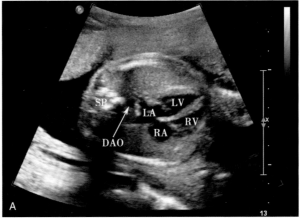

图 4-32 胎儿法洛四联症超声示意图
A. 四腔心切面未显示室间隔缺损；
B. 图 A 动态图。

3）房室间隔异常：房室间隔既不是室间隔，也不是房间隔，该段间隔自左室看属于室间隔组成部分，而从右心房看又属于房间隔组成部分，即位于二尖瓣和三尖瓣间分隔左心室与右心房的间隔，称为房室间隔，该段间隔异常主要有房室间隔缺损。房室间隔缺损时左侧房室瓣与右侧房室瓣位于同一水平，依据房间隔原发孔缺损、室间隔缺损及房室瓣发育异常及不同的病变组合，房室间隔缺损分为：①部分型房室间隔缺损（图4-33A、B动📶）；②过渡型房室间隔缺损（图4-34）；③完全型房室间隔缺损（图4-35）；④原发孔闭合型房室间隔缺损（图4-36A、B动📶）。

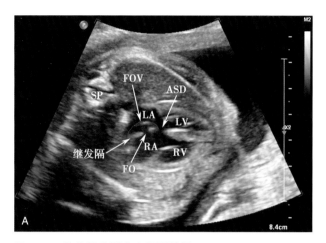

图4-33　胎儿部分型房室间隔缺损超声示意图
A.四腔心切面显示房间隔下段近十字交叉部连续中断；B.图A动态图。

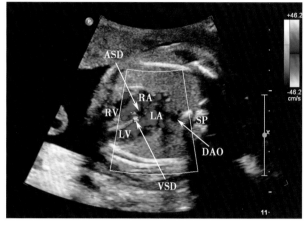

图4-34　胎儿过渡型房室间隔缺损超声示意图
超声血流显示原发孔房间隔缺损和室间隔缺损。

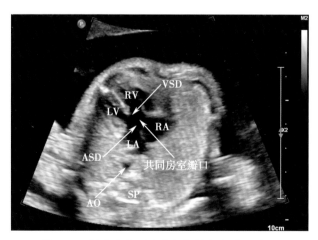

图4-35　胎儿完全型房室间隔缺损超声示意图
四腔心切面显示十字交叉结构消失，共同房室瓣。

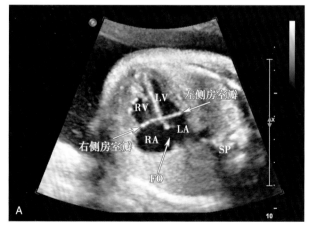

图4-36　胎儿原发孔闭合型房室间隔缺损超声示意图
A.四腔心切面显示两侧房室瓣位同一水平，不伴有原发孔缺损；B.图A动态图。

（2）占位性病变：①心脏肿瘤：胎儿心脏肿瘤可以单发，但在大多数情况下为多发（图4-37A、B动 ），以横纹肌瘤多见；②心室憩室：在四腔心切面显示心室壁向外突出的囊袋样结构时，不论发生于左室还是右室，首先考虑心室憩室（图4-38A、B动 ）。

（3）房室壁异常：①胎儿心肌病：包括扩张型心肌病、肥厚型心肌病及心肌致密化不全。扩张型心肌病表现室壁薄、搏动幅度减低，心脏扩大（图4-39A、B动 ）；肥厚型心肌病常表现为室间隔或心室游离壁的肥厚（图4-40A、B动 ，图4-41A、B动 ）；心肌致密化不全常发生在左心室，也可见

于右心室或双心室，表现心尖部圆钝、小梁间隙深陷（图4-42A、B动 ）。②冠状动脉瘘：表现四腔心观对称，彩色血流显示起自心腔之外而开口于房室壁的五彩湍流血流为特点（图4-43A、B动 、C、D动 ）。③永存左上腔静脉：在四腔心切面显示左侧房室沟的冠状静脉窦增宽（图4-44A、B动 ）。④完全型肺静脉异位引流：在四腔心切面显示左心房后壁的肺静脉切迹消失（图4-45A、B动 ）。⑤三房心：左心房被分隔，又称为左侧三房心，四腔心切面显示膜样结构将左心房分为两部分，即附房腔与真房腔（图4-46A、B动 ）。

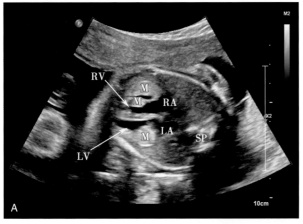

图4-37 胎儿心脏肿瘤超声示意图
A. 四腔心切面显示心脏多发肿瘤；
M：心脏肿瘤；B. 图A动态图。

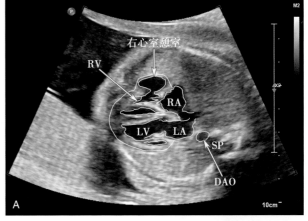

图4-38 胎儿心室憩室超声示意图
A. 四腔心切面显示右心室壁向外突出的囊袋样结构；B. 图A动态图。

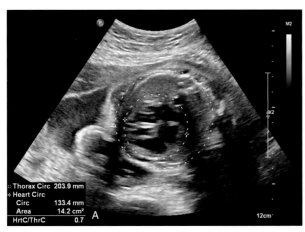

图4-39 胎儿扩张型心肌病超声示意图
A. 四腔心切面显示左、右心室扩大、室壁变薄；B. 图A动态图。

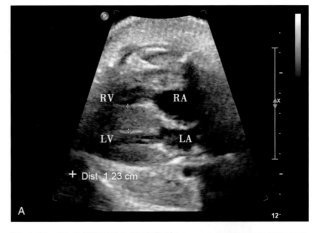

图4-40 胎儿肥厚型心肌病超声示意图1
A. 四腔心切面显示室间隔肥厚；B. 图A动态图。

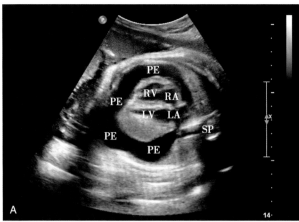

图 4-41　胎儿肥厚型心肌病超声示意图 2

A. 四腔心切面显示左室游离壁肥厚；B. 图 A 动态图。

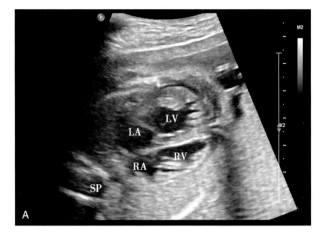

图 4-42　胎儿心肌致密化不全超声示意图

A. 四腔心切面显示心尖部圆钝、左室心尖部小梁间隙深陷；B. 图 A 动态图。

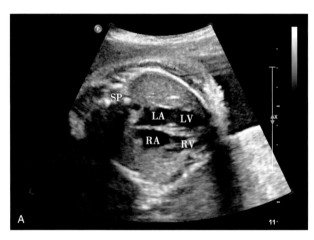

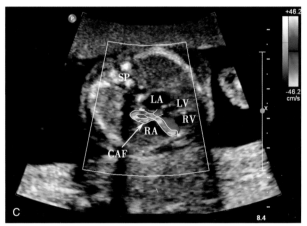

图 4-43　胎儿冠状动脉瘘超声示意图

A. 四腔心切面显示正常四腔心观；B. 图 A 动态图；C. 彩色血流显示起自心腔之外而开口于右心房的五彩湍流血流；CAF：冠状动脉瘘；D. 图 C 动态图。

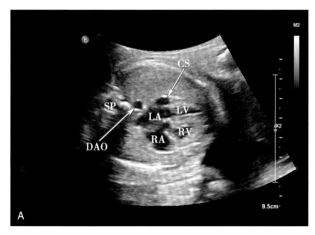

图 4-44　胎儿永存左上腔静脉超声示意图

A. 四腔心切面显示冠状静脉窦增宽；B. 图 A 动态图。

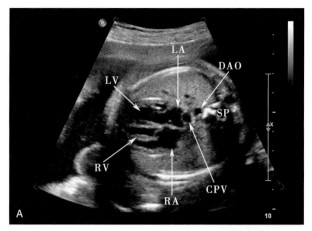

图 4-45　胎儿完全型肺静脉异位引流超声示意图

A. 四腔心切面显示左心房后壁肺静脉切迹消失，并见共同肺静脉腔；B. 图 A 动态图。

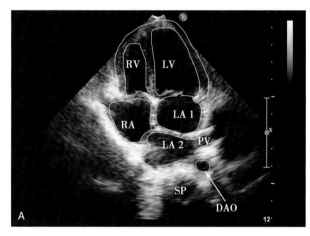

图 4-46　幼儿三房心超声示意图

A. 心尖四腔心切面显示膜样结构将左心房分为两部分，即附房腔与真房腔；B. 为图 A 动态图。

（4）房室连接异常：①矫正型大动脉转位：是心房与心室和心室与大动脉连接均不一致，在四腔心切面发现房室连接不一致，是产前超声检出矫正型大动脉转位关键一步（图 4-47A、B 动🛜）；②房室连接不一致也可发生在右室双出口等畸形中。

2. **四腔心正常**　某些胎儿心脏畸形可表现完全正常的四腔心观，如完全型大动脉转位、解剖矫正型大动脉异位、血管环、主 - 肺动脉间隔缺损、一支肺动脉异常起源于主动脉等畸形。

3. **心脏位置异常**　心脏位置正常为左位心，是指心脏位于胸腔内中纵隔，两侧肺部之间，横膈之上，心脏的大部分结构位于胸骨中线的左侧胸腔，心尖与心底的连线指向左下，伴胸腹腔内脏位置正常，即为左位心。除上述左位心之外的任何心脏位置均为异常，包括左旋心、右位心、右旋心、右移位心脏、中位心和胸外心脏（图 4-48A、B 动🛜）等。心脏在胸腔内被推挤移位可见于膈疝（图 4-49A、B 动🛜）、肺囊腺瘤畸形（图 4-50A、B 动🛜）、胸腔积液（图 4-51A、B 动🛜）等。

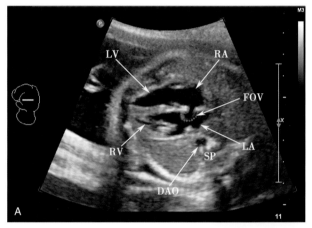

图 4-47　胎儿矫正型大动脉转位超声示意图

A. 胎儿四腔心房室连接不一致；B. 图 A 动态图。

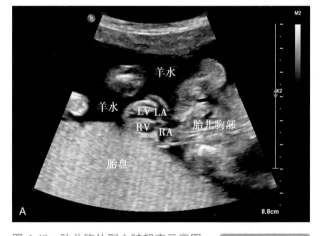

图 4-48　胎儿胸外型心脏超声示意图

A. 胎儿胸部横切面显示四腔心结构位于胸腔外，完全暴露于羊水之中；B. 图 A 动态图。

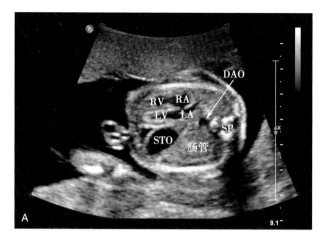

图 4-49 胎儿膈疝心脏移位超声示意图
A.胎儿胸部横切面显示心脏向右侧移,胎儿左侧胸腔内显示"胃泡"及肠管回声;B.图 A 动态图。

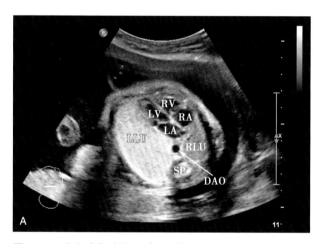

图 4-50 胎儿肺囊腺瘤心脏移位超声示意图
A.胸部横切面显示左侧肺脏体积超越中线,对心脏和右肺挤压并向右侧移位;B.图 A 动态图。

（三）四腔心不对称

四腔心不对称是胎儿心脏畸形最常见的异常征象,部分心脏畸形在四腔心切面既可以显示畸形病变的间接异常征象,又可以显示畸形病变的直接异常征象,如三尖瓣下移畸形时右心房扩大、房化右心室及三尖瓣隔叶下移,其房化右心室及三尖瓣隔叶下移为三尖瓣下移畸形病变的直接异常征象,而更多心脏畸形在四腔心切面显示的异常征象多为间接异常征象,如肺动脉狭窄时的右心房室扩大及三尖瓣反流,为肺动脉狭窄的间接异常征象,但在四腔心切面不能显示肺动脉瓣叶增厚、开放受限

等肺动脉狭窄的直接异常征象。当发现四腔心不对称时,首先要确定心房位置（正位或反位）、房室连接是否一致,然后确认扩大或缩小的心房与心室是右心系统还是左心系统。

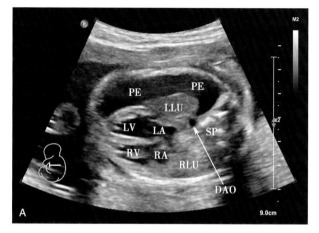

图 4-51 胎儿右侧胸腔积液心脏移位超声示意图
A.胸部横切面显示右侧胸腔积液,心脏被挤压并向左侧移位;B.图 A 动态图。

1. 右心系统扩大

（1）三尖瓣异常:①胎儿三尖瓣下移畸形:典型的三尖瓣下移畸形在四腔心切面显示右心房显著扩大,三尖瓣隔叶下移附着于室间隔,右心室被下移的三尖瓣分成房化右心室和功能右心室两部分,三尖瓣前叶正常附着于瓣环,瓣叶增大、冗长呈"船帆状"、延伸至心室游离壁（图 4-52A、B 动📶）,彩色多普勒显示严重三尖瓣反流,三尖瓣反流束起始点低,在右心室近心尖部（图 4-53A、B 动📶）。②三尖瓣发育不良:在四腔心切面显示右心房和/或右心室扩大,三尖瓣附着位置正常,三尖瓣瓣叶增厚、回声增强,瓣叶对合缘多呈粗颗粒状回声或瓣叶局限性缺失或短小（图 4-54A、B 动📶）,彩色血流显示重度三尖瓣反流,三尖瓣反流起始于三尖瓣环水平,反流束紧贴于室间隔（图 4-55A、B 动📶）。③三尖瓣缺如:是指右侧房室瓣全部瓣叶或部分瓣叶缺失、右心房与右心室仍存直接交通的一种先天性心脏畸形。三尖瓣瓣叶全部缺如时,在四腔心切面显示扩大的右心房室间无三尖瓣叶结构,右心室壁较左室壁略薄,右心室的内壁光滑,无瓣

叶、腱索及乳头肌结构（图 4-56A、B 动📶）。彩色血流显像在心脏舒缩周期中右心房与右心室之间的

血流显示为来回血流，无血流过瓣效应（图 4-57A、B 动📶）。

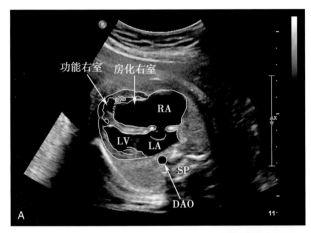

图 4-52　胎儿三尖瓣下移畸形超声示意图 1

A. 右心室被下移的三尖瓣分成房化右心室和功能右心室两部分，三尖瓣前叶正常附着于瓣环，瓣叶增大、冗长呈"船帆状"、延伸至心室游离壁；B. 为图 A 的动态图。

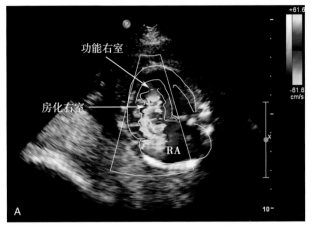

图 4-53　胎儿三尖瓣下移畸形超声示意图 2

A. 彩色多普勒显示重度三尖瓣反流，三尖瓣反流束起始点低，在右心室近心尖部；B. 为图 A 的动态图。

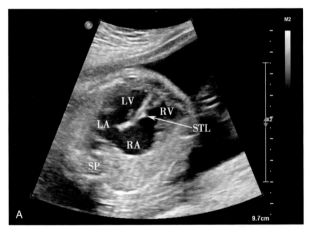

图 4-54　胎儿三尖瓣发育不良超声示意图

A. 四腔心切面显示右心房扩大，三尖瓣隔叶短小，三尖瓣隔叶及前叶关闭对合点偏向室间隔；STL：三尖瓣隔叶；B. 图 A 的动态图。

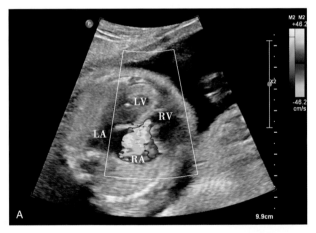

图 4-55　与图 4-54 为同一胎儿

A. 彩色血流显示重度三尖瓣反流，三尖瓣反流起始于三尖瓣环水平，反流束紧贴于室间隔；B. 图 A 的动态图。

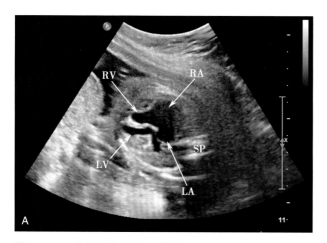

图 4-56　三尖瓣缺如超声示意图 1
A. 四腔心切面显示右心房、室扩大，右心室内壁光滑，无瓣叶、腱索及乳头肌结构；B. 图 A 的动态图。

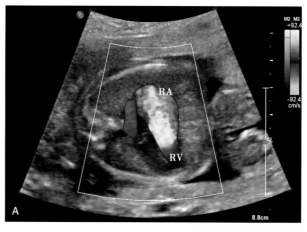

图 4-57　三尖瓣缺如超声示意图 2
A. 彩色血流显示收缩期右心室血流又返回右心房，心脏舒缩周期中呈来回血流，无血流过瓣效应；B. 图 A 的动态图。

（2）卵圆孔与卵圆孔瓣异常：①卵圆孔早闭：胎儿卵圆孔早闭在四腔心切面显示左心房、左心室较右心房、右心室腔缩小，但左心室舒缩功能正常，卵圆孔瓣多在房间隔左、右两侧摆动（图 4-58A、B、C 动〔〕），房间隔卵圆孔通道切面显示卵圆孔右向左分流消失。②小卵圆孔与继发孔狭窄：孕 21 周以上胎儿在四腔心切面显示卵圆孔＜3mm，即为小卵圆孔（图 4-59A、B 动〔〕），继发孔狭窄可继发于小卵圆孔，或单纯继发孔狭窄，彩色血流显示继发孔细窄血流束＜3mm，流速＞60cm/s（图 4-60A、B 动〔〕、C、D 动〔〕、E）。小卵圆孔与继发孔狭窄均可引起房水平右向左分流受限，右心系统容量负荷增加。③房间隔膨胀瘤：房间隔膨胀瘤体较大时，凸入左心房内瘤体使部分左房容积右房化，减少了左心房有效血容量的充盈，尤其是晚孕期胎儿可表现右心室增大（图 4-61A、B 动〔〕）。

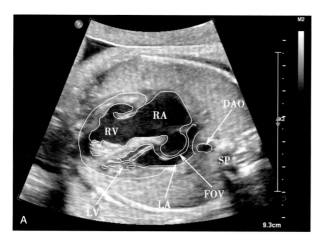

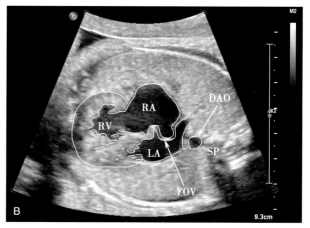

图 4-58　胎儿卵圆孔早闭超声示意图

A. 四腔心切面显示右心房、室增大，卵圆孔瓣位左心房；B. 与图 A 为同一切面，在心脏舒缩周期中卵圆孔瓣位左心房与右心房间摆动；C. 为图 A、B 动态图。

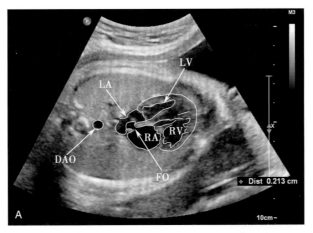

图 4-59　胎儿小卵圆孔超声示意图

A. 四腔心观不对称,卵圆孔<2.5mm;
B. 为图 A 动态图。

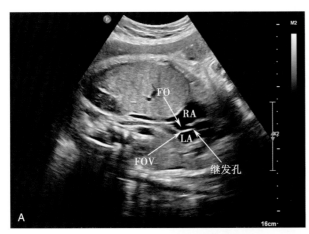

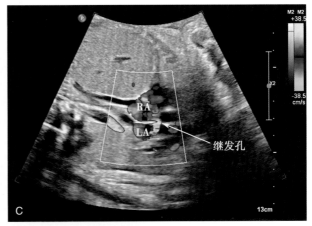

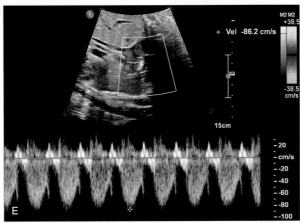

图 4-60　胎儿继发孔狭窄超声示意图

A. 房间隔卵圆孔通道切面显示卵圆孔正常大小,继发孔开放受限;B. 为图
A 动态图;C. 彩色血流显示继发孔分流血流束明亮增快、分流束<2.0mm;
D. 为图 C 动态图;E. 继发孔狭窄,分流流速>86cm/s。

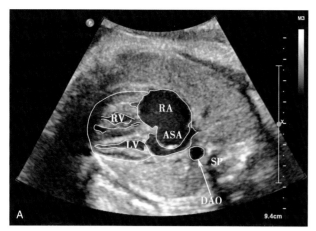

图 4-61 胎儿房间隔膨胀瘤超声示意图

A. 胸骨旁四腔心切面显示继发房间隔发育短小及卵圆孔径显著增大,卵圆孔瓣呈瘤样向左心房膨出,左心室略小;B. 为图 A 动态图。

(3) 肺动脉狭窄或闭锁:①肺动脉狭窄:大多数肺动脉狭窄病例在妊娠中期四腔心观可表现正常。四腔心切面可见肺动脉狭窄所致的右心室壁肥厚,如伴有三尖瓣反流,可出现右心房扩大(图 4-62A、B 动 📶)。②肺动脉闭锁:胎儿肺动脉闭锁依据是否伴有室间隔缺损,分为室间隔缺损型肺动脉闭锁和室间隔完整型肺动脉闭锁,室间隔缺损型肺动脉闭锁表现四腔心对称,室间隔完整型肺动脉闭锁绝大多数表现右心缩小,但有少数表现右心房、右心室扩大(图 4-63A、B 动 📶)。

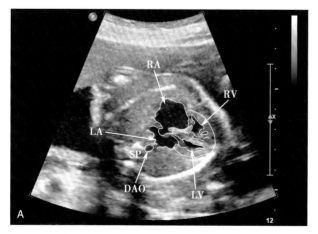

图 4-62 胎儿肺动脉狭窄超声示意图

A. 四腔心切面显示右室壁略厚,右心房扩大;B. 为图 A 动态图。

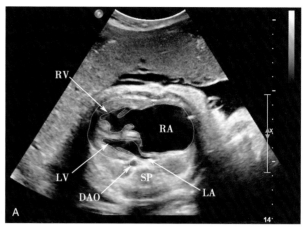

图 4-63 胎儿室间隔完整型肺动脉闭锁超声示意图

A. 四腔心切面显示右心房、右心室扩大;B. 为图 A 动态图。

(4) 动脉导管狭窄或早闭:①动脉导管狭窄:由于胎儿 90% 以上的肺动脉血流经动脉导管进入降主动脉,当动脉导管严重狭窄时,动脉导管分流受阻,肺动脉压增高,使右心室后负荷增加,导致右心室扩大伴室壁增厚(图 4-64A、B 动 📶),彩色血流显示三尖瓣反流(图 4-65A、B 动 📶、C)。②动脉导管早闭:可视为动脉导管狭窄的极型,动脉导管早闭使肺动脉经动脉导管向主动脉分流的通道中断,导致肺动脉压迅速升高,右心室后负荷过重,引起右心房、右心室增大,三尖瓣重度反流,并迅速发展为胎儿右心衰竭,出现右室壁搏动幅度减低乃至消失、心律失常、心包积液等(图 4-66A、B 动 📶)。

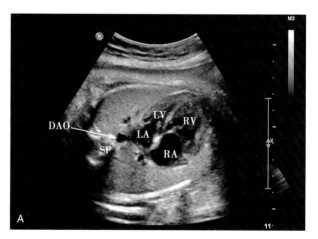

图 4-64 胎儿动脉导管严重狭窄超声示意图

A. 四腔心切面显示右心室扩大伴室壁增厚;B. 为图 A 动态图。

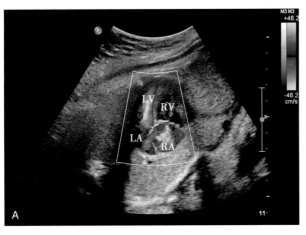

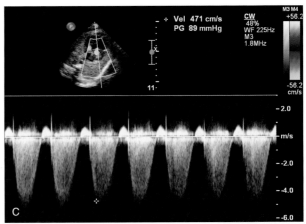

图 4-65　与图 4-64 为同一胎儿

A. 彩色血流显示三尖瓣重度反流；B. 为图 A 动态图；C. 频谱多普勒显示三尖瓣高速反流频谱，
471cm/s。

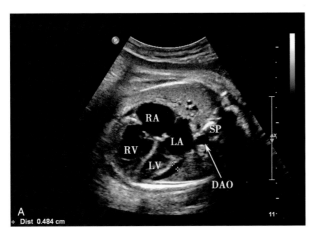

图 4-66　胎儿动脉导管早闭超声示意图

A. 四腔心切面显示四腔心切面显示全心扩大，右室壁搏动幅度减低，心包积液；B. 为图 A 动态图。

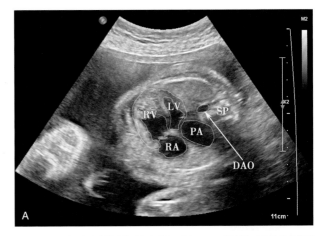

图 4-67　肺动脉瓣缺如伴法洛四联症超声示意图

A. 四腔心切面显示右心房、右心室略大；B. 为图 A 动态图。

（5）肺动脉瓣缺如：由于肺动脉瓣缺如导致肺动脉大量反流，使右心容量负荷加重，若室间隔完整引起右心室扩大，若伴室间隔缺损并不引起右心室的扩大，或表现右心房、右心室轻度扩大（图 4-67A、B 动📶）。

（6）右室双腔心：在四腔心及五腔心切面显示横跨右心室腔的异常粗大肌束，伴有右心室壁增厚（图 4-68A、B 动📶），彩色血流显示起源于右室腔内肌束间的三尖瓣五彩湍流血流（图 4-69A、B 动📶）。

（7）右室双出口：胎儿右心室双出口在早期和

中期四腔心切面对称，偶尔可显示室间隔缺损，少数显示右心室扩大。

（8）心肌病：胎儿扩张型心肌病以累及右心室或双心室多见，表现右心室扩张为主的全心扩大或左、右心室对称性扩大（图 4-70A、B 动📶）。胎儿右室心肌致密化不全，可表现右心室扩大，右室心尖部圆钝。

（9）完全型肺静脉异位引流：胎儿完全型肺静脉异位引流时，肺静脉回流入左心系统的血液全部引入右心系统，使右心容量负荷增加，可引起右心房室的轻度增大（图 4-71A、B 动📶）。

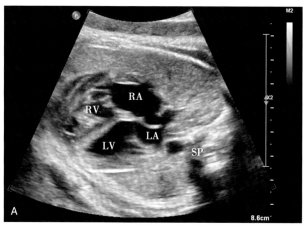

图 4-68 胎儿双腔右心室超声示意图 1
A. 胸骨旁四腔心切面显示右心室壁增厚及横跨右心室腔的异常粗大肌束;B. 图 A 动态图。

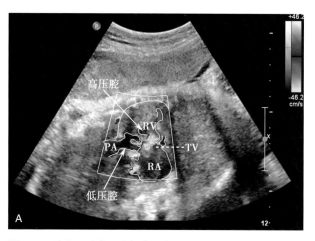

图 4-69 胎儿双腔右心室超声示意图 2
A. 彩色血流显示收缩期起源于右室腔粗大肌束间的五彩镶嵌状高速血流并向三尖瓣口反流;B. 图 A 动态图。

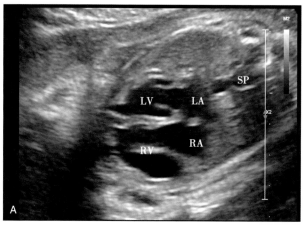

图 4-70 胎儿扩张型心肌病超声示意图
A. 右心室扩张为主的全心扩大;
B. 图 A 动态图。

图 4-71 胎儿完全型肺静脉异位引流超声示意图
A. 四腔心切面显示右心房、右心室轻度扩大;B. 图 A 动态图。

　　2. 右心系统缩小　导致右心系统缩小胎儿心脏异常,主要有右心发育不良综合征,可分为三种类型:①肺动脉闭锁伴室间隔完整型的右心发育不良:在四腔心切面显示左、右心比例不对称,右心室壁肥厚、室腔缩小,瓣膜增厚,腱索缩短,限制了瓣膜开放和右心室的充盈,室壁搏动幅度减低(图 4-72A、B 动 🛜),彩色血流显示三尖瓣反流(图4-73A、B 动 🛜、C)。右心室重度发育不良时,右心室退出心尖部,右心室壁肥厚、室腔缩小伴右心室的充盈障碍(图 4-74A、B 动 🛜)。②三尖瓣闭锁型

右心发育不良:三尖瓣闭锁型右心发育不良:三尖瓣闭锁伴室间隔完整时,在四腔心切面显示右心室重度发育不良,右心室退出心尖部,右心室壁肥厚,右室腔呈以椭圆形或不规则形小腔,三尖瓣没有开放(图 4-75A、B 动 🛜)。③三尖瓣狭窄型右心发育不良:三尖瓣狭窄不伴有肺动脉瓣及右室流出道狭窄时,在四腔心切面显示左、右心比例不对称,右心室退出心尖部,右心室壁无肥厚、室腔缩小,三尖瓣开口小(图 4-76A、B 动 🛜),彩色多普勒显示三尖瓣口血流增快(图 4-77A、B 动 🛜)。

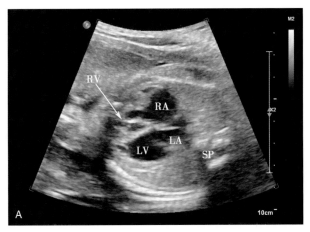

图 4-72　肺动脉闭锁伴室间隔完整型的右心发育不良超声示意图 1

A. 四腔心切面显示右心室壁厚、室腔小、瓣膜增厚,腱索缩短,室壁搏动幅度减低;B. 图 A 动态图。

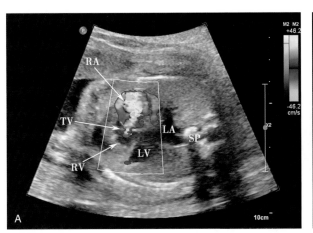

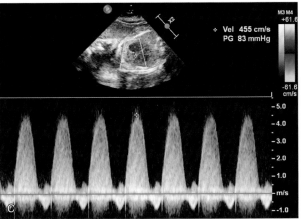

图 4-73　肺动脉闭锁伴室间隔完整型的右心发育不良超声示意图 2

A. 彩色血流显示三尖瓣反流;B. 图 A 动态图;C. 频谱多普勒显示三尖瓣高速反流频谱,反流速度455cm/s。

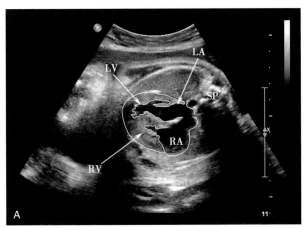

图 4-74　肺动脉闭锁伴室间隔完整型的右心发育不良超声示意图 3

A. 右心室重度发育不良,右心室退出心尖部,右室壁肥厚、室腔缩小伴右心室的充盈障碍;B. 图 A 动态图,心脏舒缩周期中右心室腔无明显变化。

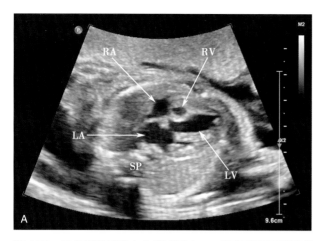

图 4-75　三尖瓣闭锁型右心发育不良超声示意图
A. 四腔心切面显示右心室壁肥厚、室腔缩小,三尖瓣没有开放,右心室退出心尖部;B. 图 A 动态图。

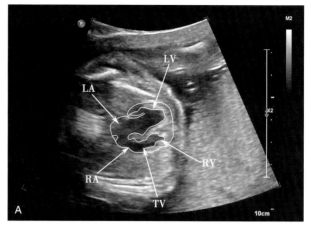

图 4-76　三尖瓣狭窄型右心发育不良超声示意图 1
A. 四腔心切面显示左、右心比例不对称,右心室退出心尖部,右心室壁无肥厚、室腔缩小,三尖瓣开口小;B. 图 A 动态图。

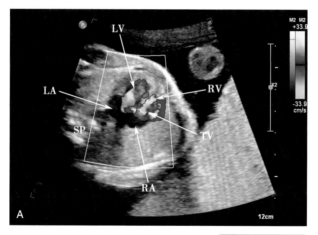

图 4-77　三尖瓣狭窄型右心发育不良超声示意图 2
A. 彩色血流显示三尖瓣口血流速度增快,血流束窄;B. 图 A 动态图。

此外,由于左心系统扩大,所致的右心系统相对缩小时,其右心房、右心室大小及功能正常,此时应重点寻找导致左心系统异常征象的存在。

3. **左心系统扩大**　导致左心系统扩大主要见于左室心肌发育异常,①心内膜弹力纤维增生症:胎儿心内膜弹力纤维增生症以单纯累及左心室多见,多表现左心室扩大,心内膜增厚、回声增强(图 4-78A、B 动🛜);②心肌致密化不全:胎儿心肌致密化不全累及左心室和右心室相当,若累及左心室则表现左心室扩大,心尖部圆钝并向外突出,心尖部室壁内可见较深的小梁间隐窝结构(图 4-79A、B 动🛜);③心肌病:胎儿扩张型心肌病仅累及左心室的较少见,表现左心室扩大,室壁变薄、搏动幅度减低,右心室大小、形态正常,室壁搏动幅度正常(图 4-80A、B、C 动🛜)。

73

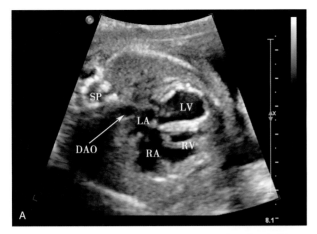

图 4-78　胎儿心内膜弹力纤维增生症超声示意图

A. 四腔心切面显示左心室扩大，心内膜增厚、回声增强；B. 图 A 动态图。

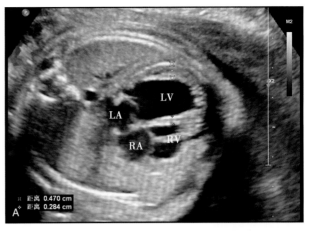

图 4-79　胎儿左室心肌致密化不全超声示意图

A. 四腔心切面显示左心室扩大，心尖部圆钝并可见较深的小梁间隐窝结构；B. 图 A 动态图。

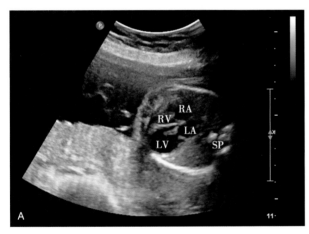

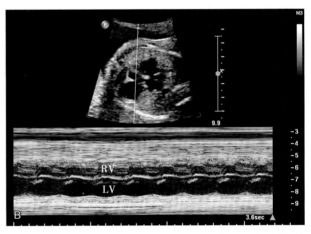

图 4-80　胎儿扩张型心肌病超声示意图

A. 扩张型心肌病仅累及左心室；B. M 型超声心动图表现左心室扩大，室壁变薄、搏动幅度减低；C. 图 A 动态图。

4. 左心系统缩小　左心系统本身病变所致的左心系统缩小较少，主要见于左心发育不良综合征，胎儿左心发育不良综合征心尖部由正常时的左心室构成变为右心室，左心室退出心尖部，左心室壁运动减低或消失（图 4-81A、B 动）。左心系统缩小更多见于右心系统扩大所致的左心系统相对缩小，如房间隔膨胀瘤、小卵圆孔、卵圆孔早闭等所致的卵圆孔右向左分流受限、完全型肺静脉异位引流等导致左心系统容量负荷减少所致的左心系统缩小，二尖瓣狭窄、永存左上腔静脉时扩张冠状静脉窦影响左心室舒张期的血流充盈也可引起左心系统缩小，此外，左心系统相对缩小伴有右心系统扩大。

（四）全心扩大

导致全心扩大主要见于：①双胎输血综合征：双胎输血综合征受血儿，由于容量性负荷过重，早期可引起右心房室扩大，三尖瓣重度反流，随后全心扩大；②累及双心室的扩张型心肌病；③完全型房室间隔缺损伴有心功能衰竭；④严重的快速性心律失常和房室传导阻滞可引起全心扩大。

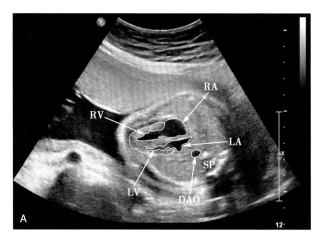

图 4-81　胎儿左心发育不良综合征超声示意图

A. 四腔心切面显示心尖部由正常时的左心室构成变为右心室,左心室退出心尖部,左心室壁运动减低或消失;B. 为图 A 动态图。

三、五腔心切面异常

胎儿五腔心切面是在标准四腔心切面的基础上,将探头扫查声束略向胎儿头侧调整,即可显示五腔心切面(图 4-82A、B 动 📶),五腔心切面可显示双心室流入道与左心室流出道部,该切面是诊断膜周部室间隔缺损与圆锥动脉干畸形的重要切面。

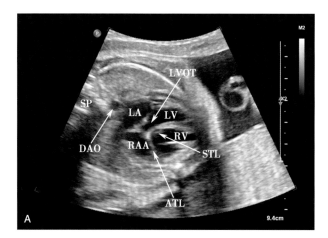

图 4-82　正常胎儿五腔心切面超声示意图

A. 五腔心切面显示四腔心及左心室流出道部;ATL:三尖瓣前叶;B. 图 A 动态图,由四腔心过渡至五腔心切面显示左心室流出道部。

1. 膜周部室间隔缺损　胎儿五腔心切面是显示室间隔膜周部结构的最佳切面(扫查声束垂直

于室间隔的横向五腔心切面),但受到三尖瓣隔叶遮挡和胎心率快的影响,二维超声常不易显示室间隔膜周部连续中断征象,在胸骨旁五腔心切面彩色血流多可显示室间隔膜周部穿隔血流(图 4-83A、B 动 📶),需要注意的是若缺损口特别大时,其穿隔血流暗淡容易漏诊。

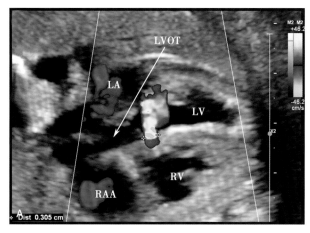

图 4-83　胎儿膜周部室间隔缺损超声示意图

A. 彩色血流显示室间隔膜周部右向左穿隔血流;B. 图 A 动态图。

2. 室间隔缺损伴主动脉骑跨(图 4-84A、B 动 📶)

胎儿五腔心切面显示室间隔缺损伴主动脉骑跨见于法洛四联症、室间隔缺损型肺动脉闭锁、永存动脉干、右室双出口等。

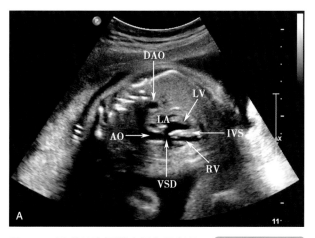

图 4-84　胎儿法洛四联症超声示意图

A. 五腔心切面显示室间隔缺损伴主动脉骑跨;B. 图 A 动态图。

3. 完全型大动脉转位 从左心室发出的大血管存在分叉是诊断完全型大动脉转位的重要超声线索。完全型大动脉转位在五腔心切面显示从左心室流出道发出肺动脉,在起始不远处分叉为左肺动脉和右肺动脉(图4-85A、B动 📶)。

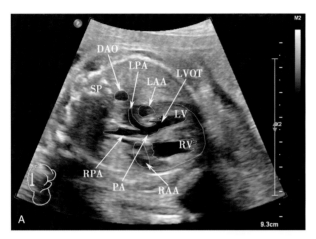

图 4-85 胎儿完全型大动脉转位超声示意图

A. 五腔心切面显示肺动脉从左心室发出;B. 图 A 动态图。

四、左室流出道切面异常

左室流出道切面显示左室流入道、流出道和肌小梁部,以及部分右心室的小梁部。主动脉前壁与室间隔之间相连续,主动脉后壁与二尖瓣前叶之间相连续(图4-86A、B动 📶)。左室流出道切面异常:①主动脉狭窄:左室流出道切面显示主动脉瓣增厚、开放受限,主动脉根部扩张(图4-87A、B动 📶),彩色血流显示主动脉湍流血流(图4-88A、B动 📶)。左室流出道切面显示升主动脉增宽,主动脉瓣开放不贴壁为胎儿二叶主动脉瓣畸形超声心动图中最敏感征象(图4-89A、B动 📶)。主动脉细窄可见于主动脉瓣上缩窄、主动脉弓离断等。②左室流出道延长(鹅颈征):房室间隔缺损时主动脉根部与左侧房室瓣环距离延长,导致左心室流出道延长呈"鹅颈"样形变(图4-90A、B动 📶)。③左心室与大动脉连接异常:见于完全型大动脉转位或矫正型大动脉转位,表现左室流出道切面显示肺动脉自左心室发出并很快分为左右两支肺动脉(图4-91A、B动 📶)。④左室流出道切面显示室间隔缺损伴主动脉增宽

骑跨于室间隔上(图4-92A、B动 📶),见于法洛四联症、室间隔缺损型肺动脉闭锁、永存动脉干及心室双出口等。⑤左室流出道切面显示左心室无大动脉连接,见于右室双出口(图4-93A、B动 📶)。⑥二尖瓣复合体畸形:二尖瓣叶增厚、回声增强,瓣叶融合开放受限或仅有一组乳头肌和腱索缩短(图4-94A、B动 📶)。⑦三房心:左心长轴切面显示膜样结构将左心房分为两部分,即附房腔与真房腔(图4-95A、B动 📶)。

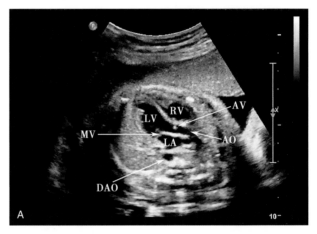

图 4-86 胎儿左室流出道切面超声示意图

A. 左室流出道切面显示主动脉从左心室发出,主动脉前壁与室间隔之间相连续,主动脉后壁与二尖瓣前叶之间相连续,心室等容收缩期,主动脉瓣与二尖瓣均处闭合状态;B. 图 A 动态图。

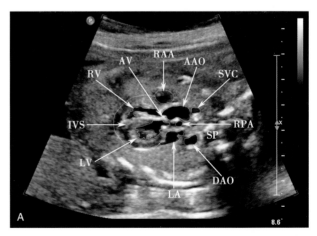

图 4-87 胎儿重度主动脉瓣狭窄超声示意图

A. 左室流出道切面显示主动脉瓣增厚、开放受限,主动脉根部扩张;IVS:室间隔;B. 图 A 动态图。

⑧冠状动脉瘘：左室流出道切面可显示左冠状动脉起始部增宽（图 4-96A、B 动 📶），彩色多普勒血流显示迂曲走行的五彩管状血流起源于房、室腔之外，却开口于房、室腔内（或上腔静脉、肺动脉及冠状静脉窦），是胎儿冠状动脉瘘的特征性声像图表现（图 4-97A、B 动 📶）。

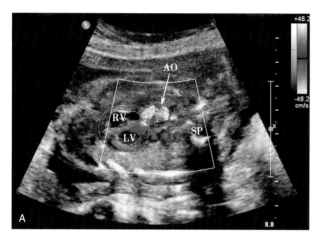

图 4-88 胎儿主动脉瓣狭窄超声示意图
A. 彩色血流显示主动脉五彩湍流血流；B. 图 A 的动态图。

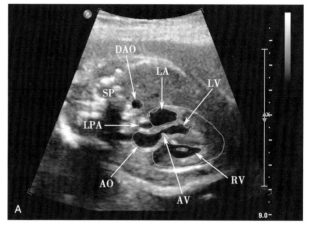

图 4-89 胎儿二叶主动脉瓣超声示意图
A. 左心室流出道切面显示主动脉根部扩张，主动脉瓣开放不贴壁；B. 图 A 动态图。

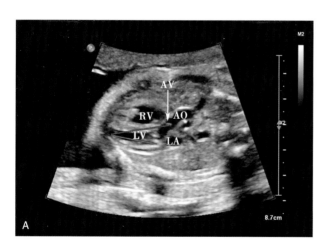

图 4-90 胎儿完全型房室间隔缺损超声示意图
A. 左心室流出道长轴切面显示左心室流出道长径（红色线段）长于左心室流入道长径（粉红色线段）；B. 图 A 动态图。

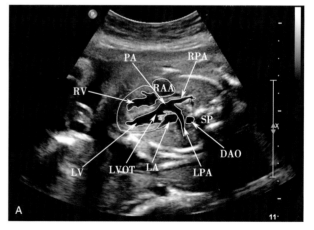

图 4-91 胎儿完全型大动脉转位超声示意图
A. 左心室流出道切面显示肺动脉自左心室发出并很快分为左右两支肺动脉；B. 图 A 动态图。

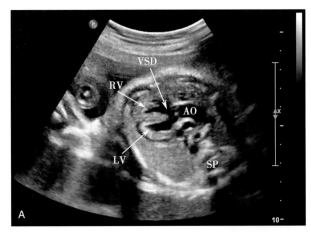

图 4-92 胎儿室间隔缺损型肺动脉闭锁超声示意图

A. 左心室流出道切面显示室间隔缺损伴主动脉增宽骑跨于室间隔上；B. 图 A 动态图。

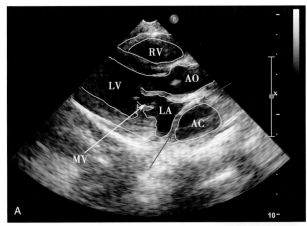

图 4-95 幼儿三房心超声示意图

A. 左心室流出道切面显示膜样结构将左心房分为两部分，膜样结构呈后上 - 前下走向（红色箭头所指）；AC：附房腔；B. 为图 A 动态图。

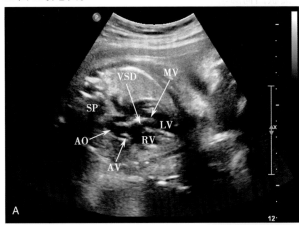

图 4-93 胎儿右室双出口超声示意图

A. 左心室流出道切面显示左心室无大动脉连接；B. 图 A 动态图。

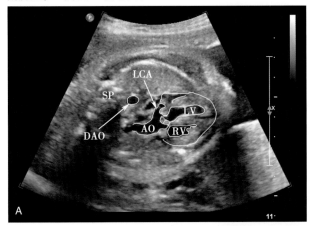

图 4-96 胎儿冠状动脉瘘超声示意图

A. 左室流出道切面显示左冠状动脉起始部增宽；B. 图 A 动态图。

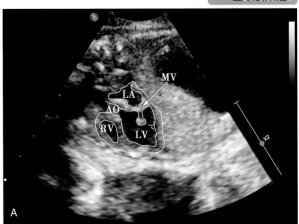

图 4-94 胎儿二尖瓣狭窄超声示意图

A. 二尖瓣叶增厚、回声增强，瓣叶开放受限、二尖瓣叶直接连于乳头肌；B. 图 A 动态图。

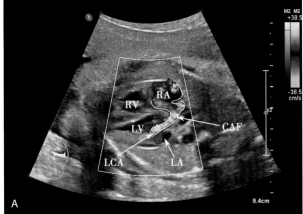

图 4-97 胎儿左冠状动脉 - 右房瘘超声示意图

A. 彩色血流显示迂曲的五彩管状血流持续整个心动周期；LCA：左冠状动脉；B. 图 A 动态图。

五、右室流出道切面异常

①肺动脉狭窄：可分为肺动脉瓣狭窄、瓣下狭窄及瓣上狭窄三种类型。肺动脉瓣狭窄在右室流出道切面或大动脉短轴切面观察到肺动脉瓣增厚、开放异常及收缩期肺动脉瓣叶呈穹窿状凸向肺动脉管腔是确诊肺动脉狭窄的最可靠征象（图4-98A、B动📶），彩色血流显示漏斗腔血流向肺动脉瓣口汇聚，跨越狭窄的肺动脉瓣后在肺动脉呈五彩湍流血流，这是严重肺动脉瓣狭窄特征性声像图表现。肺动脉瓣下狭窄，声像图表现漏斗部与右心室体部交界处纤维束带状回声，漏斗部显示长管状管腔与右心室及肺动脉相连（图4-99A、B动📶），彩色血流显像在漏斗部狭窄部位及肺动脉显示湍流血流及前向高速射流频谱。肺动脉瓣上狭窄，单纯肺动脉瓣上狭窄非常罕见，肺动脉肌型或隔膜型狭窄位于肺动脉瓣上，伴有主肺动脉狭窄后扩张，距肺动脉瓣较近时，易被误认为肺动脉瓣（图4-100A、B动📶），彩色血流显示主肺动脉收缩期湍流血流及舒张期明显反流血流，易被误诊为肺动脉瓣缺如。②肺动脉瓣缺如：右室流出道切面显示主肺动脉扩张与肺动脉瓣环狭窄，无肺动脉瓣叶回声及启闭活动（图4-101A、B动📶）。③右心室与大动脉连接异常：见于完全型大动脉转位或矫正型大动脉转位，右室流出道切面显示右心室发出大动脉失去与左室发出大动脉交叉走行的特点，表现两心室流出道相互平行及主动脉与肺动脉并列走行是诊断完全型大动脉转位的另一重要超声线索（图4-102A、B动📶）。④右心室双出口：右室流出道或五腔心切面显示主动脉与肺动脉均起自右心室（图4-103A、B动📶）。⑤右室流出道切面显示右心室流出道为盲端，无大动脉连接，见于室间隔缺损型肺动脉闭锁、永存动脉干等。⑥右室流出道切面显示肺动脉主干狭窄，见于法洛四联症（图4-104A、B动📶）。⑦右室流出道切面显示右心室流出道与肺动脉无血流连接，见于室间隔完整型肺动脉闭锁（图4-105A、B动📶）。⑧双腔右心室：在右室流出道切面基础上将探头纵向旋转显示右心室流入道

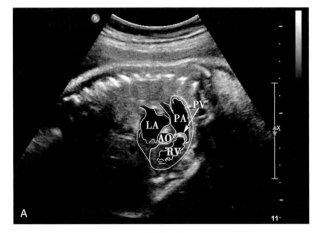

图 4-98　妊娠 31 周胎儿肺动脉狭窄超声示意图

A. 大动脉短轴切面显示肺动脉瓣增厚、开放异常及收缩期肺动脉瓣叶呈穹窿状凸向肺动脉管腔；B. 为图 A 动态图。

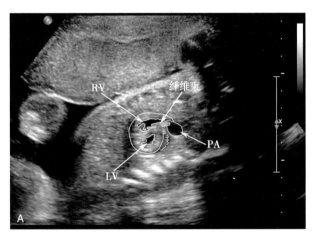

图 4-99　胎儿肺动脉瓣下狭窄超声示意图

A. 右室流出道切面显示漏斗部有一条状纤维束，致漏斗腔明显细窄；B. 为图 A 动态图。

时能够同时显示右心室流入道部与流出道部两个部分，该切面可显示异常肥厚的肌束将右心室流出道分隔成流入腔（高压腔）和流出腔（低压腔），即双腔右心室（图4-106A、B动📶），彩色血流显示近右心室流入道的三尖瓣口五彩高速反流血流，而近流出道的低压腔及肺动脉内血流暗淡（图4-107A、B动📶）。⑨动脉导管严重狭窄或早闭：表现肺动

脉增宽伴肺动脉内血流暗淡或消失,动脉导管早闭时伴动脉导管血流中断(图 4-108A、B 动📶)。⑩嵴上型室间隔缺损:嵴上型室间隔缺损在四腔心与五腔心切面不能显示该缺损,右室流出道切面显示漏斗间隔穿隔血流见于嵴上型室间隔缺损(图 4-109A、B 动📶)。

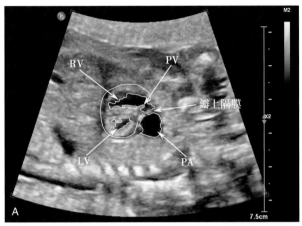

图 4-100　胎儿肺动脉瓣上狭窄超声示意图

A. 右室流出道切面显示肺动脉瓣上隔膜样回声,距肺动脉瓣较近;B. 为图 A 动态图。

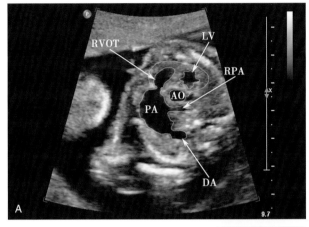

图 4-101　胎儿肺动脉瓣缺如超声示意图

A. 右室流出道切面显示主肺动脉扩张与肺动脉瓣环狭窄,无肺动脉瓣启闭;B. 为图 A 动态图。

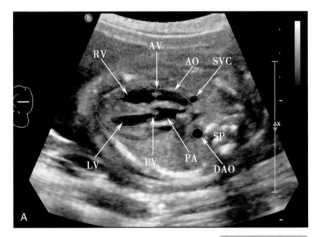

图 4-102　胎儿完全型大动脉转位超声示意图

A. 两心室流出道失去正常的交叉关系,表现两心室流出道相互平行及主动脉与肺动脉并列走行;B. 为图 A 的动态图。

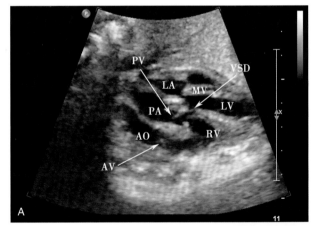

图 4-103　胎儿右心室双出口超声示意图

A. 右室流出道切面显示主动脉与肺动脉均起自右心室;B. 为图 A 的动态图。

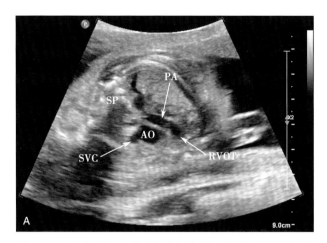

图 4-104 胎儿法洛四联症超声示意图
A. 右室流出道切面显示肺动脉主干
细窄；B. 为图 A 的动态图。

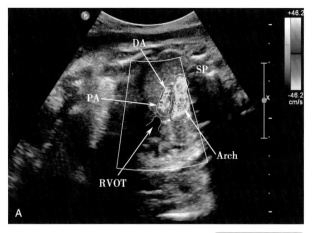

图 4-105 胎儿室间隔完整型肺动脉
闭锁超声示意图
A. 右室流出道切面显示右室流出道
与肺动脉无血流连接；B. 为图 A 的
动态图。

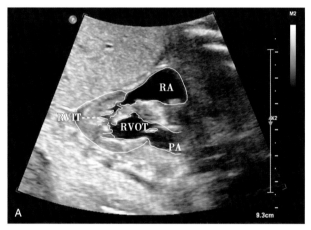

图 4-106 胎儿双腔右心室超声示意
图 1
A. 非标准右心室流出道切面显示右
心室内异常肥厚的肌束将右心室流
出道分隔成流入腔（RVIT）和流出腔
（RVOT）；B. 图 A 动态图。

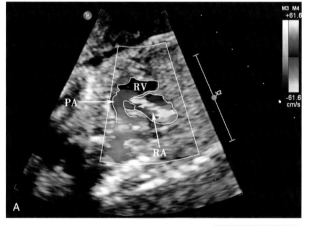

图 4-107 胎儿双腔右心室超声示意
图 2
A. 彩色血流显示近右心室流入道的
三尖瓣口五彩高速反流血流，而近流
出道的低压腔及肺动脉内血流暗淡；
B. 图 A 动态图。

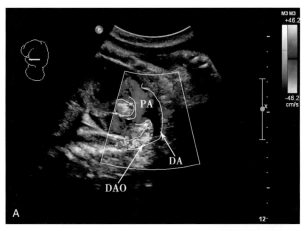

图 4-108　胎儿动脉导管早闭超声示意图

A. 右心室流出道切面显示肺动脉内血流暗淡，动脉导管血流中断；B. 图 A 动态图。

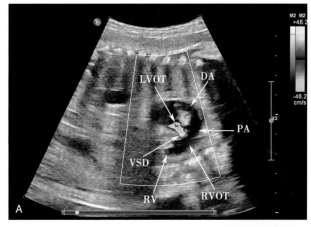

图 4-109　胎儿嵴上型室间隔缺损超声示意图

A. 右心室流出道切面显示漏斗间隔右向左穿隔血流；B. 图 A 动态图。

六、三血管切面异常

胎儿三血管切面包括三血管气管切面、三血管切面及三血管肺动脉分支切面，这三个扫查平面高低不同并各具声像图特点，正常胎儿三血管之间存在三种相互关系：①左右关系：上腔静脉在右侧、肺动脉在左侧、主动脉位于中间；②前后关系：上腔静脉在后、肺动脉在前、主动脉位于中间；③管腔比例：上腔静脉＜主动脉＜肺动脉，正常肺动脉/主动脉内径比范围为 1.0~1.3。

1. 三血管气管切面异常　三血管气管切面，是三血管系列切面中位置最高的切面，该切面以位于气管水平、显示主动脉弓为特点，上腔静脉呈短轴切面位于右后方，主动脉弓位于上腔静脉与肺动脉之间并走行于气管的左前方，肺动脉为斜切面位于左前方（图 4-110A、B 动🛜）。

（1）血管数目异常：①永存左上腔静脉：三血管气管切面显示在肺动脉左侧多一条血管，即永存左上腔静脉（图 4-111A、B 动🛜），彩色血流显示为向心性血流。若右上腔静脉存在时，即为双上腔静脉，其双上腔静脉内径相当，多伴有无名静脉缺如或发育不良。②心上型肺静脉异位引流：三血

管气管切面显示在肺动脉左侧也多了一条血管，为心上型肺静脉异位引流的垂直静脉，该垂直静脉走行位置与永存左上腔静脉相同，不同的是垂直静脉血流为离心性血流，无名静脉及右侧上腔静脉增宽（图 4-112A、B 动🛜）。③主动脉弓离断：三血管气管切面显示主动脉弓消失，仅能显示主动脉短轴及肺动脉或动脉导管弓（图 4-113A、B 动🛜）。④主动脉闭锁、左心发育不良综合征及严重主动脉弓缩窄：三血管气管切面显示主动脉弓消失（图 4-114A、B 动🛜），此时，彩色血流可显示纤细的主动脉弓反向血流（图 4-115A、B 动🛜）。⑤法洛四联症、肺动脉闭锁及永存动脉干：三血管气管切面显示主动脉弓增宽，不能显示肺动脉（图 4-116A、B 动🛜），该异常征象是因肺动脉细窄与增宽的主动脉不在一个平面所致（三血管切面可显示细窄的肺动脉），而永存动脉干其肺动脉发自动脉干。⑥完全型大动脉转位、矫正型大动脉转位、解剖矫正型大动脉异位：大动脉转位时其主动脉与肺动脉走行位置发生改变，如完全型大动脉转位时三血管气管切面不能同时显示主动脉与肺动脉（图 4-117A、B 动🛜）。⑦迷走右锁骨下动脉（血管环）：彩色血流显示发自降主动脉起始部经气管后方绕行走向右肩部。

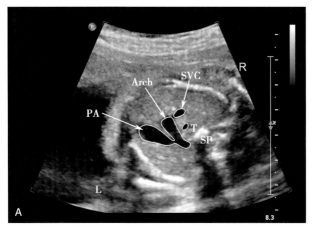

图 4-110　胎儿三血管气管切面超声示意图

A. 三血管气管切面显示上腔静脉呈短轴切面位于右后方,主动脉弓位于上腔静脉与肺动脉之间并走行于气管的左前方,肺动脉为斜切面位于左前方;B. 图 A 动态图。

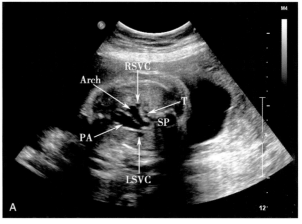

图 4-111　胎儿永存左上腔静脉超声示意图

A. 三血管气管切面显示肺动脉左侧永存左上腔静脉与右侧上腔静脉,右侧上腔静脉与左侧的上腔静脉管径相当;LSVC:左上腔静脉;RSVC:右上腔静脉;B. 图 A 动态图。

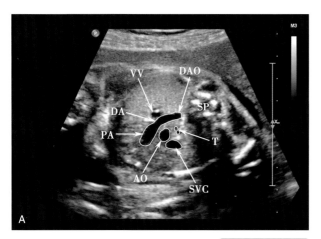

图 4-112　胎儿心上型肺静脉异位引流垂直静脉超声示意图

A. 三血管气管切面显示肺动脉左侧的垂直静脉与右侧上腔静脉,右侧上腔静脉管径显著大于左侧垂直静脉;VV:垂直静脉;B. 图 A 动态图。

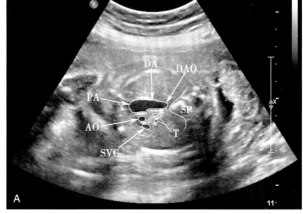

图 4-113　胎儿主动脉弓离断超声示意图

A. 三血管气管切面显示胎儿主动脉细窄、不能显示主动脉弓,肺动脉及动脉导管增宽并与降主动脉相连接;B. 为图 A 动态图。

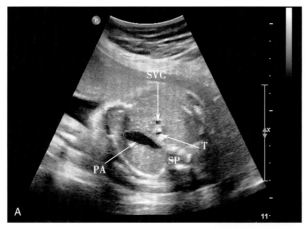

图 4-114 胎儿主动脉闭锁超声示意图 1
A. 三血管气管切面未显示主动脉弓；B. 图 A 动态图。

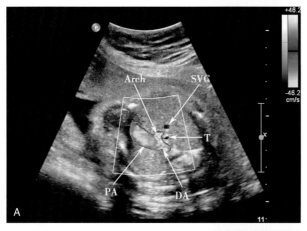

图 4-115 胎儿主动脉闭锁超声示意图 2
A. 三血管气管切面彩色血流显示主动脉弓反向血流；B. 图 A 动态图。

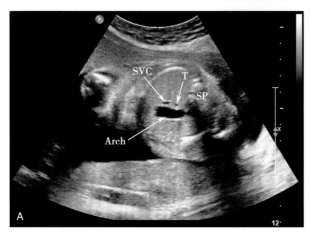

图 4-116 胎儿法洛四联症超声示意图
A. 三血管气管切面显示主动脉弓扩张，未显示肺动脉；B. 图 A 动态图。

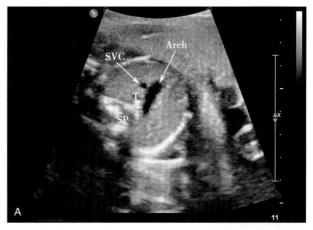

图 4-117 胎儿完全型大动脉转位超声示意图
A. 三血管气管切面不能同时显示主动脉弓与肺动脉；B. 图 A 动态图。

（2）血管内径异常：①上腔静脉增宽见于心上型肺静脉异位引流；上腔静脉变窄见于永存左上腔静脉。②主动脉弓增宽见于法洛四联症、室间隔缺损型肺动脉闭锁、永存动脉干；主动脉弓变窄见于主动脉缩窄（图 4-118A、B 动📶），左心容量负荷减少所致主动脉弓细窄，包括卵圆孔早闭、小卵圆孔、房间隔膨胀瘤、二尖瓣器畸形及永存左上腔静脉等，多同时伴有左心室缩小。③肺动脉增宽见于肺动脉瓣狭窄后扩张（图 4-119A、B 动📶）、肺动脉瓣缺如及特发性肺动脉扩张；肺动脉变窄见于肺动脉主干狭窄、室间隔完整型肺动脉闭锁、法洛四联症、右心发育不良综合征等。

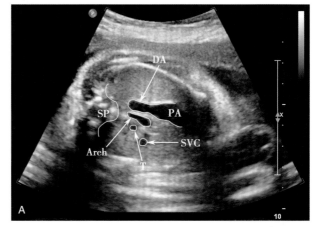

图 4-118 胎儿主动脉弓缩窄超声示意图
A. 三血管气管切面显示主动脉弓缩窄；B. 图 A 动态图。

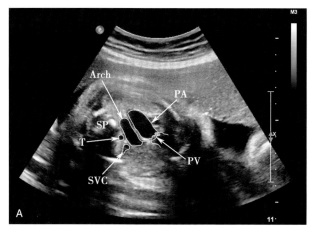

图 4-119　胎儿肺动脉瓣狭窄超声示意图

A. 三血管气管切面显示肺动脉狭窄后扩张；B. 图 A 动态图。

（3）血管位置异常：①右位主动脉弓：右位主动脉弓伴左侧动脉导管为胎儿血管环常见类型（图 4-120A、B 动），右位主动脉弓伴动脉导管缺如常见于法洛四联症；②双主动脉弓：为临床上较为常见的血管环类型（图 4-121A、B 动）；③完全型大动脉转位、矫正型大动脉转位、解剖矫正型大动脉异位及右室双出口等，其主动脉与肺动脉走行位置发生改变，如完全型大动脉转位时不能在三血管气管切面同时显示主动脉与肺动脉；④右上腔静脉缺如：永存左上腔静脉伴右上腔静脉缺如时，三血管气管切面显示左侧上腔静脉，右上腔静脉缺如，彩色血流显示右侧头臂静脉经无名静脉逆流入左侧上腔静脉（图 4-122A、B、C 动）。

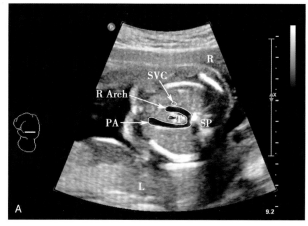

图 4-120　胎儿右位主动脉弓伴左侧动脉导管超声示意图

A. 三血管气管切面显示右位主动脉弓伴左侧动脉导管构成 "U" 动脉弓包绕气管；R Arch：右位主动脉弓；B. 图 A 动态图。

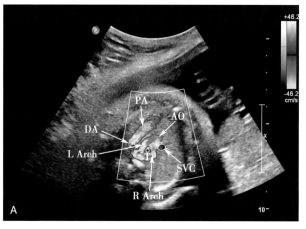

图 4-121　胎儿双主动脉弓超声示意图

A. 三血管气管切面显示主动脉右弓与左弓构成 "O" 动脉弓包绕气管；L Arch：左位主动脉弓；B. 图 A 动态图。

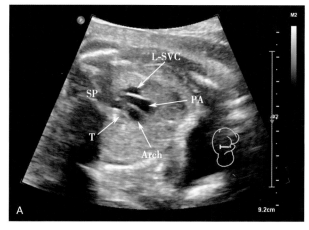

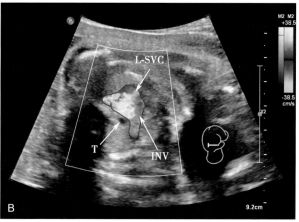

图 4-122　胎儿右上腔静脉缺如超声示意图

A. 三血管气管切面显示左侧上腔静脉，右上腔静脉缺如；B. 彩色血流显示右侧头臂静脉经无名静脉逆流入左侧上腔静脉；C. 图 B 动态图。

2. 三血管切面异常　三血管切面时，在三血管气管切面的稍下方，多位于支气管水平，故亦可称为三血管支气管切面，该切面显示主动脉、上腔静脉为两个圆环状结构，并在其后方显示两个小圆环状结构为左、右支气管，在右支气管的外缘可显示奇静脉自后向前引入上腔静脉，而在左支气管的外缘常显示动脉导管连接于肺动脉与降主动脉之间（图 4-123A、B 动 📶）。

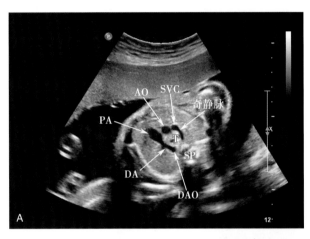

图 4-123　胎儿三血管切面超声示意图
A. 三血管切面显示上腔静脉、主动脉为两个圆环状结构，肺动脉与降主动脉之间可见动脉导管连接，右支气管的外缘并可显示奇静脉引入上腔静脉；B. 图 A 动态图。

（1）血管数目异常：①永存左上腔静脉；②心上型肺静脉异位引流；③主动脉闭锁、左心发育不良综合征，三血管切面往往不能显示主动脉；④永存动脉干、肺动脉主干闭锁，三血管切面显示主动脉增宽，不能显示肺动脉。

（2）血管内径异常：①上腔静脉增宽见于心上型肺静脉异位引流；上腔静脉变窄见于永存左上腔静脉。②奇静脉增宽，可见于心上型肺静脉异位引流入奇静脉（图 4-124A、B 动 📶、C、D 动 📶），亦可见于下腔静脉离断经奇静脉引流（图 4-125A、B 动 📶），经胸腹联合切面显示扩张的奇静脉位于降主动脉右后方并与降主动脉并列走行（图 4-126A、B 动 📶），彩色多普勒超声显示奇静脉为向心性血流与降主动脉血流方向相反（图 4-127A、B 动 📶）。③主动脉增宽见于法洛四联症、室间隔缺损型肺动脉闭锁、永存动脉干；主动脉变窄见于主动脉缩窄、主动脉弓离断（图 4-128A、B 动 📶）。此外，卵圆孔早闭、小卵圆孔、房间隔膨胀瘤、二尖瓣器畸形及永存左上腔静脉等所致的左心容量负荷减少，可导致主动脉变窄。④肺动脉增宽见于肺动脉瓣狭窄后扩张、肺动脉瓣缺如（图 4-129A、B 动 📶）及特发性肺动脉扩张；肺动脉变窄见于法洛四联症、肺动脉闭锁、肺动脉主干狭窄、右心发育不良综合征等。⑤动脉导管增宽见于主动脉闭锁、主动脉弓离断、主动脉缩窄、动脉导管瘤（图 4-130A、B 动 📶），动脉导管狭窄后扩张等。动脉导管变窄见于法洛四联症、肺动脉闭锁、右心发育不良综合征、动脉导管狭窄或早闭。

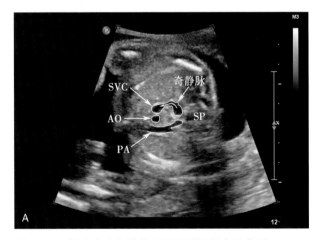

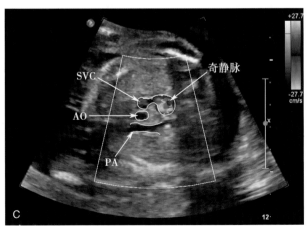

图 4-124　胎儿心上型肺静脉异位引流超声示意图
A. 三血管切面观显示近心端上腔静脉增宽、奇静脉增宽；B. 图 A 动态图；
C. 彩色血流显示奇静脉增宽、血流丰富；D. 图 C 动态图。

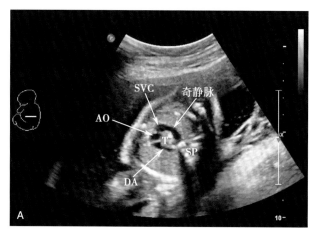

图 4-125　胎儿下腔静脉离断经奇静脉引流超声示意图
A.三血管切面显示位于支气管右侧的奇静脉明显扩张；B.图 A 动态图。

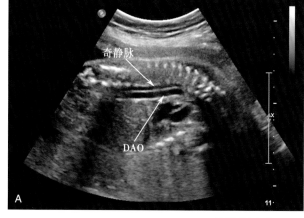

图 4-126　与图 4-125 为同一胎儿 1
A.胸腹部旁矢状切面可显示扩张的奇静脉位于降主动脉右后方并与降主动脉并列走行；B.图 A 动态图。

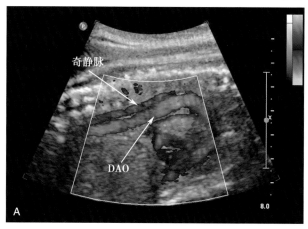

图 4-127　与图 4-125 为同一胎儿 2
A.胸腹部旁矢状切面彩色多普勒超声显示奇静脉为向心性血流与降主动脉血流方向相反；B.图 A 动态图。

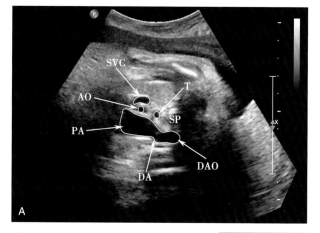

图 4-128　胎儿主动脉弓离断超声示意图
A.三血管切面显示主动脉细窄、肺动脉及动脉导管扩张；B.图 A 动态图。

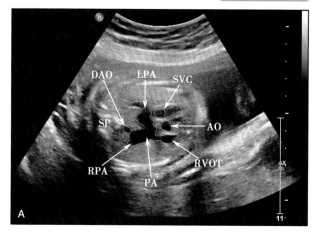

图 4-129　胎儿肺动脉瓣缺如超声示意图
A.三血管切面显示肺动脉及左右肺动脉扩张；B.图 A 动态图。

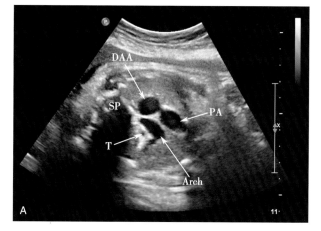

图 4-130　胎儿动脉导管瘤超声示意图
A.三血管切面显示动脉导管瘤样扩张；B.图 A 动态图。

（3）血管位置异常：①完全型大动脉转位：主动脉向右前方移位；②动脉导管异位：右位主动脉弓可伴有右侧动脉导管或双侧动脉导管（图4-131A、B 动 📶）；③动脉导管缺如：见于法洛四联症及其他复杂先天性心脏病。

（4）大动脉间隔缺损：三血管切面可显示近肺动脉主干的主 - 肺动脉间隔缺损（图4-132A、B 动 📶）。

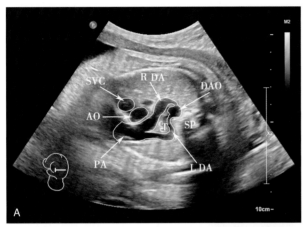

图 4-131　胎儿右位主动脉弓伴双侧动脉导管超声示意图

A. 三血管切面显示右位主动脉弓、双侧动脉导管；LDA：左侧动脉导管；RDA：右侧动脉导管；B. 图 A 动态图。

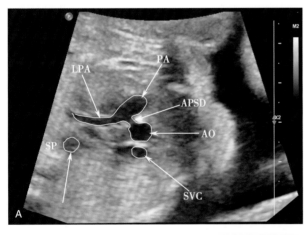

图 4-132　胎儿主 - 肺动脉间隔缺损超声示意图

A. 三血管切面显示近肺动脉主干的主 - 肺动脉间隔缺损；APSD：主肺动脉间隔缺损；B. 图 A 动态图。

3. 三血管 - 肺动脉分支切面异常　三血管 - 肺动脉分支切面时，该切面以显示上腔静脉与主动脉为圆形横切面，肺动脉发出左、右肺动脉分支为特点（图 4-133A、B 动 📶）。

（1）血管数目异常：①永存左上腔静脉；②心上型肺静脉异位引流；③主动脉闭锁、左心发育不良综合征，三血管切面显示肺动脉增宽，多不能显示细窄的主动脉；④永存动脉干、肺动脉主干闭锁，三血管切面显示主动脉增宽，不能显示肺动脉；⑤一支肺动脉异常起源于升主动脉，三血管 - 肺动脉分支切面显示肺动脉仅发出左或右肺动脉，另一支肺动脉异常起源于升主动脉（图 4-134A、B 动 📶）；⑥肺动脉吊带，三血管 - 肺动脉分支切面显示左肺动脉起源于右肺动脉（图 4-135A、B 动 📶）。

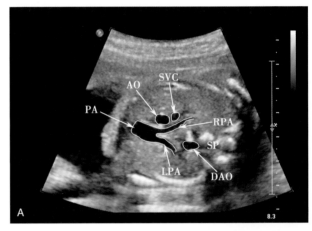

图 4-133　胎儿三血管 - 肺动脉分支切面超声示意图

A. 三血管 - 肺动脉分支切面显示上腔静脉与主动脉为圆形横切面，肺动脉发出左、右肺动脉分支；B. 图 A 动态图。

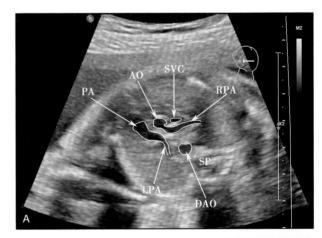

图 4-134　胎儿右肺动脉异常起源于升主动脉超声示意图

A. 三血管 - 肺动脉分支切面显示肺动脉仅发出左肺动脉，右肺动脉异常起源于升主动脉；B. 图 A 动态图。

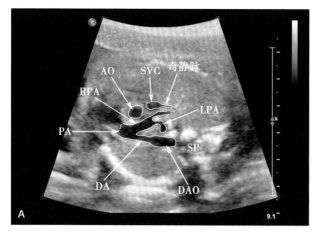

图 4-135 胎儿肺动脉吊带超声示意图
A. 三血管 - 肺动脉分支切面显示左肺动脉起源于右肺动脉；B. 图 A 动态图。

（2）血管内径异常：①上腔静脉增宽见于心上型肺静脉异位引流；上腔静脉变窄见于永存左上腔静脉。②主动脉增宽见于法洛四联症、室间隔缺损型肺动脉闭锁、永存动脉干；主动脉变窄见于主动脉闭锁、主动脉缩窄、主动脉弓离断。此外，卵圆孔早闭、小卵圆孔、房间隔膨胀瘤、二尖瓣器畸形及永存左上腔静脉等所致的左心容量负荷减少，可导致主动脉变窄。③肺动脉增宽见于肺动脉瓣狭窄后扩张、肺动脉瓣缺如及特发性肺动脉扩张；肺动脉变窄见于法洛四联症、肺动脉闭锁、肺动脉主干狭

窄、右心发育不良综合征等。

（3）血管位置异常：①完全型大动脉转位，主动脉向右前方移位（图 4-136A、B 动 ）；②矫正型大动脉转位、解剖矫正型大动脉异位，三血管排列位置异常，肺动脉位于上腔静脉和主动脉之间（图 4-137A、B 动 ）。

（4）大动脉间隔缺损：三血管 - 肺动脉分支切面显示近左右肺动脉分叉处的主 - 肺动脉间隔缺损（图 4-138A、B 动 ）。

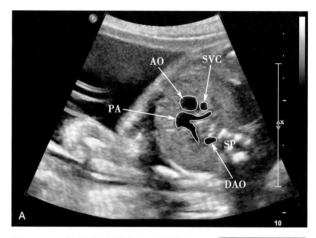

图 4-136 胎儿完全型大动脉转位超声示意图
A. 三血管 - 肺动脉分支切面显示主动脉向右前移位；B. 图 A 动态图。

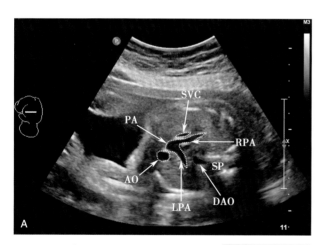

图 4-137 胎儿矫正型大动脉转位超声示意图
A. 三血管 - 肺动脉分支切面显示肺动脉位于上腔静脉和主动脉之间；B. 图 A 动态图。

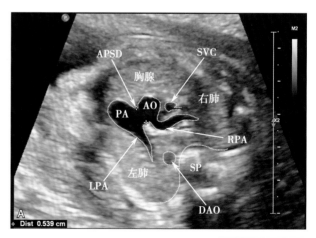

图 4-138 胎儿主 - 肺动脉间隔缺损（Berry Ⅱ B）超声示意图
A. 三血管 - 肺动脉分支切面显示右肺动脉起自升主动脉后方，左右肺动脉起始端分开，但后壁仍相连；B. 图 A 动态图。

七、心底大动脉短轴切面异常

心底大动脉短轴切面时,显示主动脉根部和主动脉瓣位于中央,右室流出道在前方包绕主动脉,该切面可观察主动脉瓣、冠状动脉、右室流出道、肺动脉瓣、主肺动脉及分叉、漏斗部间隔的理想切面(图 4-139A、B 动🛜)。

心底大动脉短轴切面异常:①主动脉瓣狭窄:可见主动脉瓣增厚、回声增强,收缩期开放受限,可伴有主动脉瓣环狭窄。二叶式主动脉瓣,在孕妇超声检查透声条件较好时,大动脉短轴切面显示主动脉瓣 2 个瓣叶收缩期开放呈"="字形,舒张期 2 个瓣叶关闭呈"-"字形(图 4-140A、B、C 动🛜)。②肺动脉狭窄:包括漏斗部狭窄、肺动脉瓣狭窄及肺动脉瓣上狭窄,肺动脉瓣狭窄时表现肺动脉瓣增厚、回声增强,开放受限,肺动脉狭窄后扩张(图 4-141A、B 动🛜)。③肺动脉瓣缺如。④流出道间隔缺损,心底大动脉短轴切面显示流出道间隔缺损(图 4-142A、B 动🛜、C、D 动🛜)。⑤完全型大动脉转位、矫正型大动脉转位及右室双出口:在心底大

动脉短轴切面显示正常右室流出道在前方包绕主动脉结构消失,呈现 2 个圆环状结构(图 4-143A、B 动🛜)。⑥共同动脉干:心底大动脉短轴切面显示正常右室流出道在前方包绕主动脉结构消失,呈现 1 个圆环状结构(图 4-144A、B 动🛜)。

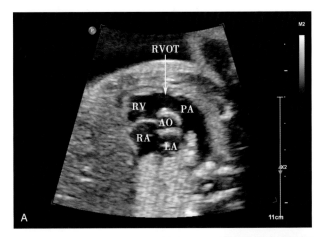

图 4-139　心底胎儿大动脉短轴切面超声示意图

A. 心底大动脉短轴切面显示主动脉根部和主动脉瓣位于中央,右室流出道在前方包绕主动脉;B. 图 A 动态图。

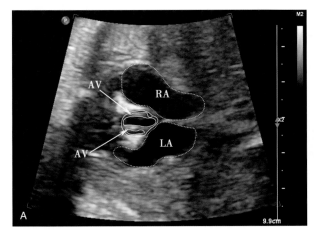

图 4-140　胎儿二叶主动脉瓣超声示意图

A. 心底大动脉短轴切面收缩期显示主动脉瓣 2 个瓣叶开放呈"="字形;AV:主动脉瓣;B. 心底大动脉短轴切面舒张期显示主动脉瓣 2 个瓣叶关闭呈"-"字形;C. 图 A、B 动态图。

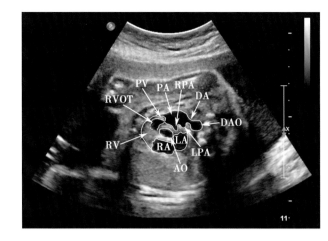

图 4-141 胎儿肺动脉瓣狭窄超声示意图

A. 心底大动脉短轴切面显示肺动脉瓣增厚、回声增强，开放受限，肺动脉狭窄后扩张；B. 图 A 动态图。

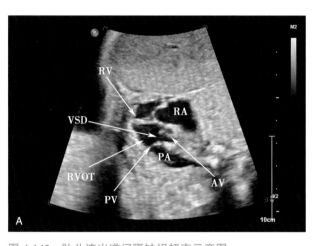

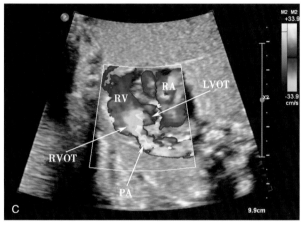

图 4-142 胎儿流出道间隔缺损超声示意图

A. 心底大动脉短轴切面显示流出道间隔缺损；B. 图 A 动态图；C. 彩色血流显示右室流出道（肺动脉瓣下）与左室流出道（主动脉瓣下）血流融合；D. 图 C 动态图。

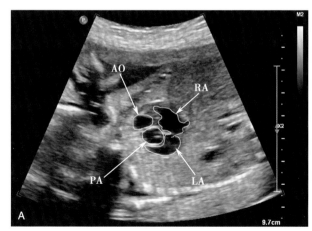

图 4-143 胎儿完全型大动脉转位超声示意图

A. 心底大动脉短轴切面显示正常右室流出道在前方包绕主动脉结构消失，呈现 2 个圆环状结构；B. 图 A 动态图。

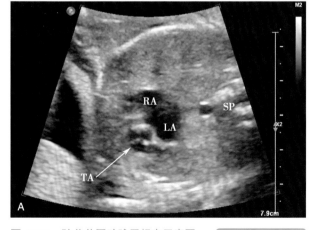

图 4-144 胎儿共同动脉干超声示意图

A. 心底大动脉短轴切面显示正常右室流出道在前方包绕主动脉结构消失，呈现 1 个圆环状结构；TA：共同动脉干；B. 图 A 动态图。

八、心室短轴切面异常

①室间隔缺损：在心脏长轴切面（四腔心与五腔心切面）显示室间隔肌部及膜周部缺损时，若在心室短轴切面显示缺损的存在，其诊断更加可靠；②单心室：心室短轴切面室间隔缺失，多可显示残

余心腔（图 4-145A、B 动📶）；③共同房室瓣口：单入口型单心室或完全型房室间隔缺损时，在心室底部显示共同房室瓣口（图 4-146A、B 动📶）；④二尖瓣叶裂：在心室短轴切面显示二尖瓣（左侧房室瓣）黏附于室间隔时，为部分型房室间隔缺损，并可见二尖瓣叶裂（图 4-147A、B 动📶）。

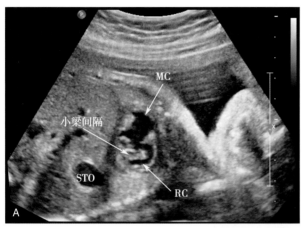

图 4-145　胎儿单心室超声示意图
A. 心室短轴切面显示室间隔缺失、右侧残余心腔；MC：主心室腔；RC：残余心腔；B. 图 A 动态图。

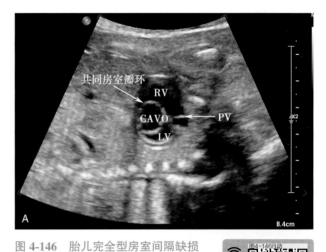

图 4-146　胎儿完全型房室间隔缺损超声示意图
A. 心室短轴切面显示共同房室瓣口；CAVO：共同房室瓣口；B. 图 A 动态图。

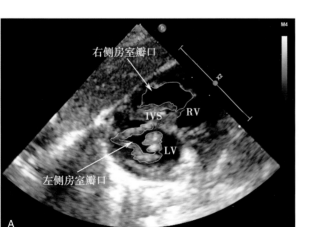

图 4-147　胎儿部分型房室间隔缺损超声示意图
A. 心室短轴切面显示二尖瓣黏附于室间隔、二尖瓣叶裂（红色箭头所指处）；B. 图 A 动态图。

九、主动脉弓切面异常

①主动脉弓离断：主动脉弓切面显示升主动脉细窄、主动脉弓部与降主动脉连接中断（图 4-148A、B 动📶）；②主动脉缩窄：胎儿主动脉弓缩窄可表现为主动脉弓峡部局限性缩窄（图 4-149A、B 动📶），亦可为主动脉弓管状发育不良；③主动脉闭锁、左心发育不良综合征：主动脉弓切面显示主动脉弓细窄，彩色血流显示主动脉弓反向血流（图 4-150A、B 动📶、C、D 动📶）；④左心容量负荷减少所致左心系统缩小：如卵圆孔早闭、小卵圆孔、房间隔膨胀瘤、二尖瓣器畸形等，主动脉弓切面显示主动脉弓略窄，可伴有主动脉弓反向血流（图 4-151A、B 动📶、C、D 动📶）；⑤法洛四联症、肺动脉闭锁及共同动脉干：主动脉弓切面均显示升主动脉增宽（图 4-152A、B 动📶）。

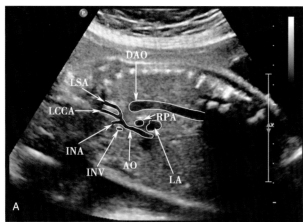

图 4-148 胎儿主动脉弓离断超声示意图

A. 主动脉弓切面显示升主动脉细窄、主动脉弓部与降主动脉连接中断;B. 图 A 动态图。

图 4-149 胎儿主动脉缩窄超声示意图

A. 主动脉弓切面显示主动脉弓峡部局限性缩窄;B. 图 A 动态图。

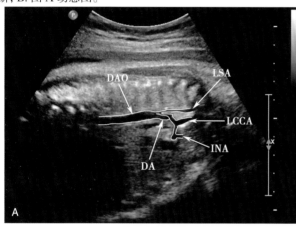

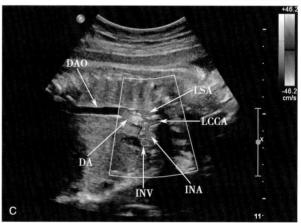

图 4-150 胎儿主动脉闭锁超声示意图

A. 主动脉弓切面显示主动脉弓细窄;B. 图 A 动态图;C. 彩色血流显示主动脉弓反向血流;D. 图 C 动态图。

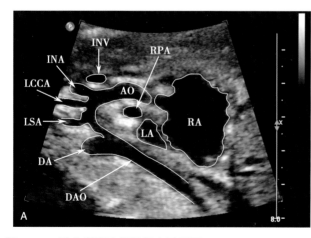

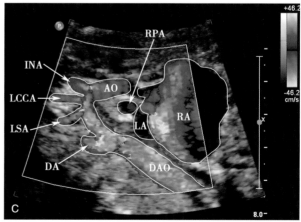

图 4-151 胎儿卵圆孔早闭超声示意图

A. 主动脉弓切面显示主动脉弓略窄;B. 图 A 动态图;C. 彩色血流显示主动脉弓反向血流;D. 图 C 动态图。

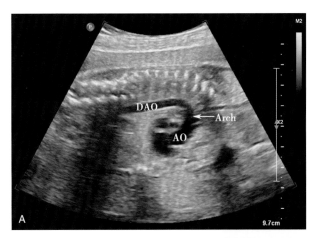

图 4-152　胎儿法洛四联症超声示意图

A. 主动脉弓切面显示升主动脉增宽；B. 图 A 动态图。

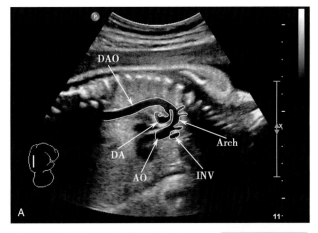

图 4-154　胎儿动脉导管走行变异超声示意图

A. 主动脉弓切面同时显示动脉导管弓与主动脉弓；B. 图 A 动态图。

十、动脉导管弓切面异常

①动脉导管弓与主动脉弓位同一切面，见于完全型大动脉转位（图 4-153A、B 动📶），亦可见于动脉导管变异走行（图 4-154A、B 动📶）；②动脉导管弓增宽：见于主动脉闭锁、左心发育不良综合征、主动脉弓离断、主动脉缩窄及左心容量负荷减少所致左心系统缩小等；③动脉导管狭窄：动脉导管弓切面显示动脉导管局部狭窄，彩色血流显示动脉导管湍流血流，连续多普勒显示连续递减形高速血流频谱（图 4-155A、B 动📶、C、D 动📶、E）；④动脉导管

早闭：动脉导管弓切面显示动脉导管内低回声斑块，彩色血流显示肺动脉与降主动脉间的动脉导管血流中断（图 4-156A、B 动📶）。

十一、腔静脉长轴切面异常

①上腔静脉缺如：腔静脉长轴切面仅显示下腔静脉结构，而无上腔静脉结构，提示上腔静脉缺如（图 4-157A、B 动📶）。右侧头臂静脉经无名静脉与左上腔静脉回流。②下腔静脉离断：腔静脉长轴切面显示肝后段下腔静脉缺如，仅见上腔静脉开口（图 4-158A、B 动📶），追踪显示下腔静脉血流经奇静脉回流入上腔静脉（图 4-159A、B 动📶）。

十二、气管冠状切面异常

①双主动脉弓：气管冠状切面显示双主动脉弓的左弓与右弓靠近气管两侧（图 4-160A、B 动📶）；②右位主动脉弓伴左侧动脉导管（图 4-161A、B 动📶）；③右位主动脉弓伴右侧动脉导管（图 4-162A、B 动📶）；④右位主动脉弓伴双侧动脉导管（图 4-163A、B 动📶）。

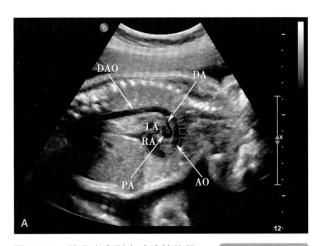

图 4-153　胎儿完全型大动脉转位超声示意图

A. 主动脉弓切面同时显示动脉导管弓与主动脉弓；B. 图 A 动态图。

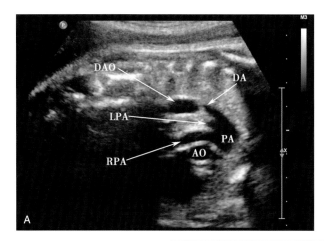

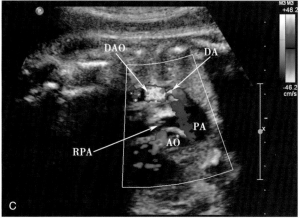

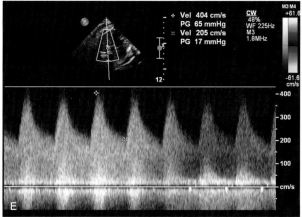

图 4-155　胎儿动脉导管狭窄超声示意图
A.动脉导管弓面显示动脉导管局部狭窄；B.图A动态图；C.彩色血流显示动脉导管湍流血流；D.图C动态图；E.连续多普勒显示连续递减形高速血流频谱。

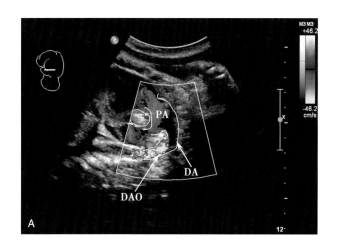

图 4-156　胎儿动脉导管早闭超声示意图
A.彩色血流显示肺动脉与降主动脉间的动脉导管血流中断；B.图A动态图。

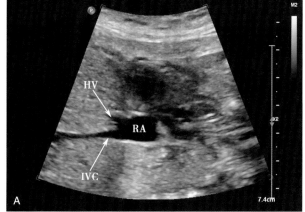

图 4-157　胎儿上腔静脉缺如超声示意图
A.腔静脉长轴切面仅显示下腔静脉结构，无上腔静脉结构；B.图A动态图。

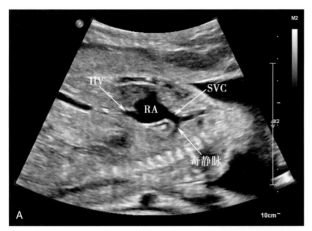

图 4-158　胎儿下腔静脉离断超声示意图

A. 腔静脉长轴切面显示肝后段下腔静脉缺如，仅见上腔静脉开口；B. 图 A 动态图。

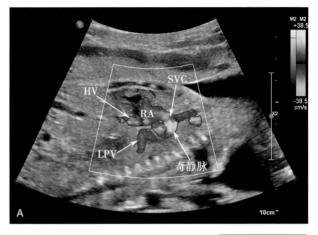

图 4-159　与图 4-158 同一胎儿

A. 彩色血流显示下腔静脉血流经奇静脉回流入上腔静脉；B. 图 A 动态图。

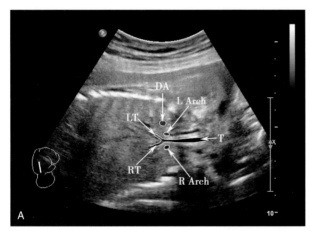

图 4-160　胎儿双主动脉弓超声示意图

A. 气管冠状切面显示双主动脉弓的左弓与右弓靠近气管两侧；B. 图 A 动态图。

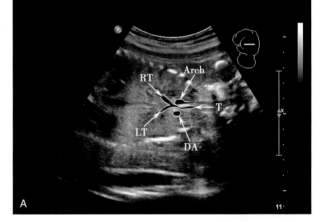

图 4-161　胎儿右位主动脉弓伴左侧动脉导管超声示意图

A. 气管冠状切面显示主动脉弓位于气管右侧、动脉导管位于气管左侧；B. 图 A 动态图。

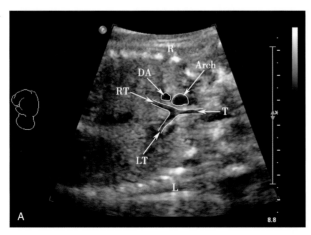

图 4-162　胎儿右位主动脉弓伴右侧动脉导管超声示意图

A. 气管冠状切面显示主动脉弓、动脉导管均位于气管右侧；B. 图 A 动态图。

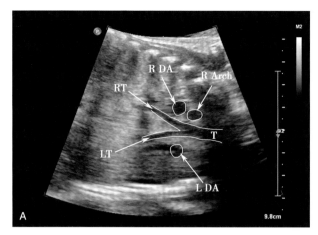

图 4-163　胎儿右位主动脉弓伴双侧动脉导管超声示意图

A.气管冠状切面显示主动脉弓位于气管右侧,气管左右两侧各显示一支动脉导管;B.图 A 动态图。

十三、卵圆孔房间隔通道切面异常

①卵圆孔瓣缺如:该切面显示卵圆孔瓣缺失是诊断继发孔型房间隔缺损的可靠征象(图 4-164A、B 动📶);②卵圆孔早闭:在卵圆孔房间隔通道切面显示卵圆孔血流右向左分流消失,或继发孔分流束 ≤2mm,频谱多普勒显示继发孔分流速度增快(图 4-165A、B 动📶、C);③卵圆孔反向血流:在左心发育不良综合征或二尖瓣闭锁时,左心房血流经二尖瓣口进入左心室严重受阻或阻断,卵圆孔血流出现由左心房向右心房逆向反流(图 4-166A、B 动📶)。

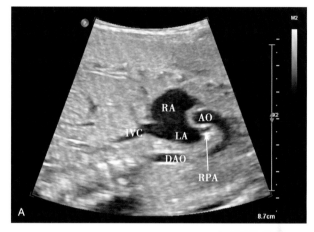

图 4-164　胎儿卵圆孔瓣缺如超声示意图

A.卵圆孔房间隔通道切面显示卵圆孔瓣缺失;B.图 A 动态图。

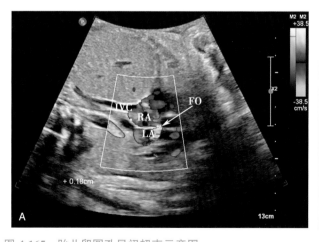

图 4-165　胎儿卵圆孔早闭超声示意图

A.卵圆孔房间隔通道切面显示继发孔分流束 ≤2mm(1.8mm);B.图 A 动态图;C.频谱多普勒显示继发孔分流速度 86cm/s。

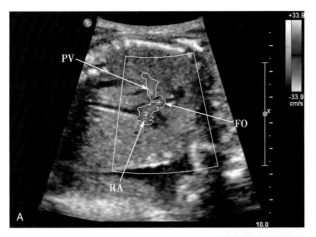

图 4-166　胎儿左心发育不良综合征超声示意图

A. 卵圆孔房间隔通道切面显示左心房血流经卵圆孔逆向反流入右心房;
B. 图 A 动态图。

（许　燕　接连利）

参 考 文 献

［1］SUN HY. Prenatal diagnosis of congenital heart defects: echocardiography. Transl Pediatr, 2021, 10 (8): 2210-2224.

［2］耿斌, 张桂珍. 临床儿童及胎儿超声心动图学. 天津: 天津科技翻译出版公司, 2016: 459-472.

［3］接连利, 许燕. 胎儿心脏畸形解剖与超声对比诊断. 北京: 人民卫生出版社, 2016: 36-463.

［4］ALFRED ABUHAMAD, RABIH CHAOUI. 胎儿超声心动图实用指南: 正常和异常心脏. 3 版. 刘琳, 主译. 北京: 科学技术文献出版社, 2017: 76-119.

［5］李军, 陈必良, 朱军. 产前诊断技术与胎儿畸形评估. 西安: 世界图书出版西安有限公司, 2018: 298-302.

［6］SALOMON LJ, BAUMANN C, DELEZOIDE AL, et al. Abnormal abdominal situs: what and how should we look for？ Prenat Diagn, 2006, 26 (3): 282-285.

［7］OȘVAR FN, RAȚIU AC, VOIȚĂ-MEKEREȘ F, et al. Cardiac axis evaluation as a screening method for detecting cardiac abnormalities in the first trimester of pregnancy. Rom J Morphol Embryol, 2020, 61 (1): 137-142.

［8］BERG C, GEORGIADIS M, GEIPEL A, et al. The area behind the heart in the four-chamber view and the quest

for congenital heart defects. Ultrasound Obstet Gynecol, 2007, 30 (5): 721-727.

［9］HUTCHINSON D, MCBRIEN A, HOWLEY L, et al. First-Trimester Fetal Echocardiography: Identification of Cardiac Structures for Screening from 6 to 13 Weeks'Gestational Age. J Am Soc Echocardiogr, 2017, 30 (8): 763-772.

［10］COPEL JA, PILU G, GREEN J, et al. Fetal echocardiographic screening for congenital heart disease: the importance of the four-chamber view. Am J Obstet Gynecol, 1987, 157 (3): 648-655.

［11］YOO SJ, LEE YH, KIM ES, et al. Three-vessel view of the fetal upper mediastinum: an easy means of detecting abnormalities of the ventricular outflow tracts and great arteries during obstetric screening. Ultrasound Obstet Gynecol, 1997, 9 (3): 173-182.

［12］YAGEL S, ARBEL R, ANTEBY EY, et al. The three vessels and trachea view (3VT) in fetal cardiac scanning. Ultrasound Obstet Gynecol, 2002, 20 (4): 340-345.

［13］ITSUKAICHI M, SERIKAWA T, YOSHIHARA K, et al. Effectiveness of fetal cardiac screening for congenital heart disease using a combination of the four-chamber view and three-vessel view during the second trimester scan. J Obstet Gynaecol Res, 2018, 44 (1): 49-53.

［14］Ye B, Wu Y, Chen J, et al. The diagnostic value of the early extended fetal heart examination at 13 to 14 weeks gestational age in a high-risk population. Transl Pediatr, 2021, 10 (11): 2907-2920.

［15］GARDINER H, CHAOUI R. The fetal three-vessel and tracheal view revisited. Semin Fetal Neonatal Med, 2013, 18 (5): 261-268.

［16］MCBRIEN A, HORNBERGER LK. Early fetal echocardiography. Birth Defects Res, 2019, 111 (8): 370-379.

［17］CARVALHO JS, ALLAN LD, CHAOUI R, et al. ISUOG Practice Guidelines (updated): sonographic screening examination of the fetal heart. Ultrasound Obstet Gynecol, 2013, 41 (3): 348-359.

［18］AIUM Practice Parameter for the Performance of Detailed Second-and Third-Trimester Diagnostic Obstetric Ultrasound Examinations. J Ultrasound Med, 2019, 38 (12): 3093-3100.

［19］许琦, 孙洪霞, 解珺淑, 等. 下腔静脉离断并奇静脉连接胎儿的临床特点及预后. 中华妇产科杂志, 2018, 53 (3): 149-154.

第五章

房间隔缺损

房间隔缺损（atrial septal defect, ASD）是房间隔的病理性开放，导致左心房与右心房之间交通，除了卵圆孔未闭，任何出生后残留的跨房间隔通道都被认为是房间隔缺损。房间隔缺损是最常见的先天性心脏病之一，发病率占所有先天性心脏病的10%~15%。女性多见，男女比例为1:2~1:4。根据胚胎起源和发生部位，房间隔缺损分为原发孔型缺损、继发孔型缺损、静脉窦型缺损及冠状静脉窦型缺损。其中以继发孔型房间隔缺损最为常见，占房间隔缺损总数的70%~80%，其他类型的房间隔缺损占20%~30%。房间隔缺损多为单孔型，少数为多孔型。房间隔缺损可单独发生，但亦可与其他心脏畸形并存，如室间隔缺损、动脉导管未闭、部分型肺静脉异位引流、左侧三房心、二尖瓣狭窄等。作为法洛三联症或五联症、二尖瓣或三尖瓣闭锁、完全型肺静脉异位引流、大动脉转位、心室发育不全等复杂心脏畸形的组成部分，房间隔缺损是二尖瓣或三尖瓣闭锁、完全型肺静脉异位引流、大动脉转位等患儿出生后生存的基础病变和条件。胎儿出生后房间隔缺损的发病率高，有报道占活产儿的1/1 500，但产前超声诊断率低，这是由于胎儿期房间隔存在特殊性，即卵圆孔房间隔通道为开放状态，给产前超声诊断胎儿房间隔缺损带来困难。原发孔型房间隔缺损多由心内膜垫发育障碍所致，将在"第七章房室间隔缺损"中叙述，本章主要讨论其他类型房间隔缺损。

一、胚胎学、遗传学及发生机制

胚胎发育28天开始，在原始心房顶壁正中线房壁向内凹陷，形成一个薄的半月形镰状隔膜，即原发隔，又称第一房间隔，原发隔自上而下呈矢状位向房室管方向生长，沿着心房壁背侧壁与腹侧壁向心内膜垫方向生长，心房中下部仍未分隔而左右心房相通，该宽大的交通口，称为第一房间孔或原发孔，位于原始右心房与左心房之间（图5-1A、B），随后原发隔的游离缘逐渐向心内膜垫方向生长将心房中下部分隔，使原发隔与心内膜垫之间的通道（原发孔或第一房间孔）变小（图5-2A、B），随后这一通道（原发孔或第一房间孔）逐渐变小至完全封闭。在原发孔封闭之前，原发隔的上部发生程序性细胞凋亡，逐渐吸收而穿孔形成若干个小孔，这些小孔进一步吸收扩大融合成一个大孔，称继发孔或第二房间孔，此时原发孔已封闭，继发孔使左、右心房仍然保持相通（图5-3A、B）。胚胎发育至第40天左右，在原发隔的右侧，自心房顶部又生长出一隔膜，即为继发隔，又称第二房间隔。继发隔较厚，自房间隔顶部呈马蹄形向心内膜垫方向生长，其前后缘与心内膜垫会合后，其下缘围成一新月形的孔，称为卵圆孔。卵圆孔比原发隔上的继发孔稍低，两孔呈交错重叠状，原发隔很薄，其上部贴于左心房顶部的部分逐渐消失，其余部分在继发隔的左心房侧盖于卵圆孔，称卵圆孔瓣（图5-4A、B）。静脉窦，分隔成左右两个角。右侧部分较大，最终形成上腔静脉和下腔静脉汇入右心房的流入部分，左侧部分与原发隔融合形成冠状静脉窦的开口。胚胎第8周房间隔及室间隔发育完成，室间隔上的室间孔被膜样组织封闭，形成室间隔膜部，至此左、右心室间通道消失。房间隔则通过卵圆孔与继发孔构成左、右心房间通道继续存在（图5-5A、B），卵圆孔位于房间隔中下部，邻近下腔静脉入口，使来自静脉导管的富氧血流易于直接进入左心房，优先供给胎儿冠状动脉及脑循环。

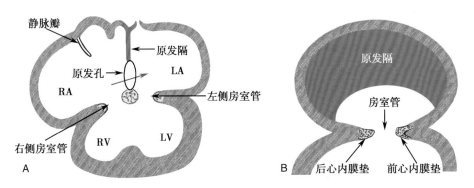

图 5-1　原发隔的发生与原发孔的位置示意图
A. 冠状面；B. 矢状面。

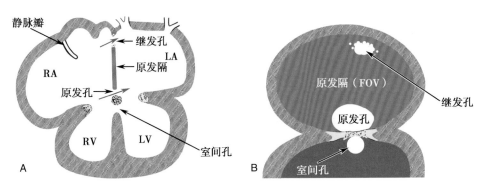

图 5-2　原发孔变小与继发孔发生示意图
A. 冠状面；B. 矢状面。

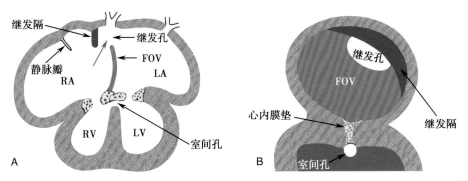

图 5-3　原发孔封闭与继发隔的发生示意图
A. 冠状面；B. 矢状面。

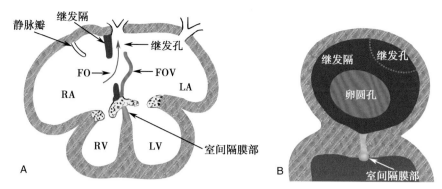

图 5-4 卵圆孔与继发孔的位置示意图
A. 冠状面；B. 矢状面。

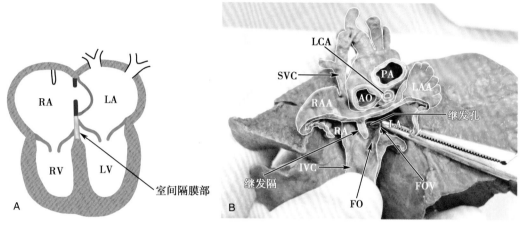

图 5-5 房间隔及室间隔发育完成示意图
A. 冠状面；B. 矢状面。

原发隔位于肌性特征的继发隔的左侧，为一薄的、膜状结构，且柔软并有弹性，胚胎期充当卵圆孔瓣的功能，使得血液由右向左分流，故称为卵圆孔瓣。胎儿期右心房压高于左心房使右心房的血流通过卵圆孔冲开卵圆孔瓣及继发孔流入左心房。出生后左房压逐渐升高，卵圆孔瓣被压向继发隔和卵圆孔，形成功能性关闭。生后 3 个月内原发隔与继发隔解剖融合，使卵圆孔完全解剖封闭，并形成房间隔结构中最薄弱的区域，即卵圆窝，其厚度约为 2mm，2/3 的小儿在生后 12 个月内卵圆孔完全封闭，少数可延迟至 18 个月或成人阶段仍未完全解剖封闭，称为卵圆孔未闭（如果胎儿期发生卵圆孔封闭，则为病理性的，称为卵圆孔早闭）。在胚胎房间隔发育期，受遗传基因及致病因素影响，导致继发隔发育障碍或原发隔吸收过度，使卵圆孔瓣不能完全遮盖卵圆孔时均可导致中央型（卵圆窝型）房间隔缺损。

继发孔型房间隔缺损被认为是在程序性细胞死亡阶段原发隔异常或过度吸收引起的。这可以发生在任何部位，但主要发生在卵圆孔处的原发隔。

静脉窦型房间隔缺损是由于进入右心房的静脉窦右角未被完全融合至右心房和继发隔所致。这类型缺损常伴有肺静脉异位引流，在出生后产生明显的左向右分流。

冠状静脉窦型房间隔缺损是静脉窦的左角与原发隔的不完全融合造成的。

二、病理解剖与分型

房间隔缺损的分型多依据其胚胎起源和缺损在房间隔上的解剖位置而命名。主要包括：①继发孔型房间隔缺损；②原发孔型房间隔缺损；③静脉窦型房间隔缺损，又分为上腔静脉型和下腔静脉型房间隔缺损；④冠状静脉窦型房间隔缺损；⑤复合型房间隔缺损；⑥单心房；⑦筛孔型房间隔缺损（图 5-6）。

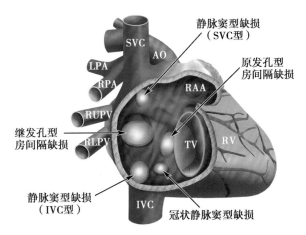

图 5-6　房间隔缺损示意图

隔发育不良、继发孔吸收过多使卵圆孔瓣(原发隔)残缺或过小不能从房间隔的左侧对卵圆孔形成完整的覆盖,或继发隔发育不良致使卵圆孔过大,不能被房间隔左侧的卵圆孔瓣(原发隔)完整的覆盖,形成房间隔中部的结构缺失。缺损位于房间隔中部卵圆窝部位及周围,房间隔缺损的四周往往有较完整的房间隔组织,缺损多呈椭圆形或月牙形,大小不等,通常单发,少数呈筛孔状或多发(图 5-7A、B)。

1. **继发孔型房间隔缺损**　继发孔型房间隔缺损(secundum atrial septal defect)最常见,又称Ⅱ孔型房间隔缺损,约占房间隔缺损的 70%,占所有心脏畸形的 6%~10%。继发孔型房间隔缺损的原因是原发

2. **原发孔型房间隔缺损**　原发孔型房间隔缺损(ostium primum atrial septal defect)又称Ⅰ孔型房间隔缺损、部分型房室间隔缺损或部分型心内膜垫缺损。原发孔型房间隔缺损的原因可能有两个,一是原发隔下缘发育不良,另一个是原发隔下缘发育良好,而心内膜垫上移不够。该型缺损位于卵圆孔和冠状静脉窦口前下方、左右房室瓣环的上方(图 5-8A、B)。

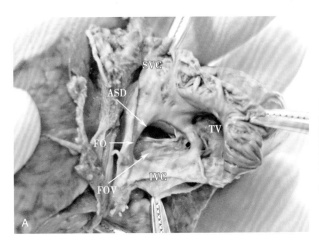
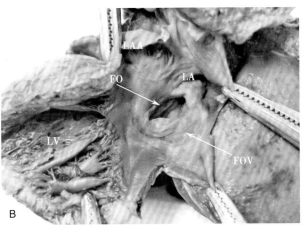

图 5-7　胎儿继发孔型房间隔缺损解剖示意图
A. 右心房侧面观,见卵圆孔瓣有残缺;B. 左心房侧面观。

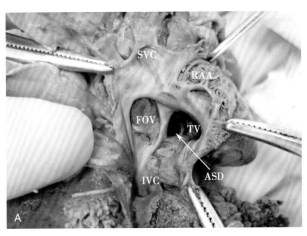
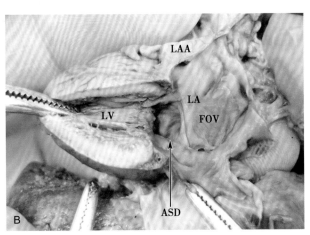

图 5-8　胎儿原发孔型房间隔缺损解剖示意图
A. 右心房侧面观;B. 左心房侧面观。

3. 静脉窦型房间隔缺损　上、下腔静脉及冠状静脉窦在右房入口之间的区域为光滑的右房窦部,此处发育异常可导致静脉窦型房间隔缺损(sinus venosus atrial septal defect,SVASD)。静脉窦型房间隔缺损约占所有房间隔缺损的5%~10%,又分为上腔静脉型和下腔静脉型缺损两种亚型。上腔静脉型缺损位于上腔静脉入口处,多数缺损仅有前下缘,后方为右房游离壁,上方没有缘,上腔静脉骑跨于缺损之上,常合并右肺上静脉异位连接并引流到上腔静脉或右心房。下腔静脉型缺损位于卵圆窝的后下方近下腔静脉入口处,或为Ⅱ孔型房间隔缺损向下腔静脉开口延伸的大缺损,较少见,约占2%。下腔静脉向左移位与左右心房相通,常合并右肺下静脉异位连接并引流入右心房或一支以上肺静脉向下异位连接下腔静脉。

4. 冠状静脉窦型房间隔缺损　冠状静脉窦型房间隔缺损(coronary sinus atrial septal defect)又称为无顶冠状静脉窦或冠状静脉窦顶盖缺如,极少见,其发病率不到房间隔缺损总数的1%。冠状静脉窦的顶部缺如是由于胚胎期左侧心房皱襞发育不良所致,导致冠状静脉窦与左心房相通。无顶冠状静脉窦可单独发生,但常合并冠状静脉窦口周围的房间隔缺损、左上腔静脉引流入冠状静脉窦或左心房,以及其他复杂的先天性畸形。

5. 复合型房间隔缺损　临床上常见的上述四型房间隔缺损中的两型或两型以上的房间隔缺损同时存在,如继发孔型房间隔缺损与静脉窦型房间隔缺损或原发孔型房间隔缺损同时存在,称为复合型房间隔缺损。两种房间隔缺损可互不相连或两缺损融为一个大的缺损,后者缺损面积往往很大,使左、右心房大部分交通,形成非限制性分流,其形态和血流动力学近似单心房样改变,是产后影响介入伞形封堵的原因之一。

6. 单心房　单心房(single atrium,SA)为房间隔完全缺如或仅残留2~3mm的肌性残端或肌束,可分为单纯型与合并型两种。单纯型单心房为单独存在,二尖瓣前叶瓣环与三尖瓣隔叶瓣环在同一水平,且有纤维连接,左右心房交界处可见自上而下的纵行肌肉束。二尖瓣和三尖瓣装置无严重

畸形,一般不合并左上腔静脉或部分无顶冠状静脉窦,亦不伴有其他心脏畸形。合并型单心房至少合并一种其他心脏畸形,如室间隔缺损、大动脉转位等。

7. 筛孔型房间隔缺损　如果胚胎期原发隔发育不良,卵圆窝处可遗有大小不等、数目不一的筛孔型缺损,可合并房间隔瘤(图5-9)。

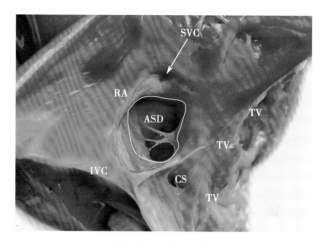

图5-9　筛孔型房间隔缺损解剖示意图

三、病理生理

正常胎儿循环中血液从右心房经卵圆孔进入左心房。氧含量丰富的血液由胎盘经脐静脉回流,然后经静脉导管入下腔静脉开口处并由下腔静脉瓣(欧氏瓣)引导优先通过卵圆孔房间隔通道进入左心房,然后血液经二尖瓣口进入左心室并从左心室射出,使胎儿体内氧含量最高的血液到达最重要的器官,如发育中的胎儿大脑。胎儿房间隔缺损的存在不影响正常分流,因此没有血流动力学的影响。在不合并其他心脏畸形时,孤立性房间隔缺损不会明显地影响胎儿生理,也不会引起房、室腔大小改变。

从胎儿到新生儿,动脉导管闭合,肺循环和体循环分离。左心房完全由增加的肺静脉回流充盈,大多数情况下,卵圆孔瓣在出生后几天内关闭。新生儿期之后,存在过房间隔的血流就表示有房间隔缺损或卵圆孔未闭。小儿及成人房间隔缺损时,由于左心房压高于右心房压(正常生理状态下左心房的压力为5~10mmHg,右心房的压力为

3~5mmHg),发生左向右分流,多引起心脏增大,以右心室及右心房增大为主,常肥厚与扩大并存,并伴有肺动脉增宽,而左心房与左心室则不扩大。

四、超声扫查技巧及注意事项

(一)胎儿房间隔缺损的超声扫查切面与要点

1. 继发孔型房间隔缺损 超声诊断继发孔型房间隔缺损的扫查切面是四腔心切面+卵圆孔房间隔通道切面。在四腔心切面对房间隔自下而上进行的超声扫查过程中要注意房间隔中央的卵圆孔大小及左房侧的卵圆孔瓣对卵圆孔的覆盖情况。对胎儿房间隔自下而上的连续性超声扫查方法是:从胎儿腹围平面向胸部滑动探头至显示卵圆孔(四腔心观),所显示的是卵圆孔的下部(图5-10A、B动🛜),在此基础上继续向胎儿头侧扫查至显示右心室腔中三尖瓣前叶乳头肌回声时,所显示的是卵圆孔的中部(图5-11A、C动🛜),继续向胎儿头侧扫查至显示左室流出道时(卵圆孔消失),所显示的是卵圆孔的上部(图5-12A、B动🛜)。在卵圆孔房间隔通道切面观察继发孔处的卵圆孔瓣与继发隔的重叠覆盖情况(图5-13A、B、C动🛜)。

2. 原发孔型房间隔缺损 超声诊断原发孔型房间隔缺损的扫查切面是四腔心切面+心脏短轴切面。原发孔型房间隔缺损不仅有房间隔缺损,多伴有房室瓣的异常(详见第七章房室间隔缺损)。

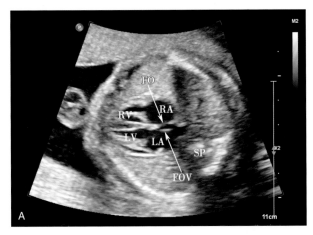

图5-10 四腔心切面超声示意图1
A.四腔心切面显示下部卵圆孔与卵圆孔瓣;B.图A动态图。

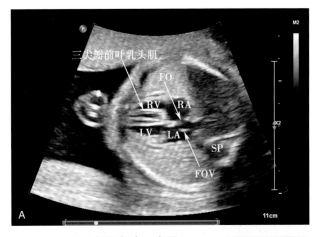

图5-11 四腔心切面超声示意图2
A.四腔心切面显示中部卵圆孔与卵圆孔瓣;B.图A动态图。

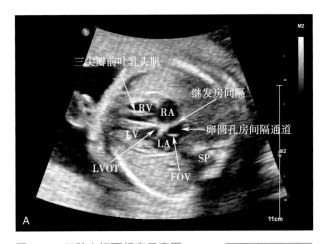

图5-12 五腔心切面超声示意图
A.五腔心切面显示上部卵圆孔与卵圆孔瓣;B.图A动态图。

3. 静脉窦型房间隔缺损 又分为上腔静脉型和下腔静脉型缺损两种亚型。

(1)超声诊断上腔静脉型房间隔缺损的切面是五腔心切面+右肺上静脉及上腔静脉入口处的斜冠状切面。在四腔心切面(显示卵圆孔)的基础上继续向胎儿头侧调整探头至显示五腔心切面(显示左室流出道、卵圆孔消失)时,主动脉的右后方房间隔的右侧可见半环状结构,即为上腔静脉入口处,其半环的开口右前方为右心耳部,房间隔的左侧后方可见右肺上静脉切迹(图5-14A、B动🛜),该部位发生缺损即为上腔静脉型房间隔缺损,彩色血流显示右肺上静脉与上腔静脉入口处的血流被上腔静脉入口处的房间隔分隔（图5-15A、B动）。在三血管切面显示上腔静脉短轴后，旋转探头90°显示上腔静脉长轴并向脊柱左侧偏移扫查，即可显示上腔静脉入口处的斜冠状切面（图5-16A、B动），该切面显示上腔静脉左侧壁与房间隔上部继发隔相延续，发生上腔静脉型缺损时上腔静脉左侧壁与房间隔上部继发隔连续中断。

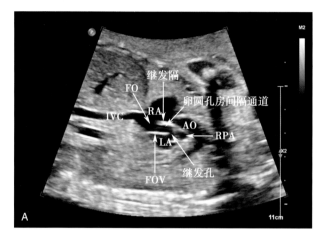
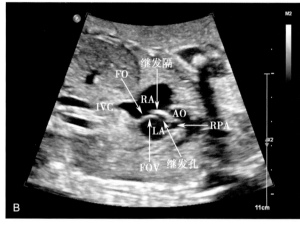

图5-13　卵圆孔房间隔通道切面超声示意图
A.卵圆孔、卵圆孔瓣开放；B.卵圆孔瓣贴近卵圆孔；C.图A、B动态图。

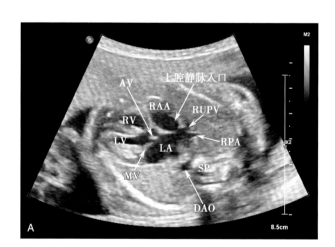

图5-14　五腔心切面超声示意图1
A.五腔心切面显示上腔静脉入口处房间隔；B.图A动态图。

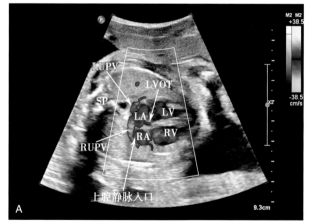

图5-15　五腔心切面超声示意图2
A.彩色血流显示右肺上静脉与上腔静脉入口处的血流；LUPV：左肺上静脉；B.图A动态图。

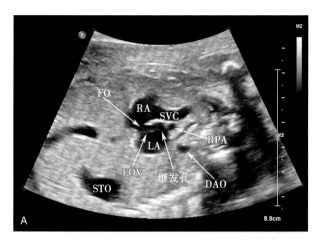

图 5-16　上腔静脉入口超声示意图
A. 上腔静脉入口处的斜冠状切面；
B. 图 A 动态图。

（2）超声诊断下腔静脉型房间隔缺损的切面是四腔心切面 + 右肺下静脉入口及下腔静脉入口处的斜冠状切面（卵圆孔房间隔通道切面）。在四腔心切面（显示卵圆孔）的基础上继续向胎儿足侧扫查至显示右肺下静脉切迹时，可见位于心房后壁继发房间隔的左侧为右下肺静脉入口切迹，右侧即为下腔静脉入口处（图 5-17A、B 动），彩色血流显像有助于对右肺下静脉入口及与之相邻的继发房间隔的观察（图 5-18A、B 动），下腔静脉入口处的斜冠状切面（卵圆孔房间隔通道切面）可显示下腔静脉入口处左后壁与卵圆孔瓣相延续（图 5-19A、B 动）。

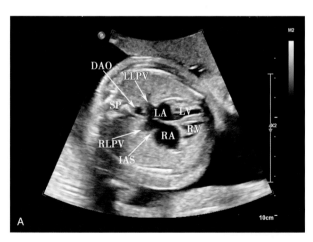

图 5-17　四腔心切面超声示意图 1
A. 四腔心切面显示左、右肺下静脉入口切迹；B. 图 A 动态图。

该部位发生缺损即为下腔静脉型房间隔缺损，由于该部位房间隔的左侧紧邻右肺下静脉及卵圆孔瓣与心房后下壁继发房间隔贴合在一起，因此下腔静脉型房间隔缺损时多伴有卵圆孔瓣的缺失，常合并右肺下静脉异位连接并引流入右心房或一支以上肺静脉向下异位连接下腔静脉。

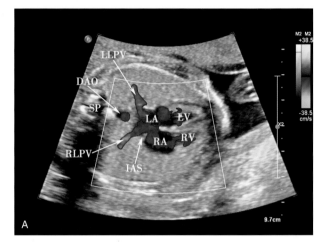

图 5-18　四腔心切面超声示意图 2
A. 彩色血流显示右肺下静脉入口与继发房间隔相邻；IAS：房间隔；
B. 图 A 动态图。

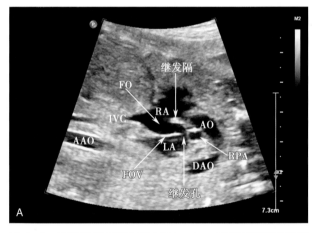

图 5-19　卵圆孔房间隔通道切面
A. 显示下腔静脉入口处左后壁与卵圆孔瓣相延续；B. 图 A 动态图。

4. 冠状静脉窦型房间隔缺损　超声诊断冠状静脉窦型房间隔缺损困难，超声难以显示单纯冠状静脉窦顶盖是否完整，当合并永存左上腔静脉引流入冠状静脉窦使冠状静脉窦增宽时，四腔心切面及

永存左上腔静脉长轴切面均较易显示冠状静脉窦顶盖结构(图 5-20A、B 动 📶，图 5-21A、B 动 📶)，若发生冠状静脉窦型房间隔缺损时冠状静脉窦顶盖缺失。

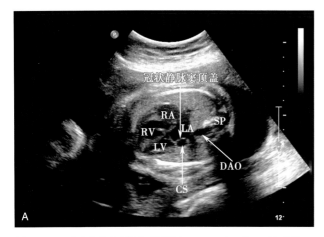

图 5-20　四腔心切面超声示意图 3
A. 四腔心显示扩张的冠状静脉窦顶盖完整；B. 图 A 动态图。

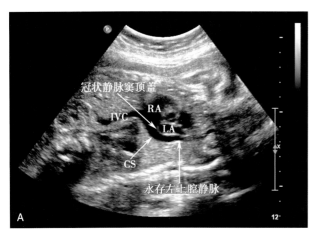

图 5-21　永存左上腔静脉长轴切面超声示意图
A. 冠状静脉窦顶盖完整的分隔左心房与冠状静脉窦；B. 图 A 动态图。

(二)胎儿房间隔缺损产前超声诊断相关注意事项

1. 由于正常胎儿心脏存在右心房血流经卵圆孔房间隔通道向左心房分流，因此，彩色血流对继发孔型房间隔缺损无诊断价值。胎儿期诊断孤立性房间隔缺损非常困难或者不可能，但孤立性房间隔缺损并不会引起胎儿循环生理功能的改变，因此，产前超声诊断胎儿孤立性房间隔缺损并不重要。

2. 胎儿超声心动图虽然能够观察测量卵圆孔的大小以及卵圆孔瓣的启闭情况，但受卵圆孔瓣回声细弱，又呈漂浮运动状态等因素的影响，产前胎儿超声心动图不能准确评价卵圆孔瓣对卵圆孔覆盖的完整性，因此，原则上产前超声不能诊断胎儿继发孔型房间隔缺损。但对巨大型房间隔缺损及原发孔型房间隔缺损胎儿超声心动图可以明确诊断。

3. 由于卵圆孔瓣回声细弱，胎儿超声心动图检查中易被忽视，但正常胎儿心脏左心房侧必须显示有卵圆孔瓣，如果左心房侧没有卵圆孔瓣，应高度怀疑继发孔型房间隔缺损。

4. 静脉窦型房间隔缺损常合并右肺上、下静脉异位连接并引流到上、下腔静脉或右心房，因此，在对胎儿心脏房间隔超声扫查时，关注胎儿右肺上、下静脉有无异位连接并引流到上、下腔静脉或右心房，有助于静脉窦型房间隔缺损检出。

5. 冠状静脉窦型房间隔缺损常合并永存左上腔静脉，因此，发现永存左上腔静脉胎儿应仔细观察冠状静脉窦顶盖结构有无缺失，有助于冠状静脉窦型房间隔缺损检出。

6. 一般认为正常晚孕胎儿卵圆孔内径≤8mm。但以卵圆孔的大小来预测胎儿出生后存在继发孔型房间隔缺损或卵圆孔未闭不可靠，卵圆孔与卵圆孔瓣就像是右心房与左心房间的门口(卵圆孔)与门(卵圆孔瓣)的关系，门口虽大只要门的大小合适，同样关闭得很好(图 5-22A、B 动 📶，图 5-23A、B 动 📶)。

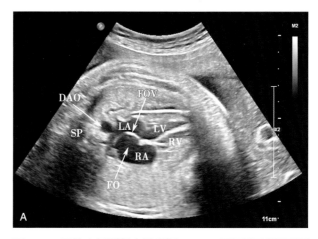

图 5-22　四腔心切面超声示意图 4
A. 四腔心观显示卵圆孔瓣完全遮挡着增大的卵圆孔；B. 图 A 动态图。

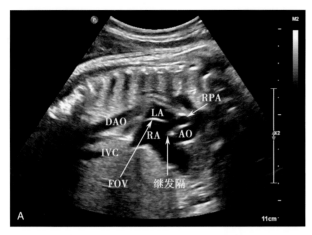

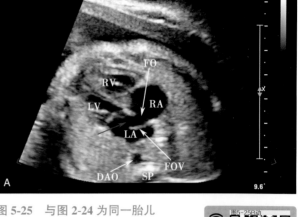

图 5-23　与图 5-22 为同一胎儿
A. 卵圆孔房间隔通道切面显示卵圆孔瓣完全遮挡着增大的卵圆孔；B. 图 A 动态图。

图 5-25　与图 2-24 为同一胎儿
A. 改变扫查角度显示卵圆孔瓣前、后端，而卵圆孔瓣中部回声失落(红色箭头指向)；B. 图 A 动态图。

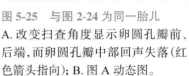

7. 在声束方向垂直于房间隔的胸骨旁四腔心切面，左房侧卵圆孔瓣的前、后两端出现回声失落(图 5-24A、B 动🛜)，这并非是卵圆孔瓣开口或缺损，当改变扫查角度后卵圆孔瓣的前、后两端回声失落征象消失(图 5-25A、B 动🛜)。当卵圆孔增大、卵圆孔瓣薄弱时，卵圆孔瓣的前、后两端更易出现回声失落(图 5-26A、B 动🛜)，此时应改变扫查角度区分卵圆孔瓣回声失落还是缺损。

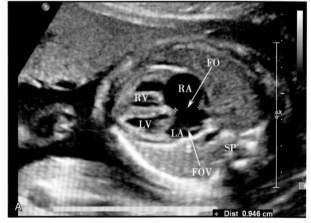

图 5-26　胸骨旁四腔心切面超声示意图
A. 胸骨旁四腔心观显示卵圆孔增大，卵圆孔瓣前、后端回声失落；B. 图 A 动态图。

8. 房间隔缺损常合并其他心脏结构异常，发现胎儿房间隔缺损时，不能仅局限于单纯房间隔缺损的诊断，应注意排除其他合并畸形，如原发孔型房间隔缺损常合并 21- 三体综合征，继发孔型房间隔缺损和静脉窦型房间隔缺损常合并部分型肺静脉异常连接。

五、胎儿超声心动图诊断

产前胎儿超声心动图对单心房及原发孔型房间隔缺损可以明确诊断。但对胎儿继发孔型房间隔缺损诊断困难。

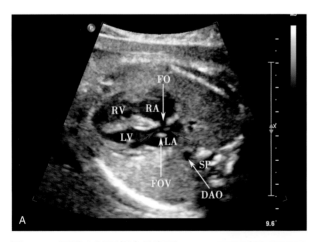

图 5-24　四腔心切面超声示意图 5
A. 胸骨旁四腔心观显示卵圆孔瓣前、后两端回声失落(红色箭头指向)；B. 图 A 动态图。

1. **单心房**　单心房在四腔心切面显示左、右心房间的房间隔缺失，形成一共同心房，可为一组房室瓣连接，也可为两组房室瓣连接，如单心房与单心室为一组房室瓣连接，也称为一房一室两腔心（图5-27A、B动🛜），彩色血流显示单心房血流经共同房室瓣口进入单心室（图5-28A、B动🛜）；单心房为两组房室瓣连接两个心室时，又称为一房两室三腔心（图5-29A、B动🛜）。单心房可单独存在，但常合并其他心脏畸形，如室间隔缺损、大动脉转位等。

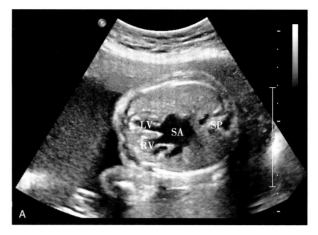

图5-29　胎儿单心房、双心室超声示意图
A. 四腔心切面显示单心房经两组房室瓣连接两个心室；B. 图A动态图。

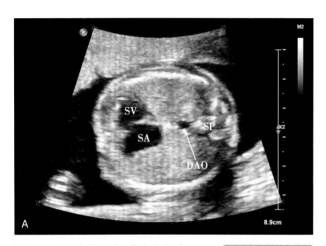

图5-27　胎儿单心房、单心室超声示意图
A. 四腔心观显示单心房、单心室；
B. 图A动态图。

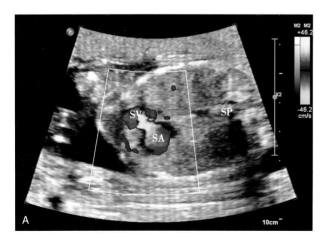

图5-28　与图5-27为同一胎儿
A. 彩色血流显示共同心房血流经共同房室瓣口进入单心室；B. 图A动态图。

2. **原发孔型房间隔缺损**　也称为部分型房室间隔缺损，胎儿部分型房室间隔缺损声像图仍表现两组房室瓣及四腔心结构，在产前超声筛查中容易漏诊。部分型房室间隔缺损时的房间隔原发孔部缺损与两侧房室瓣位同一水平使心脏中央由正常的"十"字交叉形变成"T"字形图像的特征（图5-30A、B动🛜），是产前超声能够检出原发孔型房间隔缺损的主要原因，彩色血流显示房间隔原发孔部缺损与两侧房室瓣入口处血流交通融合呈"H"形（图5-31A、B动🛜），在声束垂直房间隔的四腔心切面虽然对观察两侧房室瓣位同一水平不利，但可清晰显示房间隔原发孔部缺损（图5-32A、B动🛜），在诊断原发孔型房间隔缺损时，还要注意排除冠状静脉窦增宽所致的房间隔原发孔部缺损的假象（见第七章）。

3. **继发孔型房间隔缺损**　尽管胎儿继发孔型房间隔缺损产前超声诊断困难，但对于伴有房间隔卵圆孔瓣缺失的继发孔型房间隔缺损（图5-33A、B动🛜），产前超声可以诊断。在胸骨旁四腔心切面显示卵圆孔瓣一端固定，另一端呈挥鞭样摆动为卵圆孔瓣残缺的超声表现（图5-34A、B动🛜），或胸骨旁四腔心切面显示卵圆孔增大伴卵圆孔瓣在左心房内摆动幅度增大，同时伴有卵圆孔瓣纤薄及裂隙时，产后存在继发孔型房间隔缺损的可能性大（图5-35A、B动🛜，图5-36A、B动🛜，图5-37A、B动🛜）。

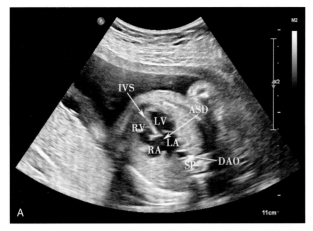

图 5-30　原发孔型房间隔缺损超声示意图

A. 四腔心观显示房间隔原发孔部缺损、两侧房室瓣位同一水平使心脏中央由正常的"十"字交叉图像变成"T"字形图像的特征；B. 图 A 动态图。

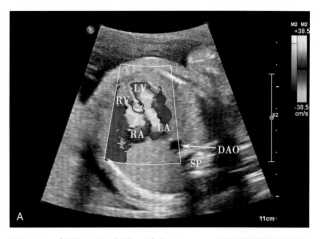

图 5-31　与图 5-30 为同一胎儿 1

A. 彩色血流显示房间隔原发孔部缺损与两侧房室瓣入口处血流呈"H"形；B. 图 A 动态图。

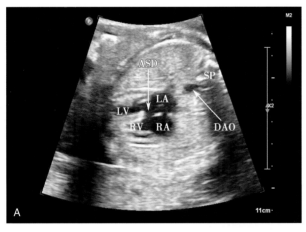

图 5-32　与图 5-30 为同一胎儿 2

A. 胸骨旁四腔心切面清晰显示房间隔原发孔部缺损；B. 图 A 动态图。

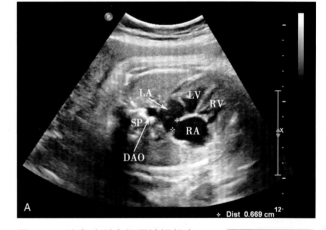

图 5-33　继发孔型房间隔缺损超声示意图 1

A. 四腔心切面显示卵圆孔正常大小，左房侧卵圆孔瓣缺失；B. 图 A 动态图。

4. 静脉窦型房间隔缺损　又分为上腔静脉型和下腔静脉型缺损两种亚型。

（1）上腔静脉型房间隔缺损：单纯上腔静脉型房间隔缺损时，标准的四腔心切面可显示正常的卵圆孔及卵圆孔瓣，但多伴有卵圆孔瓣缺失。五腔心切面或腔静脉长轴斜冠状切面显示上腔静脉入口时，可以显示上腔静脉型房间隔缺损，声像图表现房间隔的后上方回声中断，缺损口贴近上腔静脉入

口处（图 5-38A、B 动 📶），彩色血流显示右心房血流经房间隔顶部缺损口进入左心房，上腔静脉型房间隔缺损口的分流血流与上腔静脉入口的血流相邻近（图 5-39A、B 动 📶）。胎儿上腔静脉型房间隔缺损，如果不能显示经上腔静脉入口及双心房斜冠状切面时，并不能显示上腔静脉"骑跨"在房间隔上，即上腔静脉入口骑跨在左、右心房的典型声像图表现。此外，上腔静脉型房间隔缺损产前与产后声像

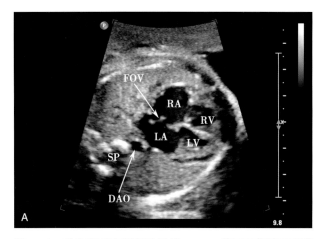

图 5-34　继发孔型房间隔缺损超声示意图 2
A. 四腔心切面显示卵圆孔瓣纤薄、后端中断；B. 图 A 动态图，显示卵圆孔瓣一端固定，另一端呈挥鞭样摆动。

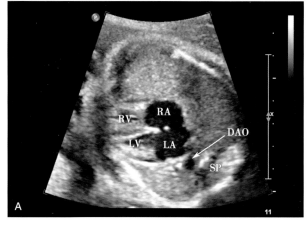

图 5-35　继发孔型房间隔缺损超声示意图 3
A. 四腔心切面显示卵圆孔瓣部分缺失；B. 图 A 动态图，显示卵圆孔瓣纤薄及裂隙。

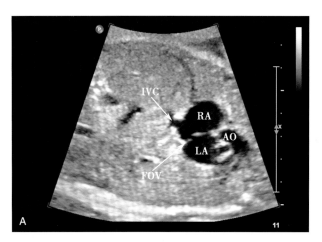

图 5-36　与图 5-35 为同一胎儿
A. 卵圆孔房间隔通道切面显示卵圆孔瓣纤薄；B. 图 A 动态图，卵圆孔瓣纤薄、摆动幅度增大。

图 5-37　为图 5-35 胎儿出生后新生儿
A. 剑突下双心房切面显示继发孔型房间隔缺损；B. 图 A 动态图。

图表现可能存在不同，产前右心房压高于左心房，房间隔缺损的断端偏向左心房侧上腔静脉入口的左侧缘，不能显示上腔静脉入口"骑跨"在房间隔上的典型声像图，而产后左心房压高于右心房使房间隔缺损的断端向右侧偏移至上腔静脉入口处，出现上腔静脉似乎"骑跨"在房间隔上，即上腔静脉入口骑跨在左、右心房的典型声像图表现，当然这需要更多的病例进行产前与产后的对照研究后加以证实。

（2）下腔静脉型房间隔缺损：下腔静脉型房间隔缺损位于房间隔的后下方，下腔静脉开口部位，缺损一般较大，四腔心切面显示左、右心房后壁平直，右肺下静脉开口处右侧凸入心房腔的继发隔房间隔缺失（图 5-40A、B 动📶），下腔静脉型缺损位于卵圆孔后下方近下腔静脉入口处，或为继发孔型房间隔缺损向下腔静脉开口延伸的大缺损，多伴有卵圆孔瓣缺失或残缺，四腔心及卵圆孔房间隔通道切面显示房间隔下部及卵圆孔瓣缺失（图 5-41A、

B 动📶,(图 5-42A、B 动📶)。下腔静脉型房间隔缺损多为复合型房间隔缺损,如继发孔型房间隔缺损与静脉窦型房间隔缺损,其房间隔缺损范围较大,不仅累及房间隔下部,还常累及位于主动脉后壁的房间隔的前上部(图 5-43A、B 动📶)。在观察卵圆孔瓣缺失时,不能将下腔静脉瓣误为卵圆孔瓣,虽然卵圆孔瓣和下腔静脉瓣均附着于下腔静脉入口,但下腔静脉瓣附着于下腔静脉入口的右前方,而卵圆孔瓣附着于下腔静脉入口的左后方(图 5-44A、B 动📶)。

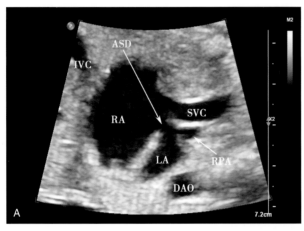

图 5-38　上腔静脉型房间隔缺损超声示意图
A.腔静脉长轴斜冠状切面显示房间隔的后上方回声中断,缺损口贴近上腔静脉入口处;B.图 A 动态图。

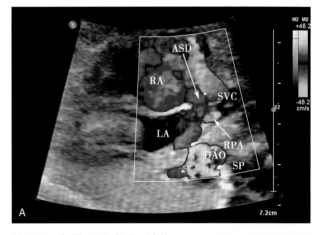

图 5-39　与图 5-38 为同一胎儿
A.彩色血流显示右心房血流经房间隔顶部缺损口进入左心房,缺损口的分流血流与上腔静脉入口的血流相邻近;B.图 A 动态图。

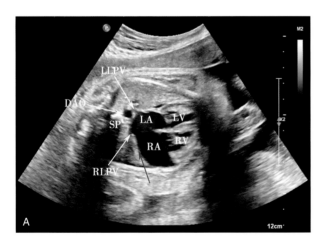

图 5-40　下腔静脉型房间隔缺损超声示意图 1
A.四腔心切面显示房间隔后壁左右心房间平直(红色箭头),右肺下静脉开口处右侧正常凸向心房腔的继发隔房间隔缺失;B.图 A 动态图。

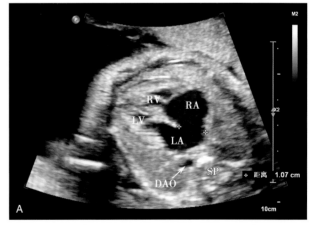

图 5-41　下腔静脉型房间隔缺损超声示意图 2
A.四腔心切面显示左、右房后壁平直、卵圆孔增大、卵圆孔瓣缺失;B.图 A 动态图。

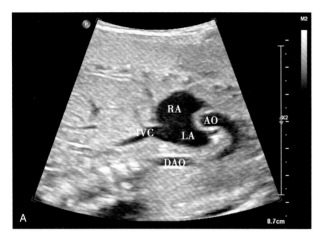

图5-42　与图5-41为同一胎儿
A.卵圆孔房间隔通道切面显示房间隔下部及卵圆孔瓣缺失；B.图A动态图。

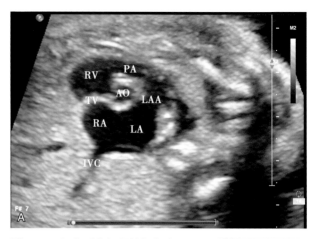

图5-43　复合型房间隔缺损超声示意图
A.心底大动脉短轴切面显示房间隔下部及前上部缺失,卵圆孔瓣缺失；B.图A动态图。

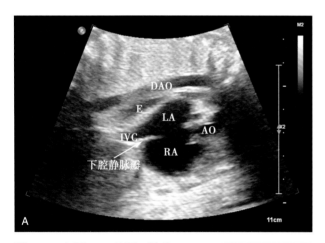

图5-44　与图5-43为同一胎儿
A.卵圆孔房间隔通道切面显示由下腔静脉入口右前壁延伸出的下腔静脉瓣,易误认为卵圆孔瓣；B.图A动态图。

静脉窦型房间隔缺损常合并肺静脉异位引流,对拟诊静脉窦型房间隔缺损的胎儿仔细寻找四支肺静脉在左心房的入口,可以提高对合并肺静脉异位引流的检出(图5-45A、B动🛜,图5-46A、B动🛜,图5-47A、B动🛜,图5-48A、B动🛜,图5-49A、B动🛜),同样关注肺静脉在左心房入口处的切迹,尤其是右肺下静脉和右肺上静脉切迹有利于静脉窦型房间隔缺损。

5. 冠状静脉窦型房间隔缺损　又称无顶冠状

静脉窦综合征(unroofed coronary sinus syndrome,UCSS),由Raghib等首先报道,是由于胚胎发育时期左侧心房静脉壁形成不完全,从而使左心房与冠状静脉窦间形成直接交通,属于特殊类型的房间隔缺损,本病分为四型：Ⅰ型,完全型窦壁缺损并左位上腔静脉,冠状静脉窦间隔完全缺如,原冠状静脉窦开口成为心房间直接交通；Ⅱ型,完全型窦壁缺损无左位上腔静脉；Ⅲ型,部分型窦壁缺损,缺损位于窦壁中间；Ⅳ型,部分型窦壁缺损,缺损位于窦壁末端。

冠状静脉窦型房间隔缺损Ⅰ型,声像图表现在三血管观肺动脉左侧和主动脉右侧分别可见左、右两支上腔静脉横断面(图5-50A、B动🛜),但在四腔心切面不能显示冠状静脉窦扩张(图5-51A、B动🛜),提示冠状静脉窦型顶盖缺失,追踪左侧上腔静脉汇入左心房,可显示冠状静脉窦间隔缺失(图5-52A、B动🛜),右侧上腔静脉汇入右心房,彩色血流显示左侧上腔静脉、左肺静脉及右心房经卵圆孔分流至左心房的血流在左心房内混合(图5-53A、B动🛜)。本型合并左位上腔静脉而不伴有冠状静脉窦扩张是产前超声诊断的重要线索,超声显示冠状静脉窦间隔缺损或缺如是确诊的关键。对于其他三型冠状静脉窦型房间隔缺损产前超声诊断困难。

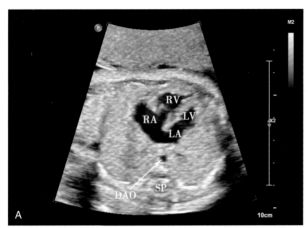

图 5-45 静脉窦型房间隔缺损合并肺静脉异位引流超声示意图

A. 四腔心切面显示房间隔后壁左右心房间平直,卵圆孔增大、卵圆孔瓣缺失,左心房后壁未显示肺静脉切迹;B. 图 A 动态图。

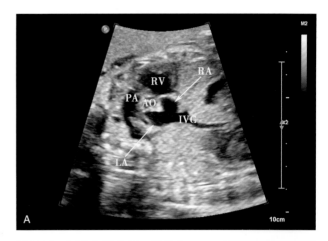

图 5-46 与图 5-45 为同一胎儿 1

A. 卵圆孔房间隔通道切面显示卵圆孔瓣缺失;B. 图 A 动态图。

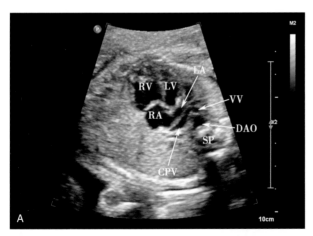

图 5-47 与图 5-45 为同一胎儿 2

A. 五腔心切面显示左心房后方共同肺静脉腔;B. 图 A 动态图。

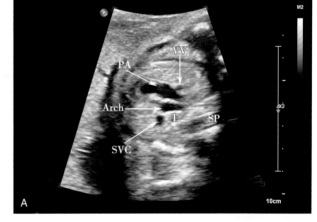

图 5-48 与图 5-45 为同一胎儿 3

A. 三血管显示 4 条血管,左侧垂直静脉及增宽的右侧上腔静脉;B. 图 A 动态图。

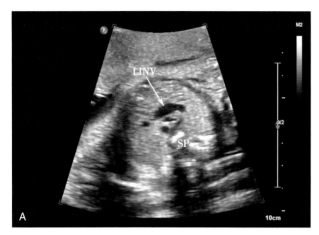

图 5-49　与图 5-45 为同一胎儿 4
A. 左侧垂直静脉、无名静脉及右侧
上腔静脉增宽；LINV：左无名静脉；
B. 图 A 动态图。

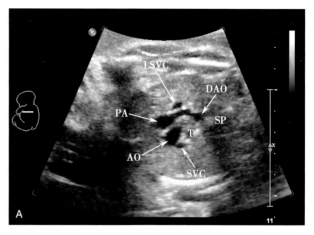

图 5-50　冠状静脉窦型房间隔缺损
超声示意图
A. 三血管显示 4 条血管，显示左、
右两支上腔静脉横断面；B. 图 A 动
态图。

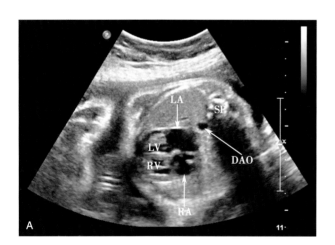

图 5-51　与图 5-50 为同一胎儿 1
A. 四腔心切面不能显示冠状静脉窦
扩张；B. 图 A 动态图。

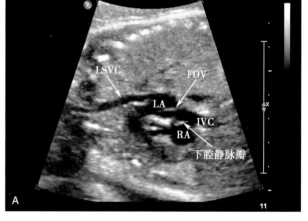

图 5-52　与图 5-50 为同一胎儿 2
A. 追踪左上腔静脉汇入左心房，显
示冠状静脉窦间隔缺失；B. 图 A 动
态图。

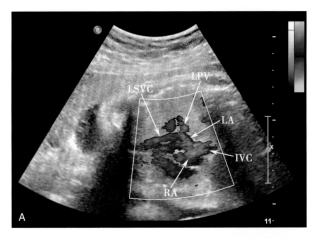

图 5-53　与图 5-50 为同一胎儿 3
A. 彩色血流显示左侧上腔静脉与左肺静脉血流在左心房内混合；B. 图A 动态图。

六、预后与优生选择

　　单纯房间隔缺损预后良好，通过外科手术或介入封堵的方法可达到治愈。房间隔缺损早期多无临床症状，若非体检被偶然发现，一般不易被早期诊断，多是随着病程延长产生肺动脉高压，或女性患者妊娠期出现心功能不全临床症状时被发现，但此时多已失去最佳的治疗时机。胎儿超声心动图对房间隔结构的观察，可以产前检出巨大型及原发孔型房间隔缺损，并可提示胎儿继发孔型房间隔缺损的可能，有利于产后的及时确诊，并进行超声随诊观察，如不能自然闭合，可选择最佳手术时机，达到临床早期治愈的目的。巨大型房间隔缺损其手术难度增大、风险高、并发症多，而且多伴有其他心血管畸形，应向胎儿父母阐明。

（接连利　张　雷　许　燕）

参考文献

［1］ BRADLEY EA, ZAIDI AN. Atrial Septal Defect. Cardiol Clin, 2020, 38 (3): 317-324.

［2］ 许燕, 接连利, 高翔. 产前超声诊断胎儿上腔静脉型房间隔缺损 1 例. 中华超声影像学杂志, 2017, 26 (2): 120.

［3］ NAQVI N, MCCARTHY KP, HO SY. Anatomy of the atrial septum and interatrial communications. J Thorac Dis, 2018, 10 (Suppl 24): S2837-S2847.

［4］ CINTEZA EE, FILIP C, DUICA G, et al. Unroofed coronary sinus: update on diagnosis and treatment. Rom J Morphol Embryol, 2019, 60 (1): 33-40.

［5］ 郑洁, 杨娅, 李嵘娟. 超声诊断卵圆孔瓣在胎儿房间隔缺损产前诊断中的临床应用研究. 影像研究与医学应用, 2017, 1 (15): 61-62.

［6］ TANAKA S, IMAMURA T, NARANG N, et al. Practical Therapeutic Management of Percutaneous Atrial Septal Defect Closure. Intern Med, 2022, 61 (1): 15-22.

［7］ SNARR BS, LIU MY, ZUCKERBERG JC, et al. The Parasternal Short-Axis View Improves Diagnostic Accuracy for Inferior Sinus Venosus Type of Atrial Septal Defects by Transthoracic Echocardiography. J Am Soc Echocardiogr, 2017, 30 (3): 209-215.

［8］ OSTER M, BHATT AB, ZARAGOZA-MACIAS E, et al. Interventional Therapy Versus Medical Therapy for Secundum Atrial Septal Defect: A Systematic Review (Part 2) for the 2018 AHA/ACC Guideline for the Management of Adults With Congenital Heart Disease: A Report of the American College of Cardiology/American Heart Association Task Force on Clinical Practice Guidelines. J Am Coll Cardiol, 2019, 73 (12): 1579-1595.

第六章

室间隔缺损

室间隔缺损（ventricular septal defect，VSD）是最常见的先天性心脏病之一，占所有先天性心脏病的20%~30%，男女发病率无明显差异。多数室间隔缺损为单纯性，约40%室间隔缺损常合并有法洛四联症、心室双出口、共同动脉干、完全性大动脉转位、肺动脉闭锁、三尖瓣闭锁等，也可合并房间隔缺损、主动脉弓畸形、主动脉狭窄等。本章内容只叙述单纯性室间隔缺损的超声诊断。单纯性室间隔缺损的发病率为活产婴儿1%~2%。笔者检出的胎儿先天性心脏病统计资料中，单纯室间隔缺损占19.94%。尽管产前超声检出的胎儿单纯室间隔缺损占胎儿先天性心脏病1/5，但是胎儿单纯室间隔缺损仍然是产前超声漏诊最多的胎儿心血管异常。

一、胚胎学、遗传学及发生机制

在母体内，原始心管的分化从怀孕第4周开始并于第8周完成。随着心脏发育正常成袢（正常心脏为右袢），原始右心室和原始左心室分别位于右侧和左侧，原始右心室和原始左心室间为球室孔，此时心房血流通过房室通道流向原始左心室，然后经球室孔流入原始右心室及圆锥，在原始右心室和原始左心室间的心室底部出现一条矢状走行的肌肉嵴，称为室间隔嵴，此嵴是构成左、右心室的原始分界（图6-1A、B）。室间隔嵴向上生长，形成室间隔的光滑部，其前后端分别与房室前后端心内膜垫融合。下方随着心室内壁的海绵样吸收，向下加深

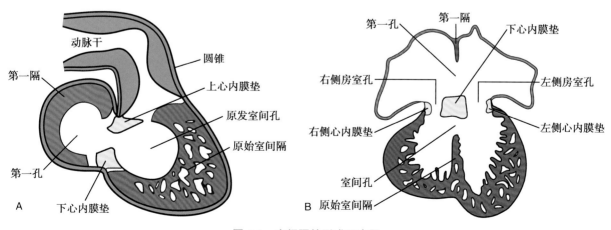

图6-1　室间隔的形成示意图
A. 矢状面；B. 冠状面。

117

形成室间隔的小梁化部。与此同时,圆锥部的两条圆锥嵴互相对合形成圆锥间隔,即漏斗部室间隔,漏斗部室间隔与肌部室间隔相融合,漏斗部室间隔是分隔左、右心室流出道的部分,亦称为流出道间隔。室间隔的漏斗部与室间隔的光滑部构成室间孔的上缘及前缘,房室管的上、下心内膜垫会合后形成中心心内膜垫将房室管分为左右房室孔,来源于房室管的下心内膜垫及原始室间隔组织形成流入道间隔,将左、右室的流入道部分开,房室管的上心内膜垫形成室间孔的后缘,此后肌部室间隔、漏斗部室间隔及上心内膜垫共同生长靠拢形成一完整的环,即室间孔(图6-2),最后在胚胎第7周由室间孔四周发出的膜样组织将室间孔闭合,即称为室间隔的膜部,至此室间隔已发育完成(图6-3A、B)。

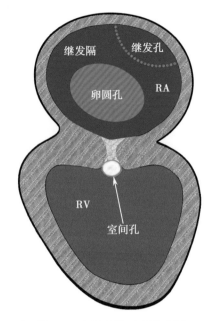

图 6-2 室间孔的形成示意图

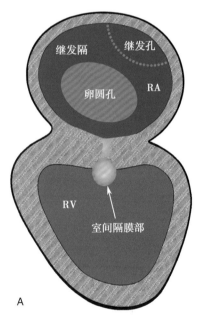

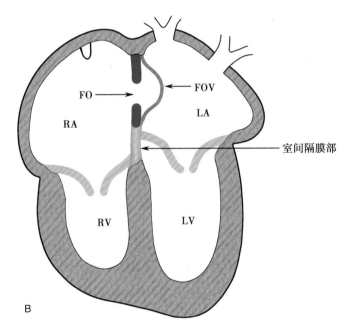

图 6-3 室间隔的膜部示意图
A. 矢状面;B. 冠状面。

由上可见,室间隔可分为四部分:①流入道部室间隔:位于两个房室瓣之间、膜部室间隔的下方和肌部室间隔的后上方,占据室间隔的面积较小(约为流出道室间隔面积的1/2);②肌部室间隔(muscle ventricular septum):又称后部室间隔,占整个室间隔面积的2/3,又可分为光滑部、小梁化部,光滑部室间隔又称窦部室间隔;③流出道部室间隔:又称漏斗部室间隔或圆锥部室间隔,占整个室间隔面积的1/3;④膜部室间隔(membranous

ventricular septum)面积很小,成人直径不超过10mm,胎儿期膜部室间隔更小,相当于胎儿主动脉内径的1/3(图6-4A、B)。

在心室间分隔发育过程中,任何因素影响细胞移行、增殖、分化及凋亡,均可能使参与形成室间隔的心内膜垫、心球嵴及肌性间隔组织发育不良或融合失败,或在肌部小梁部室间隔形成过程中过度吸收导致相应的室间隔部位发生缺损。

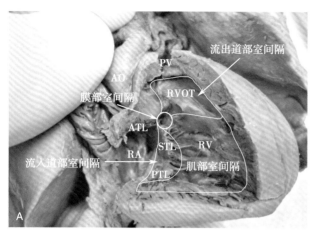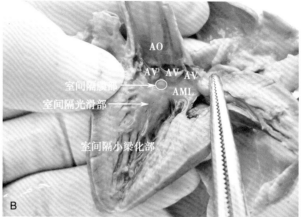

图 6-4　室间隔解剖示意图
A. 室间隔右室面；PTL：三尖瓣后瓣；B. 室间隔左室面。

虽然大多数室间隔缺损是孤立性病变，但仍与18%的其他胎儿心脏畸形及多达47%的心外畸形和染色体异常（例如，21、13或18-三体综合征）有关。室间隔缺损也是最常见的致畸物相关先天性心脏病之一，与产前服用酒精和大麻等有关。然而室间隔缺损确切的发病机制并不遵从固定的遗传模式，而被认为是多因素所致。父母有一方患室间隔缺损，其胎儿发病的风险增加到3%~4%；如前面有一同胞患室间隔缺损时，此胎儿的发病风险增加到2%~5%；而前面有两个同胞患室间隔缺损时，此胎儿的发病风险增加到10%~15%。

二、病理解剖及分型

室间隔解剖结构是由四部分组成：①流入道部室间隔将两房室瓣分开；②流出道部室间隔是位于动脉瓣之下与室上嵴之上的肌性圆锥间隔，圆锥间隔室壁光滑；③膜部室间隔是局限于左室流出道较小区域或紧邻主动脉瓣下，右室面位于室上嵴下方是室间隔最薄区域；④小梁部（或肌部）室间隔占室间隔的绝大部分，该区域从三尖瓣附着处至心尖部。室间隔缺损可发生于上述室间隔的任何部位，按缺损发生于室间隔不同的部位，可命名为流入道部室间隔缺损、流出道部室间隔缺损、膜周部室间隔缺损及肌部室间隔缺损。

室间隔缺损的病理类型较多，其分类及命名方法尚未完全统一，而且室间隔缺损并非均局限发生于室间隔某个分区之内，如膜部室间隔缺损多不局

限于室间隔膜部，通常向周围组织延伸，如延伸至室上嵴时与嵴下型室间隔缺损难以区分，延伸至三尖瓣隔瓣下时与三尖瓣隔瓣下型缺损难以区分，为了便于学习和记忆，现将室间隔缺损分类与室间隔解剖部位相一致，分为膜周部室间隔缺损、流入道部室间隔缺损、流出道部间隔缺损及肌部室间隔缺损四类，再将膜周部和漏斗部两种类型分出5个亚型（图6-5A、B、C）。

（一）膜周部室间隔缺损

最常见的室间隔缺损发生于室间隔膜部，通常延伸至周围结构，被称为膜周部室间隔缺损，常扩展累及毗邻的肌部室间隔的某一部分，占全部室间隔缺损的80%。多由肌部室间隔后上方与动脉圆锥心内膜垫未融合所致。此型又分为3个亚型（图6-6A、B）：

1. **单纯膜部型**　局限于膜部室间隔的小缺损，缺损四周为纤维结缔组织，位于三尖瓣内侧乳头肌之后，常与三尖瓣腱索相互粘连，形成膜部室间隔瘤；有的可因为纤维组织或三尖瓣腱索横跨于缺损之上形成2个或几个孔隙。由于胎儿膜部室间隔仅有数毫米，其胎儿单纯膜部型缺损口会更小。

2. **嵴下型**　室上嵴下方的膜周部缺损，为膜部室间隔缺损向流出道间隔的延伸，靠近三尖瓣前叶和隔叶交界处，后下缘常有部分膜部间隔，后上方常与主动脉瓣右叶相邻，如果膜部室间隔缺损向小梁部间隔延伸，其缺损的后上缘为部分膜部间

隔,前下缘为肌部室间隔。

3. **隔瓣下型**　为膜部室间隔缺损向右室流入道部的延伸,缺损延伸至三尖瓣隔瓣叶下方,三尖

瓣隔瓣附着处构成缺损的上缘,距主动脉壁较远,如果缺损波及流入道部室间隔,则为复合型缺损,常累及膜部和一部分窦部,靠近房室结和希氏束。

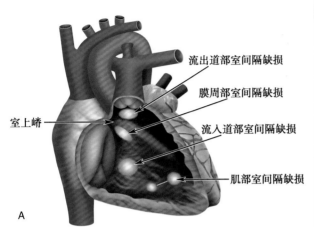
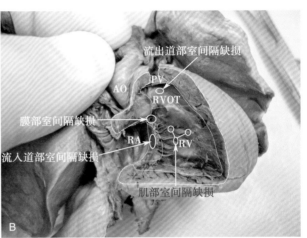
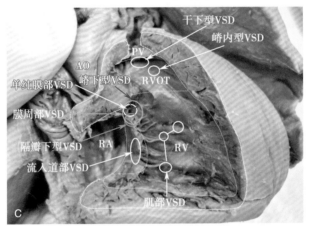

图 6-5　室间隔缺损分型示意图

A. 室间隔缺损部位示意图;B. 室间隔缺损部位解剖示意图;C. 膜周部和漏斗部室间隔缺损分出 5 个亚型解剖示意图。

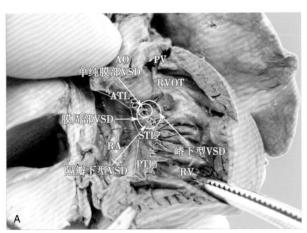
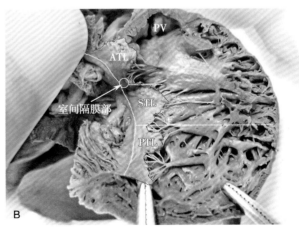

图 6-6　膜周部室间隔缺损部位解剖示意图

A. 膜周部室间隔缺损包括单纯膜部型、嵴下型和隔瓣下型室间隔缺损;B. 室间隔膜部位于三尖瓣前叶与隔叶交界处。

（二）流入道部室间隔缺损

流入道部室间隔缺损位于两个房室瓣之间、在膜部室间隔下方和肌部室间隔的后上方。这类型室间隔缺损既往也被称为流入道型、隔瓣后型或房室管型室间隔缺损，占全部室间隔缺损的 5%~8%。

（三）流出道部室间隔缺损

流出道部或圆锥部室间隔缺损位于肌小梁部室间隔前上方和主动脉及肺动脉下方的圆锥部室间隔（流出道部室间隔），亦称为漏斗部室间隔，这个部位的缺损可以是圆锥部室间隔对位不良型，亦可以是真正的圆锥部组织的缺损（被称作是圆锥间隔发育不良类型），多为圆锥部间隔融合不良所致，圆锥部间隔缺损占全部室间隔缺损的 5%~7%。圆锥部间隔对位不良型室间隔缺损，多为圆锥间隔分隔不均所致，圆锥部间隔向前移位可引起肺动脉瓣下梗阻，并与主动脉骑跨有关，这一类型的室间隔缺损是法洛四联症的典型表现，圆锥部间隔向后移位可引起主动脉瓣下狭窄，并与主动脉缩窄或主动脉弓离断有关。流出道间隔缺损是位于肺动脉瓣下与室上嵴上之间的流出道间隔，该类型室间隔缺损一般很少自然闭合，又分为 2 个亚型：

1. **干下型**　又称为肺动脉瓣下型，缺损上缘由肺动脉瓣环组成，无肌肉组织间隔；缺损边缘紧靠主动脉瓣，位置较高，容易造成主动脉右冠瓣缺乏支撑而脱垂，形成主动脉瓣关闭不全，此型左向右分流的血液可经缺损处的肺动脉瓣直接射入肺动脉。

2. **嵴内型**　此型位于室上嵴之内，周围是肌肉组织，其缺损口上缘与肺动脉瓣环之间有肌肉组织分开，此型左向右分流血液直接进入右室流出道。

（四）肌部室间隔缺损

肌部室间隔的范围是室上嵴下方、三尖瓣附着处至心尖部，该范围内的缺损均应为肌部室间隔缺损，但位于室上嵴下方的肌部缺损其缺损的后下缘为膜部室间隔，在上述分型中已归属膜周部室间隔缺损，位于膜部室间隔下方、分隔流入道的肌部室间隔缺损归属流入道部室间隔缺损。这样上述两部位的室间隔肌部缺损除外，其他部位的室间隔肌部缺损为肌部缺损，室间隔肌部缺损占全部室间隔缺损的 5%~20%，根据解剖位置可分为：心尖部、中部、后部及前部肌部缺损，而其中以心尖部缺损为最常见类型。肌部室间隔缺损在胎儿超声筛查中常见，产前诊断的孤立性肌部室间隔缺损并不增加发生染色体异常的风险，约 80% 的肌部小室间隔缺损在出生前或出生后 2 年内自然闭合。

三、病理生理

小儿及成人室间隔缺损，由于左心室收缩压显著高于右心室，在收缩期发生左向右高速分流，其分流量大小与室间隔缺损口的大小有关，缺损口<5mm 时，其分流量相对较小，造成心脏负荷较轻，缺损口>5mm 时，其分流量大，肺循环血流量增加，使左心房及左心室的容量负荷加重，导致左心房和左心室扩大。胎儿期肺循环呈高阻力状态，右心室泵入肺动脉的血流 90% 以上经动脉导管分流至降主动脉，仅有<10% 血流入肺循环，这样，使胎儿左、右心室的压力几乎相等，所以胎儿单纯室间隔缺损时，不像小儿及成人那样发生左向右收缩期高速大量分流，然而，胎儿心脏在舒缩周期中左心室与右心室间存在着瞬间压差改变，而发生左心室与右心室间的分流，其特点是两心室之间发生双向分流，即在心室收缩早期出现左向右分流，这可能与左心室通常比右心室要提前数毫秒收缩及左室流出道（主动脉瓣口）窄于右室流出道（肺动脉瓣口）有关，使左心室收缩早期瞬间压力高于右心室所致，胎儿期右心占优势，在收缩中期右心室压高于左心室，至收缩晚期右心室压明显高于左心室，其收缩中晚期的分流特点是收缩中期出现低速右向左分流，收缩晚期发生较快速右向左分流，在舒张期中可出现低速右向左分流特点。胎儿单纯室间隔缺损分流速度为 40~190cm/s，右向左分流速度略大于左向右分流速度，室间隔缺损分流速度与缺损的大小相关，其缺损口越大分流速度越低。尽管胎儿室间隔缺损时发生左心室与右心室间的分流，但由于两心室间的压差较小，其分流速度低，分流量小，即使较大的胎儿单纯室间隔缺损也不会引起心脏各房、室腔大小的改变。

四、超声扫查技巧及注意事项

（一）胎儿室间隔缺损的超声扫查切面与要点

室间隔是一个分隔左、右心室的螺旋形结构，通过多个不同的超声扫查切面可对室间隔进行完整的超声显示。发生于室间隔不同部位的缺损形成不同类型的室间隔缺损，缺损部位不同其超声扫查切面也不同。

1. **流入道部室间隔缺损**　超声诊断流入道部室间隔缺损的扫查切面是四腔心切面。流入道部室间隔是一个呈左前右后纵向矢状分隔将两房室瓣分开，超声扫查如何将流入道部室间隔显示完整是产前超声筛查和诊断流入道部室间隔缺损的关

键。笔者认为在对流入道部室间隔自下而上进行四腔心切面的超声扫查过程中只有掌握某些重要的超声解剖学标志，才能了解是否对流入道部室间隔进行了完整的超声扫查。从胎儿腹围平面向胸部滑动探头至显示四腔心观，并显示房间隔的卵圆孔时，提示该扫查平面是贴近左、右心室下壁，显示的是流入道部室间隔下部（图6-7A、B、C动 📶），在此基础上继续向胎儿头侧调整探头至显示右心室腔中三尖瓣前叶乳头肌回声时，提示该扫查平面显示的是流入道部室间隔中部（图6-8A、B、C动 📶），继续向胎儿头侧调整探头至显示左室流出道时（五腔心观），则完成了对流入道部室间隔中上部超声观察（图6-9A、B、C动 📶）。在对流入道部室间隔

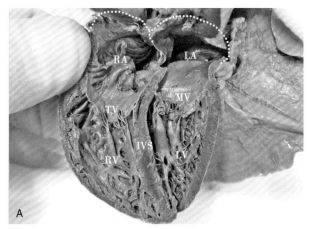

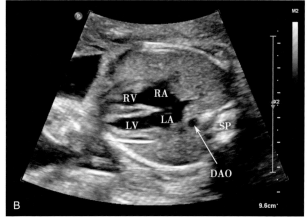

图6-7　流入道部室间隔解剖与超声示意图
A. 流入道部室间隔解剖示意图；B. 四腔心切面显示流入道部室间隔；C. 图 B 动态图。

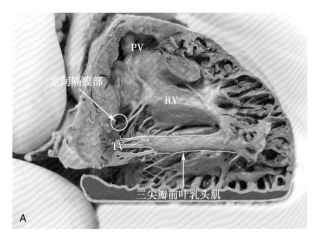

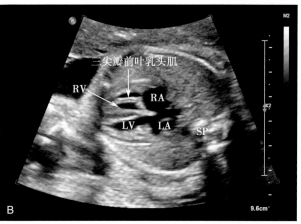

图6-8　室间隔中部解剖与超声示意图
A. 三尖瓣前叶乳头肌位于右室流入道部室间隔中部解剖示意图；B. 四腔心切面显示流入道部室间隔中部，三尖瓣前叶乳头肌位于心尖与三尖瓣之间的右室内；C. 图 B 动态图。

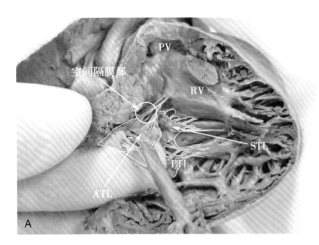
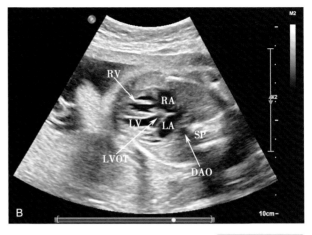

图 6-9　室间隔上部解剖与超声示意图

A. 三尖瓣前叶与隔叶位于右室流入道部室间隔上部解剖示意图；B. 五腔心切面显示右室流入道部室间隔上部，室间隔左侧显示二尖瓣前叶、右侧三尖瓣隔叶与前叶交汇处；C. 图 B 动态图。

自下而上的连续性超声扫查时如显示了上述 3 个（卵圆孔、三尖瓣前乳头肌及左室流出道部）重要的超声解剖学标志，提示对流入道部室间隔进行了完整的超声扫查。这里必须要强调是对流入道部室间隔观察至少需要用时 5 秒钟以上（观察 10 个以上心动周期），然后以同样要求进行彩色血流显像。

2. 膜周部室间隔缺损　超声诊断膜周部室间隔缺损的扫查切面是五腔心切面。膜部室间隔范围较小，笔者通过对不同孕周胎儿膜部室间隔范围大小解剖测量，发现胎儿膜部室间隔范围大小约为该胎儿主动脉内径的 1/3。室间隔膜部菲薄且局限于左室流出道较小区域紧邻主动脉瓣之下（右冠瓣和无冠瓣交界处），膜部室间隔右侧面局限在三尖瓣隔叶与前叶交界处且被三尖瓣隔叶附着处横跨，

将膜部室间隔分为房室间隔部分（分隔右心房与左室流出道）和心室间隔部分（图 6-10A、B）。最常见的室间隔缺损是位于膜部，通常延伸至周围结构，被称为膜周部室间隔缺损，胎儿五腔心观是显示室间隔膜周部结构的最佳切面，超声扫查的要点是在四腔心切面基础上探头近脊柱端向胎儿头侧调整显示左室流出道及主动脉瓣时（从四腔心切面显示卵圆孔至五腔心切面卵圆孔消失），即为五腔心切面（图 6-11A、B、C 动🛜），该切面右室面显示的为三尖瓣隔叶与前叶交界处或前叶瓣环及后方的右心耳，在该超声扫查的过程中必须要强调的是对膜周部室间隔观察至少需要用时 5 秒钟以上（观察 10 个以上心动周期），然后以同样要求进行彩色血流显像。

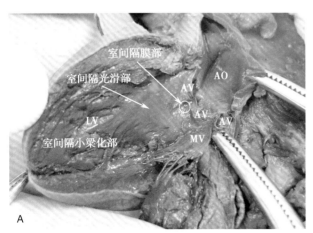
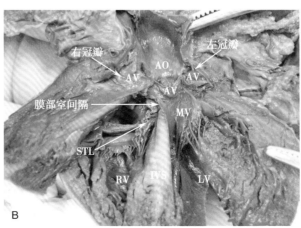

图 6-10　膜部室间隔的解剖示意图

A. 膜部室间隔且局限于左室流出道较小区域紧邻主动脉瓣之下；B. 室间隔膜部菲薄右侧面局限于三尖瓣隔叶与前叶交界处。

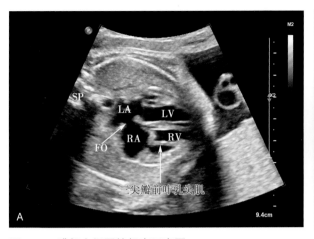 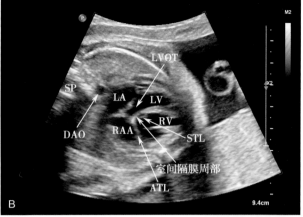

图 6-11　膜部室间隔的超声示意图

A. 四腔心切面显示室间隔中部；B. 五腔心切面显示室间隔上部（膜周部）；C. 图 A、B 动态图，由四腔心过渡至五腔心切面。

3. 流出道部室间隔缺损　超声诊断流出道部室间隔缺损的扫查切面是心底大动脉短轴切面，或从左室流出道向右室流出道过渡扫查切面。流出道部室间隔也称圆锥部室间隔，位于肌小梁间隔前上方和主动脉及肺动脉下方的圆锥部间隔（流出道间隔），亦称为漏斗部室间隔。流出道部室间隔其部位特殊，在四腔心及五腔心切面均不能显示流出道部室间隔，心底大动脉短轴切面有利于对流出道部室间隔的二维超声观察（图 6-12A、B 动📶），但不利于流出道部室间隔缺损时的穿隔血流的显示，而从左室流出道向右室流出道切面过渡扫查中容易

显示流出道部室间隔缺损的穿隔血流。近年来发现彩色血流显像较二维声像图更易检出流出道部室间隔缺损，超声扫查的技巧是探头扫查声束与心室流出道垂直（或 ≥45°），此时扫查声束与流出道部室间隔缺损分流血流的方向近乎平行（或 ≤45°）较易显示缺损的分流血流。

4. 肌部室间隔缺损　超声诊断肌部室间隔缺损的扫查切面是四腔心＋五腔心切面。肌部室间隔的范围是室上嵴下方、三尖瓣附着处至心尖部，该范围内的缺损均为肌部室间隔缺损，但位于室上嵴下方的肌部缺损归属膜周部室间隔缺损，流入道的肌部室间隔缺损归属流入道部室间隔缺损，前面已作了重点介绍，除上述两种室间隔缺损外以心尖部及中部的肌部室间隔缺损最常见，对肌部室间隔缺损筛查是从四腔心的流入道部到心尖部，然后逐步过渡到五腔心切面对室间隔的中部及室上嵴的下部进行观察，应注意的是从四腔心到五腔心进行匀速连续性超声扫查，并配合彩色血流显像。

（二）胎儿室间隔缺损产前超声诊断的相关注意事项

1. 胎儿孤立性室间隔缺损的漏诊是不可避免的，即使是有丰富经验的胎儿超声心动图专家，也不可避免胎儿室间隔缺损的漏诊。孤立性室间隔缺损预后良好，自然闭合率高，治疗手段可靠，产前胎儿心脏超声筛查无需纠结胎儿孤立性室间隔缺

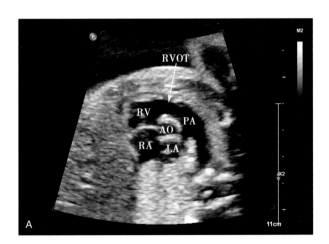

图 6-12　心底大动脉短轴切面超声示意图

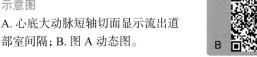

A. 心底大动脉短轴切面显示流出道部室间隔；B. 图 A 动态图。

损漏诊问题。

2. 胎儿室间隔缺损口与超声显像 ①从理论上说,高分辨力超声二维声像图能够显示 3mm 以上的室间隔缺损,但是胎儿室间隔缺损口往往被三尖瓣瓣叶组织、腱索及肌束覆盖使缺损口一部分或完全被遮挡(图 6-13A、B,图 6-14A、B、C、D),直接影响了二维超声对室间隔缺损口的显示,因此,胎儿期二维超声显示的室间隔缺损口明显小于实际缺损口大小或不能显示室间隔缺损口的回声中断征象(图 6-15A、B 动 📶),这是导致胎儿室间隔缺损漏诊的主要原因之一。②尽管流出道间隔缺损口无瓣叶覆盖,但因缺损位于漏斗部的狭小空间不利于二维超声观察和彩色血流的显示,产前超声检出率较低。③由于胎儿两心室间的压差几乎相等,室间隔缺损时左、右心室间的分流血流并不持续于整个心脏收缩或舒张期,而是发生在心脏收缩或舒张期的某一瞬间的低流速、小流量的分流血流,胎儿超声心动图检查时在胎儿快速跳动的心脏舒缩周期中捕捉某一瞬间的低速分流血流是困难的,当缺损口较大时其低速的分流血流更易掩盖于正常的心室流入道或流出道的血流中,可见胎儿室间隔缺损时不会发生像产后婴幼儿室间隔缺损那样的收缩期左向右高速分流血流,是导致胎儿室间隔缺损漏诊的根本原因。

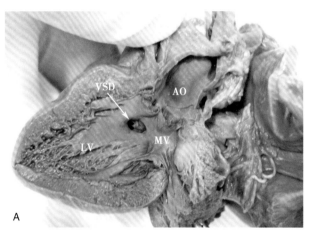
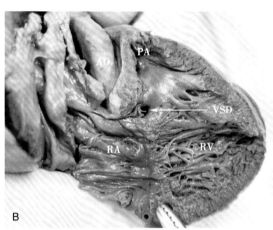

图 6-13　膜周部室间隔缺损解剖示意图 1
A. 左室面见膜周部室间隔缺损口 4/5 被三尖瓣隔叶及腱索遮挡;
B. 右室面见膜周部室间隔缺损口明显小于室间隔左侧面的缺损口。

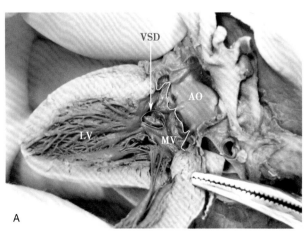
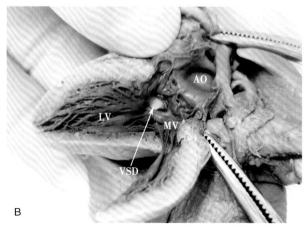

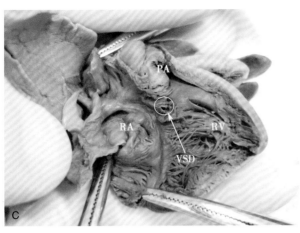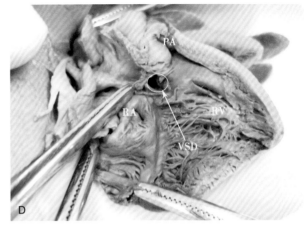

图 6-14　膜周部室间隔缺损解剖示意图 2

A. 膜周部室间隔缺损口完全被隔叶及腱索遮挡(左室面); B. 移开遮挡在室间隔缺损口的隔叶及腱索见缺损口大小(左室面); C. 右室面见膜周部室间隔缺损口完全被隔叶及腱索遮挡(右室面); D. 移开遮挡在室间隔缺损口的隔叶及腱索见缺损口大小(右室面)。

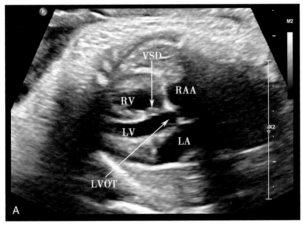

图 6-15　膜周部室间隔缺损超声示意图

A. 胎儿室间隔膜周部缺损 6mm, 二维超声未显示室间隔缺损的连续中断; B. 图 A 动态图。

3. 产前超声往往会低估胎儿室间隔缺损口的大小, 胎儿由于胎儿室间隔缺损口往往被三尖瓣叶组织、腱索及肌束覆盖可使缺损口一部分或完全遮挡, 又没有像出生后婴幼儿时左室压显著高于右心室导致的收缩期左向右高速分流血流将覆盖缺损口三尖瓣叶组织等冲开及对室间隔缺损口边缘的扩展作用, 因此, 对胎儿室间隔缺损口大小的评估, 产前往往会低估, 也就是胎儿室间隔缺损口的测值往往小于出生后的测值。笔者对 20 例胎儿膜周部室间隔缺损口大小产前与产后测量结果对照, 发现产后室间隔缺损口测值较产前平均增大 2mm 左

右。另外, 胎儿室间隔缺损口多不规则, 超声诊断时未在两个相互垂直的切面上对缺损口进行测量并选取测量最大径, 也是导致产前超声低估胎儿室间隔缺损口大小的重要因素。

4. 除了上述主要影响胎儿室间隔缺损检出的因素及孕妇肥胖、胎儿体位、胎盘及羊水等影响透声因素外, 注意以下几点有利于胎儿室间隔缺损的检出: ①对胎儿整个室间隔进行全面的连续性二维切面的超声扫查与彩色血流显像, 避免超声扫查速度过快对室间隔缺损的好发部位的观察时间过短; ②对超声仪器设置的条件要合适, 一般彩色血流标尺速度设计在 38cm/s 为宜, 彩色血流标尺速度过高及彩色血流增益偏小时不利于室间隔缺损时分流血流的检出; ③不同部位的室间隔缺损其超声扫查切面也有所不同, 但均应采取超声扫查声束方向与室间隔面垂直的方法扫查, 可减少回声失落的伪像。

5. **胎儿室间隔缺损的假阳性表现**　①室间隔膜部薄, 在探头声束方向与室间隔膜部平行的四腔心或心底大动脉短轴切面极易出现胎儿室间隔膜部回声失落的假阳性征象(图 6-16A、B 动 📶、C、D 动 📶), 此时改变探头声束方向使其与室间隔垂直或 >45° 的超声扫查切面上进行显示时, 室间隔膜部回声失落的假阳性征象消失。②在超声显示右室流出道并向左室流出道切面扫查中常常显示

室间隔上端与主动脉窦部回声失落酷似室间隔缺损(图6-17A、B动📶、C、D动📶),尤其是晚孕胎儿更易发生该假阳性表现,当显示标准的左室流出道切面时该回声失落酷似室间隔缺损的假象消失。③彩色血流显像时也常发生穿隔血流的假阳性表现,鉴别的方法是在垂直切面上不能重现穿隔血流。④胎儿室间隔右室面有粗大的乳头肌附着及肌小梁,右室肌小梁形成深陷的小梁间隙(图6-18A、B),在彩色血流显像中可显示胎儿局限于室间隔右室侧彩色血流束,并非是室间隔缺损时的穿隔血流,而是右室肌小梁间的血流,鉴别要点是该血流局限于右室侧而不是起源于室间隔左室面。

6. 发现胎儿室间隔缺损时,不能满足于单纯室间隔缺损的诊断,应进一步排查合并室间隔缺损的其他心血管畸形,如法洛四联症、永存动脉干、完全型大动脉转位、心室双出口、肺动脉闭锁、房室瓣闭锁、心内膜垫缺损等。

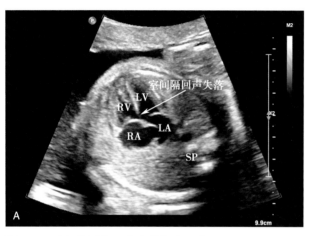
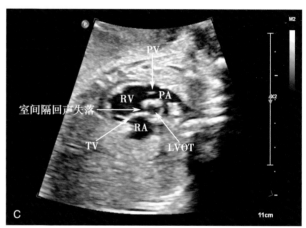

图6-16　室间隔膜部回声失落超声示意图
A.四腔心切面显示室间隔上部回声失落;B.图A动态图;C.心底大动脉短轴切面显示贴近三尖瓣隔叶的室间隔膜部回声失落;D.图C动态图。

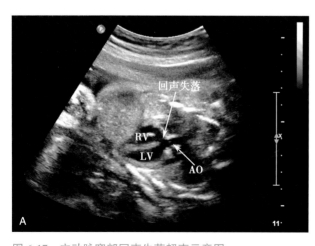
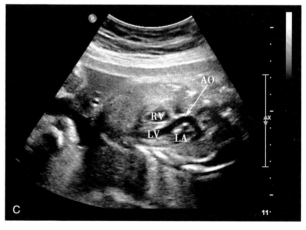

图6-17　主动脉窦部回声失落超声示意图
A.非标准左室流出道切面显示室间隔上端与主动脉窦部回声失落;B.图A动态图;C.标准左室流出道切面显示室间隔上端与主动脉窦部回声失落假象消失;D.图C动态图。

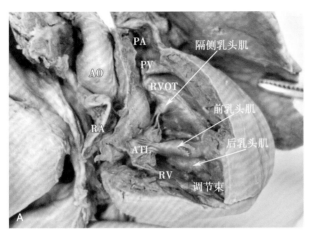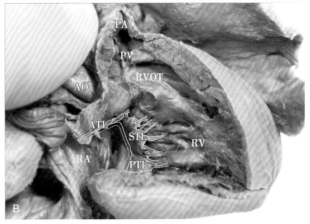

图 6-18　右心室解剖示意图

A. 剖开右室前侧壁见室间隔右室面有粗大乳头肌附着及肌小梁；

B. 将粗大的前叶乳头肌切除后室间隔右室面仍可见粗大肌小梁及深陷的小梁间隙。

7. 若为胎儿单纯室间隔缺损，笔者建议先不要扣上先天性心脏病的帽子，因胎儿心脏正处在一个快速发育和完善阶段，室间隔缺损在出生后乃至胎儿期可以自然闭合，其自然闭合率高达40%~60%。对胎儿单纯室间隔缺损可提示室间隔某部位的缺损或穿隔分流束，并给予胎儿父母充分咨询与指导。尤其是告知高自然闭合率及目前治疗的成功率和可靠性。

8. 有报道室间隔缺损超过半数合并心外畸形或染色体异常，因此，应将胎儿室间隔缺损作为发生胎儿畸形的一种高危因素，尤其是较大的室间隔缺损时除仔细检查胎儿心血管外，还应对胎儿其他脏器做系统的检查，以排除其他脏器畸形，并建议做染色体检查。

五、胎儿超声心动图诊断

在胎儿室间隔缺损超声筛查中首先发现的多不是室间隔连续回声中断征象，而是室间隔缺损时的异常穿隔血流束，当超声显示起源于左室面并垂直于室间隔的穿隔血流时，并在两个正交切面上证实异常穿隔血流束存在（图 6-19A、B 动📶、C、D 动📶），应拟诊胎儿室间隔缺损；若二维超声显示室间隔连续中断（图 6-20A、B 动📶）或虽无连续中断但缺损处见室间隔回声不均或增厚（图 6-21A、B 动📶、C、D 动📶）及左室面内膜线回声中断等异常征象时即可诊断胎儿室间隔缺损（图 6-22A、B、C 动📶、D、E 动📶）。

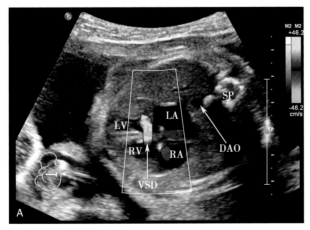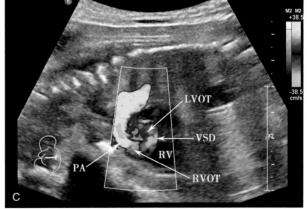

图 6-19　膜周部室间隔缺损超声示意图 1

A. 五腔心切面显示室间隔上段左向右穿隔血流束；B. 图 A 动态图；C. 非标准大动脉短轴切面显示室间隔左向右分流束；D. 图 C 动态图。

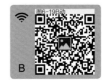

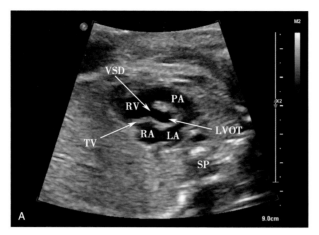

图 6-20　与图 6-19 为同一胎儿
A. 心底大动脉短轴切面显示膜周部
室间隔缺损；B. 图 A 动态图。

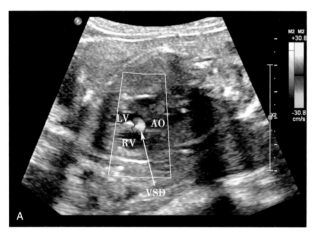

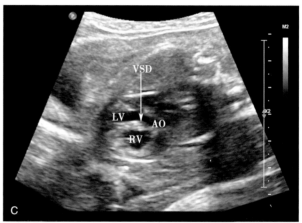

图 6-21　膜周部室间隔缺损超声示意图 2
A. 左室流出道切面显示室间隔上段右向左穿隔血流束；B. 图 A 动态图；
C. 二维超声显示室间隔上段局部增厚、回声不均；D. 图 C 动态图。

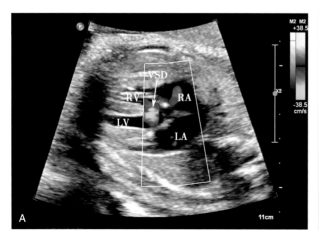

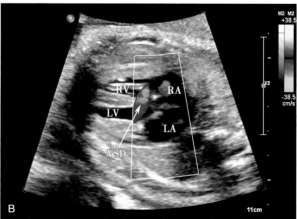

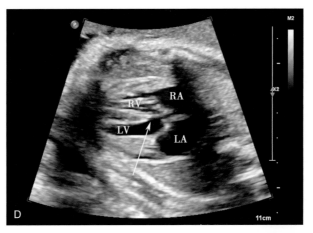

图 6-22　膜周部室间隔缺损超声示意图
A. 五腔心切面显示室间隔上段右向左穿隔血流束；B. 五腔心切面显示室间隔上段左向右穿隔血流束；C. 图 A、B 动态图；D. 五腔心切面显示室间隔上段左心室内膜回声中断（白色箭头）；E. 图 D 动态图。

1. 流入道部室间隔缺损　既往也称隔瓣后型室间隔缺损，该型室间隔缺损的超声诊断依赖于流入道水平的四腔心切面，室间隔缺损口位于三尖瓣与二尖瓣之间，常被三尖瓣隔叶遮挡（图 6-23A、B 动 📶），彩色血流显示流入道部室间隔双向穿隔血流束（图 6-24A、B、C 动 📶）。

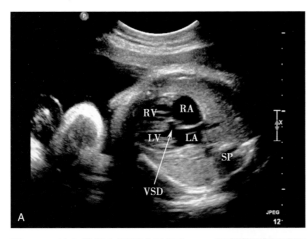

图 6-23　流入道部室间隔缺损超声示意图

A. 四腔心切面显示室间隔上段左室面连续中断，右室面隔瓣遮挡；B. 图A 动态图。

2. 膜周部室间隔缺损　单纯膜部室间隔缺损少见，胎儿室间隔膜部位于三尖瓣前叶与隔瓣交界处（左室面为主动脉瓣下方）仅有几毫米大

小的区域。成人单纯膜部室间隔缺损直径一般不超过 5mm，晚孕期胎儿单纯膜部室间隔缺损口应<3mm，在五腔心切面显示室间隔上段<3mm 的穿隔血流，并在大动脉短轴切面证实三尖瓣隔叶附着处膜部室间隔缺损口的存在。

嵴下型室间隔缺损是最常见的膜周部室间隔缺损，但嵴下型室间隔缺损不伴有膜部室间隔缺损的较少见。五腔心切面偏向心室流出道扫查显示室间隔上段有小的穿隔血流，并在大动脉短轴切面显示缺损位于室上嵴下方与膜部室间隔之间，通常室间隔缺损较小，缺损周边为心肌组织（图 6-25A、B 动 📶、C、D 动 📶）。

一般认为膜周部室间隔缺损显示室间隔与升主动脉前壁连续中断是提示室间隔缺损的最初线索（图 6-26A、B 动 📶、C、D、E 动 📶），但笔者认为这是较大的膜周部室间隔缺损或室间隔对位不良型室间隔缺损的特点，如法洛四联症时的室间隔缺损在五腔心切面很容易发现室间隔与升主动脉前壁连续中断征象；而单纯型膜周部室间隔缺损因三尖瓣隔叶及腱索的遮挡多不能显示室间隔与升主动脉前壁连续中断征象（图 6-27A、B 动 📶），而首先发现的是膜周部室间隔异常穿隔血流（图 6-28A、B 动 📶），二维超声表现为多数膜周部室间隔缺损处回声不均匀、裂隙状低回声或左室侧心内膜回声中

断(图 6-29A、B、C、D 动 📶)、室间隔缺损处形成膜部瘤(图 6-30A、B 动 📶、C、D 动 📶)或显示三尖瓣隔叶在缺损口呈左右摆动征象(图 6-31A、B 动 📶、C、D 动 📶),值得注意的是在二维超声显示较大的室间隔缺损,而彩色血流显示穿隔血流却不明显,这可能是因室间隔缺损较大时其宽大的分流血流

与心室流入道和心室流出道的血流相混合,更加不易察觉室间隔缺损分流血流的存在。这是造成膜周部大室间隔缺损漏诊的原因,膜周部大室间隔缺损在心尖五腔心显示室间隔连续中断较彩色血流显像更加敏感可靠。

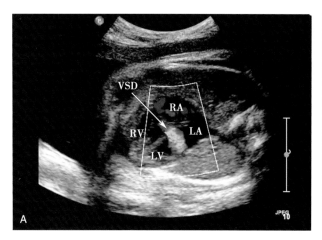
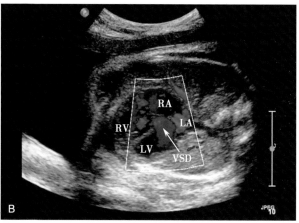

图 6-24　与图 6-23 为同一胎儿
A. 四腔心切面显示室间隔上段右向左穿隔血流束;B. 四腔心切面显示室间隔上段左向右穿隔血流束;C. 图 A、B 动态图。

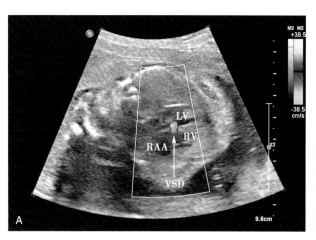
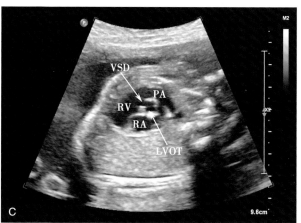

图 6-25　嵴下型室间隔缺损超声示意图
A. 非标准五腔心切面显示室间隔上段右向左穿隔血流束,两端为室间隔心肌组织;B. 图 A 动态图;C. 心底大动脉短轴切面显示室上嵴下方缺损,缺损口与肺动脉瓣及三尖瓣隔叶间的心肌组织存在;D. 图 C 动态图。

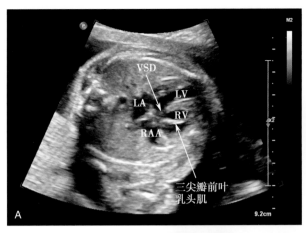

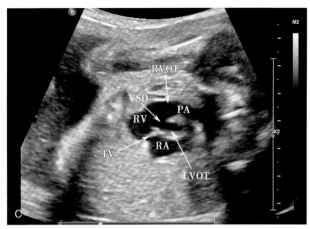

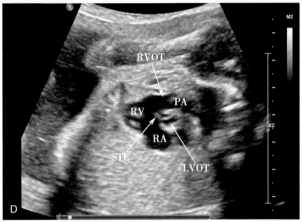

图 6-26　膜周部室间隔缺损超声示意图 1

A. 五腔心切面显示室间隔上段缺损；B. 图 A 动态图；C. 心底大动脉短轴切面显示膜周部室间隔缺损（收缩期）；D. 与图 C 为同一切面，显示膜周部室间隔缺损被隔叶遮挡（舒张期）；E. 图 C、D 动态图。

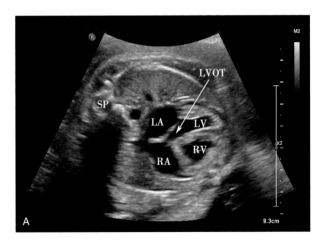

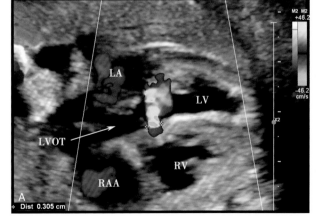

图 6-27　膜周部室间隔缺损超声示意图 2

A. 五腔心切面未显示室间隔上段缺损；B. 图 A 动态图。

图 6-28　与图 6-27 为同一胎儿

A. 彩色血流显示膜周部室间隔缺损右向左穿隔血流；B. 图 A 动态图。

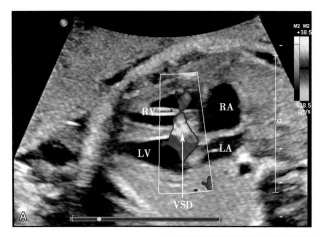
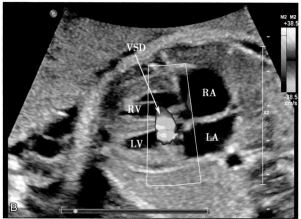
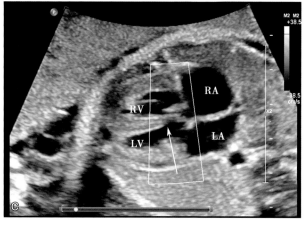

图 6-29 膜周部室间隔缺损超声示意图 3

A. 彩色血流显示膜周部室间隔缺损左向右穿隔血流；B. 彩色血流显示膜周部室间隔缺损右向左穿隔血流；C. 与图 B 为同一幅图像，将血流隐藏后显示穿隔血流处的室间隔左室面心内膜线回声中断（白色箭头）；D. 图 A、B 动态图。

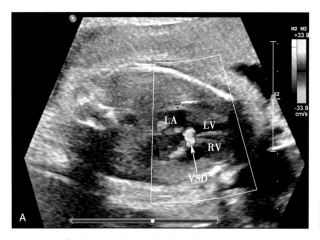

图 6-30 膜周部室间隔缺损超声示意图 4

A. 彩色血流显示膜周部室间隔缺损右向左穿隔血流；B. 图 A 动态图；C. 五腔心切面显示室间隔上段缺损处被隔叶遮挡；D. 图 C 态图。

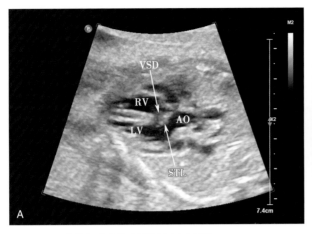

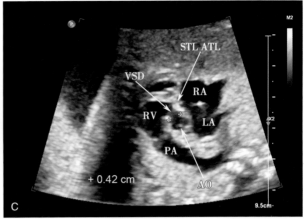

图 6-31　膜周部室间隔缺损超声示意图 5

A. 五腔心切面显示三尖瓣隔叶摆动至室间隔左室侧；B. 图 A 动态图；C. 心底大动脉短轴切面显示膜周部室间隔缺损；D. 图 C 动态图，显示三尖瓣隔叶在室间隔缺损口处左右摆动。

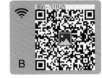

3. 流出道部室间隔缺损　既往也称漏斗部室间隔缺损，又分为干下型和嵴内型两个类型。流出道部室间隔缺损位于右室流出道与左室流出道之间，其左室侧的缺损口与膜周部室间隔缺损（右冠瓣和无冠瓣交界处）相比流出道部间隔缺损更靠近右冠状窦部，尽管缺损口也位于左室流出道内，但五腔心切面并不能显示流出道部室间隔缺损口及穿隔血流（图 6-32A、B 动🛜）。从左室流出道切面过渡至右室流出道切面是筛查与诊断胎儿流出道部室间隔缺损的重要方法，在这一扫查的过程中最为重要的是手持探头要稳，两个流出道之间的过渡要慢（扫查时间至少 5 秒），彩色多普勒血流显示垂直于左室流出道或右室流出道的穿隔血流（图 6-33A、B 动🛜、C、D 动🛜）。心底大动脉短轴切面显示室间隔缺损口位于右室漏斗部，穿隔血流束与三尖瓣之间膜部室间隔存在（图 6-34A、B 动🛜）。

（1）干下型缺损：此型位于肺动脉瓣下，也称为肺动脉瓣下型，缺损上缘由肺动脉瓣环构成，无肌肉组织间隔，缺损也紧靠主动脉瓣，从缺损口可窥见主动脉瓣叶。缺损的位置较高，正好处于肺动脉瓣和主动脉瓣右冠瓣下方，故也称为双动脉下型室间隔缺损（subarterial ventricular septal defect）。干下型缺损依赖于心底大动脉短轴切面及双心室流出道切面显示其缺损口，缺损口紧贴肺动脉瓣环

（图 6-35A、B 动🛜），彩色血流显示以右向左为主的双向分流，分流束贴近肺动脉瓣环（图 6-36A、B 动🛜），但心底大动脉短轴切面显示左、右室流出道的空间小，又受到双心室流出道血流的影响，使流出道部室间隔缺损时的分流血流不易发现。出生后婴幼儿干下型缺损超声显示缺损口位于肺动脉瓣与主动脉右冠瓣下（图 6-37A、B 动🛜），因左心室压力增大，彩色血流显示左向右分流血流经缺损口直接进入肺动脉（图 6-38A、B 动🛜）。

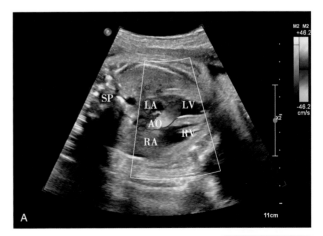

图 6-32　流出道室间隔缺损超声示意图

A. 五腔心切面未显示穿隔血流；
B. 图 A 动态图。

（2）嵴内型缺损：嵴内型缺损位于室上嵴之内，缺损口周围有肌肉组织，缺损上缘与肺动脉瓣环之间有肌肉组织分开。嵴内型缺损与干下型缺损同样依赖于大动脉短轴切面及双心室流出道切面显示其缺损口，利用彩色多普勒在显示左室流出道血流的基础上将探头缓慢过渡至显示右室流出道血流扫查中更易检出嵴内型缺损的穿隔血流（图6-39A、B 动📶），大动脉短轴切面显示缺损口双向分流束（图6-40A、B 动📶）。

4. **肌部室间隔缺损** 肌部室间隔缺损在小儿及成人较少见，但胎儿期肌部室间隔缺损相比其他类型检出更多。肌部室间隔缺损以心尖部及中部的肌部室间隔缺损最常见，由于室间隔的右室面存在调节束及肉柱遮挡的影响，除较大的缺损外，一般二维声像图多难以显示其室间隔中断征象（图6-41A、B 动📶、C、D、E、F 动📶），而彩色多普勒较易显示肌部室间隔缺损的穿隔血流束（图6-42A、B、C 动📶、D 动📶）。

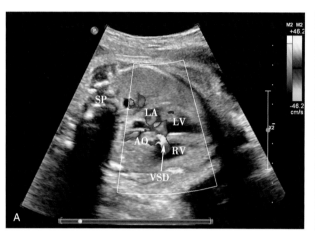

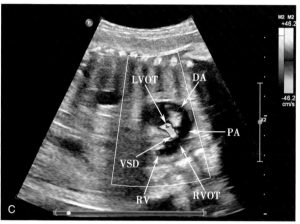

图6-33　与图6-32 为同一胎儿 1
A. 扫查声束垂直于左室流出道方向时显示穿隔血流；B. 图 A 动态图；C. 扫查声束垂直于右室流出道方向时显示穿隔血流；D. 图 C 动态图。

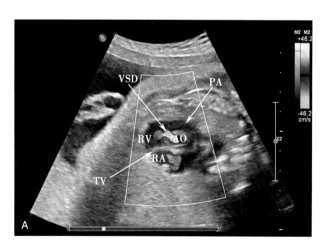

图6-34　与图6-32 为同一胎儿 2
A. 心底大动脉短轴切面显示流出道室间隔缺损穿隔血流；B. 图 A 动态图。

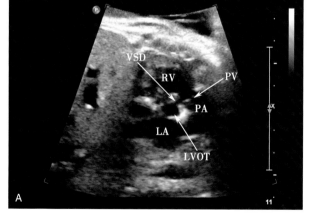

图6-35　干下型缺损超声示意图
A. 非标准心底大动脉短轴切面显示缺损口位于肺动脉瓣下；B. 图 A 动态图。

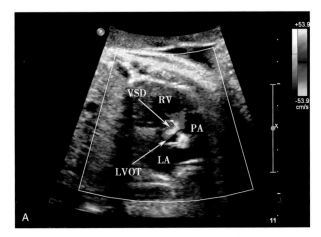

图 6-36　与图 6-35 为同一胎儿
A. 彩色血流显示缺损口右向左分流血流，分流束贴近肺动脉瓣环；B. 图 A 动态图。

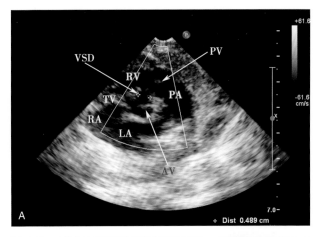

图 6-37　婴儿干下型缺损超声示意图
A. 非标准心底大动脉短轴切面显示缺损口位于肺动脉瓣与主动脉右冠瓣下；B. 图 A 动态图。

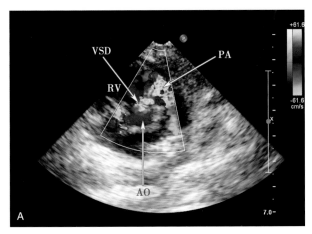

图 6-38　与图 6-37 为同一婴儿
A. 彩色血流显示左向右分流血流经缺损口直接进入肺动脉；B. 图 A 动态图。

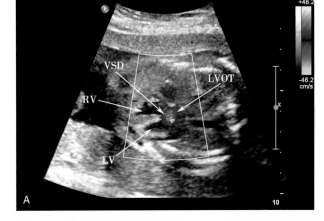

图 6-39　嵴内型缺损超声示意图
A. 从左室流出道向右室流出道切面过渡中显示右向左穿隔血流束（箭头所指）；B. 图 A 动态图。

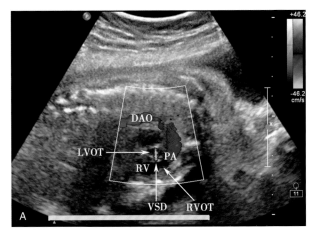

图 6-40　与图 6-39 为同一胎儿
A. 心底大动脉短轴切面显示位于室上嵴部右向左穿隔血流束（箭头所指）；
B. 图 A 动态图。

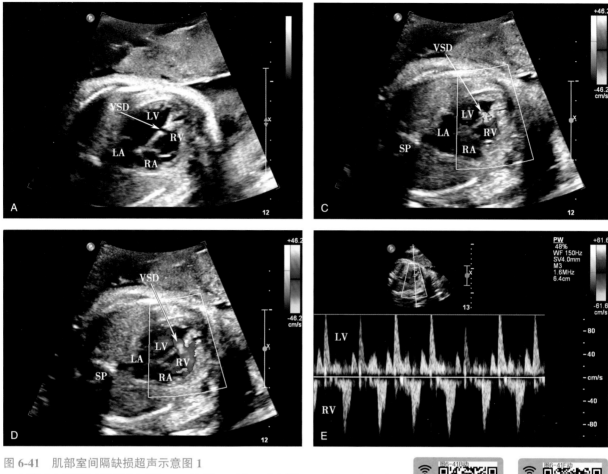

图 6-41　肌部室间隔缺损超声示意图 1

A. 四腔心切面显示肌部室间隔 3mm 缺损；B. 图 A 动态图；C. 彩色血流显示肌部室间隔缺损右向左穿隔血流束；D. 彩色血流显示肌部室间隔缺损左向右穿隔血流束；E. 频谱多普勒显示肌部室间隔缺损左右双向分流频谱；F. 图 C、D 动态图。

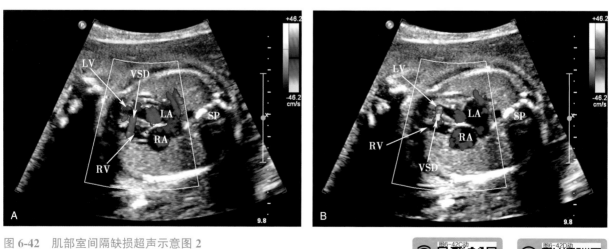

图 6-42　肌部室间隔缺损超声示意图 2

A. 彩色血流显示肌部室间隔缺损左向右穿隔血流束；B. 彩色血流显示肌部室间隔缺损右向左穿隔血流束；C. 图 A、B 动态图；D. 动态图，二维超声未能显示肌部室间隔缺损口。

六、预后与治疗

胎儿单纯室间隔缺损预后良好,宫内及产后自然闭合率达 11%~71%,有报道称胎儿时期的自然闭合率达 32.5%,小缺损和肌部缺损闭合率更高,自然闭合在胎儿期至 1 岁以内最易发生,3 岁后自然闭合率降低(图 6-43A、B 动◌、C、D 动◌)。室间隔缺损的自然闭合与缺损口的大小及部位有关,若缺损大,且靠近半月瓣、漏斗部、房室通道型和伴有室间隔移位的室间隔缺损,一般不会自然闭合。

产前超声发现胎儿单纯室间隔缺损,首先应建议胎儿染色体检查排除染色体异常,然后对室间隔缺损大小、部位进行观察与测量,并对其缺损类型、能否自然闭合作出评估,对于排除染色体异常的单纯室间隔缺损胎儿建议孕期和出生后定期超声心动图复查,若出生后不能自然闭合可选择最佳时间手术治疗,目前单纯室间隔缺损的手术修补术及介入封堵术均安全可靠,成功率高。

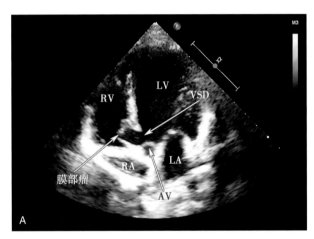
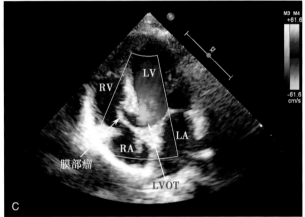

图 6-43　6 岁患儿膜周部室间隔缺损自然闭合超声示意图
A. 心尖五腔心切面显示膜周部室间隔缺损及膜部瘤形成;B. 图 A 动态图;
C. 彩色血流显示室间隔膜部瘤,无左、右心室间分流;D. 图 C 动态图。

（许　燕　鞠志叶　接连利）

参 考 文 献

［1］RAUCHER STERNFELD A, SHEFFY A, TAMIR A, et al. Isolated ventricular septal defects demonstrated by fetal echocardiography: prenatal course and postnatal outcome. J Matern Fetal Neonatal Med, 2022, 35 (1): 129-133.

［2］接连利,吴茂源,刘清华,等. 胎儿单纯室间隔缺损分流的超声诊断研究. 中华超声影像学杂志, 2004, 13 (8): 630-631.

［3］袁丽君,曹铁生,段云友,主译. 胎儿心血管超声影像医学. 科学出版社, 2017: 81-90.

［4］王俊兰,何怡华,李治安,等. 胎儿超声心动图对单纯室间隔缺损分型定位定量诊断的应用研究. 中华医学超声杂志 (电子版), 2012, 9 (4): 304-309.

［5］NAYAK S, PATEL A, HADDAD L, et al. Echocardiographic evaluation of ventricular septal defects. Echocardiography. 2020, 37 (12): 2185-2193.

［6］CHAU AC, JONES A, SUTHERLAND M, et al. Characteristics of isolated ventricular septal defects less likely to close in utero. J Ultrasound Med, 2018, 37 (8): 1891-1898.

［7］MIYAKE T. A review of isolated muscular ventricular septal defect. World J Pediatr, 2020, 16 (2): 120-128.

［8］AXT-FLIEDNER R, SCHWARZA A, SMRCEK J, et al. Isolated ventricular septal defects detected by color Doppler imaging: evolution during fetal and first year of postnatal life. Ultrasound Obstet Gynecol, 2006, 27 (3): 266-273.

［9］ HUANG SY, CHAO AS, KAO CC, et al. The Outcome of Prenatally Diagnosed Isolated Fetal Ventricular Septal Defect. J Med Ultrasound, 2017, 25 (2): 71-75.

［10］余莉, 谢亮, 朱琦, 等. 胎儿单纯性室间隔缺损预后的前瞻性研究. 中华儿科杂志, 2015, 53 (1): 30-33.

［11］ QIAO F, WANG Y, ZHANG C, et al. Comprehensive evaluation of genetic variants using chromosomal microarray analysis and exome sequencing in fetuses with congenital heart defect. Ultrasound Obstet Gynecol, 2021, 58 (3): 377-387.

［12］ PENNY DJ, VICK GW 3rd. Ventricular septal defect. Lancet, 2011, 377 (9771): 1103-1112.

［13］ MORRAY BH. Ventricular Septal Defect Closure Devices, Techniques, and Outcomes. Interv Cardiol Clin, 2019, 8 (1): 1-10.

［14］耿斌, 张桂珍. 临床儿童及胎儿超声心动图学. 天津: 天津科技翻译出版有限公司, 2016: 41-50.

第七章

房室间隔缺损

房室间隔缺损(atrioventricular septal defects, AVSD)是一组由于心内膜垫组织发育不全而造成的上、下房室间隔缺损及左、右房室瓣畸形(图7-1)。房室间隔缺损既往也称为房室管缺损(atrioventricular canal defects)、心内膜垫缺损(endocardial cushion defects)。房室间隔缺损约占所有先天性心脏病的4.0%~6.8%。大约40%的唐氏综合征患儿伴有先天性心脏病,其中40%为房室间隔缺损。笔者检出的胎儿先天性心脏病资料中房室间隔缺损占4.68%。

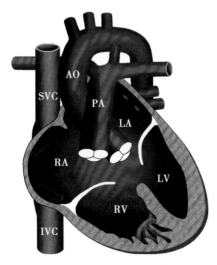

图7-1　房室间隔缺损示意图

一、胚胎学、遗传学及发生机制

心祥形成初期房室管为一个孔,即头-尾纵行的管道,向后弯曲后房室管的纵轴呈腹-背侧方向。在原始心房与心室之间仅为一个孔,称为共同房室管,胚胎发育第4周时,在房间隔与室间隔分隔发育的同时,房室管腹侧壁(前上方)和背侧壁(后下方)的心内膜组织增生,各聚集一组心内膜间叶细胞,分别发育为前(腹侧)心内膜垫和后(背侧)心内膜垫,在房室管的左右两侧各出现1个侧心内膜垫(图7-2),前(腹侧)心内膜垫和后(背侧)心内膜垫彼此对向生长、互相融合,将房室管分隔成左、右两个各有纤维环的房室管(图7-3)。原发隔(第一房间隔)下缘朝向心内膜垫处生长并与之融合,即闭合原发孔(第一房间孔)。后(背侧)心内膜垫也参与形成分隔左、右心室流入道部室间隔。此外,后心内膜垫及左、右侧心内膜垫还参与二尖瓣、三尖瓣的形成,前心内膜垫也参与一部分二尖瓣的发育。正常的二尖瓣与三尖瓣的形成过程是在共同房室管周围心内膜垫组织增生并首先在前心内膜垫的右侧形成一个小的前瓣(图7-4),随着前、后心内膜垫彼此对向生长、互相融合过程中形成的前桥瓣和后桥瓣也相互融合将共同房室管口分为左、右两个房室瓣口,与此同时前桥瓣和后桥瓣附着处向内凹陷,左、右侧心内膜垫也分别形成侧瓣(图7-5),随后前桥瓣和后桥瓣附着处瓣环向内凹陷的加深,左、右房室瓣环呈两个半环状结构,两个半环之间的前桥瓣和后桥瓣较前变小,而前瓣和侧瓣较前增大(图7-6),然后左、右两个半环状房室瓣环逐渐形成两个完整的房室瓣环并将前桥瓣和后桥瓣分隔形成左侧的二尖瓣前叶和右侧的三尖瓣隔叶,前瓣发育为三尖瓣前叶、两个侧瓣分别发育为三尖瓣后叶和二尖瓣后叶,至此形成正常的三尖瓣和二尖瓣(图7-7)。在此发育过程中若前后心内膜垫融合不全时主要形成部分型房室间隔缺损

(图7-8),部分型实际上就是原发孔型房间隔缺损,在此基础上存在限制性室间隔缺损时称过渡型房室间隔缺损(图7-9),而缺乏前后心内膜垫融合则形成完全型(图7-10、图7-11、图7-12),若前后桥叶间存在桥接,则为中间型(图7-13)。临床上以部分型最为常见,完全型次之,过渡型及中间型最为少见。

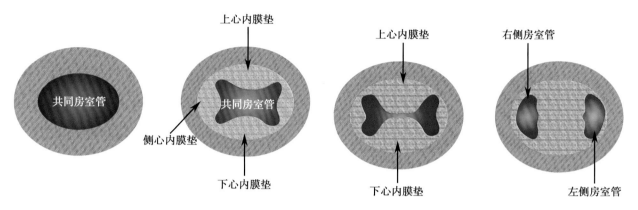

图 7-2 ~ 图 7-3 房室管的分隔示意图

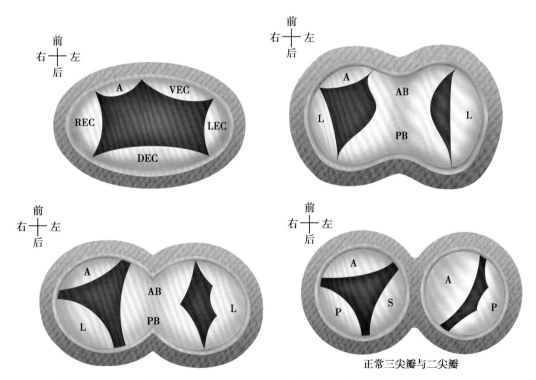

图 7-4 ~ 图 7-7 从共同房室管分隔形成正常 2 个瓣环,2 组瓣膜(三尖瓣与二尖瓣),
2 个房室孔的发育过程示意图

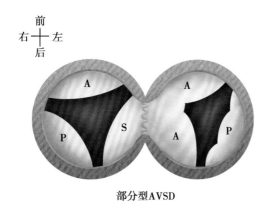

部分型AVSD

图 7-8 部分型房室间隔缺损示意图

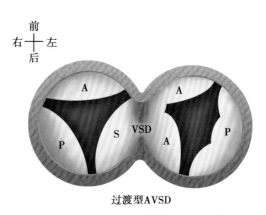

过渡型AVSD

图 7-9 过渡型房室间隔缺损示意图

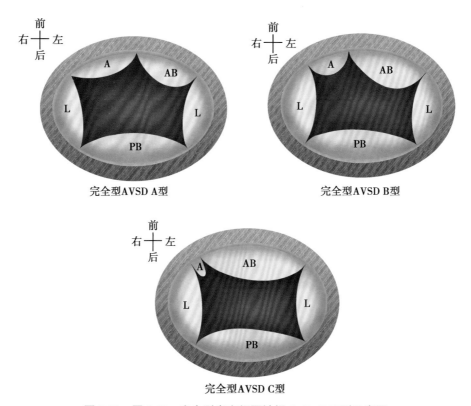

完全型AVSD A型

完全型AVSD B型

完全型AVSD C型

图 7-10 ~ 图 7-12 完全型房室间隔缺损 A、B、C 三型示意图

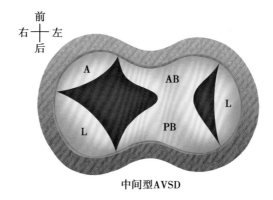

中间型AVSD

图 7-13 中间型房室间隔缺损示意图

房室间隔缺损与唐氏综合征间有着密切的关系。唐氏综合征患儿房室间隔缺损的发病率要比染色体正常儿童高 1 000 倍。虽然其他类型的房室间隔缺损也可以发生于唐氏综合征患儿，但唐氏综合征最常见于完全型房室间隔缺损患儿。在唐氏综合征患儿也可见其他非心脏畸形，如肠道闭锁、肛门闭锁及先天性巨结肠等。近来，有人提出唐氏综合征细胞附着分子编码基因可能是发生房室间隔缺损的候选基因。不同形式的家族性房室间隔缺损也见报道。房室间隔缺损还常见于内脏反位综合征，尤其是无脾型内脏反位综合征。

上皮细胞 - 间充质转化时导致心内膜垫（瓣膜和间隔的原基）的形成。心内膜垫分为上、下、左和右四部分，至少有一部分的房室管间隔和房室瓣由上和下心内膜垫形成。若心内膜垫未能融合（通常可能是由于间充质细胞异常迁移形成），房间隔和室间隔的房室管部分无法发育，则三尖瓣和二尖瓣就会形成共同房室瓣。

二、病理解剖与分型

（一）病理解剖

1. 正常房室间隔的解剖特点　在正常心脏的左、右心室间有室间隔，左、右心房间有房间隔，房间隔中部存在着卵圆孔房间隔通道，室间隔上段与房间隔下段相延续，二尖瓣前叶与三尖瓣隔叶错位附着于室间隔的左、右两侧，二尖瓣前叶与三尖瓣隔叶之间的间隔既不是房间隔，也不是室间隔，是分隔左心室与右心房的间隔，即为房室间隔，房室间隔的形成是由于三尖瓣附着点位置与二尖瓣相比更靠近室间隔的心尖部所致（图 7-14）。房室间隔又分为膜部和肌部两个部分，靠前的为膜部，分隔右心房与左心室流出道，靠后的为肌部，分隔右心房与左心室流入道。正常心脏两侧房室瓣环呈"8"字形，主动脉根部楔于两侧房室瓣环之间（图 7-15）。当发生房室间隔缺损时必定伴发房室瓣的发育及附着点位置等异常。

2. 房室间隔缺损的解剖特点　房室间隔缺损畸形的本质是房室间隔缺损后所致的两个基本病理改变：①房间隔与室间隔因房室间隔的缺失而不能相连；②左右心房室瓣环不能分开，形成共同的房室瓣环，房室瓣口可以是一个或两个。

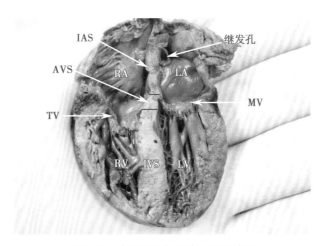

图 7-14　房室间隔的正常解剖示意图

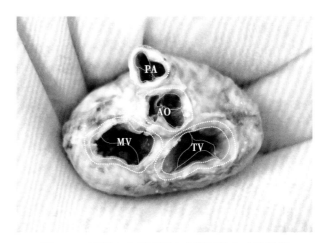

图 7-15　正常心底部两侧房室瓣环及主动脉根部楔于两侧房室瓣环之间解剖示意图

房室间隔缺损虽有不同类型，但均具有以下共同的病理改变：

（1）主动脉根部位置异常：原镶嵌于左右心房室瓣环之间的主动脉根部前移，位于共同房室瓣环前方（图 7-16）。

（2）共同房室瓣环及房室瓣异常：由于房室间隔缺损，房间隔与室间隔不能直接连接而导致形成共同的房室瓣环，即使是房室瓣的前桥瓣与后桥瓣间有舌带样纤维组织相连并附着室间隔嵴顶形成 2 个房室孔，其房室瓣环仍是共同的（图 7-17）。

左右心房室瓣不能保持二尖瓣和三尖瓣的正常形态，因此当分隔成 2 个房室孔时，分别称为左侧房室瓣或右侧房室瓣。房室间隔缺损时房室瓣

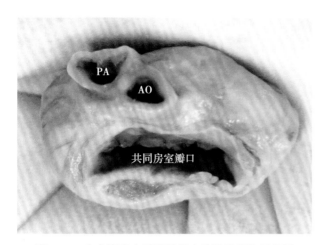

图 7-16　完全型房室间隔缺损主动脉根部位于共同房室瓣环前方解剖示意图

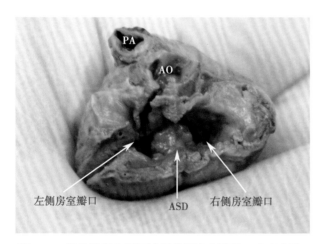

图 7-17　部分型房室间隔缺损共同房室瓣环、2 个房室孔，主动脉根部前移解剖示意图

形成总共 5 个瓣叶的房室瓣格局(少数为 4 个或 6 个瓣叶)，即前桥瓣、后桥瓣、左侧瓣、右侧瓣和右前外侧瓣(图 7-18)，其中前桥瓣、后桥瓣和左侧瓣构成左侧房室瓣，前、后桥瓣在室间隔左侧的交界点习惯称为"二尖瓣前叶裂"，而本质上并非真正裂缺，加上左侧瓣，所以有人将其称为"三瓣叶化的左侧房室瓣"，其解剖结构和功能均不同于正常的二尖瓣，外科手术修补裂口不能改造成正常的二尖瓣形态；同样右侧房室瓣由前桥瓣、右前外侧瓣、后桥瓣和右侧瓣构成四瓣叶或三瓣叶格局(前桥瓣无骑跨时为三瓣叶格局)，前桥瓣多有分裂，右前外侧瓣的大小因前桥瓣分裂的部位不同而不同，实际上右前外侧瓣和前桥瓣为一个整体，前桥瓣无骑跨于室间隔时，右前外侧瓣最大(图 7-19)，前桥瓣骑跨于室间隔占据右前外侧瓣部分区域时右前

外侧瓣为中等大小(图 7-20)，前桥瓣骑跨于室间隔并几乎占据右前外侧瓣区域时，右前外侧瓣最小(图 7-21)，这也是对完全型房室间隔缺损分为 A、B、C 三型的重要依据。通常后桥瓣不分裂，发育不良，瓣叶增厚。

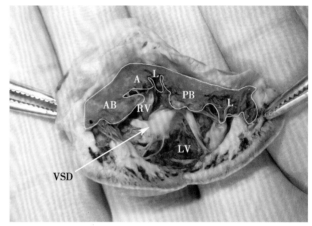

图 7-18　完全型房室间隔缺损共同房室瓣、5 个瓣叶解剖示意图

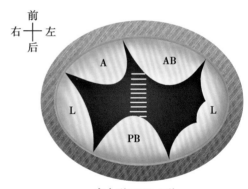

完全型 AVSD A 型

图 7-19　完全型房室间隔缺损 A 型、5 个瓣叶示意图

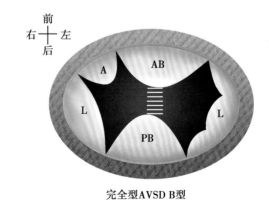

完全型 AVSD B 型

图 7-20　完全型房室间隔缺损 B 型、5 个瓣叶示意图

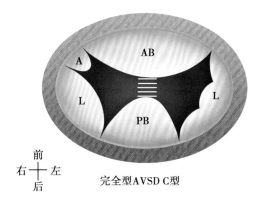

图 7-21 完全型房室间隔缺损 C 型、5 个瓣叶示意图

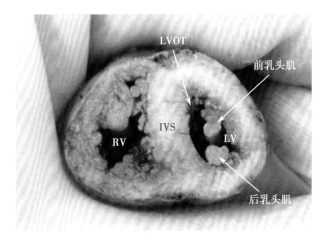

图 7-23 房室间隔缺损左室乳头肌解剖示意图

房室间隔缺损时的心室乳头肌的位置异常。正常心脏左室乳头肌为前外侧与后内侧乳头肌,位置呈倾斜排列(图 7-22)。而房室间隔缺损时,左室 2 个乳头肌在左室侧壁上呈前后平行排列,主要是后内侧乳头肌位置的变化(图 7-23)。单乳头肌或 2 个乳头肌靠近,功能上类似单乳头肌也较常见,腱束附着异常,腱束融合、缩短或延长等通常伴随乳头肌异常存在。右室乳头肌位置基本正常,前外侧乳头肌分叉基底增大,内乳头肌的位置在不同类型房室间隔缺损不尽相同,甚至消失。

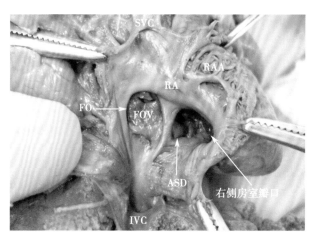

图 7-24 部分型房室间隔缺损解剖示意图 1
右房面见原发孔型房间隔缺损,卵圆孔被卵圆孔瓣覆盖。

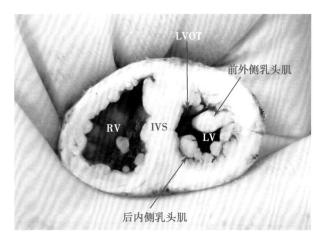

图 7-22 正常胎儿左室乳头肌解剖示意图

(3)原发孔型房间隔缺损:通常原发孔型房间隔缺损较大,下缘为向下移位的房室瓣,上缘为新月状边缘的房间隔组织,房间隔组织的前后下端与房室瓣环不融合(图 7-24,图 7-25A、B)。位于原发孔房间隔缺损后上方正常的卵圆孔及卵圆孔瓣结构可以存在,但多伴有卵圆孔瓣的残缺(图 7-26),或失去正常卵圆孔及卵圆孔瓣结构而呈筛孔状房间隔组织残存(图 7-27A、B)。如果房间隔缺损巨大

时,可为原发孔型房间隔缺损伴有继发孔型房间隔缺损,甚至形成共同心房。原发孔型房间隔缺损也可以很小,偶尔房室瓣与房间隔缺损的下缘粘连而呈现房间隔完整,形成原发孔型房间隔缺损闭合的特殊型(图 7-28A、B)。

(4)流入道部室间隔缺损:室间隔缺损,通常是流入道部缺损,位于室间隔的后部,沿着房室瓣的隔瓣,延伸至膜部室间隔。该缺损位置造成室间隔嵴呈"掏空样"改变,形成勺状凹陷的室间隔(图 7-29)。从左室面观察,缺损的前上部是主动脉根部,后上部是原发孔型房间隔缺损残存的下缘,下部为肌部室间隔(图 7-30)。房室间隔缺损均存在延伸范围不同的流入道部室间隔缺损,如果房室瓣向下移位,前、后桥瓣黏附于勺状凹陷的室间隔嵴顶时可不呈现室间隔缺损(图 7-31)。流入道部

室间隔缺损导致左心室流入道长度（房室瓣附着处至心尖距离）短于流出道长度（主动脉瓣至心尖距离）（图 7-32），而在正常心脏，左室流入道长度与流出道长度相同（图 7-33）。

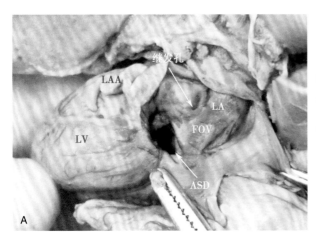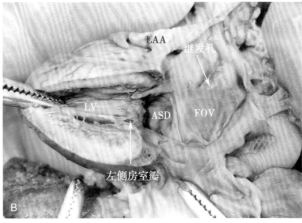

图 7-25　部分型房室间隔缺损解剖示意图 2

A. 左房面见原发孔型房间隔缺损；B. 左房面 + 左室面见原发孔型房间隔缺损，不伴有室间隔缺损。

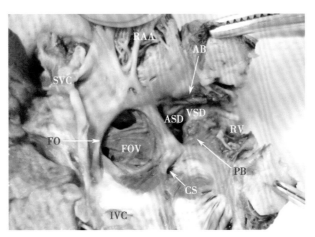

图 7-26　完全型房室间隔缺损（左房面 + 左室面）解剖示意图

见卵圆孔瓣有残缺，原发孔型房间隔缺损与室间隔缺损融合为一个大缺损。

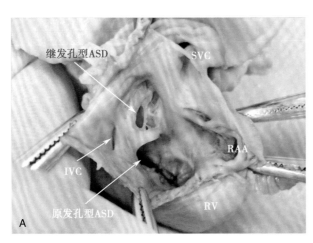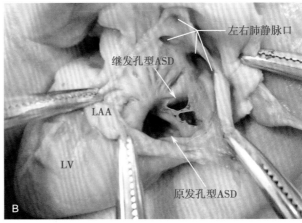

图 7-27　完全型房室间隔缺损解剖示意图

A. 右房面见原发孔型房间隔缺损合并继发孔型房间隔缺损（筛孔状）；

B. 左房面见原发孔型房间隔缺损合并继发孔型房间隔缺损（筛孔状）。

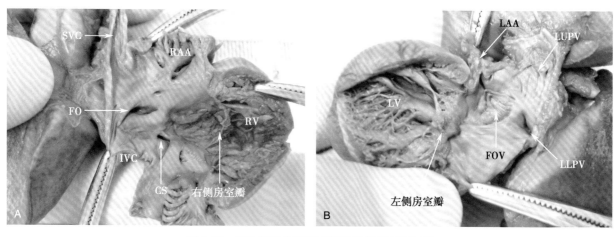

图 7-28 特殊型部分型房室间隔缺损解剖示意图

A. 右侧房室剖面未见原发孔型房间隔缺损及室间隔缺损；B. 左侧房室剖面未见原发孔型房间隔缺损及室间隔缺损。

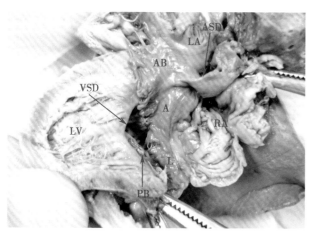

图 7-29 完全型房室间隔缺损左室解剖示意图

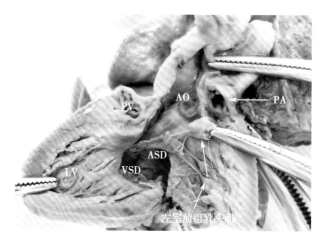

图 7-30 完全型房室间隔缺损左室流出道解剖示意图

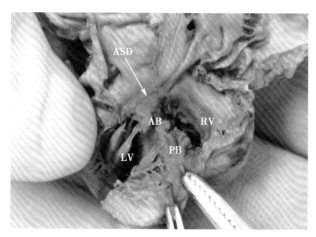

图 7-31 部分型房室间隔缺损解剖示意图 3

见室间隔嵴顶有前后桥瓣黏附将房室瓣口分为 2 个孔，未见室间隔缺损。

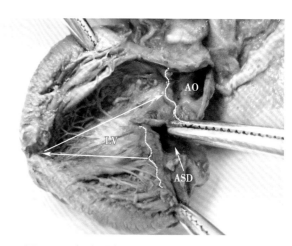

图 7-32 部分型房室间隔缺损解剖示意图 4

左侧房室瓣口及左室流出道剖面图见左心室流入道长度短于左心室流出道。

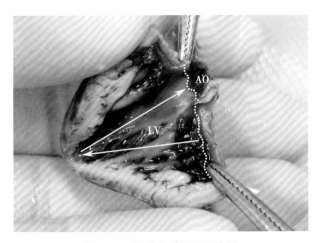

图 7-33　正常心脏解剖示意图
左侧房室瓣口及左室流出道剖面图见左心室流入道
长度与左心室流出道相同。

（5）左室流出道延长：正常心脏两侧房室瓣环呈"8"字形，主动脉根部位于正常的二尖瓣环与三尖瓣环之间。房室间隔缺损则为共同房室瓣环，主动脉根部较正常（位于正常的二尖瓣环与三尖瓣环之间）更靠前，主动脉根部位置的这一异常变化，使其与左侧房室瓣环距离延长，导致左心室流出道延长呈"鹅颈"样变（图 7-34）。虽然左室流出道狭长，但多无梗阻，这是由于室间隔的后部缺损，并沿着房室瓣的隔瓣延伸至室间隔膜部，其狭长的左室流出道主要是前桥瓣与缺损的前上缘构成（图 7-35）。也可因有腱束附着于左心室流出道，或左心室流出道部有纤维肌肉嵴形成狭窄。

（6）心脏外形及左右心室比例：房室间隔缺损时的心脏外形存在较大差异，不管是完全型房室间隔缺损还是部分型房室间隔缺损，在室间隔缺损越小，室间隔嵴顶越靠近房室瓣环时，心脏外形可正常或接近正常的圆锥形（图 7-36），当室间隔缺损较大时，其心脏外形失去正常的圆锥形而呈现心室左右径大于前后径，表现为扁平状心脏外形（图 7-37A、B）。左右心室"不均衡"通常为共同房室瓣与两个心室间的对位"不均衡"，房室瓣较多地与一侧心室相通，通常对侧心室发育不良。房室间隔缺损病例中不均衡者占 10%，右心为主的不均衡型房室间隔缺损可导致另一种类型的左室发育不良综合征（图 7-38）。左心为主型的不均衡型房室间隔缺损较少见，可以有右室流出道梗阻。

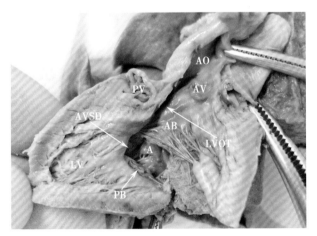

图 7-34　完全型房室间隔缺损解剖示意图 1
左侧房室瓣口及左室流出道剖面图见左心室流出道
延长呈"鹅颈"样。

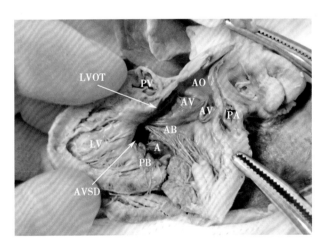

图 7-35　完全型房室间隔缺损解剖示意图 2
左室流出道剖面图见 AVSD 与左室流出道及
前桥瓣位置关系。

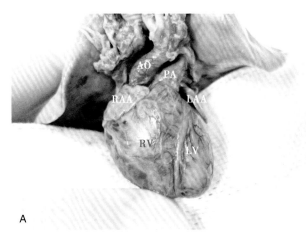
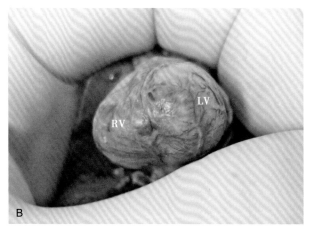

图 7-36　部分型房室间隔缺损解剖示意图 1
A. 心脏外形正常（正面观）；B. 心脏呈圆锥形（心尖轴向视角）。

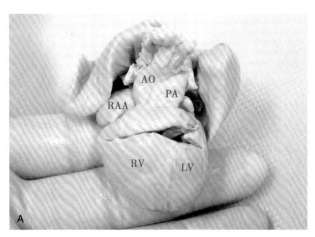
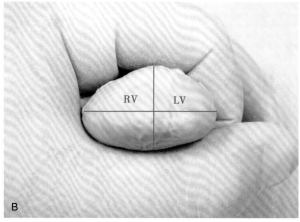

图 7-37　完全型房室间隔缺损解剖示意图 3
A. 心脏外形失常，左右径增大（正面观）；B. 心脏失去圆锥形，左右径显著大于前后径（心尖轴向视角）。

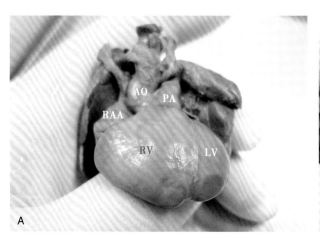
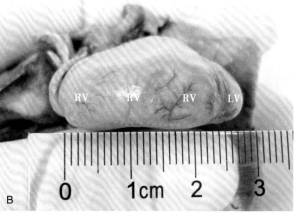

图 7-38　部分型房室间隔缺损解剖示意图 2
A. 心脏外形失常，左右径增大（正面观）；B. 心脏失去圆锥形，左右径显著大于前后径，
右心室显著大于左心室（心尖轴向视角）。

（二）房室间隔缺损的分型

房室间隔缺损是房室间隔缺损和房室瓣畸形的一组病变,分型取决于前后桥瓣之间以及桥瓣与房间隔、室间隔的关系。根据前后桥瓣有无舌带样纤维组织连接及桥瓣与房间隔、室间隔的附着关系,将房室间隔缺损分为部分型、中间型(过渡型)和完全型,以部分型最为多见,完全型次之,中间型(过渡型)最为少见。

（1）部分型房室间隔缺损:由于心内膜垫发育障碍,第一房间隔未能与心内膜垫汇合,导致原发孔型房间隔缺损,其下缘为左右房室瓣环的结合部,缺损的后下缘接近房室结。左侧心内膜垫前后结节分离,形成"二尖瓣前瓣裂缺"(左侧房室瓣)和/或"三尖瓣隔瓣裂缺"(右侧房室瓣),由于前后桥瓣间的舌带样纤维组织相连,将共同房室瓣口一分为二,且附着于室间隔的嵴顶部,但左右房室瓣环分隔尚完整(图7-39),左侧房室瓣环与右侧房室瓣环均附着于室间隔嵴顶,处于同一水平,瓣下无室间隔缺损。形成原发孔型房间隔缺损的病理改变,室间隔水平无交通,分流仅发生于心房水平(图7-40A、B)。左侧房室瓣的裂缺可自瓣膜的游离缘至瓣环,分裂的瓣膜组织边缘常增厚卷曲,导致瓣膜关闭不全。部分型房室间隔缺损(partial atrioventricular septal defect,PAVSD)虽不伴有室间隔缺损,但可有左心室-右心房通道缺损,发生左室-右房分流。

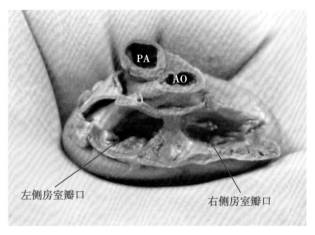

图 7-39　部分型房室间隔缺损解剖示意图 3
主动脉根部前移,主动脉根部不能正常的楔于两侧房室瓣环之间,左右2个房室瓣环尚完整。

部分型房室间隔缺损中还有一种不同于上述病理解剖特点的特殊类型的房室间隔缺损,笔者称其为原发孔闭合型房室间隔缺损。该型特点是无原发孔型房间隔缺损,多伴有室间隔缺损,少数室间隔完整,房室瓣口亦分为左、右2个瓣口,房室瓣仍分为左、右两组房室瓣,附着点位同一水平。心房水平无原发孔型房室间隔缺损所致的分流,伴有室间隔缺损者存在心室水平分流,如不伴有室间隔缺损者也无心室水平分流,仅有卵圆孔分流,临床上较少见(图7-41A、B)。

部分型房室间隔缺损的主要病理解剖特点为原发孔型房间隔缺损及房室瓣病变,不伴有房室瓣裂缺病变的原发孔型房间隔缺损不应诊断为部分型房室间隔缺损。

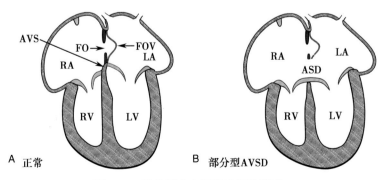

图 7-40　部分型房室间隔缺损示意图
A.正常心脏结构示意图;B.部分型房室间隔缺损示意图。

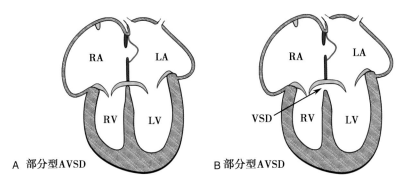

图 7-41 部分型房室间隔缺损特殊类型示意图

A.原发孔闭合不伴室间隔缺损示意图;B.原发孔闭合伴室间隔缺损示意图。

（2）过渡型房室间隔缺损:又称为过渡型房室通道,系前桥瓣与后桥瓣间有舌带样纤维组织连接,将共同房室瓣口分成 2 个房室孔。但舌带样纤维组与勺状凹陷的室间隔嵴顶部无附着或附着不紧密,则形成心房、心室的双水平分流,称为过渡型房室间隔缺损(transition atrioventricular septal defect,TAVSD)（图 7-42）。

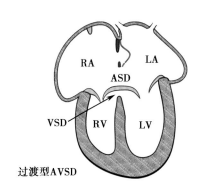

图 7-42 过渡型房室间隔缺损示意图

（3）完全型房室间隔缺损:完全型房室间隔缺损(complete atrioventricular septal defect,CAVSD)的主要病理解剖特点是原发孔型房间隔缺损、共同房室瓣、室间隔缺损(图 7-43),通常是流入道部室间隔缺损,位于室间隔的后部,沿着房室瓣的隔瓣,延伸至膜部室间隔,该缺损的位置造成室间隔嵴呈"掏空样"改变(图 7-44A、B)。1966 年,Rastelli 根据前桥瓣的骑跨程度及是否与右室乳头肌或室间隔附着将完全型房室间隔缺损分为 A、B、C 三个亚型。

1）A 型:前桥瓣在室间隔处无明显骑跨,前桥瓣完全在左心室,右前外侧瓣完全在右心室,前桥瓣与右前外侧瓣交界处腱索附着于勺状凹陷室间隔嵴顶部(图 7-45)。多见于唐氏综合征,容易造成左心流出道梗阻。

2）B 型:前桥瓣轻度骑跨,分裂的部位在右心室,右前外侧瓣较小,与右前外侧瓣交界处腱索附着于室间隔右心室面异常乳头肌上(图 7-46)。

3）C 型:前桥瓣明显骑跨,与发育不良的右前外侧瓣融合成一个瓣叶(不能分辨左右),无腱索附着于室间隔嵴上,呈漂浮状(图 7-47A、B)。极度骑跨的前桥瓣的腱索附着于右室游离壁。

完全型房室间隔缺损多数其左右房室瓣环与左右心室上下一致、左右对称,称为均衡型。若共同房室瓣主要开口于右心室,以致左侧心室变小呈右室优势型房室间隔缺损;共同房室瓣主要开口于左心室,以致右侧心室变小呈左室优势型房室间隔缺损;上述两种均为非均衡型房室间隔缺损(unbalanced atrioventricular septal defect)。

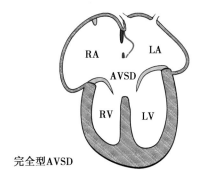

图 7-43 完全型房室间隔缺损示意图

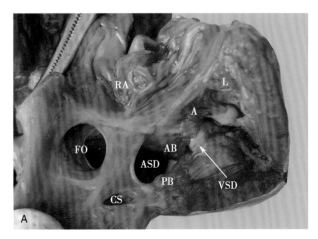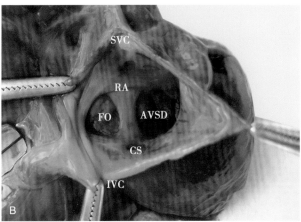

图 7-44　完全型房室间隔缺损解剖示意图 1

A. 右侧房室剖面；B. 右心房及右心室流入道剖面。

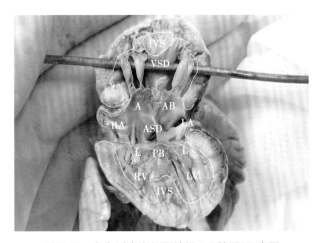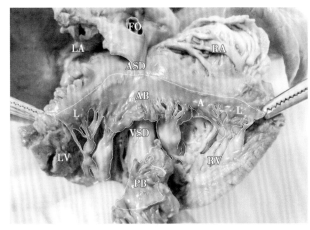

图 7-45　完全型房室间隔缺损 A 型解剖示意图　　　　图 7-46　完全型房室间隔缺损 B 型解剖示意图

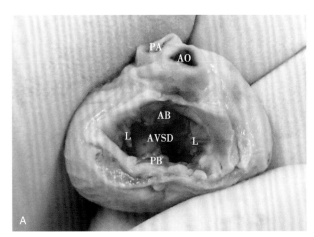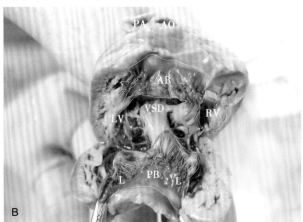

图 7-47　完全型房室间隔缺损 C 型解剖示意图

A. 共同房室瓣环；B. 剖开共同房室瓣环见极度骑跨的前桥瓣的腱索附着于右室游离壁。

完全型房室间隔缺损可以并存动脉导管未闭、继发孔型房间隔缺损、主动脉弓缩窄及其他部位的室间隔缺损。法洛四联症可与完全型房室间隔缺损并存，完全型房室间隔缺损、Rastelli 分类中的 C 型最常合并有法洛四联症，几乎均见于唐氏综合征患者。完全型房室间隔缺损还常常是内脏反位综合征的病变之一，并可见于其他复杂的先天性心脏病。

三、病理生理

房室间隔缺损对胎儿循环影响很小，除非共同房室瓣有严重反流。在宫内胎儿能很好地耐受原发孔型房间隔缺损和室间隔缺损。

部分型房室间隔缺损时，虽然存在原发孔房间隔缺损增加了右心房向左心房的分流途径，但因两心房间的压差较小对两心房间的血流动力学影响较小；由于胎儿心房与心室间存在较大压差，在伴有部分房室瓣畸形，如瓣叶裂、瓣叶发育不全或部分缺如及左心室与右心房通道时，便可产生房室瓣口的反流及左心室与右心房间的分流，其反流量相对较小，多不会导致容量负荷过重性心脏扩大，但大量反流时，则可引起全心扩大。部分型房室间隔缺损合并室间隔缺损及过渡型房室间隔缺损时，存在着心室水平的分流，但由于左、右心室间的压差较小，而且为双向分流，多不会引起心脏容量负荷增加。

完全型房室间隔缺损均伴有严重的房室瓣发育异常，在早孕 NT 检测阶段（11~13^{+6} 孕周）二维超声显示四腔心结构欠清晰时，彩色血流显示房室瓣口的反流伴 NT 增宽，完全型房室间隔缺损为其常见原因之一，但随着胎儿心脏发育至中、晚孕期，胎儿房室间隔缺损时的房室瓣反流检出率减少。由于在宫内心室负荷情况不同于生后，在胎儿期可能会看不到房室瓣的反流。实际上，如果在胎儿期有显著的房室瓣反流，则预示着严重的瓣膜异常，预后将会较差。如果房室瓣反流很严重，引起容量负荷过重，持续的严重房室瓣反流常会导致胎儿心力衰竭，胸、腹腔积液、心包积液及软组织水肿，胎死宫内等。

完全型房室间隔缺损胎儿有时可伴有完全性房室传导阻滞，可以单独发生在完全型房室间隔缺损，也可以见于内脏反位综合征。这类患儿即使出生后积极治疗其预后也很差。

四、超声扫查技巧及注意事项

（一）胎儿房室间隔缺损的超声扫查切面与要点

1. **部分型房室间隔缺损** 超声诊断部分型房室间隔缺损的扫查切面是四腔心切面＋房室瓣短轴切面＋左心室流出道长轴切面。部分型房室间隔缺损的解剖学特点是原发孔型房间隔缺损及房室间隔缺损所致的房室瓣附着室间隔嵴顶所形成左右房室瓣位于同一水平及房室瓣附着点较正常时更靠心尖（图 7-48）。四腔心切面能够显示原发孔型房间隔缺损、房室瓣位于同一水平及房室瓣附着点较正常时更靠心尖的异常声像图特点（图 7-49A、B）。正常胎儿心脏的房室长度比值为 0.5（图 7-50A、B 动📶），当心脏房室长度比值增加超过 0.6 时 83% 的胎儿患有房室间隔缺损，假阳性率为 5.7%（图 7-51A、B）。

心脏房室瓣短轴切面可以观察左右侧房室瓣的附着位置及形态，正常心脏房室瓣口二尖瓣前叶与室间隔分离，三尖瓣隔叶附着在室间隔上（图 7-52A、B 动📶），部分型及过渡型房室间隔缺损尽管也分为 2 个房室瓣口，但左右侧房室瓣在室间隔上是融合的，左侧房室瓣（相当于二尖瓣前叶）与室间隔间的分离征象消失（图 7-53A、B 动📶）。

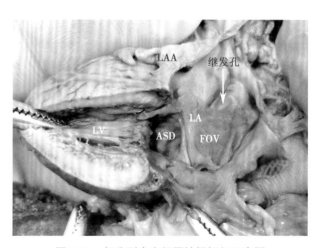

图 7-48　部分型房室间隔缺损解剖示意图

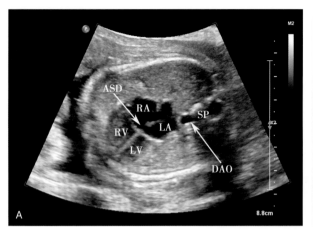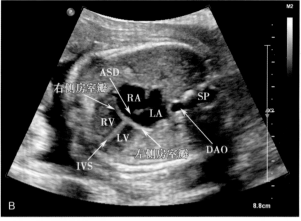

图 7-49 胎儿部分型房室间隔缺损超声示意图 1

A. 四腔心切面能够显示原发孔型房间隔缺损、房室瓣位于同一水平；B. 与 A 为同一幅图，对房室瓣、
室间隔及卵圆孔瓣进行勾画和标注。

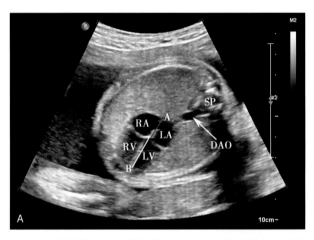

图 7-50 正常胎儿心脏超声示意图
A. 正常胎儿心脏的房（A 红色线段）
室（B 白色线段）长度比值为 0.5；
B. 图 A 动态图。

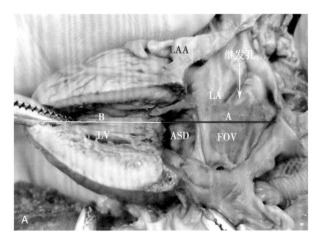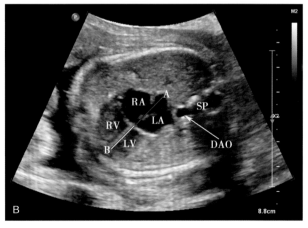

图 7-51 胎儿部分型房室间隔缺损超声示意图 2

A. 部分型房室间隔缺损解剖示意图显示原发孔型房间隔缺损、心脏房（A 红色线段）室（B 白色线段）长度比值增加；
B. 部分型房室间隔缺损超声图显示原发孔型房间隔缺损、心脏房（A 红色线段）室（B 白色线段）长度比值增加。

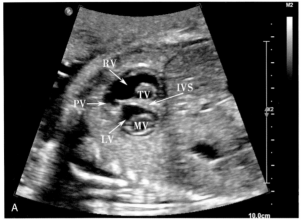

图 7-52　正常胎儿心脏房室瓣短轴切面超声示意图
A. 显示二尖瓣前叶与室间隔是分离的,三尖瓣隔叶附着在室间隔上；
B. 图 A 动态图。

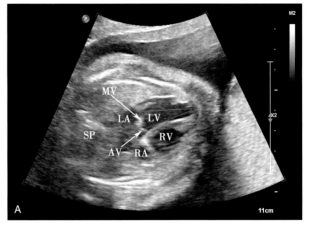

图 7-54　正常胎儿左心室流出道长轴切面超声示意图
A. 显示左心室流出道长径(红色线段)与左心室流入道长径(粉红色线段)相等；B. 图 A 动态图。

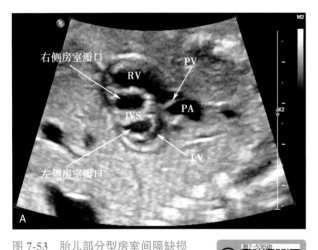

图 7-53　胎儿部分型房室间隔缺损房室瓣短轴切面超声示意图
A. 显示左右侧房室瓣在室间隔上是融合的,左侧房室瓣(相当于二尖瓣前叶)与室间隔间的分离征象消失；
B. 图 A 动态图。

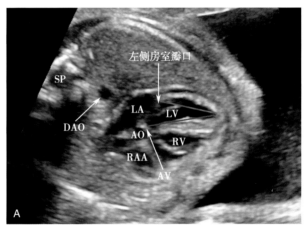

图 7-55　胎儿部分型房室间隔缺损左心室流出道长轴切面超声示意图
A. 显示左心室流出道长径(红色线段)长于左心室流入道长径(粉红色线段)；B. 图 A 动态图。

左心室流出道长轴切面可观察正常心脏左心室流出道部室间隔回声一致、内膜连续光整,二尖瓣前叶与主动脉后壁延续关系并可显示左心室流出道长径与左心室流入道长径相等(图 7-54A、B 动📶),部分型房室间隔缺损尽管较完全型房室间隔缺损病变较轻,但仍能显示左侧房室瓣前移,左侧房室瓣与主动脉后壁不能自然延续,左心室流出道部室间隔回声不均、内膜回声连续中断,左心室流出道长径长于左心室流入道长径(图 7-55A、B 动📶)。

2. **过渡型房室间隔缺损**　超声诊断过渡型与部分型房室间隔缺损的扫查切面相同,也是四腔心切面 + 房室瓣短轴切面 + 左心室流出道长轴切面。过渡型房室间隔缺损时舌带样纤维组织与勺状凹陷的室间隔嵴顶部无附着或附着不紧密,形成除了心房分流外,还存在心室水平的分流,但在室间隔嵴顶与桥瓣间的缺损较小时,二维超声不易与部分型房室间隔缺损区别,此时彩色多普勒血流显像有助于对心室水平有无分流的观测。

3. **完全型房室间隔缺损**　超声诊断完全型房

室间隔缺损的扫查切面是四腔心切面＋五腔心切面＋房室瓣短轴切面＋左心室流出道长轴切面。完全型房室间隔缺损的解剖学特点是原发孔型房间隔缺损与室间隔缺损融合形成跨越心房与心室的大型缺损及共同房室瓣（图7-56），四腔心切面能够显示原发孔型房间隔缺损与室间隔缺损融合形成跨越心房与心室的大型缺损及共同房室瓣口这一解剖学特征（图7-57A、B动🛜）。从四腔心切面向五腔心切面扫查的过程中有利于对前桥瓣及前桥瓣腱索附着位置的观察。

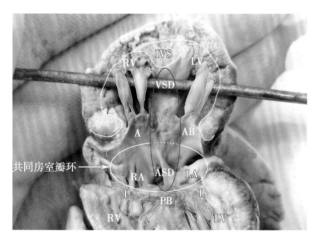

图 7-56　完全型房室间隔缺损解剖示意图

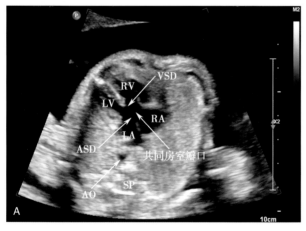

图 7-57　胎儿完全型房室间隔缺损四腔心切面超声示意图

A. 显示原发孔型房间隔缺损、室间隔缺损及共同房室瓣口；B. 图 A 动态图。

完全型房室间隔缺损时没有舌带样纤维组织连接，则形成一个共同房室瓣口（图7-58），心脏房室瓣短轴切面可以显示共同房室瓣口这一解剖学特征（图7-59A、B动🛜）。正常心脏为2个房室孔，2个房室瓣口分别位于室间隔两侧，室间隔左侧的二尖瓣呈"鱼口状"开放与闭合，二尖瓣前叶与室间隔分离，三尖瓣隔叶及前叶交汇处附着在室间隔上（图7-60A、B动🛜）。

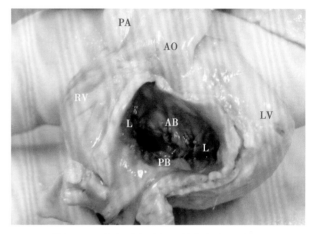

图 7-58　完全型房室间隔缺损解剖示意图

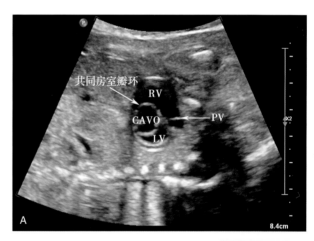

图 7-59　胎儿完全型房室间隔缺损房室瓣短轴切面超声示意图

A. 显示共同房室瓣环及瓣口；B. 图 A 动态图。

左心室流出道长轴切面显示左心室流出道延长呈"鹅颈"样表现，左室流出道部内膜回声增厚或中断（图7-61A、B、C动🛜）。虽然左室流出道狭长，但多无梗阻，这是由于室间隔的后部缺损，并沿着房室瓣的隔瓣延伸至室间隔膜部，其狭长的左室流出道主要是前桥瓣与缺损的前上缘构成。正常心脏左心室流出道部室间隔回声一致、内膜连续光整，二尖瓣前叶与主动脉后壁延续关系并可显示左心室流出道长径与左心室流入道长径相等（图7-62A、B动🛜）。

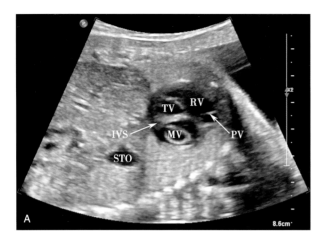

图 7-60　正常胎儿心脏房室瓣短轴切面超声示意图

A. 显示 2 个房室孔，二尖瓣呈"鱼口状"开放与闭合，二尖瓣前叶与室间隔分离，三尖瓣隔叶及前叶交汇处附着在室间隔上；B. 图 A 动态图。

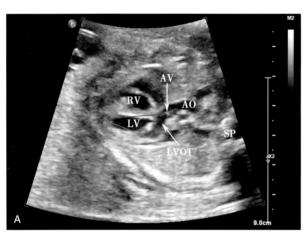

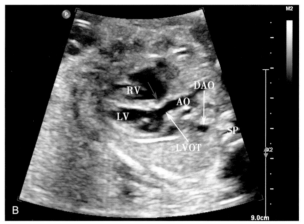

图 7-61　胎儿完全型房室间隔缺损左心室流出道长轴切面超声示意图

A. 显示左心室流出道延长呈"鹅颈"样表现（心室舒张期）；B. 左室流出道室间隔内膜回声增厚或中断（红色箭头）（心室收缩期）；C. 图 A、B 动态图。

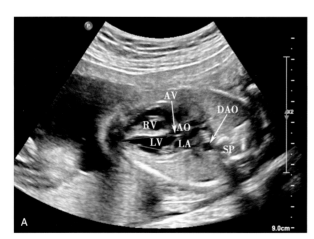

图 7-62　正常胎儿心脏左心室流出道长轴切面超声示意图

A. 显示左心室流出道长径（红色线段）与左心室流入道长径（粉红色线段）相等；B. 图 A 动态图。

157

（二）胎儿房室间隔缺损产前超声诊断相关注意事项

1. 胎儿房室间隔缺损，尤其是完全型房室间隔缺损，是严重预后不良的胎儿先天性心脏病，产前超声检出胎儿房室间隔缺损对优生选择有重要意义。

2. 妊娠早期胎儿 11~13^{+6} 周 NT 增厚伴房室瓣反流时，则强烈提示存在胎儿房室间隔缺损可能（图 7-63A、B、C 动 📶、D），二维超声显示舒张期心脏中心缺损可以作出早期诊断（图 7-64A、B、C 动 📶）。如果缺损很大，图像类似于单心室时，如能经阴道超声检查图像更清晰，可对其鉴别。笔者诊断的胎儿房室间隔缺损最小孕周是 12 周，通常在孕 18~20 周可作出产前诊断。

3. **胎儿房室瓣在室间隔附着点的观察**　胎儿

房室间隔缺损超声筛查最敏感的征象是四腔心切面显示正常二尖瓣与三尖瓣附着点错位征象消失，两侧房室瓣附着点位于同一水平，提示胎儿二尖瓣与三尖瓣间的房室间隔缺失（图 7-65A、B 动 📶），但在扫查声束与房室间隔垂直时就不易观察正常二尖瓣与三尖瓣在室间隔附着点错位征象（图 7-66A、B 动 📶），而在扫查声束与房室间隔平行时可出现正常二尖瓣与三尖瓣附着点错位征象消失，两侧房室瓣附着点位于同一水平的假象（图 7-67A、B 动 📶），此时改变扫查声束与房室间隔呈 45° 角时，两侧房室瓣附着点位于同一水平的假象消失（图 7-68A、B 动 📶），另外正常胎儿心脏的房室长度比值为 0.5，而胎儿房室间隔缺损时心脏房室长度比值多 >0.6。

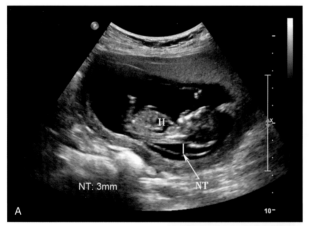

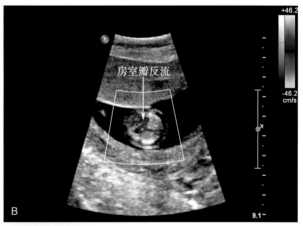

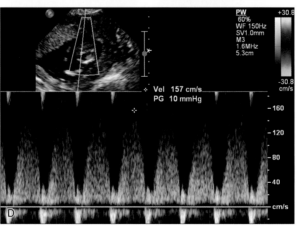

图 7-63　孕 12 周胎儿 NT 增宽伴房室瓣反流超声示意图
A. 显示胎儿 NT 3mm；B. 彩色血流显示房室瓣口反流；C. 图 B 动态图；D. 房室瓣口反流速度 157cm/s。

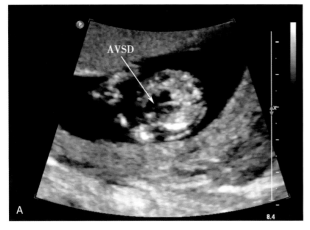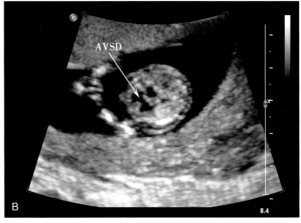

图 7-64　孕 12 周胎儿四腔心切面显示心脏中心缺损超声示意图

A. 心脏舒张期显示心脏中心缺损；B. 心脏收缩期显示心脏中心缺损；C. 图 A、B 动态图。

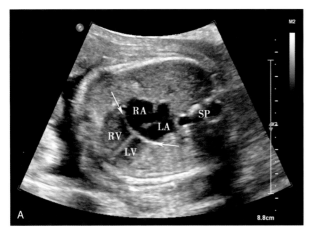

图 7-65　胎儿部分型房室间隔缺损
超声示意图

A. 四腔心切面显示两侧房室瓣附着
点位于同一水平；B. 图 A 动态图。

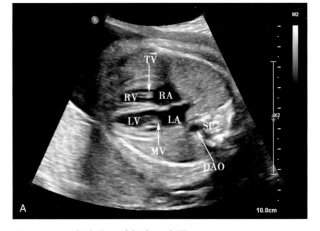

图 7-66　正常胎儿心脏超声示意图

A. 胸骨旁四腔心切面显示三尖瓣
与二尖瓣附着点不明确；B. 图 A 动
态图。

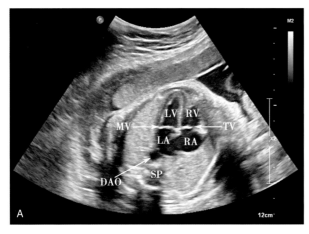

图 7-67　正常胎儿心脏超声示意图
（与图 7-66 为同一胎儿）1

A. 心尖四腔心切面显示三尖瓣与二尖
瓣附着点错位征象消失、呈位于同一水
平的假象；B. 图 A 动态图。

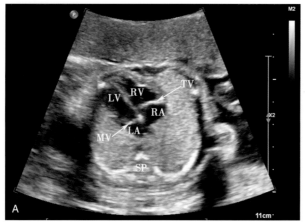

图 7-68　正常胎儿心脏超声示意图
（与图 7-66 为同一胎儿）2
A. 扫查声束与房室间隔呈 45° 角时的
四腔心切面，利于显示三尖瓣与二尖瓣
附着点及观察有无错位征象；B. 图 A
动态图。

　　4. 原发孔型房间隔缺损与冠状静脉窦增宽所致的假象鉴别　永存左上腔静脉时，增宽的冠状静脉窦在胎儿四腔心切面扫查过程中可显示酷似原发孔型房间隔缺损的假象（图 7-69A、B 动🛜），但在显示酷似原发孔型房间隔缺损的假象时，不能显示左心房经二尖瓣口与左心室的连接，这与清晰显示 4 个心腔及 2 个房室瓣口时所显示的原发孔型房间隔缺损不同，更重要的是扫查声束继续向胎儿头侧调整显示 4 个心腔及 2 个房室瓣口时，该酷似原发孔型房间隔缺损的假象消失，同时在左房室沟处显示增宽的冠状静脉窦可予以鉴别（图 7-70A、B 动🛜）。彩色血流可显示冠状静脉窦血流引入右心房（图 7-71A、B 动🛜），也与原发孔型房间隔缺损时左、右心房及心房与心室间的分流不同。

　　5. 孤立性流入道部室间隔缺损与房室间隔缺损鉴别　孤立性流入道部室间隔缺损部位是室间隔的流入道部，而房室间隔缺损通常也为流入道部室间隔缺损，因此孤立性流入道部室间隔缺损可能会被误诊为房室间隔缺损，但孤立性流入道部室间隔缺损时，心脏为 2 个房室孔，2 个房室瓣口分别位于室间隔两侧，室间隔左侧的二尖瓣呈"鱼口状"开放与闭合，二尖瓣前叶与室间隔分离，三尖瓣隔叶及前叶交汇处附着在室间隔上可予以鉴别。

　　6. 所谓二尖瓣前瓣裂是在部分型或过渡型房室间隔缺损时前、后桥瓣在室间隔左侧的交界点习惯称为"二尖瓣前瓣裂"，而本质上并非真正裂缺，左心室短轴切面二尖瓣水平显示二尖瓣前瓣裂缺，断端指向室间隔，扫查声束向室间隔嵴顶调整可

显示左侧房室瓣与右侧房室瓣在室间隔嵴顶舌带样连接（图 7-72A、B、C 动🛜），部分型房室间隔缺损房室瓣与室间隔之间无缺损，或连接桥瓣与室间隔组织在心室收缩时突出右心室呈囊状，称为三尖瓣囊（图 7-73A、B、C 动🛜），彩色血流显示心房水平左向右分流，心室水平无明显分流（图 7-74A、B 动🛜）。无论出生前后"二尖瓣前瓣裂"均可引起收缩期左侧房室瓣反流（图 7-75A、B 动🛜）。

　　7. 原发孔闭合型房室间隔缺损　部分型房室间隔缺损中偶尔发现房室瓣和房间隔下部残端的粘连而呈房间隔完整，无原发孔型房间隔缺损，该类型不同于房室间隔缺损的常见类型中的任何一型，笔者称为原发孔闭合型房室间隔缺损，胎儿原发孔闭合型房室间隔缺损亦具有特征性声像图表现，即在四腔心切面显示心脏中央由正常的有房室瓣附着点错位征象的"十"字交叉图像变成无错位征象的"十"字交叉图像（可谓心脏中央真"十"字交叉图像），不伴有原发孔型房间隔缺损，室间隔可完整（图 7-76A、B 动🛜），值得注意的是扫查声束与房室间隔平行时，如图 7-67 所示正常胎儿心脏也可显示正常二尖瓣与三尖瓣附着点错位征象消失的假象，此时除了改变扫查声束与室间隔的角度外，通过心脏房室瓣短轴切面显示左右侧房室瓣在室间隔上是融合的，左侧房室瓣（相当于二尖瓣前叶）与室间隔间的分离征象消失则有助于对原发孔闭合型房室间隔缺损诊断（正常心脏房室瓣口二尖瓣前叶与室间隔分离，三尖瓣隔叶附着在室间隔上）。

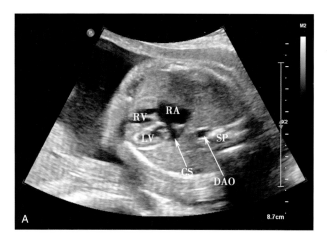

图 7-69 胎儿永存左上腔静脉超声
示意图
A. 四腔心切面显示增宽的冠状静脉
窦酷似原发孔型房间隔缺损的假象；
B. 图 A 动态图。

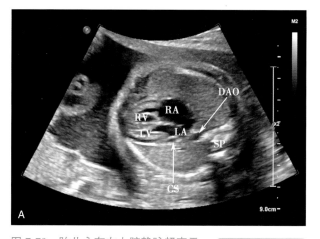

图 7-70 胎儿永存左上腔静脉超声示
意图（与图 7-69 为同一胎儿）1
A. 四腔心切面显示无房间隔缺损，
左房室沟处显示增宽的冠状静脉窦；
B. 图 A 动态图。

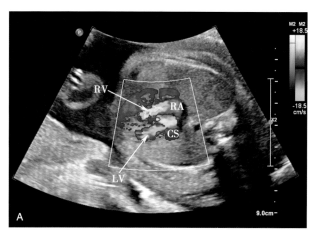

图 7-71 胎儿永存左上腔静脉超声
示意图（与图 7-69 为同一胎儿）2
A. 彩色血流可显示冠状静脉窦血流引
入右心房；B. 图 A 动态图。

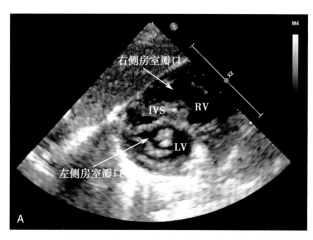

图 7-72 婴儿部分型房室间隔缺损超声示意图
A. 左心室短轴切面二尖瓣水平显示二尖瓣前瓣裂缺，断端指向室间隔；B. 扫查室间隔嵴顶时可显
示左侧房室瓣与右侧房室瓣在室间隔嵴顶舌带样连接；C. 图 A、B 动态图。

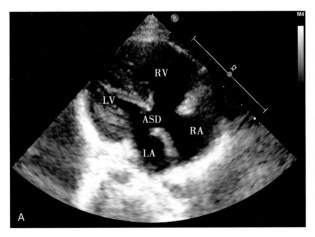
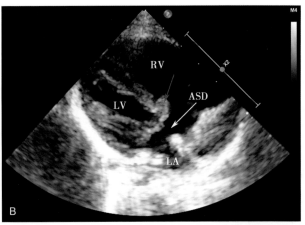

图 7-73　婴儿部分型房室间隔缺损超声示意图（与图 7-72 为同一婴儿）1
A. 舒张期四腔心切面显示原发孔型房间隔缺损；B. 心室收缩时连接桥瓣与室间隔组织突出右心室呈囊状；C. 图 A、B 动态图。

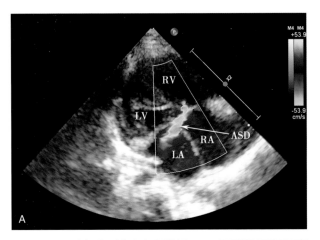

图 7-74　婴儿部分型房室间隔缺损超声示意图（与图 7-72 为同一婴儿）2
A. 彩色血流显示心房水平左向右分流，心室水平无明显分流；B. 图 A 动态图。

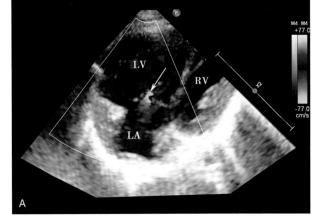

图 7-75　婴儿部分型房室间隔缺损超声示意图（与图 7-72 为同一婴儿）3
A. 彩色血流显示左侧房室瓣反流；B. 图 A 动态图。

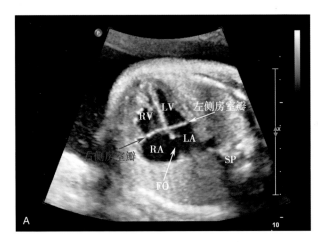

图 7-76　胎儿原发孔闭合型房室间隔缺损超声示意图
A. 胎儿四腔心切面显示左右侧房室瓣在室间隔上位于同一水平，无原发孔型房间隔缺损及室间隔缺损；B. 图 A 动态图。

笔者认为胎儿原发孔闭合型房室间隔缺损为部分型房室间隔缺损的特殊类型，其发生机制不清，推测可能在部分型或过渡型房室间隔缺损病理改变的基础上又发生了房室瓣和房间隔下部残端的粘连封闭了房间隔原发孔缺损，而形成原发孔闭合型房室间隔缺损。

8. 原发孔型与继发孔型房间隔缺损　房室间隔缺损时的房间隔缺损可为单纯原发孔型房间隔缺损，房间隔、卵圆孔及卵圆孔瓣结构存在（图 7-77A、B、C 动🛜），但更多为原发孔型房间隔缺损合并继发孔型房间隔缺损，甚至整个房间隔缺失呈单心房。

9. 心内和心外畸形　胎儿房室间隔缺损极易合并其他心血管畸形，如法洛四联症、右室双出口、肺动脉狭窄及闭锁、完全型大动脉转位等，也易合并其他脏器畸形，如唇腭裂、十二指肠闭锁等，有报道72% 的房室间隔缺损合并心血管或其他脏器畸形。非均衡型房室间隔缺损可导致心室比例失调伴一侧心室发育不良。房室间隔缺损还可合并主动脉缩窄，导致左心室变小或偶见主动脉弓严重发育不良，其血流动力学改变类似左心发育不良综合征。

房室间隔缺损心外畸形主要包括染色体异常，最常见于 21- 三体综合征，18- 三体综合征和 13- 三体综合征较少见。40%~45% 的 21- 三体综合征患儿存在先天性心脏病，其中 40% 为房室间隔缺损，以完全型房室间隔缺损常见。胎儿期房室间隔缺

损为孤立性病变时，58% 的病例伴随 21- 三体综合征。产前约 1/3 的内脏异位综合征病例存在房室间隔缺损。当房室间隔缺损伴发内脏异位时，基本上不增加发生染色体异常的风险，但由于心内和心外畸形并发导致预后差。

五、胎儿超声心动图诊断

1. 部分型房室间隔缺损　四腔心切面可以显示部分型房室间隔缺损时原发孔型房间隔缺损与两侧房室瓣附着室间隔同一水平病理解剖特点，表现为心脏中央由正常的"十"字交叉图像变成"T"字形声像图特征（图 7-78A、B、C 动🛜）。关注"T"字形声像图特征实际上是抓住了胎儿部分型房室间隔缺损时原发孔型房间隔缺损和两侧房室瓣附着室间隔同一水平的声像图要点，可以提高胎儿部分型房室间隔缺损的检出率。此外注意心脏房室长度比值增加（正常胎儿心脏的房室长度比值为 0.5）也有助于部分型房室间隔缺损检出（图 7-79A、B 动🛜）。

胎儿部分型房室间隔缺损时原发孔型房间隔缺损常合并继发孔型房间隔缺损，若房间隔卵圆孔及卵圆孔瓣结构存在时，在胸骨旁四腔心切面除显示原发孔型房间隔缺损外，还能看到卵圆孔及卵圆孔瓣结构存在，结合卵圆孔房间隔通道切面还可以将卵圆孔瓣对卵圆孔覆盖情况做出评估（图 7-80A、B 动🛜）。

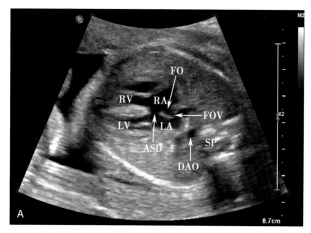
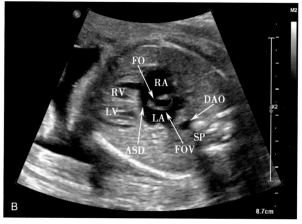

图 7-77　胎儿部分型房室间隔缺损超声示意图
A. 胸骨旁四腔心切面显示除原发孔型房间隔缺损外，房间隔、卵圆孔及卵圆孔瓣结构存在；
B. 与图 A 为同一心脏切面的不同时相（心室收缩期）；C. 图 A、B 动态图。

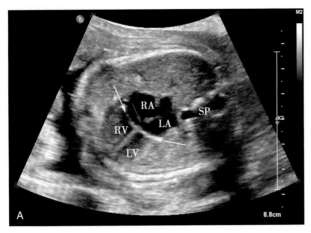

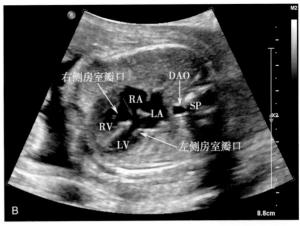

图 7-78　胎儿部分型房室间隔缺损超声示意图 1
A. 四腔心切面显示两侧房室瓣闭合与室间隔构成 "T" 字形声像图特征,红色箭头指向原发孔型房间隔缺损;B. 与图 A 为同一心脏切面的不同时相(心室舒张期),红色箭头指向原发孔型房间隔缺损;C. 图 A、B 动态图。

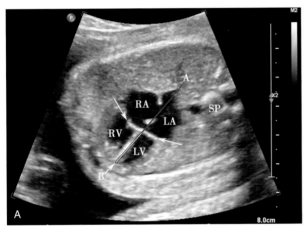

图 7-79　胎儿部分型房室间隔缺损超声示意图 2
A. 四腔心切面显示心脏房(A 红色线段)室(B 白色线段)长度比值增加(0.65);B. 图 A 动态图。

图 7-80　胎儿部分型房室间隔缺损超声示意图 3
A. 胸骨旁四腔心切面显示原发孔型房间隔缺损、卵圆孔及卵圆孔瓣结构存在;B. 图 A 动态图。

　　心脏心底短轴、房室瓣短轴及左心室短轴切面有着不同的异常声像图表现,在心底短轴切面可显示共同房室瓣环,原镶嵌于左右心房室瓣环之间的主动脉根部前移,位于共同房室瓣环前方(图 7-81A、B 动📶)。心脏房室瓣短轴切面显示左右侧房室瓣附着于室间隔同一水平并在室间隔上融合,正常的左侧房室瓣(相当于二尖瓣前叶)与室间隔间的分离征象消失(图 7-82A、B 动📶)。左心室短轴切面扫查声束从显示房室瓣短轴切面向心尖方向调整显示左心室短轴(二尖瓣口水平)切面,显示二尖瓣前瓣裂缺,断端指向室间隔(图 7-83A、B 动📶、C、D 动📶)。心脏房室瓣短轴及二尖瓣口水平短轴切面显示房室瓣裂缺病变是鉴别单纯原发孔型房间隔缺损与部分型房室间隔缺损的关键,不伴有房室瓣裂缺病变的原发孔型房间隔缺损不应诊断为部分型房室间隔缺损。

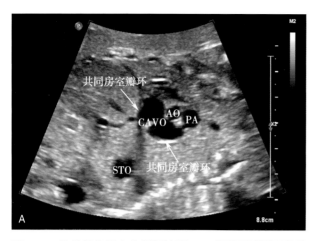

图 7-81　胎儿部分型房室间隔缺损
超声示意图 1
A.心底短轴切面显示共同房室瓣环，
主动脉根部前移；B.图 A 动态图。

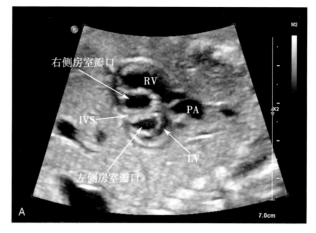

图 7-82　胎儿部分型房室间隔缺损
超声示意图 2
A.房室瓣短轴切面显示左右侧房室
瓣附着于室间隔同一水平，正常的左
侧房室瓣（相当于二尖瓣前叶）与室
间隔间的分离征象消失；B.图 A 动
态图。

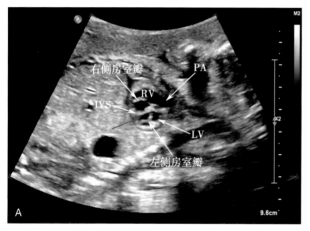

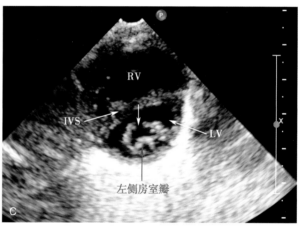

图 7-83　部分型房室间隔缺损超声示意图（图 A、B 为胎儿，图 C、D 为婴儿）
A.左心室短轴（二尖瓣口水平）切面，红色箭头指向二尖瓣前瓣裂缺；B.图
A 动态图；C.左心室短轴（二尖瓣口水平）切面，白色箭头指向二尖瓣前瓣裂
缺；D.图 C 动态图。

　　五腔心及左心室流出道长轴切面可观察部分
型房室间隔缺损左侧房室瓣前移，左侧房室瓣与主
动脉后壁不能自然延续，左心室流出道长径长于左
心室流入道长径（图 7-84A、B 动📶）。

　　彩色血流显示左、右心房血流在房间隔原发孔
缺损处相连通，心室舒张期四腔心血流呈"H"形
特点（图 7-85A、B 动📶），胎儿期房室瓣口收缩期反

流多不明显，但出生后婴幼儿收缩期多可显示两侧
房室瓣口反流（图 7-86A、B 动📶）。左心室短轴（二
尖瓣口水平）切面可显示二尖瓣前瓣裂缺处收缩期
反流血流（图 7-87A、B 动📶）；胎儿原发孔型房室间
隔缺损合并左室右房通道时可显示左心室与右心
房的分流（图 7-88A、B 动📶、C）。

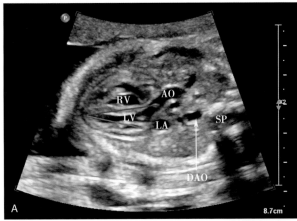

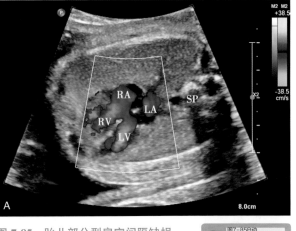

图 7-84 胎儿部分型房室间隔缺损超声示意图 3
A. 左心室流出道长轴切面显示流出道(红色线段)长于流入道(粉红色线段);B. 图 A 动态图。

图 7-85 胎儿部分型房室间隔缺损超声示意图 4
A. 四腔心切面显示心室舒张期四腔心血流呈"H"形;B. 图 A 动态图。

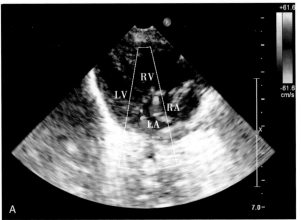

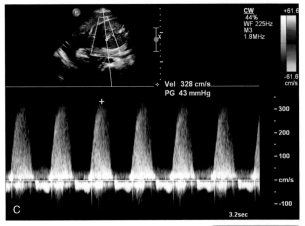

图 7-86 婴幼儿部分型房室间隔缺损 1
A. 四腔心切面显示收缩期两侧房室瓣反流;B. 图 A 动态图。

图 7-87 婴幼儿部分型房室间隔缺损 2
A. 左心室短轴(二尖瓣水平)切面显示二尖瓣前瓣裂缺处收缩期反流;B. 图 A 动态图。

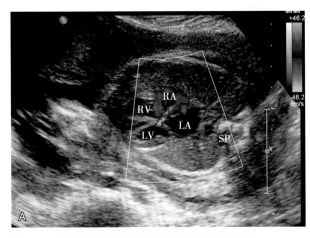

图 7-88 胎儿部分型房室间隔缺损超声示意图 5
A. 四腔心切面显示收缩期左心室 - 右心房分流;B. 图 A 动态图;C. 频谱多普勒显示分流速度为328cm/s。

2. **过渡型房室间隔缺损**　胎儿过渡型房室间隔缺损声像图表现也与部分型房室间隔缺损相似，不同之处是存在室间隔嵴顶与桥瓣间的室间隔缺损，但在室间隔嵴顶与桥瓣间的缺损较小时，二维超声不易与部分型房室间隔缺损区别，此时彩色多普勒血流显像有助于对心室水平有无分流的观测。声像图表现与部分型房室间隔缺损相似（图7-89A、B 动📶），不同的是伴有房室瓣下室间隔缺损（图7-90A、B 动📶）。

3. **完全型房室间隔缺损**　胎儿完全型房室间隔缺损在四腔心切面显示心脏中央十字交叉结构消失，房间隔下部与室间隔上部连续中断，舒张期显示房间隔缺损与室间隔缺损融合为跨越房室瓣口的大缺损，四腔心相互交通，收缩期显示共同房室瓣关闭呈线样交叉，关闭的房室瓣瓣上、下方可见房间隔缺损与室间隔缺损，并可见残存的房间隔与室间隔（图7-91A、B、C 动📶）。声束垂直房室间隔的四腔心切面有利于对残存的室间隔、房间隔、卵圆孔及卵圆孔瓣的观察（图7-92A、B、C 动📶）。残存的室间隔越小提示室间隔缺损越大病变越严重（图7-93A、B 动📶）。胎儿房室长度比值增加（正常值0.5）较部分型及过渡型房室间隔缺损更加明显（图7-94）。

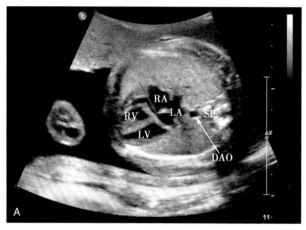

图 7-89　胎儿过渡型房室间隔缺损超声示意图

A. 四腔心切面显示两侧房室瓣闭合与室间隔构成"T"字形声像图特征，红色箭头指向原发孔型房间隔缺损；B. 图 A 动态图。

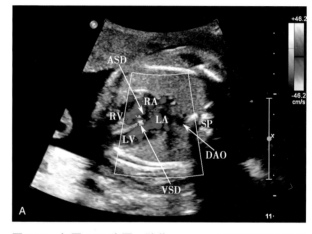

图 7-90　与图 7-89 为同一胎儿

A. 彩色血流显示房室瓣下室水平分流血流；B. 图 A 动态图。

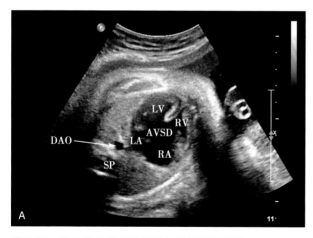

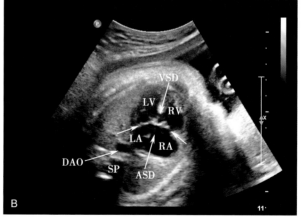

图 7-91　胎儿完全型房室间隔缺损超声示意图 1

A. 四腔心切面显示共同房室瓣开放，房室间隔缺损、四腔心相互交通；B. 与图 A 同一切面，四腔心切面显示共同房室瓣关闭，共同房室瓣关闭呈线样交叉，闭合的房室瓣上、下方可见房间隔缺损与室间隔缺损；C. 图 A、B 动态图。

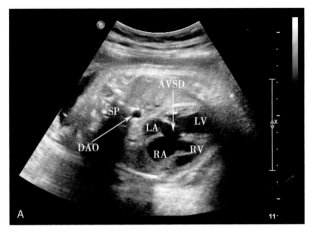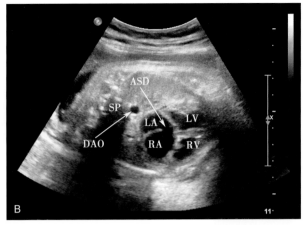

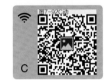

图 7-92　胎儿完全型房室间隔缺损超声示意图 2

A. 胸骨旁四腔心切面显示共同房室瓣开放、室间隔缺损、四腔心相互交通；B. 胸骨旁四腔心切面显示共同房室瓣关闭呈线样交叉,闭合的房室瓣上方可见房间隔缺损；C. 图 A、B 动态图。

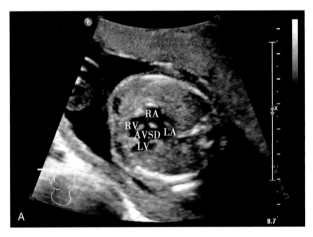

图 7-93　胎儿完全型房室间隔缺损超声示意图 3

A. 四腔心切面显示共同房室瓣开放、房室间隔缺损、四腔心相互交通,室间隔残端较小；B. 图 A 动态图。

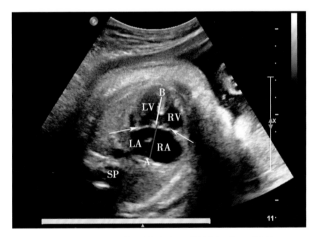

图 7-94　胎儿完全型房室间隔缺损超声示意图 4

完全型房室间隔缺损超声显示共同房室瓣关闭呈线样交叉、心脏房(A 红色线段)室(B 白色线段)长度比值为 0.86(正常值为 0.5)。

在四腔心切面的基础上向胎儿头侧调整扫查声束方向至显示五腔心切面,可观察胎儿完全型房室间隔缺损的前桥瓣及前桥瓣腱索附着位置,对完全型房室间隔缺损进行分型诊断(图 7-95A、B 动📶)。左心室流出道长轴切面显示左心室流出道延长呈"鹅颈"样表现(图 7-96A、B 动📶)。

在心底短轴切面可显示左右心房室瓣融合成一共同房室瓣口,原镶嵌于左右心房室瓣环之间的主动脉根部前移,位于共同房室瓣环前方(图 7-97A、B 动📶)。心脏房室瓣口短轴切面显示共同房室瓣口的形态(图 7-98A、B 动📶)。

彩色血流显示舒张期四腔心血流在心脏中心融合并相互交通特点(图 7-99A、B 动📶),收缩期显示室水平及房水平的分流(图 7-100A、B 动📶),胎儿期房室间的压差较小,共同房室瓣口收缩期反流较轻或不明显,但出生后婴幼儿收缩期多可显示两侧房室瓣口反流。

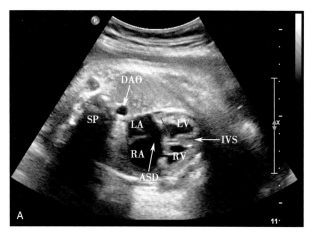

图 7-95 胎儿完全型房室间隔缺损
（A 型）超声示意图 5
A. 四腔心切面显示前桥瓣及前桥瓣
腱索附着于室间隔嵴顶,红色箭头指
向前桥瓣腱索;B. 图 A 动态图。

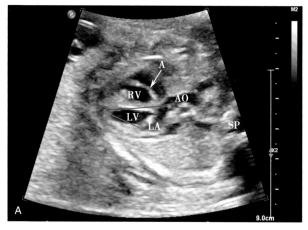

图 7-96 胎儿完全型房室间隔缺损
超声示意图 6
A. 左心室流出道长轴切面显示左心
室流出道延长呈"鹅颈"状,流出道
长度明显大于流入道长度(粉红色箭
头为左心室流入道长度,红色箭头为
左心室流出道长度);A:前瓣;B. 图
A 动态图。

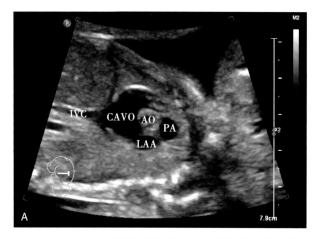

图 7-97 胎儿完全型房室间隔缺损
超声示意图 7
A. 心底短轴切面可显示共同房室瓣
环,主动脉根部前移,位于共同房室
瓣环前方;B. 图 A 动态图。

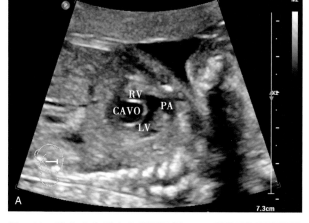

图 7-98 胎儿完全型房室间隔缺损
超声示意图 8
A. 房室瓣短轴切面可显示共同房室
瓣口及瓣叶形态;B. 图 A 动态图。

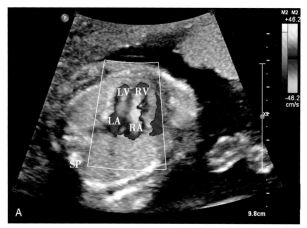

图 7-99 胎儿完全型房室间隔缺损超声示意图 9
A. 彩色血流显示舒张期四腔心血流在心脏中心
融合并相互交通;B. 图 A 动态图。

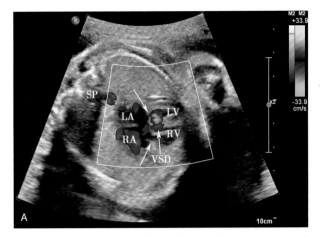

图 7-100　胎儿完全型房室间隔缺损
超声示意图 10
A. 彩色血流显示收缩期共同房室瓣
关闭，室水平双向分流血流；B. 图 A
动态图。

如果共同房室瓣与两侧心室平均连接，称为均衡型房室间隔缺损；若共同房室瓣大部分与一侧心室连接，称为不均衡型房室间隔缺损。若右心室明显增大，左心室发育不良，称为右室优势型（图 7-101A、B 动📶）；若左心室明显增大，右心室发育不良，称为左室优势型，左室优势型房室间隔缺损四腔心切面显示左心室显著大于右心室，共

同房室瓣口主要对向左心室（图 7-102A、B 动📶，C、D 动📶），房室瓣短轴切面显示共同房室瓣口主要开口于左心室（图 7-103A、B 动📶），彩色血流显示左右心房血流经共同房室瓣口首先进入左心室（图 7-104A、B 动📶）。不均衡型房室间隔缺损其共同房室瓣关闭对合不良，彩色血流多可显示明显的房室瓣反流（图 7-105A、B 动📶），不均衡型要特别注意左心室发育情况，若右心室内径/左心室内径>2.0，根治手术病死率高。

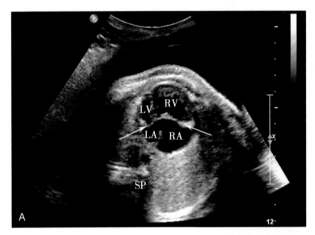

图 7-101　胎儿完全型房室间隔缺损
（右室优势型）超声示意图 1
A. 四腔心显示右心室显著大于左心
室；B. 图 A 动态图。

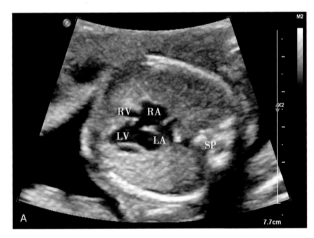

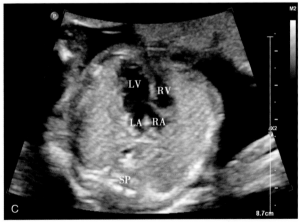

图 7-102　胎儿完全型房室间隔缺损（左室优势型）超声示意图 1
A. 胸骨旁四腔心显示左心室显著大于右心室，共同房室瓣口主要对向左心室；B. 图 A 动态图；C. 心尖四腔心显示左心室显著大于右心室，共同房室瓣口主要对向左心室；D. 图 C 动态图。

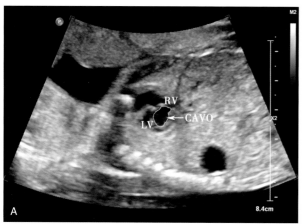

图 7-103　胎儿完全型房室间隔缺损（左室优势型）超声示意图 2
A.房室瓣短轴切面显示共同房室瓣口主要开口于左心室；B.图 A 动态图。

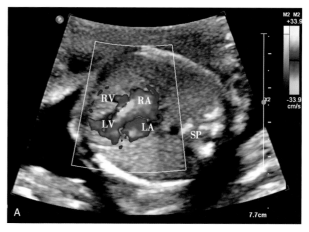

图 7-104　胎儿完全型房室间隔缺损（左室优势型）超声示意图 3
A.彩色血流显示左右心房血流经共同房室瓣口主要进入左心室；B.图 A 动态图。

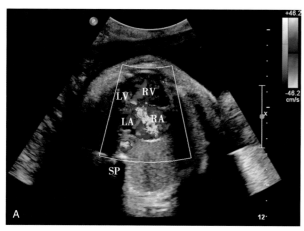

图 7-105　胎儿完全型房室间隔缺损（右室优势型）超声示意图 2
A.彩色血流显示收缩期共同房室瓣重度反流；B.图 A 动态图。

　　根据前桥瓣的骑跨程度及其与右前瓣交汇处的腱索附着部位及前桥瓣的不同将完全型房室间隔缺损分为 A、B、C 三个亚型：

　　A 型：前共瓣分为左右两瓣，前桥瓣无骑跨与右前瓣大小相当分别位于室间隔的左右侧，其腱索附着于室间隔嵴顶（图 7-106A、B 动 📶）。

　　B 型：前共瓣仍可分为左右两瓣，前桥瓣>右

前瓣并轻度骑跨室间隔至右心室一侧，其腱索与右心室异常的乳头肌相连（图 7-107A、B 动 📶）。

　　C 型：前共瓣为一完整的瓣，前桥瓣骑跨于室间隔上（右前瓣极小或无），无腱索与室间隔相连（图 7-108A、B 动 📶），房室瓣短轴切面间前桥瓣漂浮在室间隔之上（图 7-109A、B 动 📶）。

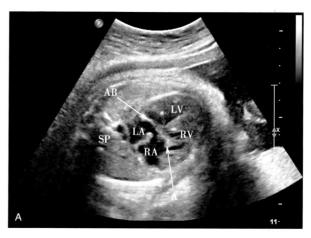

图 7-106　胎儿完全型房室间隔缺损（A 型）超声示意图
A.四腔心切面显示前桥瓣无骑跨与右前瓣交汇处腱索附着于室间隔嵴顶，红色箭头指向前桥瓣腱索；B.图 A 动态图。

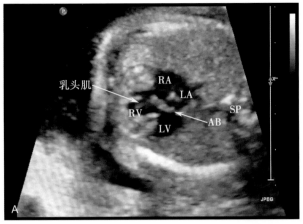

图 7-107　胎儿完全型房室间隔缺损（B 型）超声示意图

A. 四腔心切面显示前桥瓣轻度骑跨与右前瓣交汇处腱索附着于右心室乳头肌；B. 图 A 动态图。

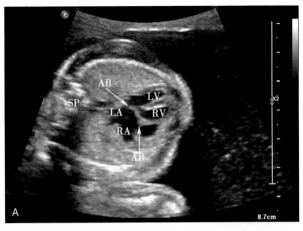

图 7-108　胎儿完全型房室间隔缺损（C 型）超声示意图

A. 四腔心切面显示前桥瓣为一完整的瓣，骑跨于室间隔上，无腱索与室间隔相连；B. 图 A 动态图。

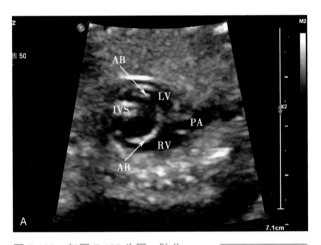

图 7-109　与图 7-108 为同一胎儿

A. 房室瓣短轴切面间前桥瓣漂浮在室间隔之上，无腱索与室间隔相连；B. 图 A 动态图。

六、预后与治疗

完全型房室间隔缺损的患儿预后差，在婴儿期即出现心力衰竭，有报道 54% 的患儿仅能存活 6 个月，一年生存率为 35%，2 年生存率为 15%，存活至 5 岁仅为 5%。以前该病手术难度大，死亡率高，术后并发症多，近年来该病的外科治疗已取得一定的进展，病死率下降，有学者提出婴幼儿完全型房室间隔缺损患儿肺血流量明显增加，肺血管梗阻性病变的风险因此提高，应尽早手术治疗，改良单片法和双片法均可取得较满意手术效果。部分型和过渡型房室间隔缺损患儿，如不伴有严重的房室瓣畸形，通过手术治疗后预后良好，但由于胎儿期房室间的压差较小，心房及心室水平的分流及房室瓣口的反流与出生后有显著的不同，产前超声难以准确评估房室瓣发育异常的严重程度，且房室间隔缺损的患儿常伴有染色体的异常，应向胎儿父母讲明。若胎儿父母希望继续孕育该胎儿时，应建议对胎儿进行染色体检查，以排除 21- 三体综合征等染色体异常，并定期进行胎儿心脏超声检查，监测胎儿心脏结构及心功能的变化，并做好产后对患儿进行手术治疗的准备。

（接连利　赵霞　许燕）

参 考 文 献

［1］ RIGBY M. Atrioventricular Septal Defect: What Is in a Name？ J Cardiovasc Dev Dis, 2021, 8 (2): 19.

［2］ 李胜利, 罗国阳. 胎儿畸形产前超声诊断学. 2 版. 北京: 科学出版社, 2017: 49-353.

［3］ 许燕, 接连利, 任文峰, 等. 胎儿部分型及过渡型房室间隔缺损的产前超声诊断特点. 中华围产医学杂志, 2011, 14 (9): 519-522.

［4］ MUREŞAN D, MĂRGINEAN C, ZAHARIE G, et al. Complete atrioventricular septal defect in the era of prenatal diagnosis. Med Ultrason, 2016, 18 (4): 500-507.

［5］ ADRIAANSE BM, BARTELINGS MM, VAN VUGT

JM, et al. The differential and linear insertion of the atrioventricular valves: a useful tool？ Ultrasound Obstet Gynecol, 2014, 44 (5): 568-574.

［6］ PALADINI D, VOLPE P, SGLAVO G, et al. Partial atrioventricular septal defect in the fetus: diagnostic features and associations in a multicenter series of 30 cases. Ultrasound Obstet Gynecol, 2009, 34 (3): 268-273.

［7］ MACHLITT A, HELING KS, CHAOUI R. Increased cardiac atrial-to-ventricular length ratio in the fetal four-chamber view: a new marker for atrioventricular septal defects. Ultrasound Obstet Gynecol, 2004, 24 (6): 618-622.

［8］ LOEWY KM, ENDOCARDIUM. Cardiac Cushions, and valve Development in Cardiac Development. New York: Oxford University Press, 2007: 119-131.

［9］ 耿斌, 李文秀. 房室间隔缺损胎儿期及出生后超声心动图的诊断及预后评估. 中华医学超声杂志 (电子版), 2021, 18 (8): 721-727.

［10］ BLIEDEN LC, RANDALL PA, CASTANEDA AR, et al. The "goose neck" of the endocardial cushion defect: anatomic basis. Chest, 1974, 65 (1): 13-17.

［11］ CALKOEN EE, HAZEKAMP MG, BLOM NA, et al. Atrioventricular septal defect: From embryonic devel-opment to long-term follow-up. Int J Cardiol, 2016, 202: 784-795.

［12］ TAQATQA AS, VETTUKATTIL JJ. Atrioventricular Septal Defects: Pathology, Imaging, and Treatment Options. Curr Cardiol Rep, 2021, 23 (8): 93.

［13］ FREDOUILLE C, PIERCECCHI-MARTI MD, LIPRANDI A, et al. Linear insertion of atrioventricular valves without septal defect: a new anatomical land-mark for Down's syndrome？ Fetal Diagn Ther, 2002, 17 (3): 188-192.

［14］ 谷孝艳, 杨喜惠, 郝晓艳, 等. 产前超声诊断胎儿房室间隔缺损及基因检测分析. 中国医学影像技术, 2020, 36 (6): 918-922.

［15］ ANDERSON RH, MOHUN TJ, BROWN NA. Clari-fying the morphology of the ostium primum defect. J Anat, 2015, 226 (3): 244-257.

［16］ 石卓, 邱芸香, 李建华, 等. 先天性房室间隔缺损的外科治疗临床分析. 中华小儿外科杂志, 2021, 42 (12): 1084-1089.

［17］ 陈寄梅, 李守军. 先天性心脏病外科治疗中国专家共识 (六): 完全型房室间隔缺损. 中国胸心血管外科临床杂志, 2020, 27 (7): 725-731.

第八章

单 心 室

单心室(single ventricle, SV)是指心脏只有一个有功能的主心室腔,左、右心房或共同心房通常经房室瓣口与主心室腔相通,可伴有或没有残余心腔,多数合并心房、心室和大动脉的连接排列关系异常及其他畸形(图8-1、图8-2)。单心室的定义、分类以及命名方面存在较大争议,有多种术语描述这种异常,包括单心室、原始心室、共同心室、单一心室、三腔两房心、两腔心、心室双入口、优势心室和单一心室房室连接。既往文献认为本病较少见,约占全部先天性心脏病的1.5%~3.0%,男:女为(2~4):1,但单心室在胎儿超声心动图检出的病例中明显高于该发病率,笔者检出的胎儿先天性心脏病统计资料中单心室占3.17%。

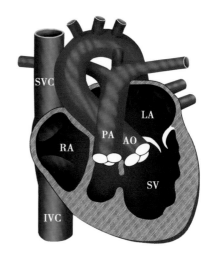

图8-2 单心室示意图(单入口型)

一、胚胎学、遗传学及发生机制

单心室的胚胎发生机制尚未完全阐述清楚,从胚胎学角度说,这种畸形是由于球室管旋转阶段发育失败造成的。正常情况下,原始心管的分化从怀孕第4周开始并于第8周完成,原始心管从直形经过迅速发育形成弯曲的S形管状结构即心袢,横卧于下方的一段心室称为原始心室,它的右端发育为右心室的窦部,并与圆锥动脉干的圆锥相结合,左端发育为左心室窦部并与房室管相连。随着心脏发育正常成袢(正常心脏为右袢),原始右心室和原始左心室分别位于右侧和左侧,原始右心室和原始左心室间为球室孔,此时心房血流通过房室通道流向原始左心室,然后经球室孔流入原始右心室及

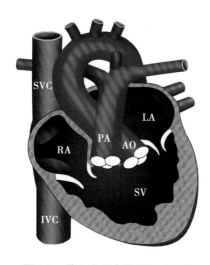

图8-1 单心室示意图(双入口型)

心圆锥,在原始右心室和原始左心室间球室孔处的心室底部出现一条矢状走行的肌肉嵴,称为室间隔嵴,此嵴是构成左、右心室的原始分界,在该发育过程中受其致病因素的影响,导致原始心管的右端或左端或肌部间隔的发育不良,均可导致胎儿单心室畸形。如果合并房间隔未发育,导致房间隔完全缺失时,则形成两腔心畸形。

Van Mierop 等认为单心室的形成与房室孔的偏移及分隔有关。左心室窦部及小梁部衍化自原始心室,右心室窦部及小梁部衍化自心球部,两侧心室的流出道起源自心球部。房室的连接与房室管的转移及房室孔的分隔有关,房室孔保持原先的位置,对着左室则形成左室双入口,右侧心腔形成流出道腔;房室孔过度地向右侧移位,可形成右室双入口,而左侧心腔形成发育不良的残余心腔;移位程度偏离正常可导致左、右侧房室瓣不同程度的骑跨;房室瓣分隔完整的为两侧房室口,未分隔则为共同房室口。

二、病理解剖与分型

正常心室均具有流入道、小梁部及流出道部三部分结构。绝大多数单心室的心室中有两个腔,主心室腔大,与心房连接,主心室腔有流入道、小梁部及流出道结构,但流出道可缺如;另一个心腔不与心房连接而无流入道,即使有小梁部及流出道也不视其为心室,而称为残余心腔。分隔主心室与残余心腔的小梁间隔均与房间隔对位不良。右侧或左侧房室口,或共同房室口骑跨于小梁间隔之上,若

心室腔连接<50%的右侧或左侧房室口,或<25%的共同房室口的应称为残余心腔,属于单室型房室连接。残余心腔与1条大动脉或2条大动脉连接的称为流出道腔,不与大动脉连接的则称为小梁腔。

1. **心室腔** 单心室畸形的心脏大多数仍有两个心室腔,但只有一个具有心室舒缩功能,属于真正的心室,即主心室腔;另一个无舒缩功能心室腔,为残余心腔。主心室腔为左心室时,肌小梁比较细腻;主心室腔为右心室时,则肌小梁比较粗大;仅有一个单心室腔时,则肌小梁无规律,难以辨别属于左心室还是右心室。残存右心室腔通常与大动脉连接(肺动脉、主动脉或双动脉),而残余左心室腔则常无大动脉连接。与大动脉连接的残余心腔称为流出小腔或流出道腔,无大动脉连接的残余心腔称为心室陷窝或小梁腔。

单心室畸形病理解剖本质特征并非是指心室腔的单一性(大多数仍有两个心室腔,即主心室腔和残余心腔),而是强调房室连接的单一性(即使有残余心腔存在,不论其大小及形态如何,总是缺乏与心房的连接)。

2. **房室瓣** 单心室畸形中,其房室连接的方式可以是双侧房室瓣、单侧房室瓣或共同房室瓣与主心室连接,又分别称为心室双入口、心室单入口(一侧房室连接缺如)和心室共同入口(图 8-3A、B、C、D)。心室双入口多见于主心腔为左心室型的单心室,心室共同入口多见于主心腔为右心室型或不定型心室的单心室畸形。

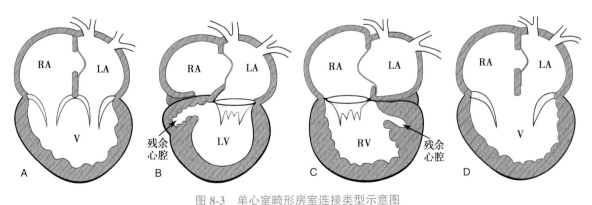

图 8-3 单心室畸形房室连接类型示意图

A. 双入口型单心室;B. 单入口型单心室(右侧房室连接缺如);C. 单入口型单心室(左侧房室连接缺如);
D. 共同入口型单心室。

3. **分型** 不同定义下的单心室畸形就有不同的单心室畸形解剖学特征及分型,目前主要有 Van Praagh 等和 Anderson Becker 等提出的两类分型:

(1) Van Praagh 等(1964 年)根据 60 例单心室尸体解剖结果将单心室分为四种类型。

1)A 型:主心腔为左心室解剖结构,右心室漏斗部为残余心腔(78%),位于主心腔的左前或右前。

2)B 型:主心腔为解剖右心室结构,左心室残腔位于主心腔的后方(5%)。

3)C 型:左、右心室肌各半,组成共同心室腔,肌部室间隔未发育,没有或仅有残存极短小的室间隔(7%)。此型也可以理解为完全型心室间隔缺损或共同心室。

4)D 型:左、右心室窦部及室间隔均未发育,心室形态分辨不清楚左右结构(10%)。

在上述分型的基础上每个类型又根据大动脉相互关系分为 Ⅰ、Ⅱ、Ⅲ、Ⅳ 型。Ⅰ 型:大动脉关系正常;Ⅱ 型:大动脉右转位,即主动脉瓣位于肺动脉瓣的右前方;Ⅲ 型:为大动脉左转位,即主动脉瓣在肺动脉瓣的左前方;Ⅳ 型:为正常心脏镜面关系。这样单心室就分成 16 个基本类型。

(2) Anderson Becker 等(1981 年)提出主心室腔和残余心腔的概念,根据主心室腔的形态学特征将单心室分为三型(左室型、右室型和未定心室

型),目前国际上通常采用这一分类方法。

1)左室型单心室:也称为 A 型单心室,是单心室最常见的类型,约占全部单心室的 75%(图 8-4)。主心室腔结构为左室结构,位于后下方,残余心腔为右室结构,位于主心腔的前上方,也可以在主心室腔的右侧、左侧或正前(图 8-5A、B)。绝大多数患儿心房位置正常,房室瓣呈分隔的两组房室瓣占 92%,呈共同房室瓣占 8%,也可为单侧房室瓣(另一侧闭锁)与主心腔相连。主心腔连接两侧房室瓣接受两心房血流的也称为左室双入口。尽管为两组房室瓣,常不具有典型的二尖瓣及三尖瓣的形态,故通常称为左侧及右侧房室瓣(图 8-6A、B)。少部分为一组房室瓣或一侧房室瓣闭锁。多数患儿心室腔与大动脉连接不一致,其次为心室大动脉连接一致,流出道腔双出口、主心腔双出口及单流出道均少见。

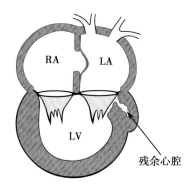

图 8-4 左室型单心室示意图

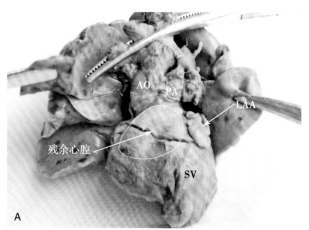

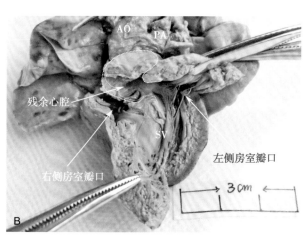

图 8-5 左室型单心室解剖示意图 1

A. 单心室心脏标本外观见主心室呈球形,前上方的右室流出道部为残余心腔;B. 剖开主心室腔见心室壁光滑,肌小梁细小为左室结构特点,见有两组房室瓣及右上方残余心腔。

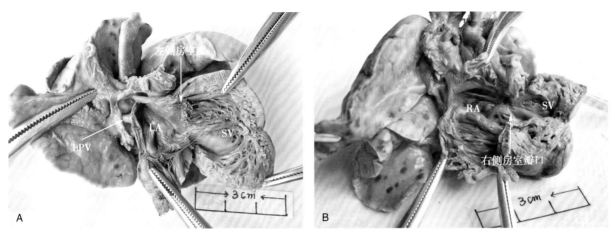

图 8-6　左室型单心室解剖示意图 2
A. 左侧房室瓣口明显大于右侧房室瓣口, 左侧房室瓣不具有二尖瓣的形态特征；
B. 右侧房室瓣口明显小于左侧房室瓣口, 右侧房室瓣不具有三尖瓣的形态特征。

2) 右室型单心室: 也称为 B 型单心室, 约占全部单心室的 20%(图 8-7)。主心室腔为右室结构, 主心室肌小梁粗大伴有较深的小梁间隙(图 8-8), 残余心腔为左室结构位于后下方, 大多在主心室腔的左侧, 较少在主心室腔的右侧。过半数患儿心房位置正常。房室连接可为通过左右房室瓣、共同房室瓣或单侧房室瓣(另一侧闭锁)与主心腔相连(图 8-9)。多数患儿心室腔与大动脉连接不一致。

(3) 不定型单心室: 也称为 C 型, 较少见, 约占全部单心室的 5%(图 8-10)。心室仅有一个腔, 心室结构特征不典型, 从心室形态结构不能确定为形态左心室或是形态右心室, 无残存心腔存在(图 8-11A、B)。心房位置可呈正常位、对称位及反位。房室连接可为通过左右房室瓣、共同房室瓣或单侧房室瓣(另一侧闭锁)与主心腔相连。多数患儿心室腔与大动脉连接为心室双出口。

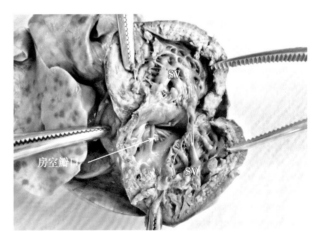

图 8-8　右室型单心室解剖示意图 1
主心室腔为右室结构, 主心室肌小梁粗大伴有
较深的小梁间隙。

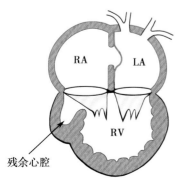

图 8-7　右室型单心室示意图

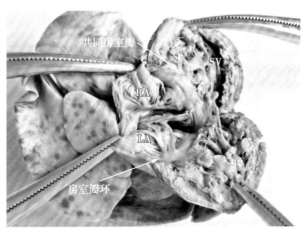

图 8-9　右室型单心室解剖示意图 2
主心室腔为右室结构, 心房与心室连接为一组房室瓣。

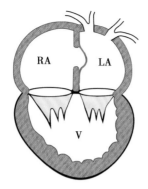

图 8-10　不定型单心室示意图

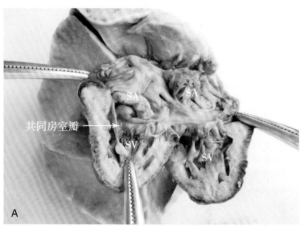

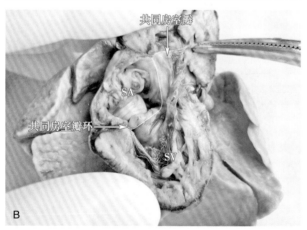

图 8-11　胎儿不定型单心室解剖示意图
A. 主心室的解剖不具有左室结构及右室结构特点;
B. 单心房经共同房室瓣与主心腔连接。

单心室常合并房间隔缺损、主动脉弓异常等,若合并房间隔完全缺失,即合并单心房时,也称为两腔心,此时,心脏仅有一心房与一心室两个腔,多为右室型单心室(图 8-12)。

2000 年欧洲心胸外科协会把二尖瓣闭锁、三尖瓣闭锁、不均衡型房间隔缺损等均列入单心室范畴,称之为功能性单心室(functional single ventricular,

FSV);根据主心腔形态及房室瓣特征分为:① A 型:左室双入口;② B 型:右室双入口;③ C 型:二尖瓣闭锁;④ D 型:三尖瓣闭锁;⑤ E 型:共同房室瓣,同时仅有一侧发育良好的心室;⑥ F 型:内脏异位综合征,仅有一个发育完全的心室;⑦ G 型:其他。

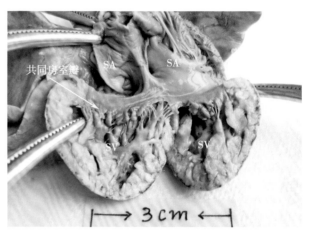

图 8-12　右室型单心室解剖示意图
主心室腔为右室结构,无残余心腔,单心房经共同房室瓣
与主心腔连接。

主心腔与残余心腔之间的交通经过室间隔缺损,也称为流出道孔或球室孔。室间隔缺损位于小梁间隔,边缘为肌肉组织,上缘为流出道间隔。在左室型单心室伴双入口房室连接中,残余心腔位于右侧,心室大动脉连接一致时,与室间隔缺损伴三尖瓣闭锁时的室间隔缺损相似。由于漏斗间隔发育不良或对位不良,室间隔缺损可邻近前位的主动脉瓣。残余心腔位于左侧,心室大动脉连接一致者室间隔缺损狭小多见。通常心室大动脉连接一致时流出道间隔较长,而心室大动脉连接不一致时流出道间隔较短。右室型单心室的室间隔缺损也是肌型缺损,大多位于隔缘小梁支之间。

左室双入口型单心室合并程度不一的房室瓣跨越约占 1/4,其中右侧房室瓣跨越者较多见(图8-13A、B),可各具有房室瓣装置,或共用乳头肌,或腱束交叉。房室瓣跨越在右室双入口型单心室中较少见。其他房室瓣异常尚有房室瓣闭锁、狭窄、关闭不全及发育不良等。右侧房室瓣直径与主动脉瓣及室间隔缺损大小相关。残余心腔位于左侧时右室房室瓣多见狭窄,残余心腔位于右侧时多见关闭不全,左侧房室瓣关闭不全少见。

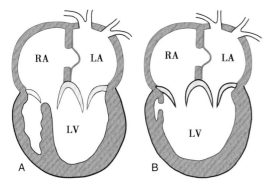

图 8-13 左心室双入口示意图
A. 左心室双入口伴右侧房室瓣跨越；
B. 左心室双入口不伴右侧房室瓣跨越。

流出道梗阻可发生在瓣膜下或瓣膜水平，与室间隔缺损大小及心室大动脉连接关系有关。肺动脉狭窄常见于左室双入口型单心室，心室大动脉连接一致或不一致。心室大动脉连接不一致时，肺动脉瓣下狭窄常因漏斗间隔向后偏移引起，可因房室瓣异常附着或瓣膜组织堵塞流出道引起，也可合并肺动脉瓣增厚狭窄或瓣环发育不良。主动脉瓣下狭窄常见于心室大动脉不一致时，由于室间隔缺损处梗阻，肌肉肥厚引起主动脉瓣下漏斗部狭窄，继而引起主动脉缩窄及主动脉弓发育不良或离断。右室型或不定型单心室也可合并肺动脉或主动脉瓣下狭窄。

除上述合并畸形外，单心室常合并大动脉转位、永存动脉干、腔静脉或肺静脉连接异常等。

三、病理生理

由于胎儿单心室时其主心室承担了两侧心房的回流血流，造成主心室的容量负荷增大，其主心室多表现心室腔增大，室壁常增厚。因胎儿肺循环呈高阻力状态，无论是否合并肺动脉狭窄均不会出现肺循环大量血流灌注，因此，单心室的胎儿生存及发育多不受影响，但单心室常伴有房室瓣的发育异常，若合并房室瓣严重反流时，可导致心脏扩大，甚至胎儿心力衰竭，胎儿死亡。如合并心室流出道狭窄（如肺动脉狭窄或主动脉狭窄）时，可引起主心室壁的增厚。单心室患儿出生后，如不伴有肺动脉狭窄可导致肺血大量灌注，新生儿期即出现气促、呼吸困难、喂养困难、疲乏、多汗等心力衰竭表现；

如伴有肺动脉狭窄限制肺血灌注，肺血减少者出生后即有发绀，临床症状与法洛四联症相似。

四、超声扫查技巧及注意事项

（一）胎儿单心室的超声扫查切面与要点

超声诊断胎儿单心室的扫查切面是四腔心＋五腔心＋心室流出道＋主心腔短轴及心底大动脉短轴切面。

1. **四腔心切面** 胸骨旁及心尖四腔心切面可以显示单心室时增大的主心腔，并可观察主心腔肌小梁结构，判断心室形态学特征，形态学上左室型单心室主心腔肌小梁比较细腻（图8-14），形态学上右室型单心室主心腔肌小梁比较粗大（图8-15）。但四腔心切面不能显示残余心腔。

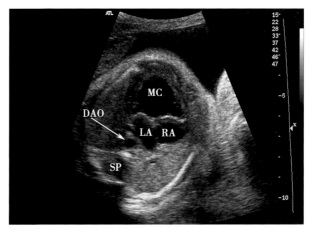

图 8-14 左室型单心室超声示意图
主心室腔为左室结构，未显示残余心腔，左右心房两侧房室瓣与心室连接。

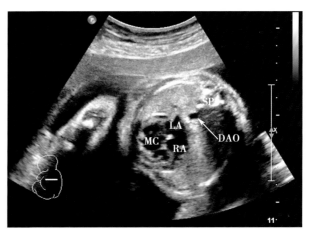

图 8-15 右室型单心室超声示意图
主心室腔为右室结构，未显示残余心腔，左右心房两侧房室瓣与心室连接。

另外,四腔心切面尤其是心尖四腔心切面是显示心室流入道及两组房室瓣的最佳切面,该切面不仅能够显示其房室连接的方式是双侧房室瓣、单侧房室瓣或共同房室瓣与主心室连接(图8-16A、B、C),还能对房室瓣的形态及房室瓣反流进行检测。

2. **五腔心 + 心室流出道 + 主心腔短轴切面** 在四腔心切面基础上调整扫查声束进行五腔心及心室流出道切面的扫查可以显示残余心腔位于主心腔前方还是后方,通过主心腔短轴切面可同时显示残余心腔位于主心腔的左侧还是右侧,以及分隔残余心腔与主心腔的小梁间隔(图8-17A、B动🛜)。

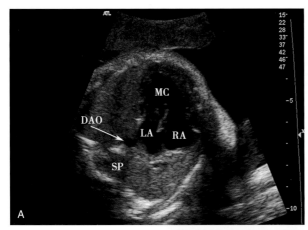
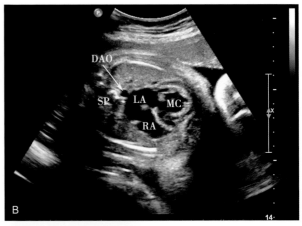
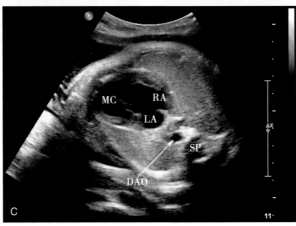

图 8-16 单心室与主心腔连接方式超声示意图

A. 双侧房室瓣与心室连接;B. 单侧房室瓣与主心腔连接;C. 共同房室瓣与主心室连接。

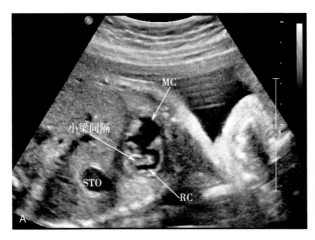

图 8-17 单心室超声示意图

A. 主心腔短轴切面残余心腔位于主心腔的左侧,并显示主心腔与残余心腔间的小梁间隔;B. 图 A 动态图。

3. **心室流出道 + 心底大动脉短轴切面** 在心室流出道切面及心底大动脉短轴切面可以观察是否有大动脉从残余心腔及主心腔发出,并根据主动脉和肺动脉的解剖特点判断主动脉与肺动脉的位置关系及与残余心腔及主心腔连接关系(图8-18A、B)。

(二)胎儿单心室产前超声诊断相关注意事项

1. 单心室是产前胎儿超声心动图筛查中最易检出的胎儿先天性心脏病之一,胎儿单心室预后严重不良,产前超声检出胎儿单心室对优生选择有重要意义。

2. **胎儿单心室早期诊断** 妊娠早期胎儿二维超声显示室间隔缺失呈单一心室腔,彩色血流显示心房血流及两侧房室瓣口、单侧房室瓣或共同房室瓣口进入单一心室腔即可作出早期诊断(图8-19A、B 动 、C、D 动 、E、F、G 动)。笔者诊断

的胎儿单心室最小孕周是 12 周,通常在孕 18~20周可作出产前诊断。

3. 尽管单心室是产前胎儿超声心动图筛查中最易检出的胎儿先天性心脏病之一,但胎儿单心室畸形常伴有主心腔内的粗大肌束,尤其是两组房室瓣入口的单心室,易将主心腔内的粗大肌束误认为是室间隔,而造成漏诊(图8-20A、B 动),但只要改变扫查声束的角度其主心腔内的粗大肌束与室间隔结构易于区分,尤其是心室短轴切面对主心腔内粗大肌束与室间隔结构更易鉴别。彩色多普勒血流显像对心室内粗大肌束与室间隔的鉴别也有价值,正常胎儿心脏左、右心室的血流被室间隔隔开,但单心室时主心腔内粗大肌束并不影响彩色血流进入一个主心腔所形成的单心腔内混合血流征象(图8-21A、B 动),这有助于单心室的诊断。

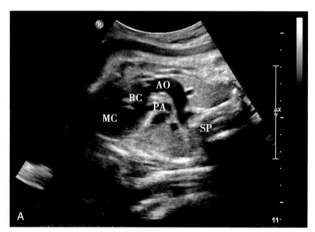
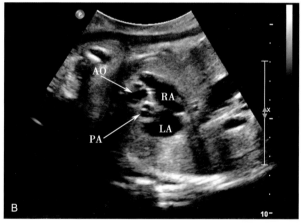

图8-18 单心室超声示意图

A.心室流出道切面显示主动脉位于肺动脉的右前方从残余心腔发出;B.与图A为同一胎儿,心底大动脉短轴切面显示主动脉与肺动脉呈两个圆环状结构。

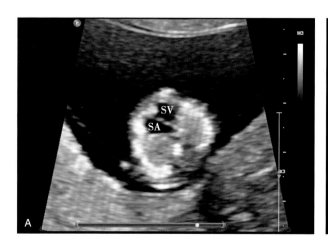
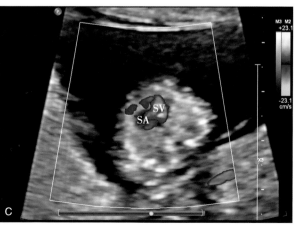

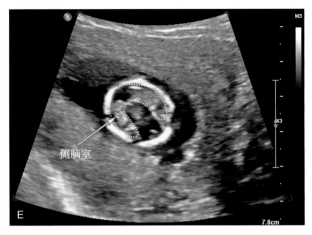

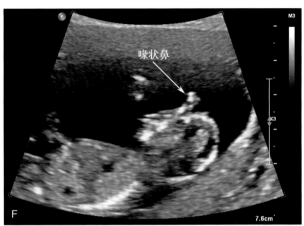

图 8-19　孕 12 周胎儿单心室伴前脑无裂畸形、喙状鼻超声示意图

A. 四腔心切面显示单心室与单心房；B. 图 A 动态图；C. 彩色血流显示心房血流经共同房室瓣口进入单一心室腔；D. 图 C 动态图；E. 胎儿双侧侧脑室融合，前脑无裂；F. 正中矢状切面显示胎儿额部喙状鼻；G. 图 F 动态图。

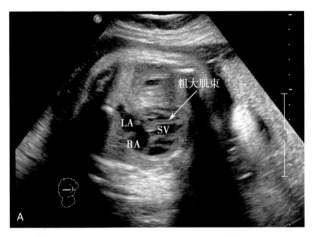

图 8-20　孕 39 周胎儿单心室超声示意图

A. 该胎儿先后多次在多家医院超声检查均漏诊，临产前在笔者医院检出单心室，分析原因可能是将主心腔内的粗大肌束误认为是室间隔所致；B. 图 A 动态图。

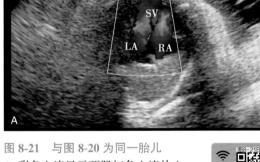

图 8-21　与图 8-20 为同一胎儿

A. 彩色血流显示两股红色血流从心房进入主心腔，血流在单一心室内混合；B. 为图 A 的动态图。

　　4. 单心室的病理分型种类较多，尤其是 Van Praagh 分型就有 16 种之多，这对于单心室的病理学研究及胎儿出生后外科手术治疗前的评估是重要的，但对胎儿单心室的产前超声诊断，笔者认为显得过于复杂，为便于对胎儿单心室超声图像的理解和掌握，建议应用 Anderson Becker 的病理分型进行胎儿单心室的超声诊断分型。

　　5. 单心室常合并单心房，是由于室间隔与房间隔均未发育，心脏只有心房和心室两个腔，心房通过一组房室瓣与单心室腔相连接，又称为两腔心（图 8-22A、B 动、C、D）。既往曾有将两腔心畸形解释为"单腔心"畸形，而"单腔心"又是《产前诊断技术管理办法》要求产前超声应诊断的六大致命畸形之一（卫生部卫基妇发〔2002〕307 号文件《产前诊断技术管理办法》附件 6 "超声产前诊断技术规范"中提出在妊娠 16~24 周产前超声应诊断的致命畸形就包括"单腔心"畸形）。因此,产前超声检查漏诊两腔心畸形将引发医疗纠纷;显然单心室不在"超声产前诊断技术规范"要求检出的畸形之列,但笔者认为从单心室畸形对超声诊断技术要求及优生选择需求方面讲,产前超声应将单心室畸形检出。

6. 目前超声分辨力对妊娠 16 周以上胎儿心脏室间隔可清晰分辨,完全可以确认胎儿心脏室间隔是否缺如,换言之,产前胎儿超声心动图检查只要确认心室间隔的存在就不是单心室畸形,如果发现室间隔缺如就应考虑单心室畸形,对于初学者掌握这一点并不难,只要接受专业培训后能够掌握胎儿四腔心的超声探测方法,并注意对单心室腔内粗大肌束的鉴别就完全可以产前筛查出单心室畸形。

五、胎儿超声心动图诊断

胎儿单心室的超声诊断可按以下流程进行节段分析后作出综合诊断:①主心腔与残余心腔;②房室瓣与主心腔连接类型;③单心室形态学特征;④心室与大动脉的连接;⑤合并其他畸形。

1. 主心腔与残余心腔 在四腔心切面显示正常左右对称的心室结构消失,仅显示一个大的心腔(主心腔),即可诊断单心室(图 8-23A、B 动🛜);多切面扫查可显示一个大腔(主心腔)和一个小腔(残余心腔),主心腔与残余心腔多通过室间隔缺损(球室孔)相交通,两者间多可见残存的室间隔(图 8-24A、B、C 动🛜)。或仅有一个主心腔不伴有残余心腔。

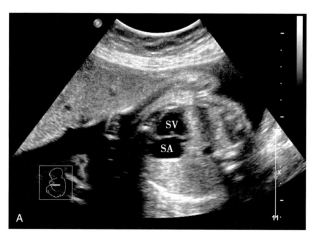
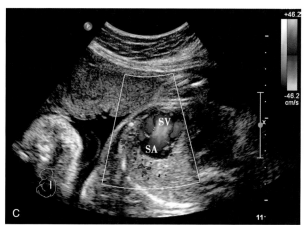
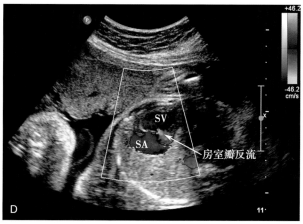

图 8-22 胎儿单心室伴单心房(两腔心)超声示意图
A. 四腔心切面显示单心室与单心房,共同房室瓣处关闭;B. 图 A 动态图;C. 彩色血流显示单心房血流经共同房室瓣口进入单心室;D. 彩色血流显示收缩期共同房室瓣口反流。

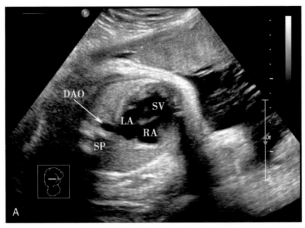

图 8-23 胎儿单心室超声示意图
A. 四腔心切面显示单心室,双侧房室瓣与主心腔连接;B. 图 A 动态图。

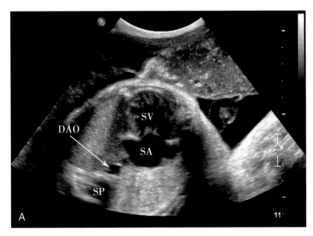 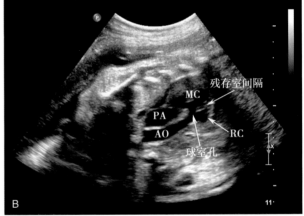

图 8-24 胎儿单心室(右室型)伴单心房超声示意图
A. 四腔心切面显示主心腔为右室结构、单心房,共同房室瓣与主心腔连接;B. 心室流出道切面显示主心腔与残余心腔及两者间的球室孔、残存的室间隔,肺动脉发自主心腔,主动脉发自残余心腔;C. 图 B 动态图。

2. **房室瓣与主心腔连接类型** 心尖四腔心切面是显示心室流入道及两组房室瓣的最佳切面,该切面不仅能够显示主心腔的形态结构,还可以显示房室瓣是双侧房室瓣、单侧房室瓣或共同房室瓣与主心室连接(图 8-25A、B 动📶、C);并通过彩色血流显像对房室瓣反流及反流程度进行评估,有助于对手术方式的选择及预后判断(图 8-26A、B、C 动📶)。

3. **单心室形态学特征** 不同类型单心室的心室形态学特征不同,左室型单心室主心腔肌小梁比较细腻,右室型单心室主心腔肌小梁比较粗大,不

定型单心室主心腔肌小梁无规律(介于左右心室结构之间)。根据主心腔的形态学特征,结合是否伴有残余心腔及主心腔与残余心腔的空间位置关系将单心室分为 3 型。

(1)左室型单心室:也称为 A 型单心室,是单心室最常见的类型,显示主心腔室壁内膜较光滑,肌小梁回声细腻,即左室结构特点(图 8-27A、B、C 动📶),残余心腔(右心腔)位于主心腔的前上方,残余心腔可以偏左、偏右或正前,但总是位于主心腔的上方,左室型单心室以两组房室瓣与主心腔连接多见,常伴有大动脉转位(图 8-28A、B 动📶)。

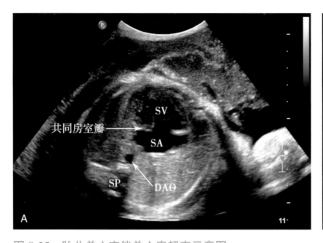
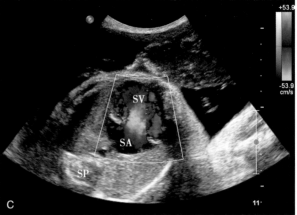

图 8-25　胎儿单心室伴单心房超声示意图

A. 四腔心切面显示单心房经共同房室瓣与主心腔连接；B. 图 A 动态图；C. 彩色血流显示单心房血流经共同房室瓣口进入主心腔。

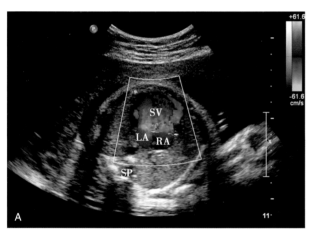
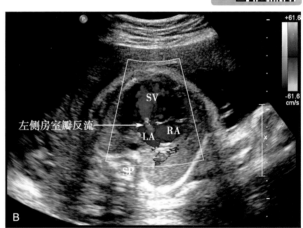

图 8-26　胎儿单心室超声示意图

A. 四腔心切面显示心房血流经双侧房室瓣口进入主心腔；B. 彩色血流显示收缩期左侧房室瓣口反流；C. 图 A、B 动态图。

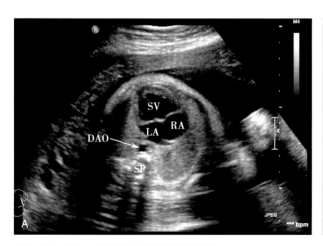
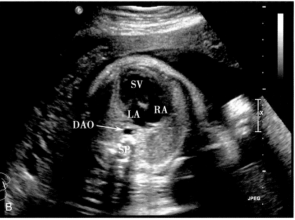

图 8-27　胎儿左室型单心室超声示意图

A. 四腔心切面显示主心腔室壁内膜较光滑，肌小梁回声细腻，即左室结构特点，双侧房室瓣与主心腔连接，房室瓣关闭；B. 与图 A 为同一切面，房室瓣开放；C. 图 A、B 动态图。

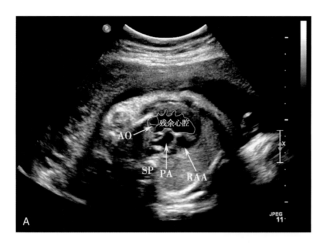

图 8-28　与图 8-27 为同一胎儿
A. 心室流出道切面显示主动脉位于肺动脉左前方起自残余心腔,肺动脉起自主心腔;B. 图 A 动态图。

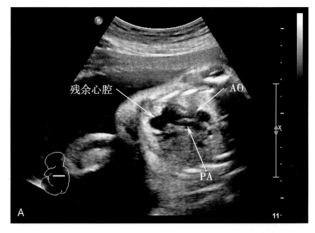

图 8-30　与图 8-29 为同一胎儿
A. 心室流出道切面显示残余心腔位于主心腔的左下方,主动脉位于肺动脉左前方均起自残余心腔;B. 图 A 动态图。

　　(2)右室型单心室:也称为 B 型单心室,显示主心腔室壁内膜较粗糙,肌小梁粗大,即右室结构特点(图 8-29A、B 动🛜),残余心腔(左心腔)可以偏左、偏右,但总是位于主心腔的后下方(图 8-30A、B 动🛜),并常见多组粗大乳头肌,房室连接以一组房室瓣与心室连接多见,少数为两组房室瓣与心室连接。

　　(3)不定型单心室:也称为 C 型,较少见。仅有一个大的心室腔,从形态学上不能确定为左、右室结构特点,多切面观察无残余心腔存在(图 8-31A、B 动🛜)。

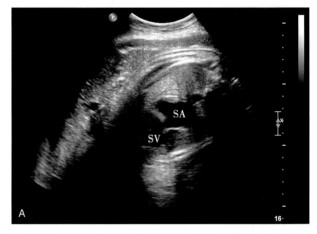

图 8-31　胎儿不定型单心室超声示意图
A. 四腔心切面显示单心房与单心室,心室形态结构既不符合左室结构特点,也不符合右室结构特点;B. 图 A 动态图。

　　4. **心室与大动脉的连接**　本畸形心室与大动脉连接关系非常复杂,可以表现心室与大动脉连接关系一致,但常见心室与大动脉连接关系不一致(如大动脉转位),两条大动脉常为一条发自主心室,另一条发自残余心腔(图 8-32A、B 动🛜),主心腔或残余心腔双出口以及主心腔或残余心腔单出口等(常伴有肺动脉闭锁)。

　　5. **合并其他畸形**　胎儿单心室常合并肺动脉狭窄、房间隔缺损、房室瓣骑跨、主动脉缩窄、主动脉弓离断、大动脉转位、永存动脉干、腔静脉或肺静脉连接异常等。

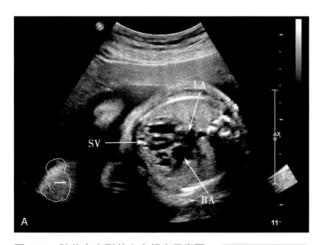

图 8-29　胎儿右室型单心室超声示意图
A. 四腔心切面显示主心腔室壁内膜较粗糙,肌小梁粗大,即右室结构特点;B. 图 A 动态图。

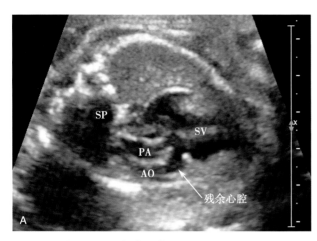

图 8-32 胎儿单心室超声示意图
A. 心室流出道切面显示残余心腔位于主心腔的右上方,主动脉位于肺动脉右前方起自残余心腔,肺动脉起自主心腔;B. 图 A 动态图。

附:典型病例

孕 20 周胎儿四腔心切面显示房室间隔缺失呈单心房经共同房室瓣与单心室连接,主心腔室壁内膜较光滑,肌小梁回声细腻,符合左室结构特点,未显示残余心腔(图 8-33A、B 动 📶),该切面还显示左侧房室沟处有一椭圆形囊腔结构,追踪显示永存左上腔静脉引入该囊腔并开口于心房,系为永存左上腔静脉引入冠状静脉窦所致的冠状静脉窦增宽(图 8-34A、B 动 📶);主心腔短轴斜切面(房室瓣口水平)显示单心室的主心腔与残余心腔相交通(经球室孔),两者间可见残存的室间隔,残余心腔位于主心腔的右前上方,该切面同时显示椭圆形共同房室瓣口开口于主心腔,并见一大动脉发自主心腔(图 8-35A、B 动 📶)。追踪显示自主心腔发出的大动脉很快发出左右肺动脉分支(图 8-36A、B 动 📶),并见动脉导管连于降主动脉。在肺动脉右侧发现疑似主动脉的纤细的管状结构(图 8-37A、B 动 📶),三血管切面显示主动脉弓反向血流(图 8-38A、B 动 📶),提示主动脉闭锁。

超声心动图诊断:左室型单心室伴残余心腔、单心房、共同房室瓣连接、肺动脉发自主心腔伴主动脉闭锁、永存左上腔静脉。

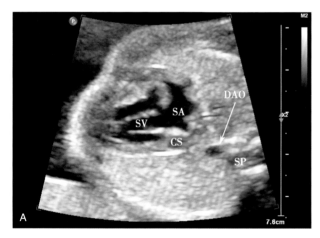

图 8-33 孕 20 周胎儿单心室超声示意图
A. 四腔心切面显示单心房经共同房室瓣与单心室连接,主心腔符合左室结构特点,未显示残余心腔;B. 图 A 动态图。

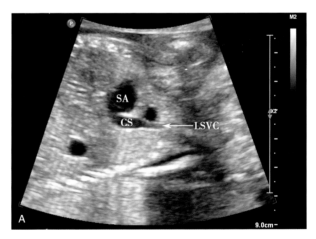

图 8-34 与图 8-33 为同一胎儿 1
A. 永存左上腔静脉引入冠状静脉窦,冠状静脉窦增宽;B. 图 A 动态图。

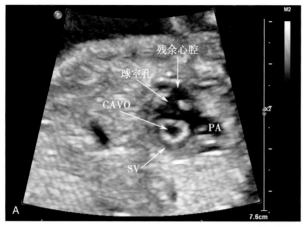

图 8-35 与图 8-33 为同一胎儿 2

A. 主心腔短轴斜切面显示单心室的主心腔与残余心腔相交通，残余心腔位于主心腔的右前上方，该切面同时显示共同房室瓣口开口于主心腔，并见有一大动脉发自主心腔；B. 图 A 动态图。

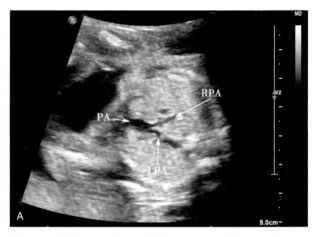

图 8-36 与图 8-33 为同一胎儿 3

A. 自主心腔发出的大动脉发为肺动脉，主心腔发出的大动脉很快发出左右肺动脉分支；B. 为图 A 的动态图。

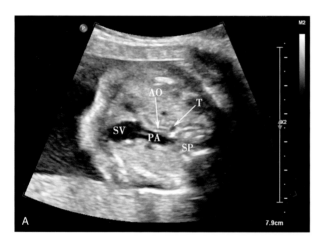

图 8-37 与图 8-33 为同一胎儿 4

A. 在肺动脉右侧发现疑似主动脉的纤细的管状结构；B. 为图 A 的动态图。

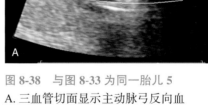

图 8-38 与图 8-33 为同一胎儿 5

A. 三血管切面显示主动脉弓反向血流；B. 为图 A 的动态图。

六、预后与治疗

单心室常合并其他心脏畸形，如大动脉转位、永存动脉干等，预后极差，多数胎儿在出生后短期内死亡，其中 50% 死于出生后一个月内，76% 死于6 个月内。主要死亡原因是心力衰竭和肺动脉高压。产前超声诊断胎儿单心室畸形，应建议孕妇终止妊娠。

单心室无法解剖根治，外科治疗为姑息性手术，多阶段矫治手术是目前治疗单心室的主要方法，主要以新生儿期 B-T 分流术或 Norwood 手术，婴儿期 Glenn 手术，12~18 个月时行 Fontan 手术最后完成体循环和肺循环的分开。随着过去几十年里姑息手术和心力衰竭治疗的进步，改善了很多单心室患儿的生活质量。

（许 燕 高 翔）

参 考 文 献

［1］VANPRAAGH R, VANPRAAGH S, VLAD P, et al. Diagnosis of the anatomic types of single or common ventricle. Am J Cardiol, 1965, 15: 345-366.

［2］ANDERSON RH, FRANKLIN RCG, SPICER DE. Anatomy of the Functionally Univentricular Heart. World J Pediatr Congenit Heart Surg, 2018, 9 (6): 677-684.

［3］FRESCURA C, THIENE G. The new concept of univentricular heart. Front Pediatr, 2014, 2: 62.

［4］颜华英, 张春国, 欧敏, 等. 产前超声心动图诊断胎儿单心室的价值. 中国医学影像学杂志, 2021, 29 (11): 1125-1128.

［5］THAM EB, WALD R, MCELHINNEY DB, et al. Outcome of fetuses and infants with doulble inlet single left ventricle. Am J Cardiol, 2008, 101 (11): 1652-1656.

［6］GARCIA AM, BEATTY JT, NAKANO SJ. Heart failure in single right ventricle congenital heart disease: physiological and molecular considerations. Am J Physiol Heart Circ Physiol, 2020, 318 (4): H947-H965.

［7］MAGOON R, MAKHIJA N, JANGID SK. Balancing a single-ventricle circulation:'physiology to therapy'. Indian J Thorac Cardiovasc Surg, 2020, 36 (2): 159-162.

［8］徐志伟, 杜欣伟, 陈浩. 553 例功能性单心室外科治疗的回顾性分析. 中华胸心外科杂志, 2014, 30 (4): 195-198.

［9］MOON J, SHEN L, LIKOSKY DS, et al. Relationship of Ventricular Morphology and Atrioventricular Valve Function to Long-Term Outcomes Following Fontan Procedures. J Am Coll Cardiol, 2020, 76 (4): 419-431.

［10］孙境, 齐红霞, 段亚冰, 等. 改良 Fontan 手术治疗功能单心室合并左异构的早中期临床结果. 中国循环杂志, 2020, 35 (3): 288-292.

第九章

法洛四联症

法洛四联症（tetralogy of fallot，TOF）是一种复杂的先天性心血管畸形，1888 年，Fallot 详细完整地描述了该畸形的病理特征和临床表现，其病理特征包括：肺动脉狭窄、室间隔缺损、主动脉骑跨及右心室肥厚等四种典型的病理改变，所以命名为法洛四联症（图 9-1）。法洛四联症是最常见的先天性心脏病之一，约占所有先天性心脏病的 10%~14%。法洛四联症在活产婴儿的发生率为 1/3 600，其中男女发病之比为 1:3。笔者产前超声检出的胎儿先天性心脏畸形资料中胎儿法洛四联症占 7.85%。

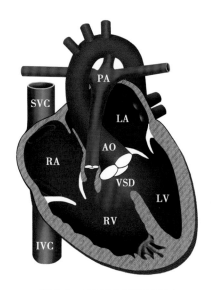

图 9-1　法洛四联症示意图

一、胚胎学、遗传学及发生机制

法洛四联症是一种圆锥动脉干发育畸形。圆锥动脉干包括肌性圆锥（或圆锥间隔，即分隔紧邻大血管之下区域的肌性室间隔）和邻近的动脉干（最终分化为自心脏发出的大血管，即主动脉与肺动脉）。胚胎发育期，圆锥动脉干的正常分隔决定了主动脉与肺动脉的形成，而主动脉、肺动脉分别与其对应的心室流出道连接同样至关重要。在心脏发育的早期，圆锥动脉干起源于原始右心室，之后向左移位，跨过正在形成中的室间隔，为了完成正常的发育，动脉干开始分隔及旋转，最终形成了右心室-肺动脉和左心室-主动脉的连接关系。这一发育过程始于胚胎第五周时，圆锥动脉干和心球内出现一对螺旋形的嵴，相对生长融合并延续成一螺旋形隔膜，即主动脉-肺动脉隔，将动脉干和心球分隔为主动脉和肺动脉两条平行的管道；继之圆锥动脉干逆时针旋转 110°，使主动脉瓣下圆锥旋至肺动脉圆锥的左后方，并吸收缩短与二尖瓣前叶呈纤维样延续，最终形成左室流出道（left ventricular outflow tract，LVOT）与主动脉连接，肌性动脉圆锥结构消失，右室流出道（right ventricular outflow tract，RVOT）与肺动脉连接，但却保留了肌性动脉圆锥结构。法洛四联症患儿在该胚胎发育期受致病因素影响使分隔形成主动脉与肺动脉的螺旋形隔膜异常右移,导致圆锥动脉干分隔不均,导致肺动脉狭窄、主动脉增宽,圆锥动脉干旋转不充分,主动脉瓣不能充分向肺动脉瓣左后方移动,致使主动脉未能完全与左心室沟通,而骑跨于两心室之上,漏斗部发育不良,圆锥间隔前移,使室间隔未能与心内膜垫融合封闭室间孔而残留主动脉瓣下室间隔缺损,右室流出道的狭窄又可导致右室心肌的肥厚。Van Praagh 等认为法洛四联症是由肺动脉瓣下圆锥发育不全造成。由于肺动脉圆锥发育不全,未能充分扩张而使右心室漏斗部狭窄,甚至闭锁;而肺动脉瓣下圆锥未能正常向右前发展,主动脉也就不能向左后旋转移动,使之骑跨于左、右心室之上;同时圆锥间隔就不能填充肌部室间隔和隔束上方的室间孔而形成室间隔缺损。

近年来,许多研究关注于转录因子作为特殊调控因子在心脏发育中的作用,基因突变与法洛四联症发生发展有关,包括 NKX2-5、Tbx 1(与 DiGeorge 综合征相关)、NOTCH 1 和 2、JAG 1(与 Alagille 综合征相关)。

法洛四联症有 1/3 伴发心外畸形或染色体异常,90% DiGeorge 综合征患者有 22q11 染色体微缺失。DiGeorge 综合征是一种伴有多种心外畸形的染色体异常,包括:上腭畸形,进食及语言障碍,胸腺发育不良导致的免疫缺乏和低血钙,不同程度的发育、认知、心理缺陷,面部畸形,肾脏和骨骼异常。据推测,75%~80% 伴有 22q11 染色体微缺失的患者都伴有先天性心脏病,最常见的心脏缺陷是圆锥动脉干结构异常,包括法洛四联症、主动脉弓离断和永存动脉干。相反,在法洛四联症患者中,经检测有 16%~18% 伴有 22q11 染色体微缺失,在这其中有 50% 的患者伴有右位主动脉弓。其他与法洛四联症有关的遗传性疾病包括:Alagille 综合征,VACTERL(椎骨异常、肛门闭锁、心脏异常、气管食管瘘伴或不伴食管闭锁、肾发育不全和肢体缺陷),CHARGE(眼缺失、心脏病、鼻后孔、生长和发育迟缓伴或不伴有中枢神经系统的异常)和猫眼综合征,除此之外还有 13- 三体、18- 三体和 21- 三体综合征(特别是在法洛四联症合并房室间隔缺损时)。

二、病理解剖与分型

胎儿法洛四联症以主动脉瓣下(对位不良)室间隔缺损、主动脉根部骑跨于室间隔缺损及漏斗部肺动脉狭窄为特征(图 9-2,图 9-3),右心室肥厚是"四联症"的第四个解剖特征,胎儿期通常不表现右心室肥厚(图 9-4A、B)。法洛四联症并肺动脉狭窄的典型类型约占所有法洛四联症新生儿的 80%。

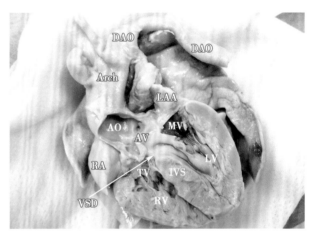

图 9-2　胎儿法洛四联症心脏解剖示意图 1
主动脉增宽骑跨于室间隔缺损之上,三尖瓣、二尖瓣通过中央纤维体与主动脉瓣纤维连续。

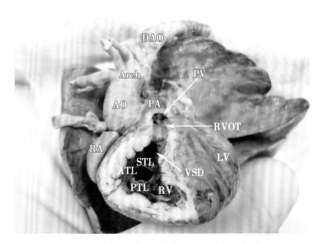

图 9-3　胎儿法洛四联症心脏解剖示意图 2
剖开右心室前壁及漏斗部前壁见漏斗间隔向前、向上移位,漏斗腔狭窄。肺动脉显著窄于主动脉,切除漏斗部前壁至肺动脉瓣环时见肺动脉瓣为三瓣叶结构,动脉导管缺如。

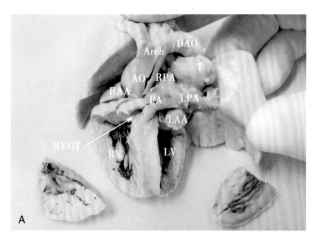

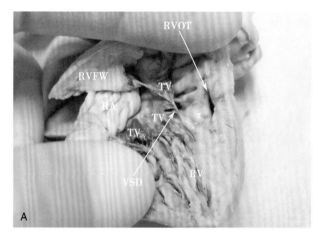

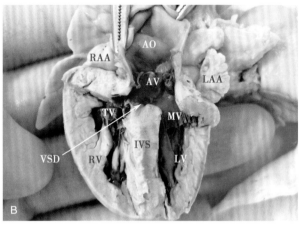

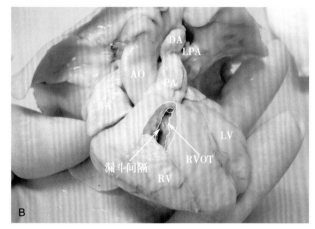

图 9-4　胎儿法洛四联症心脏解剖示意图 3

A. 剖开左右心室见右心室壁厚度与左心室相近,无右心室肥厚、肺动脉显著窄于主动脉,动脉导管缺如;B. 切除漏斗间隔见室间隔缺损、主动脉增宽骑跨于室间隔缺损之上。

图 9-5　胎儿法洛四联症心脏解剖示意图 4

A. 剖开右心室流入道及流出道见漏斗部入口失去正常的椭圆形呈扁平的缝隙状;RFAW:右室游离壁;B. 剖开漏斗部前壁见漏斗腔呈扁平的腔隙状狭窄。

(一) 肺动脉狭窄

1. 漏斗部狭窄　漏斗部狭窄是法洛四联症典型的病理解剖特征,一般认为法洛四联症几乎均有漏斗部狭窄,造成这个部分梗阻的主要原因是由于漏斗间隔移位所致。法洛四联症漏斗部狭窄的程度及范围有所不同,可表现为漏斗口及漏斗腔呈扁平的缝隙状,其漏斗腔为左右略宽、前后窄小的腔隙(图 9-5A、B),但以局限性管状狭窄多见(图 9-6),少数为较广泛的管状狭窄(图 9-7)。胎儿期一般不会发生漏斗间隔和漏斗部前壁肥厚及隔缘束的肥厚,漏斗间隔向前、向上移位是引起狭窄的主要因素,但出生后患儿逐渐发生漏斗间隔和漏斗部前壁肥厚及隔缘束的肥厚会进一步加重漏斗部的狭窄。

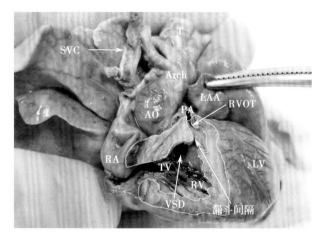

图 9-6　胎儿法洛四联症心脏解剖示意图 5

剖开右室前壁及流出道见漏斗间隔向前、向上移位,漏斗腔呈较短的管状狭窄。

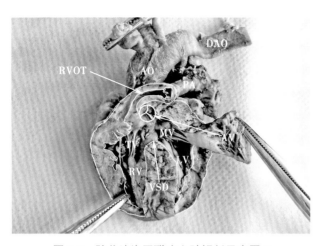

图 9-7 胎儿法洛四联症心脏解剖示意图 6
剖开左右心室及右室流出道见漏斗部狭窄
呈广泛的管状狭窄。

2. 肺动脉瓣狭窄 肺动脉瓣发育畸形,常有单瓣或二叶瓣畸形,瓣膜可出现增厚、粘连造成狭窄,多伴有肺动脉瓣环发育不良和狭窄。笔者解剖发现有部分胎儿法洛四联症在狭窄的肺动脉瓣环上的肺动脉瓣为缩小版的"正常的三叶瓣",瓣叶并无增厚、粘连,其瓣口狭窄主要是肺动脉瓣环狭窄所致(图 9-3)。但随着患儿出生后跨肺动脉瓣压差增大及高速血流冲击瓣叶等因素影响继而发生肺动脉瓣的增厚、粘连使狭窄更加重。法洛四联症可伴有肺动脉瓣缺如,为法洛四联症的特殊型(详见第二十六章)。

3. 肺动脉瓣上狭窄 肺动脉主干及分支细窄,几乎所有法洛四联症肺动脉主干及分支发育不良,肺动脉主干均明显窄于主动脉。多数患儿肺动脉及分支严重发育不良(图 9-8A、B),少数肺动脉狭窄程度相对较轻(图 9-9A、B)。肺动脉分支可伴狭窄或一侧肺动脉缺如,多为左肺动脉,其血供来自体循环侧支。

(二)室间隔缺损

法洛四联症时的室间隔缺损都存在三尖瓣 - 二尖瓣 - 主动脉瓣的纤维连续,所以本质上属于膜周部室间隔缺损的范畴,约占 85%,但又不同于通常的膜部室间隔缺损,特点为漏斗间隔移位对位不良而形成的大的室间隔缺损,缺损位于主动脉瓣下,此缺损的上缘为主动脉瓣,前上缘为漏斗间隔,前下缘为隔缘小梁分叉,后下缘为中央纤维体,主动脉瓣、二尖瓣及三尖瓣呈纤维延续(图 9-10A、B)。右室侧三尖瓣隔叶、与隔叶交汇处的前叶及腱索可部分遮挡室间隔缺损(图 9-11),左室侧室间隔缺损位于主动脉瓣下,主动脉瓣骑跨于室间隔缺损之上(图 9-12A、B)。另外一种较常见室间隔缺损为双动脉瓣下室间隔缺损,此类缺损漏斗间隔发育不良甚至完全缺失,缺损前上缘为肺动脉瓣,后上缘为主动脉瓣,所以称为双动脉下缺损,约占 10%。

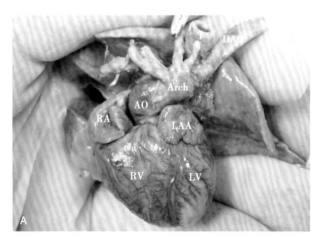

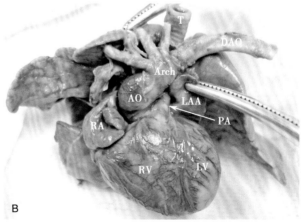

图 9-8 胎儿法洛四联症心脏解剖示意图 7
A. 心脏、大动脉正面观见于主动脉增宽,未见肺动脉;B. 与图 A 为同一标本,将左心耳拉开后可见严重狭窄的肺动脉。

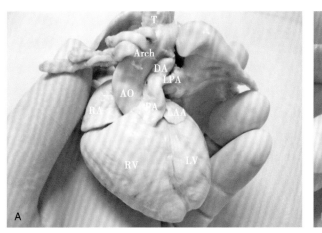
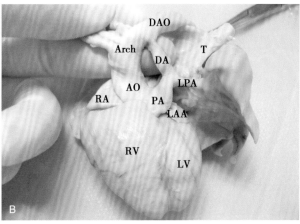

图 9-9　胎儿法洛四联症心脏解剖示意图 8
A. 心脏、大动脉正面观见肺动脉明显窄于主动脉；B. 左右肺动脉略窄与动脉导管接近。

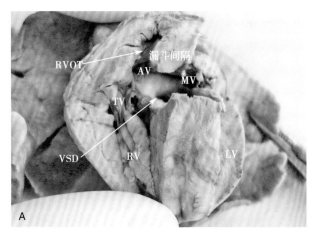
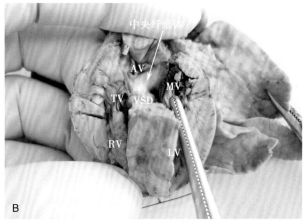

图 9-10　胎儿法洛四联症心脏解剖示意图 9
A. 剖开漏斗间隔见漏斗间隔向右、向上移位，对位不良而形成的大的室间隔缺损，并见主动脉瓣、二尖瓣及三尖瓣呈
纤维延续；B. 主动脉瓣、二尖瓣及三尖瓣通过中央纤维体呈纤维延续。

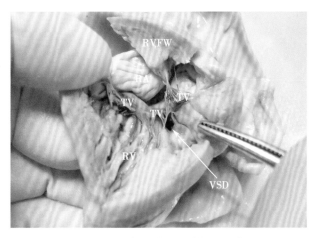

图 9-11　胎儿法洛四联症心脏解剖示意图 10
室间隔缺损位于膜周部，右室面见三尖瓣隔叶
及腱索部分遮挡室间隔缺损。

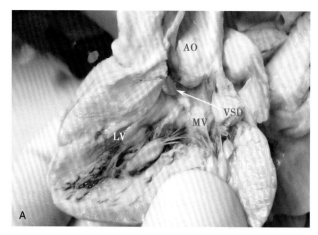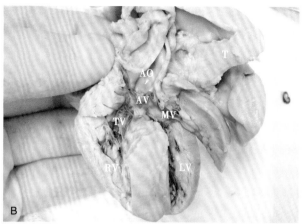

图 9-12　胎儿法洛四联症心脏解剖示意图 11

A. 从右室侧透照室间隔缺损,见主动脉瓣骑跨于室间隔缺损之上;B. 剖开漏斗间隔,见主动脉骑跨于两心室之上。

(三) 主动脉骑跨

主动脉扩张并骑跨是法洛四联症的另一解剖特征,骑跨程度一般在 50% 左右。主动脉骑跨程度以骑跨率表示:骑跨率 = 主动脉前壁内侧缘至室间隔缺损端左室面的距离 / 主动脉内径 × 100%(图 9-13)。当骑跨程度 >75% 时,应考虑右室双出口。对于骑跨程度的准确判断是比较困难的,应用不同的影像学方法,判定的骑跨程度有所不同,在某种程度上也受主观因素的影响。

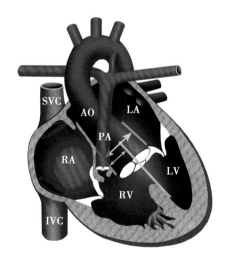

图 9-13　主动脉骑跨率计算示意图

(四) 合并畸形

法洛四联症常合并右位主动脉弓、房间隔缺损、永存左上腔静脉、动脉导管缺如及迷走右锁骨下动脉等(图 9-14A、B、C)。

三、病理生理

法洛四联症患儿病理生理改变主要取决于肺动脉狭窄的程度,肺动脉狭窄时,血流进入肺循环受阻,进入肺循环进行气体交换的血流量减少,狭窄越重,缺氧越严重;同时引起右心室代偿性肥厚,右心室压力增高。肺动脉狭窄严重者右心室压力与左心室压力相仿,血流通过室间隔缺损出现右向左分流,右心室血液大部分进入主动脉,出现发绀,肺循环进行交换的血流量越少,发绀越严重。

胎儿法洛四联症与出生后患儿的病理生理有所不同,由于胎儿肺循环为高阻力状态,因此不论肺动脉有无狭窄进入肺循环的血流量均较少。胎儿法洛四联症时右心室射入肺动脉血流减少,右心室大部分血流经室间隔缺损口射入骑跨在两心室之上的主动脉,右心室收缩阻力负荷与左心室相等,不会引起右室收缩压增高,胎儿期不会发生右心室壁的肥厚。肺动脉口可产生湍流血流,血流速度增快,但不会产生高速血流,进入肺动脉内血流减少,引起肺动脉压低于主动脉压,可发生动脉导管逆灌注,但因主肺动脉及分支细窄且容量小,不会发生持续性的动脉导管反向血流。另外,胎儿法洛四联症在孕早、中、晚期不同阶段其右心室流出道血流梗阻的程度也有所不同。

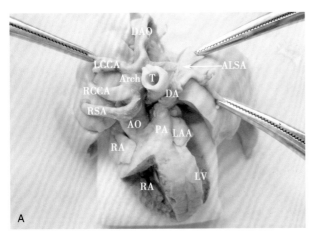

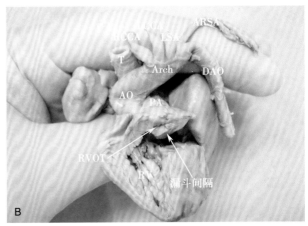

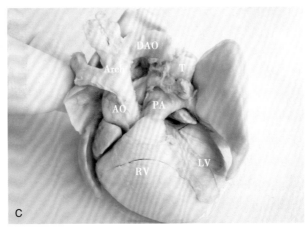

图 9-14　胎儿法洛四联症心脏解剖示意图 12

A. 法洛四联症伴右位主动脉弓及迷走左锁骨下动脉；ALSA：迷走左锁骨下动脉；B. 法洛四联症伴迷走右锁骨下动脉；
ARSA：迷走右锁骨下动脉；C. 法洛四联症伴动脉导管缺如。

四、超声扫查技巧及注意事项

(一) 胎儿法洛四联症的超声扫查切面与要点

胎儿法洛四联症超声诊断常用切面有四腔心切面 + 五腔心切面 + 左心室长轴切面 + 心底大动脉短轴切面 + 右心室流出道切面及三血管等切面。

胎儿法洛四联症无右心室壁的肥厚，四腔心切面显示左、右心室大小及室壁厚度对称，另外法洛四联症的室间隔缺损是位于室上嵴下方的膜周部室间隔缺损，缺损多不波及流入道部室间隔，因此，胎儿法洛四联症在四腔心切面可表现为四腔心对称、室间隔连续的正常四腔心观 (图 9-15A、B、C 动 🛜)。当室间隔缺损较大累及流入道部室间隔时，可以显示室间隔缺损。

五腔心切面是超声诊断胎儿法洛四联症的最为重要的切面，胎儿法洛四联症有主动脉瓣下 (对位不良) 室间隔缺损、主动脉根部增宽并骑跨于室间隔上及漏斗部肺动脉狭窄为特征的 3 项异常表现 (胎儿法洛四联症通常无右心室肥厚)，其中 2 项能够被五腔心切面所显示，即主动脉瓣下 (对位不良) 室间隔缺损与主动脉根部增宽并骑跨于室间隔之上 (图 9-16A、B、C 动 🛜)。

左心室长轴切面可显示主动脉增宽前移、主动脉前壁与室间隔连续中断，主动脉瓣下较大室间隔缺损、主动脉骑跨于室间隔上，主动脉瓣与二尖瓣存在纤维连续 (图 9-17A、B、C 动 🛜)，可见左心室长轴切面显示胎儿法洛四联症的异常声像图表现与五腔心切面相似。左心室长轴切面在胎儿超声心动图常规扫查方法中继五腔心切面之后，是测量评价主动脉骑跨程度的重要切面，主动脉骑跨程度以骑跨率表示：骑跨率 = 主动脉前壁内侧缘至室间隔缺损端左室面的距离 / 主动脉内径 × 100% (图 9-18A、B)。

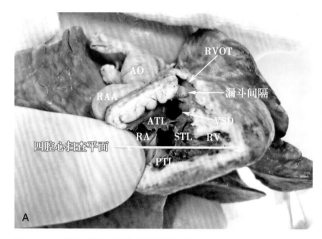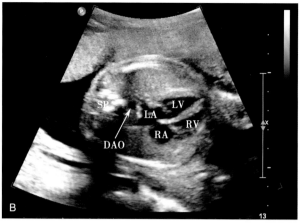

图 9-15　胎儿法洛四联症解剖与超声示意图 13

A. 四腔心扫查切面示意图,其四腔心切面扫查声束平面并未通过室间隔缺损;B. 胎儿法洛四联症可显示正常四腔心观;C. 图 A 动态图。

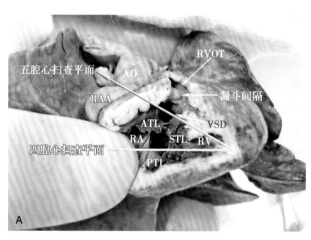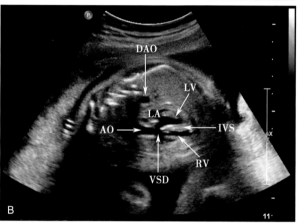

图 9-16　胎儿法洛四联症解剖与超声示意图 14

A. 五腔心扫查切面示意图,其五腔心切面扫查声束平面通过室间隔缺损;B. 五腔心切面显示主动脉瓣下室间隔缺损与主动脉根部增宽并骑跨于室间隔之上;C. 图 B 动态图。

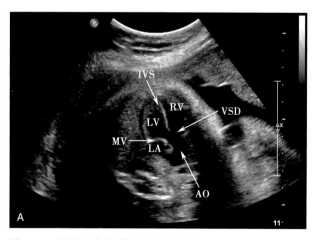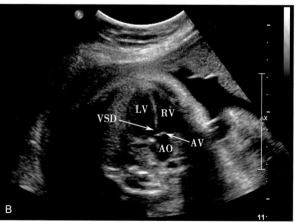

图 9-17　胎儿法洛四联症超声示意图 1

A. 左心室长轴切面显示主动脉增宽前移、主动脉前壁与室间隔连续中断,主动脉骑跨于室间隔上(收缩期主动脉瓣开放);B. 左心室长轴切面显示主动脉增宽、主动脉瓣下室间隔缺损、主动脉骑跨于室间隔上(舒张期主动脉瓣闭合);C. 图 A、B 动态图。

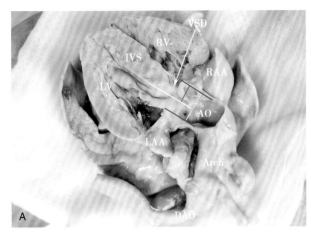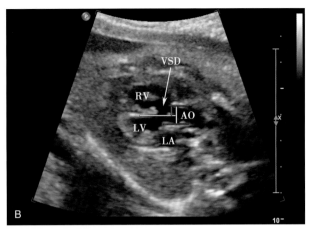

图 9-18　胎儿法洛四联症主动脉骑跨率解剖与超声测量示意图

A. 胎儿法洛四联症心脏解剖图,红色线段是主动脉前后壁、粉红色线段是主动脉前壁内侧缘至室间隔缺损端左室面的距离、黄色线段是主动脉内径。根据实际测值代入公式即可算出主动脉骑跨率。B. 胎儿法洛四联症超声图,红色线段是主动脉前后壁、粉红色线段是主动脉前壁内侧缘至室间隔缺损端左室面的距离、黄色线段是主动脉内径。根据实际测值代入公式即可算出主动脉骑跨率。

心底大动脉短轴切面能够显示胎儿法洛四联症时 3 项主要异常超声特征中的另外 1 项(五腔心切面显示胎儿法洛四联症 3 项异常特征中的 2 项),即漏斗部肺动脉狭窄,在左心室长轴切面的基础上将探头旋转 90° 自心尖向心底调整扫查声束即可显示心底大动脉短轴切面,该切面除显示肺动脉狭窄、室间隔缺损外,还能显示漏斗间隔向右、向上移位程度及漏斗腔的狭窄程度(图 9-19A、B、C 动📶、D、E 动📶)。从心底大动脉短轴切面向心尖部调整声束显示两组房室瓣并同时显示主动脉瓣时,可以观察三尖瓣 - 主动脉瓣 - 二尖瓣三者的位置关系,三尖瓣与二尖瓣位于室间隔的两侧、主动脉瓣位于室间隔缺损的上方(图 9-20A、B 动📶)。

右心室流出道切面在左心室长轴切面的基础上将扫查声束向前胸侧调整即可显示右心室流出道切面,该切面扫查声束是通过漏斗间隔前方的漏斗腔及狭窄的肺动脉,因其漏斗腔为左右宽、前后窄小的腔隙,该切面能够显示漏斗腔的宽度为左右径线,不是漏斗腔最窄的前后径线,因此,以右室流出道切面测量的漏斗腔的宽度评估漏斗腔狭窄的严重程度时,则会低估其狭窄程度。与心底大动脉短轴切面相比,右心室流出道切面不能显示漏斗间隔向右、向上移位程度及室间隔缺损,也不

能显示肺动脉与主动脉的位置关系,但有利于观察右心室流出道与肺动脉的连接(图 9-21A、B、C、D 动📶)。

心底大动脉短轴切面显示漏斗部与肺动脉狭窄并显示腔内血流与右心室连通是超声诊断胎儿法洛四联症的重要超声特征之一,也是胎儿法洛四联症与室间隔缺损型肺动脉闭锁、永存动脉干及右室双出口重要鉴别要点。

三血管 - 气管切面显示主动脉增宽,多不能显示肺动脉或显示肺动脉狭窄,这是由于法洛四联症时主动脉增宽前移和肺动脉狭窄使主动脉与肺动脉不在同一扫查平面上,狭窄的肺动脉位于主动脉弓的下方所致(图 9-22A、B 动📶)。三血管 - 肺动脉分支切面显示正常肺动脉>主动脉>上腔静脉的管腔比例关系消失,主动脉明显增宽前移,主肺动脉及分支狭窄(图 9-23A、B 动📶)。在显示主动脉弓的基础上将探头旋转为斜冠状面,自胎儿右前向左后方扫查可显示位于主动脉左后方狭窄的肺动脉与漏斗部相连(图 9-24A、B 动📶)。

主动脉弓长轴切面显示主动脉增宽,主动脉弓弯曲度增大,呈"喇叭口状"是胎儿法洛四联症与室间隔缺损型肺动脉闭锁、永存动脉干共同声像图表现(图 9-25A、B 动📶)。

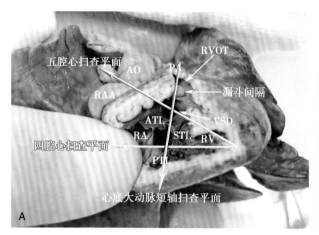
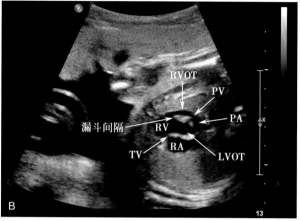

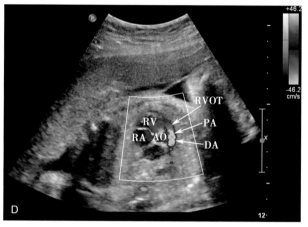

图 9-19 胎儿法洛四联症解剖与超声示意图 15

A. 法洛四联症心脏标本心底大动脉短轴切面扫查示意图,其心底大动脉短轴切面扫查声束平面通过室间隔缺损、漏斗间隔、漏斗腔及肺动脉;B. 心底大动脉短轴切面显示漏斗间隔向右、向上移位,漏斗部、肺动脉狭窄与右心室相连;C. 为图 B 的动态图;D. 彩色血流显示肺动脉血流经动脉导管连于降主动脉;E. 为图 D 的动态图。

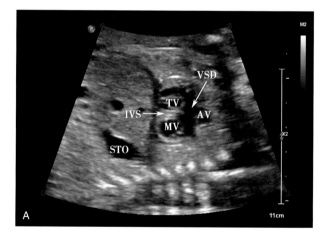

图 9-20 胎儿法洛四联症超声示意图 2

A. 非标准房室瓣口水平短轴切面显示三尖瓣及二尖瓣位于室间隔的两侧、主动脉瓣位于室间隔缺损的上方;B. 图 A 动态图。

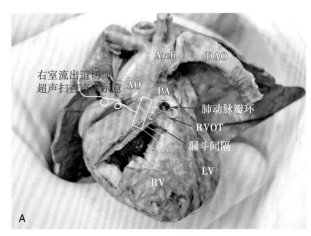
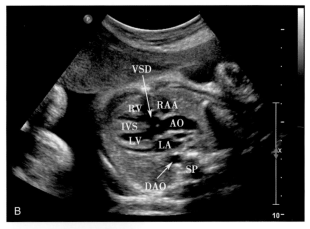
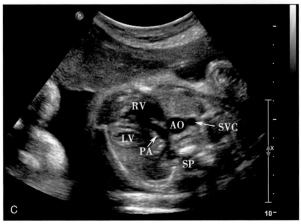

图 9-21　胎儿法洛四联症解剖与超声示意图 16

A. 法洛四联症右心室流出道切面扫查示意图，其右心室流出道切面扫查声束平面通过漏斗间隔前方的漏斗腔及肺动脉；B. 五腔心切面显示主动脉瓣下室间隔缺损与主动脉根部增宽并骑跨于室间隔之上；C. 右心室流出道切面显示肺动脉狭窄与右心室相连；D. 图 B、C 动态图。

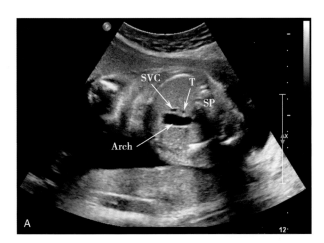

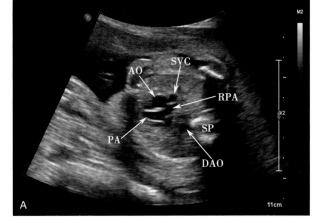

图 9-22　胎儿法洛四联症超声示意图 3

A. 三血管 - 气管切面显示主动脉弓增宽，未显示肺动脉；B. 图 A 动态图。

图 9-23　胎儿法洛四联症超声示意图 4

A. 三血管 - 肺动脉分支切面显示主动脉增宽前移、肺动脉及分支狭窄；B. 图 A 动态图。

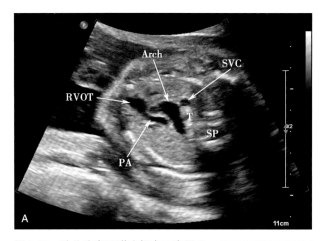

图 9-24　胎儿法洛四联症超声示意图 5
A. 非标准的三血管切面显示主动脉增宽、肺动脉狭窄，狭窄的肺动脉与漏斗部相连；B. 图 A 动态图。

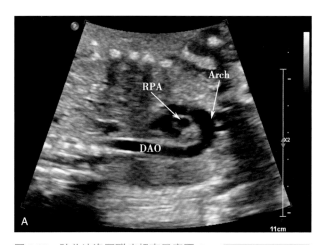

图 9-25　胎儿法洛四联症超声示意图 6
A. 主动脉弓切面显示主动脉增宽、主动脉弓弯曲度增大，呈"喇叭口状"；B. 图 A 动态图。

（二）胎儿法洛四联症产前超声诊断相关注意事项

1. 因胎儿法洛四联症在四腔心切面表现四腔心观对称、多不能显示室间隔缺损，其四腔心观表现与正常无异，若单纯以四腔心切面筛查可导致漏诊。

2. 在非标准切面显示较大的单纯膜周部室间隔缺损，有时可见主动脉似有骑跨征象，但调整扫查声束角度（在标准左室长轴切面）主动脉骑跨假象消失，而且不伴有漏斗部肺动脉狭窄可予以鉴别。有报道妊娠早期在大血管内径正常的情况下

少数诊断为膜周部室间隔缺损的病例，随着妊娠进展，室间隔缺损对合更加不良，升主动脉内血流量增加导致大血管之间出现差异，逐渐进展为轻型法洛四联症。由此可见，对于胎儿较大的膜周部室间隔缺损应进行随诊。

3. 胎儿法洛四联症右心室流出道梗阻的程度随着孕周的增加是可以进展的。动脉导管的血流方向及肺动脉与主动脉的比例随着孕周都是可以变化的。某些轻型的法洛四联症，尤其是在妊娠中期，肺动脉干和主动脉之间的差异可能不明显，但是，这种差异会随着妊娠进展而更明显。这正是胎儿法洛四联症有时会在妊娠中期超声检查时漏诊，而在妊娠晚期或出生后被诊断的原因。

4. 胎儿法洛四联症常合并右位主动脉弓、动脉导管缺如、肺动脉瓣缺如（见第二十六章）、房间隔缺损、永存左上腔静脉等，在超声诊断中予以关注。法洛四联症几乎有 1/3 伴发心外畸形或染色体异常，因此，对于诊断为法洛四联症的胎儿应仔细排查其他心外脏器的畸形，并建议染色体检查。

5. 产前超声筛查胎儿法洛四联症"三个重要的关键节点"：①五腔心切面显示主动脉瓣下室间隔缺损与主动脉根部增宽并骑跨于室间隔之上；②心底大动脉短轴切面显示漏斗部肺动脉狭窄（但仍与右心室相通）；③三血管-气管切面仅显示主动脉增宽，不能显示狭窄的肺动脉及左右肺动脉分支。三血管观多切面扫查（三血管-气管、三血管及三血管-肺动脉分支切面）显示正常肺动脉＞主动脉＞上腔静脉的管腔比例关系消失，主动脉明显增宽前移，肺动脉及分支狭窄。通过这"三关"可帮助检出胎儿法洛四联症，或最大限度地减少胎儿法洛四联症病例的漏诊。

6. **法洛四联症的鉴别诊断**　胎儿法洛四联症、室间隔缺损型肺动脉闭锁、共同动脉干及右室双出口均属圆锥动脉干畸形范畴，均具有室间隔缺损与主动脉增宽骑跨于室间隔之上的相似声像图表现。

鉴别要点：

（1）肺动脉起源右心室并有血流连接者为法洛四联症，无血流连接伴动脉导管反流者为室间隔缺损型肺动脉闭锁。

（2）肺动脉与右心室无连接,至少显示一支肺动脉起源于动脉干者为共同动脉干。

（3）肺动脉起源于右心室、主动脉骑跨50%左右为法洛四联症,骑跨率>75%考虑右室双出口。

五、胎儿超声心动图诊断

五腔心或左心室长轴切面显示主动脉增宽并骑跨于室间隔上,主动脉前壁与室间隔连续中断,较大的室间隔缺损位于主动脉瓣下（图9-26A、B 动🛜）,彩色血流显示主动脉根部同时接受来自右心室和左心室的血流（图9-27A、B 动🛜）。

右心室流出道切面显示肺动脉狭窄、肺动脉明显窄于主动脉（图9-28A、B 动🛜）,但该切面不能显示肺动脉与主动脉的位置关系,也不能显示漏斗间隔及左右肺动脉分支发育情况,彩色血流显示狭窄的肺动脉内血流速度可增快或正常,并通过动脉导管与降主动脉连接（图9-29A、B 动🛜、C）,肺动脉重度狭窄时动脉导管可显示瞬间反向血流。心底大动脉短轴切面较右心室流出道切面优点是能够显示两条大动脉呈正常包绕关系,同时能够观察主肺动脉及左右肺动脉分支的发育情况,若扫查声束向左心室流出道部调整可显示较大的膜周部室间隔缺损、漏斗间隔前移及漏斗部肺动脉狭窄（图9-30A、B 动🛜、C、D 动🛜）。

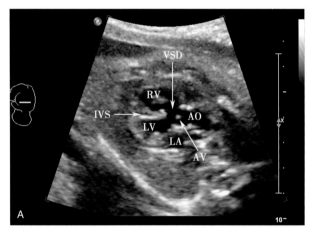

图9-26　胎儿法洛四联症超声示意图 7
A.五腔心切面显示主动脉增宽并骑跨于室间隔上,主动脉前壁与室间隔连续中断,主动脉瓣下室间隔缺损;
B.图 A 动态图。

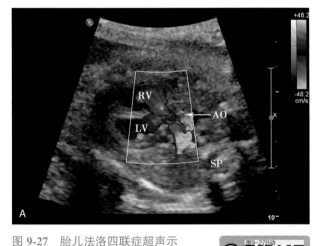

图9-27　胎儿法洛四联症超声示意图 8
A.彩色血流显示主动脉根部同时接受来自右心室和左心室的血流;
B.图 A 动态图。

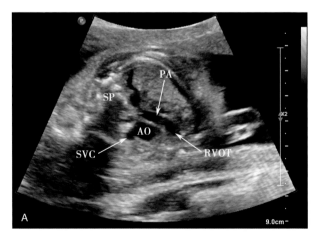

图9-28　胎儿法洛四联症超声示意图 9
A.右心室流出道切面显示漏斗部肺动脉狭窄;B.图 A 动态图。

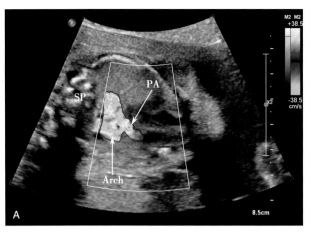
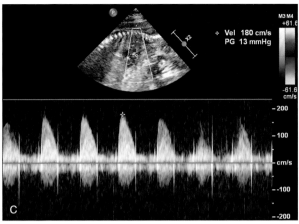

图 9-29 胎儿法洛四联症超声示意图 10

A. 右心室流出道切面彩色血流显示狭窄的肺动脉内血流增快;B. 图 A 动态图;C. 频谱多普勒显示肺动脉血流速度 180cm/s。

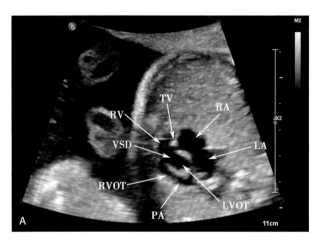
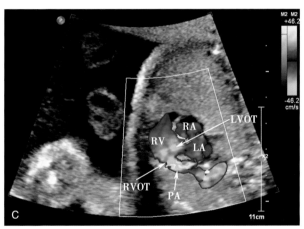

图 9-30 胎儿法洛四联症超声示意图 11

A. 心底短轴切面显示膜周部室间隔缺损、漏斗间隔前移、漏斗部及肺动脉狭窄;B. 图 A 动态图;C. 超声血流显示右心室与左室流出道血流融合,漏斗部及肺动脉腔内血流细窄;D. 图 C 动态图。

胎儿法洛四联症时三血管切面显示正常肺动脉>主动脉>上腔静脉的管腔比例关系消失,主动脉明显增宽前移,肺动脉及分支狭窄。主动脉弓长轴切面显示主动脉增宽,主动脉弓弯曲度增大,常伴有右位主动脉弓及动脉导管缺如等。

六、预后与优生选择

法洛四联症胎儿预后一般,伴有染色体异常及心内、心外其他畸形的胎儿预后不良,法洛四联症合并肺动脉瓣缺如者预后差,可引起胎儿或新生儿充血性心力衰竭和肺动脉及其分支的瘤样扩张,造成新生儿呼吸窘迫。单纯法洛四联症并非剖宫产的指征,右室流出道的狭窄程度及是否伴发畸形影响胎儿出生后的临床表现及治疗决策,出生后患儿如果不给予手术,病死率一年内 25%,3 年内 40%,10 年内 70%,40 岁内 95%,死亡最常见的原因为缺氧发作。法洛四联症的外科治疗原则是解除肺动脉狭窄,疏通右心室流出道,闭合室间隔缺损,手术方式有两种,一是姑息性手术,二是根治性手术,目前认为出生 6 个月后如果条件允许可直接行根治术。随着手术方法的改进,法洛四联症的术后存活率可高达 85%。

(接连利 鲁统德)

参 考 文 献

［1］APITZ C, WEBB GD, REDINGTON AN. Tetralogy of Fallot. Lancet, 2009, 374 (9699): 1462-1471.

［2］POON LC, HUGGON IC, ZIDERE V, et al. Tetralogy of Fallot in the fetus in the current era. Ultrasound Obstet Gynecol, 2007, 29 (6): 625-627.

［3］ZHAO Y, ABUHAMAD A, FLEENOR J, et al. Prenatal and Postnatal Survival of Fetal Tetralogy of Fallot: A Meta-analysis of Perinatal Outcomes and Associated Genetic Disorders. J Ultrasound Med, 2016, 35 (5): 905-915.

［4］接连利, 刘清华, 吴乃森, 等. 彩色多普勒彩色对胎儿心脏病的诊断研究. 中华超声影像学杂志, 2002, 11 (2): 98-100.

［5］DEVORE GR, SIASSI B, PLATT LD. Fetal echocardiography. Ⅷ. Aortic root dilation-a marker for tetralogy of Fallot. Am J Obstet Gynecol, 1988, 159 (1): 129-136.

［6］任明保, 周士平, 侯磊, 等. 63 例法洛四联症胎儿的产前诊断及妊娠结局分析. 中华妇产科杂志, 2019, 54 (10): 660-665.

［7］栾泽东, 杨楠, 张晓平, 等. 早孕期胎儿法洛四联症的超声诊断特征. 中华诊断学电子杂志, 2021, 9 (1): 26-29.

［8］TUO G, VOLPE P, BUFFI D, et al. Assessment of the ductus arteriosus in fetuses with tetralogy of Fallot and the implication for postnatal management. Congenit Heart Dis, 2014, 9 (5): 382-390.

［9］RAHMATH MRK, BOUDJEMLINE Y. Tetralogy of Fallot Will be Treated Interventionally Within Two Decades. Pediatr Cardiol, 2020, 41 (3): 539-545.

［10］KARL TR, STOCKER C. Tetralogy of Fallot and Its Variants. Pediatr Crit Care Med, 2016, 17 (8 Suppl 1): S330-336.

［11］DOWNING TE, KIM YY. Tetralogy of Fallot: General Principles of Management. Cardiol Clin, 2015, 33 (4): 531-541.

第十章

室间隔缺损型肺动脉闭锁

室间隔缺损型肺动脉闭锁（pulmonary atresia with ventricular septal defect, PA/VSD）是指右心室与肺动脉之间没有直接连通，且伴有室间隔缺损的一种先天性心血管畸形。有人认为本畸形是法洛四联症最严重的类型，又称极重度法洛四联症。但本畸形与法洛四联症无论是胚胎发育机制、还是肺动脉畸形的解剖学变化均有显著性的差异。另外，有学者将其归入共同动脉干第Ⅳ型，但实际上本病并无类似于共同动脉干与肺动脉的连接，故也并非属于共同动脉干畸形。目前，多数学者赞同将室间隔缺损伴肺动脉闭锁作为一种独立的病种（图10-1）。室间隔缺损型肺动脉闭锁发生率为活产婴儿的7/10万，约占先天性心脏病的2%。笔者检出的胎儿心脏畸形统计资料中本畸形占3.63%。

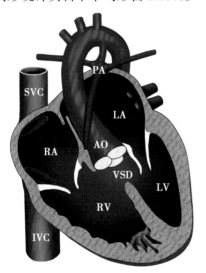

图 10-1　室间隔缺损型肺动脉闭锁示意图

一、胚胎学、遗传学及发生机制

胚胎期，肺由前肠发育而来，其血供从成对的背主动脉而来。大约在胚胎27天，第6对弓动脉与肺血管丛吻合，此时，肺接受双重来源血供（另一对来自背主动脉的胸主动脉供血）。随后，第6对弓动脉供血的分支扩大（逐渐发育成左、右肺动脉及动脉导管），而从胸主动脉供血（来自背主动脉）的分支逐渐萎缩，仅残留支气管动脉供血肺间质及血管壁。若主肺动脉（由圆锥动脉干分隔形成）不能与肺部的动脉血管相连（包括左、右肺动脉），则会发展为肺动脉。笔者解剖发现大多数室间隔缺损型肺动脉闭锁患儿其肺动脉闭锁部位是肺动脉主干闭锁，但仍有纤细的肺动脉管壁残留，这提示另一种可能的发生机制是主肺动脉（由圆锥动脉干分隔形成）与肺部的动脉血管虽已连通（包括左、右肺动脉），但因受某种致病因素影响，致使右心室流出道和／或主肺动脉生长发育过程中发生停顿，使主肺动脉得不到有效的血液循环支撑而退化萎缩，仅残留纤细的肺动脉管壁与右心室漏斗部相连，与此同时，圆锥动脉干分隔与旋转异常导致流出道与心球分隔的对位不良，致使主动脉骑跨在室间隔上，室间孔不能闭合形成室间隔缺损。

根据对室间隔缺损型肺动脉闭锁和室间隔完整型肺动脉闭锁的病理形态研究结果提示，室间隔缺损型肺动脉闭锁是在胚胎发育很早时生长停顿引起,在圆锥动脉干分隔以后,室间孔闭合之前。另外神经嵴细胞的迁移异常与室间隔缺损型肺动脉闭锁形成有关。

室间隔缺损型肺动脉闭锁的胎儿中 1/4~1/2 合并心外畸形,22 号染色体 q11 段微缺失是最常伴有的一种染色体畸形。在患 DiGeorge 综合征的患儿中 90% 都存在 22q11 区域微缺失。据报道,在室间隔缺损型肺动脉闭锁患儿中,22q11 区域微缺失高达 40%,在伴有主 - 肺动脉侧支血管及左、右肺动脉发育不良的病例中,发生率更高。伴有胸腺发育不良或右位主动脉弓增加了有 22q11 区域微缺失的可能性。其他可能伴发的遗传性疾病包括:Alagille 综合征,VACTERL 综合征(椎骨异常、肛门闭锁、心脏异常、气管食管瘘伴或不伴食管闭锁、肾发育不全和肢体缺陷),CHARGE 综合征(眼缺失、心脏病、鼻后孔、生长和发育迟缓伴或不伴有中枢神经系统的异常)和 21- 三体综合征。室间隔缺损型肺动脉闭锁的遗传学病因尚不明确,且目前为止,很多类似的变异出现在室间隔缺损型肺动脉闭锁中。

二、病理解剖与分型

1. 肺动脉闭锁　肺动脉闭锁的范围及程度差异很大,多数为肺动脉瓣及肺动脉主干近端部分闭锁,仅瓣膜闭锁少见(单纯肺动脉瓣闭锁常见于室间隔完整型肺动脉闭锁)。约有 3/4 的病例中,可见呈纤维条索状的闭锁动脉段,其纤维条索状的闭锁动脉段仍连于右心室漏斗部(图 10-2),剖开细窄的肺动脉主干可见近端闭锁、远端部分管腔仍然存在并与左、右肺动脉及动脉导管相连通,其左、右肺动脉及动脉导管内径相近(图 10-3)。少数肺动脉闭锁仅为漏斗部及肺动脉瓣闭锁,细窄的肺动脉主干管腔存在(图 10-4A、B)。部分病例即使仔细观察也不能发现闭锁的肺动脉段及残存迹象,其左、右肺脏的血供来源大多为动脉导管、胸主动脉段发出的侧支动脉(图 10-5A、B),也可由锁骨下动脉、腹主动脉或冠状动脉等供应。

室间隔缺损型肺动脉闭锁与法洛四联症病理解剖特征很相似,也表现有室间隔缺损、主动脉增宽骑跨于室间隔上,左、右心室大小对称等,当室间隔

缺损型肺动脉闭锁存在细窄的肺动脉主干时从心脏标本外观不能与法洛四联症区别(图 10-6A、B)。但室间隔缺损型肺动脉闭锁与法洛四联症的根本区别在于右室流出道及肺动脉闭锁使右心室与肺动脉不连通,右室流出道多为一盲端(图 10-7)。

2. 室间隔缺损　为膜周部或漏斗部、呈对位不良型缺损,缺损的上缘为主动脉瓣(图 10-8A、B),后下缘为中央纤维体,主动脉瓣、二尖瓣及三尖瓣呈纤维延续,左、右心室腔大小及室壁厚度正常(图 10-9A、B、C),其缺损的部位与法洛四联症很相似,但该缺损与法洛四联症不同的是其缺损前上缘的漏斗间隔多缺如,右室流出道为一盲端,或者漏斗部闭锁,整个肺动脉瓣下区域完全封闭,其漏斗部结构消失(图 10-10)。

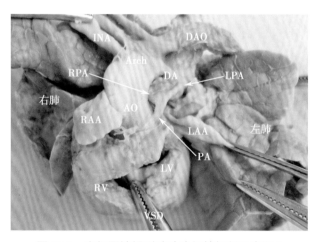

图 10-2　室间隔缺损型肺动脉闭锁解剖示意图 1
主动脉显著增宽,肺动脉细窄呈纤维条索状,但仍与左、右肺动脉相连,动脉导管连于左肺动脉。

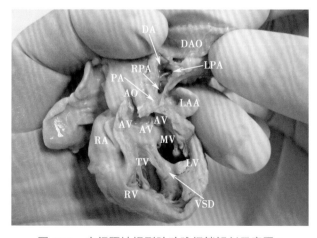

图 10-3　室间隔缺损型肺动脉闭锁解剖示意图 2
剖开右室流出道与肺动脉见肺动脉瓣及肺动脉主干近端闭锁,肺动脉主干远端与左、右肺动脉及动脉导管相连通。

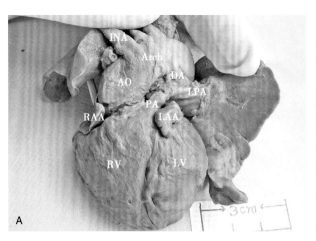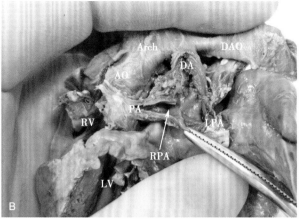

图 10-4　室间隔缺损型肺动脉闭锁解剖示意图 3

A.左心室与右心室外观发育良好,主动脉显著宽于肺动脉;肺动脉主干的宽度与头臂动脉分支相当;B.剖开细窄的肺动脉可见主干管腔存在,与左、右肺动脉及动脉导管连通,肺动脉主干近端闭锁。

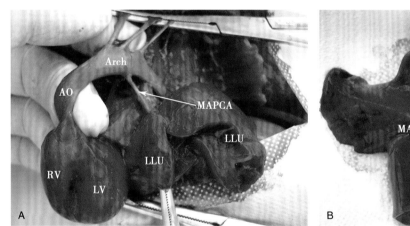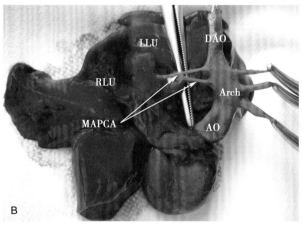

图 10-5　室间隔缺损型肺动脉闭锁解剖示意图 4

A.心室仅有一条大动脉发出,未见肺动脉迹象,左侧肺脏血供来源于主动脉发出的侧支动脉;MAPCA:体肺侧支;
B.与图 A 为同一标本,见两侧肺脏血供来源于主动脉发出的侧支动脉。

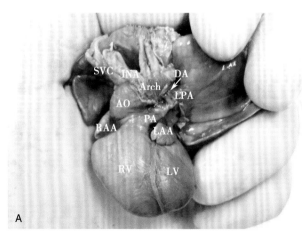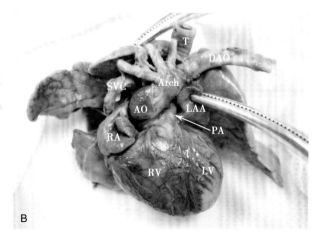

图 10-6　室间隔缺损型肺动脉闭锁与法洛四联症心脏标本外观解剖示意图

A.室间隔缺损型肺动脉闭锁外观见主动脉增宽、肺动脉细窄,左、右心室大小对称;B.法洛四联症心脏标本外观与室间隔缺损型肺动脉闭锁极为相似,外观不能对两者进行区别。

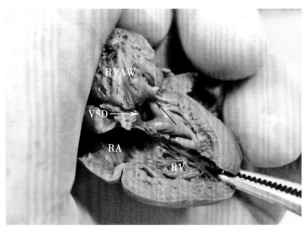

图 10-7 室间隔缺损型肺动脉闭锁解剖示意图 5

室间隔缺损型肺动脉闭锁右心室流入道与流出道剖面图，
右室流出道多为一盲端(红色箭头指向)，其下方可见室间隔缺损。

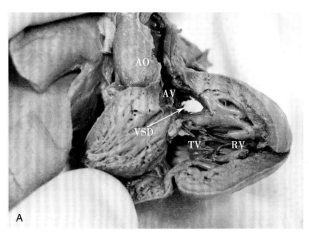

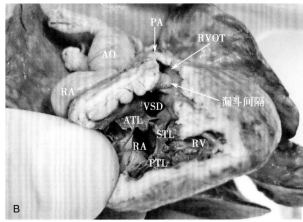

图 10-8 室间隔缺损型肺动脉闭锁与法洛四联症解剖示意图

A. 室间隔缺损型肺动脉闭锁见室间隔缺损位于主动脉瓣下，缺损的前上方无心室出口；

B. 法洛四联症见室间隔缺损的前上方为漏斗间隔并见右室流出道，这是两者的根本区别。

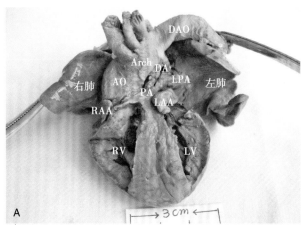

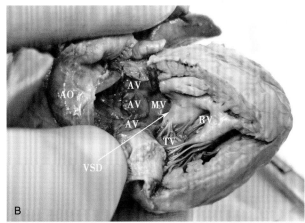

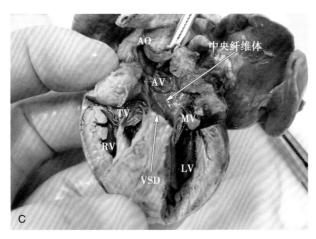

图 10-9 室间隔缺损型肺动脉闭锁 1

A.室间隔缺损型肺动脉闭锁左、右心室腔大小及室壁厚度与正常无异;B.主动脉瓣通过中央纤维体
与二尖瓣及三尖瓣呈纤维延续;C.剖开主动脉前壁根部见主动脉骑跨于室间隔缺损之上。

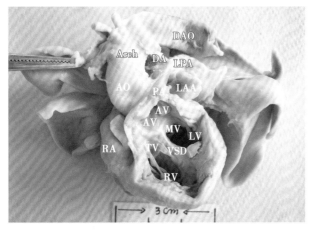

图 10-10 室间隔缺损型肺动脉闭锁 2

室间隔缺损位于主动脉瓣下,右室流出道为一盲端,
漏斗间隔缺如,漏斗部结构消失。

3. 主动脉骑跨 主动脉增宽骑跨于室间隔缺损之上,骑跨程度一般在 50% 左右(图 10-11)。主动脉骑跨程度以骑跨率表示:骑跨率 = 主动脉前壁内侧缘至室间隔缺损端左室面的距离 / 主动脉内径 ×100%。当骑跨程度>75% 时,应考虑右室双出口。对于骑跨程度的准确判断是比较困难的,应用不同的影像学方法,判定的骑跨程度有所不同,在某种程度上也受主观因素的影响,通常偏向右心室一侧(图 10-12)。

4. 合并畸形 室间隔缺损型肺动脉闭锁常伴右位主动脉弓(26%~50%)(图 10-13)。动脉导管可起自降主动脉、无名动脉或左锁骨下动脉(图 10-14)。可合并房间隔缺损、永存左上腔静脉,部分及完全

型房室间隔缺损、三尖瓣闭锁,大动脉转位,内脏异位症等。

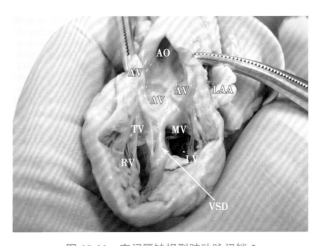

图 10-11 室间隔缺损型肺动脉闭锁 3

室间隔缺损位于主动脉瓣下,主动脉骑跨于室间隔上,
左、右心室对称。

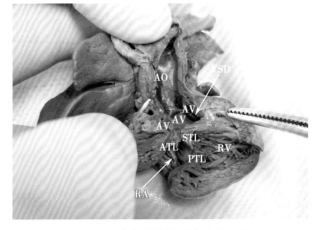

图 10-12 室间隔缺损型肺动脉闭锁 4

主动脉瓣下室间隔缺损,主动脉骑跨于室间隔上。

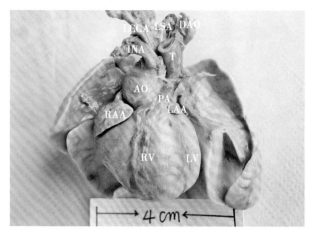

图 10-13 室间隔缺损型肺动脉闭锁 5

右位主动脉弓,动脉导管连于主动脉弓与细短肺动脉之间。

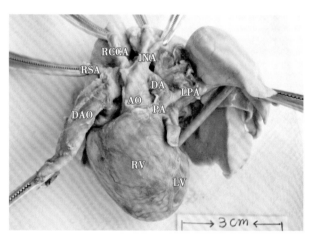

图 10-14 室间隔缺损型肺动脉闭锁 6

右位主动脉弓,动脉导管连于无名动脉与细短肺动脉之间;
RCCA:右颈总动脉;RSA:右锁骨下动脉。

三、病理生理

室间隔缺损型肺动脉闭锁患儿病理生理改变是由于肺动脉闭锁,心室与肺动脉间无直接的血流通路,所以回流至右心低氧血必须经过室间隔缺损或未闭的卵圆孔或房间隔缺损进入左心腔和主动脉。再经动脉导管和/或主动脉-肺动脉侧支循环进入肺动脉。肺循环血流量的多少决定了患儿发绀及缺氧程度,肺循环血流量越少,患儿发绀及缺氧程度越重。多数患儿左右心腔压力相等,若室间隔缺损较小,可使右心及体静脉压力更高,出现肝大、周围组织水肿等,如室间隔缺损较大或同时存在房间隔缺损,大量右向左分流,将导致左心容量负荷过重,加上缺氧等因素,患儿短期可出现左

心衰竭。本病预后差,未经治疗者多数在 10 岁内死亡。

由于室间隔缺损型肺动脉闭锁胎儿氧及营养供给是通过母体经胎盘交换获得,胎儿期生存及发育并不受影响。室间隔缺损型肺动脉闭锁胎儿的病理生理改变是右心房血流经三尖瓣口进入右心室后,虽然也不能经右心室射入肺动脉,但室间隔存在较大缺损口,其右心室的血流经室间隔缺损口射入骑跨的主动脉内,左、右心室承受的收缩期压力几乎相等,左、右心室腔大小及室壁厚度多在正常范围;不会发生三尖瓣的反流及右心发育不良。若为肺动脉瓣及肺动脉主干近端闭锁,左、右肺动脉的血供来源于动脉导管的反向血流;肺动脉主干及左、右肺动脉完全闭锁者,肺脏的动脉血供可一侧来源于动脉导管、另一侧来源于支气管动脉,或两侧肺脏动脉血供均来源于胸主动脉发出的侧支动脉。

四、超声扫查技巧及注意事项

(一) 胎儿室间隔缺损型肺动脉闭锁的超声扫查切面与要点

胎儿室间隔缺损型肺动脉闭锁超声诊断常用切面有四腔心切面 + 五腔心切面 + 左心室长轴切面 + 右心室流出道切面 + 心底大动脉短轴切面及三血管等切面。

胎儿室间隔缺损型肺动脉闭锁在四腔心切面显示左、右心室大小及室壁厚度对称,另外室间隔缺损型肺动脉闭锁其缺损位于室上嵴下方的膜周部,多不波及流入道部室间隔,因此在四腔心切面扫查时多不能显示其室间隔缺损,其四腔心观表现与正常无异(图 10-15A、B、C 动📶)。当室间隔缺损较累及流入道部室间隔时,四腔心观可以显示室间隔缺损。

五腔心切面能够显示室间隔缺损及主动脉扩张并骑跨于室间隔缺损之上(图 10-16A、B、C 动📶),这是室间隔缺损型肺动脉闭锁胎儿的主要心脏异常表现,但这不是室间隔缺损型肺动脉闭锁所特有的声像图表现,胎儿法洛四联症及永存动脉干也具有同样表现。

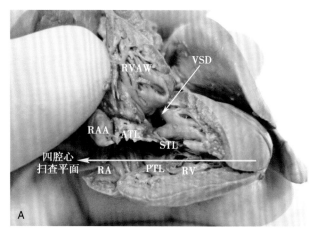
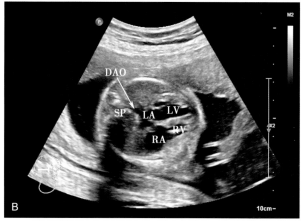

图 10-15 胎儿室间隔缺损型肺动脉闭锁解剖与声像图 1
A. 四腔心切面扫查平面不能通过室间隔缺损处示意图；B. 四腔心切面显示室间隔连续，未显示室间隔缺损；C. 图 A 动态图。

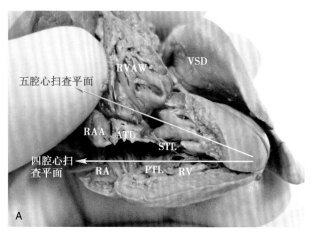
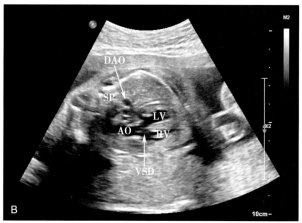

图 10-16 胎儿室间隔缺损型肺动脉闭锁解剖与声像图 2
A. 五腔心切面扫查平面通过室间隔缺损处示意图；B. 五腔心切面显示室间隔缺损、主动脉扩张并骑跨于室间隔之上；C. 图 B 动态图。

左心室长轴切面显示主动脉增宽前移、主动脉前壁与室间隔连续中断，主动脉瓣下较大室间隔缺损、主动脉骑跨于室间隔上（图 10-17A、B 动 📶）。左心室长轴切面在胎儿超声心动图常规扫查方法中继五腔心切面之后，在室间隔缺损型肺动脉闭锁中显示的异常声像图表现与五腔心切面相似，是测量评价主动脉骑跨程度的重要切面，主动脉骑跨程度以骑跨率表示：骑跨率 = 主动脉前壁内侧缘至室间隔左室面的距离 / 主动脉内径 × 100%（图 10-18）。主动脉骑跨程度低于 25% 为轻度，大于 50% 为重度，两者之间为中度。

右心室流出道及心底大动脉短轴切面显示右心室流出道为一盲端，不能显示肺动脉与右心室的连接（图 10-19A、B、C 动 📶），这是与法洛四联症的根本不同点。

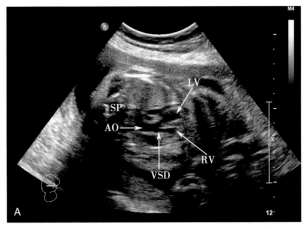

图 10-17　胎儿室间隔缺损型肺动脉闭锁 1
A. 左心室长轴切面显示主动脉增宽前移、主动脉前壁与室间隔连续中断,主动脉瓣下较大室间隔缺损、主动脉骑跨于室间隔上;B. 图 A 动态图。

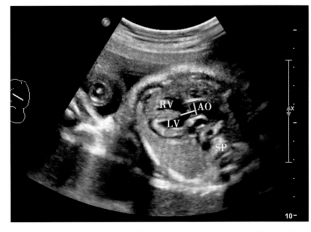

图 10-18　胎儿室间隔缺损型肺动脉闭锁主动脉骑跨率超声测量示意图
胎儿法洛四联症左心室长轴切面,红色线段是主动脉前后壁、粉红色线段是主动脉前壁内侧缘至室间隔左室面的距离、黄色线段是主动脉内径。根据实际测值代入公式即可算出主动脉骑跨率。

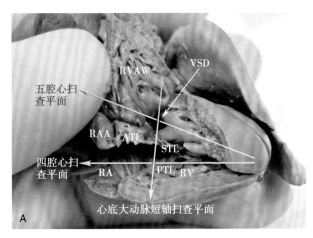

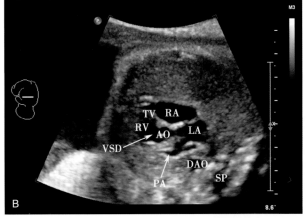

图 10-19　胎儿室间隔缺损型肺动脉闭锁解剖与声像图 3
A. 心底大动脉短轴切面扫查平面通过室间隔缺损处示意图;B. 心底大动脉短轴切面显示室间隔缺损、右心室流出道为一盲端,肺动脉与右心室无连接;C. 图 B 动态图。

三血管 - 气管切面显示主动脉增宽,多不能显示肺动脉或显示肺动脉细窄,这是由于室间隔缺损型肺动脉闭锁时主动脉扩张前移与肺动脉细窄致使主动脉与肺动脉不在同一扫查平面上,细窄的肺动脉位于主动脉弓的下方所致(图 10-20A、B 动)。室间隔缺损型肺动脉闭锁时肺动脉细窄程度较法洛四联症更加严重,多数闭锁的肺动脉单纯二维超声显示困难,此时,通过彩色血流逆向追踪显示肺脏血供来源有助于对肺动脉闭锁的诊断(图 10-21A、B、C 动)。

主动脉弓长轴切面显示主动脉增宽,主动脉弓弯曲度增大,呈"喇叭口状"是胎儿室间隔缺损型肺动脉闭锁与法洛四联症、共同动脉干共同声像图表现(图 10-22A、B 动)。

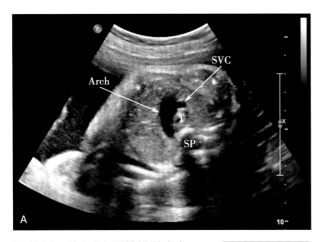

图 10-20 胎儿室间隔缺损型肺动脉闭锁 2

A. 三血管 - 气管切面显示主动脉增宽,未显示肺动脉;B. 图 A 动态图。

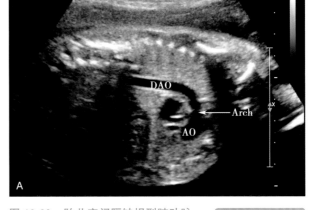

图 10-22 胎儿室间隔缺损型肺动脉闭锁 4

A. 主动脉弓长轴切面显示主动脉增宽,呈"喇叭口状";B. 图 A 动态图。

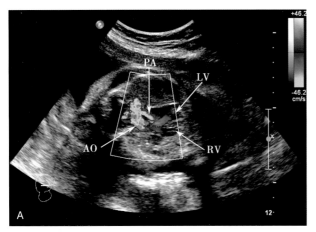

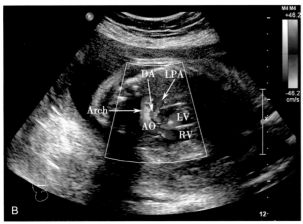

图 10-21 胎儿室间隔缺损型肺动脉闭锁 3

A. 彩色血流显示动脉导管反向血流;B. 彩色血流显示肺动脉血流来自动脉导管的反向血流;C. 图 A、B 动态图。

(二)胎儿室间隔缺损型肺动脉闭锁产前超声诊断相关注意事项

1. 因胎儿室间隔缺损型肺动脉闭锁在四腔心切面表现四腔心观对称、多不能显示室间隔缺损,其四腔心观表现与正常无异,若单纯以四腔心切面筛查可导致漏诊,单纯以四腔心切面筛查的时代早已过去。

2. 胎儿室间隔缺损型肺动脉闭锁常伴右位主动脉弓,可合并房间隔缺损、永存左上腔静脉、部分型及完全型房室间隔缺损、三尖瓣闭锁、大动脉转位、内脏异位症等,也常伴有染色体异常及胎儿其他脏器的畸形。

3. 产前超声筛查胎儿室间隔缺损型肺动脉闭锁"三个重要的关键节点":①五腔心切面显示主动脉瓣下室间隔缺损与主动脉根部增宽并骑跨于室间隔之上;②右心室流出道与心底大动脉短轴切面显示右心室流出道为一盲端,肺动脉狭窄与右心室无连接;③三血管 - 气管切面仅显示主动脉增宽,不能显示肺动脉。三血管观多切面扫查(三血管 - 气管、三血管及三血管 - 肺动脉分支切面)显示主动脉明显增宽前移,肺动脉细窄或不能显示肺动脉,并通过彩色血流逆向追踪显示肺脏血供来源有助于对肺动脉闭锁的诊断。通过这"三关"有助于检出胎儿室间隔缺损型肺动脉闭锁。

4. 室间隔缺损型肺动脉闭锁的鉴别诊断。胎儿室间隔缺损型肺动脉闭锁、法洛四联症、共同动脉干及右室双出口均属于圆锥动脉干畸形范畴，均具有室间隔缺损与主动脉增宽骑跨于室间隔之上的相似声像图表现。

鉴别要点：

(1) 肺动脉起源右心室并有血流连接者为法洛四联症，无血流连接伴动脉导管反流者为室间隔缺损型肺动脉闭锁。

(2) 肺动脉与右心室无连接，至少显示一支肺动脉起源于动脉干者为共同动脉干。

(3) 肺动脉起源于右心室、主动脉骑跨 50% 左右为法洛四联症，骑跨率>75% 考虑右室双出口。

五、胎儿超声心动图诊断

五腔心或左心室长轴切面显示主动脉增宽并骑跨于室间隔上，主动脉前壁与室间隔连续中断，较大的室间隔缺损位于主动脉瓣下，彩色血流显示主动脉根部同时接受来自右心室和左心室的血流(图 10-23A、B 动📶、C)。心尖五腔心切面更为直观地显示主动脉瓣下室间隔缺损、主动脉骑跨及显示左、右心室血流共同进入主动脉(图 10-24A、B 动📶、C)。

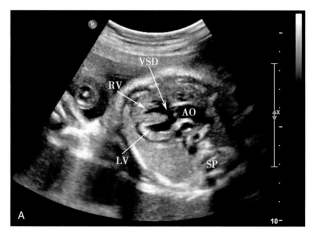
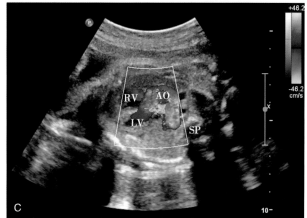

图 10-23　胎儿室间隔缺损型肺动脉闭锁 5
A. 五腔心切面显示室间隔缺损、主动脉扩张并骑跨于室间隔之上；B. 图 A 动态图；C. 彩色血流显示主动脉根部同时接受来自右心室和左心室的血流。

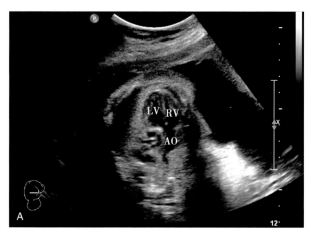
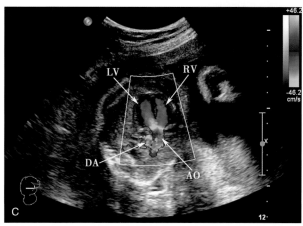

图 10-24　胎儿室间隔缺损型肺动脉闭锁 6
A. 心尖五腔心切面显示主动脉瓣下室间隔缺损、主动脉骑跨于室间隔之上；B. 图 A 动态图；C. 彩色血流显示右心室和左心室的血流共同进入主动脉。

右心室流出道或心底大动脉短轴切面显示右心室流出道为一盲端，不能显示肺动脉与右心室的连接，肺动脉也多不易显示或显示细窄的肺动脉连于右心室前壁（图 10-25A、B 动🛜），彩色血流显示细窄的肺动脉与右心室无血流连接，肺动脉血流来源于动脉导管反向血流（图 10-26A、B 动🛜）。

三血管 - 气管切面显示主动脉弓增宽，但不能同时显示细窄的肺动脉，此时，自上而下连续性扫查可显示主动脉弓经动脉导管与位于下方细窄的肺动脉连接。通过彩色血流显像更易追踪细窄的肺动脉及分支血流来源与连接，尤其是在二维超声难以发现肺动脉时采用彩色多普勒或能量多普勒血流显像技术有助于对闭锁肺动脉的显示及肺脏血供来源的诊断。

六、预后与治疗

本病是一种严重预后不良的先天性心脏病，预后依赖于肺动脉发育情况、肺血来源及合并畸形，轻型病例可行一期根治术，大部分病例需行分期手术，即一期行右室流出道重建术，二期行主 - 肺动脉侧支血管单源化及室间隔缺损关闭。尽管合并室间隔缺损型肺动脉闭锁的外科治疗在过去 30 年中已发生显著变化，手术方法进展很多，效果也有明显提高，但目前仍是小儿心脏外科最具有挑战性的研究领域之一，且由于畸形复杂，手术病死率高。

（许　燕　陈　焱）

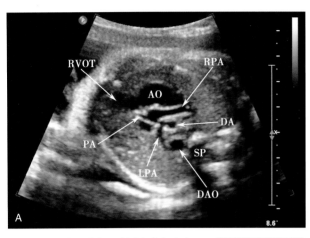

图 10-25　胎儿室间隔缺损型肺动脉闭锁 7
A. 右心室流出道切面显示右心室流出道为一盲端，显示细窄的肺动脉连于右心室前壁，肺动脉与右心室无连接；B. 图 A 动态图。

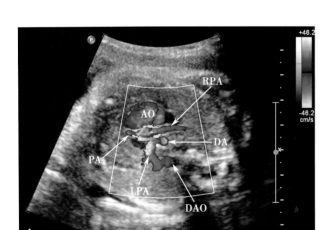

图 10-26　胎儿室间隔缺损型肺动脉闭锁 8
A. 彩色血流显示细窄的肺动脉与右心室无血流连接，肺动脉血流来源于动脉导管反向血流；B. 图 A 动态图。

参 考 文 献

［1］张志芳, 张玉奇, 陈树宝, 等. 肺动脉闭锁伴室间隔缺损的产前超声诊断价值分析. 医学影像学杂志, 2015, 25 (6): 989-992.

［2］ZHOU J, ZHOU Q, PENG Q, et al. Fetal pulmonary atresia with ventricular septal defect: Features, associations, and outcome in fetuses with different pulmonary circulation supply types. Prenat Diagn, 2019, 39 (12): 1047-1053.

［3］TRAISRISILP K, TONGPRASERT F, SRISUPUNDIT K, et al. Prenatal differentiation between truncus arteriosus (Types Ⅱ and Ⅲ) and pulmonary atresia with ventricular septal defect. Ultrasound Obstet Gynecol, 2015, 46 (5): 564-570.

［4］WIEZELL E, F GUDNASON J, SYNNERGREN M, et al. Outcome after surgery for pulmonary atresia with ventricular septal defect, a long-term follow-up study.

Acta Paediatr, 2021, 10 (5): 1610-1619.

［5］ IKAI A. Surgical strategies for pulmonary atresia with ventricular septal defect associated with major aortopulmonary collateral arteries. Gen Thorac Cardiovasc Surg, 2018, 66 (7): 390-397.

［6］ SOQUET J, BARRON DJ, D'UDEKEM Y. A Review of the Management of Pulmonary Atresia, Ventricular Septal Defect, and Major Aortopulmonary Collateral Arteries. Ann Thorac Surg, 2019, 108 (2): 601-612.

［7］ 刘锦阳, 蒋显超, 李响, 等. 合并室间隔缺损的肺动脉闭锁患儿的诊疗进展. 中华胸心血管外科杂志, 2021, 37 (2): 116-120.

第十一章

共同动脉干

共同动脉干（persistent truncus arteriosus，PTA）又称永存动脉干、动脉总干、动脉单干，是指只有一条大动脉发自心室底部，共同动脉干上再分出冠状动脉、肺动脉及升主动脉，只有一组半月瓣，几乎全部病例都存在室间隔缺损。绝大多数情况下，左、右肺动脉起自冠状动脉与头臂动脉之间的共同动脉干（图11-1）。该畸形是一种罕见的先天性心血管畸形，发生率约占所有先天性心脏病的 1%~2%，男女性别差别不大。本病预后极差，若不治疗多在 6 个月内死亡，一岁以上患儿多已发生肺血管的不可逆性阻塞性病变，进而丧失手术机会。笔者产前超声检出的胎儿心血管畸形资料中共同动脉干占 2.27%。

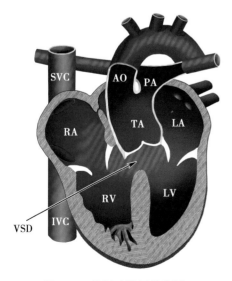

图 11-1　共同动脉干示意图

一、胚胎学、遗传学及发生机制

胚胎从 22 天开始出现心脏跳动至 28 天时形成心脏的基本形态，将经历一系列的演变，即所谓心袢形成过程。该过程中原始心管的头侧形成动脉干，尾侧形成动脉圆锥和未来的心室。胚胎发育第 5~7 周，原始心室经心球与动脉干连接，随后心球退化，圆锥动脉干的左右两侧内壁局限增厚，同时向内膨大对合生长，并在中线处相互融合形成圆锥动脉干间隔，将圆锥动脉干分隔成两条管腔，即未来的升主动脉和主肺动脉。圆锥动脉干间隔呈螺旋状向下延伸发育，形成头侧的动脉干间隔和尾侧的圆锥间隔。动脉干间隔在尾侧将圆锥部分成左右两部分，即未来的左、右心室流出道，它们分别连接解剖学左心室和右心室。左心室流出道的圆锥结构逐渐吸收，因而生后左心室流出道直接与二尖瓣结构相连接，右心室流出道的圆锥结构不吸收，所以生后右心室流出道与三尖瓣不直接连接。同时动脉干间隔在尾侧与圆锥间隔融合，参与膜部室间隔的形成。因为圆锥动脉干间隔的发育呈螺旋状，所以主动脉和肺动脉相互缠绕。

正常胚胎第五周中期，动脉干的尾侧、圆锥的头侧（两者接合处）水平膨大的圆锥动脉干内壁表面出现一对左右分布的小结节（tubercle），或称之为嵴（ridge），它随着圆锥分隔和左、右心室流出道形成的过程再一分为二，各自连接相应的流出道。同

217

时在同一水平动脉干的前、后壁再出现一对结节，前壁的结节将归位到未来的肺动脉腔进而形成未来的肺动脉瓣，后壁的结节将归位到未来的主动脉腔进而形成未来的主动脉瓣。因此，在圆锥动脉干间隔形成以后，左、右心室流出道的头侧均有3个结节（其中2个来自一分为二的左右结节，1个来自前/后壁结节），分布呈三角形。这些结节发育成未来的主动脉瓣和肺动脉瓣，因为这些瓣膜形似半月状，因此称为半月瓣，半月瓣至胚胎第9周左右发育完成。正常情况下，圆锥动脉干间隔的螺旋发育完成后，主、肺动脉瓣的空间关系亦确定（主动脉瓣因瓣下圆锥结构已被吸收，所以位置较低，位于肺动脉瓣的右后方；肺动脉瓣的位置较高，位于主动脉瓣的左前方）。

共同动脉干的形成是由胚胎期圆锥动脉干发育异常所致，即圆锥动脉干的间隔发育出现障碍或未发育，形成共同动脉干下方较大的室间隔缺损。共同动脉干骑跨在室间隔缺损之上接受来自两侧心室的血液，再输出到冠状动脉、体循环、肺循环。共同动脉干半月瓣的形成过程中因受到干扰而发生异常，所有结节无法归位到正常的主、肺动脉腔内，且结节的分裂过程亦随之发生异常，因此共同动脉干仅有一组瓣膜即"共同动脉瓣"，瓣叶数目可为1~6个。

近1/2的共同动脉干伴发心外解剖畸形或是染色体异常，迪乔治综合征（DiGeorge syndrome，DGS）是一种先天性多系统异常综合征，包括：上腭畸形，进食及语言障碍，胸腺发育不良导致的免疫缺乏和低血钙，不同程度的发育、认知、心理缺陷，面部畸形，肾脏和骨骼异常，DGS属于22q11.2微缺失综合征（22q11.2 deletion Syndrome，22q11.2DS）的一种，因患者常伴发心脏、腭部和颜面畸形，又俗称"腭心面综合征"。据推测，75%~80%伴有22q11染色体微缺失的患者都伴有先天性心脏病，最常见的心脏缺陷是圆锥动脉干结构异常，包括法洛四联症、主动脉弓离断和共同动脉干。超过1/3的共同动脉干已确定合并有22q11染色体微缺失，约有50%的患者伴有主动脉弓离断（VanPraagh A Ⅳ类

型）。尽管研究已表明神经嵴细胞迁移异常可能发挥了重要的作用，但是，目前导致共同动脉干特异的分子和遗传基因仍然未知。

二、病理解剖与分型

（一）病理解剖

共同动脉干房室连接不一致者少见，心房与心室大小及外观多无异常（图11-2），在两侧心室底部仅发出有一组瓣膜的一条动脉干。共同动脉干Ⅰ型肺动脉自动脉干的左侧分出，其分出部位靠近动脉干瓣环，细窄的肺动脉似从右心室发出，外观与法洛四联症相似，但其肺动脉与右心室漏斗部连接失去自然延续的特点与法洛四联症不同（图11-3A、B）。其他3型肺动脉从动脉干发出时离心室较远（图11-4A、B、C、D）。

1. **大动脉干** 只有一支大动脉干，且骑跨于左、右心室之上或从右心室发出（完全从左心室发出者极少），动脉干同时接受两个心室腔排出的血液（图11-5A、B）。共干根部骑跨在左、右心室中间者约占60%，偏向左侧或右侧者各占20%左右（图11-6A、B、C）。从共干发出体循环、肺循环和冠状循环的动脉系统。一般在共干窦部的上方发出肺动脉主干，并分出左、右肺动脉，或左右肺动脉分别从共干直接发出（头臂动脉分支发出前）；可伴有肺动脉发育不良、狭窄甚至一侧肺动脉缺如等；右室流出道为盲端。

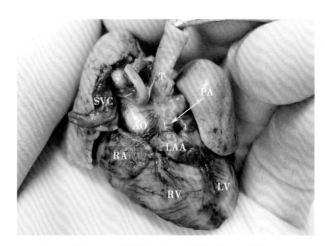

图11-2 共同动脉干Ⅰ型解剖示意图
心房与心室大小及外观无异常。

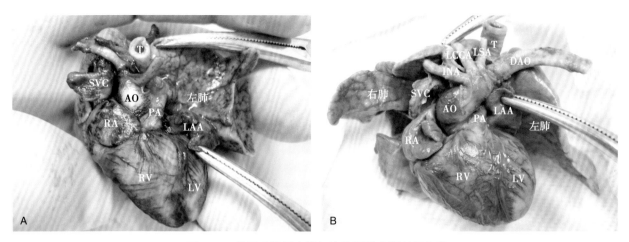

图 11-3　共同动脉干 I 型与法洛四联症解剖示意图

A.共同动脉干 I 型,将左心耳拉开见肺动脉自动脉干左侧发出,肺动脉与右心室相邻,肺动脉与右心室间有明显切迹;
B.法洛四联症,将左心耳拉开见肺动脉自右心室发出,细窄的肺动脉与右心室漏斗部连接呈自然延续。

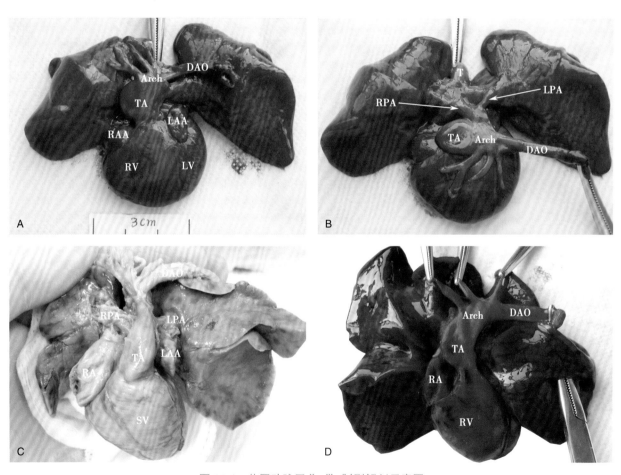

图 11-4　共同动脉干 II、III、IV 型解剖示意图

A.共同动脉干 II 型,正面观见两侧心室底部仅发出一条动脉干;B.共同动脉干 II 型,共同动脉干背面观见左、右肺动脉
分别自动脉干后壁发出,无肺动脉干;C.共同动脉干 III 型:左、右肺动脉分别自动脉干的两侧发出,无肺动脉干;D.共同
动脉干 IV 型:肺动脉及动脉导管缺如,肺部血流由降主动脉发出的侧支动脉供应。

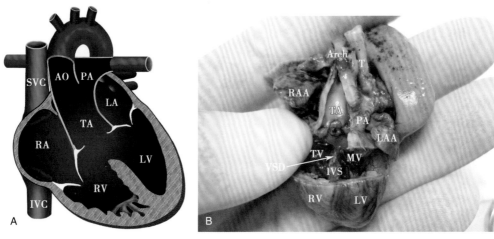

图 11-5 共同动脉干示意图与解剖示意图

A.共同动脉干示意图;B.共同动脉干解剖示意图,室间隔缺损、动脉干骑跨于室间隔之上。

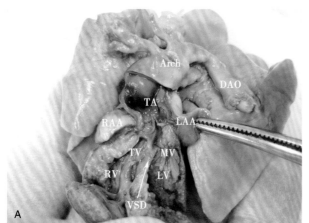

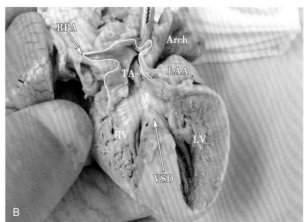

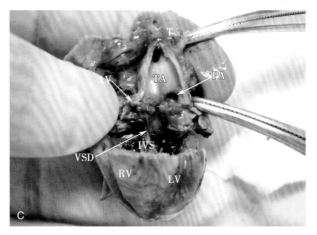

图 11-6 共同动脉干解剖示意图 1

A.共干根部骑跨在左、右心室中间;B.共干根部骑跨在左、右心室之上,偏向右侧心室;
C.共干根部骑跨在左、右心室之上,偏向左侧心室。

2. 共同动脉瓣 大动脉干根部仅有一组半月瓣,称为共同动脉瓣(truncal valve)。共同动脉瓣多合并畸形,共同动脉瓣瓣叶的数目从单叶到 6 个瓣叶不等,三叶瓣最多见,约占 69%(图 11-7),四叶瓣占 22%(图 11-8),二叶瓣占 9%,单叶、五叶、六叶瓣均少见。瓣叶大小不同,可有增厚或黏液样变性,瓣口可有狭窄,瓣叶较多者可合并部分瓣叶发育不良(图 11-9)。

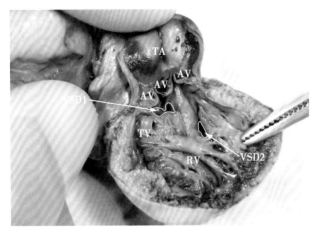

图11-7 共同动脉干解剖示意图2
共同动脉瓣为3个瓣叶,见共同动脉瓣下和肌部两个缺损。

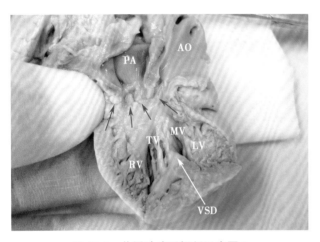

图11-8 共同动脉干解剖示意图3
共同动脉瓣为4个瓣叶(红色箭头指示),部分瓣叶增厚、
发育不良。

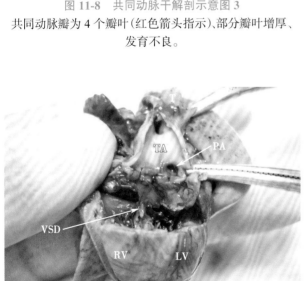

图11-9 共同动脉干解剖示意图4
共同动脉瓣增厚、黏液样变性(红色箭头指向共同动脉瓣)。

3. 室间隔缺损 绝大多数共动脉干患儿有室

间隔缺损,由于漏斗间隔缺如,几乎所有共同动脉
干均合并大型室间隔缺损。共同动脉干患儿室间
隔缺损毗邻关系是缺损位于隔缘小梁前、后支之
间,分别形成缺损的前上和前下缘,后缘80%患者
由漏斗褶与隔缘肉柱融合而成,三尖瓣前叶与共同
动脉瓣完全分开(图11-10),后缘20%为三尖瓣前
叶成分,三尖瓣、共同动脉瓣和二尖瓣呈纤维连接
(图11-11),上缘为共同动脉瓣,动脉干多骑跨于室
间隔缺损之上(图11-12)。室间隔缺损多数属膜周
部缺损,偶伴肌部缺损,极少数患者室间隔完整,共
同动脉干可完全从右心室或左心室发出。

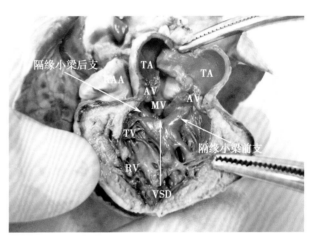

图11-10 共同动脉干解剖示意图5
室间隔缺损位于隔缘小梁前、后支之间,分别形成缺损的前
上和前下缘,后缘为漏斗褶与隔缘肉柱融合将三尖瓣前叶
与共同动脉瓣完全分开。

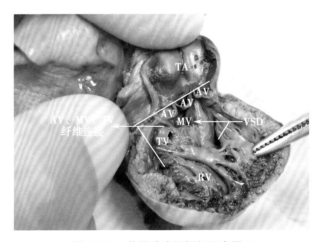

图11-11 共同动脉干解剖示意图6
室间隔缺损位于隔缘小梁前、后支之间,分别形成缺损的前
上和前下缘,后缘为三尖瓣前叶成分,三尖瓣、共同动脉瓣
和二尖瓣呈纤维连接。

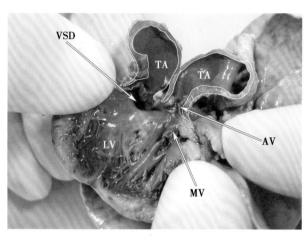

图 11-12　共同动脉干解剖示意图 7
室间隔缺损上缘为共同动脉瓣,动脉干多骑跨于室间隔
缺损之上。

4. 合并畸形　共同动脉干伴动脉导管缺如者

占 50%,右位主动脉弓占 20%~60%(图 11-13A、B),44% 合并冠状动脉开口畸形。合并其他心血管畸形有主动脉弓离断(11%~19%)、主动脉弓缩窄、双主动脉弓及主动脉弓发育不良、房间隔缺损、迷走右锁骨下动脉(图 11-14A、B)、永存左上腔静脉、三尖瓣狭窄、单心室、房室瓣闭锁等。

(二) 共同动脉干分型

共同动脉干主要有两种分类方法:Collett 和 Edwards 分型法与 Van Praagh 分型法。目前国际上通常采用 Van Praagh 分型法。

1. 共同动脉干 Collett 和 Edwards 分型法　在 1949 年 Collett 和 Edwards 最早提出将共同动脉干共分为四型(图 11-15A、B、C、D)。

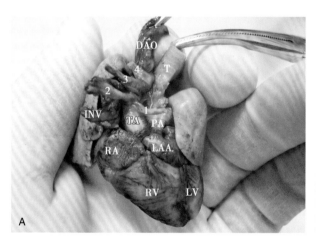

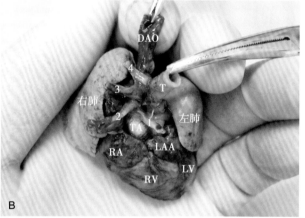

图 11-13　共同动脉干解剖示意图 8
A. 右位主动脉弓,动脉干弓部发出四支头臂动脉分支(迷走右锁骨下动脉);
B. 与图 A 为同一标本,主动脉弓位于气管右侧。

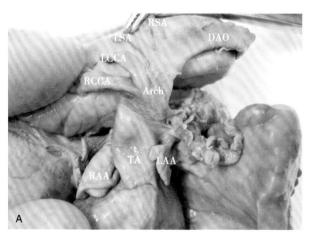

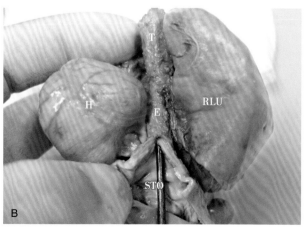

图 11-14　共同动脉干解剖示意图 9
A. 动脉干弓部发出四支头臂动脉分支(迷走右锁骨下动脉); B. 与图 A 为同一标本,见食管气管瘘并食管闭锁。

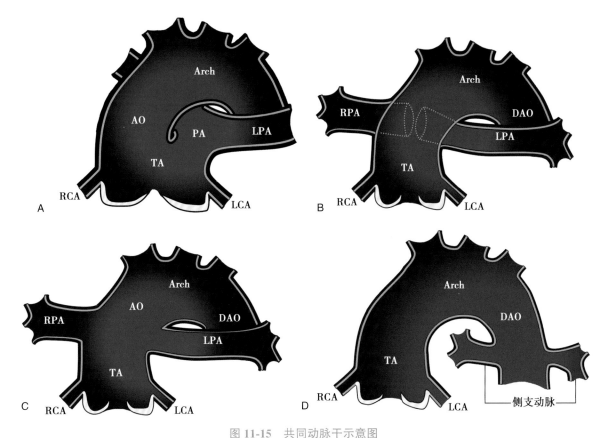

图 11-15 共同动脉干示意图

A. Ⅰ型共同动脉干；B. Ⅱ型共同动脉干；C. Ⅲ型共同动脉干；D. Ⅳ型共同动脉干。

Ⅰ型：主肺动脉起自共同动脉干窦部的左后侧壁，然后分出左、右肺动脉，存有短的肺动脉干，主动脉和肺动脉干均较短，约占48%~68%。

Ⅱ型：左、右肺动脉分别自动脉干后壁发出（两者相互分离，但距离很近，无肺动脉干，左肺动脉开口稍高于右肺动脉，占29%~48%。

Ⅲ型：左、右肺动脉分别自动脉干的两侧发出，无肺动脉干，占6%~10%。

Ⅳ型：肺动脉及动脉导管缺如，肺部血流由降主动脉发出的侧支动脉供应。

目前观点认为，肺循环来自降主动脉侧支血管供应的情况，不属于共同动脉干畸形（如Ⅳ型），而属于室间隔缺损型肺动脉闭锁。要诊断为共同动脉干畸形，至少应有一支肺动脉发自共同动脉干（于头臂动脉发出前）。

2. **共同动脉干 Van Praagh 分型法** 在1965年 Van Praagh 根据有无室间隔缺损将共同动脉干分为两型：A型伴有室间隔缺损，B型不伴有室间隔缺损。再根据肺动脉的分支和起源分为4个亚型，其中伴有室间隔缺损型（AⅠ~AⅣ型）占96.5%。

AⅠ型：是指主肺动脉起源于共同动脉干，这与 Collett 和 Edwards 提出的Ⅰ型共同动脉干是一致的。约占50%。

AⅡ型：是指包括所有的肺动脉分支分别发出动脉干的类型，不论两个肺动脉分支距离远近。这就包含 Collett 和 Edwards 提出的Ⅱ型和Ⅲ型。占25%~30%。

AⅢ型：是指一支肺动脉从动脉干近端发出（通常为右侧肺动脉），对侧肺动脉血供来源于更远侧的动脉干，它可以由主动脉弓发出的侧支或动脉导管供血（图11-16）。约占12%。

AⅣ型：是指动脉干合并主动脉弓离断。AⅣ型动脉干表现为一个粗大的共同动脉干发出：①主肺动脉，进而分叉为两个肺动脉分支；②一个升主动脉，后发出头臂动脉分支；③动脉导管与降主动脉连接。约占12%。

223

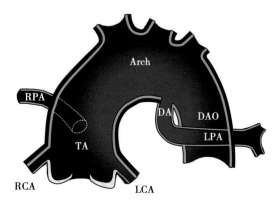

图 11-16　共同动脉干 A Ⅲ 型示意图

事实上目前采用的 Collett 和 Edwards 分型与 Van Praagh 分型法都不能完全或正确的描述所有类型共同动脉干的解剖病变表现。

三、病理生理

在正常胎儿心脏循环中富含氧的脐静脉血液经静脉导管 - 卵圆孔房间隔通道从右心房进入左心房,使左心室及主动脉血液具有较高的氧含量,首先供给胎儿脑动脉和冠状动脉。但胎儿共同动脉干时,这种正常的胎儿循环模式被打破。共同动脉干胎儿不论房间隔结构是否正常,其两心房的血液进入两心室后经大的室间隔缺损混合,并由心脏收缩将左、右心室的血液共同注入动脉干内,而肺动脉血供来源于动脉干或侧支循环,因此,肺循环与体循环中的血液氧含量是相同的;肺动脉压力与动脉干内压力相近,但胎儿期肺循环阻力高,并不引起肺循环大量灌注,一般情况下,胎儿对这种环境的耐受性较好,胎儿期一般不发生心力衰竭。在共同动脉干胎儿中,胎儿发育迟缓普遍存在,这与22q11 染色体微缺失可能有一定相关性。然而,胎儿共同动脉干瓣膜狭窄和关闭不全多同时存在,尤其是在显著瓣膜发育不良时,若发生瓣口严重反流可导致心脏容量性负荷加重,引起心室扩张、心脏衰竭和水肿。

共同动脉干患儿出生后来自肺静脉的氧合血与来自体静脉的非氧合血均进入动脉干,临床上引起发绀。发绀的程度取决于肺循环血流量的多少,肺循环血流量多时临床上发绀不明显或程度轻,但心脏容量负荷加重易早期导致肺动脉高压和心力衰竭,尤其是合并共同动脉瓣关闭不全者;肺动脉狭窄时,肺血流量少,则发绀明显。肺循环与体循环承受同样的压力,加上肺血流量增加,可早期出现不可逆的肺血管阻塞性病变。

四、超声扫查技巧及注意事项

(一)胎儿共同动脉干的超声扫查切面与要点

胎儿共同动脉干超声诊断常用切面有五腔心切面 + 左心室长轴切面 + 心底大动脉短轴切面 + 三血管切面及主动脉弓切面。彩色血流可引导多切面逆向追踪肺动脉。

胎儿共同动脉干与法洛四联症及室间隔缺损型肺动脉闭锁相比其室间隔缺损更大,但少部分患儿在四腔心切面仍不能显示其室间隔缺损,可表现正常四腔心观(图 11-17A、B 动 📶)。五腔心切面能够显示室间隔缺损及动脉干扩张并骑跨于室间隔缺损之上(图 11-18A、B 动 📶),这是共同动脉干胎儿心脏的主要异常表现,但这不是共同动脉干所特有的声像图表现,胎儿法洛四联症及室间隔缺损型肺动脉闭锁也具有类似表现。

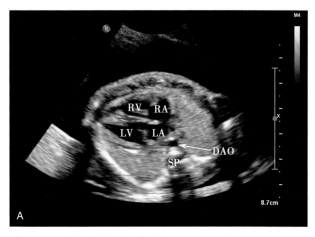

图 11-17　共同动脉干超声示意图 1
A. 四腔心切面显示室间隔连续完整,未显示室间隔缺损;B. 图 A 动态图。

左心室长轴切面显示动脉干增宽前移、动脉干前壁与室间隔连续中断、动脉干瓣下较大室间隔缺损、动脉干骑跨于室间隔上,在共同动脉干中显示的异常声像图表现与五腔心切面相似,是测量评价

动脉干骑跨程度的重要切面,动脉干骑跨程度以骑跨率表示:骑跨率=动脉干前壁内侧缘至室间隔缺损端左室面的距离/动脉干内径×100%。需要注意共同动脉干的骑跨与法洛四联症有所不同的是动脉干骑跨偏向一侧(左或右)心室者并不少见(图11-19A、B 动)。

右心室发出(图 11-20A、B 动),这是与法洛四联症的根本不同点。

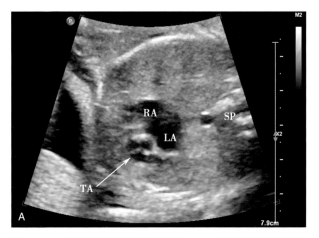

图 11-20　共同动脉干超声示意图 4
A. 心底大动脉短轴切面仅显示动脉干短轴并显示瓣膜为三叶瓣,右心室流出道为一盲端;B. 图 A 动态图。

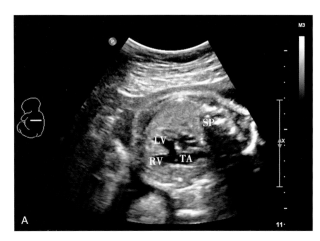

图 11-18　共同动脉干超声示意图 2
A. 五腔心切面能够显示室间隔缺损及动脉干扩张并骑跨于室间隔缺损之上;B. 图 A 动态图。

三血管 - 气管切面仅显示一条大动脉(图 11-21)。自上而下行三血管多切面扫查时,可以显示肺动脉起自动脉干,并有助于对共同动脉干的分型诊断(图 11-22A、B、C 动)。

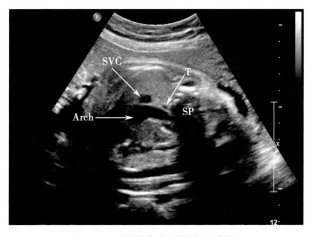

图 11-21　共同动脉干超声示意图 5
三血管 - 气管切面仅显示一条大动脉。

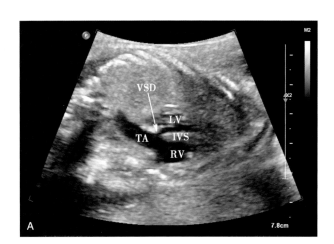

图 11-19　共同动脉干超声示意图 3
A. 左心室长轴切面显示动脉干增宽前移、动脉干前壁与室间隔连续中断、动脉干骑跨偏向右心室,几乎完全从右心室发出;B. 图 A 动态图。

心底大动脉短轴切面可显示共同动脉干瓣膜数目,右心室流出道为一盲端,不能显示肺动脉从

主动脉弓长轴切面显示主动脉弓弯曲度增大,动脉干呈"喇叭口状"是胎儿共同动脉干与法洛四联症、室间隔缺损型肺动脉闭锁共有的相似声像图表现,但相比共同动脉干时其动脉干的扩张更为显著(图 11-23A、B 动)。

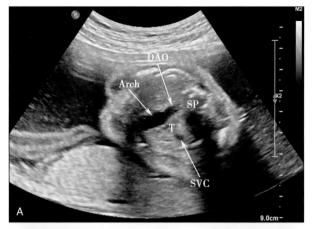

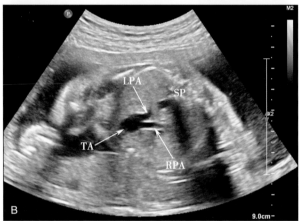

图 11-22 共同动脉干 A Ⅱ 型超声示意图

A. 三血管 - 气管切面仅显示一条大动脉(位于气管右侧);B. 三血管多切面扫查时,显示左、右肺动脉分别自动脉干后壁发出;C. 图 A、B 动态图。

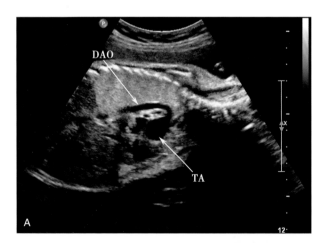

图 11-23 共同动脉干超声示意图 6
A. 主动脉弓长轴切面显示动脉干增宽,呈"喇叭口状";B. 图 A 动态图。

胎儿共同动脉干与出生后患儿不同,其肺脏透声良好,超声能够显示肺脏内的动、静脉血流,对胎儿共同动脉干肺动脉分支起源及走行判断困难时,可采用彩色血流引导多切面逆向追踪肺动脉的起源及走行,对胎儿共同动脉干及分型诊断可提供重要诊断信息。其方法是首先显示肺门部的肺动脉,然后逆向寻找肺动脉起源于动脉干的部位或大动脉侧支。

(二)胎儿共同动脉干产前超声诊断相关注意事项

1. 因胎儿共同动脉干在四腔心切面不能显示室间隔缺损,其四腔心观表现与正常无异,若单纯以四腔心切面筛查可导致漏诊。

2. 共同动脉干常合并心内和心外畸形,以室间隔缺损最常见,是心脏畸形的一部分。50% 动脉导管缺如,常合并主动脉弓发育异常,如右位主动脉弓、主动脉弓离断、主动脉弓缩窄、双主动脉弓及主动脉弓发育不良。相对较少的有房间隔缺损、迷走右锁骨下动脉、永存左上腔静脉、三尖瓣狭窄、单心室、房室瓣闭锁等。高达 40% 的共同动脉干病例合并心外畸形,通常无特异性。

3. 产前超声筛查胎儿共同动脉干"三个重要的关键节点":①五腔心切面显示动脉干瓣下室间隔缺损与动脉干根部增宽并骑跨于室间隔之上;②心底大动脉短轴切面显示右心室流出道为一盲端,不能显示肺动脉从右心室发出;③三血管 - 气管切面仅显示一根大动脉,即主动脉。三血管观多切面扫查(三血管 - 气管、三血管及三血管 - 肺动脉分支切面)可以显示肺动脉起自动脉干。通过这"三关"有助于产前检出胎儿共同动脉干。

4. 五腔心切面显示主动脉瓣下室间隔缺损与主动脉根部增宽并骑跨于室间隔之上异常声像图可见于胎儿共同动脉干、法洛四联症及室间隔缺损型肺动脉闭锁等,但胎儿共同动脉干根部更宽,还常伴有动脉干瓣叶数目异常、瓣叶较厚、开放受限、脱垂及狭窄与关闭不全并存等异常(图 11-24A、B 动📶、C)。彩色多普勒显示共同动脉瓣口收缩期湍流血流及舒张期反流(图 11-25A、B、C 动📶)。

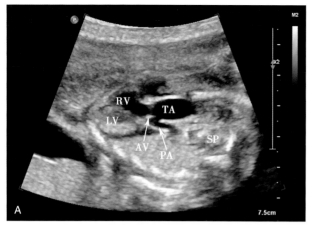
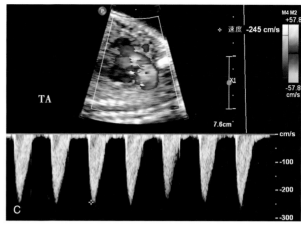

图 11-24　共同动脉干超声示意图 7

A.共同动脉干Ⅰ型,动脉干根部增宽,共同动脉瓣叶较厚、开放受限,肺动脉自动脉干左后方发出;
B.图 A 动态图;C.频谱多普勒显示共同动脉瓣口血流速度 245cm/s。

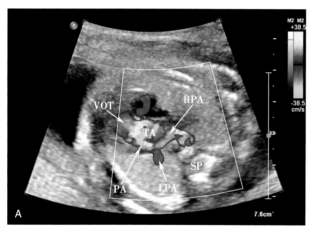
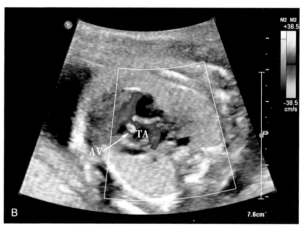

图 11-25　共同动脉干超声示意图 8

A.彩色多普勒显示共同动脉瓣口收缩期湍流血流,并显示肺动脉起自动脉干左后方及左、右肺动脉分支血流;VOT:心室流道;B.彩色多普勒显示共同动脉瓣口舒张期反流;C.图 A、B 动态图。

5. 共同动脉干、法洛四联症及室间隔缺损型肺动脉闭锁在三血管 - 气管切面表现相似(仅显示一根大动脉),但其原因却不同,法洛四联症及室间隔缺损型肺动脉闭锁主要是肺动脉细窄与主动脉弓不在同一扫查平面所致;而共同动脉干原因是 50% 以上病例动脉导管不发育及合并主动脉弓离断时主动脉峡部缺如。另外共同动脉干时肺动脉起源及走行的异常也是导致三血管 - 气管切面声像图异常的另一重要因素。

6. 共同动脉干的鉴别诊断。胎儿共同动脉干、法洛四联症、室间隔缺损型肺动脉闭锁及右室

双出口均属于圆锥动脉干畸形范畴,均具有室间隔缺损与主动脉增宽骑跨于室间隔之上的相似声像图表现。

鉴别要点:

(1)肺动脉起源于右心室并有血流连接者为法洛四联症,无血流连接伴动脉导管反流者为室间隔缺损型肺动脉闭锁。

(2)肺动脉与右心室无连接,至少显示一支肺动脉起源于动脉干者为共同动脉干。

(3)肺动脉起源于右心室、主动脉骑跨 50% 左右为法洛四联症,骑跨率>75% 考虑右室双出口。

五、胎儿超声心动图诊断

五腔心和左心室长轴切面显示室间隔缺损及两心室底部仅发出一条共同动脉干结构,并可见共同动脉干骑跨于室间隔缺损之上(图 11-26A、B 动)。心底大动脉短轴及三血管 - 气管切面仅显示一根大动脉。在心室流出道切面和三血管切面进行多角度扫查,只要显示一支肺动脉起源于动脉干即可诊断为共同动脉干并对共同动脉干的分型作出诊断(图 11-27A、B 动)。

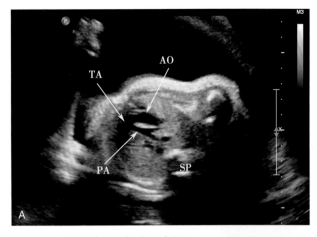

图 11-27 共同动脉干超声示意图 10
A. 三血管斜切面显示肺动脉主干起自动脉干的左后方,然后分为两支;
B. 图 A 的动态图。

共同动脉干常见 Ⅰ 型和 Ⅱ 型,Ⅲ 型和Ⅳ型罕见。

Ⅰ 型共同动脉干:五腔心切面显示室间隔缺损、共同动脉干增宽骑跨于室间隔之上,伴有共同动脉瓣增厚、狭窄时,可显示瓣膜开放受限(图 11-28A、B、C 动)。左心室流出道切面显示共同动脉干左侧发出肺动脉,并显示肺动脉开口于共同动脉瓣口之上(图 11-24A、B 动),心底大动脉短轴切面仅显示一个圆环状结构及瓣叶启闭(图 11-29A、B 动),在显示心底大动脉短轴切面基础上将扫查声束向胎儿头侧调整可显示共同动脉干左侧发出的肺动脉主干及左右肺动脉分支(图 11-30A、B 动)。合

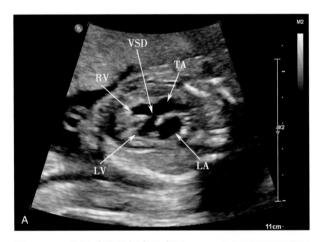

图 11-26 共同动脉干超声示意图 9
A. 左心室长轴切面显示室间隔缺损及两心室底部仅发出一条共同动脉干结构,并可见共同动脉干骑跨于室间隔缺损之上;B. 图 A 动态图。

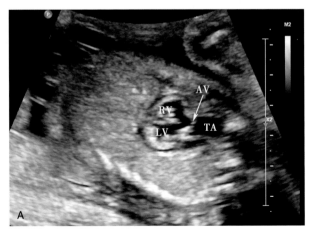

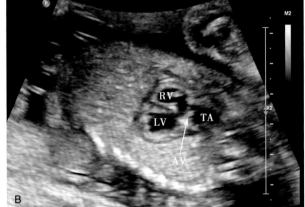

图 11-28 胎儿共同动脉干(Ⅰ型)超声示意图 1
A. 五腔心切面显示室间隔缺损、共同动脉干增宽骑跨于室间隔之上,共同动脉瓣增厚、开放受限(收缩期);B. 与图 A 为同一切面,舒张期增厚的瓣叶关闭对合不良;C. 图 A、B 动态图。

并右位主动脉弓时在三血管-气管切面显示主动脉弓位于气管右侧。彩色血流显示左、右心室血流共同进入动脉干，伴有共同动脉瓣狭窄时，可显示共同动脉瓣口五彩湍流血流，彩色血流显像也有助于追踪显示左、右肺动脉分支。

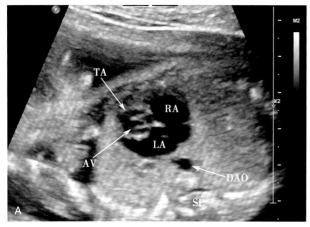

图 11-29　胎儿共同动脉干（Ⅰ型）超声示意图 2

A. 心底大动脉短轴切面仅显示一个圆环状结构，并显示共同动脉瓣增厚、开放受限；B. 图 A 动态图。

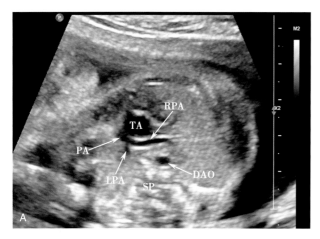

图 11-30　胎儿共同动脉干（Ⅰ型）超声示意图 3

A. 在显示心底大动脉短轴切面基础上将扫查声束向胎儿头侧调整可显示共同动脉干左侧发出的肺动脉主干及左右肺动脉分支；B. 图 A 动态图。

Ⅱ型共同动脉干：在主动脉弓长轴切面显示动脉干的背侧与左心房间可见两个环状结构，即为左、右肺动脉在动脉干的起始部，适当调整探测角度可以清晰显示左、右肺动脉从动脉干后壁发出，左肺动脉开口稍高于右肺动脉（图 11-31A、B 动📶）。对动脉干自下而上横切面扫查（三血管多切面扫查）显示左、右肺动脉分别自动脉干后壁发出（图11-32A、B 动📶、C、D 动📶）。

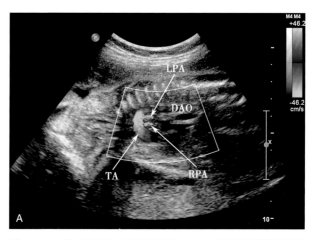

图 11-31　胎儿共同动脉干（Ⅱ型）超声示意图 1

A. 主动脉弓长轴切面彩色多普勒显示左、右肺动脉分别自动脉干后壁发出；B. 为图 A 的动态图。

Ⅲ型共同动脉干：在五腔心切面显示共同动脉干骑跨于室间隔缺损之上（图 11-33A、B 动📶），三血管切面显示动脉干的两侧各发出一支动脉，即为左、右肺动脉在动脉干的起始部（图 11-34A、B、C 动📶），彩色血流显示动脉干发出主动脉及两侧的左、右肺动脉形似鸡爪样的血流图（图 11-35A、B、C 动📶）。

Ⅳ型共同动脉干：心脏多切面扫查显示两心室底部或单心室仅发出一条共同动脉干结构（图 11-36A、B 动📶、C），二维及彩色多普勒超声显示共同动脉干无肺动脉分支发出，肺血流由起源于降主动脉发出的侧支动脉供应，即可诊断为Ⅳ型共同动脉干（图 11-37A、B 动📶）。

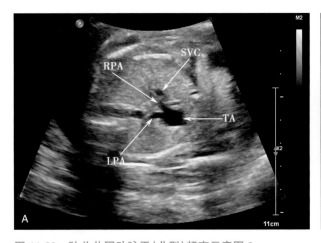

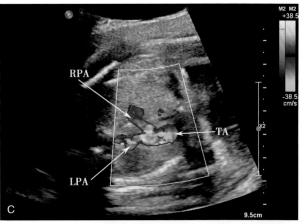

图 11-32　胎儿共同动脉干（Ⅱ型）超声示意图 2
A. 动脉干横切面显示左、右肺动脉分别自动脉干后壁发出；B. 图 A 动态图；
C. 与图 A 为同一切面彩色血流显示左、右肺动脉分支血流来自动脉干；D. 图
C 动态图。

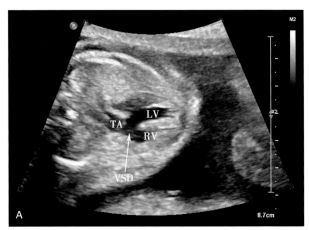

**图 11-33　胎儿共同动脉干（Ⅲ型）超
声示意图 1**
A. 五腔心切面显示共同动脉干骑跨
于室间隔缺损之上；B. 图 A 动态图。

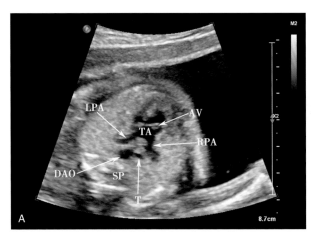

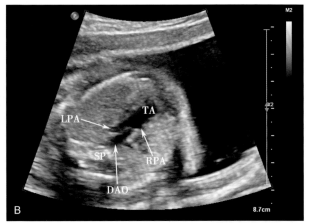

图 11-34　胎儿共同动脉干（Ⅲ型）超声示意图 2
A. 三血管显示动脉干的两侧各发出一支动脉，即为左、右肺动脉在动脉干的起始部；B. 与图 A 同
一切面显示主动脉起自动脉干；C. 图 A 动态图。

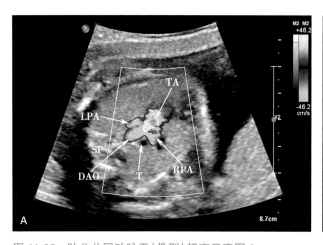
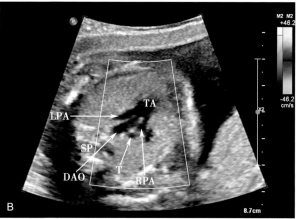

图 11-35 胎儿共同动脉干（Ⅲ型）超声示意图 3

A. 彩色血流显示动脉干发出主动脉弓及两侧的左、右肺动脉形似鸡爪样的血流图；B. 与图 A 同一幅图像，去掉彩色后见三支血管均起自动脉干；C. 图 A 动态图。

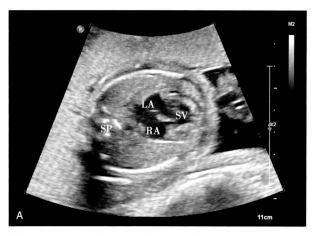
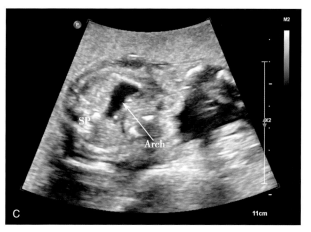

图 11-36 胎儿共同动脉干（Ⅳ型）超声示意图 1

A. 四腔心切面显示单心室；B. 图 A 动态图；C. 三血管仅显示一条大动脉。

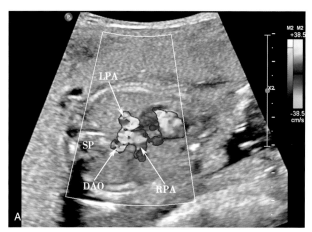

图 11-37 胎儿共同动脉干（Ⅳ型）超声示意图 2

A. 肺脏血供来源于降主动脉发出的侧支动脉供应；B. 图 A 动态图。

六、预后与治疗

共同动脉干是一种严重致命性心血管畸形，预后极差，50% 患儿在生后 1 个月内死亡，多数病例在生后 6 个月内死亡，生存超过 1 岁以上者仅占 15%~30%。对继续妊娠者，应详细检查有无合并其他畸形，并进行遗传学检测，孕期应定期超声随访，注意有无充血性心力衰竭征象。充血性心力衰竭主要出现于动脉干瓣膜关闭不全的病例中，一旦发生心力衰竭，死亡率较高。

目前外科手术是治疗本病的唯一方法，目前多主张在 1 岁以内甚至新生儿期行纠治术，伴发的主动脉弓、冠状动脉畸形等是手术治疗难点，总体来讲，近年来本病手术效果有很大改善，但术后死亡风险仍较高，且需要接受多次手术治疗，几乎 50% 的新生儿需要在 5 岁前、70% 的幼儿在 10 岁前接受右室 - 肺动脉管道重新置换术。

（许　燕　祁晓杰）

参 考 文 献

［1］ VOLPE P, PALADINI D, MARASINI M, et al. Common arterial trunk in the fetus: characteristics, associations, and outcome in a multicentre series of 23 cases. Heart, 2003, 89 (12): 1437-1441.

［2］ ABEL JS, BERG C, GEIPEL A, et al. Prenatal diagnosis, associated findings and postnatal outcome of fetuses with truncus arteriosus communis (TAC). Arch Gynecol Obstet, 2021, 304 (6): 1455-1466.

［3］ KIRBY ML. Pulmonary atresia or persistent truncus arteriosus: is it important to make the distinction and how do we do it？ Circ Res, 2008, 103 (4): 337-339.

［4］ ALAMRI RM, DOHAIN AM, ARAFAT AA, et al. Surgical repair for persistent truncus arteriosus in neonates and older children. J Cardiothorac Surg, 2020, 15 (1): 83.

［5］ 王泓力, 颜华英, 何丽红, 等. 产前超声心动图诊断胎儿永存动脉干的图像特征及意义. 四川医学, 2020, 41 (6): 609-613.

［6］ ASAGAI S, INAI K, SHINOHARA T, et al. Long-term Outcomes after Truncus Arteriosus Repair: A Single-center Experience for More than 40 Years. Congenit Heart Dis, 2016, 11 (6): 672-677.

［7］ NAIMO PS, KONSTANTINOV IE. Surgery for Truncus Arteriosus: Contemporary Practice. Ann Thorac Surg, 2021, 111 (5): 1442-1450.

［8］ JACK RYCHIK, ZHIYUN TIAN. 胎儿心血管超声影像医学. 袁丽君, 曹铁生, 段云友, 主译. 北京: 北京科学技术出版社, 2017: 164-171.

第十二章

右心室双出口

心室双出口（double outlet ventricle），是一种较少见的复杂先天性心脏病，指心室与大动脉的连接关系异常，两条大动脉全部起源于一侧心室，或一条大动脉全部与另一条大动脉大部分从一侧心室发出。两条大动脉起源于右心室者为右心室双出口（double outlet of right ventricle，DORV），起源于左心室者称左心室双出口（double outlet of left ventricle，DOLV）（见第十三章左心室双出口），室间隔缺损是另一心室的唯一出口。右心室双出口，为较少见的先天性心脏病，发病率占先天性心脏病的1%~3%（图 12-1），笔者检出胎儿先天性心脏畸形统计资料中右室双出口占 3.32%。

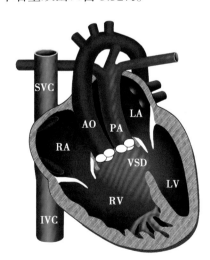

图 12-1　右心室双出口示意图

右心室双出口（double outlet of right ventricle，DORV）名称是 Witham 在 1957 年首先提出，是指两条大动脉全部或一条大动脉全部与另一条大动脉大部分起自解剖学右心室，室间隔缺损是左心室的唯一出口的一组先天性心血管畸形。

右心室双出口的定义和分类迄今尚未统一。Neufeld 等将右心室双出口定义为：两条大动脉完全起自解剖学右心室，室间隔缺损是左心室的唯一出口，可伴有或不伴有肺动脉瓣或瓣下狭窄。而 Lev 和 Anderson 等提倡的诊断标准则不那么严格，他们将右心室双出口定义为：一条大动脉完全发自右心室，而另一条大动脉大部分自右心室发出，无论是否存在半月瓣与房室瓣之间的纤维连续。对于一条大动脉完全发自右心室，而另一条大动脉骑跨于室间隔之上，诊断右心室双出口时，各家采用不同的动脉骑跨标准，从 50% 到 90% 不等，有待于制定统一的标准。

一、胚胎学、遗传学及发生机制

在胚胎早期，圆锥动脉干由原始心球的头侧部分演化而来，形成管状结构时，其内壁将发生远心端的动脉干嵴和近心段端的球嵴，两者逐渐向对侧生长并在动脉干内形成分隔，称之为圆锥动脉干间隔。圆锥动脉干间隔的远心端分隔形成升主动脉和肺动脉干，中间分隔形成主动脉瓣和肺动脉瓣，近心端分隔形成左右瓣下圆锥，并向下延伸，与心内膜垫和肌部室间隔对接融合，共同封闭室间孔。在上述过程中圆锥动脉干间隔旋转式生长导致了升主动脉和肺动脉干的螺旋样空间关系,表现为近心端主动脉和肺动脉呈前后位关系,肺动脉位于左前方,中段呈左右位关系,肺动脉位于左侧,远心端亦呈前后位关系,但肺动脉位于左后方。

正常的圆锥动脉干发育表现四个方面的内容,即圆锥动脉干间隔生长完整、分隔均匀、螺旋到位、对接良好,最终形成完整的肺动脉干、肺动脉瓣、瓣下圆锥和升主动脉、主动脉瓣及瓣下圆锥结构。肺动脉瓣下圆锥继续保持发育,形成右心室漏斗部,隔离了肺动脉瓣与三尖瓣。而主动脉瓣下圆锥结构逐渐被吸收,导致主动脉瓣环位置下移,主动脉瓣与二尖瓣呈直接纤维连续。在胚胎30~34天时,肺动脉瓣下圆锥发生从后向左前的移动,导致了肺动脉瓣环位于主动脉瓣环的左前方。

圆锥动脉干的发育异常主要包括四种类型,每个类型的异常都与相应的先天畸形相关联。这些异常包括如下,①间隔发育不完整:主-肺动脉间隔缺损,共同动脉干;②分隔不均或圆锥移位:肺动脉发育不良伴主动脉扩张、圆锥间隔移位(如法洛四联症等)或主动脉发育不良伴肺动脉扩张,极端的分隔不均可出现孤立性主动脉伴肺动脉闭锁或孤立性肺动脉伴主动脉闭锁;③螺旋不良:大动脉转位或异位;④对接不良:室间隔缺损、大动脉骑跨和心室双出口。

迄今为止,没有发现明确的与右心室双出口有关的基因异常。右心室双出口可能的发生机制是在胚胎发育的过程中,圆锥动脉间隔和动脉干旋转不充分或圆锥动脉间隔分隔不良时,两条大动脉将不同程度保持原始状态,主动脉瓣下圆锥部未吸收,主动脉瓣与二尖瓣间纤维性连接的过程被不同程度终止,从而两条大动脉均与右心室相连,形成右心室双出口。

二、病理解剖与分型

右心室双出口基本的病理解剖特征:是两条大动脉全部或一条大动脉全部、另一条大动脉大部分(≥75%或主动脉与肺动脉两者都至少有50%以上)起源于解剖学右心室,主动脉和二尖瓣瓣环之间的纤维连续缺失,室间隔缺损是左心室的唯一出口。

心房多数正位,少数反位;心室多数为右祥,少数为心室左祥;房室连接多数一致,少数不一致。大动脉的空间位置、室间隔缺损的位置及两者之间的关系变化较多。大多数患儿的主动脉瓣与肺动脉瓣下均有圆锥部(图12-2),半月瓣与房室瓣之间没有纤维连续;少数没有圆锥部,半月瓣与房室瓣有纤维连续。

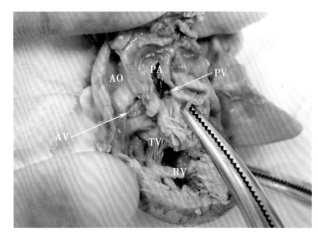

图 12-2 右心室双出口解剖示意图

主动脉位于肺动脉的右后方均起源于右心室,主动脉瓣与肺动脉瓣下均有圆锥部,主动脉下和肺动脉下仍可有少许间隔组织残留。

1. 大动脉位置关系 根据主动脉、肺动脉在半月瓣水平的解剖学关系分为四种类型,其中以右侧位主动脉和右前位主动脉两种类型最为多见,大动脉关系正常和左前位主动脉两种类型较罕见。

(1)右侧位主动脉(并列型):主动脉位于肺动脉干的右侧,主动脉瓣和肺动脉瓣大致在同一水平,呈右左并列关系,此型为经典的右心室双出口大动脉关系(图12-3)。

(2)右前位主动脉(右位型):主动脉位于肺动脉的右前方(包括主动脉位于肺动脉的正前方)(图12-4),主动脉瓣水平多高于肺动脉瓣。

(3)大动脉关系正常型:主动脉和主动脉瓣位于肺动脉和肺动脉瓣的右后方起自右心室,肺动脉瓣位置高于主动脉瓣,肺动脉包绕主动脉的正常关系仍存在(图12-5)。

(4)左前位主动脉(左位型):主动脉位于肺动脉的左前方(包括主动脉位于肺动脉的左侧),主动脉瓣水平多高于肺动脉瓣。

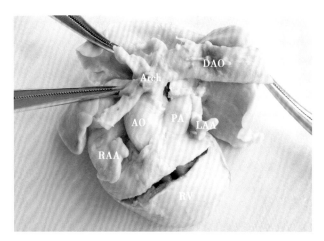

图 12-3　胎儿右室双出口解剖示意图
主动脉位于肺动脉的右侧方,均起源于右心室。

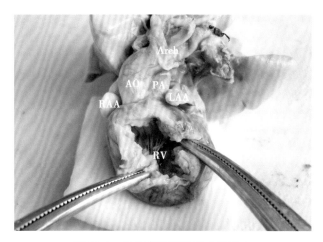

图 12-4　胎儿右室双出口心脏标本
主动脉位于肺动脉的右前方,均起源于右心室。

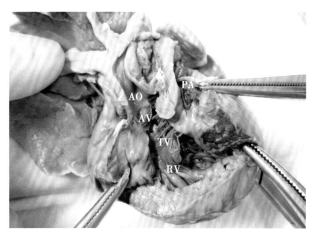

图 12-5　胎儿右室双出口解剖示意图
主动脉位于肺动脉的右后方,均起源于右心室。

上述四种类型是指心房正位、心室右袢时主动脉与肺动脉在半月瓣水平的解剖学关系,在心房正位、心室左袢时主动脉与肺动脉从位于室间隔左侧的右心室发出,主动脉位于肺动脉之左前方(图 12-6),

右心房与左心室连接,左心室仅见一室间隔缺损口,无左室流出道结构(图 12-7),左心房与右心室连接,主动脉与肺动脉均起源于右心室并见肺动脉瓣下室间隔缺损(图 12-8、图 12-9)。

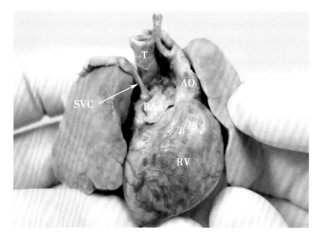

图 12-6　胎儿右室双出口解剖示意图(心室左袢)
主动脉位于肺动脉的左前方,均起源于右心室。

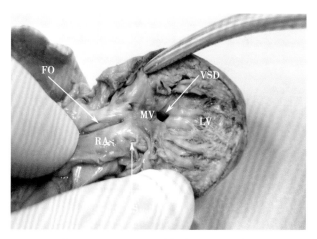

图 12-7　与图 12-6 为同一心脏标本,室间隔缺损是左心室唯一出口,无左室流出道结构

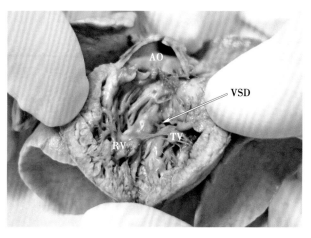

图 12-8　与图 12-6 为同一心脏标本,主动脉与肺动脉均起源于右心室

235

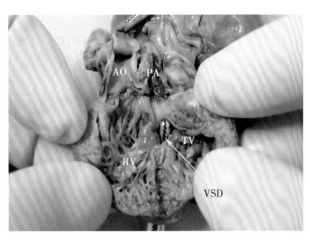

图 12-9　与图 12-6 为同一心脏标本,主动脉与肺动脉均起源于右心室,室间隔缺损位于肺动脉瓣下,伴肺动脉狭窄

2. 室间隔缺损位置与分型　室间隔缺损和大动脉之间的关系决定了所显示缺陷的本质。当室间隔缺损与主动脉关系密切时,被归类为主动脉瓣下室间隔缺损型右心室双出口,在这种情况下,左心室流出的血液直接导向主动脉,常伴有肺动脉狭窄。如果不伴肺动脉狭窄,其生理改变和临床表现与单纯室间隔缺损类似;如果伴有肺动脉狭窄,则与法洛四联症类似。当室间隔缺损比较接近于肺动脉时,被归类于肺动脉瓣下室间隔缺损型右心室双出口,此时,左心室流出的血液直接射入肺动脉,所以此类型生理改变和临床表现类似于大动脉转位。

右心室双出口通常总是伴有室间隔缺损,室间隔缺损为左心室血液的唯一出路(少数可出现多发室间隔缺损,室间隔完整者极其罕见)。Stewart 根据室间隔缺损的位置,将右心室双出口分为四种类型:

(1) 主动脉瓣下室间隔缺损型:最多见,约占68%。室间隔缺损口位于主动脉瓣下方,距离肺动脉瓣远(图 12-10A)。室间隔缺损后下缘为心肌组织和三尖瓣环,后上缘为主动脉左冠瓣和二尖瓣基底部,主动脉口与室间隔缺损之间多有粗大的肌束,主动脉瓣与二尖瓣之间多有纤维连接。多伴有肺动脉口狭窄,类似于法洛四联症。

(2) 肺动脉瓣下室间隔缺损型:约占22%,室间隔缺损距肺动脉瓣较近,位于室间隔前上方,其上缘是肺动脉圆锥或肺动脉瓣环,下缘是二尖瓣与三尖瓣之间的室间隔肌肉组织,后上缘可为纤维组织或肺动脉瓣环。肺动脉下圆锥使二尖瓣与肺动脉瓣无纤维连接,通常不合并肺动脉狭窄。肺动脉多有不同程度的骑跨,即形成 Taussig-Bing 综合征(图 12-10B)。

(3) 双动脉下室间隔缺损型:占3%~4%。室间隔缺损靠近两组半月瓣,缺损多数较大,缺损位于室上嵴上方,漏斗间隔可缺失,但主动脉下和肺动脉下仍可有少许间隔组织残留。缺损上缘是主动脉瓣环和肺动脉瓣环连接部,后下缘与三尖瓣之间多有心肌组织,但少数可延伸到三尖瓣(图 12-10C)。

(4) 远离两条大动脉室间隔缺损型:占5%~7%。室间隔缺损远离两条大动脉,通常是完全型房室间隔缺损的畸形之一。不合并完全型房室间隔缺损的病例,缺损多位于下后方的流入道部室间隔,介入左、右房室瓣之间(即所谓的三尖瓣隔瓣下或房室通道型室间隔缺损),少数为肌部室间隔缺损,可单发或多发(图 12-10D)。

3. 其他合并心内外畸形

(1) 合并心血管畸形:右心室双出口可合并一系列心脏病变,肺动脉狭窄是最常见的心脏并发畸形,其发生率约占70%;其他合并畸形有永存左上腔静脉(图 12-11)、主动脉缩窄、主动脉瓣下狭窄、房间隔缺损、房室间隔缺损、肺静脉异位引流、二尖瓣闭锁、左心室发育不良等。左心发育不良的程度取决于左心室梗阻的程度,右心室双出口可以是左房或右房异构的一部分,增加了合并静脉畸形的风险。心房异构时,右心室双出口可能合并不均衡型房室间隔缺损。右心室双出口也可见于右心室位于左侧的复杂矫正型大动脉转位。

(2) 合并心外畸形:右心室双出口胎儿染色体异常占12%~40%,主要包括18-三体综合征、13-三体综合征及22q11缺失。右心室双出口合并房室畸形增加了染色体数目异常风险,合并圆锥动脉干畸形增加了22q11缺失的风险。右心室双出口合并心房异构基本上可以排除染色体异常。

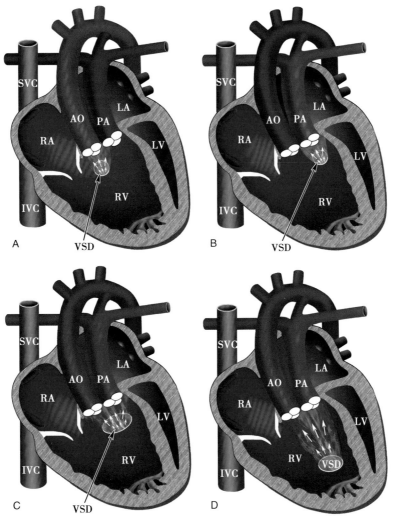

图 12-10　右室双出口示意图
A. 主动脉瓣下室间隔缺损示意图；B. 肺动脉瓣下室间隔缺损示意图；
C. 双动脉下室间隔缺损型示意图；D. 远离两条大动脉室间隔缺损型示意图。

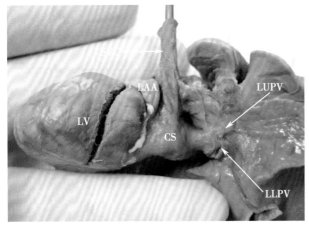

图 12-11　胎儿右心室双出口解剖示意图
胎儿心脏左侧面见永存左上腔静脉。

三、病理生理

胎儿右心室双出口时由于主动脉及肺动脉均发自右心室，室间隔缺损是左心室唯一出口，在收缩期心室水平发生左向右分流，如左心室流入道正常，室间隔缺损口较大时，左心室相当于承担了部分心输出功能，在早中孕期左心室可为正常大小或略小于右心室，随着孕周的增加，左心室可逐渐变小，导致晚孕期右心室增大。右心室双出口约有2/3 的病例伴有肺动脉狭窄，但由于存在另一出口（主动脉口），一般不会发生右室壁增厚。

主动脉瓣下室间隔缺损型右心室双出口,当同时存在轻度肺动脉狭窄时,右心室射出前向血流到肺循环,同时前向血流经动脉导管到达降主动脉。如果肺动脉严重狭窄,肺发育所需的血液则由通过动脉导管来自主动脉的反向血流供应。严重的肺动脉狭窄也会使得血液很少进入肺动脉,而是由升主动脉承担更多的联合心排血量,但血氧饱和度稍低。

肺动脉瓣下室间隔缺损型右心室双出口,其生理变化类似于大动脉转位。右心房分流至左心房的血液和少量肺静脉回流血液通过二尖瓣口进入左心室,然后经室间隔缺损进入肺循环,其中绝大部分血液进入动脉导管和降主动脉。如果主动脉瓣下有明显的圆锥间隔移位,则流入主动脉的血流就会受到限制,这就可以解释为什么这类胎儿有主动脉弓发育不良和主动脉缩窄。

四、超声扫查技巧及注意事项

(一)胎儿右心室双出口的超声扫查切面与要点

胎儿右心室双出口超声诊断常用切面有四腔心切面 + 五腔心切面 + 左心室长轴切面 + 右心室流出道切面 + 心底大动脉短轴切面。

妊娠早期和中期胎儿右心室双出口可表现正常四腔心观,偶尔在四腔心切面可以发现大的室间隔缺损。随着孕龄的增加,左心室逐渐变小,导致妊娠晚期四腔心切面异常。

绝大多数类型右心室双出口胎儿主动脉向上、向右、向前或向左移位离开了位于心脏中央的左心室流出道部,因此,在五腔心切面并不能显示主动脉骑跨或完全起源于右心室,或仅显示膜周部室间隔缺损(图 12-12A、B 动 📶)。五腔心切面显示室间隔缺损、主动脉前壁与室间隔连续中断、主动脉骑跨于室间隔之上(主动脉骑跨率 ≥ 75%)者,属右心室双出口的罕见类型,可见于大动脉关系正常型右心室双出口。

左心室长轴切面和右心室流出道切面对于多数类型右心室双出口(并列型和右位型)胎儿可在

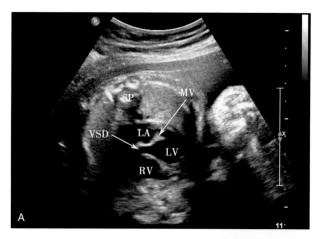

图 12-12 胎儿右心室双出口 1
A. 五腔心切面显示室间隔缺损;
B. 图 A 动态图。

显示室间隔缺损同时,多可显示主动脉完全起自右心室,正常主动脉与二尖瓣前叶纤维连续征象消失(图 12-13A、B、C 动 📶)。在右心室流出道切面可显示两条大动脉完全起自右心室,两条大动脉并列走行。

心底大动脉短轴切面显示正常右心室流出道及肺动脉包绕主动脉根部特征消失,显示主动脉与肺动脉彼此相邻的两个圆环状结构(图 12-14A、B 动 📶),不同类型的右心室双出口主动脉与肺动脉两者空间位置关系不同,其主动脉和肺动脉两个环状结构相互位置亦有不同。

(二)胎儿右心室双出口产前超声诊断相关注意事项

1. 胎儿右心室双出口在早期和中期四腔心切面正常,偶尔可显示室间隔缺损,若单纯以四腔心切面筛查可导致漏诊,而晚孕期出现四腔心不对称(右心室增大)被发现。

2. 胎儿右心室双出口超声扫查切面常需要多切面及非标准的过渡切面中显示两条大动脉完全起自右心室,如从四腔心、五腔心切面过渡至左、右心室流出道切面的扫查中常能显示室间隔缺损、两条大动脉并行完全起自右心室。如显示室间隔缺损伴主动脉骑跨时应与法洛四联症鉴别;若为肺动脉骑跨则需要与大动脉转位鉴别。

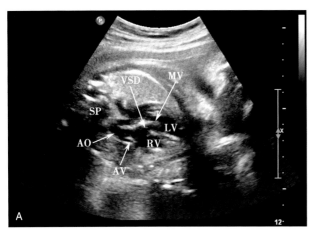

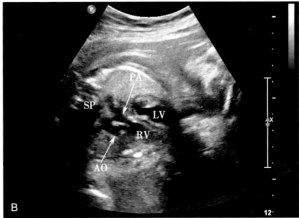

图 12-13　胎儿右心室双出口 2
A.左心室长轴切面室间隔缺损、主动脉起自右心室,主动脉与二尖瓣前叶纤维连续征象消失;
B.右心室流出道切面显示主动脉与肺动脉均起自右心室,两条大动脉并行;C.图 A、B 动态图。

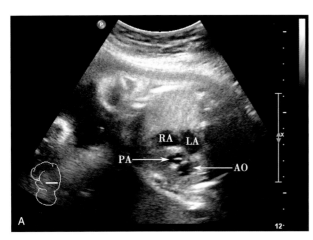

图 12-14　胎儿右心室双出口 3
A.心底大动脉短轴切面显示主动脉与肺动脉彼此相邻的两个圆环状结构;B.图 A 动态图。

3. 右心室双出口与法洛四联症鉴别。五腔心切面显示室间隔缺损、主动脉前壁与室间隔连续中断、主动脉骑跨于室间隔之上者,在右心室双出口中较罕见,一般认为法洛四联症主动脉骑跨率在 50% 左右,主动脉骑跨率 ≥75% 者考虑右心室双出口;另外,法洛四联症主动脉下无圆锥,二尖瓣前叶与主动脉瓣有纤维连续,而经典型右心室双出口的概念强调双动脉下圆锥也有助于两者的鉴别。

4. 右心室双出口与大动脉转位鉴别。两者主动脉均发自右心室,但右心室双出口肺动脉 50%以上发自右心室;而大动脉转位时,肺动脉 50% 以

上发自左心室,肺动脉下无圆锥,二尖瓣前叶与肺动脉瓣之间有纤维连续也有助于两者的鉴别。

5. 右心室双出口伴有室间隔缺损,而且室间隔缺损为左心室唯一出口。室间隔缺损口与位于右心室的主动脉口和肺动脉口的相对解剖位置关系不同可分四种类型:①主动脉瓣下室间隔缺损(图 12-15A、B 动 📶);②肺动脉瓣下室间隔缺损(图 12-16A、B 动 📶,图 12-17A、B 动 📶,图 12-18A、B 动 📶);③两侧半月瓣下室间隔缺损(图 12-19A、B 动 📶,图 12-20A、B 动 📶);④远离两侧半月瓣室间隔缺损较少见。

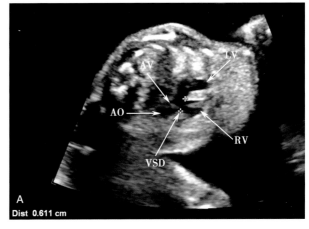

图 12-15　胎儿右心室双出口 4
A.室间隔缺损位于主动脉瓣下;
B.图 A 动态图。

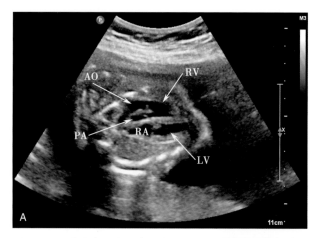

图 12-16　胎儿右心室双出口（心室左袢）

A. 右心室流出道切面显示主动脉和肺动脉呈并行起源于室间隔左侧的右心室，可见双动脉下圆锥结构；B. 图 A 动态图。

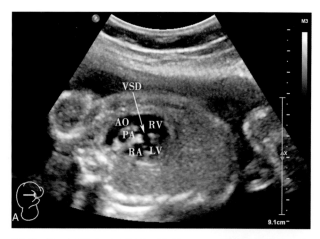

图 12-17　与图 12-16 为同一胎儿 1

A. 室间隔缺损位于肺动脉瓣下，并伴有肺动脉狭窄；B. 图 A 动态图。

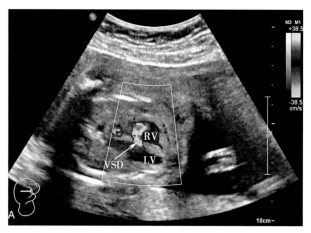

图 12-18　与图 12-16 为同一胎儿 2

A. 彩色血流显示室间隔缺损左室向右室分流血流；B. 图 A 动态图。

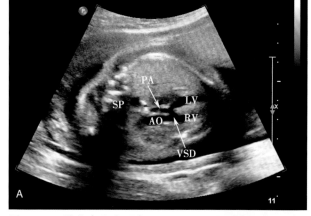

图 12-19　胎儿右心室双出口 5

A. 室间隔缺损位于主动脉与肺动脉瓣下，并伴有肺动脉狭窄；B. 图 A 动态图。

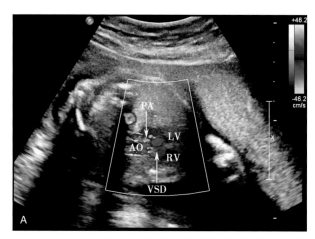

图 12-20　与图 12-19 为同一胎儿

A. 彩色血流显示室间隔缺损左室向右室分流血流；B. 图 A 动态图。

6. 右心室双出口约70%伴肺动脉狭窄，表现肺动脉明显窄于主动脉，少部分不伴有肺动脉狭窄，但不论是否合并肺动脉狭窄，其共同特点是两条大动脉半月瓣位于同一水平、双动脉瓣下多为圆锥连接（图12-21A、B动📶、C、D动📶）。

7. 心室左袢右心室双出口。右心室双出口心室多数为右袢，少数为心室左袢，心室左袢时右心室位于室间隔的左侧（图12-22A、B动📶，图12-23A、B动📶，图12-24A、B动📶），主动脉和肺动脉呈平行关系均起源于室间隔左侧心室与常见的心室为右袢右心室双出口时主动脉和肺动脉均起源于室间隔右侧心室不同（图12-25A、B动📶，图12-26A、B动📶），然而更需要与之鉴别的是左心室双出口，详见第十三章"左心室双出口"。

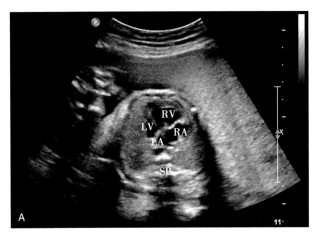
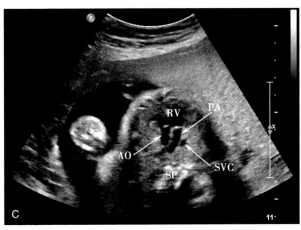

图 12-21　胎儿右心室双出口 6
A. 四腔心不对称，右心房室增大，室间隔缺损；B. 图 A 动态图；C. 主动脉与肺动脉并行均起源于右心室，两条大动脉半月瓣位于同一水平；D. 图 C 动态图。

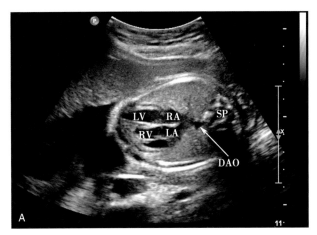

图 12-22　胎儿右心室双出口（心室左袢）
A. 四腔心切面显示左心室位于室间隔右侧，右心室位于室间隔左侧；B. 图 A 动态图。

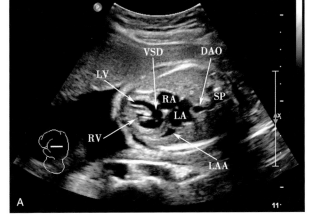

图 12-23　与图 12-22 为同一胎儿 1
A. 室间隔上段缺损，左侧心耳呈指状，右侧心耳呈三角形；B. 图 A 动态图。

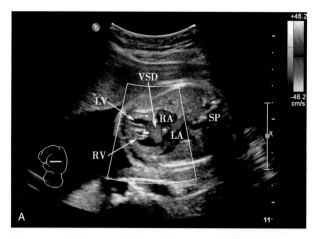

图 12-24　与图 12-22 为同一胎儿 2
A. 彩色血流显示室间隔上段左室向右室分流血流；B. 图 A 动态图。

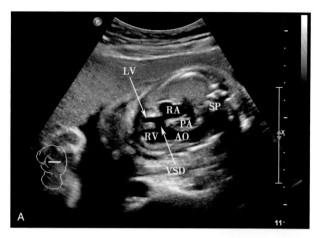

图 12-25　与图 12-22 为同一胎儿 3
A. 左心室长轴切面显示主动脉和肺动脉并行均起源于室间隔左侧的右心室，伴有肺动脉狭窄；B. 图 A 动态图。

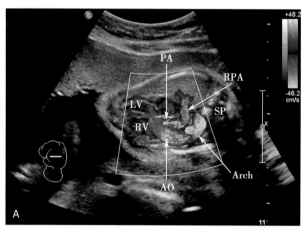

图 12-26　与图 12-22 为同一胎儿 4
A. 彩色血流显示左心室血流向右心室分流，主动脉和肺动脉均起源于室间隔左侧的右心室；B. 图 A 动态图。

五、胎儿超声心动图诊断

多切面显示肺动脉与主动脉的包绕交叉关系消失（少部分关系基本正常），而两条大动脉平行发自右心室，或一条大动脉完全发自右心室，另一条大动脉大部分发自右心室，肺动脉伴或不伴有狭窄（图 12-27A、B 动📶）。根据主动脉与肺动脉的关系，右心室双出口可进一步分为并列型、右位型、大动脉关系正常型和左位型，其中大动脉关系正常型右心室双出口时大动脉包绕交叉关系可保持存在

（图 12-28A、B 动📶、C、D 动📶）。大动脉下常存在双圆锥结构，左心室长轴切面显示二尖瓣前叶与大动脉半月瓣之间无纤维连续。右心室双出口合并其他心血管异常时可伴有相应的异常声像图表现。

多切面显示室间隔缺损，缺损部位多变，可以是膜周部、肌部或双动脉瓣下。任何一条大动脉均可骑跨于室间隔上，主动脉骑跨率多>75%（主动脉 75% 以上发自右心室），若为肺动脉骑跨则 50% 以上发自右心室（图 12-29A、B 动📶，图 12-30A、B 动📶）。

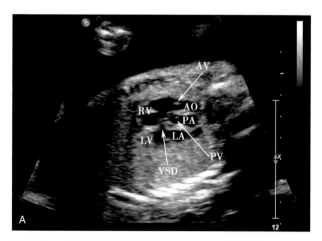

图 12-27　胎儿右心室双出口 7
A. 肺动脉与主动脉的包绕交叉关系消失，两条大动脉平行发自右心室；B. 图 A 动态图。

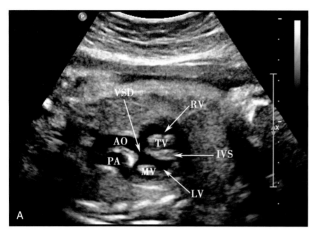
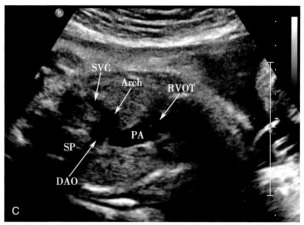

图 12-28　胎儿大动脉关系正常型右心室双出口
A. 主动脉骑跨率约为 90%（主动脉 90% 发自右心室），主动脉瓣与二尖瓣前叶之间纤维连续消失；B. 图 A 动态图；C. 肺动脉完全发自右心室；D. 图 C 动态图，显示肺动脉与主动脉的包绕交叉关系存在，肺动脉完全发自右心室。

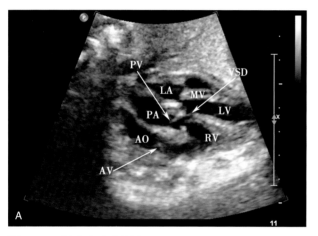

图 12-29　胎儿右心室双出口 8
A. 显示膜周部室间隔缺损，肺动脉骑跨率约为 70%（肺动脉 70% 发自右心室），肺动脉瓣与二尖瓣前叶之间无纤维连续；B. 为图 A 的动态图。

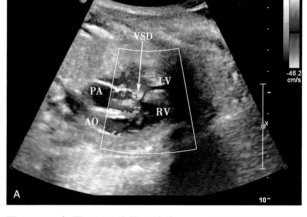

图 12-30　与图 12-29 为同一胎儿
A. 彩色血流显示左心室血流经室间隔缺损进入右心室；B. 为图 A 的动态图。

六、预后与治疗

右室双出口预后极差，多数于出生后早期即死亡，需要行外科手术矫治，其手术方式和时机的选择比较复杂，主要依据室间隔缺损与大动脉关系、大动脉的位置关系、是否合并肺动脉狭窄等因素来指导手术方式。若存在明显的心室发育不良（特别是左心室）、室间隔缺损远离主动脉及肺动脉、合并严重的肺血管病变等是右室双出口完全解剖性手术矫治的禁忌证，产前检出此类病例可建议终止妊娠；经典型右室双出口（主动脉瓣下型室间隔缺损）手术预后相对较好，随着心脏外科手术水平的进步，新生儿右室双出口手术存活率近年来有所提高。鉴于胎儿右室双出口病理分型复杂，预后不一，孕妇应对胎儿病情进行充分地咨询和个体化评估后再进行优生选择。

（接连利　卢立蓉）

参 考 文 献

［1］(美) 阿尔弗莱德·阿布汗默德,(德) 拉宾·查欧. 胎儿超声心动图实用指南: 正常和异常心脏. 3 版. 刘琳, 主译. 北京: 北京科学技术出版社, 2017: 419-429.

［2］EBADI A, SPICER DE, BACKER CL, et al. Double-outlet right ventricle revisited. J Thorac Cardiovasc Surg, 2017, 154 (2): 598-604.

［3］GOTTSCHALK I, ABEL JS, MENZEL T, et al. Prenatal diagnosis, associated findings and postnatal outcome of fetuses with double outlet right ventricle (DORV) in a single center. J Perinat Med, 2019, 47 (3): 354-364.

［4］BROWN JW, RUZMETOR M, OKADA Y, et al. Surgical results in patients with double outlet right ventricle: a 20-year experience. Ann Thorac Surg, 2001, 72 (5): 1630-1635.

［5］逄坤静. 探讨一类超声心动图诊断分型先天性右室双出口的新方法. 中国循环杂志, 2013,(z1): 72-72.

［6］BHARUCHA T, HLAVACEK AM, SPICER DE, et al. How should we diagnose and differentiate hearts with double-outlet right ventricle？ Cardiol Young, 2017, 27 (1): 1-15.

［7］李军, 朱霆, 朱永胜, 等. 胎儿右室双出口的超声诊断、分型与预后. 中华超声影像学杂志, 2013, 22 (12): 1027-1030.

［8］BACKER CL. Double Outlet Right Ventricle: Where are we Now？ Semin Thorac Cardiovasc Surg, 2016, 28 (1): 79-80.

［9］KIM N, FRIEDBERG MK, SILVERMAN NK. Diagnosis and prognosis of fetuses with double outlet right ventricle. Prenat Diagn, 2006, 26 (8): 740-745.

［10］CORNO AF, DURAIRAJ S, SKINNER GJ. Narrative review of assessing the surgical options for double outlet right ventricle. Transl Pediatr, 2021, 10 (1): 165-176.

［11］谢业伟, 张儒舫, 沈立, 等. 复杂先心病右心室双出口外科治疗效果分析. 中国循证心血管医学杂志, 2018, 10 (8): 944-946, 949.

第十三章

左心室双出口

左心室双出口(double outlet left ventricle, DOLV)由 Sakakibara 于 1967 年首次提出,是指主动脉与肺动脉完全或大部分(50% 以上)起自解剖学左心室,室间隔缺损为右心室唯一出口的一组先天性心脏畸形。是一种极少见的先天性心血管畸形,约占所有先天性心脏病的 0.10%~0.23%,其发生率在活产婴儿为 <1/200 000,笔者检出的胎儿先天性心脏畸形统计资料中左室双出口占 0.15%(图 13-1)。

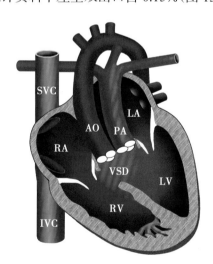

图 13-1　左心室双出口示意图

一、胚胎学、遗传学及发生机制

胚胎发育,动脉干分隔过度吸收,圆锥动脉干转位及异常移位,致使双半月瓣环向左侧过渡移位,双半月瓣下圆锥结构有不同程度的吸收,最终导致两条大动脉均从解剖学左心室发出。圆锥动脉干旋转过程可终止于不同位置从而形成各种大动脉的空间位置构型,形成不同类型的左心室双出口。

二、病理解剖与分型

左心室双出口可发生在心房位置正常、反位或对称位;房室连接一致或不一致,左、右心室发育较好(图 13-2)或右心室发育不良胎儿(图 13-3)。但左心室双出口的病例中以心房位置正常,房室连接一致最常见,心房反位很少见。

主动脉和肺动脉完全起自左心室或一支大动脉完全起自左心室,另一支大动脉大部分(50% 以上)起自左心室(图 13-4),大动脉之间的相互位置关系(在大动脉瓣膜水平)为并列者占 25%,以主动脉位于右侧占绝大部分(图 13-5);主动脉前位者占 60%,可为左前位、右前位或正前位;主动脉后位占 15%(图 13-6)。主动脉瓣与肺动脉瓣下均无圆锥多见,约占 1/2,但是肺动脉瓣下圆锥或主动脉瓣下圆锥,或主动脉瓣下及肺动脉瓣下圆锥均可见于左心室双出口。左心室双出口几乎所有病例均合并室间隔缺损,室间隔缺损的位置多在主动脉瓣下,其次位于肺动脉瓣下(图 13-7),远离两大动脉缺损者较少见,所有肺动脉瓣下室间隔缺损,主动脉瓣与二尖瓣为纤维连接(图 13-8)。

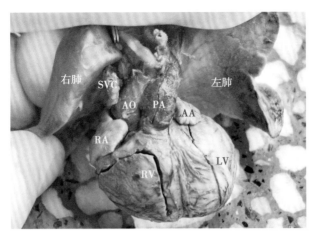

图 13-2 胎儿左心室双出口心脏解剖示意图 1
左、右心室对称,肺动脉增宽。

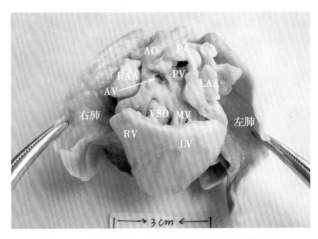

图 13-5 胎儿左心室双出口心脏解剖示意图 4
主动脉位于肺动脉右后方。

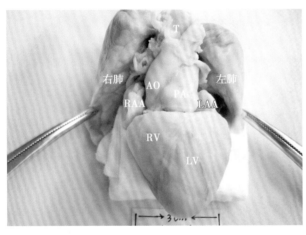

图 13-3 胎儿左心室双出口心脏解剖示意图 2
左心室显著增大,右心室发育不良。

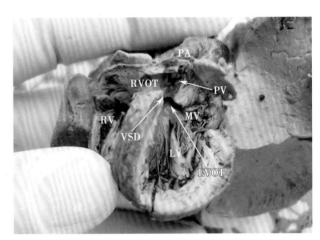

图 13-6 胎儿左心室双出口心脏解剖示意图 5
主动脉位于肺动脉后方。

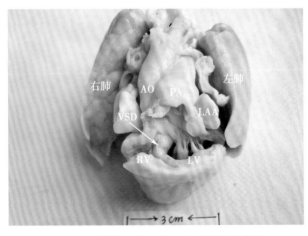

图 13-4 胎儿左心室双出口心脏解剖示意图 3
左心室增大,主动脉与肺动脉均起自左心室,
室间隔缺损位于主动脉瓣下。

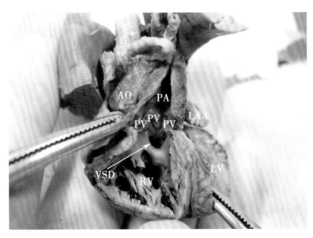

图 13-7 胎儿左心室双出口心脏解剖示意图 6
室间隔缺损位于肺动脉瓣下。

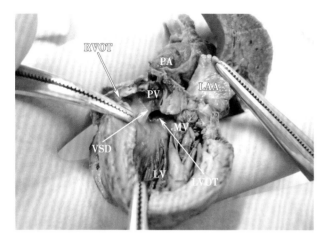

图 13-8　胎儿左心室双出口心脏解剖示意图 7
肺动脉瓣下室间隔缺损。

肺动脉狭窄在伴有主动脉瓣下室间隔缺损的左心室双出口病例中多见,而在肺动脉瓣下室间隔缺损病例中较少见,肺动脉狭窄可为瓣膜、瓣下及瓣上狭窄;主动脉狭窄在伴有肺动脉瓣下室间隔缺损的左心室双出口病例中常见,而在主动脉瓣下室间隔缺损病例中少见。

左心室双出口还常合并冠状动脉畸形、房室瓣畸形、房间隔缺损、永存左上腔静脉等。

三、病理生理

左心室双出口时,室间隔缺损是右心室唯一出口,常引起左心室增大,伴有右心发育不良者,左心室显著扩大,若伴有肺动脉瓣狭窄,可引起肺动脉狭窄后扩张。由于胎儿肺循环处高阻力状态,胎儿左心室双出口不论是否合并肺动脉狭窄,均不会发生胎儿肺循环的大量灌注,而引发胎儿心力衰竭,因此,胎儿生存及发育多不受影响,但患儿出生后若不伴有肺动脉狭窄时,发生胎儿肺循环的大量灌注,引起肺血管病变发展及肺动脉高压,早期即可出现心力衰竭。

四、超声扫查技巧及注意事项

(一)胎儿左心室双出口的超声扫查切面与要点

胎儿左心室双出口超声诊断常用切面有四腔心切面 + 五腔心切面 + 左心室长轴切面 + 右心室流出道切面 + 心底大动脉短轴切面。

胎儿左心室双出口室间隔缺损位置高时,在四

腔心切面可显示室间隔连续完整,仅表现左心室增大(图 13-9A、B 动🛜);伴有右心室发育不良时,表现四腔心严重不对称(图 13-10)。

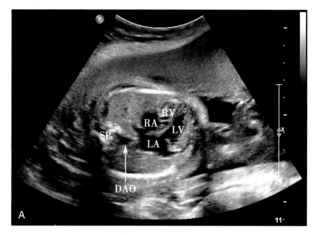

图 13-9　胎儿左室双出口 1
A. 四腔心不对称,左心室增大;B. 为图 A 的动态图。

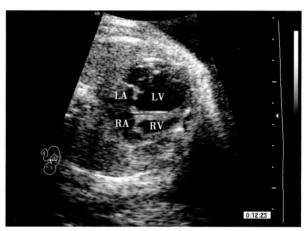

图 13-10　胎儿左室双出口 2
四腔心不对称,左心室显著增大。

左心室长轴切面或五腔心切面显示室间隔缺损、主动脉前壁与室间隔连续中断,主动脉与肺动脉完全起自左心室,或大部分起自左心室(大动脉骑跨于室间隔之上时,则 50% 以上位于左心室侧)。

心底大动脉短轴切面显示正常右心室流出道及肺动脉包绕主动脉根部特征消失,显示主动脉与肺动脉彼此相邻的两个圆环状结构,不同类型的左心室双出口主动脉与肺动脉两者空间位置关系不同,其主动脉和肺动脉两个环状结构相互位置亦有不同。

（二）胎儿左心室双出口产前超声诊断相关注意事项

1. 胎儿左心室双出口超声扫查切面常需要多切面及非标准的过渡切面中显示两条大动脉完全起自左心室，如从四腔心、五腔心切面过渡至左、右心室流出道切面的扫查中常能显示室间隔缺损、两条大动脉并行完全起自左心室。如显示室间隔缺损伴主动脉或肺动脉骑跨时应与右心室双出口、法洛四联症、大动脉转位鉴别（图 13-11）。

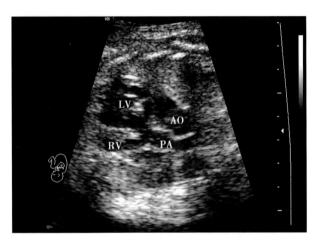

图 13-11　胎儿左室双出口 3
五腔心显示主动脉完全起源于左心室、
肺动脉大部分起源于左心室（＞50%）。

2. **左心室双出口与右心室双出口鉴别**　左心室双出口与右心室双出口超声扫查切面及声像图表现及诊断指标相似，但却左、右完全相反，两者鉴别的关键是首先通过心室形态区分解剖学左心室和右心室，然后通过心脏三节段分析法对心房（正位或反位）、心室（右袢或左袢）及大动脉（与心室连接是否一致，或均起自某一心室）综合分析作出诊断。

3. **左心室双出口与法洛四联症鉴别**　左心室双出口与法洛四联症在左心室长轴切面或五腔心切面均可显示室间隔缺损、主动脉前壁与室间隔连续中断、主动脉骑跨于室间隔之上的类似声像图，但不同的是法洛四联症主动脉骑跨率在 50% 左右，肺动脉完全起自右心室并伴有漏斗部狭窄；左心室双出口若主动脉骑跨时应 50% 以上位于左心室侧，而肺动脉则完全起自左心室或为肺动脉骑跨50% 以上位于左心室侧。

4. **左心室双出口与大动脉转位鉴别**　两者肺动脉均发自左心室或肺动脉 50% 以上发自左心室，但左心室双出口主动脉 50% 以上发自左心室，而大动脉转位主动脉发自右心室。

5. 左心室双出口伴有室间隔缺损，按室间隔缺损位置可分四种类型：①主动脉瓣下室间隔缺损；②肺动脉瓣下室间隔缺损；③双动脉下室间隔缺损；④远离两条大动脉室间隔缺损。以缺损位于主动脉瓣下最为常见。

6. 左心室双出口伴肺动脉狭窄时，表现肺动脉明显窄于主动脉，少部分不伴有肺动脉狭窄，若伴有肺动脉瓣狭窄时，肺动脉主干可增宽（图 13-12A、B）。

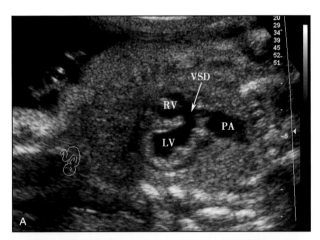

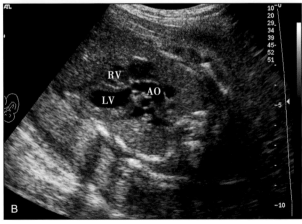

图 13-12　胎儿左室双出口 4
A. 肺动脉骑跨于室间隔上，肺动脉瓣增厚、肺动脉增宽；
B. 主动脉完全起自左心室。

五、胎儿超声心动图诊断

多切面显示肺动脉与主动脉的包绕交叉关系消失，而两条大动脉平行发自左心室（图 13-13A、

B 动 ），或一条大动脉完全发自左心室，另一条大动脉大部分发自左心室，肺动脉伴或不伴有狭窄。根据主动脉与肺动脉的关系，左心室双出口可进一步分为①正常位型：主动脉位于肺动脉右后方或正后方；②右转位型：主动脉位于肺动脉右侧或右前方；③左转位型：主动脉位于肺动脉左侧或左前方。正常位型左心室双出口时大动脉包绕交叉关系可保持存在。

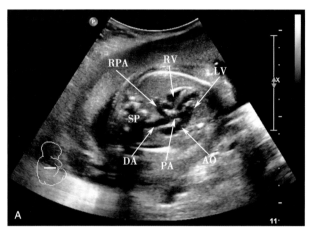

图 13-13　胎儿左室双出口 5
A. 左心室长轴显示主动脉与肺动脉呈平行关系，均起源于左心室；B. 为图 A 的动态图。

多切面显示室间隔缺损，缺损部位多变，可以是膜周部、肌部或双动脉瓣下。任何一条大动脉均可骑跨于室间隔上，两条大动脉骑跨均应 50% 以上发自左心室。

左室双出口在大动脉短轴切面显示两条大动脉呈两个圆环状。三血管气管切面可伴有不同的三血管观异常表现，左室双出口合并其他心血管异常时可伴有相应的异常声像图表现。

六、预后与治疗

左室双出口患儿预后差，多数患儿出生后 1 岁内死亡，其外科矫治方式的选择，关键取决于肺动脉和肺动脉瓣下狭窄以及右心室发育情况，根据是否存在右心室发育不良，大体分为两大类：一类指右心室发育正常的左室双出口，手术适合选用外通道或右心室 - 主肺动脉补片等方法；二类指右心室发育不良的左室双出口通常应用丰唐手术（Fontan operation）矫治。类似右室双出口，手术远期效果及残余畸形不确定，孕妇应在充分的病情咨询和个体化评估后进行优生选择。

（接连利　许　燕）

参 考 文 献

[1] 陈树宝. 先天性心脏病影像诊断学. 北京: 人民卫生出版社, 2004: 390-393.

[2] 许燕, 接连利, 徐延峰, 等. 超声诊断胎儿左心室双出口 1 例. 中华超声影像学杂志, 2002, 11 (5): 264.

[3] SAGRAY E, QURESHI MY, FOLEY TA, et al. Double-Outlet Left Ventricle: The Importance of Echocardiographic and Computed Tomographic Assessment. CASE (Phila), 2019, 3 (4): 141-144.

[4] 许建屏, 张怀军, 吴清玉. 左室双出口的外科矫正. 中华医学杂志, 2000, 80 (6): 445-446.

[5] LUCIANI GB, DE RITA F, LUCCHESE G, et al. Current management of double-outlet left ventricle: towards biventricular repair in infancy. J Cardiovasc Med (Hagerstown), 2017, 18 (5): 311-317.

[6] MENON SC, HAGLER DJ. Double-outlet left ventricle: diagnosis and management. Curr Treat Options Cardiovasc Med, 2008, 10 (5): 448-452.

[7] 向丽丽, 周启昌, 曾施, 等. 胎儿心室双出口的产前超声诊断与鉴别诊断. 中华超声影像学杂志, 2019, 28 (4): 301-306.

[8] IYER KS, GARG A, GIROTRA S, et al. Double outlet of both ventricles: morphological, echocardiographic and surgical considerations. Eur J Cardiothorac Surg, 2021, 59 (3): 688-696.

第十四章

完全型大动脉转位

大动脉转位（transposition of the great arteries，TGA），又称大动脉错位，指大动脉相互位置关系异常，与解剖心室连接关系不一致的一组复杂先天性心脏病，主动脉与解剖右室相连接，而肺动脉与解剖左心室相连接。根据心房和心室的连接关系又分为两种，心房和心室连接一致，但心室与大动脉连接不一致者，称为完全型大动脉转位（complete transposition of the great arteries）（图 14-1）；而心房与心室以及心室与大动脉连接均不一致者，称矫正型大动脉转位（corrected transposition of the great arteries），本章介绍完全型大动脉转位，矫正型大动脉转位见第十五章。

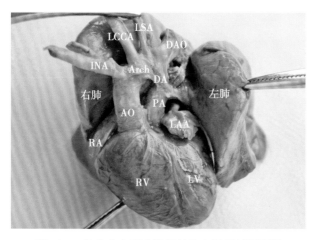

图 14-1　胎儿完全型大动脉转位心脏解剖示意图

完全型大动脉转位是常见的发绀型先天性心脏病之一，其发生率仅低于法洛四联症，占所

有先天性心脏病的 7%~9%，其中男性居多，约占 60%~70%，未经治疗的患儿 90% 于 1 岁内死亡。笔者检出胎儿先天性心脏畸形统计资料中占 6.91%。

一、胚胎学、遗传学及发生机制

在胚胎早期，圆锥动脉干由原始心球的头侧部分演化而来，形成管状结构时，其内壁将发生远心端的动脉干嵴和近心段端的球嵴，两者逐渐向对侧生长并在动脉干内形成分隔，称之为圆锥动脉干间隔。圆锥动脉干间隔的远心端分隔形成升主动脉和肺动脉干，中间分隔形成主动脉瓣和肺动脉瓣，近心端分隔形成左右瓣下圆锥，并向下延伸，与心内膜垫和肌部室间隔对接融合，共同封闭室间孔。在上述过程中圆锥动脉干间隔旋转式生长导致了升主动脉和肺动脉干的螺旋样空间关系，表现为近心端主动脉和肺动脉呈前后位关系，肺动脉位于左前方，中段呈左右位关系，肺动脉位于左侧，远心端亦呈前后位关系，但肺动脉位于左后方。

正常的圆锥动脉干发育表现四个方面的内容，即圆锥动脉干间隔生长完整、分隔均匀、螺旋到位、对接良好，最终形成完整的肺动脉干、肺动脉瓣、瓣下圆锥和升主动脉、主动脉瓣及瓣下圆锥结构。肺动脉瓣下圆锥继续保持发育，形成右心室漏斗部，隔离了肺动脉瓣与三尖瓣。而主动脉瓣下圆锥结构逐渐被吸收，导致主动脉瓣环位置下移，主动脉瓣与二尖瓣呈直接纤维连续。在胚胎 30~34 天时，肺动脉瓣下圆锥发生从后向左前的移动,导致了肺动脉瓣环位于主动脉瓣环的左前方。

导致完全型大动脉转位发育异常的过程还不清楚。其中一个比较常见的理论是,在胚胎期应该向前、向左发育的肺动脉瓣下动脉圆锥发育异常。该理论认为,肺动脉瓣下动脉圆锥体的异常萎缩和主动脉瓣下圆锥体的持续存在导致了大血管的异常迁移,最终导致了它们的位置异常和不协调。第二种理论侧重于原始动脉干的异常旋转,导致主动脉向右前旋转从而起源于右心室。

目前尚没有已知的与完全型大动脉转位发病相关的致病基因。通常情况下,在这种类型先天性心脏病中,其染色体核型是正常的,也较少合并其他心外畸形。

二、病理解剖与分型

(一)胎儿完全型大动脉转位病理解剖特点

1. 胎儿完全型大动脉转位心脏位置大多数为左位心,占95%,少数为右位心或中位心。心房多数为正位,少数为反位,心室多数为右袢,少数为左袢,房室连接均一致;三血管的左右排列关系与正常胎儿相似,即从右向左绝大多数为上腔静脉、主动脉及肺动脉,少数主动脉与肺动脉呈前后排列,三血管的前后排列关系与正常胎儿明显不同的是主动脉与肺动脉的前后位置互换(图14-2)。正常胎儿三血管的前后排列关系是肺动脉靠前位于主动脉的左前方,与完全型大动脉转位时主动脉靠前,肺动脉位于主动脉左后方有着明显不同(图14-3)。

2. 主动脉与肺动脉相对应的位置异常是完全型大动脉转位最明显的特征,主动脉位于肺动脉的右前方与右心室相连接,肺动脉位于主动脉的左后方发自左心室(图14-4),从心底大动脉短轴面可见主动脉离开正常位于肺动脉右后方并楔入三尖瓣环与二尖瓣环之间的位置,而位于肺动脉右前方(图14-5、图14-6);主动脉瓣下有圆锥部结构,主动脉瓣与三尖瓣之间无纤维连续,肺动脉瓣下无圆锥部结构,肺动脉瓣与二尖瓣之间有纤维连续(图14-7、图14-8);正常肺动脉瓣位置高于主动脉瓣位置,完全型大动脉转位时肺动脉瓣低于主动脉

瓣位置(图14-9)。右室流出道连接主动脉根部与左室流出道连接肺动脉根部呈相互平行关系,而且完全型大动脉转位时室间隔多数较平直,左、右心室分别位于室间隔的两侧,室间隔与两侧流出道三者通常彼此平行(图14-10)。

3. 冠状动脉变异在完全型大动脉转位非常多见。完全型大动脉转位冠状动脉解剖变异的分类方法很多,通常采用 Gittenber-DeGroot 等提倡的分类法。冠状动脉绝大多数情况是发自面对肺动脉的两个瓦氏窦,这两个窦被称为迎面窦(facing sinuses)。在完全型大动脉转位,通常主动脉位于肺动脉的右前方,主动脉的两个迎面窦是处于左前和右后的空间关系(图14-11)。

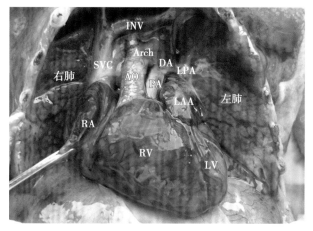

图 14-2　胎儿完全型大动脉转位三血管解剖示意图
胎儿完全型大动脉转位时三血管排列从右至左仍为上腔静脉、主动脉及肺动脉,但主动脉与肺动脉的前后位置互换。

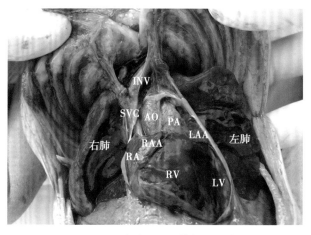

图 14-3　正常胎儿三血管解剖示意图
正常胎儿三血管排列从右至左为上腔静脉、主动脉及肺动脉,肺动脉位于主动脉的左前方。

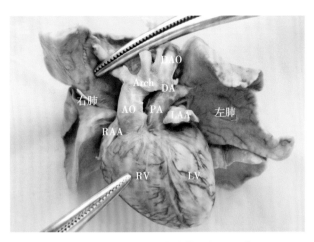

图 14-4 胎儿完全型大动脉转位解剖示意图 1

心脏正面观主动脉位于肺动脉的右前方与右心室相连接，肺动脉位于主动脉的左后方发自左心室。

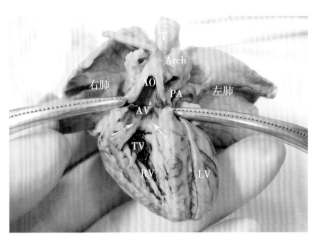

图 14-7 胎儿完全型大动脉转位解剖示意图 3

右心流入道与流出道剖面见主动脉与右心室相连接，主动脉瓣下有圆锥部结构（白色箭头所指），主动脉瓣与三尖瓣之间无纤维连续。

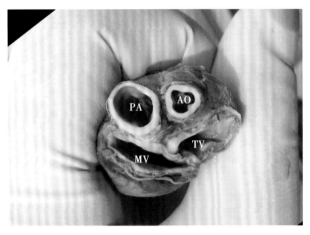

图 14-5 胎儿完全型大动脉转位解剖示意图 2

心底短轴剖面见主动脉与肺动脉并行排列，失去主动脉根部楔入两侧房室瓣环之间的解剖特点。

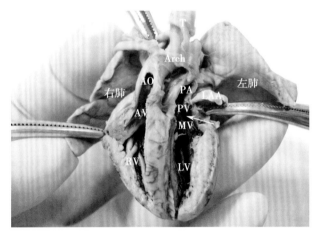

图 14-8 胎儿完全型大动脉转位解剖示意图 4

左心流入道与流出道剖面见肺动脉瓣下无圆锥部结构，肺动脉瓣与二尖瓣之间有纤维连续（白色箭头所指），主动脉瓣与三尖瓣之间无纤维连续。

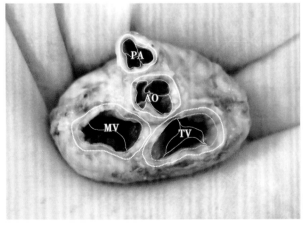

图 14-6 正常胎儿解剖示意图

心底短轴剖面见主动脉位于肺动脉的右后方，心脏两侧房室瓣环呈"8"字形，主动脉根部楔入两侧房室瓣环之间。

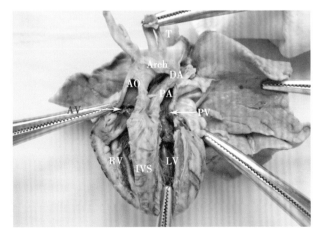

图 14-9 胎儿完全型大动脉转位解剖示意图 5

左心流出道与右心流出道剖面见主动脉瓣位置高于肺动脉瓣。

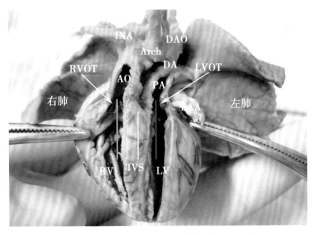

图 14-10　胎儿完全型大动脉转位解剖示意图 6

左心流出道与右心流出道剖面见右室流出道(蓝色标线)与左室流出道(红色标线)呈相互平行关系,左、右心室分别位于室间隔的两侧,室间隔(黄色标线)与两侧流出道三者彼此平行。

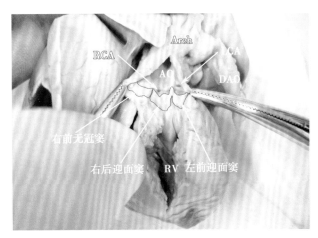

图 14-11　胎儿完全型大动脉转位解剖示意图 7

完全型大动脉转位时冠状动脉绝大多数情况是发自面对肺动脉的两个瓦氏窦。

(1)最常见(68%)的冠状动脉走行方式:左冠状动脉主干发自左前的迎面窦,然后发出前降支和回旋支,右冠状动脉发自右后的迎面窦,但没有回旋支,而是被多支左冠状动脉分支替代来供应左心室侧壁和后壁。

(2)第二种较常见(20%)的冠状动脉走行方式:回旋支发自右冠状动脉,左前迎面窦只发出前降支。

(3)其他冠状动脉走行方式:包括单支(左或右)冠状动脉、反位冠状动脉、壁内冠状动脉等。

4. 完全型大动脉转位常伴有其他畸形,常见有室间隔缺损和左心室流出道梗阻,少数伴有主动脉缩窄,出生后大多合并卵圆孔及动脉导管未闭等。

(1)室间隔缺损:室间隔缺损是完全型大动脉转位最常见的合并畸形,一般为单个缺损,少数为多个缺损,可发生于室间隔的任何部位:膜周部缺损(33%)、肌部缺损(27%)、漏斗部对位不良型缺损(30%)及双动脉下型缺损(5%)。

(2)左心室流出道梗阻:室间隔完整的完全型大动脉转位左心室流出道梗阻发生率约为20%,伴有室间隔缺损的完全型大动脉转位左心室流出道梗阻发生率约为30%。伴有室间隔缺损的完全型大动脉转位较室间隔完整的完全型大动脉转位患儿伴发的左心室流出道梗阻更为严重和复杂,较常见的包括由纤维膜形成的环状狭窄、纤维肌肉组织形成的管状狭窄、由于漏斗部室间隔向后偏移造成的肌性狭窄。

5. 完全型大动脉转位最常见的类型是右转位型,主动脉位于肺动脉右前方(图 14-12),主动脉位于肺动脉正前方或略偏左前方者少见(图 14-13)。主动脉弓位置多正常,也可为右位主动脉弓(图 14-14)。此外,完全型大动脉转位时肺动脉多转向主动脉的左后方,使主动脉弓和动脉导管弓走行在同一斜矢状面上(图 14-15)。

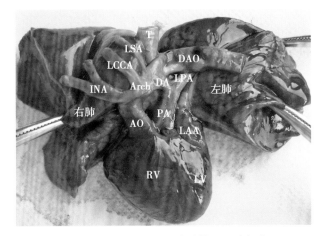

图 14-12　胎儿完全型大动脉转位心脏标本 1

心脏正面观主动脉位于肺动脉的右前方与右心室相连接,主动脉弓走行于气管的左前方。

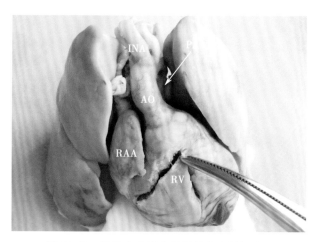

图 14-13　胎儿完全型大动脉转位心脏标本 2
心脏正面观主动脉位于肺动脉的正前方与右心室相连接，
肺动脉位于主动脉后方被遮挡。

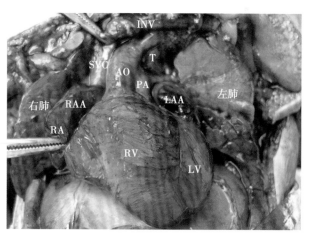

图 14-14　胎儿完全型大动脉转位伴右位
主动脉弓心脏标本
心脏正面观见主动脉弓走行于气管的右侧。

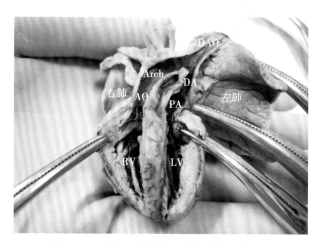

图 14-15　胎儿完全型大动脉转位心脏标本 3
主动脉弓和动脉导管弓剖面见肺动脉多转向主动脉的左后
方，使主动脉弓和动脉导管弓走行在同一斜矢状面上。

（二）完全型大动脉转位病理分型

根据完全型大动脉转位是否合并室间隔缺损
及左心室流出道梗阻分为以下三型：

1. **单纯型大动脉转位**　大动脉转位不伴有其
他心血管畸形时称为单纯型大动脉转位，约占 50%
（图 14-16）。

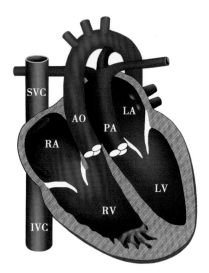

图 14-16　单纯型大动脉转位示意图

2. **完全型大动脉转位伴有室间隔缺损型**　完
全型大动脉转位伴有室间隔缺损者占 40%~50%，
其中近 2/3 室间隔缺损很小，常见为室间隔膜周部
及肌部缺损，少数病例可伴有房室通道型室间隔缺
损或多发型室间隔缺损。合并继发孔型房间隔缺
损者占 10%~25%（图 14-17）。

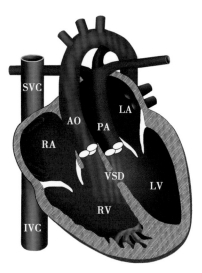

图 14-17　完全型大动脉转位伴有
室间隔缺损型示意图

3. 完全型大动脉转位伴有左室流出道狭窄型　完全型大动脉转位伴有左室流出道狭窄者约占25%,梗阻可发生在左室流出道的任何部位(图14-18),多伴有室间隔缺损,室间隔完整者较少。

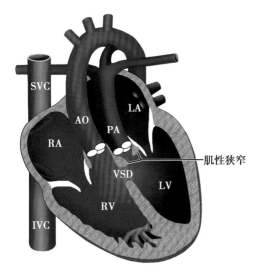

图14-18　完全型大动脉转位伴有
左室流出道狭窄型示意图

三、病理生理

完全型大动脉转位时腔静脉及肺静脉回流正常,房室连接一致,而大动脉与心室连接不一致,主动脉发自右心室,接受体静脉回流血液,肺动脉发自左心室,接受肺静脉回流血液,使体循环和肺循环两大循环分离,但胎儿循环中的氧气交换是通过胎盘进行的,并存在卵圆孔和动脉导管的分流,使两大循环间建立交通,因此,完全型大动脉转位胎儿期生存及发育多不受影响;但患儿出生后卵圆孔及动脉导管一旦闭合,使患儿体、肺循环两大循环之间交通阻断,患儿迅速出现严重缺氧、酸中毒、呼吸困难及心力衰竭。如果患儿两个循环之间不能建立有效血流交通,患儿不能存活,多于出生后不久夭折。

四、超声扫查技巧及注意事项

(一) 胎儿完全型大动脉转位的超声扫查切面与要点

胎儿完全型大动脉转位超声诊断常用切面有四腔心切面 + 五腔心切面 + 左心室长轴切面 + 右心室流出道切面 + 心底大动脉短轴切面及三血管等切面。

胎儿完全型大动脉转位若不合并室间隔缺损,胎儿四腔心切面通常是正常的(图14-19A、B 动 📶)。表现四腔心观对称,房室连接一致(右心房连接右心室、左心房连接左心室)。当伴有室间隔缺损时,可以显示室间隔缺损。

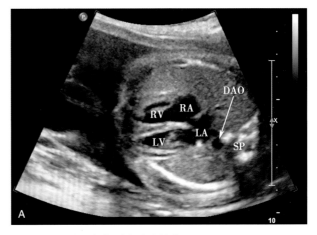

图14-19　胎儿完全型大动脉转位 1
A. 显示正常四腔心观; B. 为图 A 的动态图。

在五腔心切面显示肺动脉从左心室发出,并从左心室流出道起始不远处分叉为左肺动脉和右肺动脉(图14-20A、B 动 📶)。

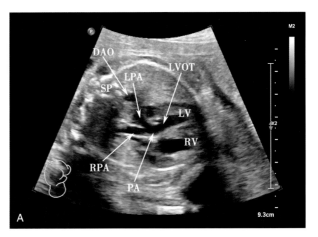

图14-20　胎儿完全型大动脉转位 2
A. 五腔心切面显示肺动脉从左心室发出; B. 为图 A 的动态图。

完全型大动脉转位时左心室长轴切面显示肺动脉右前壁与室间隔连续,肺动脉瓣下无圆锥结构,肺动脉瓣与二尖瓣之间为纤维连续(图 14-21A、B 动📶)。右心室流出道切面主动脉起自右心室,主动脉瓣下有圆锥结构,主动脉瓣与三尖瓣无纤维连续(图 14-22A、B 动📶)。产前超声关注主动脉瓣下由正常时纤维连接改变为圆锥连接,而肺动脉瓣下由正常时的圆锥连接改变为纤维连接可提高胎儿完全型大动脉转位的检出率。

正常胎儿左心室流出道与右心室流出道呈左后与右前的交叉关系,胎儿完全型大动脉转位时两心室流出道失去正常的交叉关系,两心室流出道相互平行及主动脉与肺动脉并列走行是诊断完全型大动脉转位的另一重要超声线索(图 14-23A、B 动📶)。

完全型大动脉转位时心底大动脉短轴切面显示主动脉和肺动脉为两个环状结构,彼此相邻(图 14-24A、B 动📶)。

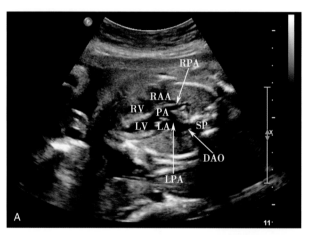

图 14-21 胎儿完全型大动脉转位 3
A. 左心室长轴切面显示肺动脉右前壁与室间隔连续,肺动脉瓣下无圆锥结构,肺动脉瓣与二尖瓣之间为纤维连续;B. 为图 A 的动态图。

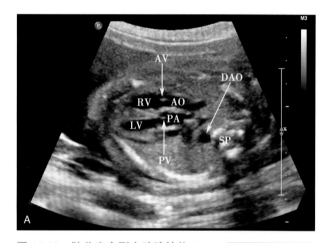

图 14-23 胎儿完全型大动脉转位 5
A. 两心室流出道失去正常的交叉关系,两心室流出道相互平行及主动脉与肺动脉并列走行;B. 为图 A 的动态图。

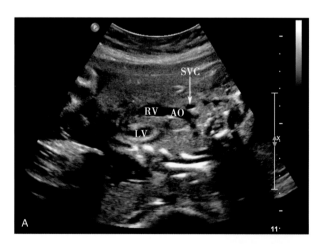

图 14-22 胎儿完全型大动脉转位 4
A. 右心室流出道切面主动脉起自右心室,主动脉瓣下有圆锥结构,主动脉瓣与三尖瓣无纤维连续;B. 为图 A 的动态图。

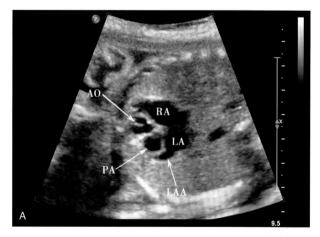

图 14-24 胎儿完全型大动脉转位 6
A. 心底大动脉短轴切面显示主动脉和肺动脉失去正常右心室流出道及肺动脉包绕主动脉的特点,呈两个环状结构,彼此相邻;B. 为图 A 的动态图。

三血管 - 气管切面仅显示上腔静脉和主动脉弓（图 14-25A、B 动 📶），三血管 - 肺动脉分支切面显示主动脉向右前方移位（图 14-26A、B 动 📶）。

在主动脉弓切面同时显示主动脉弓和动脉导管弓也是诊断胎儿完全型大动脉转位的重要线索（图 14-27A、B 动 📶），但应排除动脉导管变异走行（图 14-28A、B 动 📶）。

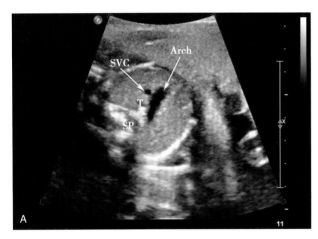

图 14-25　胎儿完全型大动脉转位 7
A. 三血管 - 气管切面仅显示上腔静脉和主动脉弓，未显示肺动脉；B. 为图 A 的动态图。

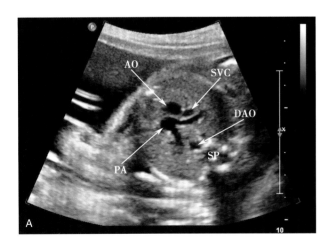

图 14-26　胎儿完全型大动脉转位 8
A. 三血管 - 肺动脉分支切面显示主动脉向右前方移位；B. 为图 A 的动态图。

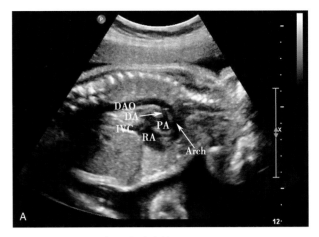

图 14-27　胎儿完全型大动脉转位 9
A. 主动脉弓切面同时显示主动脉弓和动脉导管弓；B. 为图 A 的动态图。

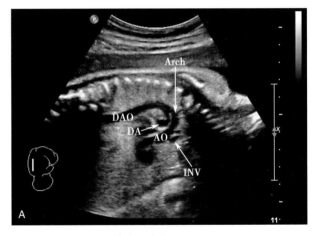

图 14-28　胎儿脉导管变异走行
A. 主动脉弓切面同时显示主动脉弓和动脉导管弓；B. 为图 A 的动态图。

（二）胎儿完全型大动脉转位产前超声诊断相关注意事项

1. 胎儿完全型大动脉转位时心房与心室连接一致，不伴有室间隔缺损的完全型大动脉转位在四腔心观表现与正常无异，若产前超声单纯以四腔心切面对胎儿心脏筛查必然导致完全型大动脉转位这一严重畸形的漏诊。但心房与心室连接一致，又是诊断胎儿完全型大动脉转位的先决条件之一。

2. 准确识别肺动脉起自左心室是诊断完全型大动脉转位的重要环节。正常胎儿五腔心切面仅能显示与左室流出道部相连的主动脉根部及主动脉瓣，而不能同时显示大动脉主干。胎儿完全型大动脉转位在五腔心切面显示左心室流出道部的同时并显示存在分叉的大血管主干从左心室发出是诊断完全型大动脉转位的重要超声线索。

3. 完全型大动脉转位产前很容易漏诊。认识正常大动脉的交叉连接关系是非常重要的，要能辨别出大血管交叉是否存在。正常胎儿左心室流出道与右心室流出道及两条大动脉发出后在空间位置上存在交叉关系，从两心室流出道部发出的大动脉走行的方向与室间隔走向也存在交叉关系（图 14-29A、B 动 🛜）。胎儿完全型大动脉转位时失去两条大动脉交叉走行的特点，两条动脉并列走行，两心室流出道与室间隔三者呈相互平行（图 14-30A、B 动 🛜）。超声扫查胎儿左心室流出道与右心室流出道切面及两条大动脉发出后在空间位置上失去交叉关系是筛查胎儿完全型大动脉转位的另一重要线索。

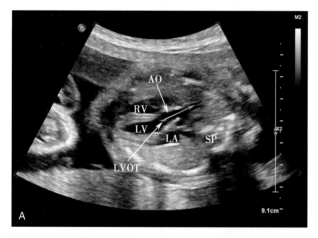

图 14-29　正常胎儿心脏
A. 显示胎儿正常左心室流出道；B. 为图 A 的动态图。

笔者经验体会是判断胎儿完全型大动脉转位时两条大动脉失去交叉走行的特点容易，但同时显示两条大动脉并列走行难。这是因为在对正常胎儿左、右心室流出道（呈左后、右前位置关系）超声扫查时强调的是两心室流出道与大动脉的连接及两条大动脉发出后在空间位置关系上的判断，胎儿完

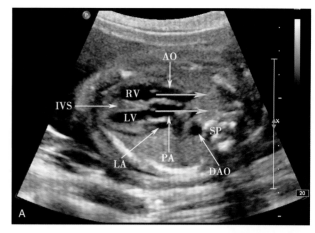

图 14-30　胎儿完全型大动脉转位 10
A. 显示两条大动脉失去交叉走行的特点，两条大动脉并列走行，在两心室流出道与室间隔三者呈相互平行；B. 为图 A 的动态图。

全型大动脉转位时左、右心室流出道沿着室间隔长轴并行发出，如仍按正常胎儿左、右心室流出道的超声扫查方法自然不能显示两条动脉并列走行及两心室流出道与室间隔三者呈相互平行。若在五腔心切面显示左心室发出肺动脉主干后，继续保持显示室间隔长轴的基础上向右上方调整扫查声束显示右心室发出主动脉时即可显示两条动脉并列走行、两心室流出道与室间隔三者呈相互平行声像图特征。

4. 彩色多普勒有助于胎儿完全型大动脉转位的诊断，但并非是必需的。彩色多普勒有助于显示两条大动脉的并列走行（图 14-31A、B 动 🛜）。彩色多普勒可显示完全型大动脉转位合并的室间隔缺损（图 14-32A、B 动 🛜）。在妊娠早期，彩色多普勒有助于显示正常情况下的大血管交叉排列和完全型大动脉转位时的大血管并列走行。

5. 完全型大动脉转位在三血管异常表现虽然不具有诊断价值，但其"异常"也有助于产前检出胎儿完全型大动脉转位。正常胎儿三血管存在左右排列、前后排列关系，自右至左、自后至前依次为上腔静脉、主动脉及肺动脉（图 14-33A、B 动 🛜，图 14-34A、B 动 🛜，图 14-35A、B 动 🛜），完全型大动脉转位时主动脉转向右前方、肺动脉转向左后方使三血管排列关系发生"异常"，主动脉前移、肺动脉后移（图 14-36A、B 动 🛜）。

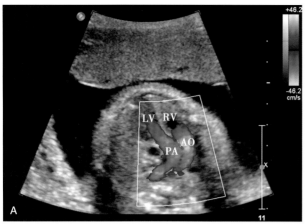
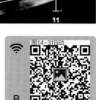

图 14-31 胎儿完全型大动脉转位 11
A. 彩色血流显示两条大动脉失去交叉走行的特点,两条动脉并列走行;
B. 为图 A 的动态图。

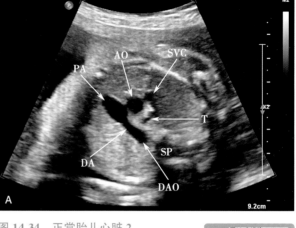
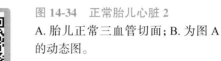

图 14-34 正常胎儿心脏 2
A. 胎儿正常三血管切面; B. 为图 A 的动态图。

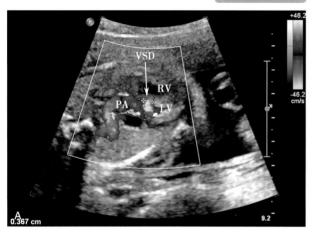

图 14-32 胎儿完全型大动脉转位伴室间隔缺损
A. 彩色血流显示室间隔穿隔血流;
B. 为图 A 的动态图。

图 14-35 正常胎儿心脏 3
A. 胎儿正常三血管 - 肺动脉分支切面;
B. 为图 A 的动态图。

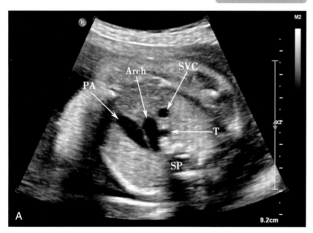

图 14-33 正常胎儿心脏 1
A. 胎儿正常三血管 - 气管切面;
B. 为图 A 的动态图。

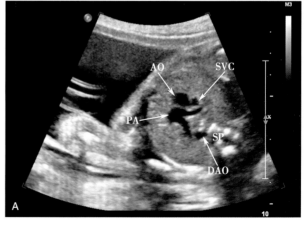

图 14-36 胎儿完全型大动脉转位 12
A. 主动脉转向右前方、肺动脉转向左后方在三血管切面表现主动脉前移、肺动脉后移; B. 为图 A 的动态图。

6. 心底大动脉短轴切面显示正常右心室流出道及肺动脉包绕主动脉根部形态消失，呈现为主动脉和肺动脉为两个环状结构，彼此相邻（图 14-37A、B 动 📶），为完全大动脉转位异常声像图表现之一，但并非为完全型大动脉转位特有，在心室双出口及矫正型大动脉转位等也可有相似表现。

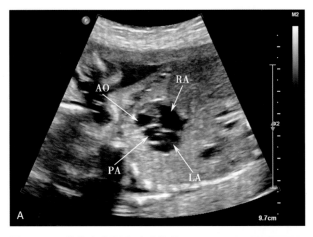

图 14-37　胎儿完全型大动脉转位 13
A. 心底大动脉短轴切面显示正常右心室流出道及肺动脉包绕主动脉根部形态消失，呈现为主动脉和肺动脉为两个环状结构，彼此相邻；B. 为图 A 的动态图。

7. 三维超声能够增强大动脉的空间关系显示效果，可以增加对完全型大动脉转位的诊断信心（图 14-38A、B 动 📶，图 14-39A、B 动 📶，图 14-40A、B 动 📶），但并非是必需的。实时双平面超声技术可以同时显示大动脉长轴和短轴，对显示大动脉短轴有帮助（图 14-41A、B 动 📶）。

8. 完全型大动脉转位合并其他畸形，室间隔缺损和肺动脉狭窄（左室流出道梗阻）是完全型大动脉转位最常见的两种心内合并畸形。室间隔缺损在完全型大动脉转位病例中最常见，典型的发病部位在膜周部，但也可位于室间隔的任何部位（图 14-42A、B 动 📶）。完全型大动脉转位病例中可单纯合并肺动脉狭窄（图 14-43A、B 动 📶），也可为肺动脉狭窄与室间隔缺损并存，而且肺动脉狭窄通常比室间隔完整的完全型大动脉转位更严重、更复杂。完全型大动脉转位患儿冠状动脉可出现异常

走行与分叉，当大动脉并列走行或主动脉位于肺动脉右前方时，其并发冠状动脉异常走行和分叉的发生率超过 50%。但目前胎儿超声心动图技术还不能对胎儿冠状动脉的走行进行追踪显示，因此，不能对完全型大动脉转位胎儿冠状动脉出现的异常走行与分叉作出诊断。其他心脏异常并发症少见。

完全型大动脉转位可合并心外畸形，但少见。几乎不存在染色体数目异常。

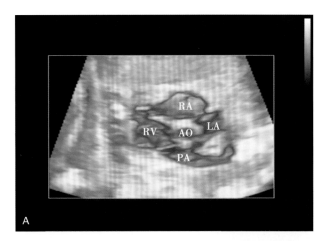

图 14-38　正常胎儿心脏 4
A. 胎儿正常心底大动脉短轴切面显示右心室流出道及肺动脉包绕主动脉根部；B. 为图 A 的动态图。

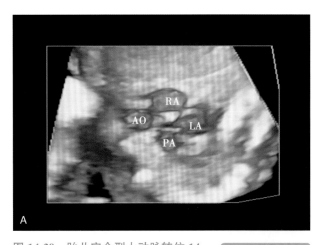

图 14-39　胎儿完全型大动脉转位 14
A. 心底大动脉短轴切面显示正常右心室流出道及肺动脉包绕主动脉根部形态消失，呈现为主动脉和肺动脉为两个环状结构，彼此相邻；B. 为图 A 的动态图。

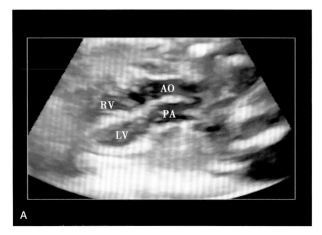

图 14-40 胎儿完全型大动脉转位 15
A. 心室流出道切面显示两条大动脉失去交叉走行的特点,两条动脉并列走行;B. 为图 A 的动态图。

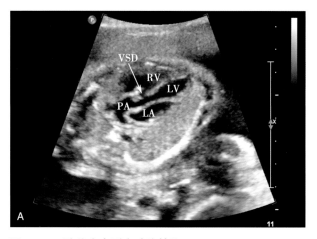

图 14-42 胎儿完全型大动脉转位 17
A. 五腔心切面显示膜周部室间隔缺损;B. 图 A 动态图。

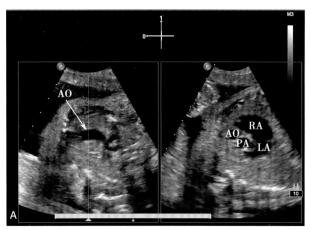

图 14-41 胎儿完全型大动脉转位 16
A. 实时双平面超声技术可以同时显示大动脉长轴和短轴,对显示大动脉短轴有帮助;B. 为图 A 的动态图。

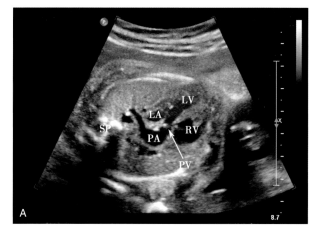

图 14-43 胎儿完全型大动脉转位 18
A. 五腔心切面显示肺动脉瓣增厚,开放受限;B. 图 A 动态图。

9. **完全型大动脉转位鉴别诊断** 完全型大动脉转位需要与右心室双出口、矫正型大动脉转位及解剖矫正型大动脉异位等心脏畸形鉴别。右心室双出口与大动脉转位两者主动脉均发自右心室,但右心室双出口肺动脉 50% 以上发自右心室;而大动脉转位时,肺动脉 50% 以上发自左心室,肺动脉下无圆锥,二尖瓣前叶与肺动脉瓣之间有纤维连续也有助于两者的鉴别。

矫正型大动脉转位与完全型大动脉转位均有两条大动脉失去交叉走行的相似特点,两者均为心室与大动脉连接不一致,即解剖右心室与主动脉连接,解剖左心室与肺动脉连接,两者鉴别的关键是准确判断房室连接是否一致,房室连接一致者为完全型大动脉转位,房室连接不一致者为矫正型完全型大动脉转位,详见第十五章矫正型大动脉转位中阐述。解剖矫正型大动脉异位详见第十六章。

五、胎儿超声心动图诊断

完全型大动脉转位属于复杂畸形,可伴有多种解剖结构畸形和节段连接异常,胎儿完全型大动脉转位超声诊断的第一步是通过腹围平面和四腔心切面判断内脏、心房正位或反位,心房与心室连接是否一致;第二步是通过五腔心、左右心室流出道及心底大动脉短轴切面判断心室与大动脉连接是否一致。

完全型大动脉转位患儿绝大多数为内脏、心房正位,心室右袢,房室连接一致。在房室连接一致的基础上确定心室大动脉连接不一致时即可诊断为完全型大动脉转位。胎儿完全型大动脉转位在五腔心切面显示肺动脉从左心室发出,并从发出不远处分叉为左肺动脉和右肺动脉,肺动脉瓣与二尖瓣有纤维连续,两心室流出道切面显示两条大动脉失去交叉走行的特点,主动脉发自右心室,主动脉瓣下为圆锥连接,肺动脉发自左心室,呈两条动脉并列走行,两心室流出道与室间隔三者呈相互平行,上述两切面可明确判定心室与大动脉连接不一致;心底大动脉短轴切面显示正常右心室流出道及肺动脉包绕主动脉根部形态消失,呈现为主动脉和肺动脉为两个环状结构,为胎儿完全型大动脉转位时主动脉与肺动脉走行空间位置异常所致,但该切面不能明确大动脉与心室的连接关系。

六、预后与优生选择

完全型大动脉转位宫内耐受良好,出生后则形成平行的体、肺循环,新生儿存活必须存在左、右心血流心房水平、心室水平或大动脉水平的充分混合,室间隔完整型完全型大动脉转位若存在心房水平或动脉导管分流受限,则患儿可出现明显低氧血症和酸中毒改变。外科修复需要实施大动脉调转术(arterial switch operation,ASO),目前在大部分经验丰富的先天性心脏病诊治中心,单纯型或合并室间隔缺损型术后结局非常好,手术死亡率为0~2.8%,合并左室流出道梗阻的患者术后复发左室流出道梗阻的风险加大,发病率和死亡率较高。产前超声检出胎儿完全型大动脉转位,应对胎儿完全型大动脉转位的类型作出诊断,并对胎儿出生后预后做出评估,向胎儿父母做充分的解释,建议孕妇定期产前胎儿超声心动图随访观察,到能够做该手术的胎儿医学中心分娩,以得到及时的手术治疗。

(许 燕　卢世玲　接连利)

参 考 文 献

[1] B DOMÍNGUEZ-MANZANO P, MENDOZA A, HERRAIZ I, et al. Transposition of the Great Arteries in Fetal Life: Accuracy of Diagnosis and Short-Term Outcome. Fetal Diagn Ther, 2016, 40 (4): 268-276.

[2] 邢云超, 闫军, 李守军, 等. 完全性大动脉转位合并左心室流出道狭窄患儿接受大动脉调转术后的预后情况和相关风险因素分析. 中华胸心血管外科杂志, 2019, 35 (4): 201-204.

[3] KRUMMHOLZ A, GOTTSCHALK I, GEIPEL A, et al. Prenatal diagnosis, associated findings and postnatal outcome in fetuses with congenitally corrected transposition of the great arteries. Arch Gynecol Obstet, 2021, 303 (6): 1469-1481.

[4] 许燕, 接连利, 刘清华, 等. 产前超声观测胎儿主动脉瓣下圆锥连接在筛查胎儿完全型大动脉转位中的应用价值. 中华超声影像学杂志, 2011, 20 (6): 475-477.

[5] MARY NORTON, LESLIE SCOUTT, VICKIE FELDSTEIN. Callen 妇产科超声学. 2 版. 杨芳, 栗河舟, 宋文龄, 主译. 北京: 人民卫生出版社, 2019: 434-437.

[6] (美) 阿尔弗莱德·阿布汗默德, (德) 拉宾·查欧. 胎儿超声心动图实用指南: 正常与异常心脏. 3 版. 刘琳, 主译. 北京: 北京科学技术出版社, 2017: 430-439.

[7] 接连利, 许燕. 胎儿心脏畸形解剖与超声对比诊断. 北京: 人民卫生出版社, 2016: 312-327.

[8] VAUJOIS L, BOUCOIRAN I, PREUSS C, et al. Relationship between interatrial communication, ductus arteriosus, and pulmonary flow patterns in fetuses with transposition of the great arteries: prediction of neonatal desaturation. Cardiol Young, 2017, 27 (7): 1280-1288.

[9] GODFREY ME, FRIEDMAN KG, DROGOSZ M, et al. Cardiac output and blood flow redistribution in fetuses with D-loop transposition of the great arteries and intact ventricular septum: insights into pathophysiology. Ultrasound Obstet Gynecol, 2017, 50 (5): 612-617.

[10] LACHAUD M, DIONNE A, BRASSARD M, et al. Cardiac hemodynamics in fetuses with transposition of the great arteries and intact ventricular septum from diagnosis to end of pregnancy: longitudinal follow-up. Ultrasound Obstet Gynecol, 2021, 57 (2): 273-281.

第十五章

矫正型大动脉转位

矫正型大动脉转位(congenitally corrected transposition of the great arteries,CCTGA)的特征为:房室连接不一致,即右心房与解剖学左心室连接、左心房与解剖学右心室连接;同时伴有心室与大动脉连接不一致,即主动脉发自右心室、肺动脉发自左心室。由于心室的反位(左袢)被大动脉转位得以纠正,使血流动力学在生理或功能上得以矫正(图 15-1),但矫正型大动脉转位常合并其他畸形,如室间隔缺损、左心室流出道梗阻、三尖瓣畸形及传导系统异常。Rokitanoky(1875)首先描述矫正型大动脉转位病例,发生率约占所有先天性心脏病的 1%,其中绝大多数(99%)伴有其他心内结构异常。笔者检出胎儿先天性心脏畸形统计资料中矫正型大动脉转位占 0.15%。

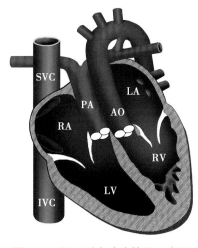

图 15-1　矫正型大动脉转位示意图

一、胚胎学、遗传学及发生机制

矫正型大动脉转位胚胎期同时存在圆锥动脉干发育异常和心球心室袢的发育异常。在胚胎形成 3 周后,原始心管开始扭曲,这标志着四腔心开始发育(使未来各腔室处于正确的空间位置)。正常情况下,原始心管本身生长迅速而其近端和远端被牢固附着在心包内,导致原始心管向右侧扭曲,并导致右心室最终位于前方并处于左心室的右侧,即心室右袢。房室瓣的形成伴随心脏扭曲的过程中,逐渐分化出具有 3 个瓣叶的三尖瓣来连通右心房与右心室,以及含两个瓣叶的二尖瓣连通左心房与左心室。如果心室发育过程中原始心管向左侧扭曲,将导致心室位置的异常,解剖学的右心室错位于左侧,而解剖学左心室将发育到右侧,即心室左袢。心室左袢时房室瓣中的二尖瓣总是伴随形态学左心室,三尖瓣总是伴随解剖学右心室,常伴有三尖瓣发育异常。圆锥间隔将圆锥分为前外侧和后内侧漏斗部,分别与左侧的解剖学右心室和右侧的解剖学左心室相连接。主 - 肺动脉间隔发育异常,呈直线走行,并与圆锥间隔一致,导致主动脉与左侧的解剖学右心室连接,肺动脉与右侧的解剖学左心室连接。

矫正型大动脉转位疾病谱较宽,单纯矫正型大动脉转位仅占 9%~16%,合并心内畸形常见,最常见的包括室间隔缺损、肺动脉流出道梗阻、三尖瓣异常、右位心、中位心和心律失常等。与完全型大动脉转位类似,矫正型左位型大动脉转位合并心外畸形少见,且染色体几乎无异常。

二、病理解剖与分型

矫正型大动脉转位分为两种类型:①矫正型左位型大动脉转位,占90%~95%。心房正位,即解剖学上的右心房位于右侧,解剖学上的左心房位于左侧(图15-2A、B),心室左祥,即解剖学上的左心室位于室间隔右侧,解剖学上的右心室位于室间隔的左侧,解剖左心房与解剖右心室连接,解剖右心房与解剖左心室连接(图15-3A、B)。房间隔与室间隔在房室交界处对线,呈前方室间隔偏向左侧,而房间隔偏向右侧,两者对位不良(图15-4)。二尖瓣位于右侧,二尖瓣与肺动脉瓣存在纤维连接(图15-5)。三尖瓣位于左侧,隔叶附着点低于二尖瓣前叶,两者之间为房室间隔,膜性间隔较正常大。主动脉瓣下有完整的肌性组织,使主动脉瓣与三尖瓣无纤维连接(图15-6)。主动脉与右心室连接,肺动脉与左心室连接,两条大动脉在两心室流出道部呈相互平行,但两心室流出道与室间隔不呈平行关系,这与完全型大动脉转位不同(图15-7A、B)。②矫正型右位型大动脉转位,心房反位,心室右祥,大动脉右转位,右心室位于室间隔右侧,主动脉位于主肺动脉右前方,约占5%。

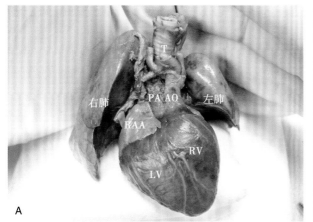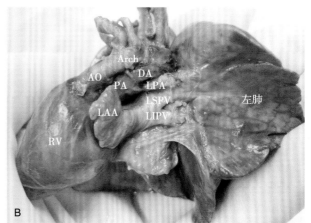

图 15-2　矫正型大动脉转位心脏解剖示意图 1
A. 右侧观见解剖学上的右心房位于右侧；B. 心脏左侧观见解剖学上的左心房位于左侧；LSPV：左肺上静脉。

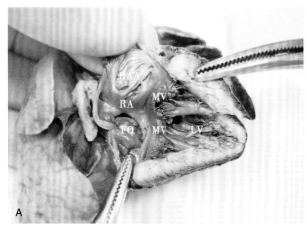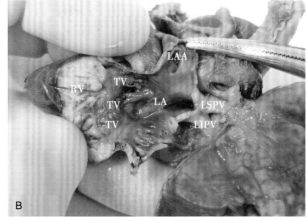

图 15-3　矫正型大动脉转位心脏解剖示意图 2
A. 剖开右侧心室见解剖学上符合左心室,位于室间隔右侧与右心房连接；
B. 剖开左侧心室见解剖学上符合右心室,位于室间隔左侧与左心房连接。

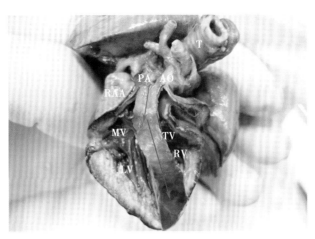

图 15-4　矫正型大动脉转位心脏解剖示意图 3

剖开室间隔左、右两侧心室见室间隔偏向左侧,而房间隔偏向右侧,两者对位不良。粉红色箭头示意房间隔走向,红色箭头示意室间隔走向。

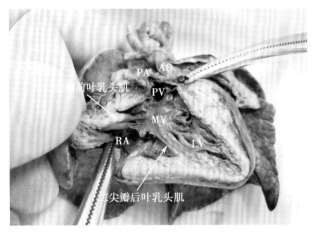

图 15-5　矫正型大动脉转位心脏解剖示意图 4

二尖瓣位于右侧,二尖瓣与肺动脉瓣存在纤维连接。

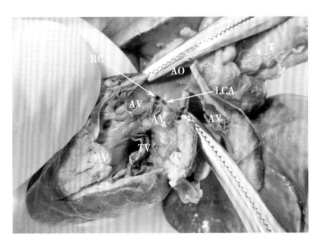

图 15-6　矫正型大动脉转位心脏解剖示意图 5

三尖瓣位于左侧,三尖瓣与主动脉瓣不存在纤维连接。

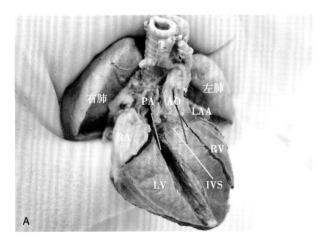

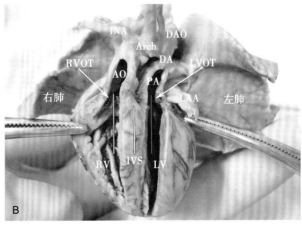

图 15-7　矫正型大动脉转位与完全型大动脉转位心脏解剖示意图

A. 矫正型大动脉转位左、右心室流出道走向相互平行,但与室间隔走向不平行(红色线段示意右心室流出道、蓝色线段示意左心室流出道、黄色线段示意室间隔);B. 完全型大动脉转位左、右心室流出道及室间隔走向平行(红色线段示意左心室流出道、蓝色线段示意右心室流出道、黄色线段示意室间隔)。

冠状动脉畸形:冠状动脉自面对肺动脉的两个主动脉后窦发出(图15-8)。在心房正位的矫正型大动脉转位,冠状动脉呈镜像分布:供应解剖左心室的冠状动脉起自主动脉右后窦,分为两支,分别走行于前室间沟及右心房与解剖左心室间的房室沟中,相当于正常心脏左冠状动脉的前降支及回旋支,该"回旋支"越过肺动脉瓣下区前方,这对手术切口有影响。供应解剖右心室的冠状动脉起自主动脉左后窦,相当于正常心脏的右冠状动脉,走行于左侧房室沟,发出漏斗支和边缘支。

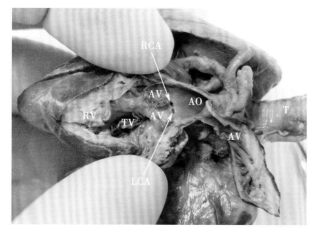

图15-8 矫正型大动脉转位心脏解剖示意图6
矫正型大动脉转位时两支冠状动脉自面对肺动脉的两个后窦发出,但该例两支冠状动脉均从一个后窦发出;RCA:右冠状动脉。

矫正型大动脉转位均有传导系统异常。由于房间隔与室间隔对位不良,致使通常位于科赫三角(Koch triangle)尖部的房室结不能与室间隔上的传导组织正常连接,而由位于肺动脉瓣和二尖瓣的连接处,相当于右心耳开口处的另一房室结的"副结"发出较长的异位的房室传导束,沿着肺动脉右、前瓣叶的下方绕行至肌部室间隔的上方然后分成左、右束支,由于分支通路较长,易发生传导阻滞。如伴有室间隔缺损,传导束循缺损的前上缘,而不似正常由后下缘向前延伸。由于心室反位,左束支位于室间隔的右侧,右束支位于左侧,呈正常的镜像分布。心室除极方向亦与正常相反,即自右向左。

矫正型大动脉转位最常见的伴发心脏畸形为室

间隔缺损、肺动脉狭窄、三尖瓣异常。约80%的病例合并大型的室间隔缺损,以膜周型多见(图15-9)。合并左心室流出道(肺动脉)梗阻占30%~57%,其中80%合并室间隔缺损。至少90%的矫正型大动脉转位合并三尖瓣结构异常,室间隔完整者几乎均伴有三尖瓣异常,主要病理改变为瓣膜发育不良及瓣膜附着位置异常(图15-10),其中约30%存在功能异常,主要是三尖瓣关闭不全。其他少见的合并畸形尚有三尖瓣瓣上狭窄、三尖瓣骑跨、三尖瓣及腱索附着位置异常、主动脉缩窄、主动脉弓离断、主动脉闭锁、主动脉瓣下狭窄、左心室发育不良伴肺动脉闭锁等。矫正型大动脉转位合并心外畸形少见,且染色体几乎无异常。

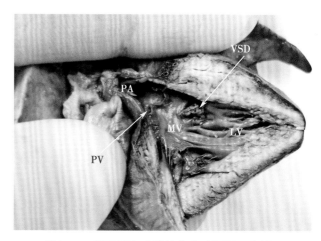

图15-9 矫正型大动脉转位心脏解剖示意图7
左心室长轴剖面观见肺动脉瓣与二尖瓣纤维连接,室间隔膜周部缺损,缺损口被瓣叶组织遮挡。

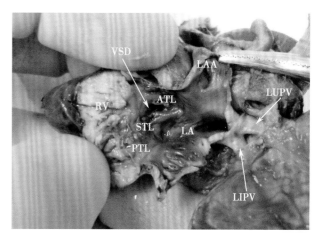

图15-10 矫正型大动脉转位心脏解剖示意图8
右心室发育不良,三尖瓣隔叶及后叶短小。

三、病理生理

矫正型大动脉转位由于同时存在心房 - 心室与心室 - 大动脉两个连接关系的不一致,其体循环与肺循环过程:体静脉血→右心房→左心室→肺动脉,肺静脉血→左心房→右心室→主动脉,使血流动力学得以纠正,即与正常心脏血流动力学相同,如果没有其他合并畸形,则无血流动力学障碍,出生后早期可不出现症状。如合并室间隔缺损、肺动脉狭窄等,则出现相应的血流动力学表现。但由于解剖学右心室承担体循环(左心室功能),在成年后代偿能力逐渐消失,最终导致三尖瓣关闭不全及右心衰竭。由于房室连接不一致,心脏传导束多纤细、迂曲,可出现传导系统异常,引起严重心律失常,如三度房室传导阻滞等。

四、超声扫查技巧及注意事项

(一) 胎儿矫正型大动脉转位的超声扫查切面与要点

胎儿矫正型大动脉转位超声诊断常用切面有四腔心切面 + 五腔心切面 + 左心室长轴切面 + 右心室流出道切面 + 心底大动脉短轴切面及三血管观等切面。

矫正型大动脉转位病例中有 5% 的内脏反位,25% 的病例是右位心或中位心(本文表述中凡未注明心房位置者均为内脏正位、心房正位),因此,胎儿矫正型大动脉转位超声检查第一步是通过腹围切面和四腔心切面确定内脏、心房位置和心脏在胸腔内位置。

胎儿四腔心切面可判断心脏在胸腔的位置(左位心、中位心及右位心),并在四腔心切面通过显示肺静脉腔进入左心房、卵圆孔瓣位于左心房内判定左心房,左心房位于房间隔的左侧者为心房正位,反之为心房反位。

完全型大动脉转位胎儿若不合并室间隔缺损在四腔心切面与正常胎儿无异,表现四腔心观对称,房室连接一致,即右心房连接右心室、左心房连接左心室(图 15-11A、B 动 📶)。而矫正型大动脉转位四腔心观显示异常,存在房室连接不一致,即左心房连接右心室、右心房连接左心室(图 15-12A、B 动 📶),这是矫正型大动脉转位与完全型大动脉转位的根本区别,也是产前超声筛查胎儿矫正型大动脉转位最为重要的线索;胎儿矫正型大动脉转位若伴有室间隔缺损时,可以显示室间隔缺损。

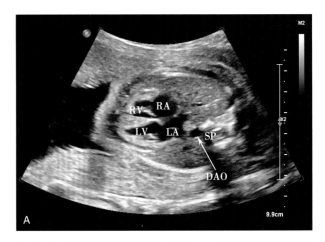

图 15-11 胎儿完全型大动脉转位
A. 四腔心观显示房室连接一致,右心房连接右心室、左心房连接左心室;B. 为图 A 的动态图。

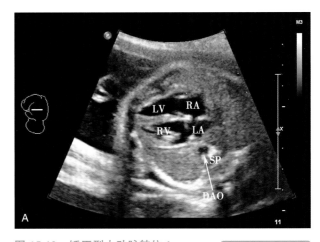

图 15-12 矫正型大动脉转位 1
A. 四腔心观显示房室连接不一致,左心房连接右心室、右心房连接左心室;B. 为图 A 的动态图。

矫正型大动脉转位在五腔心切面显示左心室流出道起始于室间隔的右侧(图 15-13A、B 动 📶),这与正常胎儿或完全型大动脉转位时五腔心切面显示左心室流出道起始于室间隔的左侧不同(图 15-14A、B 动 📶)。

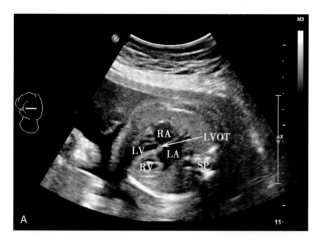

图 15-13　矫正型大动脉转位 2
A. 五腔心切面显示左心室流出道位于室间隔的右侧；B. 为图 A 的动态图。

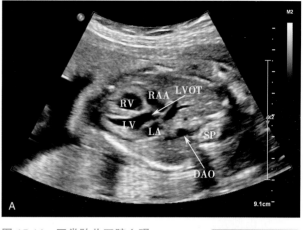

图 15-14　正常胎儿五腔心观
A. 五腔心切面显示左心室流出道位于室间隔的左侧；B. 为图 A 的动态图。

矫正型大动脉转位时左心室流出道切面显示肺动脉右前壁与室间隔连续，肺动脉瓣下无圆锥结构，肺动脉瓣与二尖瓣之间为纤维连续（图 15-15A、B 动 📶）。右心室流出道切面显示主动脉起自右心室，主动脉瓣下有圆锥结构，主动脉瓣与三尖瓣无纤维连续（图 15-16A、B 动 📶），心室大动脉连接不

一致是产前超声筛查胎儿矫正型大动脉转位另一重要的线索。矫正型大动脉转位时主动脉瓣下由正常时纤维连接改变为圆锥连接，肺动脉瓣下由正常时的圆锥连接改变为纤维连接与胎儿完全型大动脉转位时的表现一致，但两条大动脉的空间位置走向不同。

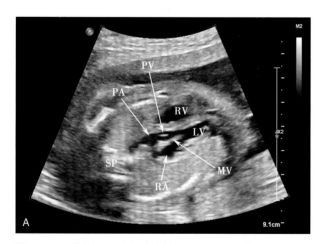

图 15-15　胎儿矫正型大动脉转位 1
A. 左心室长轴切面显示肺动脉右前壁与室间隔连续，肺动脉瓣下无圆锥结构，肺动脉瓣与二尖瓣之间为纤维连续；B. 为图 A 的动态图。

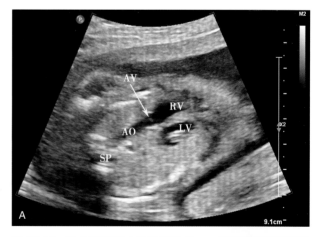

图 15-16　胎儿矫正型大动脉转位 2
A. 右心室流出道切面主动脉起自右心室，主动脉瓣下有圆锥结构，主动脉瓣与三尖瓣无纤维连续；B. 为图 A 的动态图。

正常胎儿左心室流出道与右心室流出道呈左后与右前的交叉关系（图 15-17A、B、C 动 📶），胎儿矫正型大动脉转位时两心室流出道失去正常的交叉关系，表现两心室流出道相互平行及主动脉与肺动脉并列走行（图 15-18A、B 动 📶）。

矫正型大动脉转位时心底大动脉短轴切面显示主动脉和肺动脉为两个环状结构，彼此相邻（图 15-19A、B 动 📶），这一异常表现与完全型大动脉转位等不能区别。

矫正型大动脉转位时三血管 - 肺动脉分支切面显示三血管（上腔静脉、主动脉及肺动脉）排列关系异常，由正常时的上腔静脉、主动脉及肺动脉（自右向左）变为上腔静脉、肺动脉与主动脉（图 15-20A、B 动 📶）。

（二）胎儿矫正型大动脉转位产前超声诊断相关注意事项

1. 胎儿矫正型大动脉转位不论是否伴有室间隔缺损均表现四腔心观异常，即心房与心室连接不一致（图 15-21A、B、C 动 📶），准确识别房室连接不一致是诊断矫正型大动脉转位最为重要的环节，若

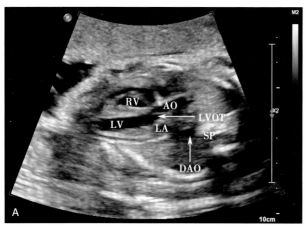

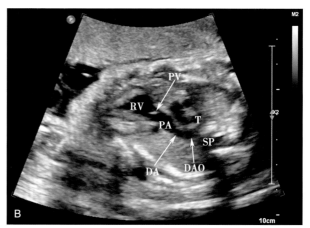

图 15-17　正常胎儿左、右心室流出道交叉
A. 左心室流出道切面；B. 右心室流出道切面；C. 为图 A、B 的动态图，显示左、右心室流出道交叉。

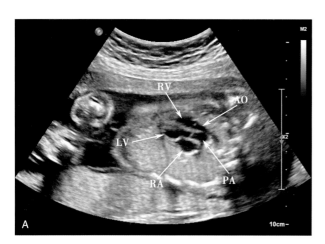

图 15-18　胎儿矫正型大动脉转位 3
A. 两心室流出道失去正常的交叉关系，表现两心室流出道相互平行及主动脉与肺动脉并列走行；B. 为图 A 的动态图。

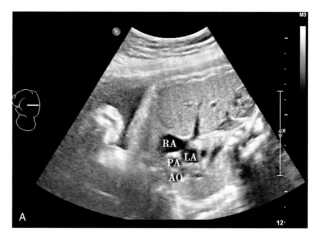

图 15-19　胎儿矫正型大动脉转位 4
A. 心底大动脉短轴切面显示主动脉和肺动脉为两个环状结构；B. 为图 A 的动态图。

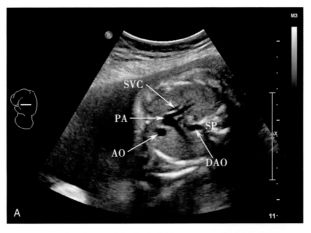

图 15-20 胎儿矫正型大动脉转位 5
A. 三血管 - 肺动脉分支切面显示三血管排列呈上腔静脉、肺动脉与主动脉(肺动脉由位于左侧变为中间位);
B. 为图 A 的动态图。

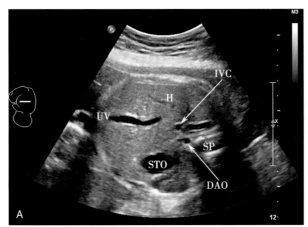

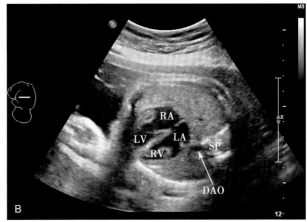

图 15-21 胎儿矫正型大动脉转位 6
A. 胎儿腹围平面显示为内脏正位;B. 与图 A 为同一胎儿,四腔心观显示房室连接不一致(左心房连接右心室、右心房连接左心室);C. 为图 B 的动态图。

不能在四腔心切面发现房室连接不一致,将导致这一复杂畸形的漏诊或误诊为完全型大动脉转位。

2. 胎儿矫正型大动脉转位在五腔心切面仅显示位于室间隔的右侧的左心室流出道,而不能显示与之相连接的肺动脉,在左心室流出道切面(相当于正常胎儿的右心室流出道切面)显示左心室连接肺动脉(图 15-22A、B 动📶),这与胎儿完全型大动脉转位在五腔心切面显示左心室流出道部的同时并显示肺动脉主干及左右肺动脉分叉不同(图 15-23A、B 动📶)。

3. 胎儿矫正型大动脉转位时失去正常大动脉的交叉连接关系,两条动脉并列走行,这与胎儿完全型大动脉转位时超声表现相似,但胎儿矫正型大动脉转位时由于房间隔与室间隔在房室交界处对线异常,呈前方室间隔偏向左侧,而房间隔偏向右侧,致使相互并行的两心室流出道与室间隔走向并不平行(图 15-24A、B 动📶),而胎儿完全型大动脉转位两心室流出道与室间隔走向三者呈相互平行(图 15-25A、B 动📶)。

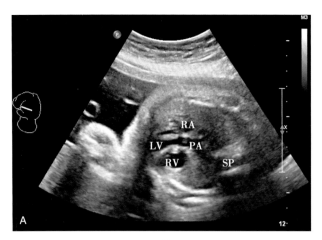

图 15-22　胎儿矫正型大动脉转位 7
A. 左心室流出道切面(相当于正常胎儿的右心室流出道切面)显示左心室连接肺动脉;B. 为图 A 的动态图。

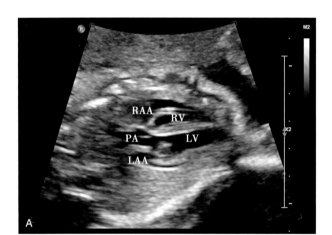

图 15-23　胎儿完全型大动脉转位 8
A. 五腔心切面显示左心室流出道部的同时并显示存在分叉的大血管主干从左心室发出;B. 为图 A 的动态图。

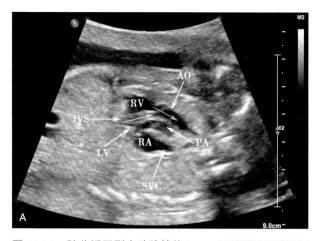

图 15-24　胎儿矫正型大动脉转位 9
A. 显示两条大动脉失去交叉走行的特点,两条动脉并列走行,两心室流出道与室间隔走向不平行。蓝色箭头表示右心室流出道,红色箭头表示左心室流出道、黄色箭头表示室间隔走向;B. 为图 A 的动态图。

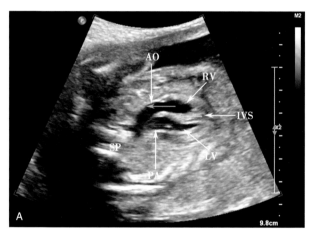

图 15-25　胎儿完全型大动脉转位 10
A. 显示两条大动脉失去交叉走行的特点,两条动脉并列走行,两心室流出道与室间隔走向三者呈相互平行。蓝色箭头表示右心室流出道、红色箭头表示左心室流出道、黄色箭头表示室间隔走向;B. 为图 A 的动态图。

4. 矫正型与完全型大动脉转位在三血管(上腔静脉、主动脉及肺动脉)排列均有异常,其"异常"虽不具有诊断价值,但也各有特点。正常胎儿三血管存在左右、前后排列关系,自右至左、自后至前依次为上腔静脉、主动脉及肺动脉(图 15-26A、B 动⎕),完全型大动脉转位时主动脉转向右前方、肺动脉转向左后方,三血管排列表现主动脉前移、肺动脉后移(图 15-27A、B 动⎕),矫正型大动脉转位时主动脉位于肺动脉左前方,三血管排列表现肺动脉与主动脉位置互换(图 15-20A、B 动⎕)。

5. 心底大动脉短轴切面显示正常右心室流出道及肺动脉包绕主动脉根部形态消失,呈现主动脉和肺动脉为两个环状结构,彼此相邻,在矫正型大动脉转位、完全型大动脉转位及心室双出口等均可有类似表现。

271

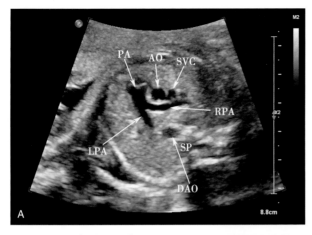

图 15-26　正常胎儿心脏 1
A.胎儿正常三血管 - 肺动脉分支切面；B.为图 A 的动态图。

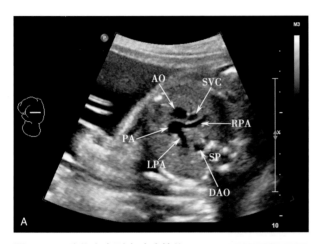

图 15-27　胎儿完全型大动脉转位 11
A.主动脉转向右前方、肺动脉转向左后方在三血管切面表现主动脉前移、肺动脉后移；B.为图 A 的动态图。

6. 矫正型大动脉转位鉴别诊断。矫正型大动脉转位与完全型大动脉转位均有两条大动脉失去交叉走行的相似特点，两者均为心室与大动脉连接不一致，即解剖右心室与主动脉连接，解剖左心室与肺动脉连接，两者鉴别的关键是准确判断房室连接是否一致，房室连接一致者为完全型大动脉转位，房室连接不一致者为矫正型完全型大动脉转位。矫正型大动脉转位还应与解剖矫正型大动脉异位鉴别，详见第十六章解剖矫正型大动脉异位。

五、胎儿超声心动图诊断

矫正型大动脉转位属于复杂畸形，主要存在房室连接不一致和心室大动脉连接不一致两个节段的连接异常，还可能存在心房反位、右位心或中位心等异常。

矫正型大动脉转位的超声诊断主要基于对房室连接不一致的辨认，而产前超声发现胎儿房室连接不一致的关键是掌握胎儿四腔心的超声解剖学特征，并做出对心房位、心室袢及房室连接是否一致的判断。

心房正位时在四腔心切面显示左心房位于降主动脉的左前方，是四腔心中最靠后的心腔，心房后壁可见肺静脉切迹，卵圆孔瓣自房间隔卵圆孔处飘入左心房（图 15-28A、B 动📶），在四腔心切面的基础上将扫查声束略偏向胎儿头侧时可显示左心耳呈指状、基底较窄（图 15-29A、B 动📶）；右心房位于左心房的右侧，并通过卵圆孔与左心房相通（卵圆孔→继发孔），在腔静脉长轴切面可同时显示上、下腔静脉汇入右心房，并显示右心耳呈锥体状，基底较宽（图 15-30A、B 动📶）。左心房位于房间隔左侧，右心房位于房间隔的右侧时为心房正位，反之为心房反位。

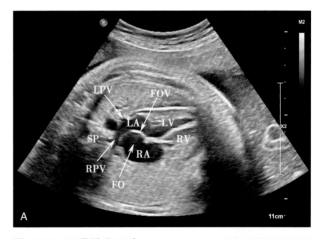

图 15-28　正常胎儿心脏 2
A.胎儿四腔心切面显示心房后壁可见肺静脉切迹，卵圆孔瓣自房间隔卵圆孔处飘入左心房；B.为图 A 的动态图。

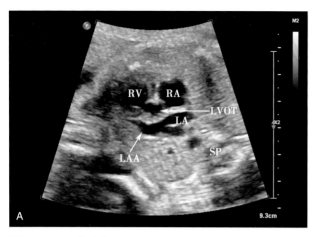

图 15-29　正常胎儿心脏 3
A. 胎儿非标准四腔心切面显示左心耳；B. 为图 A 的动态图。

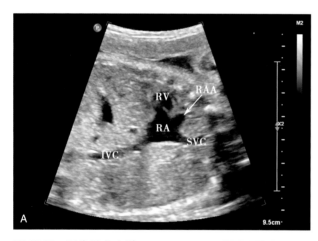

图 15-30　正常胎儿心脏 4
A. 胎儿腔静脉长轴切面显示右心耳；B. 为图 A 的动态图。

心室右祥时在四腔心切面显示右心室位于胸骨后方，是四腔心中最靠前的心腔，右心室肌小梁丰富，心腔不规则，心尖部多有调节束，心腔多呈三角状；左心室位于室间隔的左侧，是最左侧的心腔，左心室壁光滑，左心室腔比右心室腔长，心脏尖部主要由左心室构成（图 15-31A、B 动 ）。另外，二尖瓣位于左心室，三尖瓣位于右心室，三尖瓣隔叶室间隔附着点较二尖瓣前叶附着点更靠心尖部（图 15-32A、B 动 ），三尖瓣由三组乳头肌及腱索固定，部分腱索直接附着于右室游离壁，常见三尖瓣前叶腱索及乳头肌纵向穿行于右心室腔，这是右

心室独有的特征（图 15-33A、B 动 ）。左心室位于室间隔左侧，右心室位于室间隔的右侧时为心室右祥，反之为心室左祥。

矫正型大动脉转位在四腔心切面显示房室连接不一致（心房正位时，则心室为左祥），右心房连接左心室，左心房连接右心室。在左心室流出道切面显示肺动脉起始于左心室，右心室流出道切面显示主动脉起始于右心室，心室大动脉连接不一致，两条大动脉并列走行，通常主动脉位于肺动脉的左前方。

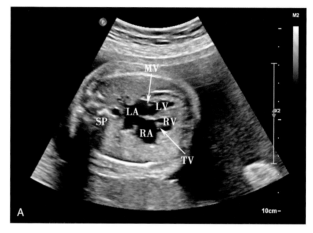

图 15-31　正常胎儿心脏 5
A. 胎儿胸骨旁四腔心切面显示右心室位于胸骨后方，心脏尖部主要由左心室构成；B. 为图 A 的动态图。

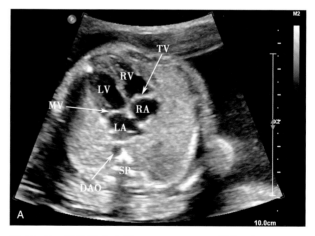

图 15-32　正常胎儿心脏 6
A. 胎儿心尖四腔心切面室间隔三尖瓣隔叶附着点较二尖瓣前叶更靠心尖部；B. 为图 A 的动态图。

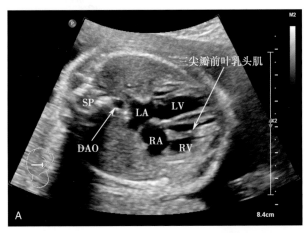

图 15-33　正常胎儿心脏 7
A. 胎儿四腔心切面常见三尖瓣前叶腱索及乳头肌纵向穿行于右心室腔，这是右心室独有的特征；B. 为图 A 的动态图。

心底大动脉短轴切面显示主动脉与肺动脉呈两个圆环状结构、三血管切面显示主动脉与肺动脉位置互换等有助于矫正型大动脉转位诊断。彩色血流显像有利于矫正型大动脉转位常合并的室间隔缺损、肺动脉狭窄及三尖瓣反流等心内畸形的观察。

六、预后与治疗

矫正型大动脉转位如果不合并其他心内畸形，本病患儿出生后可无临床症状，但由于心室转位，传导组织异常，40 岁以后往往出现完全性房室传导阻滞（complete atrioventricular block）等心律失常，以及右心室射血分数下降和右心功能不全、三尖瓣关闭不全等临床表现，合并其他心内畸形如室间隔缺损、肺动脉狭窄、三尖瓣下移畸形等则预后较差，需尽早行双调转术，尤其存在显著三尖瓣反流时首选双调转术，包括森宁或马斯塔德心房调转术（Senning or Mustard procedure）和大动脉调转术，使解剖学左心室变成体循环心室，长期预后良好。

（许　燕　辛　伟）

参考文献

[1] KUMAR TKS. Congenitally corrected transposition of the great arteries. J Thorac Dis, 2020, 12 (3): 1213-1218.

[2] KRUMMHOLZ A, GOTTSCHALK I, GEIPEL A, et al. Prenatal diagnosis, associated findings and postnatal outcome in fetuses with congenitally corrected transposition of the great arteries. Arch Gynecol Obstet, 2021, 03 (6): 1469-1481.

[3] BRIZARD CP, LEE A, ZANNINO D, et al. Long-term results of anatomic correction for congenitally corrected transposition of the great arteries: A 19-year experience. J Thorac Cardiovasc Surg, 2017, 154 (1): 256-265.

[4] FILIPPOV AA, DEL NIDO PJ, VASILYEV NV. Management of Systemic Right Ventricular Failure in Patients With Congenitally Corrected Transposition of the Great Arteries. Circulation, 2016, 134 (17): 1293-1302.

[5] SHARLAND G, TINGAY R, JONES A, et al. Atrioventricular and ventriculoarterial discordance (congenitally corrected transposition of the great arteries): echocardiographic features, associations, and outcome in 34 fetuses. Heart, 2005, 91 (11): 1453-1458.

[6] 刘锐, 李守军, 逄坤静, 等. 矫正型大动脉转位解剖矫治策略探讨. 中华胸心血管外科杂志, 2021, 37 (4): 232-236.

[7] MORCOS M, KILNER PJ, SAHN DJ, et al. Comparison of systemic right ventricular function in transposition of the great arteries after atrial switch and congenitally corrected transposition of the great arteries. Int J Cardiovasc Imaging, 2017, 33 (12): 1993-2001.

[8] SPIGEL Z, BINSALAMAH ZM, CALDARONE C. Congenitally Corrected Transposition of the Great Arteries: Anatomic, Physiologic Repair, and Palliation. Semin Thorac Cardiovasc Surg Pediatr Card Surg Annu, 2019, 22: 32-42.

[9] ADACHI O, MASAKI N, KAWATSU S, et al. Long-term results after physiologic repair for congenitally corrected transposition of the great arteries. Gen Thorac Cardiovasc Surg, 2016, 64 (12): 715-721.

[10] KUMAR TKS. Congenitally corrected transposition of the great arteries. J Thorac Dis, 2020, 12 (3): 1213-1218.

第十六章

解剖矫正型大动脉异位

解剖矫正型大动脉异位（congenitally corrected malposition of the great arteries）是一种罕见的先天性心血管畸形，是由于圆锥动脉干发育异常，导致大动脉的位置异常，但其心室 - 大动脉连接正常，主动脉和肺动脉均起自相对应的心室。在心房正位时，解剖左心室位于左侧，主动脉位于肺动脉的左前方，心房反位时，解剖左心室位于右侧时，主动脉位于肺动脉的右侧。Theremin（1895）首先描述解剖矫正型大动脉异位的解剖特征。1939 年 Harris 和 Farber 提出解剖矫正型大动脉转位的命名。1971 年 Van praagh 提出以解剖矫正型大动脉异位替代解剖矫正型大动脉转位。发生率约占所有先天性心脏病的 0.4%，通常为心房正位，房室连接一致，主动脉位于肺动脉左侧，常常合并室间隔缺损、双动脉下圆锥、肺动脉狭窄、主动脉弓异常等。

一、胚胎学、遗传学及发生机制

解剖矫正型大动脉异位与胚胎发育期圆锥动脉干发育不良有关。正常情况下背侧及腹侧圆锥嵴经旋转后分别位于左腹侧及右背侧，形成的圆锥间隔由左腹侧向右背侧，将圆锥动脉干分隔成右前方的肺动脉瓣下圆锥及左后方的主动脉瓣下圆锥。主动脉瓣下圆锥大部分被吸收，主动脉瓣与二尖瓣之间没有肌性圆锥结构，而肺动脉瓣下圆锥吸收较少，肺动脉瓣与三尖瓣之间仍保留肌性圆锥结构。心房正位的解剖矫正型大动脉异位，圆锥嵴分别位于左背侧及右腹侧，融合形成的圆锥间隔方向异常，由左后向右前，分隔成左前方的主动脉瓣下圆锥，右后方的肺动脉瓣下圆锥。如果圆锥间隔呈后前方向，则形成左、右并列的圆锥。通常保留主动脉瓣下圆锥，也有双侧圆锥均保留。主 - 肺动脉间隔不呈螺旋状而呈直形。因此，主动脉位于左前，并与位于左前方的解剖左心室的圆锥部连接。由于双侧圆锥结构的存在，推测部分发育停滞发生在孕期 20~30 天。孕期 27 天左右心耳左置是正常的表现。解剖矫正型大动脉异位常合并右心耳左置，又名心耳左侧并列（juxtaposition of left atrial appendages，JLAA），也说明在胚胎发育的某阶段发生发育停滞，将某些阶段性的表现异常的保存下来。

二、病理解剖与分型

解剖矫正型大动脉异位是由于圆锥动脉干发育异常，导致大动脉位置关系改变，但大动脉与心室的连接正常，房室连接一致或不一致，在心房正位时，主动脉位于肺动脉左前方。

Van Praagh 根据心房 - 心室 - 大动脉的空间位置及连接方式将本畸形归纳为以下 4 种类型：

1. 心房正位，房室连接一致，主动脉位于肺动脉的左前，即 S.D.L 型（图 16-1）。

2. 心房正位，房室连接不一致，主动脉位于肺动脉的右前,即 S.L.D 型(图 16-2)。

3. 心房反位,房室连接一致,主动脉位于肺动脉的右前,即 I.L.D 型(图 16-3)。

4. 心房反位,房室连接不一致,主动脉位于肺

动脉的左前,即 I.D.L 型(图 16-4)。

Kir Klin 等将房室连接一致定义为解剖矫正型大动脉异位,而房室连接不一致者归于孤立性心室反位(isolated ventricular inversion)。

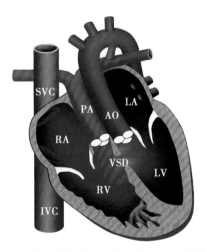

图 16-1　解剖矫正型大动脉异位 S.D.L 型示意图

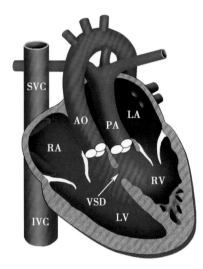

图 16-2　解剖矫正型大动脉异位 S.L.D 型示意图

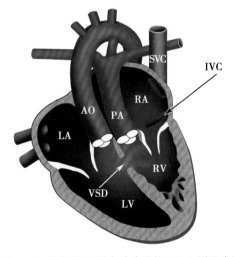

图 16-3　解剖矫正型大动脉异位 I.L.D 型示意图

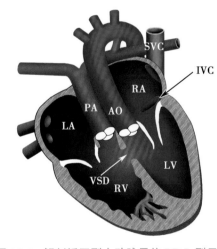

图 16-4　解剖矫正型大动脉异位 I.D.L 型示意图

在已报道的解剖矫正型大动脉异位病例中,S.D.L 型为最常见,其他类型均少见。心房位置正常时,右心房与右心室连接,位于右侧,左心房与左心室连接,位于左侧。主动脉均位于肺动脉的左侧(左前或左侧并列)。大多数病例存在双圆锥,导致主动脉与二尖瓣、肺动脉与三尖瓣之间均无纤维连续。偶尔仅有主动脉下圆锥,或双侧均无圆锥。几乎所有病例中均有漏斗间隔与小梁间隔对位不良,导致室间隔缺损、主动脉骑跨。所有报道的解剖矫

正型大动脉异位病例均合并其他先天性心脏畸形,膜周部室间隔缺损最常见;肺动脉狭窄也较多见,一般为漏斗部狭窄;主动脉瓣下狭窄主要是瓣下肌性圆锥肥厚所致。其他合并畸形有三尖瓣闭锁、三尖瓣狭窄、右心室发育不良等。

三、病理生理

房室连接不一致的解剖矫正型大动脉异位,不论心房位置是正位或反位,血液循环与完全型大

动脉转位相同,其循环过程是:体静脉血→右心房→左心室→主动脉,肺静脉血→左心房→右心室→肺动脉,腔静脉回流经解剖左心室流入主动脉,患儿生后发绀明显。房室连接一致的解剖矫正型大动脉异位,血液循环与正常心脏血流动力学相同,其体循环与肺循环过程是:体静脉血→右心房→右心室→肺动脉,肺静脉血→左心房→左心室→主动脉,血流动力学的变化及生后临床表现取决于合并的心血管畸形。临床上,多数病例有不同程度的发绀。

四、超声扫查技巧及注意事项

(一)胎儿解剖矫正型大动脉异位的超声扫查切面与要点

胎儿解剖矫正型大动脉异位超声诊断常用切面有四腔心切面+五腔心切面+左心室长轴切面+右心室流出道切面+心底大动脉短轴切面及三血管等切面。

胎儿四腔心切面可判断心脏在胸腔的位置(左位心、中位心及右位心),并在四腔心切面通过显示肺静脉进入左心房、卵圆孔瓣位于左心房内判定左心房,左心房位于房间隔的左侧者为心房正位,反之为心房反位。解剖矫正型大动脉异位,心房位置可为心房正位(图 16-5A、B 动📶),也可为心房反位。

胎儿完全型大动脉转位时,房室连接一致,即右心房连接右心室、左心房连接左心室;而矫正型大动脉转位,存在房室连接不一致,即左心房连接右心室、右心房连接左心室,这是矫正型大动脉转位与完全型大动脉转位的根本区别;但是解剖矫正型大动脉异位时房室连接可为房室连接一致,即右心房连接右心室、左心房连接左心室;也可为房室连接不一致,即左心房连接右心室、右心房连接左心室。

在五腔心切面解剖矫正型大动脉异位可显示膜周部室间隔缺损、主动脉或肺动脉骑跨于室间隔上,或显示双侧心室流出道平行发出。

完全型和矫正型大动脉转位均存在心室与大动脉连接不一致,因此,均存在主动脉与肺动脉瓣下连续方式的异常改变,即主动脉瓣下由正常时纤维连接改变为圆锥连续,肺动脉瓣下由正常时的圆锥连接改变为纤维连接。而解剖矫正型大动脉异位大多数病例为双动脉下圆锥连接,即主动脉瓣下与肺动脉瓣下均为圆锥连接。

胎儿完全型和矫正型大动脉转位及解剖矫正型大动脉异位均存两心室流出道失去正常的交叉关系,表现两心室流出道及主动脉与肺动脉并列走行;但不同的是完全型和矫正型大动脉转位是心室-大动脉连接不一致,而解剖矫正型大动脉异位心室-大动脉连接一致(图 16-6A、B 动📶)。心底大动脉短轴切面显示胎儿完全型和矫正型大动脉

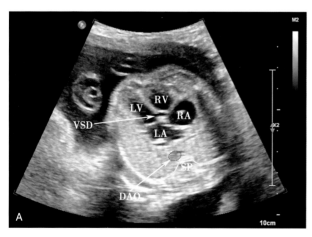

图 16-5 解剖矫正型大动脉异位
A.四腔心切面显示为心房正位,房室连接一致,室间隔缺损;B.为图 A 的动态图。

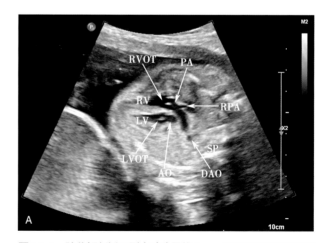

图 16-6 胎儿解剖矫正型大动脉异位 1
A.两心室流出道失去正常的交叉关系,表现两心室流出道及主动脉与肺动脉并列走行,肺动脉起自右心室,主动脉起自左心室;B.为图 A 的动态图。

转位及解剖矫正型大动脉异位均为主动脉和肺动脉为两个环状结构，彼此相邻，这一异常表现三种畸形不能区别。

在胎儿三血管切面完全型大动脉转位表现主动脉向前移位，矫正型大动脉转位表现为由正常时的上腔静脉、主动脉及肺动脉（自右向左）变为上腔静脉、肺动脉与主动脉，而大多数解剖矫正型大动脉异位在三血管切面表现与矫正型大动脉转位类似（图 16-7A、B 动📶），少数可表现正常的排列关系。

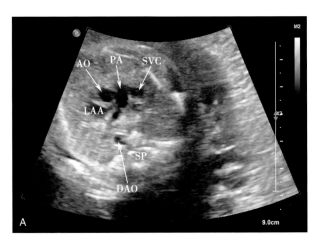

图 16-7　胎儿解剖矫正型大动脉异位 2
A. 三血管 - 肺动脉分支切面显示三血管排列呈上腔静脉、肺动脉与主动脉（肺动脉由位于左侧变为中间位）；B. 为图 A 的动态图。

（二）胎儿解剖矫正型大动脉异位产前超声诊断相关注意事项

1. 胎儿解剖矫正型大动脉异位多数为心房正位、房室连接一致型（S.D.L），这与完全型大动脉转位类似，如不伴有室间隔缺损表现正常四腔心观，伴有室间隔缺损时彩色血流可显示室间隔缺损的双向分流束（图 16-8A、B 动📶）；少数为房室连接不一致与矫正型大动脉转位类似。

2. 胎儿解剖矫正型大动脉异位在五腔心或心室流出切面显示心室 - 大动脉连接一致，但两条大动脉与心室的连接多数为圆锥连接，而胎儿完全型和矫正型大动脉转位时心室 - 大动脉连接不一致，主动脉起自右心室由正常时的纤维连接变为圆锥连接，肺动脉起自左心室由正常时圆锥连接变为纤维连接。

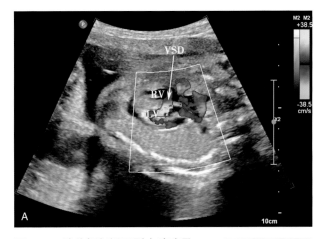

图 16-8　胎儿解剖矫正型大动脉异位 3
A. 彩色血流可显示室间隔缺损的双向分流束；B. 为图 A 的动态图。

3. 胎儿完全型和矫正型大动脉转位及解剖矫正型大动脉异位均存在两条动脉呈并列走行的相似超声表现，但胎儿矫正型大动脉转位时由于房间隔与室间隔在房室交界处对线异常，呈前方室间隔偏向左侧，而房间隔偏向右侧，致使相互并行的两心室流出道与室间隔走向并不平行（图 16-9A、B 动📶），而胎儿完全型大动脉转位两心室流出道与室间隔走向三者呈相互平行（图 16-10A、B 动📶）。胎儿解剖矫正型大动脉异位为心房正位、房室连接一致时（S.D.L），两条动脉并列走行的超声表现与完全型大动脉转位相似（图 16-11A、B 动📶）。

4. 完全型大动脉转位时主动脉转向右前方、肺动脉转向左后方，三血管排列表现主动脉前移、肺动脉后移（图 16-12A、B 动📶），矫正型大动脉转位时主动脉位于肺动脉左前方，三血管排列相比正常位置肺动脉与主动脉位置互换（图 16-13A、B 动📶）。解剖矫正型大动脉异位为心房正位、房室连接一致时（S.D.L），三血管排列异常与矫正型大动脉转位相似（图 16-14A、B 动📶），若为心房正位、房室连接不一致时（S.L.D），主动脉位于肺动脉右前，其排列关系与完全型大动脉转位时相似。

5. 心底大动脉短轴切面显示正常右心室流出道及肺动脉包绕主动脉根部形态消失，呈现主动脉和肺动脉为两个环状结构，彼此相邻，在解剖矫正

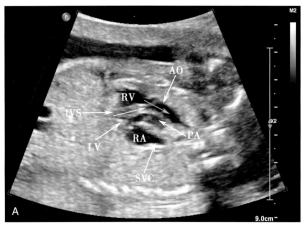

图 16-9　胎儿矫正型大动脉转位 1
A. 显示两条大动脉失去交叉走行的特点,两条动脉并列走行,两心室流出道与室间隔走向不平行。蓝色箭头表示右心室流出道、红色箭头表示左心室流出道、黄色箭头表示室间隔走向;B. 为图 A 的动态图。

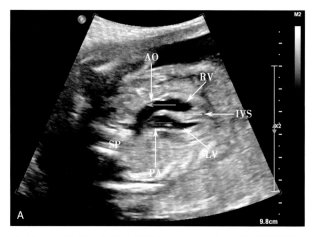

图 16-10　胎儿完全型大动脉转位 1
A. 显示两条大动脉失去交叉走行的特点,两条动脉并列走行,两心室流出道与室间隔走向三者呈相互平行。蓝色箭头表示右心室流出道、红色箭头表示左心室流出道、黄色箭头表示室间隔走向;B. 为图 A 的动态图。

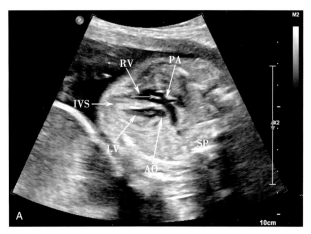

图 16-11　胎儿解剖矫正型大动脉异位 4
A. 显示两条大动脉失去交叉走行的特点,两条动脉并列走行,两心室流出道与室间隔走向三者呈相互平行。蓝色箭头表示右心室流出道、红色箭头表示左心室流出道、黄色箭头表示室间隔走向;B. 为图 A 的动态图。

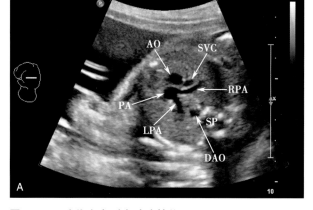

图 16-12　胎儿完全型大动脉转位 2
A. 主动脉转向右前方、肺动脉转向左后方在三血管切面表现主动脉前移、肺动脉后移;B. 为图 A 的动态图。

型大动脉异位、矫正型大动脉转位、完全型大动脉转位及心室双出口等均可有类似表现。

　　6. 解剖矫正型大动脉异位鉴别诊断。解剖矫正型大动脉异位、矫正型大动脉转位及完全型大动脉转位均有两条大动脉失去交叉走行的相似特点,解剖矫正型大动脉异位与后两者鉴别的关键是准确判断心室与大动脉连接是否一致,矫正型大动脉转位与完全型大动脉转位均为心室 - 大动脉连接不一致,而解剖矫正型大动脉异位不论心房正位还是反位,也不论是房室连接一致还是不一致,其心室 - 大动脉连接是一致的。详见第十四章完全型大动脉转位与第十五章矫正型大动脉转位。

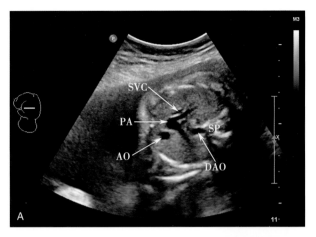

图 16-13　胎儿矫正型大动脉转位 2
A. 主动脉与肺动脉位置互换在三血管切面表现肺动脉位于上腔静脉与主动脉之间；B. 为图 A 的动态图。

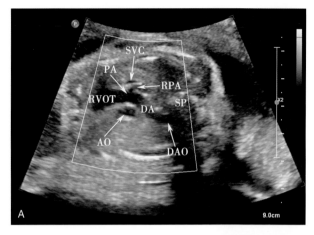

图 16-14　胎儿解剖矫正型大动脉异位 5
A. 主动脉与肺动脉位置互换在三血管 - 右心房切面表现肺动脉位于上腔静脉与主动脉之间；B. 为图 A 的动态图。

五、胎儿超声心动图诊断

解剖矫正型大动脉异位属于少见复杂畸形，可发生在心房正位或反位、房室连接一致或不一致，但心室 - 大动脉连接均是一致的，而在心室 - 大动脉连接一致的情况下，两条大动脉失去正常交叉关系呈并列走行为主要特点。产前超声对解剖矫正型大动脉异位的诊断主要基于这一特点发现。

超声筛查发现两条大动脉失去正常交叉关系呈并列走行时，要重新扫查四腔心切面对心房正位或反位、心室右襻或左襻、房室连接一致或不一致作出判断。在五腔心及左、右心室流出道切面显示两条大动脉呈并列走行，主动脉发自左心室，肺动脉发自右心室，确定心室 - 大动脉连接一致，并显示主动脉与肺动脉下有肌性圆锥结构，即可诊断解剖矫正型大动脉异位。

心底大动脉短轴切面显示主动脉与肺动脉呈两个圆环状结构、三血管切面显示主动脉与肺动脉位置异常等有助于解剖矫正型大动脉异位诊断。彩色血流显像有利于解剖矫正型大动脉异位常合并的室间隔缺损、左心室流出道肌性狭窄及肺动脉狭窄等心内畸形的观察。

六、预后与治疗

本病在胎儿期病情平稳，预后主要取决于合并的心脏畸形，如室间隔缺损、双动脉下圆锥、肺动脉狭窄、主动脉弓异常以及冠状动脉异常等。不合并其他畸形的单纯解剖矫正型大动脉异位，由于房室连接和心室大动脉连接是一致的，血流动力学正常，出生后病情平稳，合并复杂心脏畸形预后差，需要手术治疗。

（接连利　吴　丹）

参 考 文 献

[1] VAN PRAAGH R. What Determines Whether the Great Arteries Are Normally or Abnormally Related? Am J Cardiol, 2016, 118 (9): 1390-1398.

[2] 李文秀, 方海燕, 耿斌, 等. SDL 型解剖矫正型大动脉异位的产前超声心动图特征. 中国循证儿科杂志, 2020, 15 (5): 365-369.

[3] BRAVO-VALENZUELA NJ, CARRILHO MC, PEIXOTO AB, et al. Anatomically corrected malposition of the great arteries: a challenging fetal diagnosis. J Matern Fetal Neonatal Med, 2019, 32 (18): 3097-3101.

[4] KARI FA, SIDDIQUI S, FAROOQI KM, et al. Staged Surgical Management of Anatomically Corrected Malposition of Great Arteries. World J Pediatr Congenit Heart Surg, 2020, 11 (3): 352-354.

第十七章

主 - 肺动脉间隔缺损

主 - 肺动脉间隔缺损（aortopulmonary septal defect，APSD）又称主肺动脉窗（aortopulmonary window，APW）或主肺动脉瘘（aortopulmonary fistula，APF），是一种少见的先天性心血管畸形，其特征是升主动脉与肺动脉主干直接交通，并分别存在两组半月瓣，故与永存动脉干不同（图 17-1）。临床及尸检资料中，主 - 肺动脉间隔缺损占先天性心脏病的0.2%~1%，约 1/2 合并其他心脏畸形，男性多见。笔者检出胎儿先天性心血管畸形统计资料中占 0.15%。

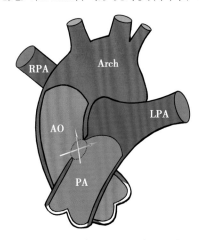

图 17-1　主 - 肺动脉间隔缺损示意图

一、胚胎学、遗传学及发生机制

胚胎第 5~8 周动脉干发育过程中，动脉干和心球的内膜组织局部增生，形成螺旋状的纵嵴，包括动脉干嵴和球嵴，两者相对而生，在中线处融合，即发育成主 - 肺动脉间隔和圆锥间隔，两者合称为圆锥动脉干间隔，又称主 - 肺动脉分隔。在整个胚胎发育过程中，圆锥动脉干的各段发育不同，圆锥动脉干间隔的形态也不同。

1. **远端动脉干间隔**　也称主 - 肺动脉间隔，其位置大致在原始心管的矢状位，故升主动脉和主肺动脉也大致处于左右并列的位置，即升主动脉在右侧，主肺动脉在左侧。

2. **近端动脉干间隔**　又称为心球嵴。该段间隔与远端动脉干间隔相延续，在形成圆锥动脉干嵴的同时，左右侧壁的内膜也同时隆起，三者共同生成两组半月瓣，即主动脉瓣和肺动脉瓣。圆锥动脉干尚未旋转时，主动脉瓣口和升主动脉同在右侧，肺动脉瓣口和主肺动脉干同在左侧。随着动脉干间隔呈螺旋状旋转发育，从胎儿头侧观察是圆锥动脉干进口端发生逆时针方向旋转，转动角度为110°，使主动脉瓣旋转到左后方，肺动脉瓣旋至右前方，使升主动脉和肺动脉从原来的左右并列关系变成螺旋缠绕的关系。

3. **圆锥间隔**　圆锥部是指原始心管心球部与心室部相连的部分，其内部间隔（圆锥间隔）与动脉干间隔相延续，将单腔的心球圆锥分隔成肺动脉瓣下圆锥和主动脉瓣下圆锥。圆锥间隔在发育融合的过程中同近端动脉干间隔一样进行逆时针方向旋转 110°，近端圆锥及其间隔吸收缩短，远端圆锥间隔则向近端移动。肺动脉瓣下圆锥吸收缩短轻，故在成熟的心脏仍留有完整的肌性圆锥结构即右室漏斗部,将三尖瓣与肺动脉瓣隔开;主动脉瓣下圆锥全部吸收,使主动脉瓣下移并与二尖瓣环相连接,所以成熟的主动脉瓣下没有完整的肌性圆锥结构。圆锥间隔向下延伸与室间隔相延续,并参与室间孔的封闭。

由此可见,圆锥间隔的发育过程包括旋转、吸收缩短及与室间隔连接。

主-肺动脉间隔缺损的发生是由于圆锥动脉球嵴发育异常,未能将主动脉与肺动脉分开。动脉干的分隔不完全或整体缺失,导致主动脉和肺动脉之间永久的交通。

主-肺动脉间隔是由两个相对的动脉干垫快速增大融合形成,将动脉干分隔为单独的主、肺动脉腔。这种分裂受到神经嵴移行细胞的影响。移除神经嵴组织会导致其他的动脉圆锥干异常,例如共同动脉干和大动脉转位,但不是主-肺动脉间隔缺损,提示可能是不同的组织胚胎学起源;主-肺动脉间隔缺损并不是染色体异常的典型标志。虽然事实上这些畸形都发生在心脏的同一区域,但主-肺动脉间隔缺损的发病机制似乎与其他圆锥动脉干畸形(如共同动脉干)病理-遗传学不同,目前尚未发现特定的与主-肺动脉间隔缺损相关的基因异常。

二、病理解剖与分型

主-肺动脉间隔缺损可发生在升主动脉和肺动脉之间的任何部位,有多种分类方法,包括Baronofsky分型、Mori分型和Berry分型。

1. **Baronofsky分型**　将本病分为四种类型:

(1)Ⅰ型(近端型):是指主动脉与肺动脉近端之间的间隔缺损,缺损紧靠半月瓣上方的升主动脉,一般在左冠状动脉开口部位以上不远处,在升主动脉左侧和主肺动脉右侧壁之间,缺损口通常呈圆形或椭圆形,在缺损下缘与半月瓣瓣叶水平之间,通常有一定的间隔组织存在。

(2)Ⅱ型(远端型):缺损在升主动脉远端,与两组半月瓣有一定距离,通常位于升主动脉远端的左后壁与主肺动脉分叉至右肺动脉移行处之间。有时缺损位于升主动脉远端的后壁与主肺动脉前壁之间,称为本型的变异型(图17-2)。

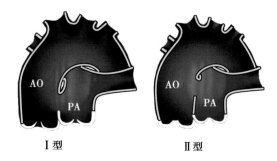

图17-2　主-肺动脉间隔缺损Ⅰ型和Ⅱ型示意图

(3)Ⅲ型(完全缺损型):主动脉与肺动脉之间的整个间隔几乎完全缺如,缺损多数向上累及肺动脉分叉处,但主动脉与肺动脉之间通常仍然有少量残存的间隔组织。

(4)Ⅳ型:极罕见,在主动脉与肺动脉之间的间隔,出现两个缺损,两个缺损之间的主动脉和肺动脉之间仍有部分间隔(图17-3)。

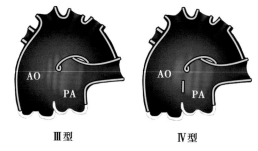

图17-3　主-肺动脉间隔缺损Ⅲ型和Ⅳ型示意图

2. **Mori分型**　根据缺损部位,Mori等在1978年提出分三型:

(1)Ⅰ型:近端缺损型,缺损紧邻半月瓣上方。此型最常见。

(2)Ⅱ型:远端缺损型,缺损位于升主动脉远端与主肺动脉分叉之间。

(3)Ⅲ型:混合型,主-肺动脉间隔几乎完全缺如(图17-4)。

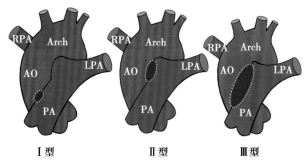

图17-4　主-肺动脉间隔缺损的Mori分型示意图

3. Berry 分型 因 Mori Ⅱ型主-肺动脉间隔缺损常合并右肺动脉起源异常，Berry 等根据右肺动脉的起源在 1982 年对 Mori 分型进行补充，将 Mori Ⅱ型分为 2 个亚型（图 17-5）。

（1）ⅡA 型：右肺动脉仍与肺动脉及左肺动脉相连。主动脉弓可正常或缩窄。

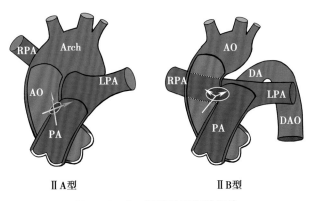

ⅡA型　　　　　　　　ⅡB型

图 17-5　主-肺动脉间隔缺损的
Berry 补充分型示意图

（2）ⅡB 型：右肺动脉异常起源于升主动脉，左、右肺动脉起始端分开，但后壁仍相连（图 17-6A、B、C）。易合并主动脉弓发育不良或离断（图 17-7A、B）。

目前临床推荐 Berry 分型法。Berry 等同时提出"Berry 综合征"（Berry syndrome），是指出生后患儿包括：Ⅱ型主-肺动脉间隔缺、右肺动脉异常起源于升主动脉、主动脉峡部发育不良、动脉导管未闭并且室间隔完整。Berry 综合征罕见，发病率仅占先天性心脏病的 0.046%。

据报道，主-肺动脉间隔缺损患者 47%~77% 合并有其他心脏畸形。Kutsche 和 Van Mierop 对 249 例主-肺动脉间隔缺损患者进行了回顾性研究，发现 52% 的患者有相关先天性心血管畸形。最常见的畸形是 A 型主动脉弓离断或严重的主动脉缩窄（13%）。其他报道的畸形还包括右位主动脉弓（9%）、主动脉瓣二叶畸形、室间隔缺损、法洛四联

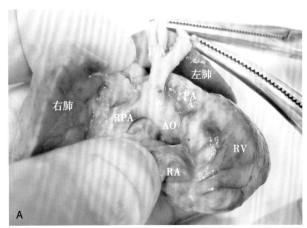

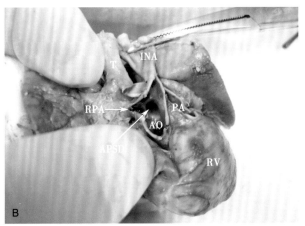

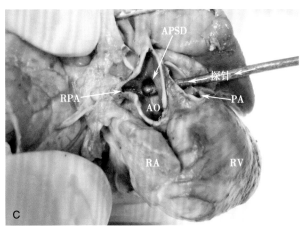

图 17-6　Berry ⅡB 型解剖示意图 1

A. 心脏右侧面观，见主动脉弓离断、右肺动脉起自主动脉右后方；B. 剖开主动脉及右肺动脉见主-肺动脉间隔缺损口，并见右肺动脉口对向主-肺动脉间隔缺损口；C. 剖开肺动脉、主动脉及右肺动脉后，用探针自肺动脉经主-肺动脉间隔缺损口进入主动脉，见左、右肺动脉起始端分开，但后壁仍相连。

283

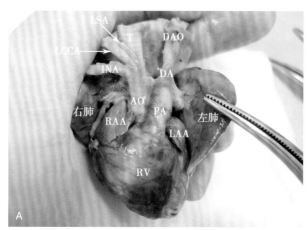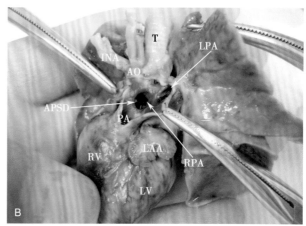

图 17-7　Berry ⅡB 型解剖示意图 2
A. 心脏正面观，见主动脉弓离断、肺动脉增宽；B. 剖开主动脉见主 - 肺动脉间隔缺损口，
并见右肺动脉口对向主 - 肺动脉间隔缺损口。

症(6%)、冠状动脉异位起源于肺动脉干(5%)、房间隔缺损、肺动脉狭窄、三尖瓣闭锁和主动脉瓣闭锁或狭窄。出生后永久性的动脉导管未闭有报道大约占 12%。主 - 肺动脉间隔缺损患者合并 VATER 综合征(脊柱缺陷、肛门闭锁、气管食管瘘、桡骨和肾发育不良)和 VACTERL 综合征(脊柱缺陷、肛门闭锁、心脏畸形、气管食管瘘和 / 或食管闭锁、肾发育不全和不良、肢体缺陷)均有报道。

三、病理生理

因胎儿肺循环处高阻力状态，胎儿肺动脉压略高于主动脉，在胎儿主 - 肺动脉间隔缺损时，主 - 肺动脉间隔缺损的分流以肺动脉向主动脉分流为主(类似于动脉导管分流)，但胎儿主动脉与肺动脉间的压差较小，受主动脉与肺动脉间瞬间压差变化，在整个心动周期的不同时相可产生主动脉与肺动脉间的双向分流；若为 Berry ⅡB 型则受主动脉弓离断或发育不良影响，则以主动脉向肺动脉分流为主。胎儿主 - 肺动脉间隔缺损的分流不会对胎儿循环产生严重影响，胎儿生存及发育多不受影响。但患儿出生后，肺循环阻力下降，通常因为较大缺损，大动脉水平的分流量大，其病程进展多数明显快于动脉导管未闭的患者，预后较差，早期即可出现营养不良、呼吸困难、上呼吸道感染甚至充血性心力衰竭，并可于新生儿期或婴儿早期出现肺动脉高压，如不手术，约 50% 患儿在幼年死亡。

四、超声扫查技巧及注意事项

胎儿主 - 肺动脉间隔缺损超声诊断主要扫查切面为心底大动脉短轴和三血管 - 肺动脉分支切面，从主动脉根部(心底大动脉短轴切面)至肺动脉分叉(三血管 - 肺动脉分支切面)处是观察主 - 肺动脉间隔的最佳位置，主动脉与肺动脉在此位置相互接触。

心底大动脉短轴切面可以显示主动脉根部与主肺动脉之间的主 - 肺动脉间隔是否存在(图 17-8A、B 动 📶)，在此基础上将扫查声束向胎儿头侧调整至显示肺动脉分叉，可观察升主动脉远端的主 - 肺动脉间隔是否存在(图 17-9A、B 动 📶)。

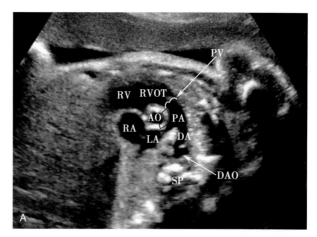

图 17-8　正常心底大动脉短轴超声示意图
A. 主动脉与肺动脉之间红线勾画区域即为主 - 肺动脉间隔；B. 为图 A 动态图。

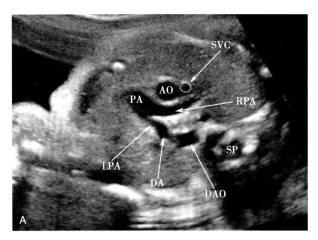

图 17-9 正常三血管切面超声示意图
A. 升主动脉与肺动脉分叉之间红线勾画区域即升主动脉远端的主 - 肺动脉间隔；B. 为图 A 动态图。

彩色多普勒超声对显示主 - 肺动脉间隔缺损有帮助，尽管主 - 肺动脉间隔缺损时的分流速度较低，但仍可观察到正常血管内规则的血流轨迹消失，而显示主动脉与肺动脉间的血流交通或界限模糊（图 17-10A、B 动 ）。

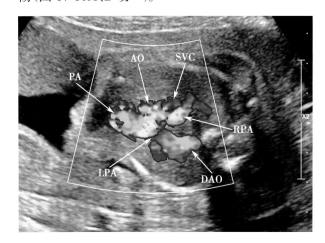

图 17-10 Berry Ⅱ B 型彩色血流示意图
A. 彩色血流显示升主动脉与肺动脉分叉及右肺动脉血流分界不清，血管间存在血流融合交通；B. 为图 A 动态图。

值得注意的是在心底大动脉短轴切面及三血管切面显示两条大动脉之间的主 - 肺动脉间隔易发生假性回声失落。另外大的主 - 肺动脉间隔缺损可能表现与共同动脉干相似，因两条大动脉间的交通会给人一种只有一条血管的感觉。主 - 肺动脉间隔缺损与共同动脉干的区别是前者有两组半月瓣，即主动脉瓣与肺动脉瓣，后者只有单一的一组动脉瓣。

主 - 肺动脉间隔缺损可合并其他心脏畸形，如室间隔缺损、主动脉弓离断（常为 A 型）、主动脉弓缩窄、法洛四联症、右位主动脉弓等，可伴有相应的异常声像图表现（图 17-11A、B 动 ）。

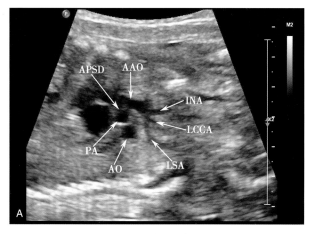

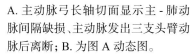

图 17-11 Berry Ⅱ B 型伴主动脉弓离断超声示意图
A. 主动脉弓长轴切面显示主 - 肺动脉间隔缺损、主动脉发出三支头臂动脉后离断；B. 为图 A 动态图。

五、胎儿超声心动图诊断

Ⅰ 型缺损位置距离半月瓣较近，心底大动脉短轴切面是最佳扫查切面。在心底大动脉短轴切面显示主 - 肺动脉间隔缺损靠近半月瓣（图 17-12A、B 动 ），彩色血流显示缺损口的分流为双向分流（图 17-13A、B、C 动 ）。

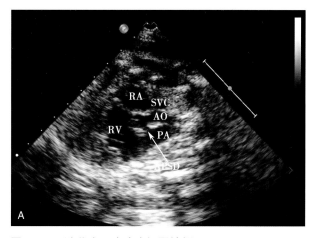

图 17-12 胎儿主 - 肺动脉间隔缺损（Ⅱ 型）
A. 非标准心底大动脉短轴切面显示 Ⅰ 型主 - 肺动脉间隔缺损，缺损距离半月瓣较近；B. 为图 A 的动态图。

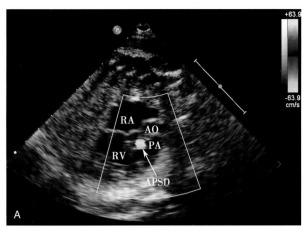
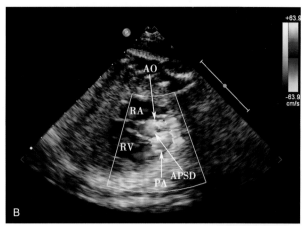

图 17-13　与图 17-12 为同一胎儿
A. 彩色血流显示缺损口主动脉向肺动脉分流；B. 彩色血流显示缺损口肺动脉向主动脉分流；
C. 为图 A、B 的动态图。

Ⅱ型缺损位置在心底大动脉短轴切面显示缺损距离半月瓣较远，缺损口易被忽视（图 17-14A、B 动🛜），彩色血流显示升主动脉与肺动脉分叉处存在界限模糊的血流交通（图 17-15A、B 动🛜）。Ⅱ型缺损邻近肺动脉分叉部，三血管 - 肺动脉分支切面是最佳扫查切面。

Berry ⅡA 型右肺动脉近心端的右侧壁与残存的主 - 肺动脉间隔连续，将右肺动脉开口隔于肺动脉侧（不同于 Berry ⅡB 型右肺动脉起自升主动脉后方），在三血管切面显示缺损口位于升主动脉左侧缘与肺动脉主干近分叉处右侧缘之间，左右肺动脉起始端分开（图 17-16A、B、C 动🛜），胎儿主 - 肺动脉间隔缺损时其缺损口的作用与动脉导管类似，肺动脉血流经缺损口向主动脉分流，使肺动脉血流经脉导管分流减少，动脉导管变细（图 17-17A、B 动🛜），彩色血流显示肺动脉经缺损口向主动脉分流（图 17-18A、B 动🛜），心底大动脉短轴切面显示主动脉与肺动脉（近右肺动脉分支处）间血流交通，动脉导管血流明显窄于右肺动脉（图 17-19A、B 动🛜）。胎儿主 - 肺动脉间隔缺损的分流量较小，多不会引起四腔心的异常。

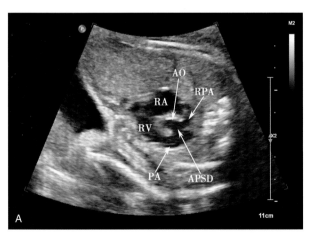

图 17-14　胎儿主 - 肺动脉间隔缺损（Ⅱ型）
A. 心底大动脉短轴切面显示Ⅱ型主 - 肺动脉间隔缺损，缺损距离半月瓣较远；B. 为图 A 的动态图。

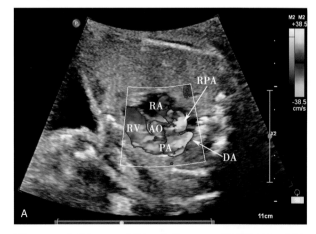

图 17-15　与图 17-14 为同一胎儿
A. 心底大动脉短轴切面显示彩色血流显示升主动脉与肺动脉分叉处存在界限模糊的血流交通；B. 为图 A 的动态图。

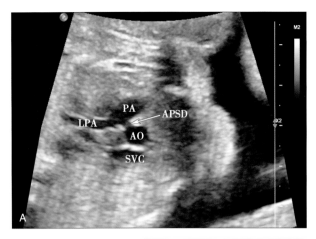

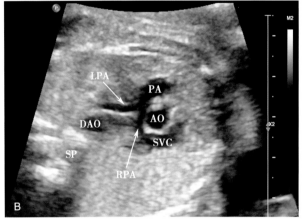

图 17-16　胎儿主-肺动脉间隔缺损
（Berry ‖ A）1

A. 三血管切面显示缺损口位于升主
动脉左侧缘与肺动脉主干近分叉处
右侧缘之间缺损口；B. 三血管切面
显示左右肺动脉起始端分开；C. 为
图 A 的动态图。

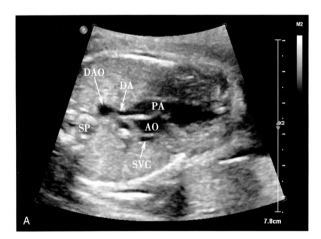

图 17-17　胎儿主-肺动脉间隔缺损
（Berry ‖ A）2

A. 三血管切面显示动脉导管细窄；
B. 为图 A 的动态图。

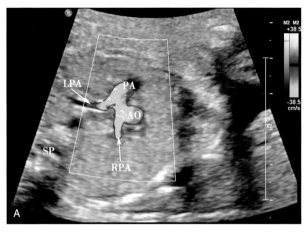

图 17-18　胎儿主-肺动脉间隔缺损
（Berry ‖ A）3

A. 彩色血流显示肺动脉经缺损口向
主动脉分流；B. 为图 A 的动态图。

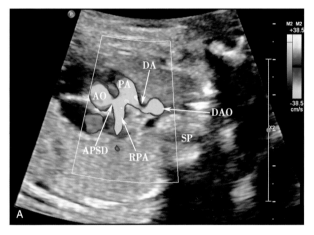

图 17-19　胎儿主-肺动脉间隔缺损
（Berry ‖ A）4

A. 心底大动脉短轴切面显示主动脉
与肺动脉（近右肺动脉分支处）间血
流交通，动脉导管血流明显窄于右肺
动脉；B. 为图 A 的动态图。

　　Berry ‖ B 型在三血管-肺动脉分支切面显示
右肺动脉起自升主动脉后方，缺损口前缘位于升
主动脉和主肺动脉间、后缘位于肺动脉分叉部，左
右肺动脉起始端分开，但后壁仍相连（图 17-20A、
B 动），彩色血流显示升主动脉与肺动脉间血流融
合互通，右肺动脉血流起源于升主动脉（图 17-21A、
B 动）。常合并主动脉弓发育不良或离断。

　　胎儿单纯主-肺动脉间隔缺损时，四腔心对
称，主动脉与肺动脉位置及管腔比例正常，主-肺
动脉间隔缺损合并其他心脏畸形，可伴有相应的异
常声像图表现。

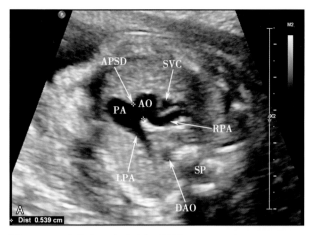

图 17-20　胎儿主 - 肺动脉间隔缺损（Berry Ⅱ B）

A. 三血管 - 肺动脉分支切面显示右肺动脉起自升主动脉后方，左右肺动脉起始端分开，但后壁仍相连；B. 为图 A 的动态图。

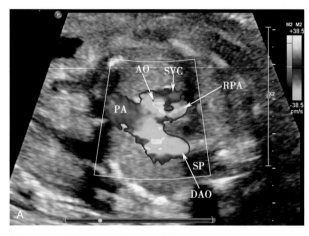

图 17-21　与图 17-20 为同一胎儿

A. 彩色血流显示升主动脉与肺动脉间血流融合互通，右肺动脉血流起源于升主动脉；B. 为图 A 的动态图。

六、预后与治疗

本病预后不良，尤其是 Berry 综合征患儿存在主肺动脉间隔的巨大缺损，出生后主 - 肺动脉间隔缺损无自然闭合的可能，由于主动脉压显著高于肺动脉压，引起大动脉水平的大量左向右分流，早期出现严重肺动脉高压及肺动脉阻塞性病变，患儿可因心力衰竭和肺炎而死亡，故一旦明确诊断宜及早手术治疗，Berry 综合征患儿手术宜在新生儿期进行。依据缺损的大小，主 - 肺动脉间隔缺损可采用不同的手术方式，目前对范围较小，不合并其他心内畸形的缺损多采用介入封堵手术，范围较大的缺损多采用开胸外科修补术，此种手术方式可对心内的其他畸形同期手术矫治。胎儿期发生主 - 肺动脉间隔缺损，孕妇有继续妊娠意愿时，可建议孕妇选择有手术条件的医院分娩并及时手术治疗，若合并其他心脏畸形，应在综合评估胎儿病情和危险分级后再行优生选择。

（接连利　刘立琪）

参 考 文 献

［1］吴兰平, 张玉奇, 陈丽君, 等. 主肺动脉间隔缺损的超声心动图诊断价值及漏误诊分析. 医学影像学杂志, 2019, 29 (1): 45-49.

［2］EL DICK J, EL-RASSI I, TAYEH C, et al. Aortopulmonary window in adults: A rare entity leading to Eisenmenger syndrome. Echocardiography, 2019, 36 (6): 1173-1178.

［3］BACKER CL, MAROUDIS C. Surgical management of aortopulmonary window: a 40-year experience. Eur J Cardiothorac Surg, 2002, 21 (5): 773-779.

［4］周睿, 计晓娟, 唐毅, 等. 儿童 Berry 综合征的影像学特征. 中国医学影像学杂志, 2021, 29 (4): 335-338.

［5］李文秀, 耿斌, 吴江, 等. 产前超声心动图对胎儿主肺动脉间隔缺损的诊断价值. 中国医药, 2017, 12 (12): 1778-1781.

［6］TONGPRASERT F, SITTIWANGKUL R, JATAVAN P, et al. Prenatal Diagnosis of Aortopulmonary Window: A Case Series and Literature Review. J Ultrasound Med, 2017, 36 (8): 1733-1738.

［7］王水云, 胡盛寿, 许建屏, 等. 主- 肺动脉间隔缺损的外科治疗 (附 11 例报道). 中华心血管病杂志, 2001, 29 (8): 486-488.

［8］TALWAR S, AGARWAL P, CHOUDHARY SK, et al. Aortopulmonary window: Morphology, diagnosis, and long-term results. J Card Surg, 2017, 32 (2): 138-144.

第十八章

肺动脉瓣缺如

肺动脉瓣缺如(absent pulmonary valve)是一种比较少见的先天性心脏畸形,占全部先天性心脏病的 0.1%~0.2%,其特征为肺动脉瓣未发育或发育不良导致肺动脉主干及左、右肺动脉瘤样扩张(图 18-1),瘤样扩张的肺动脉在胎儿期即可对气管造成压迫,导致新生儿及婴幼儿的呼吸困难。肺动脉瓣缺如很少单独存在(占 2.4%),约 3/4 病例伴法洛四联症,1/5 病例伴室间隔缺损,因此,又称其为肺动脉瓣缺如综合征(absent pulmonary valve syndrome,APVS)。笔者检出的胎儿先天性心脏畸形统计资料中肺动脉瓣缺如占 0.45%。

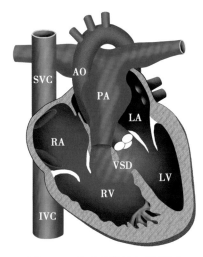

图 18-1　肺动脉瓣缺如示意图

一、胚胎学、遗传学及发生机制

肺动脉瓣缺如病因及发生机制不甚明确,可能为胚胎发育时第 6 对动脉弓发育异常导致先天性动脉导管缺如(或病理性闭锁),右心室和肺动脉血流既不能经动脉导管进入降主动脉减压,亦难通过肺小动脉进入肺静脉,造成肺动脉内压力增高及容量负荷增加,血流只能返回右心室,右心室血流反复冲入肺动脉,造成肺动脉极度扩张。反流的血流反复冲刷致使肺动脉瓣不发育或残留发育不良的瓣叶组织,使肺动脉瓣叶无法正常形成进而引起肺动脉反流。同样,由于右心室血流无出路,只能通过室间孔进入左心室,使室间孔亦不能融合而形成室间隔缺损。

肺动脉瓣缺如常合并染色体异常,主要是 22q11 微缺失,20%~25% 的肺动脉瓣缺如胎儿与此有关。也有其他染色体异常,但常与伴随的心外畸形有关。伴有动脉导管的肺动脉瓣缺如类型极少见,也极少合并染色体异常或心外畸形。

二、病理解剖与分型

多数情况下,肺动脉瓣环处缺乏成熟的肺动脉瓣组织,在肺动脉瓣膜所在部位常有残余嵴状结构和小结节状纤维组织存在,但这些结构组织学上不显示肺动脉瓣膜的结构特征,为一些大的苍白颗粒状的黏液瘤样细胞所组成。大多数肺动脉瓣缺如病例伴有动脉导管缺如,而且这被假定为肺动脉瓣缺如的发病机制之一。肺动脉主干及左、右肺动脉显著扩张,通常右肺动脉比左肺动脉扩张更明显,肺动脉瓣环水平有狭窄并伴重度关闭不全(图 18-2)。

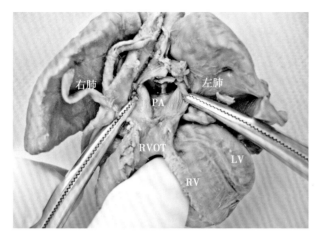

图 18-2　胎儿肺动脉瓣缺如解剖示意图
肺动脉主干及左、右肺动脉显著扩张,瓣环狭窄,
肺动脉瓣缺如,可见存在小结节状纤维组织。

肺动脉瓣缺如伴室间隔缺损和漏斗部狭窄时,其病理改变与法洛四联症相同(图 18-3A、B),又常被归为法洛四联症的一个亚型,约占所有法洛四联症的 3%~6%;其室间隔缺损较大,位于主动脉下,主动脉骑跨于室间隔缺损之上(图 18-4),常伴有右位主动脉弓(图 18-5)。

肺动脉瓣缺如很少单独存在,多合并其他心血管畸形,笔者检出 8 例胎儿肺动脉瓣缺如中 4 例伴发法洛四联症,2 例伴发三尖瓣闭锁及右心发育不良,其中 1 例主肺动脉及分支表现细窄(图 18-6A、B、C),伴发右室双出口 1 例,仅 1 例为孤立性肺动脉瓣缺如。

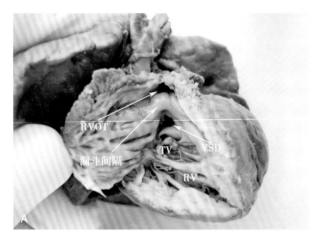

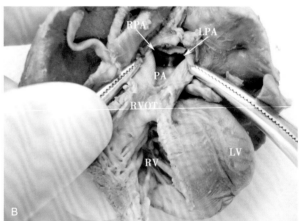

图 18-3　胎儿肺动脉瓣缺如伴法洛四联症解剖示意图 1
A. 室间隔缺损、漏斗间隔前移;B. 漏斗部狭窄及肺动脉瓣环狭窄、肺动脉主干及左、右肺动脉显著扩张。

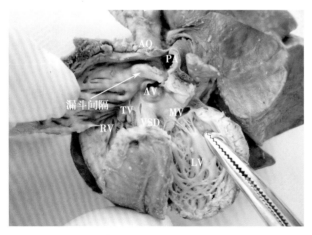

图 18-4　胎儿肺动脉瓣缺如伴法洛四联症解剖示意图 2
主动脉骑跨于室间隔缺损之上。

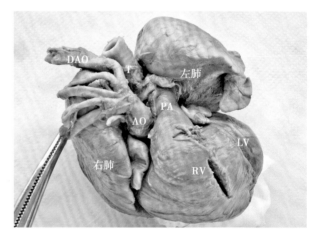

图 18-5　胎儿肺动脉瓣缺如伴法洛四联症解剖示意图 3
右位主动脉弓、动脉导管缺如。

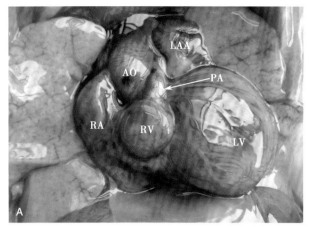
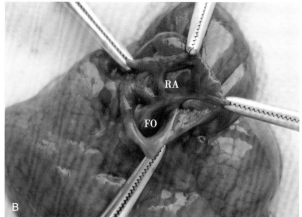
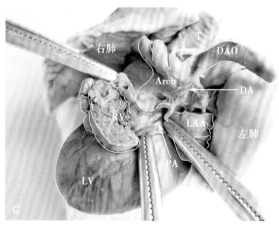

图 18-6 胎儿肺动脉瓣缺如伴三尖瓣闭锁及右心发育不良解剖示意图

A. 未离体心脏标本显示右心室小，主肺动脉及分支细窄；B. 剖开右心房见卵圆孔，未见三尖瓣口；
C. 剖开细窄的肺动脉显示瓣环处无肺动脉瓣。

三、病理生理

胎儿肺动脉瓣缺如多同时伴有漏斗部及肺动脉瓣环的狭窄，收缩期右心室血液通过狭窄的肺动脉瓣环快速进入肺动脉，舒张期由于肺动脉瓣缺如使肺动脉血流又反流回右心室，右心室的血流对肺动脉反复冲击，导致主肺动脉及左、右肺动脉极度扩张。肺动脉大量反流时右心容量负荷加重，伴室间隔缺损时右心室血液通过室间隔缺损口向左心室分流，并不引起右心室的扩大，若室间隔完整时则引起右心室扩大。胎儿肺动脉瓣缺如伴有严重的右心发育不良时，多伴有动脉导管的反流，肺动脉不扩张，甚至细窄。

四、超声扫查技巧及注意事项

（一）胎儿肺动脉瓣缺如的超声扫查切面与要点

胎儿肺动脉瓣缺如超声诊断常用切面有四腔心切面＋五腔心切面＋左心室长轴切面＋右心室流出道切面＋心底大动脉短轴切面及三血管切面。

胎儿肺动脉瓣缺如多伴法洛四联症或室间隔缺损，因其缺损多为室上嵴下方的膜周部室间隔缺损，缺损多不波及流入道部室间隔，因此在四腔心切面扫查时多不能显示其室间隔缺损，左、右心室对称或右心室略大，左心房常受扩张的肺动脉挤压变小（图 18-7A、B 动🛜）。

肺动脉瓣缺如伴法洛四联症在五腔心切面显示室间隔缺损伴主动脉骑跨，但与典型的法洛四联症不同的是主动脉根部并不扩张（图 18-8A、B 动🛜），该切面多可同时显示扩张的肺动脉（图 18-9A、B 动🛜）。

右心室流出道及心底大动脉短轴切面显示漏斗部与肺动脉瓣环狭窄，无肺动脉瓣叶回声及启闭活动，肺动脉主干及左、右肺动脉扩张（图 18-10A、B 动🛜）。

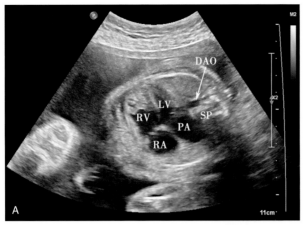

图 18-7　胎儿肺动脉瓣缺如伴法洛四联症超声示意图 1
A. 四腔心切面右心房室略大,肺动脉瘤样扩张;B. 图 A 动态图。

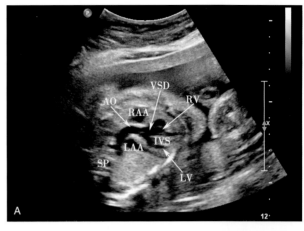

图 18-8　胎儿肺动脉瓣缺如伴法洛四联症超声示意图 2
A. 五腔心切面显示室间隔缺损伴主动脉骑跨,主动脉根部并不扩张;B. 图 A 动态图。

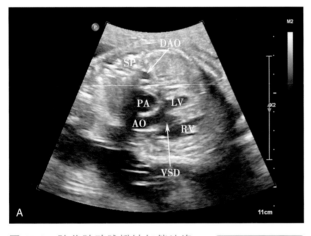

图 18-9　胎儿肺动脉瓣缺如伴法洛四联症超声示意图 3
A. 五腔心切面显示室间隔缺损伴主动脉骑跨,并显示扩张的肺动脉;B. 图 A 动态图。

图 18-10　胎儿肺动脉瓣缺如伴法洛四联症超声示意图 4
A. 非标准的心底大动脉短轴切面显示漏斗部与肺动脉瓣环狭窄,肺动脉主干及左、右肺动脉扩张;B. 图 A 动态图。

三血管 - 气管切面显示主肺动脉扩张与肺动脉瓣环狭窄,无肺动脉瓣叶回声及启闭活动,主肺动脉及左、右肺动脉常呈瘤样扩张,形似"蝴蝶状"。仅表现为肺动脉主干扩张的肺动脉瓣缺如较少见(图 18-11A、B 动 🛜),主动脉 - 瓣环 - 漏斗部呈"沙漏状"征象(图 18-12A、B 动 🛜)。

彩色血流显像表现为特有的跨肺动脉瓣环的往返血流信号,是肺动脉瓣环狭窄和重度反流的征象(图 18-13A、B、C 动 🛜)。频谱多普勒显示跨肺动脉瓣的高速血流(速度为 200~250cm/s),频谱形态为连续收缩期高速血流频谱和全舒张期的反流频谱,提示狭窄并关闭不全(图 18-14)。

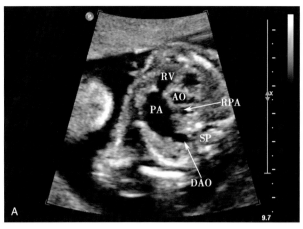

图 18-11　胎儿肺动脉瓣缺如 1
A.肺动脉主干扩张,左、右肺动脉不扩张;B.为图 A 动态图。

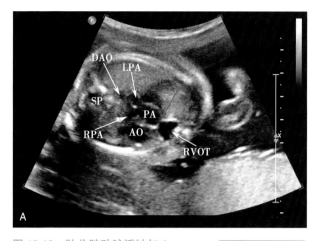

图 18-12　胎儿肺动脉瓣缺如 2
A.主肺动脉 - 瓣环 - 漏斗部构呈"沙漏状"征象,红色箭头指向肺动脉瓣环;B.为图 A 动态图。

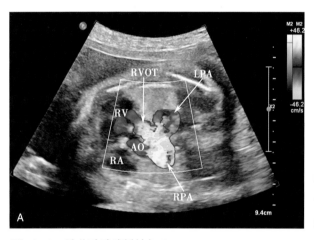

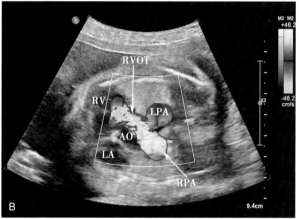

图 18-13　胎儿肺动脉瓣缺如 3
A.跨肺动脉瓣环的收缩期湍流信号;B.跨肺动脉瓣环的全舒张期反流信号;C.图 A、B 的动态图。

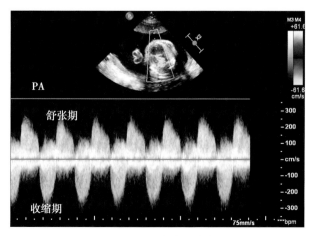

图 18-14　胎儿肺动脉瓣缺如 4
频谱形态为连续收缩期高速血流频谱和全舒张期的反流频谱。

（二）胎儿肺动脉瓣缺如产前超声诊断相关注意事项

1. 在妊娠早期诊断胎儿肺动脉瓣缺如很困难，既往报道显示，妊娠早期肺动脉瓣关闭不全是唯一的超声表现。某些研究表明，高达 40% 的肺动脉瓣缺如胎儿有 NT 增厚，这可能有助于在妊娠早期识别胎儿肺动脉瓣缺如。显著肺动脉扩张为肺动脉瓣缺如主要特征，但在妊娠 22 周前可能不明显，随着孕期发展其解剖学和血流动力学异常进展显著，直到妊娠晚期肺动脉瓣缺如的全部表现可能才显示出来。

2. 胎儿肺动脉瓣上狭窄伴反流与肺动脉瓣缺如易误诊。笔者曾将 2 例胎儿肺动脉瓣上狭窄伴反流误诊为肺动脉瓣缺如。胎儿肺动脉瓣上狭窄易伴反流，可能是因肺动脉瓣上狭窄环影响了肺动脉瓣的正常启闭或伴肺动脉瓣发育不良所致，很容易将瓣上狭窄环误为肺动脉瓣缺如时肺动脉瓣环（详见第三十章肺动脉狭窄）。产前超声表现肺动脉瓣上环状狭窄、肺动脉主干扩张（图 18-15A、B、C 动🔊）、跨肺动脉瓣口的往返血流信号（图 18-16A、B、C 动🔊），频谱多普勒显示与肺动脉瓣缺如相同或相似的收缩期与舒张期双向血流频谱，可为连续收缩期高速血流频谱和全舒张期的反流频谱（图 18-17），亦可为舒张末期反流消失（图 18-18）；产后超声表现肺动脉主干扩张、肺动脉瓣上狭窄

（图 18-19A、B、C 动🔊）、肺动脉瓣与瓣上狭窄环似有粘连影响肺动脉瓣的正常启闭（图 18-20A、B、C 动🔊）、肺动脉瓣口显示收缩期湍流和舒张期反流（图 18-21A、B、C 动🔊）。笔者认为以下几点有助于两者的鉴别：①不伴有室间隔缺损、动脉导管缺如及左右肺动脉扩张的肺动脉瓣缺如病例罕见；②肺动脉瓣缺如的舒张期反流呈全舒张期弥散状反流充其于肺动脉 - 瓣环 - 漏斗腔，而肺动脉瓣上狭窄伴反流表现漏斗腔内火头状的反流束（图 18-22A、B）；③肺动脉瓣上狭窄伴反流可以显示与肺动脉瓣缺如相同的连续收缩期高速血流频谱和全舒张期的反流频谱，因此，单纯频谱多普勒超声对两者无鉴别诊断价值；④两者预后差别很大，肺动脉瓣上狭窄伴反流预后良好，而肺动脉瓣缺如预后不良，由于扩张的肺动脉干导致支气管受压所致的支气管软化是常见且严重的合并症，有研究报道存活率仅为 15%~20%。

3. **合并其他心血管畸形的肺动脉瓣缺如，可伴有相应的异常声像图表现**

（1）肺动脉瓣缺如伴法洛四联症：五腔心切面显示室间隔缺损、主动脉骑跨，但主动脉根部不扩张，心底大动脉短轴切面及三血管切面显示肺动脉瓣环狭窄、无肺动脉瓣叶回声及启闭活动，肺动脉主干及左右肺动脉扩张，这些表现均不同于典型的法洛四联症。

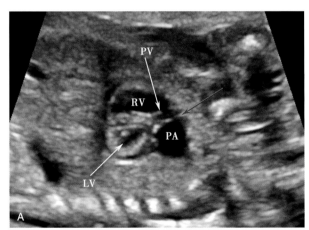
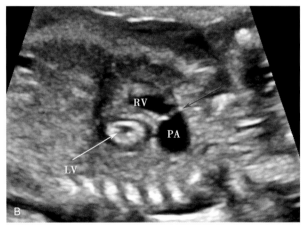

图 18-15　胎儿肺动脉瓣上狭窄伴反流超声示意图（产前误诊为肺动脉瓣缺如）

A. 右心室流出道切面显示肺动脉主干扩张，红色箭头指向肺动脉瓣上狭窄（舒张期）；B. 右心室流出道切面显示肺动脉主干扩张，红色箭头指向肺动脉瓣上狭窄（收缩期）；C. 图 A、B 动态图。

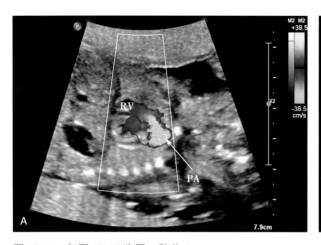
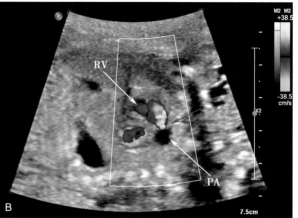

图 18-16 与图 18-15 为同一胎儿 1

A. 肺动脉瓣口收缩期湍流血流；B. 肺动脉瓣口舒张期反流血流，红色箭头指向肺动脉瓣上狭窄；C. 图 A、B 动态图。

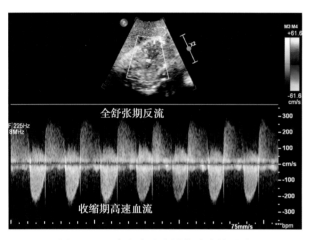

图 18-17 胎儿肺动脉瓣上狭窄伴反流

频谱多普勒显示与肺动脉瓣缺如相同的收缩期高速血流频谱与全舒张期双向血流频谱。

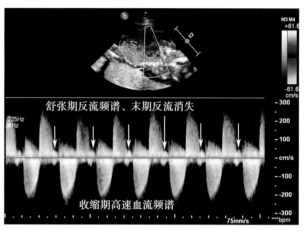

图 18-18 与图 18-15 为同一胎儿 2

胎儿肺动脉瓣上狭窄伴舒张期反流，舒张末期反流消失。

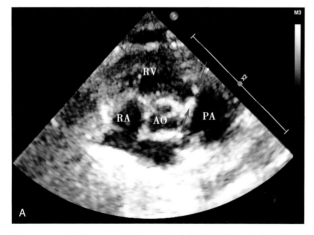
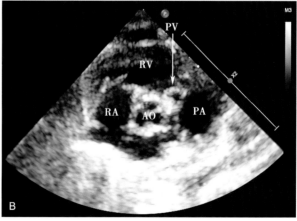

图 18-19 与图 18-15 为同一患儿（产后诊断为肺动脉瓣瓣上狭窄）3

A. 心底大动脉短轴切面显示收缩期肺动脉瓣上狭窄；B. 舒张期显示肺动脉瓣上狭窄下方的肺动脉瓣；C. 图 A、B 动态图。

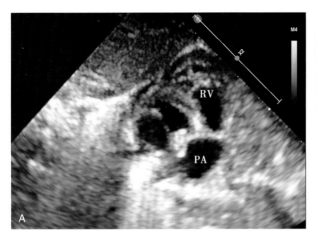
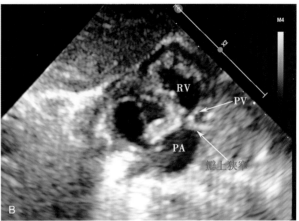

图 18-20 与图 18-19 为同一新生儿 1

A. 肺动脉长轴切面显示收缩期肺动脉瓣开放受限；B. 舒张期显示肺动脉瓣与瓣上狭窄环粘连；
C. 图 A、B 动态图。

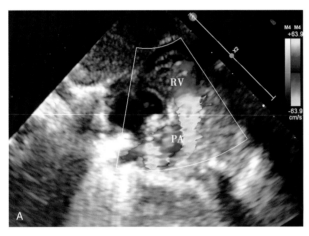
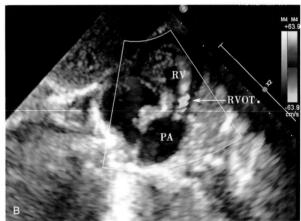

图 18-21 与图 18-19 为同一新生儿 2

A. 彩色血流显示收缩期肺动脉瓣湍流血流；B. 舒张期显示肺动脉瓣口反流血流；C. 图 A、B 动态图。

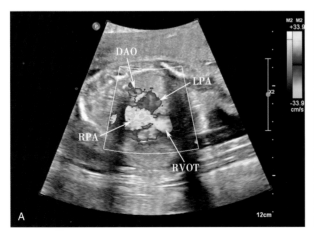
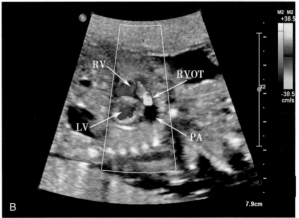

图 18-22 胎儿肺动脉瓣缺如与肺动脉狭窄伴反流彩色血流图

A. 胎儿肺动脉瓣缺如舒张期反流呈全舒张期弥散状反流充其于肺动脉 - 瓣环 - 漏斗腔；

B. 胎儿肺动脉瓣上狭窄伴反流表现漏斗腔内火头状的反流束。

（2）肺动脉瓣缺如伴右室双出口：五腔心切面显示室间隔缺损、主动脉起自右心室（图 18-23A、B 动🛜），右心室流出道显示肺动脉起自右心室，肺动脉瓣环狭窄、无肺动脉瓣叶回声及启闭活动，肺动脉主干扩张（图 18-24A、B 动🛜），彩色血流显像表现为跨肺动脉瓣环的往返血流信号，频谱多普勒显示为连续收缩期高速血流频谱和全舒张期的反流频谱（图 18-25A、B、C 动🛜、D）。

（3）肺动脉瓣缺如伴右心发育不良：四腔心切面显示室间隔完整，右心室壁增厚、右室腔大部分

消失，并见三尖瓣闭锁（图 18-26A、B 动🛜），彩色血流显示右室流出道与右心室腔内及肺动脉间均显示往返血流（图 18-27A、B 动🛜），三血管切面显示肺动脉瓣环的往返血流来自动脉导管的反流血流（图 18-28 A、B 动🛜）。

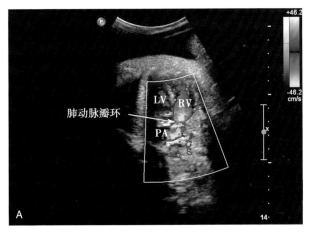

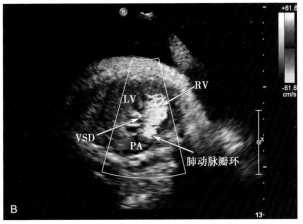

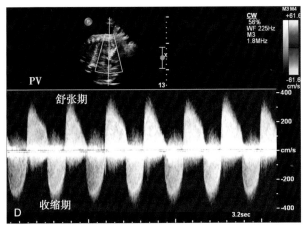

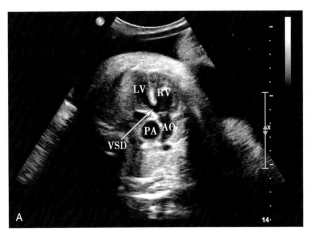

图 18-23　胎儿肺动脉瓣缺如伴右心室双出口超声示意图
A. 五腔心切面显示室间隔缺损、主动脉完全起自右心室；B. 图 A 动态图。

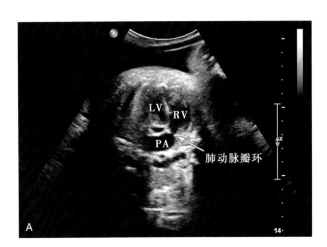

图 18-24　与图 18-23 为同一胎儿 1
A. 右心室流出道切面显示肺动脉起自右心室，肺动脉瓣环狭窄，无肺动脉瓣结构；B. 图 A 动态图。

图 18-25　与图 18-23 为同一胎儿 2
A. 跨肺动脉瓣环的收缩期湍流信号；B. 跨肺动脉瓣环的舒张期反流信号；C. 图 A、B 动态图；D. 频谱多普勒显示为连续收缩期高速血流频谱和全舒张期的反流频谱。

（4）肺动脉瓣缺如伴主动脉瓣缺如极为罕见，由于肺动脉瓣和主动脉瓣缺如时，心脏舒张期两大动脉半月瓣的严重反流导致心脏容量负荷加重，胎儿在 11~13^{+6} 周即可引起心脏扩大（图 18-29 A、B 动📶），三血管切面显示主动脉与肺动脉均增宽，主动脉弓显示来回血流（图 18-30 A、B、C 动📶），彩色血流显示跨主动脉瓣环的往返血流信号（图 18-31A、

B、C 动📶），非标准的大动脉短轴切面显示跨肺动脉瓣环的往返血流信号，并显示胸腔积液及颈背部皮下组织水肿（图 18-32A、B、C 动📶）。随着孕周增加胎儿短期内出现双心室扩张，继而发生心力衰竭、胸腹腔积液及胎儿水肿、胎死宫内（图 18-33A、B 动📶、C、D）。

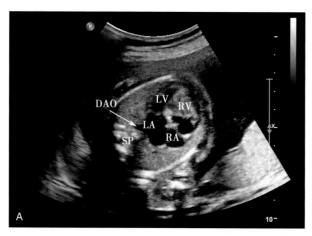

图 18-26 胎儿肺动脉瓣缺如伴右心发育不良超声示意图
A. 四腔心不对称，室间隔缺损完整，右心室壁增厚，右室腔大部分消失，三尖瓣闭锁；B. 图 A 动态图。

图 18-27 与图 18-26 为同一胎儿 1
A. 彩色血流显示右室流出道与右心室腔内及肺动脉间均显示往返血流；B. 图 A 动态图。

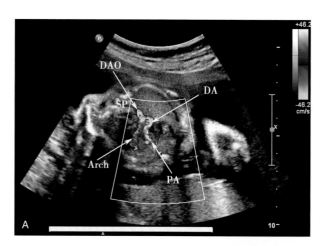

图 18-28 与图 18-26 为同一胎儿 2
A. 三血管切面显示肺动脉瓣环的往返血流来自动脉导管的反流血流；B. 图 A 动态图。

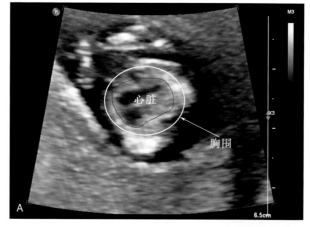

图 18-29 胎儿肺动脉瓣缺如伴主动脉瓣缺如超声示意图
A. 胎儿 11~13^{+6} 周，胸部横切面显示心胸比例扩大；B. 图 A 动态图。

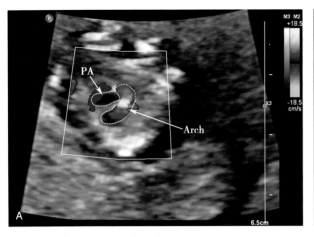
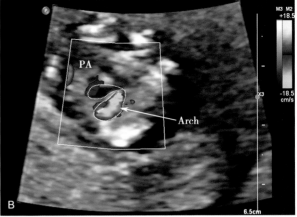

图 18-30　与图 18-29 为同一胎儿 1

A. 三血管切面显示主动脉与肺动脉均增宽,主动脉弓显示收缩期红色血流信号; B. 主动脉弓显示舒张期蓝色血流信号; C. 图 A、B 动态图。

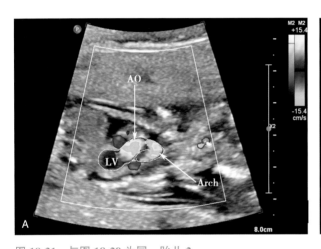
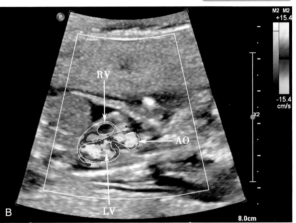

图 18-31　与图 18-29 为同一胎儿 2

A. 跨主动脉瓣环的收缩期湍流信号; B. 跨主动脉瓣环的舒张期反流信号; C. 图 A、B 动态图。

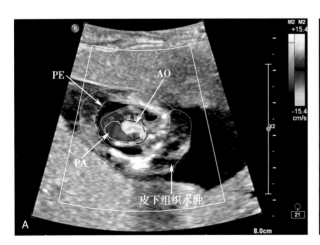
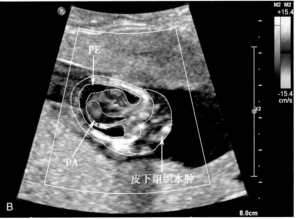

图 18-32　与图 18-29 为同一胎儿 3

A. 跨肺动脉瓣环的收缩期蓝色血流信号,胸腔积液及颈背部皮下组织水肿; B. 跨肺动脉瓣环的舒张期红色血流信号; C. 图 A、B 动态图。

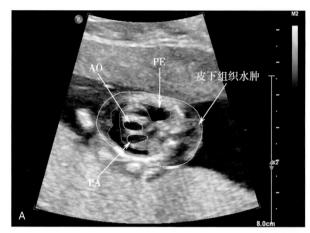

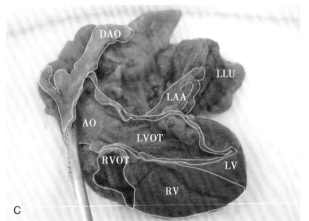

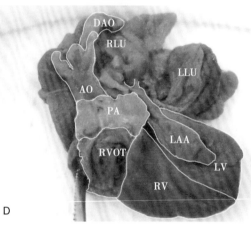

图 18-33　与图 18-29 为同一胎儿 4

A. 15 周复查超声显示胎儿胸腔积液增多、皮下组织水肿加重，主动脉与肺动脉扩张；B. 图 A 动态图；C. 引产后尸检见胎儿胸腔积液、颈背部皮下组织水肿。主动脉瓣缺如，主动脉增宽，左心室扩大；D. 尸检见肺动脉瓣缺如，肺动脉增宽，右心室扩大。

五、胎儿超声心动图诊断

二维超声显示瘤样扩张的肺动脉与肺动脉瓣环狭窄，无肺动脉瓣叶回声及启闭活动，主肺动脉及左、右肺动脉常呈瘤样扩张，形似"蝴蝶状"（图 18-34A、B 动 📶），若仅为主肺动脉瘤样扩张，主肺动脉 - 瓣环 - 漏斗部构成"沙漏状"征象。常伴有法洛四联症、动脉导管缺如及右位主动脉弓等。

彩色多普勒显示在心脏舒缩周期中肺动脉瓣环往返的五彩血流信号，舒张期反流特点为全程非限制性反流（图 18-35A、B、C 动 📶）。频谱多普勒显示跨肺动脉瓣环的高速血流（速度为 200~250cm/s），频谱特点为首尾连续的收缩期和全舒张期双向血流谱（图 18-36）。

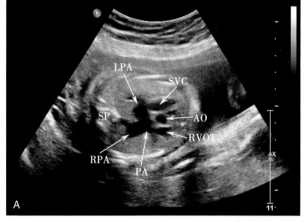

图 18-34　胎儿肺动脉瓣缺如超声示意图 1

A. 三血管切面显示漏斗部与肺动脉瓣环狭窄，无肺动脉瓣叶回声及启闭活动，肺动脉主干及左、右肺动脉呈瘤样扩张，形似"蝴蝶状"；B. 为图 A 动态图。

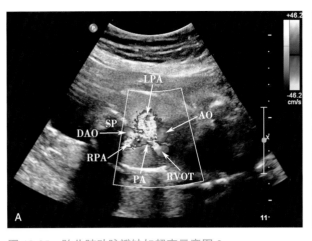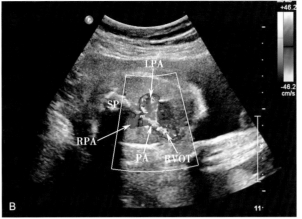

图 18-35 胎儿肺动脉瓣缺如超声示意图 2
A.跨肺动脉瓣环的收缩期湍流信号；B.跨肺动脉瓣环的舒张期反流信号；C.图 A、B 动态图。

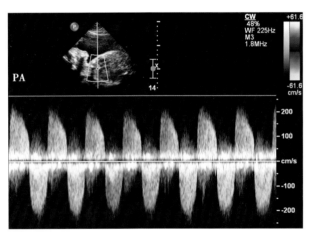

图 18-36 胎儿肺动脉瓣缺如多普勒频谱
频谱特点为首尾连续的收缩期和全舒张期双向血流谱。

肺动脉瓣缺如多伴有室间隔缺损，孤立性肺动脉瓣缺如极少见。肺动脉瓣缺如胎儿合并其他心脏畸形时，可伴有相应的异常声像图表现。

六、预后与治疗

早孕期合并主动脉瓣缺如的半月瓣缺如合并13-三体或18-三体概率高，易出现心力衰竭或体循环供血障碍而胎死宫内。妊娠至足月的胎儿肺动脉瓣缺如综合征很少单独存在，约 3/4 病例合并法洛四联症，1/5 伴发室间隔缺损等心内畸形，大部分预后不良，22q11.2 微缺失发生率高，生后根据有无气道受压迫及临床特点可将该病患儿分为两组，婴儿型：年龄小，反复呼吸道感染，常并发肺炎、充血

性心力衰竭，轻度或无发绀。儿童型：无呼吸道症状，亦无心力衰竭史，有发绀且年龄较大，临床表现似普通法洛四联症。目前普遍认为对婴儿型肺动脉瓣缺如患儿需在右室流出道置肺动脉瓣，而对无呼吸道症状的儿童型患儿处理原则同一般心内缺损，不必在右室流出道置肺动脉瓣。右室流出道置肺动脉瓣最简单的方法是在右室流出道和肺动脉分支间植入同种带瓣大动脉管道，对有严重呼吸道症状患儿，有学者采用在折叠整形扩张的肺动脉的同时将其换位至主动脉前方来缓解气道压迫。近年来该病手术效果有较大改善，但是由于分支肺动脉的瘤样病变可能会对伴行细支气管造成压迫，因此患儿可能在术后仍然面临较长时间的内科治疗，其远期疗效尚待进一步的随访和探索。

（接连利 许 燕）

参 考 文 献

[1] VOLPE P, PALADINI D, MARASINI M, et al. Characteristics, associations and outcome of absent pulmonary valve syndrome in the fetus. Ultrasound Obstet Gynecol, 2004, 24 (6): 623-628.

[2] 刘云, 栗河舟, 王铭, 等. 肺动脉瓣缺如综合征的产前超声影像特征及预后分析. 中华超声影像学杂志, 2016, 25 (6): 486-490.

[3] GOTTSCHALK I, JEHLE C, HERBERG U, et al.

Prenatal diagnosis of absent pulmonary valve syndrome from first trimester onwards: novel insights into pathophysiology, associated conditions and outcome. Ultrasound Obstet Gynecol, 2017, 49 (5): 637-642.

［4］CADIZ EMC, PASIERB MM, DOLGNER SJ, et al. Prenatal physiologic findings and postnatal advanced imaging in the management of absent pulmonary valve syndrome with intact ventricular septum. Echocardiography, 2018, 35 (10): 1695-1697.

［5］杨水华, 梁蒙凤, 覃桂灿, 等. 早孕期胎儿先天性半月瓣缺如超声诊断与病理解剖的对照研究. 中华超声影像学杂志, 2020, 29 (01): 52-59.

［6］MOLEIRO ML, GUEDES-MARTINS L. Prenatal diagnosis of absent pulmonary valve syndrome. BMJ Case Rep, 2021, 14 (1): e240567.

［7］林振华, 许燕, 接连利. 超声检查胎儿肺动脉瓣缺如的临床分析. 医学影像学杂志, 2012, 22 (9): 1455-1457.

［8］玉今珒, 申俊君, 蒋秋平, 等. 经超声心动图产前诊断胎儿肺动脉瓣缺如综合征 12 例分析. 中华围产医学杂志, 2018, 21 (3): 163-168.

［9］AXT-FLIEDNER R, KURKEVYCH A, SLODKI M, et al. International Prenatal Cardiology Collaboration Group. Absent pulmonary valve syndrome-diagnosis, associations, and outcome in 71 prenatally diagnosed cases. Prenat Diagn, 2017, 37 (8): 812-819.

［10］NAIR AK, HARANAL M, ELKHATIM IM, et al. Surgical outcomes of absent pulmonary valve syndrome: An institutional experience. Ann Pediatr Cardiol, 2020, 13 (3): 212-219.

第十九章

室间隔完整型肺动脉闭锁

室间隔完整型肺动脉闭锁（pulmonary atresia with intact ventricular septum，PA/IVS）是指右心室与肺动脉之间没有直接交通，且室间隔完整的一种先天性心脏病。发生率约占先天性心脏病的 0.8%~1.0%，占新生儿发绀型先天性心脏病的 20%~30%。该病预后较差，如未及时有效治疗，85% 在出生后 6 个月内死亡，能存活 1 岁以上者多合并巨大房间隔缺损和粗大的动脉导管未闭。笔者检出的胎儿先天性心脏病资料中室间隔完整型肺动脉闭锁占 1.66%（图 19-1）。

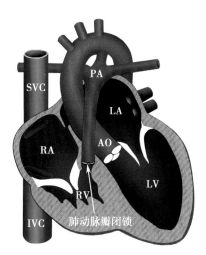

图 19-1 室间隔完整型肺动脉闭锁示意图

一、胚胎学、遗传学及发生机制

室间隔完整型肺动脉闭锁是一种少见的、遗传病因未知的先天性心脏病，发病没有性别差异，多因子遗传再发生率在 3%~5%。室间隔完整型肺动脉闭锁的胚胎学发生机制与肺动脉狭窄相同，只是程度不同而已。圆锥动脉干间隔分隔不均是导致该畸形的根本原因，而半月瓣和开放的右心室漏斗部之间的正常连接提示室间隔完整型肺动脉闭锁是一种原发的独立的病理改变。圆锥动脉干间隔分化时，其中间部分的分隔分化形成半月瓣，若分化异常（包括半月瓣的形态、数量及瓣叶交界处的结构异常等）产生肺动脉瓣的极重度狭窄即为肺动脉闭锁。胚胎期圆锥动脉干中间部分的隆起最初是彼此分隔的结构（形成半月瓣的前期结构），而肺动脉瓣 3 个瓣叶融合成无孔的膜状结构，说明这是发育过程后期的继发变化，相比室间隔缺损型肺动脉闭锁在胚胎发育期其致病因素作用的时间点更靠后。尽管患儿右心室流出道闭锁，许多患儿右心室 3 个部分仍然存在，右心室腔轻-中度发育不良。右心室腔的大小可能与继发的三尖瓣反流的严重程度相关，三尖瓣反流影响右心室的充盈。明显的三尖瓣反流使右心室容量增加，导致有一定大小的右心室腔。三尖瓣功能尚好伴有右心室流出道梗阻时，将导致不同程度的隔壁束肥厚，甚至右心室小梁部和漏斗部闭合。极少数伴发三尖瓣严重反流患儿，发生右心室腔扩大，笔者推测这可能在发生肺动脉闭锁前其右心室腔已有相当的发育，或在肺动脉瓣严重狭窄的基础上又受到感染等致病因素作用,导致肺动脉闭锁。

冠状动脉起源于心脏的心外膜面,通常移行于主动脉。在室间隔完整型肺动脉闭锁中,正常的冠状动脉发育出现异常。右心室高压可能有诱发作用,使冠状动脉朝向右心室腔移位;或者是早期冠状动脉与发育中的右心室之间的自然连接遗留,在肺动脉闭锁时为胚胎期右心室减压,并作为排出血液的旁路,随着时间的推移,右心室高压更加严重,这些原始的右心室与冠状动脉之间的交通血管持续存在,右心室与主动脉间的血流竞争导致了这些交通血管的狭窄和扩张。

二、病理解剖与分型

1. 肺动脉瓣和漏斗部　肺动脉闭锁发生于肺动脉瓣或 / 和右室漏斗部,90% 以上为肺动脉瓣闭锁。闭锁的肺动脉瓣由肺动脉 3 个瓣叶融合而成,肺动脉瓣组织非常原始(分辨不出半月瓣结构),多可见瓣叶融合缘(图 19-2),或为单瓣融合,其融合缘位于中央,周边呈光滑的纤维隔膜,漏斗部发育正常(图 19-3)。肺动脉瓣闭锁时可伴有右室流出道肌性肥厚,但右室流出道多通畅,肺动脉闭锁局限于肺动脉瓣(图 19-4、图 19-5)。少数病例肺动脉闭锁呈肌性闭锁,仅在肺动脉瓣环基部形成三个浅凹,无瓣叶融合迹象,同时伴有右心室漏斗部闭锁(图 19-6)。

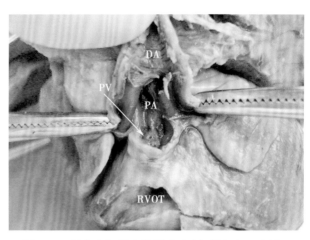

图 19-3　胎儿室间隔完整型肺动脉闭锁解剖示意图 2
剖开肺动脉主干见肺动脉瓣为单瓣融合闭锁,其融合缘位于中央,周边呈光滑的纤维隔膜,右室流出道正常。

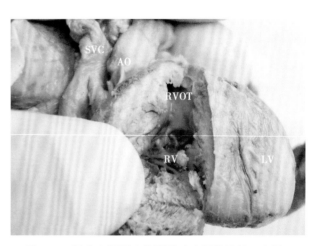

图 19-4　胎儿室间隔完整型肺动脉闭锁解剖示意图 3
剖开右室游离壁及漏斗部见右室肥厚、右室腔小,右室流出道存在。

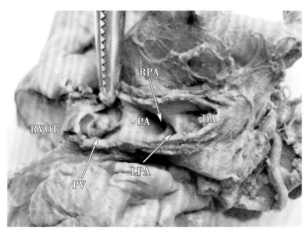

图 19-2　胎儿室间隔完整型肺动脉闭锁解剖示意图 1
剖开肺动脉主干见瓣膜性闭锁,可见瓣叶周边融合缘。

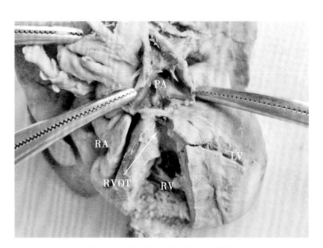

图 19-5　胎儿室间隔完整型肺动脉闭锁解剖示意图 4
剖开漏斗部及主肺动脉见肺动脉瓣膜性闭锁,漏斗部发育正常。

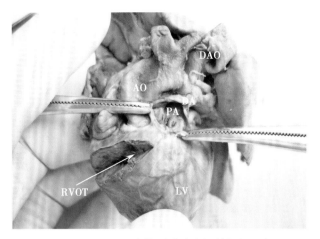

图 19-6　胎儿室间隔完整型肺动脉闭锁解剖示意图 5
剖开主肺动脉见肺动脉肌性闭锁,在肺动脉瓣环基部形成 3 个浅凹,无瓣叶融合迹象,剖开漏斗部见右室流出道闭锁。

2. **肺动脉**　胎儿室间隔完整型肺动脉闭锁的患儿肺动脉主干明显窄于主动脉,肺动脉走行位置正常(图 19-7),肺动脉主干管腔与左、右肺动脉通畅,多表现主肺动脉、左右肺动脉及动脉导管内径较接近。少数病例肺动脉内径接近主动脉内径,甚至出现肺动脉内径大于主动脉内径,提示该胎儿肺动脉闭锁发生时间较晚。

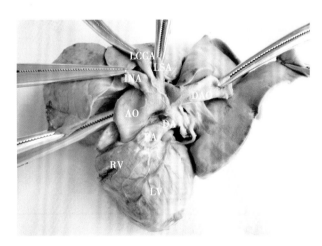

图 19-7　胎儿室间隔完整型肺动脉闭锁解剖示意图 6
见主动脉与肺动脉位置关系正常,但肺动脉明显窄于主动脉;并见左心室增大,右心室缩小。

3. **右心房、右心室及三尖瓣**　通常右心房扩大,其扩大的程度与三尖瓣关闭不全程度有关,当右心室严重发育不良、右心室腔缩小,三尖瓣反流量小时,其右心房轻度增大(图 19-8),当右心室腔大小正常或接近正常时,三尖瓣反流较大,导致右

心房明显扩大(图 19-9),有时巨大的右心房几乎占据整个右侧胸腔(图 19-10)。

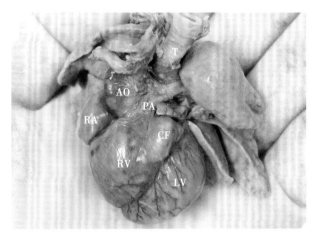

图 19-8　胎儿室间隔完整型肺动脉闭锁解剖示意图 7
右心房无增大,右心室缩小;CF:心室 - 冠脉交通。

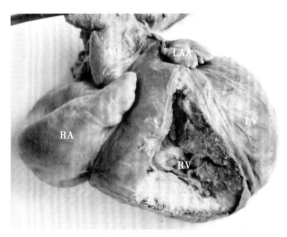

图 19-9　胎儿室间隔完整型肺动脉闭锁解剖示意图 8
右心房明显增大,室壁增厚,右心室腔缩小。

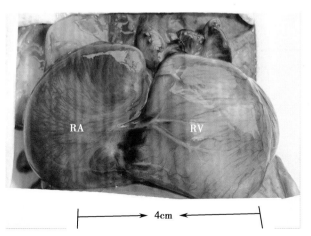

图 19-10　胎儿室间隔完整型肺动脉闭锁解剖示意图 9
右心房巨大,占据整个右侧胸腔,同时伴右心室扩大。

室间隔完整型肺动脉闭锁的患儿几乎都存在三尖瓣异常,从严重狭窄到明显关闭不全。严重的三尖瓣狭窄时,三尖瓣口仅有 2~3mm 大小(图 19-11A、B),三尖瓣环狭窄,三尖瓣叶短小(图 19-12);三尖瓣关闭不全时,瓣膜可呈现严重 Ebstein 畸形的病理特征及发育不良,三尖瓣叶增厚,尤其瓣缘处增厚明显,多可见半透明状乳头状结节(图 19-13)。少数极重度瓣膜反流者,虽然三尖瓣位置正常,但三尖瓣表现为严重发育不良甚至无明显三尖瓣组织附着(三尖瓣缺如)。

严重的三尖瓣狭窄、梗阻,多见于严重的右心室发育不良患儿;而右心室明显扩大的患儿多伴有重度的三尖瓣反流。

右心室大小可分为两种类型:

(1)右心室发育不良型:右心室缩小,室壁增厚,心肌纤维排列紊乱,小梁增多增粗,右心室腔狭小,此型占多数(85%)。多数室间隔完整型肺动脉闭锁所致的右心室发育不良,尽管右心室缩小,但右心室解剖学上仍可辨认出,①流入道或窦部:是位于三尖瓣下的区域;②小梁部或肌部:构成心尖部;③流出道:由漏斗部组成,漏斗腔狭小。但少数病例心肌可能有严重的发育不良或变性,右心室腔非常狭小,仅有流入道部分可以辨认,三尖瓣环狭小,三尖瓣附着远端的心室腔及漏斗腔被肥厚的心肌闭合(图 19-14)。

(2)右心室正常或扩大型:右心室腔大小正常或接近正常,甚至扩张,此型占 15%。三尖瓣发育接近正常,右心室流入道部、小梁部及流出道部均发育成熟。伴有严重三尖瓣关闭不全时,右室心腔显著扩张,室壁变薄,同时伴有右心房扩大(图 19-15、图 19-16)。

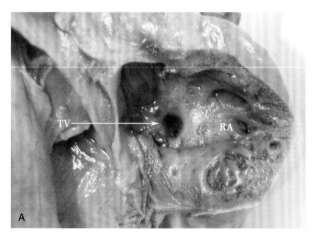
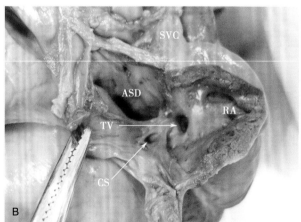

图 19-11　胎儿室间隔完整型肺动脉闭锁解剖示意图 10
A. 三尖瓣严重狭窄,三尖瓣口仅有 2~3mm 大小; B. 三尖瓣严重狭窄,房间隔缺损。

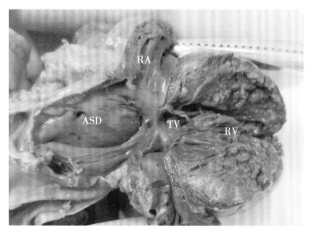
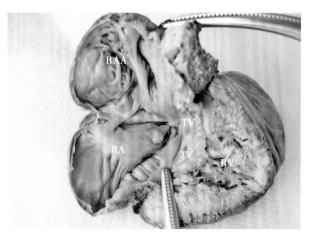

图 19-12　胎儿室间隔完整型肺动脉闭锁解剖示意图 11
剖开狭窄的三尖瓣环,见三尖瓣叶短小,右心室缩小,室壁增厚,心肌纤维排列紊乱,小梁增多增粗。

图 19-13　胎儿室间隔完整型肺动脉闭锁解剖示意图 12
右心房增大,右心室腔缩小,右心室漏斗腔存在,三尖瓣叶增厚,尤其瓣缘处增厚明显,可见半透明状乳头状结节。

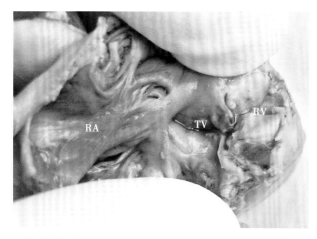

图 19-14 胎儿室间隔完整型肺动脉闭锁解剖示意图 13
三尖瓣环狭小，三尖瓣附着远端的心室腔被
肥厚的心肌闭合。

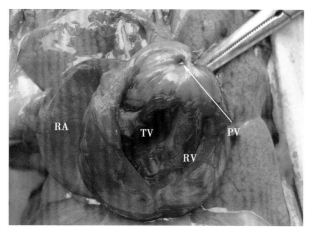

图 19-15 胎儿室间隔完整型肺动脉闭锁解剖示意图 14
右心室及漏斗部显著扩张，肺动脉瓣膜性闭锁。

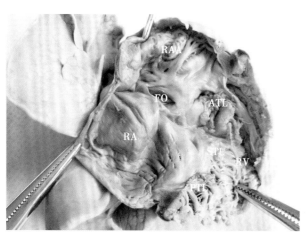

图 19-16 胎儿室间隔完整型肺动脉闭锁解剖示意图 15
右心房、室扩大，右室心肌发育不良，室壁变薄，三尖瓣叶增
厚，表面粗糙。

4. 右心室与冠状动脉连接 早在 1926 年，Grant 等首先报道了在室间隔完整型肺动脉闭锁的患儿中，右心室与冠状动脉之间存在交通，即心室 - 冠脉交通（图 19-17）。在室间隔完整型肺动脉闭锁的患儿，50%~60% 右心室缩小的患儿保持胎儿期心肌窦状间隙开放，右心室窦部的窦状间隙与冠状动脉相通（图 19-18A、B、C），可为单支或多支，可与右冠状动脉和 / 或左冠状动脉分支交通，走行于心肌表面的冠状动脉发生迂曲、扩张（图 19-19）。有报道，在约 1/3 的室间隔完整型肺动脉闭锁病例中存在心室 - 冠脉交通，主要发生在右心室发育不良型患儿。右心室 - 冠状动脉交通（coronary artery-right ventricular communication）是右心室依赖的冠状动脉循环发生的基础，但并不一定发生。如果某段心肌仅靠右心室灌注的冠状动脉供血，就成为"右室依赖的冠脉循环"。室间隔完整型肺动脉闭锁伴发的心外畸形并不常见，但是可以见到多种的心脏畸形。常见房间隔缺损或是右心异常。在室间隔完整型肺动脉闭锁中，三尖瓣瓣叶经常是发育不良的。三尖瓣腱索可增厚，瓣叶闭合不全，导致胎儿宫内严重三尖瓣反流。此外，三尖瓣瓣环也常常较小，导致三尖瓣狭窄，在一些病例中可完全封闭，表现为三尖瓣闭锁。还合并右心室发育不良、大动脉转位和右位主动脉弓等。

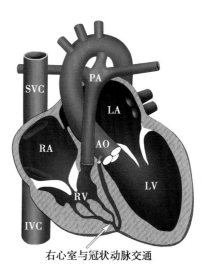

图 19-17 胎儿室间隔完整型肺动脉闭锁示意图 1
右心室与冠状动脉之间存在交通，
即心室 - 冠脉交通。

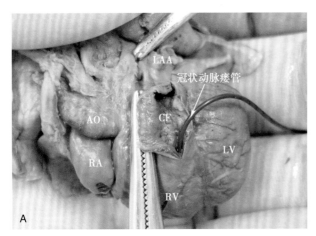
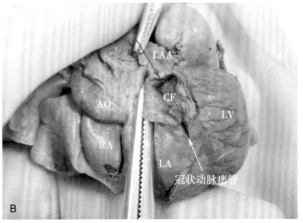
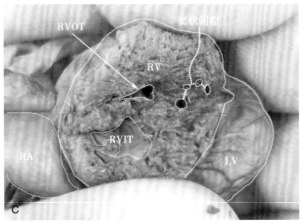

图 19-18　胎儿右心室依赖性冠状动脉循环解剖示意图

A. 剖开扩张的冠状动脉并用导丝探查,证实右心室与冠状动脉交通存在;B. 冠状动脉远端与右心室交通,冠状动脉近端闭塞(红色箭头指示);C. 从右心室心尖部冠状动脉导丝显露处剖开右心室,见右心腔小、心肌发育不良、右心室窦部的窦状间隙开放并与冠状动脉连通。

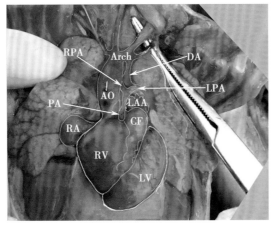

图 19-19　胎儿室间隔完整型肺动脉闭锁示意图 2
未离体的心脏标本,肺动脉细窄,走行于心肌
表面的冠状动脉发生迂曲、扩张。

三、病理生理

室间隔完整型肺动脉闭锁的胎儿没有通过肺动脉瓣的前向血流。结果导致经过动脉导管的血流都是反向的(从主动脉到肺动脉),以供给肺动脉分支。由于右心房血液不能有效地从右心室通过,使通过房水平右向左分流增加,导致了左心系统相对扩大。当房水平分流受限时,会减少静脉回流,导致进行性胎儿水肿。三尖瓣的大小和三尖瓣反流程度决定了疾病的过程。

室间隔完整型肺动脉闭锁胎儿三尖瓣口是右心室血流的入口也是唯一出口,因此患儿均有不同程度的三尖瓣反流。在伴严重三尖瓣反流时,右侧房室会扩大,增加了胎儿心律失常及水肿的风险。心脏显著增大,心胸面积比值>0.6 就可能影响肺脏发育,预后很差。在严重三尖瓣狭窄伴有局限性反流或不伴有反流的病例中,右心室壁过度肥厚、右心室腔变小,顺应性很差。发育不良的右心室腔内压力可达到甚至超过体循环压力,出现右心室与冠状动脉之间的交通。这些冠状动脉异常窦道导致胎儿心肌缺血、心律失常、潜在胎儿死亡的可能。

在伴有右心室与冠状动脉之间交通的胎儿中,若冠状动脉近端闭塞而失去与主动脉连接者,冠脉循环完全来自右心室逆行灌注时,即为右心室依赖型冠脉循环。

四、超声扫查技巧及注意事项

(一)胎儿室间隔完整型肺动脉闭锁的超声扫查切面与要点

胎儿室间隔完整型肺动脉闭锁超声诊断常用切面有四腔心切面 + 左、右心室流出道切面 + 心底大动脉短轴切面及三血管等切面。

胎儿室间隔完整型肺动脉闭锁在四腔心切面显示左、右心系统比例不对称,左心室扩大,右心房扩大,右心室明显缩小、发育不良,右心室壁增厚,肌小梁增粗增多(图 19-20A、B 动)。右心室腔消失是右心室窦部(流入道)和小梁部(肌性心尖部)严重发育不良的表现(图 19-21A、B 动)。右心房扩大,三尖瓣明显狭窄(图 19-22A、B 动)。

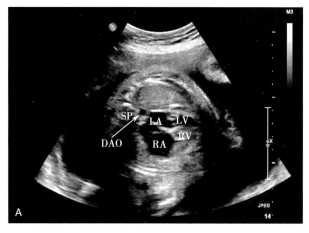

图 19-21　胎儿室间隔完整型肺动脉闭锁超声示意图 2
A. 右心室缩小,右心室壁增厚,室腔近乎消失;B. 图 A 动态图。

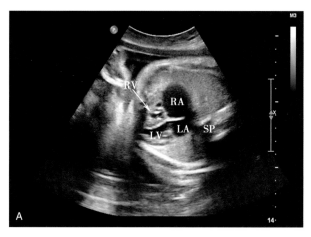

图 19-22　胎儿室间隔完整型肺动脉闭锁超声示意图 3
A. 右心房扩大,右心室壁增厚,三尖瓣明显狭窄;B. 图 A 动态图。

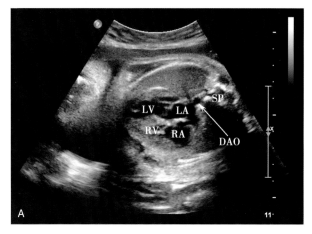

图 19-20　胎儿室间隔完整型肺动脉闭锁超声示意图 1
A. 右心室明显缩小、发育不良,右心室壁增厚,肌小梁增粗增多;B. 图 A 动态图。

左心室长轴切面显示主动脉增宽、主动脉前壁与室间隔连续。右心室流出道切面显示右心室流出道狭小、主肺动脉与右心室连接,并显示肺动脉瓣无启闭活动(图 19-23A、B 动)。更严重的病例漏斗部近乎闭塞时二维超声很难识别右心室流出道,只能通过彩色多普勒辨认。偶尔肺动脉闭锁为肌性闭锁,伴有右心室流出道严重变形或漏斗部闭塞。

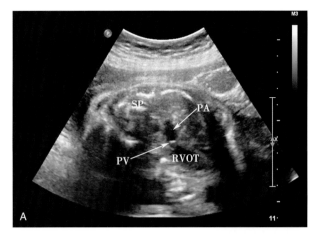

图 19-23　胎儿室间隔完整型肺动脉闭超声示意图 4

A. 右心室流出道切面显示右室流出道狭小，主肺动脉与右心室连接，肺动脉瓣无启闭活动；B. 图 A 动态图。

心底大动脉短轴及三血管切面通常显示肺动脉细小或发育不良，肺动脉瓣增厚无启闭活动（图 19-24A、B 动 🛜），但较室间隔缺损型肺动脉闭锁时的肺动脉发育相对较好，部分患儿肺动脉主干管径发育良好甚至正常（图 19-25A、B 动 🛜）。

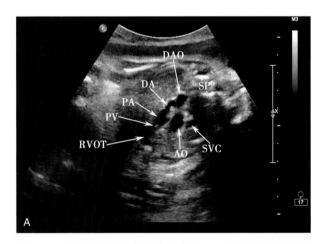

图 19-24　胎儿室间隔完整型肺动脉闭锁超声示意图 5

A. 三血管切面显示右室流出道狭小，主肺动脉与右心室连接，肺动脉瓣无启闭活动；B. 图 A 动态图。

多切面彩色血流显示肺动脉与右心室无血流连接，肺动脉血流来自动脉导管从主动脉的分流（图 19-26A、B 动 🛜），是产前超声对胎儿室间隔完整型肺动脉闭锁的诊断要点。

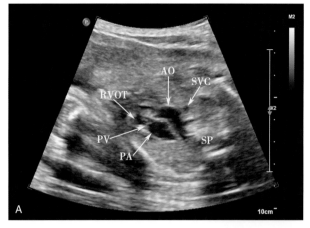

图 19-25　胎儿室间隔完整型肺动脉闭锁超声示意图 6

A. 三血管切面显示主、肺动脉管腔比例正常，漏斗部及肺动脉瓣环狭窄；B. 图 A 动态图。

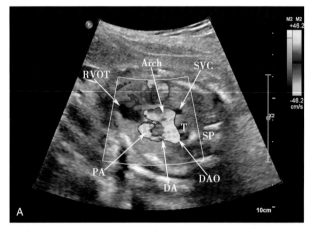

图 19-26　胎儿室间隔完整型肺动脉闭锁超声示意图 7

A. 三血管 - 气管切面显示肺动脉血流来自动脉导管从主动脉的分流；B. 图 A 动态图。

（二）胎儿室间隔完整型肺动脉闭锁产前超声诊断相关注意事项

1. 室间隔完整型肺动脉闭锁胎儿右心室发育不良程度不同，从右心室腔几乎消失到右心室正常大小，甚至右心室显著扩大。这可能与肺动脉闭锁发生的早晚及三尖瓣发育程度有关，若肺动脉闭锁是由严重肺动脉瓣狭窄演变而来，三尖瓣发育接近正常及右心室在肺动脉闭锁前已得到充分发育者，则表现右心室正常大小，主要表现为右心室壁增厚、室壁收缩幅度明显减低（图 19-27A、B 动 🛜）；若

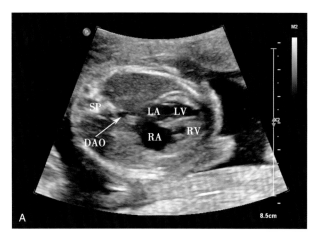

图 19-27　胎儿室间隔完整型肺动脉闭锁超声示意图 8
A. 四腔心切面显示右心室壁增厚，三尖瓣狭窄；B. 图 A 动态图。

发生三尖瓣大量反流使右心室容量负荷加重，引起右心室扩大，失代偿后右心室壁可变薄、室壁搏动幅度减低（图 19-28A、B、C 动）。

2. 三尖瓣发育不良程度与右心室发育、三尖瓣反流量的大小相关。室间隔完整型肺动脉闭锁胎儿几乎均伴有三尖瓣反流，三尖瓣口反流程度的不同与三尖瓣发育不良程度相关，如果三尖瓣发育不良或严重狭窄，右心室腔发育很差，右心室腔容量小，右心室壁肥厚，收缩压力显著增高，超声表现三尖瓣口反流量相对较小（反流面积），但反流速度快（图 19-29A、B 动、C）。当右心室及三尖瓣发育相对较好，右心室腔较大时，三尖瓣反流量较

大（图 19-30A、B 动、C）；右心室腔扩大伴三尖瓣叶发育不良时（图 19-31A、B 动），可导致三尖瓣大量反流，引起右心房、室扩大，心胸面积比>0.6 就可能影响肺脏的发育，可能导致胎儿水肿（图 19-32A、B 动）。

3. 室间隔完整型肺动脉闭锁胎儿右心室及三尖瓣大小与预后密切相关。测量三尖瓣瓣环，并获得基于孕周的 Z 评分。Z 评分<-3 说明有显著的三尖瓣及右心室发育不良。有人研究认为更适合接受单心室姑息治疗的胎儿具备以下特点：①三尖瓣瓣环与二尖瓣瓣环之比值<0.7；②右心室与左心室长度比值<0.6；③三尖瓣开放时间在整个心动周期<32%；④存在与右心室相通的冠状动脉。

4. **右心室依赖性冠状动脉循环**（right ventricular-dependent coronary circulation）　室间隔完整型肺动脉闭锁胎儿常出现右心室 - 冠状动脉交通异常，当冠状动脉接受主动脉和右心室双重供血时，不影响正常的主动脉血流到冠状动脉的灌注。但是，由于冠状动脉狭窄或闭锁，主动脉供应远端冠状动脉受阻时，冠状动脉血液供应部分或全部来自右心室 - 冠状动脉交通灌注，即依靠右心室高压（等于或高于体循环的压力）进行逆向灌注，这一灌注的方式被称为右心室依赖性冠状动脉循环。对室间隔完整型肺动脉闭锁胎儿存在冠状动脉接受主动脉和右心室双重供血者，采用缓解右心室流出道梗阻和减压措施（如尚存争议的胎儿期介入治疗等），

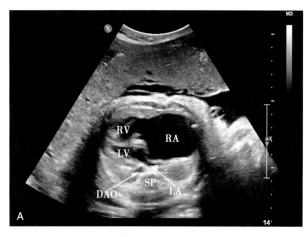

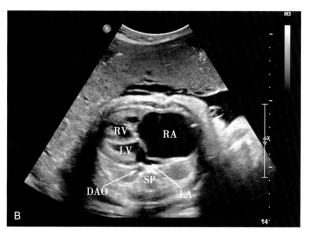

图 19-28　胎儿室间隔完整型肺动脉闭锁超声示意图 9
A. 四腔心切面（舒张期）显示右心房显著扩大，右心室扩大、室壁变薄，动态图见室壁搏动幅度减低；B. 与图 A 为同一切面，右心室壁收缩期无明显增厚；C. 图 A、B 动态图。

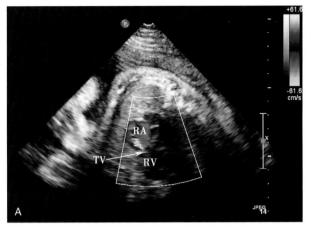
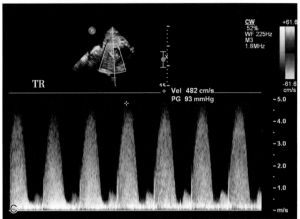

图 19-29　胎儿室间隔完整型肺动脉闭锁超声示意图 10

A. 彩色血流显示三尖瓣口轻度反流；B. 图 A 动态图；C. 频谱多普勒显示三尖瓣反流速度
482cm/s。

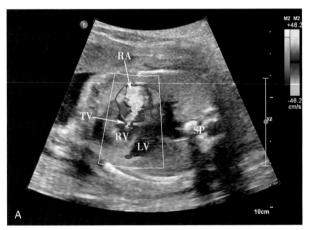
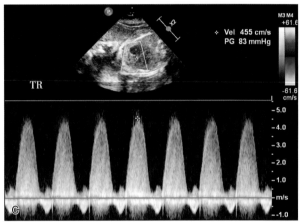

图 19-30　胎儿室间隔完整型肺动脉闭锁超声示意图 11

A. 彩色血流显示三尖瓣口重度反流；B. 图 A 动态图；C. 频谱多普勒显示三尖瓣反流速度
455cm/s。

以求在出生后对右心室进行修复，但对于右心室依赖性冠状动脉循环胎儿，如采用右心室减压的方式降低了右心室压力，就等于切断了冠脉灌注的来源，将导致心肌缺血、梗死，甚至死亡。

胎儿超声心动图可以发现冠状动脉瘘管的存在，但不能准确分辨冠状动脉解剖结构（图 19-33A、B 动 📶），当右心室小，彩色多普勒血流显像发现右心室 - 冠状动脉交通，频谱多普勒显示冠状动脉内典型的双向高速湍流信号，则可疑存在右心室依赖性冠状动脉循环（图 19-34A、B 动 📶、C），但是观察

冠状动脉的狭窄或闭锁存在困难。对于冠状动脉的狭窄或灌注来源的判定，应在出生后通过心导管来评价。

5. **右心室流出道及肺动脉发育情况**　不同患儿右心室流出道及肺动脉发育情况也有所不同，右心室流出道多有狭窄，极少数出现闭塞，肺动脉主干及左、右肺动脉内径可出现狭窄及发育不良（图 19-35A、B、C 动 📶）；少数患儿右心室流出道可基本正常，肺动脉主干及左、右肺动脉内径可在正常范围（图 19-25A、B 动 📶）。

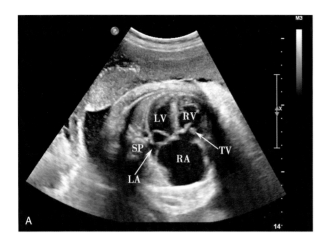

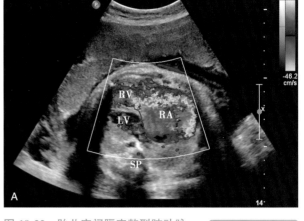

图 19-31　胎儿室间隔完整型肺动脉闭锁超声示意图 12
A. 右心房、室腔扩大、三尖瓣叶明显增厚；B. 图 A 动态图。

图 19-32　胎儿室间隔完整型肺动脉闭锁超声示意图 13
A. 彩色血流显示三尖瓣口重度反流；B. 图 A 动态图。

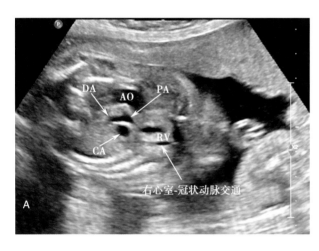

图 19-33　胎儿室间隔完整型肺动脉闭锁超声示意图 14
A. 二维超声显示冠状动脉瘘管；CA：冠状动脉；B. 图 A 动态图。

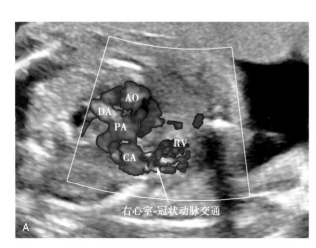

图 19-34　胎儿右心室依赖性冠状动脉循环超声示意图
A. 彩色血流显示右心室 - 冠状动脉交通；B. 图 A 动态图；C. 频谱多普勒显示冠状动脉内双向高速湍流信号。

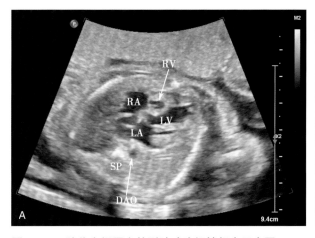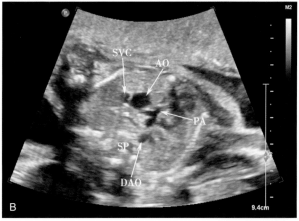

图 19-35　胎儿室间隔完整型肺动脉闭锁超声示意图 15
A. 右心室严重发育不良，右心室流出道狭小；B. 肺动脉主干及左、右肺动脉内径细窄；C. 图 A、B 动态图。

6. 胎儿室间隔完整型肺动脉闭锁早期诊断　妊娠早期（13 周后）彩色血流可显示右心室充盈不足及动脉导管反向血流，与晚期妊娠见到的血流动力学表现类似。胎儿期肺动脉狭窄可以进展为肺动脉闭锁，因此，表现为正常的四腔心切面及彩色多普勒提示舒张期充盈正常的肺动脉狭窄胎儿也有可能发展为肺动脉闭锁。

7. 心内和心外合并畸形　合并心脏畸形包括右心发育不良、右心房增大、三尖瓣异常及右心室依赖性冠状动脉循环。由于室间隔凸向左心室造成主动脉瓣下梗阻、房间隔缺损、右位心和大动脉转位。可并发心外畸形，但无器官特异性。染色体异常如 21- 三体或 22q11 微缺失较少见。

8. 鉴别诊断　主要包括重度肺动脉狭窄、动脉导管早闭、三尖瓣闭锁、单心室及室间隔缺损型肺动脉闭锁。肺动脉狭窄时彩色多普勒超声可见肺动脉瓣口的前向血流。动脉导管早闭或重度狭窄时由于肺动脉通过动脉导管分流减少乃至消失，导致肺动脉内高压（仅有限的血流进入左、右肺动脉及肺脏内），彩色多普勒超声不能显示肺动脉瓣口的前向血流，类似肺动脉闭锁，但可通过显示动脉导管内阻塞斑块及高速血流予以鉴别。三尖瓣闭锁时彩色多普勒显示三尖瓣口无血流通过，而室间隔完整型肺动脉闭锁可见通过三尖瓣口的血流。严重右心室及三尖瓣发育不良时，左心室代偿性增

大，在四腔心表现酷似单心室，其主要鉴别点是确认三尖瓣口血流的存在及右心室壁的肥厚（室间隔完整型肺动脉闭锁），若发生右心室腔、漏斗腔消失及三尖瓣闭锁时与单心室难以鉴别。从胚胎学和血流动力学角度看，室间隔缺损型肺动脉闭锁与室间隔完整型肺动脉闭锁完全不同，两者不难鉴别，详见第十章室间隔缺损型肺动脉闭锁。

五、胎儿超声心动图诊断

胎儿室间隔完整型肺动脉闭锁右心室发育不良程度不同，可表现右心室发育不良、正常大小或扩张。大多数病例为右心室发育不良，在四腔心切面显示左、右心系统不对称，右心室壁的明显肥厚、室腔明显缩小。右心室壁肥厚，多表现肌小梁增粗增多，内膜回声增强，也可为较均匀性的肥厚。肥厚的右心室壁内可出现缝隙无回声区（为扩张的窦状间隙）。少数患儿右心室正常或扩大。

三尖瓣瓣环缩小、瓣叶增厚、活动异常。彩色血流显示三尖瓣有不同程度的反流（图 19-36A、B）。若三尖瓣有前向血流但没有三尖瓣反流时需高度怀疑右心室 - 冠状动脉交通的存在。

右心室流出道、心底大动脉短轴切面显示右心室流出道狭小、肺动脉瓣增厚无启闭活动，彩色血流显示无跨肺动脉瓣的前向血流（图 19-37A、B 动），或显示右心室流出道闭锁。

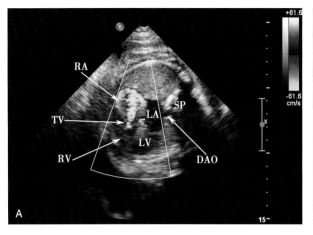
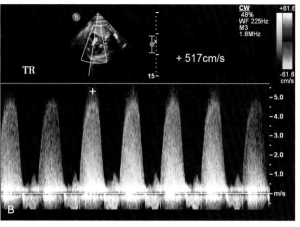

图 19-36　胎儿室间隔完整型肺动脉闭锁超声示意图 16
A.彩色血流显示三尖瓣重度反流；B.频谱多普勒显示三尖瓣反流速度 517cm/s。

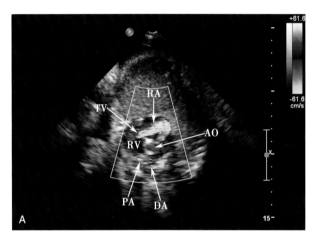

图 19-37　胎儿室间隔完整型肺动脉闭锁超声示意图 17
A.大动脉短轴切面彩色血流显示三尖瓣反流，无跨肺动脉瓣的前向血流；B.图 A 动态图。

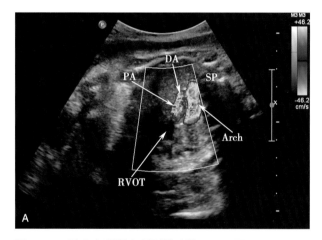

图 19-38　胎儿室间隔完整型肺动脉闭锁超声示意图 18
A.彩色血流显示动脉导管的反向血流进入肺动脉干；B.图 A 动态图。

右心室流出道、三血管切面主肺动脉通常变细或发育不良，彩色血流显示动脉导管的反向血流进入肺动脉干（图 19-38A、B 动）。

六、预后与治疗

本病是一种严重预后不良的发绀型先天性心脏病，未经治疗的患儿 50% 于出生后 2 周内死亡，85% 于 6 个月内死亡。预后依赖于右心室发育大小及功能情况，目前常用以右心室流入部、小梁部、漏斗部发育情况为依据的 Bull 分型来指导手术治疗，右心室和三尖瓣发育较好者可行一期根治术治疗；但大多数患者右心发育差，往往需要进行分期治疗。有传统手术和导管介入、杂交手术等主要治疗方法，根据患儿三尖瓣、右心室发育程度以及是否右心室依赖性冠状动脉等选择手术方法。近年国内外均有对右心室发育较好的单纯肺动脉瓣膜闭锁新生儿期尤其是胎儿期介入手术取得较好效果的报道。

（许　燕　姚永涛）

参 考 文 献

［1］CHIKKABYRAPPA SM, LOOMBA RS, TRETTER JT. Pulmonary Atresia With an Intact Ventricular Septum: Preoperative Physiology, Imaging, and Management. Semin Cardiothorac Vasc Anesth, 2018, 22 (3): 245-255.
［2］STRAINIC J. Fetal cardiac intervention for right sided

heart disease: Pulmonary atresia with intact ventricular septum. Birth Defects Res, 2019, 111 (8): 395-399.

［3］接连利, 刘清华, 许燕, 等. 超声在产前诊断胎儿肺动脉闭锁中的应用价值. 中华超声影像学杂志, 2005, 14 (11): 844-846.

［4］罗刚, 泮思林, 万浩, 等. 室间隔完整的肺动脉闭锁胎儿心脏介入治疗五例中期随访. 中华儿科杂志, 2021, 59 (9): 782-786.

［5］HOGAN WJ, GRINENCO S, ARMSTRONG A, et al. for the IFCIR Participants. Fetal Cardiac Intervention for Pulmonary Atresia with Intact Ventricular Septum: International Fetal Cardiac Intervention Registry. Fetal Diagn Ther, 2020, 7: 1-9.

［6］齐建川, 张泽伟, 李建华, 等. 室间隔完整型肺动脉闭锁分期治疗策略的疗效分析. 中华外科杂志, 2018, 56 (6): 427-431.

［7］TULZER A, ARZT W, GITTER R, et al. Immediate effects and outcome of in-utero pulmonary valvuloplasty in fetuses with pulmonary atresia with intact ventricular septum or critical pulmonary stenosis. Ultrasound Obstet Gynecol, 2018, 52 (2): 230-237.

［8］卢绪宁, 文平, 刘宇航, 等. 镶嵌治疗室间隔完整型肺动脉膜性闭锁及重度肺动脉瓣狭窄. 中华小儿外科杂志, 2019, 40 (9): 801-805.

第二十章

主动脉狭窄

主动脉狭窄(aortic stenosis,AS)是指主动脉瓣水平狭窄导致的左心室流出道梗阻(图 20-1)。根据梗阻的解剖部位与主动脉瓣的关系将其分为主动脉瓣狭窄、主动脉瓣下狭窄和主动脉瓣上狭窄三种类型。主动脉瓣狭窄是产前超声诊断最常见的一种类型,其余两种类型在产前超声诊断时少见。在小儿中,主动脉瓣狭窄约占所有先天性心脏病的 4%。男女发病率之比为 3:1。笔者检出的胎儿先天性心脏畸形统计资料中主动脉狭窄占 0.60%。

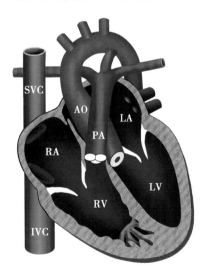

图 20-1　主动脉瓣狭窄示意图

一、胚胎学、遗传学及发生机制

主动脉瓣在妊娠早期进行发育。胚胎第 5~7 周,来自心球头侧的圆锥动脉干内左右两侧壁内膜局部增厚,同时向内部膨大生长,形成交错排列的嵴状隆起,即动脉干嵴和球嵴。动脉干嵴向对侧呈螺旋样生长,并相互融合形成圆锥动脉干间隔,将圆锥动脉干分隔成两条相互缠绕而独立的血管,即主动脉和肺动脉。大概在妊娠第 6 周,主动脉瓣开始发育。主动脉瓣叶是由 3 个靠近主动脉瓣口的心内膜下嵴状隆起向外突出形成的。心内膜下嵴经过重构过程,形成薄的、柔软的主动脉瓣瓣叶。3 个主动脉瓣瓣叶均附着在瓣环水平的纤维环上,发育正常时,3 个瓣叶大小相等。在胚胎发育过程中,圆锥动脉间隔分隔不均,主动脉部分比例偏小,同时伴有半月瓣发育异常,表现主动脉瓣畸形、瓣环狭小等导致主动脉狭窄。

主动脉狭窄的遗传基础是多因素的,尚未完全知晓。Turner 综合征(45,XO)同其他左心系统梗阻一样(包括主动脉缩窄和左心发育不良综合征)与主动脉狭窄有关。11q 末端缺失病也和主动脉狭窄有关。其他的非综合征性质的主动脉狭窄可能是家族遗传的,有时是单一的常染色体显性突变,也可能是散发的。当一个家族中有部分人发生单纯的主动脉狭窄时,其他亲属常会发生左心系统梗阻性缺陷。*NOTCH-1* 基因突变已被作为引起某些主动脉畸形的特定基因异常。

二、病理解剖与分型

主动脉狭窄是指血液从左心室进入主动脉通

过左室流出道时受阻。梗阻可发生3个水平：主动脉瓣下、主动脉瓣本身和主动脉瓣上。主动脉狭窄的程度和左心室流出道梗阻程度有关。

1. **主动脉瓣狭窄** 正常主动脉瓣是由3个附着于主动脉瓣环的囊袋状薄膜结构,囊袋开口对向主动脉腔,主动脉瓣分别为左冠状瓣、右冠状瓣和无冠状瓣,主动脉瓣下部与二尖瓣前叶相延续(图20-2)。胎儿主动脉瓣狭窄(aortic valve stenosis),系胚胎期瓣膜发育障碍所致,可出现瓣叶数量异常、瓣叶增厚、僵硬、交界粘连、瓣环发育不良等病理改变(图20-3A、B)。

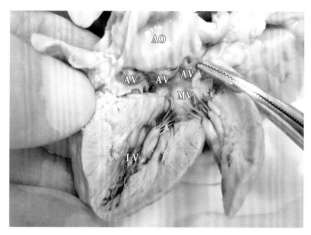

图 20-2 正常胎儿心脏解剖示意图
左室流出道解剖见主动脉瓣与二尖瓣前叶相延续。

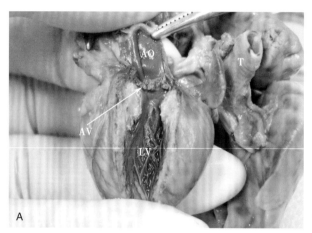
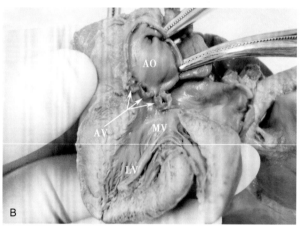

图 20-3 胎儿主动脉瓣狭窄标本
A. 主动脉瓣瓣叶增厚、交界粘连失去3个瓣叶结构; B. 主动脉瓣瓣叶增厚、僵硬、仍呈3个瓣叶结构。

主动脉瓣狭窄的瓣膜有不同程度的相互融合,有些瓣膜融合成圆顶型或椭圆形,开口在中央或偏心开口。瓣叶数目可为单瓣、二瓣、三瓣及四瓣畸形,瓣叶数目异常可同时可有瓣环狭窄。其中以主动脉二瓣化畸形最常见,约占所有主动脉狭窄的70%~91%,主动脉瓣由两个瓣叶组成,可左、右排列或前后排列,二瓣化狭窄在胎儿期及婴幼儿期瓣膜多没有钙化,其狭窄多不明显,青春期或成年之后,瓣膜组织开始钙化,狭窄趋向严重,这正是主动脉瓣二叶畸形很常见,但二叶主动脉瓣畸形产前诊断并不常见的原因。各种类型主动脉瓣狭窄的共同之处为瓣口狭小,瓣膜增厚,左心室壁向心型增厚,多数伴有升主动脉狭窄后扩张,尤其是主动脉二瓣化畸形时主动脉根部扩张(图20-4)。

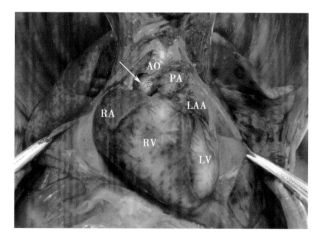

图 20-4 胎儿主动脉瓣狭窄解剖示意图
主动脉瓣狭窄伴有主动脉狭窄后扩张
(白色箭头指向主动脉根部)。

主动脉瓣单叶畸形,或单缝主动脉瓣,尽管远比二瓣畸形少见,但在生命早期时更容易出现严重的梗阻。这种瓣只有一个沿着自然交界部的裂缝样开口,导致流出道有效横截面积严重减少。另一种机制是三个瓣叶连接部都存在部分融合。在这些瓣中,没有分开的主动脉瓣瓣叶,梗阻程度与主动脉瓣中央小孔在心脏收缩时瓣口开放的大小有关。尽管并不常见,黏液瘤主动脉瓣也能是主动脉狭窄的原因之一,因为瓣叶的先天发育异常使其无法充分分开。主动脉瓣瓣环发育不良是另一个潜在的梗阻因素,以流出道本身狭窄为基础。这种情况可以发生在瓣叶正常时,也可以伴发瓣叶异常,如结合部融合。主动脉瓣单叶畸形是常被胎儿超声心动图检出的类型。

2. 主动脉瓣下狭窄　主动脉瓣下狭窄(subvalvular aortic stenosis)在先天性流出道异常的胎儿及儿童中占8%~20%。又称为孤立性主动脉瓣下狭窄,分为①隔膜型:即位于主动脉瓣下的纤维隔膜样结构位于主动脉瓣与二尖瓣前叶游离缘的任一水平,大部分环绕左室流出道,形成环状嵴,也可偏心甚至呈裂隙状;②纤维肌型:多位于主动脉瓣下,出现肥厚的纤维心肌,造成局限性狭窄,有时较粗的纤维肌肉形成管状狭窄(图20-5)。

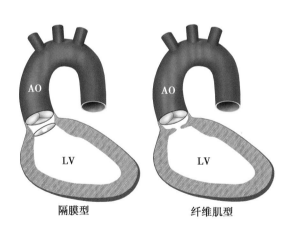

图 20-5　主动脉瓣下狭窄示意图

通常同时合并漏斗间隔向后对位不良和室间隔缺损。也可合并二尖瓣狭窄或者左侧梗阻性病变,包括主动脉缩窄和主动脉弓离断。在完全型房室间隔缺损时,可能存在左室流出道房室瓣附着引起的主动脉瓣下狭窄。

3. 主动脉瓣上狭窄　主动脉瓣上狭窄(supravalvular aortic stenosis)是主动脉狭窄中最少见的一种,占所有主动脉狭窄的5%。是指主动脉瓣以上部位的升主动脉出现局限性或弥漫性狭窄病变,也称主动脉瓣上狭窄综合征。最常见合并威廉姆斯-伯伦综合征(Williams-Beuren syndrome,WBS),在所有的病例中占50%,余下的主动脉瓣上狭窄病例中,大都伴有弹性蛋白缺陷的非Williams综合征,病变呈进行性加重。根据病变特征分为三种类型,有时可合并存在。

(1)沙漏型:即瓣上环形狭窄,最常见占66%,病变部位主动脉中层和内膜明显增厚、变形,出现纤维嵴性缩窄环,中央有狭小的开口,病变靠近主动脉瓣,近端主动脉窦多扩张,远端主动脉无明显狭窄后扩张。

(2)隔膜型:即主动脉瓣上隔膜样狭窄,为纤维或纤维肌性半圆形或环形隔膜样病变,中央部位有大小、形状不同的开口,隔膜通常紧靠主动脉瓣的上方。

(3)发育不全型:即主动脉瓣上缩窄,较少见。狭窄部位的长度不等,一般可累及整个升主动脉,有时可同时累及主动脉弓起始部,甚至降主动脉。病变部位的主动脉管腔呈管状或弥漫性狭窄,主动脉发育不全。病变类似主动脉缩窄,但病变的部位不同,两者不可混淆(图20-6)。

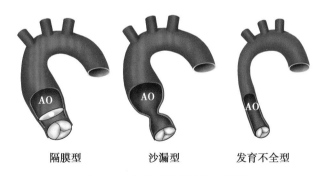

图 20-6　主动脉瓣上狭窄示意图

三、病理生理

胎儿孤立性主动脉狭窄对胎儿的生长发育几乎不影响。在正常胎儿循环中左心室负责泵出绝大部分通过卵圆孔-房间隔通道分流的来自静脉导管的富氧血及少量从肺静脉回流血。这两股血流占整个心排血量的45%,并且含氧量最高。左心室泵出的血液通过升主动脉进入头部和颈部血管，因此可以在胎儿期用含氧量最高的血液供应大脑和冠状动脉。在主动脉狭窄的病例中，血液重新分配，进入左心室的血流量减少，致使左心室射血占整个心排血量的比例减少。主动脉重度狭窄时，可以导致部分灌注头部和颈部的血流逆向从右心室经动脉导管进入主动脉弓。虽然不会导致胎儿宫内窘迫及生长，但是这种供应胎儿脑部血液血氧含量的轻度改变是否对胎儿脑部发育有影响尚不清楚。

胎儿主动脉轻度狭窄时，可引起左心室流出道血流速度增快，但不会引起左心室收缩期负荷过重，造成胎儿左心室肥厚。主动脉严重狭窄时，使左心室收缩期负荷过重，引起左心室壁增厚；严重的主动脉狭窄时在左心室流出道可产生高速射流血流，主动脉出现狭窄后扩张。当左心射血严重受阻时，收缩末期左心室残存的血容量增加，又使心

肌纤维长度拉长，可出现左心室扩大，左心房进入左心室的血流减少，使左心房压增高，导致右心房经卵圆孔向左心房分流减少，使右心系统承担的循环血量增加，又可引起右心房、右心室的增大。

四、超声扫查技巧及注意事项

（一）胎儿主动脉狭窄的超声扫查切面与要点

胎儿主动脉狭窄超声诊断常用切面有五腔心切面＋左心室长轴切面＋心底大动脉短轴切面及三血管等切面。

由于大部分轻度主动脉狭窄胎儿四腔心切面正常，因此产前很难诊断（图20-7A、B、C、D动🛜）。产前少见典型的左心室壁肥厚，偶尔在妊娠期发现。五腔心与左心室长轴切面可以发现主动脉狭窄后扩张，并见主动脉瓣增厚、开放受限（图20-8A、B动🛜、C、D动🛜）。

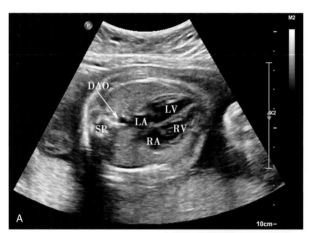

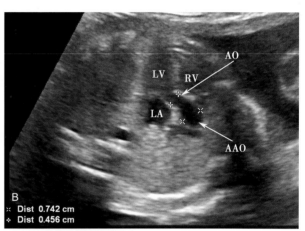

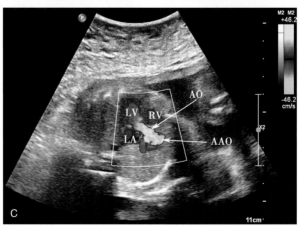

图 20-7　胎儿主动脉瓣狭窄超声示意图 1

A. 胎儿主动脉轻度狭窄显示四腔心观正常，左、右心室大小正常，左心室壁厚度正常；B. 与图 A 为同一胎儿左心室长轴切面显示主动脉根部扩张；C. 与图 A 为同一胎儿彩色血流显示主动脉为湍流血流；D. 图 C 动态图。

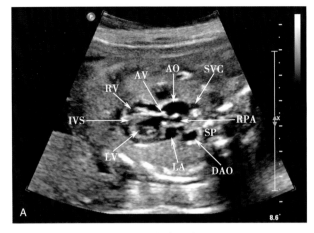

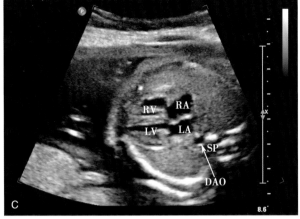

图 20-8 胎儿主动脉瓣狭窄超声示意图 2

A. 胎儿重度主动脉瓣狭窄,五腔心切面显示主动脉根部扩张;B. 图 A 动态图;C. 与图 A 为同一胎儿显示四腔心观正常,左、右心室大小正常,左心室壁厚度正常;D. 图 C 动态图。

随着超声诊断仪器分辨力的提高,产前超声可以观察胎儿主动脉瓣启闭及瓣叶数目,在孕妇腹壁透声好、羊水适量及胎儿孕龄(孕 26 周后)合适的情况下,在心底大动脉短轴切面超声可分辨主动脉瓣正常的 3 个瓣叶启闭(图 20-9A、B 动🛜)。二瓣化型主动脉狭窄时可显示主动脉瓣为 2 个瓣叶(图 20-10A、B 动🛜),当主动脉瓣发生瓣叶增厚、粘连及开放严重受限时则难以辨认主动脉瓣叶数目(图 20-11A、B 动🛜)。三血管切面可以显示升主动脉增宽(图 20-12A、B 动🛜)。

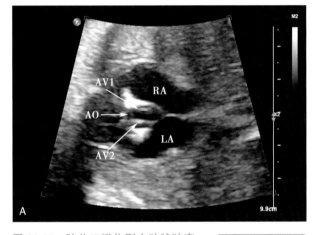

图 20-10 胎儿二瓣化型主动脉狭窄超声示意图 1

A. 心底大动脉短轴切面显示主动脉瓣为 2 个瓣叶;B. 图 A 动态图。

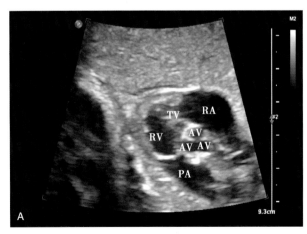

图 20-9 正常胎儿主动脉瓣超声示意图

A. 主动脉根部短轴切面显示主动脉 3 个瓣叶;B. 图 A 动态图。

(二)胎儿主动脉狭窄产前超声诊断相关注意事项

1. 单纯主动脉瓣狭窄时,升主动脉可能扩张(图 20-13A、B 动🛜);然而当左心发育异常伴有主动脉瓣狭窄时,常见主动脉发育不良。胎儿期被检出的主动脉瓣狭窄多为单叶瓣型狭窄或多瓣型狭窄。单叶瓣型狭窄主动脉瓣增厚、收缩期瓣叶不能完全开放,在左心室长轴切面收缩期显示主动脉瓣呈穹窿顶状,在穹窿顶部或偏向一侧可见细小缝隙

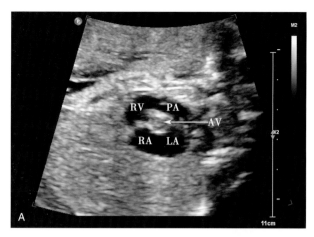

图 20-11　胎儿主动脉瓣狭窄超声示意图 3

A. 心底大动脉短轴切面显示主动脉瓣开放受限,不能分辨瓣叶数目;
B. 图 A 动态图。

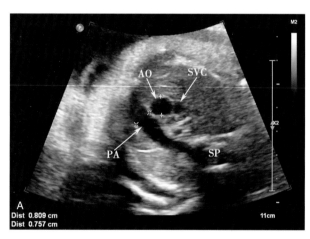

图 20-12　胎儿二瓣化型主动脉狭窄超声示意图 2

A. 三血管切面显示升主动脉增宽;
B. 图 A 动态图。

（图 20-14A、B、C 动🛜）。多瓣型狭窄常表现主动脉瓣 3 个瓣叶发育不良,瓣叶可不等大,瓣叶回声增强、增厚,瓣缘卷曲,呈结节状或团块状,瓣交界粘连开放受限,在左心室长轴切面收缩期显示增厚的主动脉瓣呈穹窿状凸向主动脉,在穹窿顶部或偏向一侧可见细小缝隙,舒张期增厚的瓣叶位于主动脉瓣环间（图 20-15A、B、C 动🛜）,心底大动脉短轴切面可见收缩期瓣口开放呈小圆形或偏心的卵圆形,舒张期小圆形消失或显示裂隙样闭合线（图 20-16A、

B、C 动🛜）。四瓣型及五瓣型狭窄非常少见,或许胎儿期难以分辨。

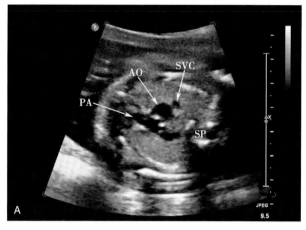

图 20-13　胎儿主动脉瓣狭窄超声示意图 4

A. 三血管切面显示升主动脉增宽;
B. 图 A 动态图。

2. 彩色多普勒和频谱多普勒超声可以评估通过主动脉瓣的血流性质和速度。在胎儿期,发现主动脉血流为湍流比实际测量峰值流速跨瓣压差更有助于识别主动脉狭窄。主动脉的正常血流速度通常在 100cm/s 左右,在射血量增加时,速度可能轻微增高,但很少会超过 150cm/s。在轻度主动脉瓣狭窄时,通过主动脉瓣的血流是湍流而不是层流,收缩期的峰值血流速度可能会超过 150cm/s（图 20-17A、B 动🛜、C）,但是在出生前不会达到很高的水平,因为存在主动脉瓣狭窄时,血流会重新分配,通过左心室的血流有限。在严重的主动脉狭窄的病例中,主动脉瓣的峰值血流速度会达到 300cm/s（图 20-18A、B 动🛜、C）。既往认为主动脉瓣的峰值血流速度不会超过 300cm/s 以上,但笔者检出多例严重主动脉瓣狭窄峰值血流速度超过 300cm/s,其中一例 23 周患儿峰值血流速度达到 479cm/s（图 20-19）,这可能是患儿处在左心室血流最大充盈及收缩功能最佳时刻产生的结果,随着孕龄的增大,血流会重新分配,通过左心室的血流有限等因素影响,峰值血流速度逐渐下降。主动脉狭窄时收缩期主动脉瓣峰值血流速度通常 ≥200cm/s。

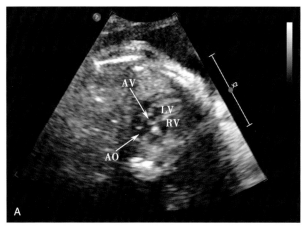
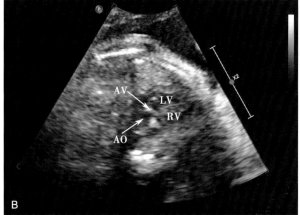

图 20-14　胎儿主动脉瓣狭窄超声示意图 5

A. 收缩期显示主动脉瓣呈穹窿顶状凸向主动脉；B. 舒张期增厚的瓣叶位于主动脉瓣环间；C. 图 A、B 动态图。

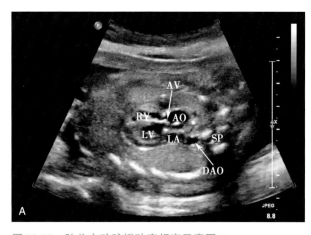
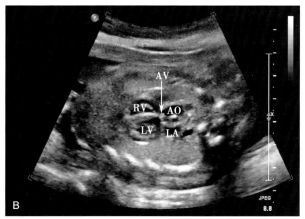

图 20-15　胎儿主动脉瓣狭窄超声示意图 6

A. 收缩期显示主动脉瓣呈穹窿顶部细小缝隙；B. 舒张期增厚的瓣叶位于主动脉瓣环间；C. 图 A、B 动态图。

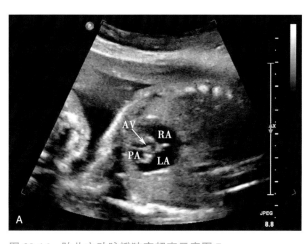
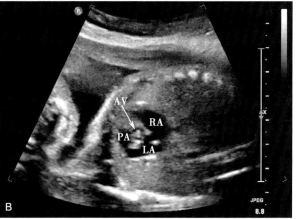

图 20-16　胎儿主动脉瓣狭窄超声示意图 7

A. 心底大动脉短轴切面可见收缩期瓣口开放呈小圆形；B. 舒张期收缩期瓣小圆形开口消失；C. 图 A、B 动态图。

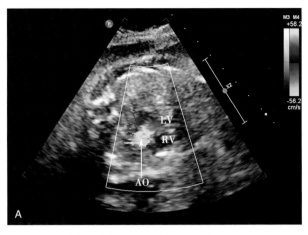
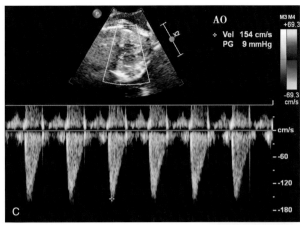

图 20-17　胎儿主动脉瓣狭窄超声示意图 8
A. 左心室流出道切面显示主动脉湍流血流；B. 图 A 动态图；C. 收缩期的峰值血流速度 154cm/s。

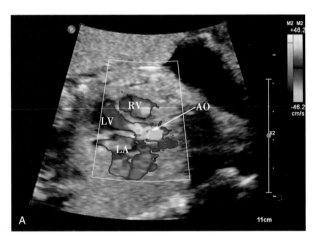
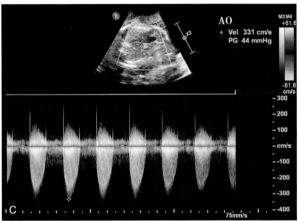

图 20-18　胎儿主动脉瓣狭窄超声示意图 9
A. 左心室流出道切面显示主动脉湍流血流；B. 图 A 动态图；C. 收缩期的峰值血流速度 331cm/s。

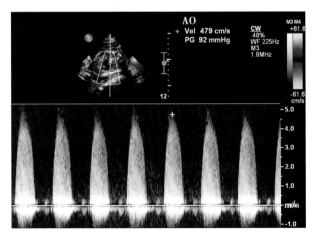

图 20-19　胎儿主动脉瓣狭窄血流频谱
主动脉收缩期的峰值血流速度 479cm/s。

3. **二叶主动脉瓣畸形**　二叶主动脉瓣畸形（bicuspid aortic valve，BAV）是主动脉瓣畸形的一种类型，包括真性二叶畸形和功能性二叶畸形，真性二叶畸形是指 2 个发育完全的瓣叶，功能性二叶畸形是指有 3 个瓣叶，其中 2 个瓣叶融合。二叶主动脉瓣畸形是最常见的先天性心血管畸形，人群中发病率 0.5%~2%，男女之比 3∶1。不是所有的二叶主动脉瓣畸形都出现临床症状。当二叶主动脉瓣畸形有症状时，从胎儿到成人的病变程度可以是胎儿期重度狭窄最终导致左心发育不良或主动脉缩窄，也可以终身不出现严重症状。单纯二叶主动脉瓣畸的症状通常在成人期首次发现。二叶主动脉瓣畸形有遗传倾向，在一些家庭中受到个体影响的一级亲属中发病率约10%。在一个大家庭的研究中发现，位于9q-34的*NOTCH-1*基因变异与主动脉瓣早期发育异常有关。对于有二叶主动脉瓣畸形家族史的病例，如胎儿期怀疑主动脉缩窄、膜周部室间隔缺损合并主动脉根部狭窄、左心室/右心室比例失调合并永存左上腔静脉、原因不明的升主动脉轻度扩张、主动脉瓣血流信号混叠并峰值流速在正常范围及二维超声显示主动脉瓣回声轻度增强者，应考虑有常染色体显性遗传，要检测患者父母的基因。二叶主动脉瓣畸形常与其他畸形合并存在，如严重主动脉狭窄、主动脉缩窄和室间隔缺损。有报道50%~75%的主动脉缩窄存在二叶主动脉瓣畸形，这种合并畸形会加重左心室流出道的梗阻。二叶主动脉瓣畸形解剖结构复杂，80%~90%的病例两个瓣叶大小不等：其中较大的一个由右冠瓣和左冠瓣融合形成一个中心性嵴，另一个瓣叶较小但比一个正常的主动脉瓣叶大。

　　二叶主动脉瓣畸形在人群中发病率约1：50，在人群中发病率如此之高，但产前超声诊断报告较少，主要原因是在胎儿期绝大多数二叶主动脉瓣畸形不伴有主动脉瓣狭窄。尽管产前超声诊断单纯二叶主动脉瓣畸形是可行的，但若没有其他原因不会主动诊断二叶主动脉瓣畸形。除非合并心脏畸

形，如产前合并左心梗阻时才诊断二叶主动脉瓣畸形。

　　产前心底大动脉短轴切面是显示主动脉瓣叶的最佳切面，妊娠晚期显示主动脉瓣更清晰，妊娠中期胎儿超声心动图正常，妊娠晚期随诊时发现主动脉瓣狭窄合并二叶主动脉瓣畸形不少见。二叶主动脉瓣畸形的超声诊断线索：单纯的主动脉根部扩张，可能提示存在二叶主动脉瓣畸形，而此时可能没有显著压差（图20-20A、B 动📶、C）。另外，主动脉瓣回声增强，收缩末期仍可见主动脉瓣，多普勒显示升主动脉内血流速度快速达峰值，也提示存在二叶主动脉瓣畸形可能。有研究认为升主动脉增宽为胎儿二叶主动脉瓣畸形超声心动图中最敏感的征象（图20-21A、B 动📶），五腔心或左心室流出道切面主动脉瓣开放不贴壁第二间接征象（图20-22A、B 动📶），心底大动脉短轴切面显示主动脉瓣2个瓣叶是其确诊指征（图20-23A、B、C 动📶）。主动脉瓣口流速≥110cm/s，为诊断是否合并狭窄的敏感指征。

　　4. 主动脉瓣下狭窄　　主动脉瓣下狭窄在先天性流出道异常的胎儿及儿童中占8%~20%。主动脉瓣下狭窄发病率低于主动脉瓣狭窄而高于主动脉瓣上狭窄，常伴发其他先天性心血管畸形。随着生长发育，主动脉瓣下狭窄常会逐渐加重，并累及主动脉瓣及二尖瓣。主动脉瓣下狭窄分为隔膜型

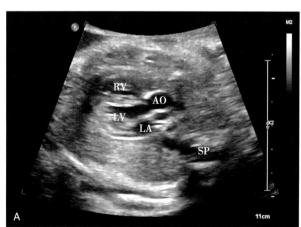
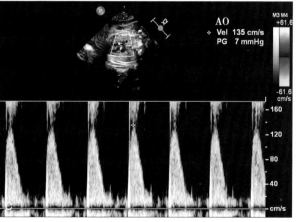

图 20-20　胎儿二叶主动脉瓣超声示意图 1
A. 左心室流出道切面显示主动脉根部扩张；B. 图 A 动态图；C. 收缩期的峰值血流速度 135cm/s。

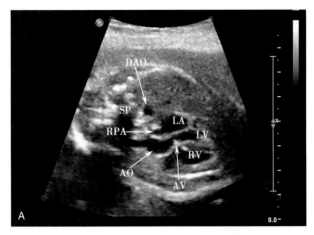

图 20-21　胎儿二叶主动脉瓣超声示意图 2

A. 左心室流出道切面显示主动脉根部扩张，主动脉瓣回声增强，收缩期仍可见主动脉瓣；B. 图 A 动态图。

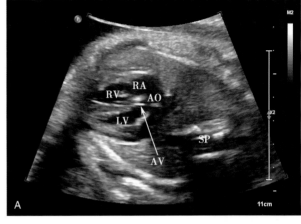

图 20-22　胎儿二叶主动脉瓣超声示意图 3

A. 五腔心或左心室流出道切面主动脉瓣开放不贴壁；B. 图 A 动态图。

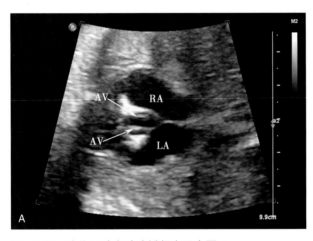

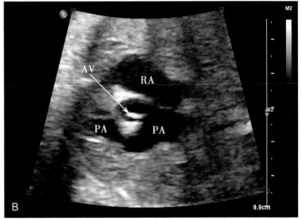

图 20-23　胎儿二叶主动脉瓣超声示意图 4

A. 心底大动脉短轴切面收缩期显示主动脉瓣 2 个瓣叶开放呈 "=" 字形；B. 心底大动脉短轴切面舒张期显示主动脉瓣 2 个瓣叶关闭呈 "−" 字形；C. 图 A、B 动态图。

和纤维肌型主动脉瓣下狭窄，以隔膜型主动脉瓣下狭窄多见，纤维肌型主动脉瓣下狭窄罕见。尽管主动脉瓣下狭窄与主动脉瓣狭窄一样引起左心室流出道梗阻，但多不引起升主动脉扩张，严重狭窄使进入主动脉血流减少，可引起主动脉弓反向血流（图 20-24A、B 动🛜）。五腔心及左心室长轴切面显示主动脉瓣下与室间隔左室面一隔膜状高回声带，隔膜较长时，可随心动周期摆动（图 20-25A、B、C 动🛜）。彩色血流显示左心室流出道五彩湍流血流，去掉彩色可见主动脉瓣下带状隔膜位于左心室流出道内（图 20-26A、B、C 动🛜）。频谱多普勒可

显示高速血流频谱（图 20-27）。采用左心室流入道与流出道同时兼顾切面可更加完整显示主动脉瓣下带状隔膜的大小、长度（图 20-28A、B 动🛜）。主动脉瓣下狭窄患儿的主动脉瓣通常是 3 个瓣，形态一般正常；部分病例的主动脉瓣由于受到快速血流的冲击，使主动脉瓣叶增厚、变形，甚至导致主动脉瓣关闭不全。部分病例伴发二尖瓣反流时，彩色血流显示二尖瓣口五彩湍流血流并探及高速反流频谱（图 20-29A、B 动🛜、C）。二尖瓣反流血流的快速冲击使卵圆孔瓣在左、右心房间摆动（图 20-30A、B、C 动🛜）。

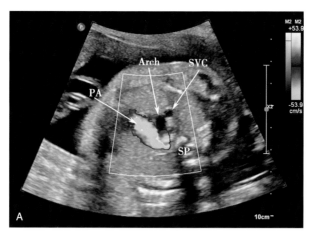

图 20-24　胎儿主动脉瓣下狭窄超声示意图 1

A. 三血管切面彩色血流显示主动脉弓反向血流；B. 图 A 动态图。

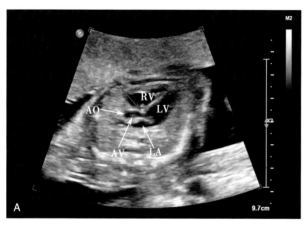

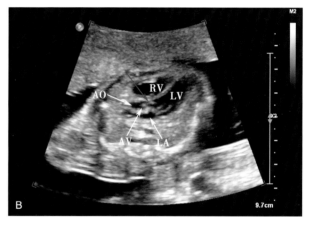

图 20-25　胎儿主动脉瓣下狭窄超声示意图 2

A. 左心室长轴切面显示主动脉瓣下与室间隔左室面一隔膜状高回声带（收缩早期），红色箭头指向主动脉瓣下带状隔膜；B. 左心室长轴切面显示主动脉瓣下与室间隔左室面一隔膜状高回声带（收缩末期），红色箭头指向主动脉瓣下带状隔膜；C. 图 A、B 动态图。

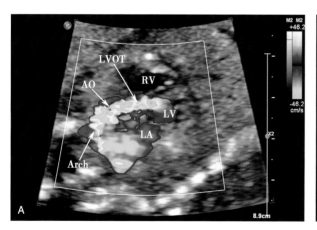

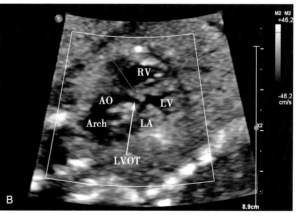

图 20-26　胎儿主动脉瓣下狭窄超声示意图 3

A. 彩色血流显示左心室流出道五彩湍流血流；B. 与图 A 为同一幅图像，去掉彩色可见主动脉瓣下带状隔膜位于左心室流出道内，红色箭头指向主动脉瓣下带状隔膜；C. 图 A、B 动态图。

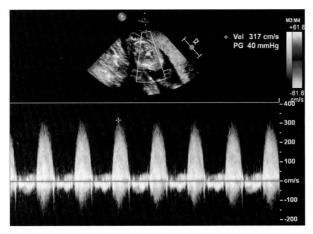

图 20-27　胎儿主动脉瓣下狭窄血流频谱
收缩期峰值血流速度 317cm/s。

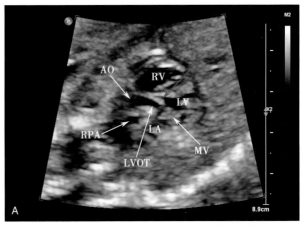

图 20-28　胎儿主动脉瓣下狭窄超声示意图 4

A. 采用左心室流入道与流出道同时兼顾切面可更加完整显示主动脉瓣下带状隔膜的大小、长度,并见对左心室流出道造成狭窄的程度,红色箭头指向主动脉瓣下带状隔膜;B. 图 A 动态图。

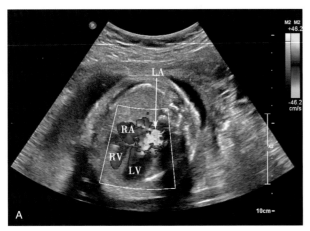

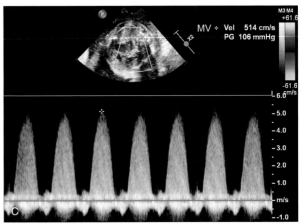

图 20-29　胎儿主动脉瓣下狭窄超声示意图 5
A. 彩色血流显示二尖瓣口五彩湍流血流;B. 图 A 动态图;C. 二尖瓣口探及高速反流频谱,峰值血流速度 514cm/s。

5. **主动脉瓣上狭窄**　主动脉瓣上狭窄发生部位多在主动脉窦部与主动脉交界上方即窦管交界处,是左心室排血受阻疾病中最少见的一种。主动脉囊发育不良造成主动脉瓣上狭窄,常合并肾、脑、肠系膜、肺等器官的动脉狭窄,部分患者合并 Williams-Beuren 综合征(智力低下、特殊面容及高血钙),具有遗传倾向。左心室长轴切面显示主动脉内异常隔膜、局限环状或弥漫性狭窄,彩色血流显示主动脉瓣上狭窄处五彩湍流血流(图 20-31A、B、C),并发其他畸形,可出现相应的超声表现(图 20-32A、B、C、D)。

6. **心内和心外畸形**　大约 20% 主动脉狭窄患儿合并其他心脏畸形,包括室间隔缺损、主动脉缩窄、出生后动脉导管未闭。其中一些病例,主动脉狭窄发展为重度狭窄合并左心室功能障碍,最终导致左心发育不良综合征。主动脉狭窄的一种罕

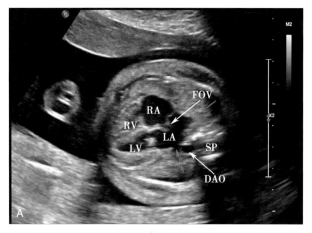
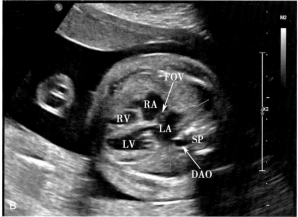

图 20-30　胎儿主动脉瓣下狭窄超声示意图 6

A. 四腔心切面显示卵圆孔瓣舒张期摆向左心房侧,肺静脉入口增宽,粉红色箭头指向肺静脉切迹;
B. 四腔心切面显示卵圆孔瓣收缩期摆向右心房侧,肺静脉入口增宽,粉红色箭头指向肺静脉切迹;
C. 图 A、B 动态图。

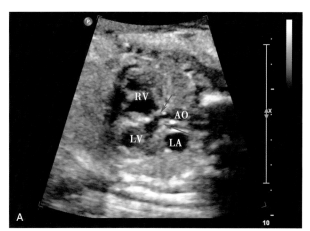
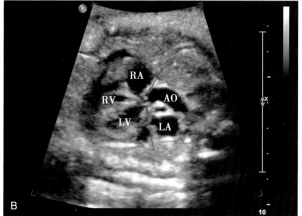
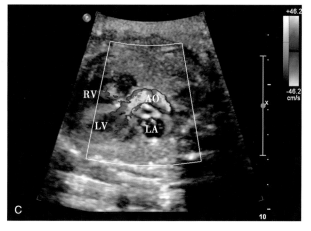

图 20-31　胎儿主动脉瓣上狭窄超声示意图

A. 非标准左心室长轴切面显示主动脉内异常隔膜,红色箭头指向主动脉内带状隔膜;B. 与图 A 为同一切面,舒张期主动脉瓣关闭时可见主动脉瓣上异常隔膜,红色箭头指向主动脉内带状隔膜;C. 彩色血流显示主动脉内五彩湍流血流。

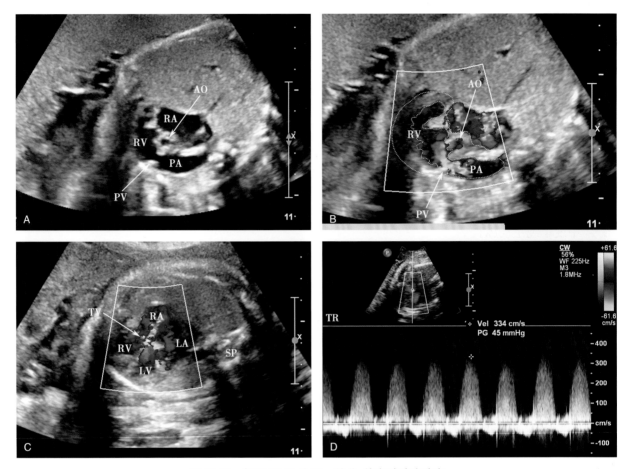

图 20-32　与图 20-31 为同一胎儿,伴有肺动脉狭窄

A. 心底大动脉短轴切面显示肺动脉瓣增厚、回声增强,开放受限；B. 彩色血流显示肺动脉瓣口收缩期湍流血流；
C. 彩色血流显示收缩期三尖瓣反流；D. 收缩期三尖瓣反流速度 334cm/s。

见类型是肖恩综合征(Shone's complex),表现为左心室流入道和流出道梗阻,左心室功能正常。主动脉狭窄合并心外畸形和染色体异常少见。如果进行遗传学检查,需注意 Williams-Beuren 综合征(7q11.23 微缺失)。主动脉狭窄合并心外畸形如肾脏畸形、NT 增厚或胎儿水肿时提示有 Turner 综合征可能。

7. 尽管主动脉狭窄是一简单畸形,但是不可治愈。但目前以导管为基础的介入治疗和外科手术瓣膜置换术已使许多患者预后得到改善,但是还需要终身监测,并有可能需要更多次干预治疗。轻度主动脉狭窄预后良好。

五、胎儿超声心动图诊断

产前诊断的胎儿主动脉狭窄最常见的类型是主动脉瓣狭窄。大多数轻度主动脉狭窄四腔心切面显示正常,产前很难诊断。妊娠中期彩色血流和频谱多普勒显示主动脉血流正常不能排除轻度主动脉狭窄。随着主动脉狭窄病变程度加重及胎儿孕龄增大,其循环血容量的增加引起相对的主动脉狭窄程度加重,部分在妊娠中期无异常的轻度主动脉狭窄的病例有可能在孕晚期被诊断。主动脉根部增宽,主动脉瓣增厚、回声增强,主动脉瓣开放不贴壁,彩色血流显示主动脉血流为湍流血流及频谱多普勒显示主动脉血流速度≥110cm/s,是胎儿超声心动图筛查胎儿主动脉狭窄的敏感征象。左心室长轴或五腔心切面显示主动脉狭窄后扩张,主动脉瓣增厚、收缩期瓣叶不能完全开放,收缩期显示主动脉瓣呈穹窿顶状凸向主动脉,彩色血流显示主动脉五彩湍流血流,主动脉瓣收缩期峰值血流速度≥200cm/s,是诊断胎儿主动脉狭窄的可靠指征。

心底大动脉短轴切面是显示主动脉瓣叶的最佳切面,妊娠晚期显示主动脉瓣更清晰。发现主动脉瓣狭窄时应常规进行主动脉短轴切面观察,尝试对主动脉瓣数目异常、交界粘连、瓣叶融合作出判断。结合左心室长轴切面和主动脉短轴切面可对主动脉瓣狭窄、主动脉瓣下型和瓣上型狭窄作出鉴别诊断。

六、预后与治疗

胎儿主动脉狭窄的预后依据狭窄的程度及有无合并其他畸形而不同，主动脉瓣上型狭窄需要排除威廉姆斯综合征，在排除心外畸形和遗传综合征后，轻、中度单纯主动脉狭窄出生后手术效果较好，成功率高，可在胎儿期定期随诊，出生后重新评估，确定合适的治疗方案和手术时机。重度主动脉狭窄则往往在胎儿期或新生儿期即可引发左心扩大，甚至心力衰竭，预后差。目前国内外已有胎儿期球囊扩张介入治疗主动脉狭窄取得较好效果的报道。

（接连利 张雷）

参 考 文 献

［1］ GARDINER HM, KOVACEVIC A, TULZER G, et al. Fetal Working Group of the AEPC. Natural history of 107 cases of fetal aortic stenosis from a European multicenter retrospective study. Ultrasound Obstet Gynecol, 2016, 48 (3): 373-381.

［2］ ETNEL JR, TAKKENBERG JJ, SPAANS LG, et al. Paediatric subvalvular aortic stenosis: a systematic review and meta-analysis of natural history and surgical outcome. Eur J Cardiothorac Surg, 2015, 48 (2): 212-220.

［3］ 接连利, 刘清华, 许燕. 超声诊断胎儿主动脉瓣狭窄 1 例. 中华超声影像学杂志, 2006, 15 (12): 902.

［4］ 张晓花, 王锟, 董凤群, 等. 胎儿主动脉瓣二瓣化畸形的超声特征分析. 中国超声医学杂志, 2018, 34 (4): 334-338.

［5］ CHA SG, SONG MK, LEE SY, et al. Long-term cardiovascular outcome of Williams syndrome. Congenit Heart Dis, 2019, 14 (5): 684-690.

［6］ ONG CW, REN M, WIPUTRA H, et al. Biomechanics of Human Fetal Hearts with Critical Aortic Stenosis. Ann Biomed Eng, 2021, 49 (5): 1364-1379.

［7］ JOSEPH J, NAQVI SY, GIRI J, et al. Aortic Stenosis: Pathophysiology, Diagnosis, and Therapy. Am J Med, 2017, 130 (3): 253-263.

［8］ 洪楠超, 王磊, 汪希鹏, 等. 胎儿重度主动脉瓣狭窄宫内介入治疗二例. 中华儿科杂志, 2020, 58 (1): 51-53.

［9］ HILL GD, GINDE S, RIOS R, et al. Surgical Valvotomy Versus Balloon Valvuloplasty for Congenital Aortic Valve Stenosis: A Systematic Review and Meta-Analysis. J Am Heart Assoc, 2016, 5 (8): e003931.

［10］ TULZER A, ARZT W, TULZER G. Fetal aortic valvuloplasty may rescue fetuses with critical aortic stenosis and hydrops. Ultrasound Obstet Gynecol, 2021, 57 (1): 119-125.

主动脉闭锁（aortic atresia，AA）是一种罕见的先天性心脏病，预后极差，出生后平均自然寿命仅为 5 天，主动脉闭锁的以往文献报道中，仅见于包含在产前超声诊断胎儿左心发育不良综合征的文献中，但主动脉闭锁不应与左心发育不良综合征混用，胎儿主动脉闭锁绝大多数合并左心发育不良，但在 5%~7% 的主动脉闭锁病例中，左心室大小正常（图 21-1）。笔者检出的胎儿先天性心脏畸形统计资料中主动脉闭锁占 0.60%。

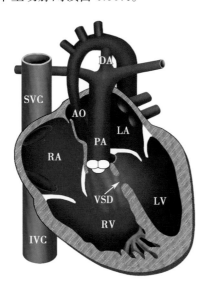

图 21-1　主动脉闭锁伴室间隔缺损示意图

一、胚胎学、遗传学及发生机制

主动脉闭锁的胚胎学发生机制尚不清楚。圆锥动脉干间隔分隔不均可能是导致该畸形的原因，而半月瓣和左心室流出道之间的正常连接提示主动脉闭锁是一种原发的独立的病理改变。圆锥动脉干间隔分化时，其中间部分的分隔分化形成半月瓣，若分化异常（包括半月瓣的形态、数量及瓣叶交界处的结构异常等）产生主动脉瓣的极重度的狭窄即为主动脉闭锁。若室间隔发育完整时胚胎期左心室血流输出受阻，引起左心房、室压力增高，使左心房不能接受右心房通过卵圆孔分流来的大量血流，导致左心室发育不良；若伴有室间隔缺损时其左心室血流可通过室间隔缺损口向右心室分流，使左心房能够接受右心房通过卵圆孔分流来的大量血流，保持左心室有足够的容量负荷刺激使左心室的发育良好。

二、病理解剖与分型

笔者曾对 10 例主动脉闭锁引产胎儿尸体解剖研究，尸检见主动脉与肺动脉位置关系正常，主动脉和主动脉弓呈不同程度的发育不良（图 21-2、图 21-3），主动脉瓣位置为增厚的纤维组织，或瓣膜增厚闭锁（图 21-4），6 例胎儿左心室腔狭小，右心房、室腔显著扩大，右室壁增厚（图 21-5A、B、C），4 例合并二尖瓣狭窄，2 例合并二尖瓣闭锁；3 例胎儿左、右心室腔大致对称，其中 2 例室间隔上段缺损，1 例心脏中央十字交叉结构消失；1 例单心室。10 例主动脉闭锁胎儿肺动脉及动脉导管均显著扩张（图 21-6）。有文献报道主动脉闭锁的部位可发生于主动脉主干。

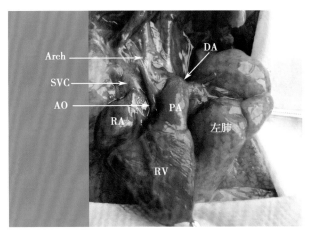

图 21-2 胎儿主动脉闭锁解剖示意图 1
主动脉与肺动脉位置关系正常,升主动脉、
主动脉弓细窄,肺动脉及动脉导管扩张。

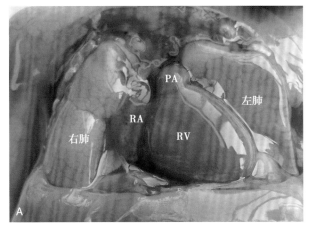

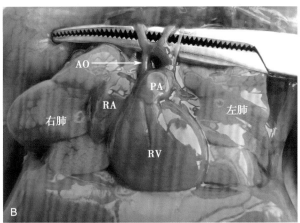

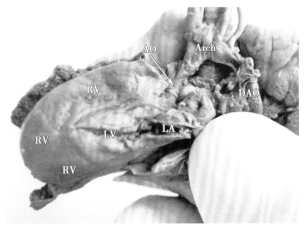

图 21-3 胎儿主动脉闭锁解剖示意图 2
升主动脉、主动脉弓细窄,并可见显著发育不良的左心室。

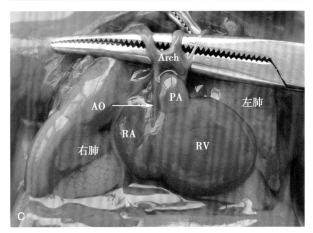

图 21-5 孕 16 周胎儿主动脉闭锁解剖示意图
A. 剖开胸腔仅见扩大的右心室及肺动脉;B. 升主动脉及主动脉弓显著窄于肺动脉;C. 细窄的主动脉与肺动脉位置关系正常。

三、病理生理

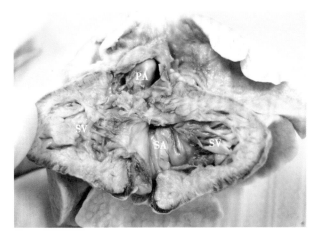

图 21-4 胎儿主动脉闭锁锁解剖示意图 3
剖开单心室见肺动脉位于右前方明显增宽,主动脉瓣口位于肺动脉的左后方,主动脉瓣增厚闭锁。

胎儿主动脉闭锁均伴有不同的心内结构异常,但主动脉弓的血流动力学异常具有共同特点,即胎儿头臂动脉分支血供来源于肺动脉、动脉导管及主动脉弓的反向血流。胎儿主动脉闭锁约 95% 病例

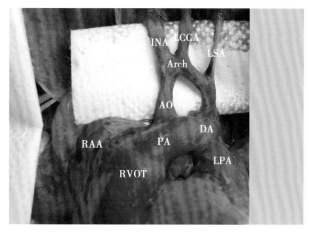

图 21-6 胎儿主动脉闭锁解剖示意图 4
胎儿肺动脉及动脉导管显著扩张。

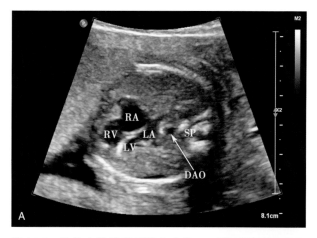

图 21-7 胎儿主动脉闭锁伴左心发育不良超声示意图 1
A. 四腔心严重不对称,左心室显著缩小;B. 图 A 动态图。

伴室间隔完整,二尖瓣闭锁或发育不良,左心室腔甚小呈发育不全状态,即"左心发育不良综合征",另 5% 的病例左心室发育正常,二尖瓣发育良好,因伴有室间隔缺损,左心室血流经室间隔缺损口进入肺动脉。

四、超声扫查技巧及注意事项

(一) 胎儿主动脉闭锁的超声扫查切面与要点

胎儿主动脉闭锁超声诊断常用切面有四腔心切面 + 左、右心室流出道切面 + 主动脉弓长轴切面及三血管 - 气管切面。

胎儿主动脉闭锁在四腔心切面多显示左、右心系统比例严重不对称,左心室显著缩小或发育不良(图 21-7A、B 动 📶),少数表现左心室正常大小,多伴有较大室间隔缺损。

左心室长轴切面显示主动脉细窄、左心室流出道狭小、主动脉与左心室连接,主动脉瓣无启闭活动(图 21-8A、B 动 📶)。右心室流出道切面显示右心室漏斗部与增宽的肺动脉及动脉导管连接。

三血管 - 气管切面显示主动脉细窄或仅显示动脉导管弓,彩色血流显示主动脉弓反向血流(图 21-9A、B、C 动 📶)。

(二) 胎儿主动脉闭锁产前超声诊断相关注意事项

1. 主动脉闭锁胎儿左心室发育不良程度不同,从左心室腔几乎消失到左心室正常大小。当左心室严重发育不良时成为左心发育不良综合征的

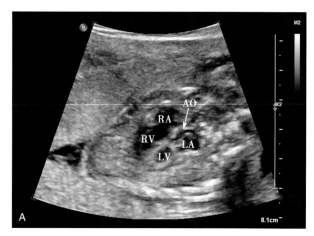

图 21-8 胎儿主动脉闭锁伴左心发育不良超声示意图 2
A. 主动脉细窄、左心室流出道狭小、主动脉与左心室连接,无主动脉瓣叶启闭活动;B. 图 A 动态图。

组成部分(详见第二十四章左心发育不良综合征);胎儿主动脉闭锁伴有室间隔缺损时,左心室可发育良好。

2. 主动脉瓣重度狭窄和主动脉缩窄均会出现升主动脉、主动脉弓细窄及主动脉弓内反向血流,但两者除有主动脉瓣的启闭活动外,彩色多普勒显示主动脉和左心室有血流连接是与主动脉闭锁的主要鉴别点。

3. 主动脉闭锁、肺动脉闭锁和永存动脉干在心室流出道及三血管 - 气管切面均表现为一条

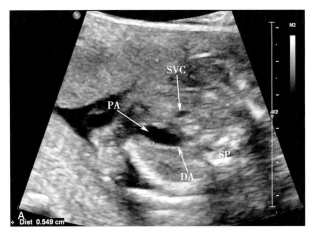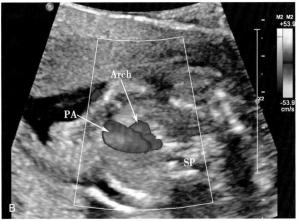

图 21-9　胎儿主动脉闭锁伴左心发育不良超声示意图 3
A. 三血管 - 气管切面仅显示动脉导管弓,未显示主动脉弓;B. 彩色血流显示主动脉弓反向血流;
C. 图 B 动态图。

粗大血管尚需进行鉴别,永存动脉干是心室只发出 1 根大动脉或动脉干跨骑,且肺动脉起源于动脉干;主动脉闭锁、肺动脉闭锁时流出道显示在增粗的大血管旁仔细寻找会发现细窄的另一条发育不良的动脉,三血管观显示主动脉弓或动脉导管内反向血流,在四腔心切面上通过发育不良的心室可推断闭锁的是主动脉还是肺动脉。

五、胎儿超声心动图诊断

1. 三血管观及主动脉弓长轴观显示升主动脉、主动脉弓细窄或显示不清,彩色血流必能显示主动脉弓反向血流,而且左室流出道切面显示主动脉与左心室间无血流连接是诊断本病的主要依据;彩色多普勒血流显像有助于胎儿主动脉闭锁的早期诊断。

2. 主动脉闭锁伴有左心发育不良综合征时表现为左室腔狭小,在胎儿孕龄较小时由于室壁较薄可清晰显示完整的室间隔及缝隙状的左心室腔(图 21-10A、B 动📶),但随着胎儿孕龄增大,右心室承担了几乎整个心脏输出负荷,导致右心室显著增大及室壁的增厚,左心室腔相对更加狭小,声像图表现呈"单心室"样改变,左心发育不良综合征时,必伴有二尖瓣闭锁或狭窄,因此,应仔细观察二尖瓣的形态结构及启闭活动,这也有助于辨认

发育不良的左心室(图 21-11A、B 动📶、C、D 动📶、E 动📶)。

3. 当主动脉闭锁伴有室间隔缺损时,其左心室发育正常,表现左、右心室对称(图 21-12A、B、C)。

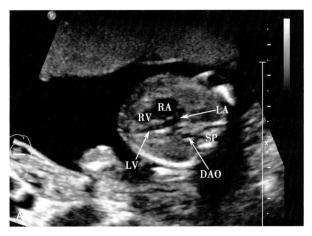

图 21-10　孕 17 周胎儿主动脉闭锁超声示意图
A. 四腔心切面显示完整的室间隔及缝隙状的左心室腔;B. 图 A 动态图。

六、预后与治疗

主动脉闭锁整体预后不良,合并左心发育不良综合征的胎儿预后与治疗详见第二十四章,左心室发育良好的主动脉闭锁胎儿应评估其主动脉发育情况以帮助孕妇及家属作出优生选择。

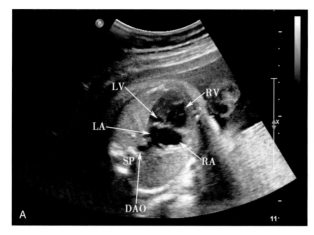

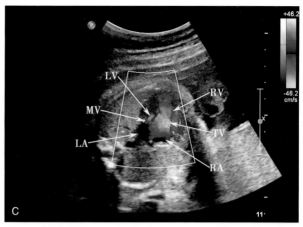

图 21-11　胎儿主动脉闭锁超声示意图

A. 四腔心切面显示右心房、室增大,室间隔及左心室腔显示欠清,酷似右心室占优势的单心室;B. 图 A 动态图;C. 彩色血流显示三尖瓣血流宽大明亮,二尖瓣口血流细窄,左室腔极度狭小;D. 图 C 动态图;E. 动态图,主动脉弓长轴切面显示主动脉弓反向血流。

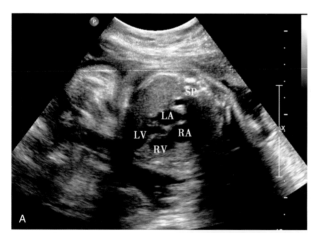

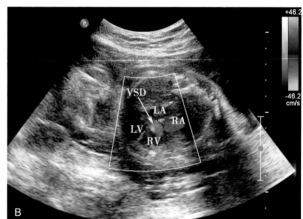

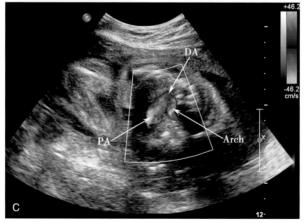

图 21-12　胎儿主动脉闭锁伴室间隔缺损超声示意图

A. 四腔心切面显示左、右心室对称;B. 彩色血流显示室间隔上段左向右分流血流;

C. 彩色血流显像在三血管观显示主动脉弓反向血流。

（接连利　鞠志叶）

336

参 考 文 献

［1］任卫东, 胡金玲. 圆锥动脉干相关心血管畸形的再认识: 从解剖学到胚胎学、基因学. 中华医学超声杂志 (电子版), 2017, 14 (3): 161-166.

［2］ROBERTS WC, PERRY LW, CHANDRA RS, et al. Aortic valve atresia: a new classification based on necropsy study of 73 cases. Am J Cardiol, 1976, 37 (5): 753-756.

［3］CAREDDU L, OPPIDO G, IALONARDI M, et al. Aortic atresia with interrupted aortic arch: a combination incompatible with life? Interact Cardiovasc Thorac Surg, 2015, 21 (2): 272-273.

［4］陈树宝. 先天性心脏病影像诊断学. 北京: 人民卫生出版社, 2004: 317-321.

［5］许燕, 何敬海, 接连利, 等. 产前超声诊断胎儿主动脉闭锁. 中华超声影像学杂志, 2012, 21 (11): 946-948.

［6］CARVAJAL HG, CANTER MW, ABARBANELL AM, et al. Does Ascending Aorta Size Affect Norwood Outcomes in Hypoplastic Left Heart With Aortic Atresia？ Ann Thorac Surg, 2020, 110 (5): 1651-1658.

［7］MAXWELL P, SOMERVILLE J. Aortic atresia: survival to adulthood without surgery. Br Heart J, 1990, 64 (5): 336-337.

［8］EDWARDS LA, ARUNAMATA A, MASKATIA SA, et al. Fetal Echocardiographic Parameters and Surgical Outcomes in Congenital Left-Sided Cardiac Lesions. Pediatr Cardiol, 2019, 40 (6): 1304-1313.

第二十二章

主动脉缩窄

主动脉缩窄（coarctation of the aorta,CoA）是指无名动脉至第一肋间动脉之间的主动脉管腔狭窄（也有定义为主动脉弓至肾动脉水平以上降主动脉范围的），是一种较常见的先天性血管畸形,98%的缩窄发生在主动脉峡部，即左锁骨下动脉至动脉导管开口之间的一段主动脉(图 22-1)。主动脉缩窄占新生儿先天性心脏病的 5%~8%。其发生率为活产婴儿的 0.24‰~0.43‰。在有心脏病临床表现的新生儿中，主动脉缩窄占 7%。男性发病多于女性，男女性别比例为(1.3~2.0):1。笔者产前超声检出的胎儿心脏畸形统计资料中主动脉缩窄占 1.06%。

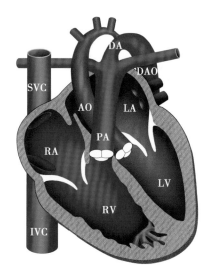

图 22-1　主动脉缩窄示意图

一、胚胎学、遗传学及发生机制

人胚的大动脉主要由圆锥动脉干、主动脉囊、6 对弓动脉、背主动脉及部分节间动脉共同发育而成。主动脉囊发出 6 对弓动脉与背主动脉相连接，这 6 对弓动脉先后出现，并部分吸收，进而形成主动脉弓及分支。第 1、2 对弓动脉最先形成，进而大部分退化消失，少部分形成上颌动脉、镫骨动脉。第 3 对弓动脉的近段形成颈总动脉，远段和其相邻的背主动脉形成颈内动脉，而颈外动脉由分支形成。左侧第 4 对弓动脉形成主动脉弓在左颈总动脉至左锁骨下动脉之间的一段，右侧第 4 对弓动脉形成右锁骨下动脉的近段。第 3 对和第 4 对弓动脉间背主动脉段退化消失。第 5 对弓动脉未完全发育即退化。第 6 对弓动脉近侧段形成左右肺动脉，远侧段左侧形成动脉导管，右侧在正常情况下退化消失。

在胚胎 6~8 周，主动脉弓及其分支形成，主动脉弓的发育构成可以总结为，近段来自主动脉囊及动脉干，远段来自左侧背主动脉，左侧第 4 对弓动脉形成主动脉弓在左颈总动脉至左锁骨下动脉之间的一段，左侧第 6 对弓动脉形成动脉导管。在胚胎发育过程中，以上任何一段动脉结构发育异常，均可导致主动脉缩窄。

主动脉缩窄的确切发病机制还不清楚,目前主要有两种理论:

1. 血流动力学理论　许多学者认为胎儿期主动脉和肺动脉血流量失衡是形成主动脉缩窄的主要原因。"血流动力学理论"认为,相关畸形如二叶主动脉瓣畸形,或其他原因,如二尖瓣狭窄或闭锁导致血液离开发育中的左心室,减少了升主动脉和主动脉弓的血流,导致主动脉弓的顺行血流减少、局部生长减缓并形成狭窄段。

胎儿心脏的射血有40%源自左心室,血流灌注冠状动脉、头颈血管后只有10%~15%通过主动脉峡部并与动脉导管血流汇入降主动脉。实际上,主动脉峡部承受的源自心脏输出负荷是最小的,因此,即使主动脉血流有微小的减少,也会对流经峡部的血流产生显著的影响。

2. 动脉导管组织学理论　由于主动脉缩窄通常发生在动脉导管插入的部位,因此,有学者认为,动脉导管在闭合的过程中,导管壁的平滑肌及纤维组织收缩,波及峡部主动脉壁引致缩窄。但这个学说无法解释主动脉缩窄与动脉导管未闭合并存在,以及主动脉缩窄部位远离动脉导管区的病例。

主动脉缩窄在活产儿的发病率为0.3‰,与其他左侧梗阻性疾病一样,主动脉缩窄男性发病率高于女性。主动脉缩窄有较高的再发风险,主动脉缩窄的患儿其兄弟姐妹的发病率为2%~6%,母亲患有此病,所生孩子的发病率为4%。染色体异常和其他心内外畸形常合并主动脉缩窄、已知与特纳(Turner)综合征(45,XO)(全身型和嵌合型)有关、特纳综合征患者有35%的人患有主动脉缩窄,明确的家族重现现象提示该病有基因因素。

二、病理解剖与分型

主动脉弓包括横弓(transverse arch)和峡部(aortic isthmus)两部分。结合Celoria、Patton和Moulaert等的研究,主动脉弓分成如下几段(图22-2)。

1. 弓近端(C段)　无名动脉至左颈总动脉之间的距离。

2. 弓远端(B段)　左颈总动脉至左锁骨下动脉之间的距离。

3. 峡部(A段)　左锁骨下动脉至动脉导管之间的距离。

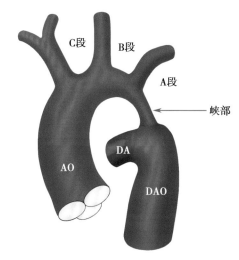

图22-2　主动脉弓分段示意图

主动脉缩窄可发生于任何部位,98%位于主动脉峡部,主动脉缩窄的分类尚不统一,临床上通常根据缩窄部位分为:①导管前型:约占10%,主动脉缩窄的部位位于导管之前,缩窄的范围较广泛,可累及主动脉弓,病变较严重,病变部位主动脉多呈管状发育不良。此型患者动脉导管呈开放状态,常合并其他心内畸形,其临床症状出现较早,故又称为婴儿型。②导管后型:约占90%,主动脉缩窄部位位于导管之后,缩窄范围较局限,动脉导管大多闭合,很少合并心内畸形,临床症状出现较晚,故又称为成年型。

产前超声检出的胎儿主动脉缩窄主要为导管前型。作者检出一组10例胎儿主动脉缩窄均为导管前型,根据解剖学特点,笔者将胎儿主动脉缩窄分为三型:

1. 峡部局限型　主动脉缩窄主要局限于主动脉峡部,主动脉峡部明显细窄,其管腔小于左锁骨下动脉(图22-3)。

2. 横弓发育不良型　主动脉缩窄范围较大,主动脉横弓细窄,其管腔径线小于头臂动脉分支(图22-4)。

3. 主动脉发育不良型　主动脉细窄范围较广泛,累及升主动脉、主动脉横弓(图22-5)。

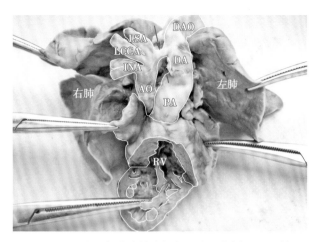

图 22-3　胎儿主动脉缩窄解剖示意图（峡部局限型）
肺动脉及动脉导管增宽，主动脉峡部明显细窄
（红色箭头指示），窄于左锁骨下动脉。

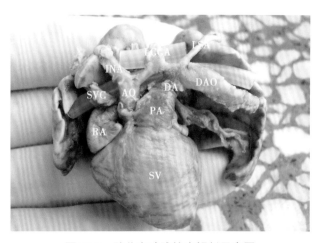

图 22-5　胎儿主动脉缩窄解剖示意图
（主动脉发育不良型）1
升主动脉与主动脉弓呈广泛性缩窄，
肺动脉及动脉导管显著增宽。

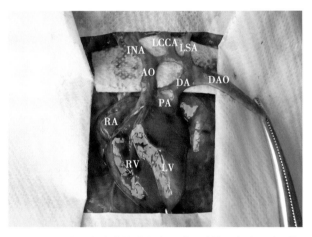

图 22-4　胎儿主动脉缩窄解剖示意图（横弓发育不良型）
完全型大动脉转位，主动脉横弓细窄，
其管腔径线小于头臂动脉分支。

　　胎儿主动脉弓缩窄时，除主动脉弓发育不良外，还常伴有头臂动脉分支间距增宽（图 22-6A、B），胎儿主动脉缩窄不论上述哪一种类型均表现肺动脉及动脉导管显著增宽，常伴有心内畸形，如左心发育不良、室间隔缺损、右室双出口、完全型大动脉转位、矫正型大动脉转位、完全型房室间隔缺损、二叶式主动脉瓣畸形、单心室等。当合并左心发育不良综合征和主动脉闭锁时，发育不良的主动脉弓不应归于主动脉缩窄，而应视为心脏畸形的一部分。

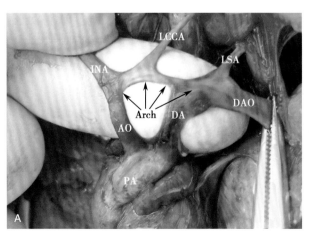

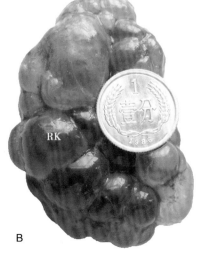

图 22-6　胎儿主动脉缩窄解剖示意图（主动脉发育不良型）2
A. 升主动脉与主动脉弓呈广泛性缩窄，头臂动脉分支间距增宽，肺动脉及动脉导管显著增宽；
B. 为同一胎儿伴有右肾多囊性肾发育不全。

三、病理生理

正常胎儿循环中,占主导地位的右心室通过动脉导管将血液输送到全身。左心室主要通过卵圆孔房间隔通道右向左分流得以充盈,左心室主要供应冠状动脉及头颈血管,仅有 10%~15% 的胎儿心脏输出经过主动脉峡部。因此,正常情况下胎儿主动脉峡部常常表现为相对较小并且在动脉导管汇入处变细。主动脉弓缩窄胎儿对动脉缩窄有很好的耐受性,通常情况下,胎儿能够正常生长发育,并且能够妊娠至足月。因此,产前超声诊断主动脉弓缩窄十分困难。

出生后的生理取决于狭窄的程度和伴发疾病的情况。出生后的瞬间,动脉导管通常是畅通的,因此,主动脉弓没有压力阶差存在,动脉导管闭合前,上下肢血压是一样的,婴儿没有症状。出生后几小时到几天,动脉导管从肺动脉侧开始收缩闭合。峡部水平主动脉侧动脉导管闭合需要数天至数周时间,从而可能导致管腔狭窄、血流受阻。这就可以解释为什么有的主动脉缩窄婴儿临床症状出现得比较晚。轻、中度婴幼儿主动脉缩窄尽管没有临床症状,但主动脉弓内存在压力阶差,临床听诊有杂音、超声检查可见狭窄处血流速度增快,随着狭窄程度的逐步加重而出现症状。重度主动脉缩窄及横弓发育不良的新生儿会表现出早期发绀,因为动脉导管携带来自右心的不饱和氧血流灌注下肢,出现上下肢肤色不同的临床表现。一旦动脉导管开始闭合,就会出现一些灌注不良、低血压及酸中毒的表现,因为这时候全部的心排血量都要流经狭窄区域,心肌后负荷增大,导致心脏功能不全和心力衰竭。

四、超声扫查技巧及注意事项

(一)胎儿主动脉缩窄的超声扫查切面与要点

胎儿主动脉缩窄超声诊断常用切面有四腔心切面 + 三血管切面 + 主动脉弓长轴切面 + 主动脉弓峡部"Y"形切面等。

胎儿主动脉缩窄在四腔心切面显示左、右心比例不对称,左心室较右心室变窄是怀疑主动脉缩窄的主要征象(图 22-7A、B 动 🛜)。主动脉缩窄的胎

儿右心室与左心室内径比例 ≥1.69(正常胎儿为1.19)。这里必须指出的是主动脉缩窄应与左心发育不良综合征患儿存在左、右心比例严重不对称区分,左心发育不良综合征患儿左心室非常小,而且形状和外观都不正常,伴有心房水平持续性左向右分流(或卵圆孔早闭心房水平无分流)是关键性诊断标准之一(图 22-8A、B 动 🛜),而主动脉缩窄时左心室舒缩功能正常,而且二尖瓣开放良好。五腔心切面显示升主动脉直径通常是正常的。偶可见主动脉根部细窄,尤其当存在膜周部室间隔缺损和 /或主动脉狭窄时。

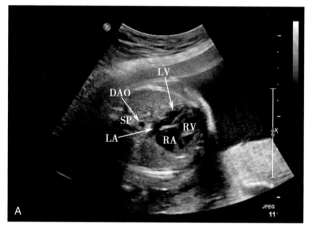

图 22-7 胎儿主动脉缩窄超声示意图 1

A. 左、右心系统比例不对称,左心室较右心室变窄;B. 图 A 动态图。

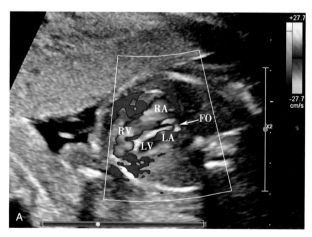

图 22-8 胎儿左心发育不良综合征超声示意图

A. 左心室非常小而且形状和外观都不正常,伴有心房水平持续性左向右分流;B. 图 A 动态图。

三血管-气管切面显示主动脉弓横部内径较主肺动脉窄，以峡部最为明显，妊娠≥30周时，主动脉弓横部内径<3mm，提示主动脉缩窄（图22-9A、B 动📶）。在三血管-气管切面显示三血管比例失常（主动脉窄于肺动脉），较四腔心切面显示心室比例异常更具有特异性。

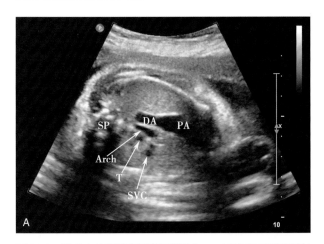

图22-9　胎儿主动脉缩窄超声示意图2
A.三血管-气管切面显示主动脉弓横部内径明显窄于主肺动脉及动脉导管；B.图A 动态图。

主动脉弓长轴切面可以观察主动脉弓形态、主动脉峡部、动脉导管及降主动脉之间的连接情况，在主动脉弓长轴切面声束通过主动脉弓中线偏右侧时，仅能显示主动脉弓头臂动脉分支、主动脉峡部及降主动脉之间的连接情况，不能显示动脉导管插入部（图22-10A、B 动📶），若将扫查声束向左侧偏转时，可显示动脉导管在降主动脉的插入部，因此，在扫查主动脉弓长轴切面时应进行扫查声束的左、右偏转动态观察主动脉弓头臂动脉分支、主动脉峡部、动脉导管和降主动脉之间的连接情况（图22-11A、B、C 动📶），发现四腔心切面和三血管-气管切面异常并可疑主动脉缩窄时，应试图获得主动脉弓长轴切面。该切面可更好地评估狭窄的长度和程度，以及主动脉峡部、动脉导管和降主动脉之间的连接情况，在主动脉弓长轴切面，狭窄常位于左锁骨下动脉和动脉导管的起始部之间（图22-12A、B 动📶）。主动脉弓表现为狭窄或走行迂曲，是提示主动脉缩窄的重要线索，严重主动脉缩窄时，左颈总动脉与左锁骨下动脉之间的主动脉弓横部延长变窄，

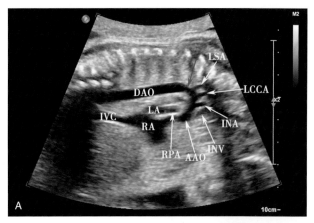

图22-10　胎儿正常主动脉弓超声示意图1
A.主动脉弓长轴切面可以观察主动脉弓形态、主动脉峡部及降主动脉之间的连接情况，并可观察头臂动脉分支，红色箭头指向峡部；B.图A 动态图。

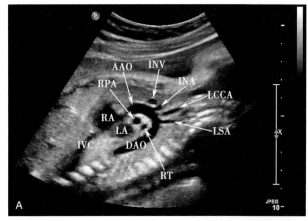

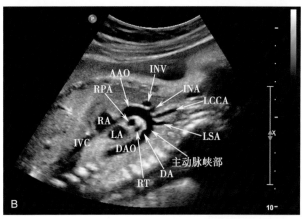

图22-11　胎儿正常主动脉弓超声示意图2
A.主动脉弓长轴切面可以观察主动脉弓形态、主动脉峡部及降主动脉之间的连接情况，并可观察头臂动脉分支；B.与图A 为同一切面，扫查声束向左侧偏转时，可显示动脉导管在降主动脉的插入部；C.图A、B 动态图。

左锁骨下动脉起自动脉导管与降主动脉的连接处（图 22-13A、B 动 📶）。

主动脉弓峡部"Y"形切面，是在三血管 - 气管切面的基础上将扫查声束向左下方斜切显示主动脉峡部与动脉导管汇入降主动脉构成"Y"征象，该切面可以观察主动脉峡部与动脉导管汇入降主动脉的连接情况（图 22-14A、B 动 📶），在主动脉缩窄时有助于对主动脉峡部的观察测量，该切面对严

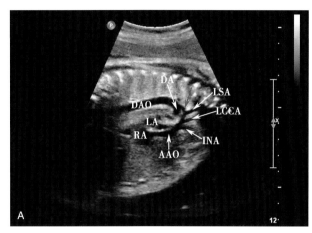

图 22-12　胎儿主动脉缩窄超声示意图 3

A. 主动脉弓长轴切面显示位于左锁骨下动脉和动脉导管的起始部之间的主动脉峡部狭窄，红色箭头指向狭窄处；B. 图 A 动态图。

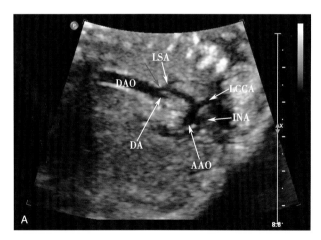

图 22-13　胎儿主动脉缩窄超声示意图 4

A. 主动脉弓长轴切面显示左颈总动脉与左锁骨下动脉之间的主动脉弓横部延长变窄，左锁骨下动脉起自动脉导管与降主动脉的连接处，红色箭头指向峡部；B. 图 A 动态图。

重主动脉缩窄和主动脉弓离断鉴别有重要价值（详见第二十三章）。

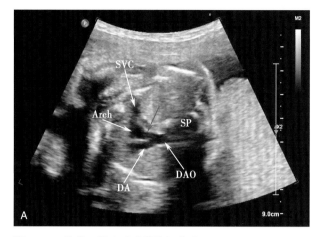

图 22-14　胎儿正常主动脉弓峡部"Y"形超声示意图

A. 主动脉弓峡部与动脉导管汇入降主动脉构成"Y"形，红色箭头指向峡部；B. 图 A 动态图。

（二）胎儿主动脉缩窄产前超声诊断相关注意事项

1. 产前超声诊断胎儿主动脉缩窄十分困难，假阳性和假阴性诊断较高。况且主动脉缩窄可能在胎儿出生后动脉导管闭合数周后出现，因此，产前超声发现胎儿主动脉细窄时，建议从产前胎儿至产后新生儿连续行超声心动图观察。

2. 主动脉缩窄发生、发展过程是渐进性的，在对胎儿主动脉缩窄诊断时，不要一次检查而定论，对怀疑主动脉缩窄的胎儿要每隔 4 周复查一次超声心动图，观察主动脉狭窄部位变化后，方可提出可能的诊断或建议。如动态随诊观察主动脉峡部停止发育才能提示存在真正主动脉缩窄。

3. 左心室和主动脉变窄是怀疑主动脉缩窄的主要征象，但引起左心室和主动脉比例异常的原因很多，在诊断主动脉缩窄时，应排除可能的导致左心室和主动脉比例异常的原因，如小卵圆孔、卵圆孔早闭及房间隔膨胀瘤等均可引起心房水平右向左分流受限，从而减少了左心室及主动脉的灌注，引起左、右心室比例异常及主动脉弓变小的假象，随着出生后左心血流充盈的改善，很快恢复正常（图 22-15A、B 动 📶、C、D 动 📶）。

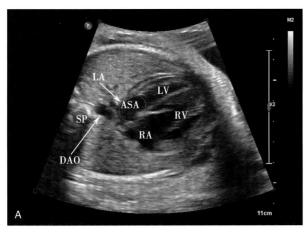

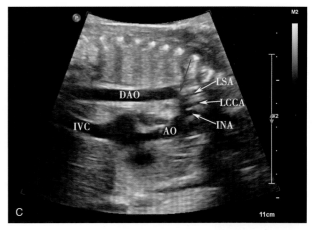

图 22-15 胎儿房间隔膨胀瘤超声示意图

A. 四腔心切面显示四腔心不对称,左心室变小,心尖仍由左心室构成,房间隔膨胀瘤几乎占据整个左心房,舒张期凸向二尖瓣口,影响左心室及主动脉的灌注;B. 图 A 动态图;C. 主动脉弓长轴切面显示主动脉弓变小,但主动脉弓峡部无缩窄,红色箭头指向峡部;D. 图 C 动态图。

胎儿左、右心室比例异常的还见于永存左上腔静脉、下腔静脉离断、完全性肺静脉异位引流、部分性肺静脉异位引流等。理论上分析,永存左上腔静脉时增宽的冠状静脉窦凸向左心房后外侧缘可能改变了左心房的顺应性及导致二尖瓣流入道狭窄,从而减少了左心室血流灌注(图 22-16A、B 动 📶);下腔静脉离断并奇静脉连接右侧上腔静脉时,会导致下腔静脉血流方向改变,因为此时正常经卵圆孔的来自下腔静脉进入右心房的血流受阻。这种情况下下腔静脉和上腔静脉的血流都通过上腔静脉回流并经三尖瓣流向右心室,因此右心室扩大,表现为容量负荷过重。完全型肺静脉异位引流时,肺静脉不与左心房连接,肺静脉血流未引流入左心房,可以减少左心房的充盈从而产生左心室充盈不足。如果主动脉缩窄合并上述异常时,导致左心室和主动脉比例异常就是多因素的结果,其左心室缩小和主动脉缩窄愈加明显。

4. **彩色多普勒有助于主动脉缩窄与左心发育不良综合征鉴别,并可显示主动脉缩窄时的狭窄部位。** 主动脉缩窄时的左心室缩小及主动脉弓的狭窄,首先想到应与之鉴别是左心发育不良综合征,四腔心切面彩色多普勒显示左心室舒张血流正常充盈者为主动脉缩窄(图 22-17A、B 动 📶),而左心室舒张血流不能正常充盈者为左心发育不良综合征,以此可以鉴别主动脉缩窄与左心发育不良综合征。

主动脉缩窄的胎儿不存在峰值血流速度增快或者主动脉峡部两侧流速压差。在主动脉弓狭窄时,血液会离开狭窄处进行重新分配。胎儿期尽管存在主动脉峡部缩窄,但通常血流速度并不快,彩色多普勒也不出现湍流血流,收缩末期可显示细窄的主动脉弓内瞬间反向血流(图 22-18)。但彩色多普勒显示主动脉弓缩窄时易发生彩色血流外溢伪像,影响对狭窄的判断与测量(图 22-19A、B 动 📶、C、

图 22-16 胎儿永存左上腔静脉超声示意图

A. 四腔心切面显示四腔心不对称,左心室变小,心尖仍由左心室构成,永存左上腔静脉时增宽的冠状静脉窦凸向左心房后外侧缘;B. 图 A 动态图。

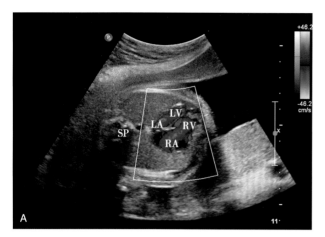

图 22-17　胎儿主动脉缩窄超声示意图 5
A. 四腔心切面显示四腔心不对称，彩色多普勒显示左心室舒张血流充盈正常；B. 图 A 动态图。

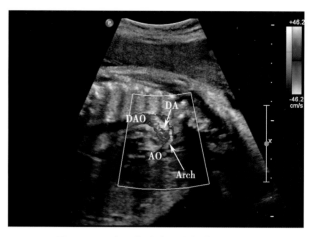

图 22-18　胎儿主动脉缩窄超声示意图 6
彩色多普勒不出现湍流血流，收缩末期显示细窄的主动脉弓间反向血流。

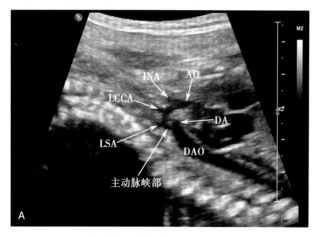

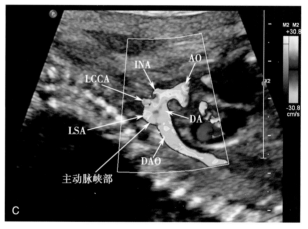

图 22-19　胎儿主动脉缩窄超声示意图 7
A. 主动脉弓长轴切面显示主动脉弓变小、长段主动脉弓狭窄（主动脉弓管状发育不良）；B. 图 A 动态图；C. 与图 A 为同一切面，彩色血流显示主动脉弓变小，但受血流外溢伪像的影响，狭窄段主动脉弓内径及与动脉导管插入点间的关系显示不清；D. 图 C 动态图。

D 动🛜）。能量多普勒对低速血流的显示更敏感，且血流外溢轻，对于显示主动脉弓缩窄是更好的选择。

5. 严重的主动脉缩窄应与主动脉弓离断鉴别。鉴别要点是在三血管观及主动脉弓长轴观彩色血流信号显示通过主动脉弓存在并与降主动脉相延续者，考虑胎儿主动脉缩窄，若不能显示主动脉弓存在时，彩色血流或能量多普勒不能显示主动脉与降主动脉的血流连接者，则考虑主动脉弓离断（图 22-20A、B 动🛜）。

6. 妊娠早期诊断主动脉缩窄非常困难，很难

避免假阳性诊断。但是，如果存在下述情况，需要高度警惕主动脉缩窄，如胎儿囊性淋巴管瘤和 / 或早期胎儿水肿，可能是 Turner 综合征者，或者胎儿生长受限且合并多种结构异常，可能是 13- 三体综合征者，因为它们都容易合并主动脉缩窄。

7. 心内和心外合并畸形。主动脉缩窄常合并心内畸形，最常见的是室间隔缺损。主动脉缩窄合并较大的室间隔缺损时，主动脉缩窄所表现的左心室较右心室小异常征象消失，而显示左右心室比例对称，彩色血流显示室间隔缺损口的分流由单纯室间隔缺损时以右向左分流为主的双向分流，改变为

以左向右分流为主(图 22-21A、B 动 📶)。各种左心梗阻性病变也常伴发主动脉缩窄,包括二叶式畸形、主动脉瓣上或瓣下狭窄和二尖瓣狭窄。在胎儿心率较快的情况下不易观察胎儿主动脉瓣或二尖瓣狭窄时瓣叶启闭活动,采用电影回放功能进行慢放可观察二尖瓣狭窄时开放受限(图 22-22A、B、C 动 📶,图 22-23A、B、C 动 📶)。

主动脉缩窄常合并心外畸形,包括血管畸形和非血管畸形。血管畸形主要包括头臂干动脉的解剖学异常和颅内 Willis 环的小动脉瘤,这会导致

颅内出血。据报道,主动脉缩窄患儿的颅内小动脉瘤发生率高达 3%~5%。非血管畸形在主动脉缩窄患儿中发生率高达 30%。累及泌尿生殖系统、肌肉骨骼系统、胃肠道等(图 22-24A、B 动 📶)。产前诊断的主动脉缩窄常合并染色体异常,根据一项回顾性研究报道,非整倍体发病率高达 35%,其中以 Turner 综合征者最常见。主动脉缩窄也可常合并其他染色体异常,如 13- 三体综合征或 18- 三体综合征,尤其是当合并多种心外畸形时。

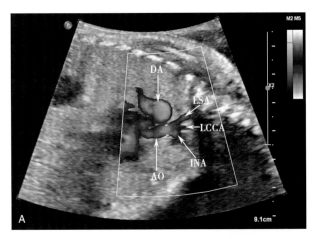

图 22-20 胎儿主动脉弓离断 A 型超声示意图
A. 能量多普勒显示主动脉弓消失,主动脉直接发出三支头臂动脉,不能显示主动脉与降主动脉的血流连接;B. 图 A 动态图。

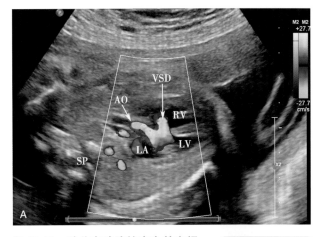

图 22-21 胎儿主动脉缩窄合并室间隔缺损超声示意图
A. 彩色血流显示室间隔缺损口以左向右分流为主的分流血流;B. 图 A 动态图。

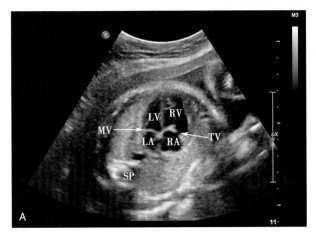

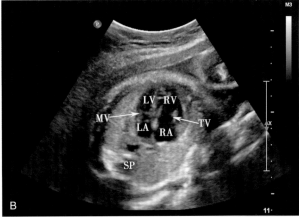

图 22-22 胎儿主动脉缩窄合并二尖瓣狭窄超声示意图
A. 四腔心不对称,左心房、室缩小,收缩期房室瓣处关闭状态;B. 与图 A 为同一切面,舒张期三尖瓣开放,二尖瓣开放受限;C. 图 A、B 动态图。

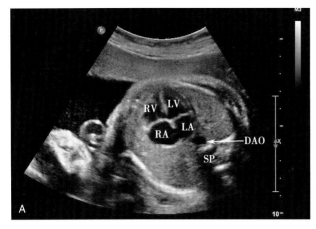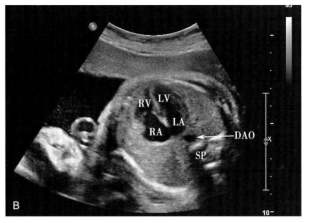

图 22-23　胎儿正常二尖瓣启闭超声示意图

A. 四腔心对称，收缩期房室瓣处关闭状态；B. 与图 A 为同一切面，舒张期二尖瓣与三尖瓣开放正常；C. 图 A、B 动态图。

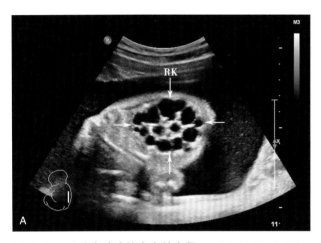

图 22-24　胎儿主动脉缩窄合并右肾多囊性发育不全超声示意图

A. 胎儿右肾体积增大、形态结构异常，内呈蜂窝状大小不等的无回声暗区，失去肾脏皮髓质结构；B. 图 A 动态图。

五、超声心动图诊断

胎儿主动脉缩窄就是主动脉弓的狭窄，通常位于主动脉峡部，主动脉弓失去正常柔和弯曲的弓状形态，走行迂曲或僵直细窄状，主动脉峡部局限性狭窄时内径<左锁骨下动脉（图 22-25A、B、C 动 📶）；当一段主动脉弓狭窄时，称为主动脉弓管状发育不良，表现主动脉弓细窄、头臂动脉分支间距增宽，妊娠≥30 周时，主动脉弓横部内径<3mm。

主动脉缩窄时，四腔心切面显示左右心室比例异常，左心室较右心室变窄，心尖仍由左心室构成，在四腔心切面测量，二尖瓣与三尖瓣环比值<0.6。

三血管 - 气管切面显示三血管比例异常，较四腔心切面显示心室比例异常更具特异性，在三血管切面中，峡部与动脉导管内径比值<0.74。左右心室与三血管比例异常若符合主动脉缩窄时，可增强诊断信心，但应在排除其他导致左心容量减少所致的左右心室与三血管比例异常，如卵圆孔早闭时的左右心室与三血管比例异常并非主动脉缩窄。

在主动脉弓长轴切面如果突显头臂动脉分支，而主动脉弓细窄或显示困难时，是胎儿主动脉弓部管状发育不良的敏感征象。彩色血流显示主动脉弓细窄的管状前向血流及反向血流。

彩色血流显像有助于鉴别主动脉缩窄和其他心脏畸形，并可显示主动脉弓狭窄处的血流，但胎儿主动脉缩窄时，通过的血流速度并不快，彩色血流不能显示湍流血流。近年研究发现胎儿主动脉缩窄时，在收缩期末可显示主动脉峡部瞬间反向血流。但在细窄的主动脉弓中显示以主动脉弓反向血流为主要血流来源时，反而不支持主动脉缩窄的诊断，提示主动脉弓的细窄另有原因，如主动脉闭锁、卵圆孔早闭发生的主动脉弓明显的反向血流等（图 22-26A、B 动 📶）。此外，产前超声诊断主动脉弓细窄或拟诊主动脉缩窄的胎儿，出生后动脉导管持续开放者，在给药关闭动脉导管时可能诱发严重的主动脉缩窄（图 22-27A、B、C），要密切观察主动脉弓峡部血流变化。因此，在给药前应与患儿父母充分沟通，并作好手术准备。

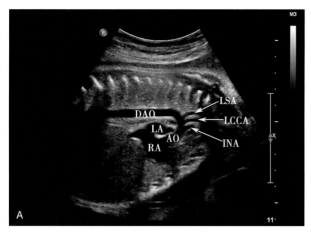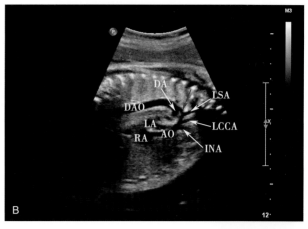

图 22-25　胎儿主动脉缩窄与正常主动脉弓超声示意图

A. 正常主动脉弓，主动脉弓呈柔和弯曲的弓状形态，管腔无狭窄；B. 主动脉缩窄，主动脉弓失去正常柔和弯曲的弓状形态，主动脉峡部局限性狭窄内径<左锁骨下动脉，红色箭头指向主动脉峡部狭窄；C. 图 B 动态图。

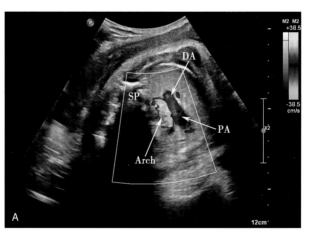

图 22-26　胎儿卵圆孔早闭超声示意图

A. 彩色血流显像主动脉弓反向血流；B. 图 B 动态图。

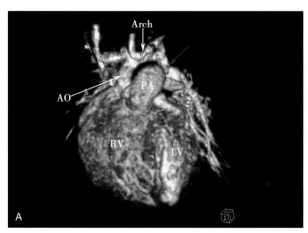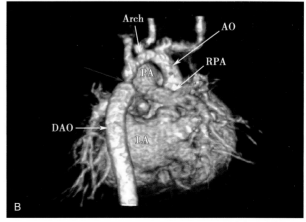

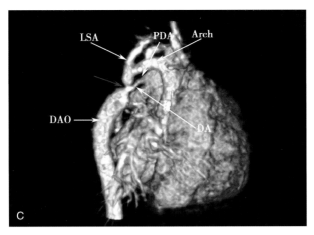

图 22-27　新生儿主动脉缩窄 CTA 示意图，该患儿产前拟诊主动脉缩窄，产后给药关闭动脉导管时诱发严重的主动脉缩窄

A. CTA 心脏前面观，主动脉、主动脉弓较肺动脉细窄，主动脉峡部严重狭窄（红色箭头指向）；B. CTA 心脏后面观，主动脉、主动脉弓较肺动脉细窄，主动脉峡部严重狭窄（红色箭头指向）；C. CTA 心脏斜面观，主动脉、主动脉弓较肺动脉细窄，主动脉严重狭窄部位于动脉导管插入降主动脉处（红色箭头指向）；PDA：未闭动脉导管。

六、预后与治疗

主动脉缩窄临床表现与是否合并心内畸形、缩窄的类型与严重程度有关，合并心内畸形如室间隔缺损的胎儿出生后往往较早出现喂养困难、多汗、生长发育受限等，严重的婴儿型主动脉缩窄，出生后多在婴儿期死于心力衰竭，宜早期进行手术治疗。目前不合并其他脏器畸形的单纯性主动脉缩窄矫治手术成功率较高。但胎儿主动脉缩窄合并染色体异常者约占 10%，最常见的为 Turner 综合征，心外畸形如膈疝和 DiGeorge 综合征等，故对继续妊娠者，应建议作遗传学检测。

（接连利　赵　霞　许　燕）

参 考 文 献

［1］ KIM YY, ANDRADE L, COOK SC. Aortic Coarctation. Cardiol Clin, 2020, 38 (3): 337-351.

［2］ DIJKEMA EJ, LEINER T, GROTENHUIS HB. Diagnosis, imaging and clinical management of aortic coarctation. Heart, 2017, 103 (15): 1148-1155.

［3］ 韩吉晶, 吴青青, 王晶晶, 等. 产前超声预警征象对胎儿主动脉缩窄的诊断价值. 中国医学影像学杂志, 2021, 29 (1): 73-75, 80.

［4］ TOOLE BJ, SCHLOSSER B, MCCRACKEN CE, et al. Importance of Relationship between Ductus and Isthmus in Fetal Diagnosis of Coarctation of Aorta. Echocardiography, 2016, 33 (5): 771-777.

［5］ 许燕, 接连利, 刘清华, 等. 彩色多普勒超声诊断胎儿弥漫性主动脉缩窄一例. 中华医学超声杂志 (电子版), 2010, 7 (7): 1245-1246.

［6］ 吴娟, 刘云, 王铭, 等. 主动脉弓三切面对于胎儿主动脉缩窄的超声诊断价值. 中华围产医学杂志, 2019, 22 (9): 669-672.

［7］ ANUWUTNAVIN S, SATOU G, CHANG RK, et al. Prenatal Sonographic Predictors of Neonatal Coarctation of the Aorta. J Ultrasound Med, 2016, 35 (11): 2353-2364.

［8］ HOFFMAN JI. The challenge in diagnosing coarctation of the aorta. Cardiovasc J Afr, 2018, 29 (4): 252-255.

［9］ 接连利, 许燕. 胎儿心脏畸形解剖与超声对比诊断. 北京: 人民卫生出版社, 2016: 226-233.

［10］ NGUYEN L, COOK SC. Coarctation of the Aorta: Strategies for Improving Outcomes. Cardiol Clin, 2015, 33 (4): 521-30.

［11］ MCFARLAND CA, TRUONG DT, PINTO NM, et al. Implications of Left Ventricular Dysfunction at Presentation for Infants with Coarctation of the Aorta. Pediatr Cardiol, 2021, 42 (1): 72-77.

［12］ 马志岭, 闫军, 李守军, 等. 缩窄段切除加自体肺动脉补片矫治婴儿主动脉缩窄伴主动脉弓发育不良的效果. 中华心血管病杂志, 2018, 46 (3): 208-212.

第二十三章

主动脉弓离断

主动脉弓离断（interruption of aortic arch，IAA）是指升主动脉与降主动脉之间的连续性中断。两个部分互不相连通，包括弓的一段缺如，或两个不相连部分之间有韧带组织相连或有隔膜样组织相隔，后两者又称主动脉弓闭锁。主动脉弓离断是一种少见的先天性心脏大血管畸形，在所有先天性心脏病中约占 1.3%，占尸检先天性心脏病的 1.4%。本病常伴有室间隔缺损、主-肺动脉间隔缺损等心血管畸形，亦可伴有胸腺组织缺如、低钙和免疫缺陷等先天性综合征，即迪乔治综合征（DiGeorge syndrome，DGS）。笔者检出的胎儿先天性心脏畸形统计资料中主动脉弓离断占 1.96%。

一、胚胎学、遗传学及发生机制

在胚胎发育期，主动脉弓有不同的组织共同形成。无名动脉与左颈总动脉之间的主动脉弓近段组织来源于主动脉囊，左颈总动脉与左锁骨下动脉之间主动脉弓的远段则来源于左侧第 4 主动脉弓形成，而左锁骨下动脉与动脉导管附着之间的主动脉弓峡部则由左侧第 4、6 主动脉弓参与形成。在胚胎发育不同时期，主动脉弓发育形成的障碍可导致主动脉弓不同部位的中断。在孕期第 7 周后，即由左侧第 7 节间动脉形成的左锁骨下动脉上移后，背主动脉左侧第 4 动脉弓与第 6 动脉弓之间发育障碍则在左锁骨下动脉远端发生中断，主动脉弓的峡部缺如。如早于孕期第 7 周，左锁骨下动脉尚未

上移时，左侧第 4 动脉弓退化或发育障碍则在左颈总动脉与左锁骨下动脉之间发生中断。主动脉囊左侧与形成左颈总动脉的左侧第 3、4 动脉弓未能融合则在无名动脉与左颈总动脉之间发生中断。也有认为胎儿期心脏血管血流变化与主动脉弓离断的发生有关。心内畸形使左心室血流分流至右心室，增加动脉导管至降主动脉的血流，同时减少至升主动脉及主动脉弓的血流，影响主动脉弓的发育。主动脉弓离断多合并室间隔缺损，漏斗间隔左移引起主动脉瓣下狭窄（减少主动脉血流）。在合并动脉转位时，漏斗间隔右移就能证明上述假设，但并不是所有主动脉弓离断的病例都有导致升主动脉血流减少的心内畸形，故不是唯一的原因。主动脉弓离断可合并 21-三体综合征、18-三体综合征或特纳综合征，基因异常多见于 22q11 微缺失。

二、病理解剖与分型

1959 年 Geloria 和 Patton 根据中断部位与头臂动脉的关系，将主动脉弓离断分为 A、B、C 三型：

1. **A 型** 占 40%，主动脉中断位于左锁骨下动脉起始部远端，动脉导管开口以上部位，降主动脉血流来自动脉导管（图 23-1、图 23-2）。5% 合并迷走左锁骨下动脉。

2. **B 型** 占 55%，主动脉中断位于左颈总动脉与左锁骨下动脉之间，左锁骨下动脉起自降主动脉（图 23-3、图 23-4）。

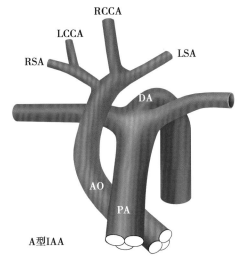

图 23-1　主动脉弓离断示意图（A 型）
主动脉弓离断位于峡部,即左锁骨下动脉分支的远端。

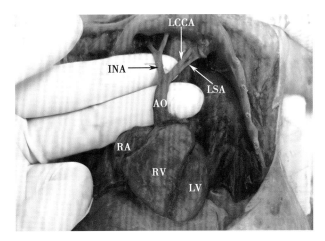

图 23-2　胎儿主动脉弓离断解剖示意图（A 型）
主动脉发出头臂动脉分支,在左锁骨下动脉
分支的远端离断。

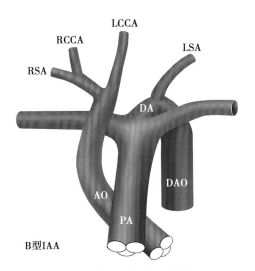

图 23-3　主动脉弓离断示意图（B 型）
主动脉弓位左颈总动脉与左锁骨下动脉之间离断。

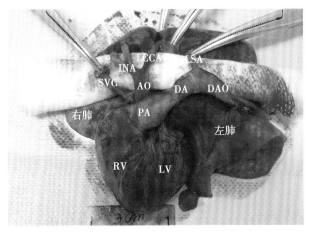

图 23-4　胎儿主动脉弓离断解剖示意图（B 型）
主动脉发出头臂干和左颈总动脉,在左颈总动脉和左锁骨
下动脉分支间离断,左锁骨下动脉发自降主动脉起始部。

此型室间隔缺损被认为是 B 型主动脉弓离断
的一个组成部分,发病率 94%~100%。由主动脉瓣
下及肺动脉瓣下的圆锥间隔发育异常所致,导致不
同程度的主动脉瓣下狭窄。而右心室流出道梗阻
十分罕见。已有研究认为染色体 22q11 微缺失和
B 型主动脉弓离断有密切的关联。

3. C 型　占 5%,主动脉中断位于无名动脉与
左颈总动脉之间,左颈总动脉与左锁骨下动脉均起
自降主动脉（图 23-5）。

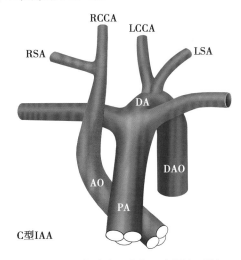

图 23-5　主动脉弓离断示意图（C 型）
主动脉发出头臂干,在头臂干和左颈总动脉间离断,
左颈总动脉和左锁骨下动脉发自降主动脉起始部。

4. 主动脉弓离断时,升主动脉与降主动脉两
个部分互不相连通,包括弓的一段缺如,两个不相
连部分之间有韧带组织相连或有隔膜样组织相隔,
后两者又称主动脉弓闭锁（图 23-6A、B）。

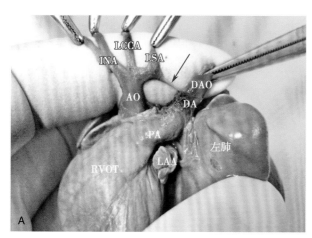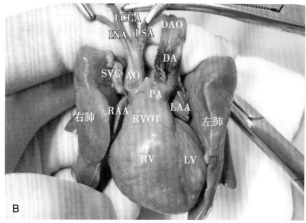

图 23-6　胎儿主动脉弓离断解剖示意图

A.胎儿肺动脉及动脉导管增宽,主动脉较细,左锁骨下动脉远端主动脉峡部显著细窄;B.剖开肺动脉、动脉导管至降主动脉,显示峡部闭锁,为韧带样组织,无开口与降主动脉相通(主动脉弓闭锁)。

主动脉弓离断常合并室间隔缺损、主 - 肺动脉间隔缺损、大动脉转位、永存动脉干、右室双出口、房室间隔缺损、单心室、二尖瓣狭窄(或闭锁)、左心发育不良等畸形(图 23-7)。

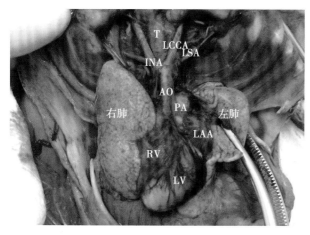

图 23-7　胎儿主动脉弓离断伴大动脉转位解剖示意图
主动脉起自右心室,向上直行发出三支头臂动脉与降主动脉间离断,肺动脉起自左心室。

三、病理生理

主动脉弓离断直接的病理生理改变是升主动脉与降主动脉连续中断使主动脉的血流不能进入降主动脉,降主动脉的血流完全来源于右心室经肺动脉及动脉导管的血流供应。主动脉弓离断患儿出生后的存活依赖于未闭的动脉导管。随着出生后动脉导管的自发关闭导致离断远端的血管床灌注减少,由于动脉导管的关闭和主要血管床灌注的

迅速减少,病情迅速恶化。几乎所有主动脉弓离断患儿出生后马上出现呼吸困难、发绀、外周血管搏动减弱、充血性心力衰竭或休克。如果不进行治疗,患儿将很快死于充血性心力衰竭或休克,75% 的患儿在一个月内死亡,90% 的患儿在一年内死亡。

胎儿主动脉弓离断尽管主动脉血流不能进入降主动脉,由于胎儿期动脉导管是开放的,降主动脉的血流来源于右心室经肺动脉及动脉导管的血流供应,对胎儿生存发育影响不大,但主动脉弓离断可导致左心室阻力负荷加重,左心输出量减少,导致左心房压增高,使右心房经卵圆孔向左心房分流减少,右心房及右心室容量负荷加重,引起右心房、室增大,肺动脉及动脉导管增宽。主动脉弓离断常合并左室流入道及流出道的梗阻、左心发育不良等使升主动脉更加细窄。

四、超声扫查技巧及注意事项

(一)胎儿主动脉弓离断的超声扫查切面与要点

胎儿主动脉弓离断超声诊断常用切面有四腔心切面 + 五腔心切面 + 左心室流出道切面 + 三血管切面 + 主动脉弓长轴切面等。

胎儿主动脉弓离断在四腔心切面多表现正常,尤其是主动脉弓离断合并小的室间隔缺损时。因此,主动脉弓离断在四腔心切面常不易被发现,除非室间隔缺损特别大。

　　胎儿主动脉弓离断常伴有室间隔缺损，尤其是B型主动脉弓离断被认为是该型的一个组成部分，在五腔心及左心室流出道切面可显示室间隔缺损及细小的主动脉根部（图23-8A、B动🛜）。在左心流出道及主动脉狭窄时，可使室间隔缺损口的分流血流以左向右分流为主（图23-9A、B动🛜）。

　　胎儿三血管观自下而上连续多切面扫查显示细窄的主动脉与降主动脉无连接、主动脉弓消失，肺动脉及动脉导管增宽并与降主动脉相连接（图23-10A、B、C、D动🛜）。

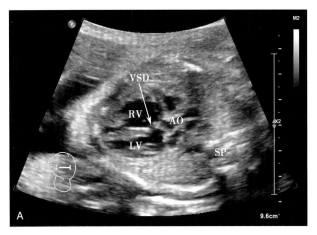

图 23-8　胎儿 B 型主动脉弓离断超声示意图 1
A. 五腔心切面显示膜周部室间隔缺损；B. 为图 A 动态图。

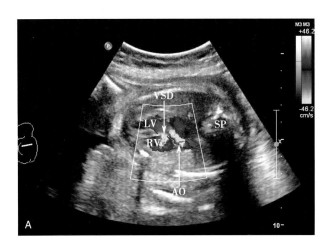

图 23-9　胎儿 B 型主动脉弓离断超声示意图 2
A. 彩色血流显示膜周部室间隔缺损以左向右分流为主；B. 为图 A 动态图。

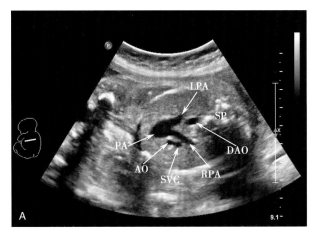

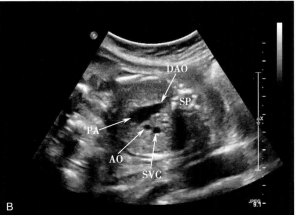

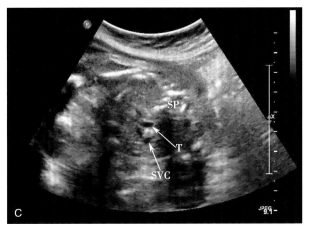

图 23-10　胎儿 A 型主动脉弓离断超声示意图 1

A. 三血管 - 肺动脉分支切面显示肺动脉增宽，主动脉细窄；B. 三血管切面显示主动脉细窄，肺动脉及动脉导管增宽并与降主动脉相连接；C. 三血管 - 气管切面显示头臂动脉分支（红色箭头），未显示主动脉弓；D. 为图 A、B、C 连续动态图，主动脉弓消失，肺动脉及动脉导管增宽并与降主动脉相连接。

胎儿主动脉弓离断在主动脉弓长轴切面不能显示正常的"手杖状"弯曲的主动脉弓,而是一个直行的主动脉弓,发出两条或三条头臂动脉分支血管(图 23-11A、B 动📶、图 23-12A、B 动📶)。

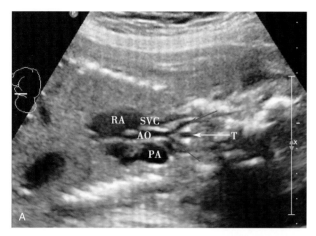

图 23-11　胎儿 B 型主动脉弓离断超声示意图 3
A. 主动脉弓长轴切面显示主动脉弓向上直行发出两条头臂动脉分支血管(红色箭头指向);B. 为图 A 动态图。

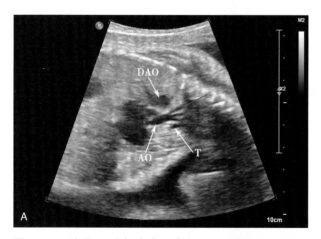

图 23-12　胎儿 A 型主动脉弓离断超声示意图 2
A. 主动脉弓长轴切面显示主动脉弓向上直行发出三条头臂动脉分支血管(红色箭头指向);B. 为图 A 动态图。

(二)胎儿主动脉弓离断产前超声诊断相关注意事项

1. 胎儿主动脉弓离断早期诊断困难,因主动脉弓离断常伴有室间隔缺损,四腔心观可无异常,而室间隔缺损早期也不易检出。三血管 - 气管切面彩色血流显示主动脉弓血流中断时,则可提示主动脉弓离断。

2. 主动脉弓离断应与严重的主动脉缩窄鉴别。鉴别要点是在三血管观及主动脉弓观显示彩色血流通过主动脉弓并与降主动脉相延续者,为胎儿主动脉缩窄,若显示主动脉弓血流中断,彩色血流或能量多普勒不能显示主动脉与降主动脉的血流连接者,则为主动脉弓离断(图 23-13A、B 动📶)。另外缩窄的主动脉仍保留正常曲度,而主动脉弓离断的主动脉则直行朝向上胸部和颈部(图 23-14A、B 动📶),因其直行,可能会被误认为上腔静脉,但离断的主动脉起自心脏的中部,彩色血流显示为离心动脉血流,而上腔静脉为向心静脉血流,两者不难鉴别。

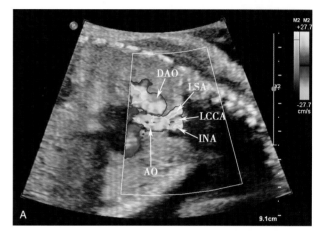

图 23-13　胎儿 A 型主动脉弓离断超声示意图 3
A. 彩色血流显示主动脉与降主动脉间无血流连接;B. 为图 A 动态图。

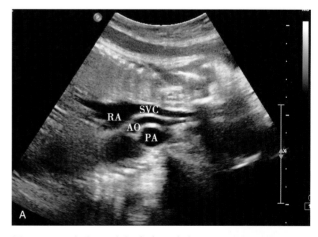

图 23-14　胎儿 B 型主动脉弓离断超声示意图 4
A. 主动脉弓失去正常曲度,主动脉直行朝向上胸部和颈部;B. 为图 A 动态图。

3. 主动脉弓离断应与主动脉闭锁鉴别,两者在三血管 - 气管切面表现主动脉弓中断或消失,但胎儿主动脉闭锁在三血管观及主动脉长轴弓观显示主动脉弓反向血流,而主动脉弓离断时主动脉弓血流中断,主动脉与降主动脉无血流连接。

4. 主动脉弓离断与 22q11 微缺失高度相关,常伴胸腺发育不全或缺如,三血管 - 气管切面显示胸腺缺如时,肺动脉靠近胸骨(图 23-15 A、B 动📶）。

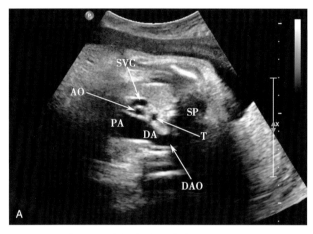

图 23-15　胎儿 B 型主动脉弓离断超声示意图 5
A. 三血管 - 气管切面显示胸腺缺如时,肺动脉靠近胸骨后方；B. 为图 A 动态图。

5. **心内和心外合并畸形**　主动脉弓离断可以是一种大动脉排列关系正常的圆锥动脉干畸形,合并漏斗间隔后移的不规则的室间隔缺损、右位主动脉弓和迷走右或左锁骨下动脉。也可以是一种大动脉排列关系不正常的圆锥动脉干畸形,如完全型大动脉转位等。其他可合并的心脏畸形有房室间隔缺损、单心室、右心室双出口等。心外畸形最常见的是 22q11 微缺失,B 型主动脉弓离断病例中的发生率为 50%。一系列大样本 DiGeorge 综合征患者的研究中,B 型主动脉弓离断的发生率为 43%。其他染色体异常,如 Turner 综合征也可伴随出现。

6. **主动脉弓离断三个亚型的鉴别**　产前超声对胎儿主动脉弓离断的分型诊断主要是通过在主动脉和降主动脉寻找三支头臂动脉分支,以判断离断发生于主动脉弓的部位,而产前超声对胎儿头臂动脉分支追踪扫查难度较大,彩色多普勒和能量多

普勒血流显像有助于头臂动脉分支追踪。典型病例产前超声可以作出分型诊断。

（1）A 型主动脉弓离断：三血管观多切面扫查显示胎儿主动脉细窄、主动脉弓中断,肺动脉及动脉导管增宽并与降主动脉相连接；在主动脉弓长轴切面显示细窄的主动脉向上胸部发出三支头臂动脉分支,与降主动脉离断(图 23-16A、B 动📶）。彩色血流显示主动脉发出三支头臂动脉分支,主动脉与降主动脉无血流连接,降主动脉起始部无动脉分支发出(图 23-17A、B 动📶）。

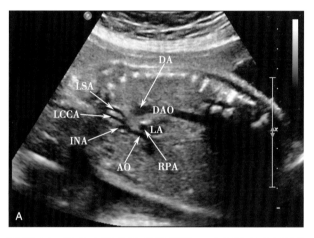

图 23-16　胎儿 A 型主动脉弓离断超声示意图 4
A. 主动脉弓长轴显示细窄的主动脉向上胸部发出三支头臂动脉分支,与降主动脉离断；B. 为图 A 动态图。

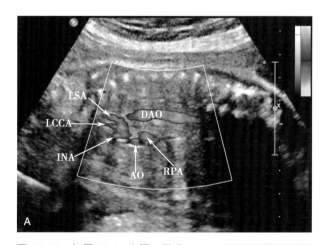

图 23-17　与图 23-16 为同一胎儿
A. 能量多普勒显示主动脉发出三支头臂动脉分支,主动脉与降主动脉无血流连接,降主动脉起始部无动脉分支发出；B. 为图 A 动态图。

（2）B 型主动脉弓离断：三血管观多切面扫查显示胎儿主动脉细窄、主动脉弓中断，主动脉长轴切面显示一个直行的主动脉弓，发出两条头臂动脉分支血管（图 23-18A、B 动📶），彩色血流显示主动脉与降主动脉无血流连接，动脉导管弓切面显示降主动脉起始部有一动脉分支发出（图 23-19A、B、C 动📶）。

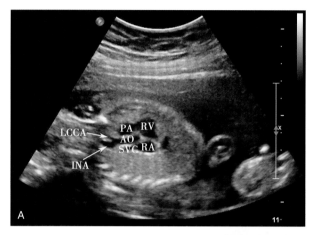

图 23-18　胎儿 B 型主动脉弓离断超声示意图 6
A. 主动脉长轴切面显示一个直行的主动脉弓，发出两条头臂动脉分支血管；B. 为图 A 动态图。

（3）C 型主动脉弓离断：与 A 型和 B 型主动脉弓离断相比，主动脉更加细小，主动脉从左心室发出后延续为头臂动脉至右颈肩部分为两支细小血管（图 23-20A、B 动📶），主动脉弓中断，彩色血流显示主动脉与降主动脉无血流连接，动脉导管弓切面显示降主动脉起始部有 2 条动脉分支发出（图 23-21A、B 动📶）。

五、胎儿超声心动图诊断

胎儿主动脉弓离断就是升主动脉与降主动脉完全分离，根据中断部位与头臂动脉的关系分为 A、B、C 三型，以 B 型主动脉弓离断最为常见。三血管观多切面扫查显示主动脉细窄、主动脉弓消失，彩色血流显示主动脉弓血流中断就可拟诊为主动脉弓离断；主动脉弓长轴切面显示升主动脉与降主动脉中断，彩色血流显示升主动脉与降主动脉无血流连接，即可确诊胎儿主动脉弓离断。通过显示

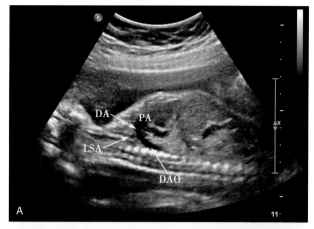

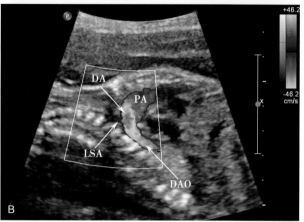

图 23-19　与图 23-18 为同一胎儿
A. 动脉导管弓长轴切面显示降主动脉起始部向头颈部发出一支动脉分支；B. 彩色血流显示降主动脉起始部向头颈部发出一支动脉分支；C. 为图 B 动态图。

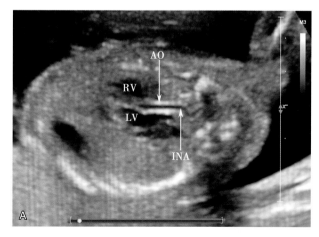

图 23-20　胎儿 C 型主动脉弓离断超声示意图
A. 主动脉长轴切面显示一个直行的主动脉弓，延伸为一条头臂动脉；B. 为图 A 动态图。

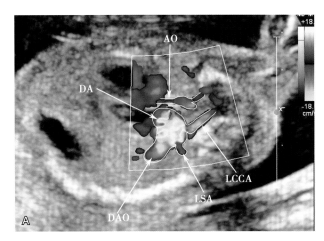

图 23-21　与图 23-20 为同一胎儿
A. 彩色血流显示主动脉与降主动脉无血流连接，动脉导管弓切面显示降主动脉起始部有 2 条动脉分支发出；B. 为图 A 动态图。

主动脉向颈部直行，并发出 3 支、2 支或 1 头臂动脉分支（降主动脉起始部发出 0 支、1 支或 2 支）将主动脉弓离断分为 A、B、C 三型。若合并其他心内畸形，可伴有相应的异常声像图表现。

六、预后与治疗

主动脉弓离断胎儿出生后是一种导管依赖性畸形，一旦动脉导管关闭则可导致严重的循环障碍和心力衰竭，成为婴幼儿死亡的主要原因，多于出生后 1 个月内死于严重心力衰竭。近年来本病经新生儿期积极救治预后尚好，建议经产前评估选择继续妊娠的孕妇到具有新生儿先天性心脏病救治能力的医院生产。A 型主动脉弓离断患儿常在新生儿期或婴幼儿期采用端端吻合的技术来重建主动脉弓降部，获得良好的临床疗效；B 型主动脉弓离断、距离较长（超过 2cm 以上）的病例或者大龄儿童患儿因血管弹性差，临床大多选择同种、异种血管或者自体血管来重建主动脉弓降部，目前术后早期及中期随访结果良好，远期的结果仍需要长时间随访。

（许　燕　高　翔　接连利）

参 考 文 献

［1］ OZTUNC F, UGAN ATIK S, DEDEOGLU R, et al. Aortic arch anomalies detected in foetal life by echocardiography. J Obstet Gynaecol, 2018, 38 (5): 647-651.

［2］ HIRANO Y, MASUYAMA H, HAYATA K, et al. Prenatal Diagnosis of Interrupted Aortic Arch: Usefulness of Three-Vessel and Four-Chamber Views. Acta Med Okayama, 2016, 70 (6): 485-491.

［3］ FRIEDMAN K. Preoperative Physiology, Imaging, and Management of Interrupted Aortic Arch. Semin Cardiothorac Vasc Anesth, 2018, 22 (3): 265-269.

［4］ GOUDAR SP, SHAH SS, SHIRALI GS. Echocardiography of coarctation of the aorta, aortic arch hypoplasia, and arch interruption: strategies for evaluation of the aortic arch. Cardiol Young, 2016, 26 (8): 1553-1562.

［5］ ZHANG D, ZHANG Y, REN W, et al. Prenatal Diagnosis of Fetal Interrupted Aortic Arch Type A by Two-Dimensional Echocardiography and Four-Dimensional Echocardiography with B-Flow Imaging and Spatiotemporal Image Correlation. Echocardiography, 2016, 33 (1): 90-98.

［6］ 郑淋, 马宁, 张鑫, 等. 主动脉弓离断及其合并畸形和综合征的超声心动图表现. 中华医学超声杂志 (电子版), 2021, 18 (4): 391-397.

［7］ 许燕, 接连利, 姜志荣, 等. 三血管观对胎儿主动脉弓与肺动脉分叉异常的超声诊断价值. 中华超声影像学杂志, 2015, 24 (5): 398-401.

［8］ LAPAR DJ, BAIRD CW. Surgical Considerations in Interrupted Aortic Arch. Semin Cardiothorac Vasc Anesth, 2018, 22 (3): 278-284.

［9］ Wu SJ, Fan YF, Tan YH, et al. Staged surgical repair for infants with interrupted aortic arch. Asian J Surg, 2020, 43 (11): 1074-1077.

第二十四章

左心发育不良综合征

左心发育不良综合征（hypoplastic left heart syndrome，HLHS）是由 Noonan 和 Nadas 于 1958 年提出的一组以左心 - 主动脉严重发育不良为特征的心脏畸形，包括主动脉瓣和 / 或二尖瓣闭锁、狭窄或发育不良，伴左心室显著发育不良或缺如，升主动脉和主动脉弓发育不良（图 24-1）。在活产儿中发病率为 0.16%~0.27%，占所有先天性心脏病的 1.3%~7.5%；男性较多，占 60%~70%。若不治疗，1 个月内病死率在 90% 以上。笔者检出的胎儿心脏畸形统计资料中左心发育不良综合征占 2.57%。

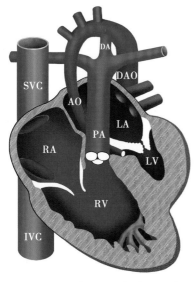

图 24-1　左心发育不良综合征示意图

一、胚胎学、遗传学及发生机制

左心发育不良综合征并非是一个独立存在的心脏畸形，而是一系列导致左心室不能承担正常体循环任务的先天性心脏畸形的总称，其发病与多致病因素有关，如遗传、基因突变、射线及病毒感染等，部分患者合并染色体异常如 13- 三体、18 三体，少数病例合并染色体微缺失如 22q11 微缺失。左心发育不良综合征的发病机制尚未完全阐明。有研究者提出一些可能的发病机制，其中之一认为，左心血液被分流至其他部位时引起左心发育不良的主要原因。研究发现，许多患儿房间隔解剖结构异常（卵圆孔早闭或极小卵圆孔），右向左分流受限，使胎儿时期左心充盈的主要途径受阻，从而导致左心发育不良。由于右向左分流受限，经过二尖瓣和主动脉瓣的血流明显减少，因此二尖瓣、左心室及主动脉均发育不良。相反，房间隔解剖结构正常者，也可能继发于其他原因引起的左心充盈受阻，其原因可能与心脏顺应性改变有关，如一部分主动脉狭窄的病例，由于左心顺应性改变及心内膜弹力纤维增生症导致左心室充盈受限，进一步引起左心室发育障碍。另外，也有其他理论认为左心血液被分流至其他部位并非为主要因素，而是由于一系列基因表达缺陷同时发生引起的。

二、病理解剖与分型

左心发育不良综合征时,通常心脏、心房位置及房室连接正常。大多数心室与大动脉连接正常。右心房及三尖瓣环扩大,三尖瓣叶结构正常,右心室扩大,肺动脉及动脉导管增宽(图 24-2)。左心房明显小于右心房,二尖瓣狭窄或闭锁的占 95% 以上(图 24-3),以二尖瓣狭窄较多占 60%,可累及二尖瓣环、瓣叶、腱索及乳头肌,大部分病例合并房间隔缺损或房间隔完全缺失,仅有 10%~15% 的病例房间隔是完整的,房间隔卵圆孔结构可为早闭或小卵圆孔结构(图 24-4)。房间隔完整与二尖瓣闭锁同时存在时,多存在肺静脉异位引流,可有 1 支或几支肺静脉与右心房、冠状静脉窦或体静脉连接。

左心室多有严重发育不良,左室腔窄小呈裂隙状(图 24-5),绝大部分室间隔是完整的,心尖部由右心室构成(图 24-6)。主动脉瓣闭锁(占 61%~87%)或狭窄(占 13%~39%),主动脉瓣叶增厚,发育不良。主动脉根部、升主动脉及主动脉弓均有不同程度的发育不良,伴有主动脉缩窄的占 67%~87%(图 24-7)。

胎儿心内膜弹力纤维组织增生症导致的左心发育不良综合征,其左心室的解剖特点与其他类型不同,虽然左心室变小(也可正常或扩大),心尖由右心室构成,但左心室的外观形态趋向正常,触摸时具有明显支撑感(图 24-8A、B、C),剖开左心室壁时见室壁发育不良、肌纤维退化,室腔内增生的心内膜呈弥漫性珠白色增厚,心内膜组织显著增厚达

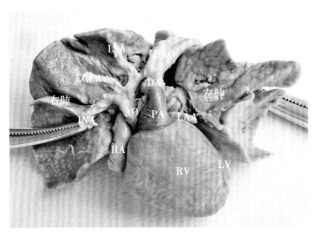

图 24-2　胎儿左心发育不良综合征解剖示意图 1
右心室、右心房增大,肺动脉与
动脉导管增宽,主动脉细窄。

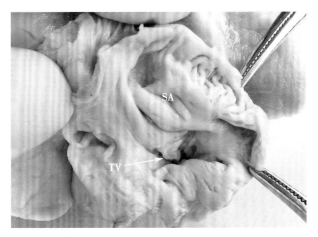

图 24-3　胎儿左心发育不良综合征解剖示意图 2
剖开两心房见房间隔缺如,仅有三尖瓣口结构,
二尖瓣闭锁。

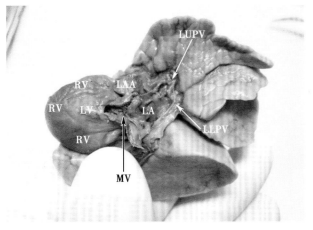

图 24-4　胎儿左心发育不良综合征解剖示意图 3
左心缩小、二尖瓣闭锁,房间隔完整,卵圆孔早闭。

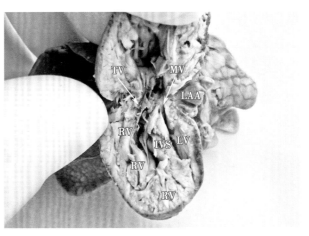

图 24-5　胎儿左心发育不良综合征解剖示意图 4
左心缩小、左室腔窄小呈裂隙状,二尖瓣狭窄。

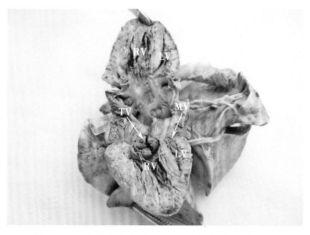

图 24-6 胎儿左心发育不良综合征解剖示意图 5
左心缩小、左室腔窄小呈裂隙状，二尖瓣狭窄，
心尖部由右心室构成。

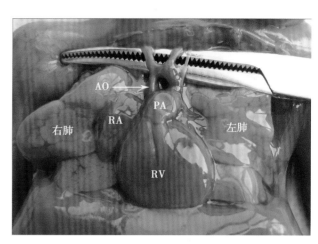

图 24-7 胎儿左心发育不良综合征解剖示意图 6
主动脉细窄、右心室、肺动脉及动脉导管扩张。

数毫米（图 24-9，图 24-10），沿着左心房、室外侧壁剖开左心房、室腔见二尖瓣叶增厚、瓣口狭窄，室腔狭小（图 24-11），同时可累及腱索、乳头肌和邻近瓣膜，剖开左心室流出道及主动脉见重度主动脉狭

窄。胎儿心内膜弹力纤维组织增生症与其他原因所致的左心发育不良综合征的左心室解剖特征明显不同，表现室壁薄、心室腔狭小、心肌发育不良（图 24-12）。

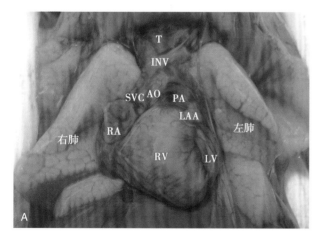

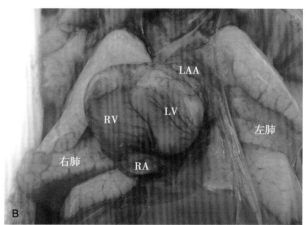

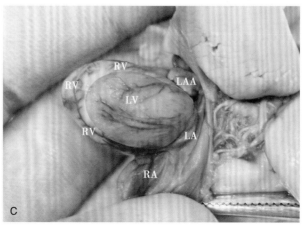

图 24-8 胎儿心内膜弹力纤维组织增生伴左心发育不良综合征解剖示意图 1
A. 正面观见右心房、室增大，肺动脉增宽，左心室略小；B. 心尖正面观见心尖由右心室构成，左心室退出心尖部；
C. 左心室侧面观见左心室变小，心尖由右心室构成，但左心室的外观形态趋向正常，触摸时具有明显支撑感。

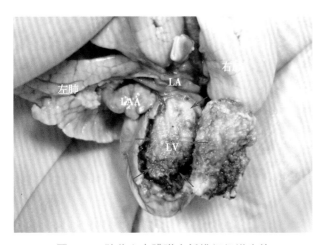

图 24-9 胎儿心内膜弹力纤维组织增生伴左心发育不良综合征解剖示意图 2

剖开左心室壁时见室壁发育不良、肌纤维退化,部分左室壁心肌坏死与增生的心内膜分离,室腔内增生的心内膜呈弥漫性珠白色增厚,红色箭头指向增生的心内膜。

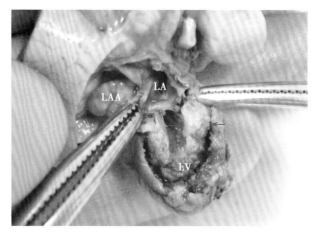

图 24-10 胎儿心内膜弹力纤维组织增生伴左心发育不良综合征解剖示意图 3

剖开左心室壁及增生的心内膜见增生的心内膜弹力纤维组织呈弥漫性珠白色增厚,红色箭头之间为增生的心内膜的厚度,心内膜组织显著增厚达数毫米。

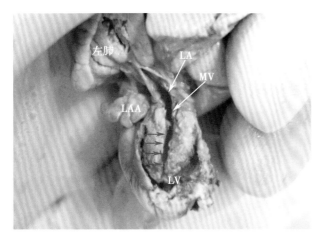

图 24-11 胎儿心内膜弹力纤维组织增生伴左心发育不良综合征解剖示意图 4

沿着左心房、室外侧壁剖开见左心房、室腔小、二尖瓣叶增厚、瓣口狭窄,室腔狭小(红色箭头)。

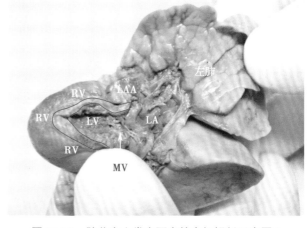

图 24-12 胎儿左心发育不良综合征解剖示意图 7

左心室退出心尖部,心尖部由右心室构成,左室壁薄、心室腔狭小,心肌发育不良。

主动脉瓣闭锁患儿室间隔完整者多合并左心发育不良,少部分患儿合并室间隔缺损,其左心室可发育良好(详见第二十一章主动脉闭锁)。室间隔缺损可见于二尖瓣闭锁与主动脉瓣狭窄时,室间隔缺损通常较小。室间隔缺损可位于膜周部或为房室间隔型缺损,但大部分为漏斗间隔与室间隔小梁部对位不良型缺损。

按照病理解剖,左心发育不良综合征可分为四种类型:①主动脉瓣与二尖瓣狭窄;②主动脉瓣与二尖瓣闭锁;③主动脉闭锁与二尖瓣狭窄;④主动脉狭窄与二尖瓣闭锁。以主动脉瓣与二尖瓣闭锁为常见(图 24-13~ 图 24-18),然后依次为主动脉瓣闭锁与二尖瓣狭窄、主动脉瓣与二尖瓣狭窄、主动脉瓣狭窄与二尖瓣闭锁。

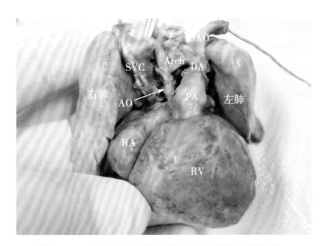

图 24-13 胎儿左心发育不良综合征解剖示意图 8
正面观见主动脉缩窄（管状发育不良），右心室、
肺动脉及动脉导管扩张，正面看不到左心室。

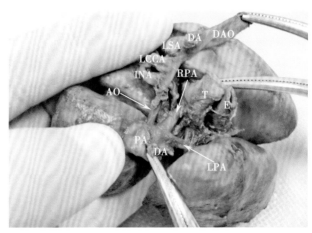

图 24-14 与图 24-13 为同一胎儿 1
升主动脉及主动脉弓细窄（管状发育不良），
其管腔内径窄于头臂动脉分支。

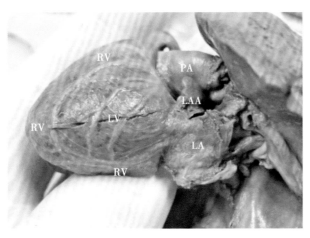

图 24-15 与图 24-13 为同一胎儿 2
左心室侧面观见左心室缩小、退出心尖部，
心尖部由右心室构成。

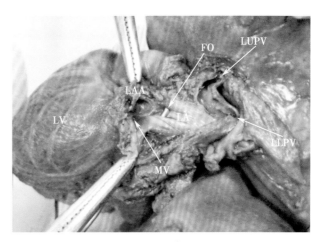

图 24-16 与图 24-13 为同一胎儿 3
剖开左心房见二尖瓣闭锁，房间隔中部见小卵圆孔
（<2mm）、无卵圆孔瓣。

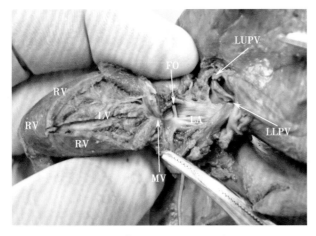

图 24-17 与图 24-13 为同一胎儿 4
剖开左心房、左心室见左心室发育不良，为一个潜在的腔，
二尖瓣闭锁，房间隔中部见小卵圆孔（<2mm）、无卵圆孔瓣。

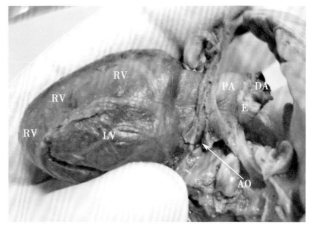

图 24-18 与图 24-13 为同一胎儿 5
剖开细窄的主动脉见主动脉瓣闭锁。

三、病理生理

左心发育不良综合征胎儿存在的许多解剖异常都可以导致血流动力学改变,主要有以下几方面:

1. 房间隔完整及分流受限　左心发育不良综合征多合并房间隔缺损或缺失,约6%的左心发育不良综合征患儿会发生房间隔分流受限或完整房间隔。在这种情况下,左心房的血流出口受阻,左心房压力逐渐增高,肺静脉回流也因此受阻。此时如果存在房间隔卵圆孔通道,便可发生房间隔卵圆孔通道左向右的逆向分流。由于房间隔卵圆孔通道在胚胎发育过程中自然形成了防逆流结构,也就是只允许右向左分流,而不允许左向右分流,因此,即使左心发育不良综合征时发生房间隔卵圆孔通道左向右的逆向分流,其分流量也高度受限。当房间隔完整(卵圆孔房间隔通道未发育或早闭),左心房血液没有分流途径,左心房压的增高导致左心房扩大和肺静脉的扩张,左心发育不良综合征合并完整房间隔的患儿出生后死亡率极高。由于胎儿血液循环主要依赖胎盘,胎儿肺脏也不具备血氧交换的功能,所以左心发育不良综合征合并房间隔完整的胎儿在产前生存发育多无影响。然而在出生后,由于含氧量高的肺静脉血不能进入左心房(二尖瓣闭锁)和/或体循环(主动脉闭锁),与右心房体循环的静脉血液相混合,所以患儿极度青紫和缺氧。尽管可以在产前诊断出来,但这些患儿出生后严重缺氧,极易夭折。由于肺静脉回流至左心房的血液出路受阻,导致肺血管床发育障碍,因此出生后早期干预治疗似乎也不能明显改善预后。组织学分析发现,这类患儿的肺静脉扩张,管壁增厚,弹性纤维增多,呈"动脉"样,提示在胎儿期肺血管床发育异常。目前国外已有机构开展胎儿期球囊房间隔扩张支架植入术治疗这种异常,但仅限于发育早期的少数病例。这种手术的目的是减轻左心房高压,促使肺静脉血通过左心房进入右心房,然而对手术是否有效、如何选择手术时机来阻止肺血管床发育异常,目前还没有定论。如果能在发生肺血管床发育异常之前开展手术治疗,将可能成为最理想的治疗方法。

有研究报道,给予左心发育不良综合征胎儿及其母亲应用无换气面罩吸入100%的纯氧气15分钟,使足够浓度的氧气通过胎盘抵达并扩张胎儿肺血管床,然后测量不同部位肺动脉的搏动指数(PI),以评价左心发育不良综合征胎儿在不同心房分流状况下的肺血管床功能。研究方法:选择肺动脉近端(肺动脉分叉处,P1),肺动脉中段(肺动脉进入肺实质处,P2),肺动脉远端(肺门远端,肺实质内,P3)。观察孕妇在室内吸入纯氧后的肺动脉血流频谱变化,如肺血管床正常则表现为特征性的峰值流速增高,舒张期血流整体增多,PI降低。研究发现,左心发育不良综合征合并开放性(房间隔缺损)房间隔胎儿的肺动脉扩张性良好,吸氧后PI至少下降10%;左心发育不良综合征合并完整房间隔或高度房间隔分流受限胎儿的肺动脉扩张性降低,吸氧后PI变化很小。P3部位位于肺动脉远端,阻力最高,也是左心发育不良综合征合并开放性房间隔时肺动脉扩张最敏感的部位。吸氧后肺动脉扩张性差的胎儿通常在出生后严重缺氧,预后差,需要急诊处理。在研究中,近100例胎儿对孕妇吸氧试验无明显不良反应,无明显动脉导管收缩效应,是一种安全的试验方法,并建议对所有左心发育不良综合征胎儿进行吸氧试验,以确定是否需要进行胎儿房间隔切开术,或者在出生后立即切开房间隔。

2. 主动脉反向血流　左心发育不良综合征胎儿左心室未发育或主动脉闭锁时,主动脉及主动脉弓不能从左心室获得血液供应,则升主动脉和冠状动脉血流来源于主动脉峡部远端逆向供血,即动脉导管供血。如果存在发育较差的左心室合并主动脉狭窄,升主动脉内可有少量正向血流,然而,主动脉横弓及其发出的头臂动脉由来源于动脉导管的逆向血流供应。由于大脑血供来源于动脉导管的逆向血流,而主动脉发育不良,因此大脑血供减少而且调节机制也发生改变。左心发育不良综合征胎儿与正常胎儿及其他先天性心脏病相比大脑中动脉PI更低,反映脑循环阻力更低。其机制可能为,大脑为应对左心发育不良综合征造成的供血减少,通过自动调节机制扩张血管增加供血。

左心发育不良综合征胎儿颅内血流发生改变可能正好解释了一个现象,即左心发育不良综合征患儿发生神经解剖异常概率较高,左心发育不良综合征患儿手术治疗后神经发育缺陷发生率依然很高。

3. 右心室及心排血量　尽管左心室不足以支持体循环灌注,但是在胎儿期却没有太大影响,这是因为右心室通过动脉导管将血液输送至胎儿身体及胎盘,执行了血液循环的全部功能。由于左心发育不良,右心几乎接受了全部的静脉回流血液,容量负荷增加导致右心室扩大、三尖瓣环扩大。如果不发生右心功能衰竭和三尖瓣反流,胎儿循环基本不受影响。然而,尽管心功能正常,没有明显的瓣膜反流,但是左心发育不良综合征胎儿心排血量较正常减少。左心发育不良综合征胎儿心排血量下降的临床机制和意义尚未完全阐明。除非合并有严重的三尖瓣反流或右心功能衰竭,左心发育不良综合征胎儿通常不会发生心源性水肿,大多数可以存活至足月。

上述病理生理改变导致胎儿左心房、二尖瓣、左心室及主动脉显著缩小,右心房、三尖瓣、右心室、肺动脉及动脉导管显著扩大。

四、超声扫查技巧及注意事项

(一) 胎儿左心发育不良综合征的超声扫查切面与要点

胎儿左心发育不良综合征超声诊断常用切面有四腔心切面 + 左、右心室流出道切面 + 三血管切面 + 主动脉弓长轴切面等。

胎儿左心发育不良综合征在四腔心切面显示明显异常,多表现左、右心比例不对称,左心室小、室壁运动幅度减低(图 24-19A、B 动📶),心尖部由右心室构成(图 24-20A、B 动📶)。左心发育不良综合征胎儿左心室大小变化差异较大,可有左心室缺

如(图 24-21A、B 动📶,图 24-22A、B 动📶)、极度缩小、接近正常或扩张,但所有这些病例有一个共同特征,就是左心室收缩功能都是减低的。在四腔心切面可显示二尖瓣狭窄或闭锁,以发育不良的二尖瓣狭窄多见,由于二尖瓣增厚、开口极小酷似二尖瓣闭锁(图 24-23A、B 动📶),此时,彩色多普勒超声可帮助显示二尖瓣口细小的血流进入发育不良的左心室(图 24-24A、B 动📶)。

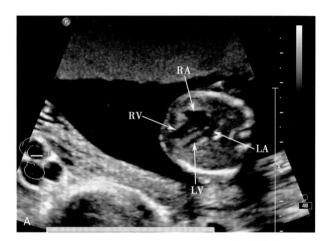

图 24-19　胎儿左心发育不良综合征超声示意图 9

A. 左、右心比例不对称,左心室小、室壁运动减低;B. 为图 A 动态图。

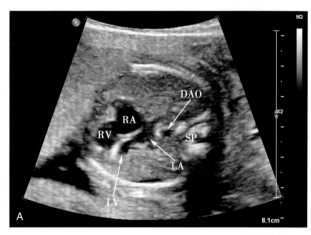

图 24-20　胎儿左心发育不良综合征超声示意图 10

A. 左心室小、左室壁回声增强,室壁运动减低,心尖部由右心室构成;B. 为图 A 动态图。

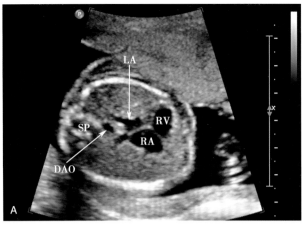

图 24-21　胎儿左心发育不良综合征超声示意图 11
A. 二尖瓣闭锁、左心室缺如；B. 为图A 动态图。

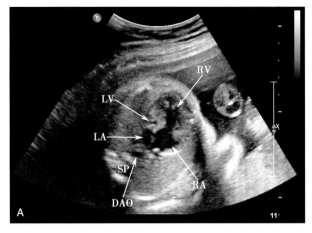

图 24-23　胎儿左心发育不良综合征超声示意图 12
A. 左心室极度缩小、二尖瓣闭锁、二尖瓣增厚、开口极小酷似二尖瓣闭锁；B. 为图 A 动态图。

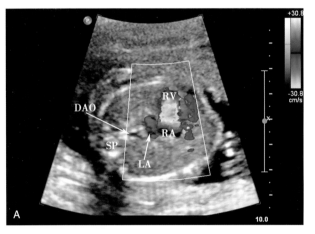

图 24-22　与图 24-21 为同一胎儿
A. 彩色血流显示右心房血流进入右心室，二尖瓣闭锁、左心室缺如；B. 为图 A 动态图。

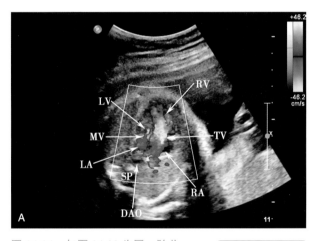

图 24-24　与图 24-23 为同一胎儿
A. 彩色血流显示左心房血流严重狭窄的二尖瓣进入狭小的左心室；B. 为图 A 动态图。

左心室长轴切面可显示主动脉细窄、左心室流出道狭小、主动脉与左心室连接，并显示主动脉瓣有无启闭活动。当主动脉闭锁时则不能显示主动脉瓣启闭，甚至不能显示主动脉根部与左室流出道连接的解剖关系，若为主动脉狭窄伴二尖瓣狭窄可显示狭窄的主动脉瓣与二尖瓣开放受限（图 24-25A、B、C 动 ）。彩色血流显像主动脉闭锁左心室与主动脉无血流连接，主动脉狭窄伴二尖瓣狭窄者可显示少许血流由左心室进入主动脉，并显示二尖瓣口细

窄血流束（图 24-26A、B、C 动 ）。右心室流出道切面显示右心室漏斗部与增宽的肺动脉及动脉导管连接。

三血管 - 气管切面显示肺动脉主干代偿性扩张，主动脉细窄或不能显示主动脉弓（图 24-27A、B 动 ），彩色血流显示主动脉弓反向血流（图 24-28A、B 动 ）。主动脉弓长轴观显示主动脉弓缩窄（图 24-29A、B 动 ，图 24-30A、B 动 ），或主动脉弓呈管状发育不良（图 24-31A、B 动 ）。

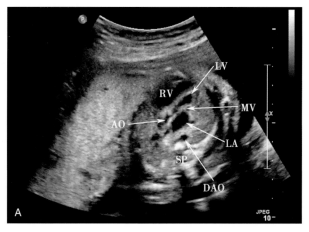
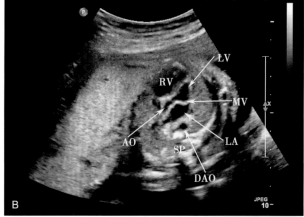

图 24-25 胎儿左心发育不良综合征超声示意图 13

A. 舒张期主动脉瓣处关闭,二尖瓣增厚、开放受限,左心室显著小于右心室、主动脉细窄;B. 收缩期主动脉瓣开放受限,增厚的二尖瓣处关闭;C. 为图 A、B 动态图。

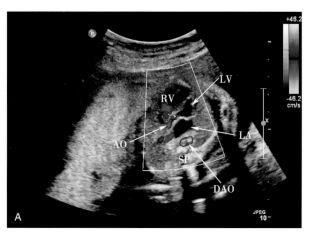
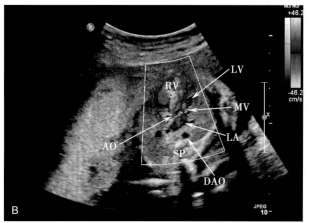

图 24-26 与图 24-25 为同一胎儿

A. 收缩期主动脉有少许前向暗淡的血流信号;B. 舒张期左心室充盈障碍,二尖瓣开放受限,可见少许血流通过狭窄的二尖瓣口进入左心室;C. 为图 A、B 动态图。

(二)胎儿左心发育不良综合征产前超声诊断相关注意事项

1. 左心发育不良综合征与主动脉缩窄的鉴别。两种畸形均表现主动脉缩窄和左心室不同程度的缩小。胎儿左心发育不良综合征时的主动脉缩窄或主动脉管状发育不良是左心发育不良综合征的组成部分,主动脉缩窄严重,常表现为主动脉管状发育不良(图 24-32A、B 动 ◌,图 24-33A、B 动 ◌);胎儿主动脉缩窄虽可表现为主动脉管状发育不良,但绝大多数主动脉缩窄局限于主动脉峡部(图 24-34A、

B 动 ◌)。两种畸形的根本区别在于左心室的形态及舒缩功能的不同。胎儿左心发育不良综合征心尖部由正常时的左心室构成变为右心室,左心室退出心尖部,左心室壁运动减低或消失(图 24-35A、B 动 ◌),而胎儿主动脉缩窄左心室横径变窄,但长径正常,心尖部仍为左心室构成,左心室壁运动正常(图 24-36A、B、C 动 ◌);另外彩色多普勒显示左心室舒张血流正常充盈者为主动脉缩窄(图 24-37A、B 动 ◌),而左心室舒张血流不能正常充盈者为左心发育不良综合征(图 24-38A、B 动 ◌)。

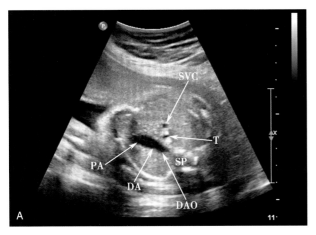

图 24-27　胎儿左心发育不良综合征超声示意图 14
A. 三血管 - 气管切面显示肺动脉主干代偿性扩张，未能显示主动脉弓；B. 为图 A 动态图。

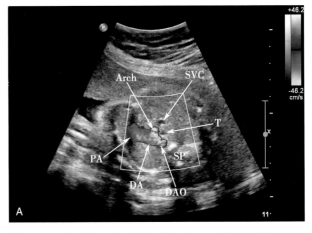

图 24-28　胎儿左心发育不良综合征超声示意图 15
A. 三血管 - 气管切面显示主动脉弓反向血流；B. 为图 A 动态图。

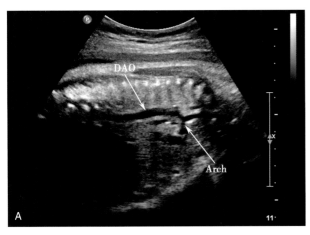

图 24-29　胎儿左心发育不良综合征伴主动脉缩窄超声示意图
A. 主动脉弓长轴切面显示主动脉弓缩窄；B. 为图 A 动态图。

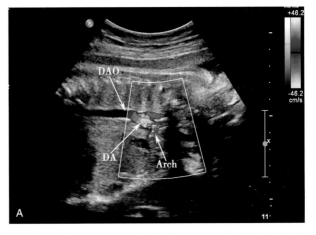

图 24-30　与图 24-29 为同一胎儿
A. 主动脉弓长轴切面，彩色血流显示主动脉弓反向血流；B. 为图 A 动态图。

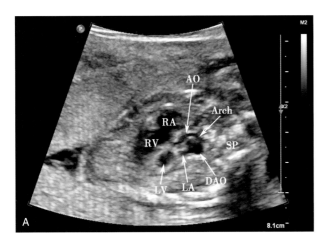

图 24-31　胎儿左心发育不良综合征伴主动脉管状发育不良超声示意图 1
A. 主动脉弓长轴切面显示主动脉弓管状发育不良；B. 为图 A 动态图。

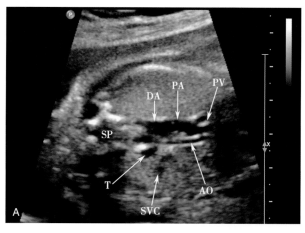

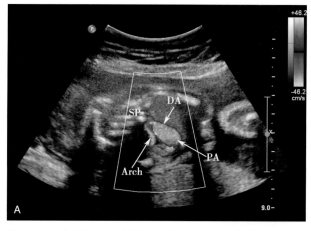

图 24-32　胎儿左心发育不良综合征伴主动脉管状发育不良超声示意图 2
A. 三血管 - 气管切面显示肺动脉主干代偿性扩张，主动脉弓细窄；B. 为图 A 动态图。

图 24-33　与图 24-32 为同一胎儿
A. 三血管 - 气管切面显示主动脉弓反向血流；B. 为图 A 动态图。

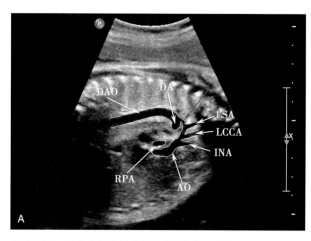

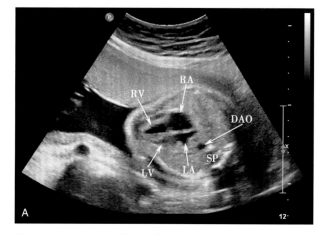

图 24-34　胎儿主动脉缩窄超声示意图
A. 主动脉弓长轴切面显示主动脉缩窄，红色箭头指向主动脉峡部；B. 为图 A 动态图。

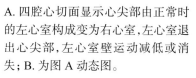

图 24-35　胎儿左心发育不良综合征超声示意图 16
A. 四腔心切面显示心尖部由正常时的左心室构成变为右心室，左心室退出心尖部，左心室壁运动减低或消失；B. 为图 A 动态图。

2. 主动脉闭锁胎儿左心室发育不良程度不同，左心室腔从几乎消失到左心室正常大小。当左心室严重发育不良时则成为左心发育不良综合征的组成部分。胎儿主动脉闭锁伴有室间隔缺损时，左心室可发育良好（详见第二十一章主动脉闭锁）。

3. 心内膜弹力纤维增生症或心内膜纤维弹性组织增生症，1740 年由 Lancusi 首次报道，1943 年 Weinberg 和 Himelfarb 将其命名为心内膜弹力纤维增生症。心内膜弹力纤维增生症是一种罕见的病因未明的心脏疾病，虽多为左心室或双心室病变，

但也可为单纯右心室心内膜弹力纤维组织增生，以心内膜胶原纤维和弹力纤维增生为主要改变，又以心内膜增厚，心腔扩大，心尖收缩和舒张功能受累为特征。本病预后差，患儿通常有明显的心力衰竭症状，占 70%~80%，发生在 1 岁以内，为婴儿期最常见心力衰竭的原因之一。青春期和成人罕见，预后较差，病死率高。

心内膜弹力纤维增生症的确切病因不明，可能与以下因素有关①感染：主要是病毒感染，尤其是腮腺炎病毒、柯萨奇和埃可病毒；②先天发育畸形：

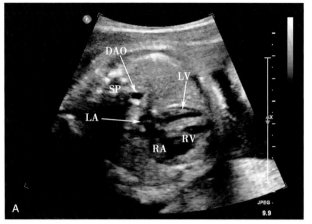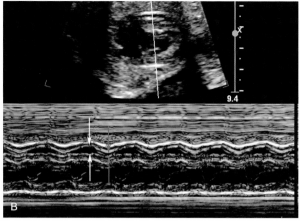

图 24-36　胎儿主动脉缩窄超声示意图 1
A. 四腔心切面显示左心室横径变窄,但长径正常,心尖部仍为左心室构成;B. M 型超声显示左心室壁运动正常,白色箭头间为左心室腔舒张期幅度,红色箭头间为左心室腔收缩期幅度;C. 为图A 动态图。

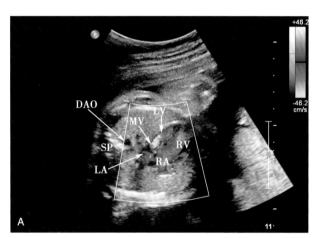

图 24-37　胎儿主动脉缩窄超声示意图 2
A. 彩色血流显示二尖瓣口血流增快,左心室充盈良好;B. 为图 A 动态图。

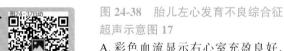

图 24-38　胎儿左心发育不良综合征超声示意图 17
A. 彩色血流显示右心室充盈良好,左心室舒张期血流不能正常充盈,房间隔卵圆孔左向右分流;B. 为图 A 动态图。

主要伴随左心系统发育不良的病变;③胶原纤维和结缔组织发育障碍;④自身免疫性疾病;⑤染色体异常及基因突变;⑥心肌缺血、缺氧;⑦机械或血流动力学的改变可引起心室壁压力增加,使心腔内膜承受压力增加,刺激心内膜增厚。

心内膜弹力纤维增生症分型方式有以下几种:

根据超声心动图可分为①原发性:约占 55%,指不伴有其他先天性心脏畸形;②继发性:约占45%,指伴发某些先天性心脏畸形,如左心发育不良综合征、主动脉瓣狭窄、主动脉闭锁、二尖瓣闭

锁等。

根据左心室大小可分为①扩张型:左心室轻度肥厚,此型最多见,约占 95%。②缩窄型:左心室腔小,发育差,而右心房、室扩大,心肌增厚;左右心室内膜均增厚少见。

根据受累的心室不同可分为:①左室型;②右室型;③双室型。

心内膜弹力纤维增生症超声心动图表现:婴儿期主要表现有心内膜明显增厚、回声增强,是心内膜弹力纤维增生症的特征性改变,厚度

多>2~3mm,与心肌界限明显;左心房、室扩大,左心室呈球形扩大,室间隔明显呈弧形膨向右室侧,可伴有不同程度左室壁向心运动减弱和/或心肌运动不协调。

　　胎儿心内膜弹力纤维增生症伴左心发育不良综合征时,主要表现右心房、室扩大,心尖由右心室构成,左心室缩小、左心室壁回声增强,运动减弱,乃至运动消失(图24-39A、B动);当心内膜弹力纤维增生累及左心室腱索、乳头肌及邻近瓣膜时,表现左心室壁、腱索、乳头肌及二尖瓣弥漫性回声增强(图24-40A、B动,图24-41A、B动)。由于心内膜明显增厚、心肌发育不良左心室收缩与舒张功能严重障碍,左心室腔几乎成为潜在腔室,彩色血流显像在心脏舒缩中左心室几乎无血流出入(图24-42A、B动)。伴有完整房间隔时,彩色血流显示卵圆孔左向右分流血流(图24-38A、B动)。

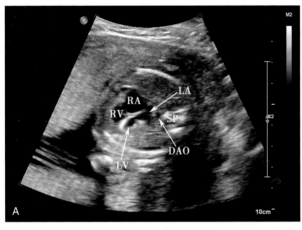

图24-39　胎儿心内膜弹力纤维增生症伴左心发育不良综合征超声示意图1
A.右心房、室扩大,心尖由右心室构成,左心室缩小、左心室壁回声增强,运动减弱;B.为图A动态图。

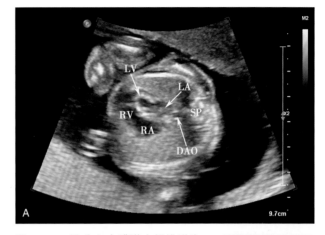

图24-40　胎儿心内膜弹力纤维增生症伴左心发育不良综合征超声示意图2
A.右心房、室扩大,心尖由右心室构成,左心室壁、腱索、乳头肌及二尖瓣弥漫性回声增强,运动减弱;B.为图A动态图。

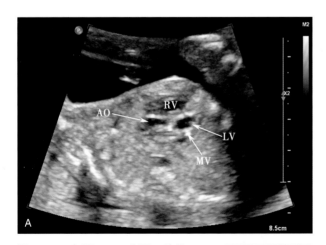

图24-41　与图24-40为同一胎儿
A.左心室壁、腱索、乳头肌及二尖瓣弥漫性回声增强,二尖瓣及室壁运动消失;B.为图A动态图。

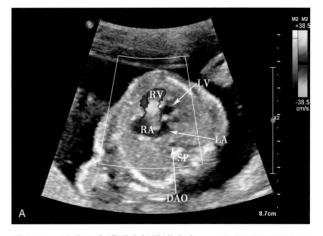

图24-42　胎儿心内膜弹力纤维增生症伴左心发育不良综合征超声示意图3
A.左心室收缩与舒张功能严重障碍,左心室腔几乎成为潜在腔室,彩色血流显像在心脏舒缩周期中左心室几乎无血流出入;B.为图A动态图。

重度主动脉瓣狭窄引发的心内膜弹力纤维增生则表现为左心室扩张,收缩功能减低,左室壁回声增强,心尖部仍有扩张的左心室构成,左心房扩大及二尖瓣反流。

4. 左心发育不良综合征时房间隔分流的改变。大部分左心发育不良综合征合并房间隔缺损或房间隔完全缺失,尽管二尖瓣狭窄或闭锁及左心室舒缩功能障碍影响了左心房血流进入左心室,但左心房血流通过房间隔缺损进入右心房,使两心房血流混合压力相当,肺静脉回流正常(图 24-43A、B 动📶,图 24-44A、B 动📶)。

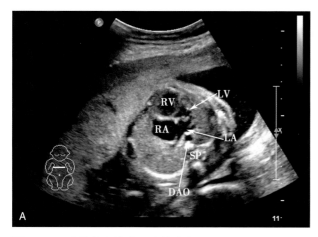

图 24-43　胎儿左心发育不良综合征超声示意图 18
A. 四腔心切面显示左心房、室缩小,心尖由右心室构成,左心房后壁见肺静脉切迹;B. 为图 A 动态图。

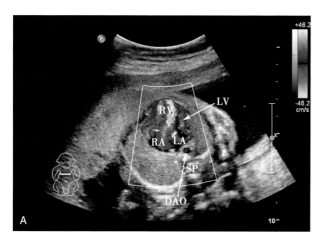

图 24-44　与图 24-43 为同一胎儿
A. 彩色血流显示肺静脉引流入左心房;B. 为图 A 动态图。

在 10%~15% 的左心发育不良综合征中房间隔是完整的,这分两种情况,一种是卵圆孔早闭,表现房间隔卵圆孔结构消失,房间隔增厚,房间隔分流消失(既无右向左分流,也无左向右分流),中孕期左心房缩小(图 24-35A、B 动📶),晚孕期左心房增大、肺静脉扩张,彩色血流显示肺静脉呈来回血流(图 24-45A、B、C 动📶、D、E、F 动📶、G)。另一种是小卵圆孔,二维超声在房间隔中央显示有一小孔或不能显示卵圆孔的存在,左心房侧不能显示卵圆孔瓣结构(即使存在卵圆孔瓣受左房压增高的作用下也贴合在继发房间隔上),彩色血流显示房间隔左向右细窄分流(图 24-46A、B 动📶、C)。心房水平左向右分流、主动脉弓横部血流反向被认为是即将发展成为左心发育不良综合征的可靠指征。

5. 二尖瓣闭锁。当二尖瓣闭锁伴主动脉闭锁或狭窄时常为左心室发育不良综合征的两种不同类型组成部分,但合并较大室间隔缺损时左心室可发育正常(图 24-47A、B 动📶,图 24-48A、B 动📶)。

6. 左心发育不良综合征与左心室失用性缩小鉴别。房间隔右向左分流受限可引起左心系统失用性缩小,如房间隔膨胀瘤、小卵圆孔及卵圆孔早闭等均引起房水平右向左分流减少,使左心房血容量不足,继而进入左心室的血流减少,引起左心系统失用性缩小,表现左心室窄小,但长径正常,心尖为左心室构成,左心室壁运动正常、左心室血流充盈良好(图 24-49A、B 动📶,图 24-50A、B 动📶),上述特点可与左心发育不良综合征鉴别。

7. 妊娠早期诊断左心发育不良综合征。在妊娠早期胎儿颈部透明层厚度筛查(nuchal translucency screening,NT)阶段(妊娠 11~14 周)并不能排除所有的左心发育不良综合征,若合并二尖瓣和主动脉瓣闭锁,表现为左心室严重发育不良或缺如,则能够在 12 周或妊娠中期检出。需要强调的是左心发育不良综合征病情会逐渐发展,在妊娠早期和中期四腔心切面正常并不能排除在以后的妊娠过程中会发展为左心发育不良综合征。

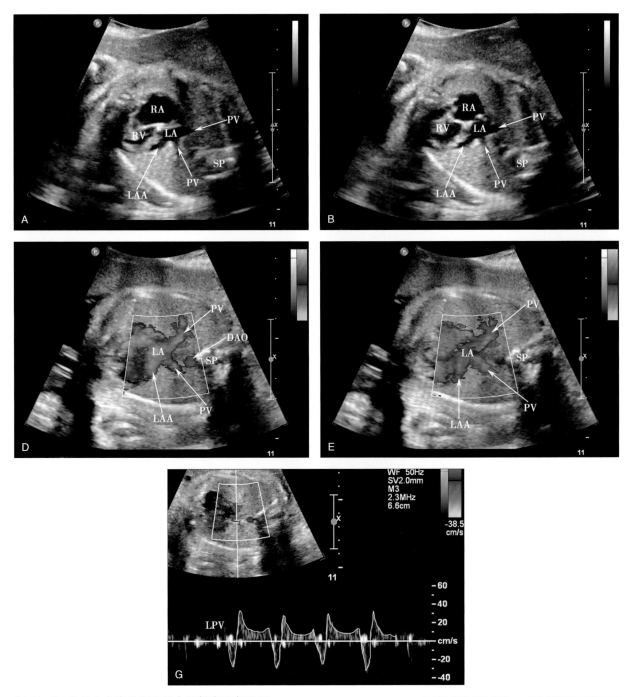

图 24-45　胎儿左心发育不良综合征超声示意图 19

A. 心室舒张期，左心室缺如，二尖瓣闭锁伴卵圆孔早闭，左心房分流受阻，左心耳及肺静脉扩张；B. 心室收缩期，左心室缺如，二尖瓣闭锁伴卵圆孔早闭，左心房分流受阻，左心耳及肺静脉扩张；C. 图 A、B 的动态图；D. 彩色血流显示肺静脉为向心性血流；E. 彩色血流显示肺静脉为离心性血流；F. 图 D、E的动态图，显示肺静脉呈来回血流；G. 频谱多普勒显示肺静脉反流。

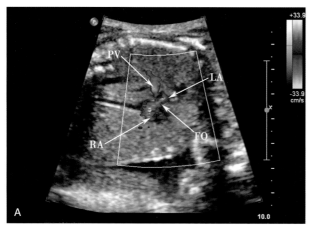
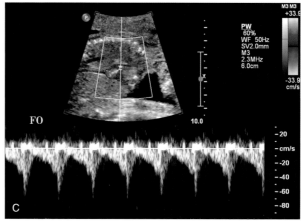

图 24-46　胎儿左心发育不良综合征超声示意图 20
A. 房间隔完整，彩色血流显示房间隔左向右细窄分流；B. 为图 A 动态图；C. 频谱多普勒显示房间隔卵圆孔反向血流。

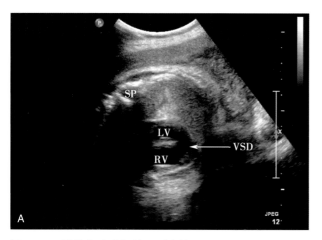

图 24-47　胎儿主动脉闭锁、二尖瓣闭锁不伴左心室发育不良超声示意图
A. 非标准四腔心切面显示左、右心室对称，近心尖部大室间隔缺损；B. 为图 A 动态图。

图 24-48　与图 24-47 为同一胎儿
A. 彩色血流显示室间隔缺损口双向分流血流信号；B. 为图 A 动态图。

8. 心内和心外合并畸形。4%~5% 的左心发育不良综合征合并染色体异常，如 Turner 综合征、13- 三体综合征和 18- 三体综合征等。10%~25% 婴幼儿左心发育不良综合征合并心外畸形与基因综合征有关，如 Turner 综合征（Turner syndrome）、努南综合征（Noonan syndrome）、史 - 莱 - 奥综合征（Smith-Lemli-Opitz syndrome）、心手综合征（Holt-Oram syndrome）。少数病例亦可合并 22q11 染色体微缺失。

五、超声心动图诊断

胎儿左心发育不良综合征是一种复杂心脏畸形，包括左心室、左室流入道和流出道严重发育不良。左心发育不良综合征时，四腔心切面显示左心室小或缺如，心尖部由右心室构成（左心室远离心尖部是判断左心缩小的主要线索），左心室也可以大小正常或扩大，左心室收缩功能减低、多伴有心内膜增厚及室壁回声增强，彩色血流显示左心室无

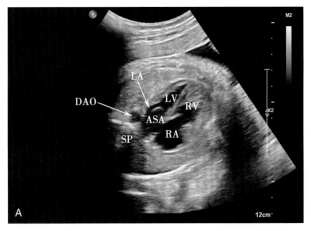

图 24-49 胎儿房间隔膨胀瘤超声示意图

A. 四腔心切面显示房间隔膨胀瘤，左、右心室不对称，左心室窄小，但长径正常，心尖为左心室构成，左心室壁运动正常；B. 为图 A 动态图。

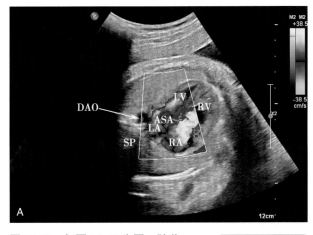

图 24-50 与图 24-49 为同一胎儿

A. 彩色血流显示左心室壁运动正常，左心室血流充盈良好；B. 为图 A 动态图。

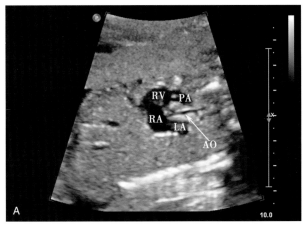

图 24-51 胎儿左心发育不良综合征超声示意图 21

A. 主动脉闭锁时很难显示细窄的主动脉根部；B. 为图 A 动态图。

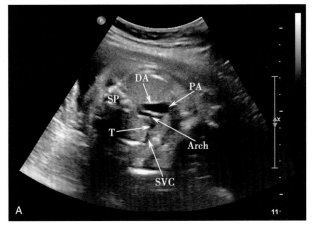

图 24-52 胎儿左心发育不良综合征超声示意图 22

A. 三血管 - 气管切面显示肺动脉主干和动脉导管代偿性扩张，主动脉细窄；B. 为图 A 动态图。

血流充盈。左室流出道切面显示二尖瓣增厚开放受限或闭锁，主动脉瓣增厚开放受限，主动脉闭锁时很难显示细窄的主动脉根部（图 24-51A、B 动📶）。在三血管 - 气管切面显示肺动脉主干和动脉导管代偿性扩张，主动脉细窄或不能显示主动脉弓（图 24-52A、B 动📶），并显示主动脉弓反向血流（图 24-53A、B 动📶，图 24-54A、B 动📶）。胎儿左心发育不良综合征时，彩色多普勒可显示房水平左向右分流或房间隔完整无房水平分流，若合并房间隔缺损可出现双向分流。

六、预后与治疗

本病预后极差，未经手术治疗的患儿均不可避免死亡，生后 1 天、1 周、1 个月病死率分别为 15%、70%、91%。对合并严重畸形或染色体异常导致无生存意义或生活质量极差的患儿，经产前超声检出时可建议孕妇终止妊娠，但随着近年来治疗预后的改观，一些大的先天性心脏病治疗中心已开展外

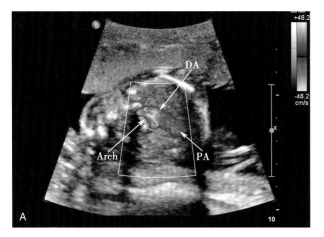

图 24-53　与图 24-52 为同一胎儿 1
A. 三血管 - 气管切面,彩色血流显示主动脉弓反向血流;B. 为图 A 动态图。

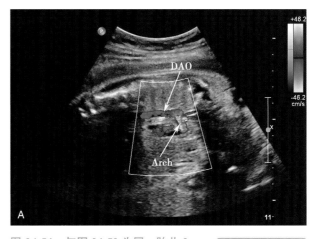

图 24-54　与图 24-52 为同一胎儿 2
A. 主动脉弓切面,彩色血流显示主动脉弓反向血流;B. 为图 A 动态图。

科分期重建、心脏移植和镶嵌治疗等手术。分期外科重建包括首期新生儿期 Norwood 手术,Ⅱ 期半 Fontan 手术,通常于患儿 4~6 个月时完成,将上腔静脉吻合至肺动脉,Ⅲ 期在患儿 2~4 岁时行 Fontan 术,将下腔静脉血液引流至肺动脉,分期手术延长了患儿寿命,改善了患儿生活质量,但远期效果并不理想。近年来已有左心发育不良伴房间隔完整者胎儿期行介入手术——房间隔开窗术,让更多血流进入左心系统,促进胎儿左心系统发育。

(许　燕　范　玉)

参 考 文 献

［1］ALPHONSO N, ANGELINI A, BARRON DJ, et al. Guidelines for the management of neonates and infants with hypoplastic left heart syndrome: The European Association for Cardio-Thoracic Surgery (EACTS) and the Association for European Paediatric and Congenital Cardiology (AEPC) Hypoplastic Left Heart Syndrome Guidelines Task Force. Eur J Cardiothorac Surg, 2020, 58 (3): 416-499.

［2］JADCZAK A, RESPONDEK-LIBERSKA M, SOKOŁOWSKI Ł, et al. Hypoplastic left heart syndrome with prenatally diagnosed foramen ovale restriction: diagnosis, management and outcome. J Matern Fetal Neonatal Med, 2020, 27: 1-8.

［3］许燕, 何敬海, 接连利, 等. 产前超声诊断胎儿主动脉闭锁. 中华超声影像学杂志, 2012, 21 (11): 946-948.

［4］接连利, 许燕. 胎儿心脏畸形解剖与超声对比诊断. 北京: 人民卫生出版社, 2016: 276-291.

［5］ROELEVELD PP, AXELROD DM, KLUGMAN D, et al. Hypoplastic left heart syndrome: from fetus to fontan. Cardiol Young, 2018, 28 (11): 1275-1288.

［6］陈梦华, 张烨, 谷孝艳, 等. 中孕期左心发育不良综合征胎儿脑生物学指标和脑血流动力学研究. 中华超声影像学杂志, 2021, 30 (9): 772-777.

［7］YAGI H, LIU X, GABRIEL GC, et al. The Genetic Landscape of Hypoplastic Left Heart Syndrome. Pediatr Cardiol, 2018, 39 (6): 1069-1081.

［8］庄晓慧, 何少茹, 庄建, 等. 左心发育不良综合征 38 例. 中华实用儿科临床杂志, 2015, 30 (23): 1777-1780.

［9］OHYE RG, SCHRANZ D, D'UDEKEM Y. Current Therapy for Hypoplastic Left Heart Synd rome and Related Single Ventricle Lesions. Circulation, 2016, 134 (17): 1265-1279.

［10］ROELEVELD PP, AXELROD DM, KLUGMAN D, et al. Hypoplastic left heart syndrome: from fetus to fontan. Cardiol Young, 2018, 28 (11): 1275-1288.

［11］METCALF MK, RYCHIK J. Outcomes in Hypoplastic Left Heart Syndrome. Pediatr Clin North Am, 2020, 67 (5): 945-962.

［12］LAWRENCE KM, ITTENBACH RF, HUNT ML, et al. Attrition between the superior cavopulmonary connection and the Fontan procedure in hypoplastic left heart syndrome. J Thorac Cardiovasc Surg, 2021, 162 (2): 385-393.

第二十五章

卵圆孔早闭

卵圆孔（foramen ovale）是胎儿心脏中一个特殊的解剖结构，作为心房间的一个血流循环通道，在左、右心房的血液调节中起着重要作用。胎儿卵圆孔早闭或狭窄（premature closure or stenosis of foramen ovale）是一种少见的胎儿心脏发育异常，且多与其他先天性心脏畸形并存，有人认为胎儿卵圆孔早期狭窄或早闭与左心发育不良综合征的发病有关，胎儿卵圆孔早闭若发生在中、晚孕阶段引起胎儿左心室的失用性缩小与右心房、室的扩大，甚至发生右心功能不全。文献报道，卵圆孔早闭的发生率为0.2%~1.0%。笔者检出胎儿先天性心脏畸形统计资料中卵圆孔早闭和卵圆孔房间隔通道狭窄占3.78%。

一、胚胎学、遗传学及发生机制

胚胎第四周的晚期，约26~28天，在原始心房的顶壁正中线房壁向内凹陷，形成镰状隔膜，即原发隔（septum primum），又称第一房间隔，以纤维结构为主，无肌性结构。原发隔自上而下呈矢状位向房室管方向生长。同时房室交界处，也称之为房室管的背侧壁和腹侧壁分别增生凸起，形成前、后心内膜垫（endocardial cushion），随后两者对接、融合成为中间隔，将房室管分隔成左、右房室通道。

在原发隔下缘与房室管内膜垫（即中间隔）之间，暂存一孔，即原发孔（foramen primum），又称第一房间孔，为房内血流通道（发育过程中的暂时性通道）。随后原发隔继续向下生长使原发孔逐渐变

小，并与房室管内膜垫融合，最终封闭原发孔，将原始心房分隔成两部分，即左心房与右心房。在封闭之前，原发隔的上部逐渐吸收而出现若干个孔，并相互融合形成一个孔，此即继发孔（foramen secundum）又称第二房间孔。

胚胎第40天左右，在原发隔的右侧，由心房的顶壁又发生一肌性隔膜，即继发隔（septum secundum），又称第二房间隔。此隔向下生长，但不完整，在中下部呈新月形，其下缘又围合一起形成一孔，称为卵圆孔（foramen ovale，FO）。卵圆孔位于房间隔的中下部位，邻近下腔静脉入口，使氧饱和度高的下腔静脉血（来自静脉导管的血液）易于直接进入左心房。在房间隔上的卵圆孔和继发孔构成成熟胎儿心脏的房间隔通道。

在受某些致病因素影响，致使房间隔在发育过程中发生异常，可出现原发孔型房间隔缺损、继发孔型房间隔缺损、房间隔膨胀瘤及卵圆孔早闭或卵圆孔房间隔通道狭窄等。

卵圆孔早闭与卵圆孔房间隔通道狭窄发病机制尚未完全阐明。推测可能与多致病因素有关，如遗传、基因突变、射线及病毒感染等。如果在胚胎发育过程中原发隔封闭原发孔时，在原发隔的上部未能形成继发孔，导致左、右心房通道阻断，引发左心发育不良，使左心室充盈障碍，使左心房压增高将原发隔向右推向继发隔相贴合，继而融合为卵圆孔早闭。某些发生在中、晚孕期的卵圆孔早闭，或

许是在房间隔上的卵圆孔房间隔通道已发育成熟的情况下,发生感染等导致原发隔(卵圆孔瓣)与继发隔发生粘连而形成卵圆孔早闭或极小卵圆孔。

有研究发现,许多左心发育不良患儿存在卵圆孔早闭或极小卵圆孔,提示卵圆孔早闭或极小卵圆孔使右向左分流受限(胎儿期左心血流充盈的主要来源途径受阻),是导致左心发育不良原因之一。

二、病理解剖与分型

1. 胎儿卵圆孔房间隔通道的解剖　卵圆孔房间隔通道的解剖方法是首先用探针自下而上从下腔静脉右心房入口处经右心房进入上腔静脉,利用探针对上、下腔静脉及右心房侧后壁作支撑固定并沿探针切开,然后从右心房中部自后向前至三尖瓣口切开右心房侧壁,暴露房间隔的右侧面观,观察卵圆孔房间隔通道的入口即卵圆孔的大小、形态及左侧卵圆孔瓣对卵圆孔遮挡状况;然后对房间隔的左侧面观进行解剖,寻找卵圆孔房间隔通道的出口,首先沿左、右下肺静脉连线切开左心房后壁,然后向左心耳根部及左房室沟外部切开左心房侧壁,暴露房间隔的左侧面观,观察卵圆孔瓣对卵圆孔的覆盖情况,探查卵圆孔房间隔通道在左心房的出口(继发孔)的位置,并观察与肺静脉入口及左心耳开口的相互位置关系。房间隔两侧面解剖暴露后,用探针从右侧卵圆孔到左侧继发孔对卵圆孔房间隔通道进行探查,观测入口到出口的方向,入口(卵圆孔)上缘至出口(继发孔)通道间的距离等。

笔者对 30 例(孕 21~36 周)引产胎儿尸检结果为心脏、大血管的外观及心脏内部解剖结构均正常,房间隔右侧面观均见位于房间隔中部有一椭圆形的孔,即卵圆孔,尽管本组尸检胎儿孕周不同,其胎儿卵圆孔大小有所不同,但卵圆孔的形态相似,表现为心轴方向的长径 ≥ 垂直心轴方向的上下径(图 25-1),本组卵圆孔的大小为 3mm × 3mm~9mm × 6mm,卵圆孔被左侧心房内的卵圆孔瓣遮挡,用探针探查卵圆孔的上缘有一通道与左心房相通,用橡皮筋将卵圆孔瓣向下拉开后暴露右心房与左心房间的通道(图 25-2);房间隔左侧面被一半透明状的纤维薄膜(卵圆孔瓣)覆盖右侧的卵圆孔,恰似"上衣口袋状"三面固定于房间隔上,仅上方有一开口(继发孔)正对左心耳开口,从左心房侧看不到右心房侧的卵圆孔(图 25-3),用橡皮筋将卵圆孔瓣向下拉开后暴露左心房与右心房间的通道(图 25-4)。用探针自右房侧卵圆孔向左房侧继发孔探查发现卵圆孔房间隔通道的方向是自右下向左上斜行跨越房间隔的中部,自右侧卵圆孔上缘至左侧继发孔开口间存在着房间隔(继发隔)与卵圆孔瓣(原发隔)之间的通道,即卵圆孔房间隔通道(图 25-5),该通道长短因胎儿孕周不同而不同,本组为 2~5mm。该通道的走行方向是自右下向左上斜行跨越房间隔中部构成两心房间的特殊通道。

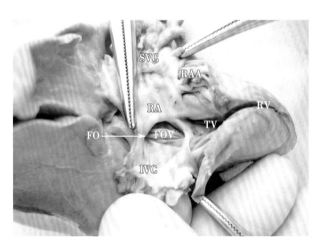

图 25-1　胎儿正常房间隔解剖示意图 1
房间隔右侧面见卵圆孔位于房间隔中部,
卵圆孔被位于左侧的卵圆孔瓣遮挡。

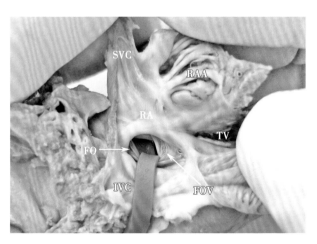

图 25-2　胎儿正常房间隔解剖示意图 2
房间隔右侧面见卵圆孔被左侧心房内的卵圆孔瓣遮挡,用橡皮筋经房间隔右侧的卵圆孔穿入并经房间隔左侧的继发孔穿出,将卵圆孔瓣向下拉开后见右心房与左心房间的相通,该通道即为卵圆孔房间隔通道。

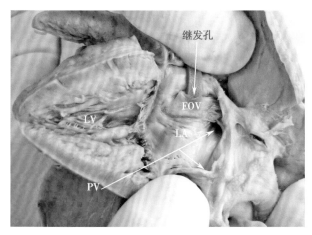

图 25-3　胎儿正常房间隔解剖示意图 3
房间隔左侧面可见卵圆孔被卵圆孔瓣从左侧覆盖,恰似"上衣口袋状"三面固定于房间隔上,上方有一开口(继发孔)正对左心耳开口。

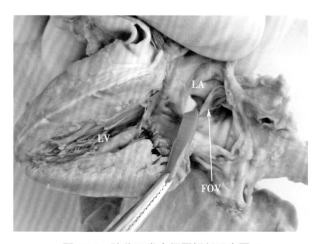

图 25-4　胎儿正常房间隔解剖示意图 4
房间隔左侧面,将卵圆孔瓣向下拉开后见右心房与左心房间相通,该通道即为卵圆孔房间隔通道。

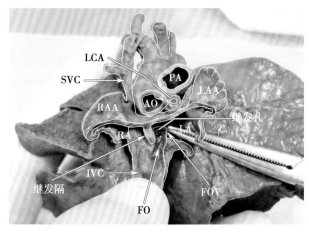

图 25-5　胎儿正常房间隔解剖示意图 5
右侧卵圆孔上缘至左侧继发孔开口间存在着房间隔(继发隔)与卵圆孔瓣(原发隔)之间相互重叠形成一个自右下向左上斜行的通道,即卵圆孔房间隔通道。

2. 卵圆孔早闭的病理解剖　胎儿卵圆孔早闭的发生机制尚不清楚,但发生于不同的孕龄阶段可引发不同的病理改变,有人认为左心发育不良综合征与卵圆孔的狭窄或早闭有关,但也有人认为左心发育不良综合征时,肺静脉回流入左心房的血液排出受阻,引起左心房压力升高,将卵圆孔瓣推向位于继发隔的卵圆孔,从而引起卵圆孔的早闭,不管是因还是果,部分左心发育不良综合征的患儿卵圆孔是闭合的,该部分患儿发生于孕早、中期阶段,房间隔解剖特点是卵圆孔及卵圆孔瓣消失(详见第二十四章左心发育不良综合征)。孕中、晚期阶段胎儿左心室发育相对较完善,在该时间段发生卵圆孔早闭,房间隔卵圆孔存在,卵圆孔瓣与卵圆孔周边的继发房间隔粘连导致卵圆孔房间隔通道闭合(图 25-6A、B),左心房、室表现失用性缩小,右心房、室代偿性增大(图 25-7),左心缩小与右心增大的比例悬殊差异较大。

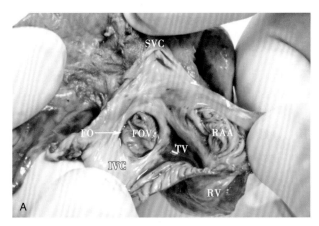

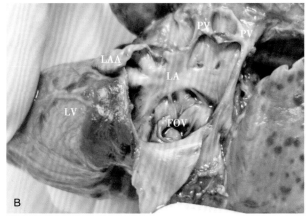

图 25-6　胎儿卵圆孔早闭心脏解剖示意图 1
A. 右房面显示卵圆孔瓣与卵圆孔周边的继发隔粘连导致卵圆孔房间隔通道闭合,卵圆孔瓣略向房间隔右侧膨出;
B. 左房面显示卵圆孔瓣与卵圆孔周边的继发隔粘连导致卵圆孔房间隔通道闭合,继发孔消失。

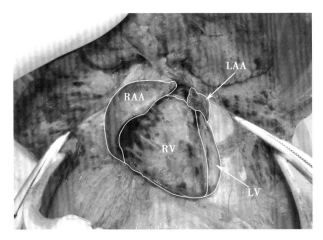

图 25-7 胎儿卵圆孔早闭心脏解剖示意图 2
胎儿心脏外观见右心房、室增大。

**3. 小卵圆孔、卵圆孔房间隔通道狭窄的病理
解剖** 目前没有胎儿卵圆孔大小的大样本解剖测
值数据,笔者提供的孕 21~36 周胎儿卵圆孔的解剖
测值为 3mm × 3mm~9mm × 6mm(由于样本量小仅
供参考)。小卵圆孔常发生在房间隔完整的左心发
育不良综合征的患儿中,表现为卵圆孔极小,无卵
圆孔瓣遮挡。卵圆孔是卵圆孔房间隔通道的入口,
实际上小卵圆孔就是卵圆孔房间隔通道的入口狭
窄,将导致卵圆孔血流右向左分流受限,但如果卵
圆孔正常大小,而继发孔(出口)狭窄也同样导致卵
圆孔血流右向左分流受限。

三、病理生理

卵圆孔是胎儿心脏的特殊通道之一,在胎儿循
环中具有重要的生理性分流功能,约 76% 的左室
血流输出量是右心房经卵圆孔分流至左心房的血
流。卵圆孔的有效开放即平衡了左右心房的压力,
维持正常的右心负荷,有效保证了左心室血流灌
注,有利于左心的发育。一旦房间隔发育异常或卵
圆孔瓣开放受限致卵圆孔分流受限将出现血流动
力学改变,使心脏结构和功能发生异常,影响胎儿
的妊娠结局。胎儿卵圆孔早闭实为卵圆孔房间隔
通道早闭,导致胎儿正常心房水平的右向左分流中
止,这不仅阻断了含氧及营养物质丰富的血液经卵
圆孔进入左心房参与左心循环,而且使左、右心血
流动力学失去平衡,引起右心容量性负荷过重,左
心容量不足。卵圆孔房间隔通道早闭发生的早、晚

及发生早闭过程的快慢对胎儿左、右心血流动力学
异常的影响不同。如在妊娠早中期发生卵圆孔早
闭多为左心发育不良综合征;如果卵圆孔房间隔通
道早闭的发生过程是从卵圆孔房间隔通道发生粘
连导致狭窄乃至闭合,整个过程是渐进性的,那么
通过右心房、室代偿及左、右心血容量的重新分配,
使左、右心房压力平衡,在心脏舒缩周期中房间隔
发生左右摆动,尽管右心房、室增大,左心房、室发
生失用性缩小(左心容量性缩小),但三尖瓣多无反
流。如果卵圆孔房间隔通道早闭的发生过程是短
时内迅速形成的,会导致右心房的血液向左心房分
流被短时间内阻断,引起右心房压增高、右心室容
量负荷加重引起右心增大及三尖瓣反流,左心房、
室缩小不明显。

四、超声扫查技巧及注意事项

(一) 胎儿卵圆孔早闭的超声扫查切面与要点

胎儿卵圆孔早闭超声诊断常用切面有四腔心
切面 + 胎儿卵圆孔房间隔通道切面 + 左、右心室流
出道切面 + 三血管切面 + 主动脉弓长轴切面等。

胎儿卵圆孔早闭在四腔心切面显示左、右心比
例不对称,左心房、室较右心房、室腔缩小,但左心
室舒缩功能正常(图 25-8A、B 动 🛜),卵圆孔瓣多在
房间隔左右两侧摆动(图 25-9A、B、C 动 🛜),彩色
血流显示右心房血流不能越过卵圆孔及卵圆孔瓣
与肺静脉血流相融合(图 25-10A、B 动 🛜)。

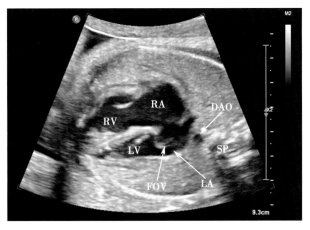

图 25-8 胎儿卵圆孔早闭超声示意图 1
A. 四腔心切面显示左、右心比
例不对称,左心房、室较右心房、室腔缩
小;B. 为图 A 动态图。

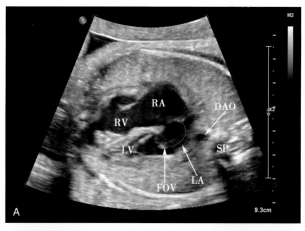

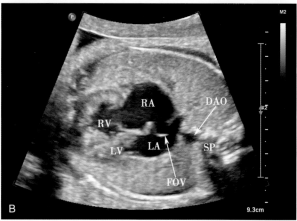

图 25-9　胎儿卵圆孔早闭超声示意图 2
A. 四腔心切面显示右心房、室增大，卵圆孔瓣位于左心房；B. 与图 A 为同一切面，在心脏舒缩周期中卵圆孔瓣位于左心房与右心房间摆动；C. 为图 A、B 动态图。

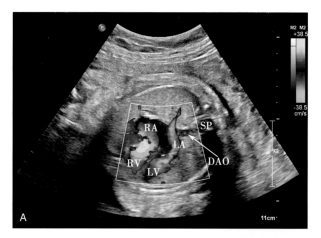

图 25-10　胎儿卵圆孔早闭超声示意图 3
A. 彩色血流显示右心房血流不能越过卵圆孔及卵圆孔瓣与肺静脉血流相融合；B. 为图 A 动态图。

胎儿卵圆孔房间隔通道切面的超声诊断价值。以往研究认为超声观测卵圆孔、卵圆孔瓣启闭情况及探测卵圆孔血流的最佳切面为胸骨旁四腔心切面，该切面能够观测卵圆孔（心轴方向）的大小、卵圆孔瓣有无瓣叶裂或缺失及有无原发孔型房间隔缺损，对评价房间隔的发育有重要价值。笔者通过尸检展现了胎儿两心房间存在着卵圆孔房间隔通道，位于右房侧的卵圆孔为该通道的入口，而位于左房侧的卵圆孔瓣实为遮挡卵圆孔的房间隔原发隔，原发隔为半透明状隔膜，其上部吸收形成该通道的出口（继发孔），该通道的走行方向是自右下向左上斜行跨越房间隔中部构成两心房间的特殊通道，胎儿胸骨旁四腔心切面声束方向垂直于卵圆孔房间隔通道的走行方向，尽管可以显示该通道的入口（卵圆孔），但不能显示该通道的出口（继发孔），只有在卵圆孔房间隔通道切面上可以同时显示卵圆孔和继发孔（图 25-11A、B）；笔者认为胎儿卵圆孔房间隔通道切面不但能显示卵圆孔及卵圆孔瓣，而且能够显示该通道的出口（继发孔），同时有利于对该通道血流的显像与探测，是超声观测胎儿卵圆孔早闭等异常的最为直观的超声扫查切面（图 25-12A、B 动🛜）；并认为产前超声对胎儿房间隔及卵圆孔房间隔通道的超声观测应在胸骨旁四腔心切面的基础上增加卵圆孔房间隔通道切面的扫查，能够更好地评价胎儿房间隔的发育。胎儿卵圆孔早闭在卵圆孔房间隔通道切面可显示该通道消失（图 25-13A、B 动🛜），彩色血流显示房间隔卵圆孔通道右向左分流消失（图 25-14A、B 动🛜）。也可显示卵圆孔房间隔通道存在，但继发孔闭合（图 25-15A、B 动🛜）。

胎儿卵圆孔早闭在左、右心室流出道切面及三血管切面显示主动脉及主动脉弓变细，肺动脉及动脉导管增宽（图 25-16A、B 动🛜）。主动脉弓长轴观显示主动脉弓变细窄，主动脉弓也可出现反向血流，此时应与主动脉弓缩窄鉴别。

（二）胎儿卵圆孔早闭产前超声诊断相关注意事项

1. 胎儿卵圆孔早闭与左心发育不良综合征的鉴别。卵圆孔早闭可引起左心缩小，而左心发育不

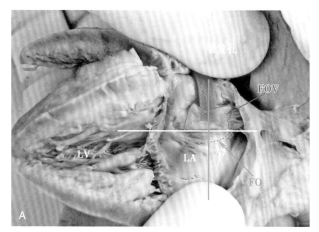

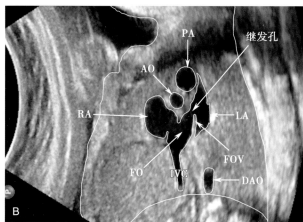

图 25-11 胎儿卵圆孔房间隔通道的解剖与超声示意图

A. 胎儿胸骨旁四腔心切面扫查声束方向(白色线段)垂直于卵圆孔房间隔通道(蓝色线段)的走行方向,尽管可以显示该通道的入口(卵圆孔),但不能显示该通道的出口(继发孔);B. 胎儿卵圆孔房间隔通道切面不但能显示卵圆孔及卵圆孔瓣,而且能够显示该通道的出口(继发孔),同时有利于对该通道血流的观测。

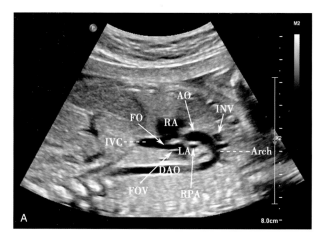

图 25-12 胎儿卵圆孔房间隔通道切面超声示意图

A. 胎儿卵圆孔房间隔通道切面显示下腔静脉入口、下腔静脉瓣、卵圆孔、卵圆孔瓣、继发孔;B. 为图 A 动态图。

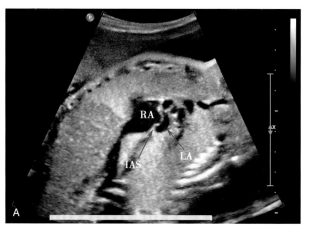

图 25-13 胎儿卵圆孔早闭超声示意图 4

A. 胎儿卵圆孔早闭在卵圆孔房间隔通道切面可显示该通道消失;B. 为图 A 动态图。

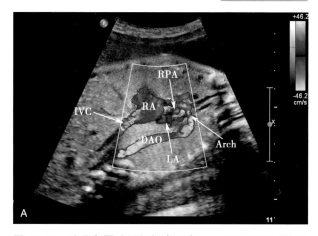

图 25-14 胎儿卵圆孔早闭超声示意图 5

A. 彩色血流显示房间隔卵圆孔通道右向左分流消失;B. 为图 A 动态图。

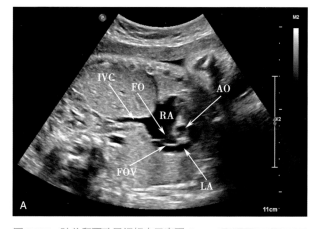

图 25-15 胎儿卵圆孔早闭超声示意图 6

A. 胎儿卵圆孔房间隔通道切面显示卵圆孔房间隔通道存在,但继发孔闭合;B. 为图 A 动态图。

381

良综合征也常伴有卵圆孔早闭,由于两种心脏异常胎儿超声心动图均表现左心缩小,易于混淆。但这两者预后相差甚远,因此这两者鉴别是不可回避的问题。卵圆孔早闭所致的左心容量性缩小超声表现右心房、室增大,左心房、室缩小,左心室的缩小主要为左心室横径变窄,左心室长径未退出心尖部(图 25-17A、B 动🛜),而左心发育不良综合征时左心室的缩小更为显著,左心室横径与长径均缩小,左心室退出心尖部(图 25-18A、B 动🛜)。另一重要区别是卵圆孔早闭时左心室舒缩功能良好,彩色血流显示心房水平仅有少量右向左分流信号或无明显过隔血流信号,左心室血流充盈良好(图 25-19A、B 动🛜),而左心发育不良综合征时左心室壁搏动减弱或消失,左心室无血流充盈或少量充盈(图 25-20A、B 动🛜)。

部分卵圆孔早闭可引起左心容量性缩小,伴有不同程度的左心室发育不良,表现左心室横径与长径均缩小,左心室退出心尖部(图 25-21A、B 动🛜,图 25-22A、B 动🛜),但不同于左心发育不良综合征的是其左心室舒缩功能良好,也不伴有左心室流入道和流出道的梗阻性病变,多预后良好,出生后心脏各腔室比例可逐步恢复正常。

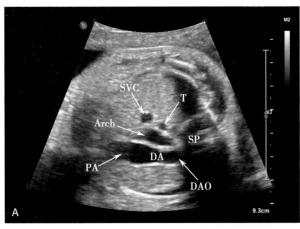

图 25-16 胎儿卵圆孔早闭超声示意图 7
A. 三血管切面显示主动脉及主动脉弓变细,肺动脉及动脉导管增宽;B. 为图 A 动态图。

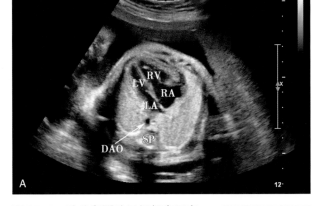

图 25-17 胎儿卵圆孔早闭超声示意图 8
A. 左心房、室缩小,左心室的缩小主要为左心室横径变窄,左心室长径未退出心尖部;B. 为图 A 动态图。

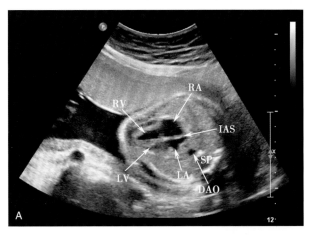

图 25-18 胎儿左心发育不良综合征超声示意图 1
A. 左心室横径与长径均缩小,左心室退出心尖部;B. 为图 A 动态图。

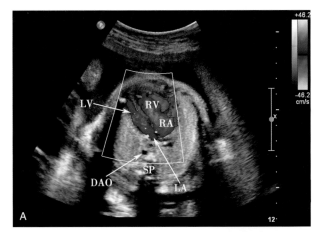
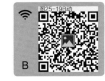

图 25-19 胎儿卵圆孔早闭超声示意图 9
A. 彩色血流显示心房水平无明显过隔血流信号,左心室血流充盈良好;B. 为图 A 动态图。

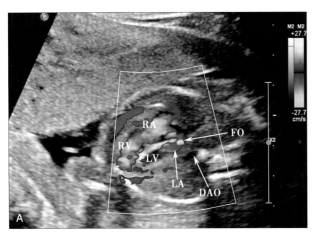

图 25-20　胎儿左心发育不良综合征超声示意图 2

A. 左心室舒缩功能障碍,左心室无血流充盈或少量充盈;B. 为图 A 动态图。

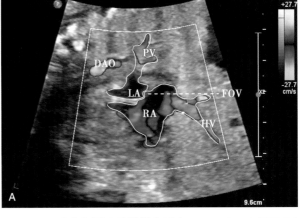

图 25-21　胎儿卵圆孔早闭超声示意图 10

A. 卵圆孔房间隔通道闭合、彩色血流显示卵圆孔分流消失;B. 为图 A 动态图。

胎儿超声心动图对于临界左心室偏小的胎儿,较难判断为左心发育不良还是左心容量性缩小。文献报道,通过母体吸氧增加肺静脉回流来改善胎儿左心容量充盈,房间隔膨胀瘤、卵圆孔血流受限致左心容量性缩小的胎儿,其左室形态得到明显恢复。因此,可以考虑采用母体吸氧试验预测左室的发育,鉴别左心发育不良与左心容量性缩小。

2. 胎儿卵圆孔早闭与主动脉缩窄的鉴别。胎儿卵圆孔早闭与主动脉缩窄,均伴有四腔心观和三血管比例异常,尤其是胎儿卵圆孔早闭时主动脉弓的缩小变细,酷似主动脉缩窄。但胎儿卵圆孔早闭的超声影像特征是左心系统容量减少而引起的右心系统增大,左心系统缩小,主动脉与主动脉弓的缩小变细为按比例缩小(图 25-23A、B 动 📶),而主动脉缩窄主要表现主动脉峡部狭窄或主动脉管状发育不良(图 25-24A、B 动 📶),另外胎儿卵圆孔早闭时,其卵圆孔房间隔通道是闭合的(图 25-25A、B、C 动 📶),而胎儿主动脉缩窄时,其卵圆孔房间隔通道是正常的(详见第二十二章主动脉缩窄)。

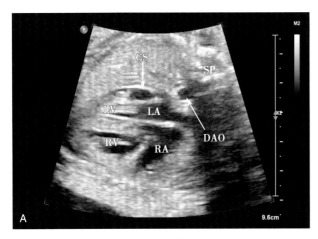

图 25-22　与图 25-21 为同一胎儿

A. 左心容量性缩小伴左心发育不良,表现左心室横径与长径均缩小,左心室退出心尖部;B. 为图 A 动态图。

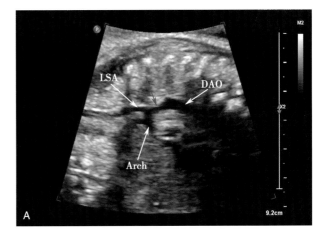

图 25-23　胎儿卵圆孔早闭超声示意图 11

A. 主动脉与主动脉弓的缩小变细为按比例缩小,主动脉峡部无狭窄(红色箭头);B. 为图 A 动态图。

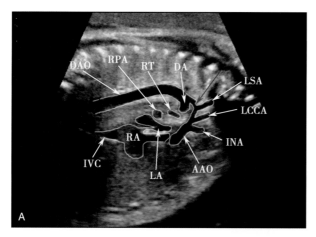

图 25-24　胎儿主动脉缩窄超声示意图
A. 主动脉缩窄表现为主动脉峡部狭窄(红色箭头);B. 为图 A 动态图。

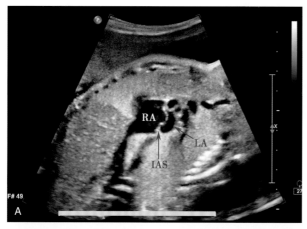

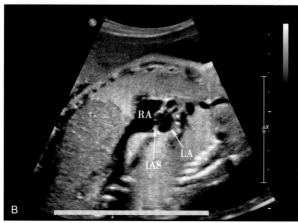

图 25-25　胎儿卵圆孔早闭超声示意图 12
A. 卵圆孔房间隔通道是闭合的,房间隔在两心房间摆动(凸向左心房);B. 卵圆孔房间隔通道是闭合的,房间隔在两心房间摆动(凸向右心房);C. 为图 A、B 动态图。

3. 卵圆孔血流受限,包括胎儿卵圆孔早闭、小卵圆孔(卵圆孔房间隔通道狭窄)、房间隔膨胀瘤等均是导致卵圆孔分流受限原因。小卵圆孔与继发孔狭窄,孕 21 周以上胎儿在四腔心切面显示卵圆孔<3mm,即为小卵圆孔(图 25-26A、B 动📶),小卵圆孔可伴有继发孔狭窄,或单纯继发孔狭窄,彩色血流显示继发孔细窄血流束<3mm,流速>60cm/s(图 25-27A、B 动📶、C)。小卵圆孔与继发孔狭窄均可引起左心系统容量性缩小。房间隔膨胀瘤详见第二十六章。

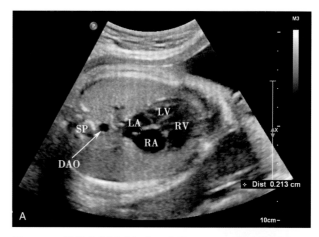

图 25-26　胎儿小卵圆孔超声示意图 1
A. 在四腔心切面显示卵圆孔<2.5mm;B. 为图 A 动态图。

4. 卵圆孔早闭的过程是渐进性的,可通过右心房、室代偿增大及左、右心系统血容量的重新分配,使左、右心房压力重新平衡,左心房、室为失用性缩小,房间隔在两心房间摆动(图 25-28A、B、C 动📶),这一特点有助于对左心发育不良与左心容量性缩小的鉴别。随着胎儿的发育增大,胎儿循环血容量的需求增加,左心排出的血量不足以维持胎儿头部及上肢循环压力及血供时,可发生主动脉弓反向血流(图 25-29A、B 动📶,图 25-30A、B 动📶)。此外,胎儿卵圆孔早闭过程是渐进性的,尽管引起四腔心严重不对称,右心房、室显著大于左心房、室,但多不伴有三尖瓣反流,如卵圆孔早闭表现右心房、室增大,但左心房、室并不缩小(图 25-31A、B 动📶)且伴有三尖瓣反流及右室收缩压的增高,提示卵圆孔早闭是在短时间内形成的(图 25-32A、B 动📶、C)。

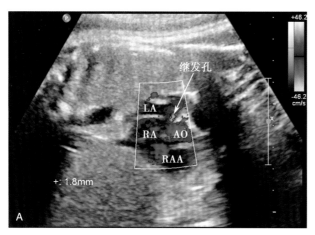

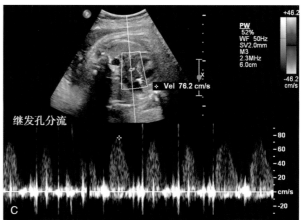

图 25-27　胎儿卵圆孔早闭超声示意图 13

A. 单纯继发孔狭窄,彩色血流显示继发孔细窄血流束<2.5mm;B. 为图 A 动态图;C. 继发孔狭窄,分流流速>76cm/s。

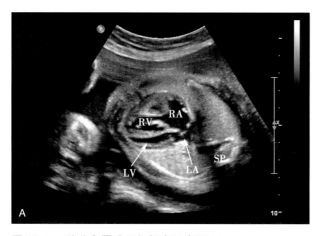

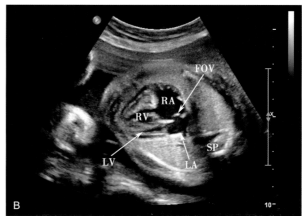

图 25-28　胎儿卵圆孔早闭超声示意图 14

A. 四腔心切面显示卵圆孔瓣在两心房间摆动(凸向左心房);B. 四腔心切面显示卵圆孔瓣在两心房间摆动(凸向右心房);C. 为图 A、B 动态图。

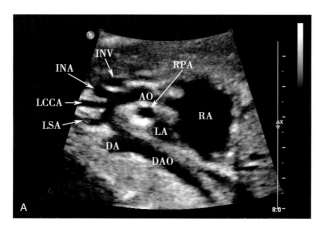

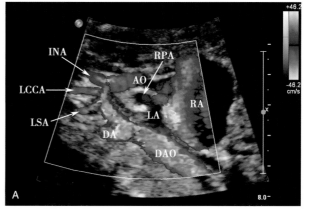

图 25-29　胎儿卵圆孔早闭超声示意图 15

A. 主动脉弓缩小、形态正常,主动脉弓与头臂动脉分支管腔比例正常;B. 为图 A 动态图。

图 25-30　胎儿卵圆孔早闭超声示意图 16

A. 彩色血流显示主动脉弓反向血流;B. 为图 A 动态图。

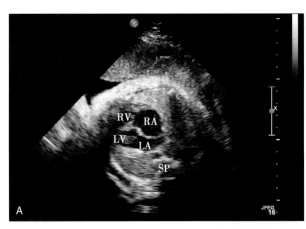

图 25-31　胎儿卵圆孔早闭超声示意
图 17

A. 在短时间内发生卵圆孔早闭可表现为右心房、室增大，但左心房、室并不缩小；B. 为图 A 动态图。

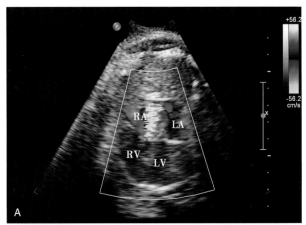

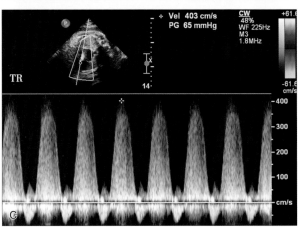

图 25-32　胎儿卵圆孔早闭超声示意
图 18

A. 彩色血流显示三尖瓣反流；B. 为图 A 动态图；C. 频谱多普勒显示三尖瓣反流速度 403cm/s。

5. 胎儿卵圆孔房间隔通道切面是产前超声诊断胎儿卵圆孔早闭的重要切面，在该切面显示胎儿卵圆孔房间隔通道闭合，彩色血流显示卵圆孔右向左分流消失或该通道细窄≤2mm，即可诊断胎儿卵圆孔早闭。

6. 小卵圆孔，在孕早、中期阶段由于胎儿循环血容量小，单纯小卵圆孔所致卵圆孔血流受限多不会引起左心系统容量性缩小，但随着晚孕期胎儿血容量的增加，小卵圆孔对卵圆孔血流的限制的影响就逐渐显现出来，主要表现左心系统缩小。在排除主动脉缩窄、房间隔膨胀瘤、二叶式主动脉瓣及永存左上腔静脉等异常所致的左心系统缩小外，还应想到小卵圆孔的可能。小卵圆孔诊断并不困难，在四腔心切面显示右心房、室增大，左心房、室缩小，并显示卵圆孔<3mm，小卵圆孔时卵圆孔瓣多贴近卵圆孔（图 25-33A、B 动📶），彩色血流显示卵圆孔血流速度明显增快（图 25-34A、B 动📶、C）。拟诊胎儿小卵圆孔时，可通过母体吸氧增加肺静脉回流来改善胎儿左心容量充盈，使小卵圆孔血流受限致左心容量性缩小的胎儿，其左室形态得到明显恢复，这是既有助于增强诊断信心，又能改善左心循环的好方法。

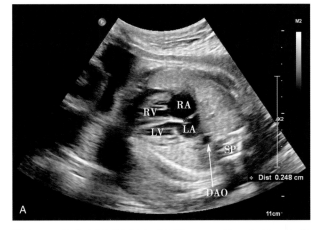

图 25-33　胎儿小卵圆孔超声示意图 2

A. 四腔心切面显示右心房、室增大，卵圆孔<3mm；B. 为图 A 动态图。

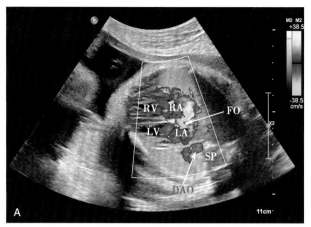
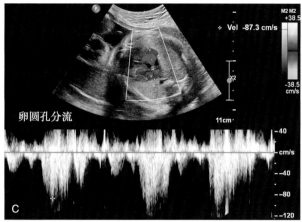

图 25-34　胎儿小卵圆孔超声示意图 3
A. 彩色血流显示卵圆孔血流速度增快；B. 为图 A 动态图；C. 卵圆孔血流速度 87cm/s。

五、超声心动图诊断

胎儿卵圆孔早闭就是指卵圆孔房间隔通道完全闭合，或该通道细窄 ≤2.0mm。在发现右心房、室增大，左心房、室缩小，心房水平仅有少量右向左分流信号或无明显过隔血流信号时，应拟诊卵圆孔早闭。在卵圆孔房间隔通道切面显示卵圆孔房间隔通道完全闭合，或彩色血流显示继发孔细窄血流束 <2.0mm，流速 >60cm/s，并伴有右心系统增大或左心系统缩小的超声影像特征，即可诊断胎儿卵圆孔早闭。此外，还要注意和左心发育不良综合征及其他卵圆孔分流受限引起的左心容量性缩小及左心发育不良鉴别。

六、预后与治疗

卵圆孔早闭的预后与其发生孕周、有无伴发畸形有关，早中孕期发生早闭，伴有左心发育不良综合征胎儿预后差，可根据情况建议终止妊娠。晚孕期卵圆孔早闭，不合并其他畸形时，预后良好，对于不合并心脏畸形的卵圆孔分流受限产前超声心动图能密切监测胎儿宫内状况，指导适时分娩，生后无需外科治疗，可获得良好预后。

（接连利　许　燕）

参 考 文 献

［1］ HAHN E, KELLER R. Foramen Ovale Restriction in a Late Gestation Fetus Resembling Hypoplastic Left Heart Syndrome. JACC Case Rep, 2021, 3 (5): 721-723.

［2］ 石宇, 罗海愉, 杨晓东, 等. 胎儿卵圆孔通道血流受阻的产前超声诊断研究. 中国超声医学杂志, 2018, 34 (10): 904-907.

［3］ STOCK K, MICHEL M, SCHERMER E, et al. Presumed prenatal closure of foramen ovale and persistent pulmonary hypertension of the newborn. Cardiol Young, 2020, 30 (2): 281-283.

［4］ KISERUD T, CHEDID G, RASMUSSEN S. Foramen ovalve changes in growth-restricted fetuses. Ultrasound Obstet Gynecol, 2004, 24 (2): 141-146.

［5］ VENA F, DONARINI G, SCALA C, et al. Redundancy of foramen ovale flap may mimic fetal aortic coarctation. Ultrasound Obstet Gynecol, 2020, 56 (6): 857-863.

［6］ UZUN O, BABAOGLU K, AYHAN YI, et al. Diagnostic ultrasound features and outcome of restrictive foramen ovale in fetuses with structurally normal hearts. Pediatr Cardiol, 2014, 35 (6): 943-52.

［7］ 王锟, 张晓花, 伊凤蕊, 等. 超声心动图在卵圆孔通道血流受限合并心功能异常产前诊断中的应用价值. 中华医学超声杂志 (电子版), 2021, 18 (8): 753-758.

［8］ GU X, ZHANG Y, HAN J, et al. Isolated premature restriction or closure of foramen ovale in fetuses: Echocardiographic characteristics and outcome. Echocardiography, 2018, 35 (8): 1189-1195.

［9］ 李泞珊, 夏红梅, 邓曦, 等. 不合并心脏畸形的卵圆孔血流受限胎儿超声影像特征及预后. 中华超声影像学杂志, 2019, 28 (1): 36-41.

第二十六章

房间隔膨胀瘤

房间隔膨胀瘤（atrial septal aneurysm, ASA）是指房间隔的中部或全部变薄，突向右心房或左心房≥50%时，称为房间隔膨胀瘤。房间隔膨胀瘤常合并房间隔缺损、体循环和肺循环系统栓塞、快速性房性心律失常等疾病，日益受到临床重视。笔者检出的胎儿先天性心血管畸形统计资料中房间隔膨胀瘤占2.30%。

一、胚胎学、遗传学及发生机制

胚胎第四周的晚期，26~28天，在原始心房的顶壁正中线房壁向内凹陷，形成镰状隔膜，即原发隔（septum primum），又称第一房间隔，以纤维结构为主，无肌性结构。原发隔自上而下呈矢状位向房室管方向生长。同时房室交界处，也称之为房室管的背侧壁和腹侧壁分别增生凸起，形成前、后心内膜垫（endocardial cushion），随后两者对接、融合成为中间隔，将房室管分隔成左、右房室通道。

在原发隔下缘与房室管内膜垫（即中间隔）之间，暂存一孔，即原发孔（foramen primum），又称第一房间孔，为房内血流通道（发育过程中的暂时性通道）。随后原发隔继续向下生长使原发孔逐渐变小，并与房室管内膜垫融合，最终封闭原发孔，将原始心房分隔成两部分，即左心房与右心房。在封闭之前，原发隔的上部逐渐吸收而出现若干个孔，并相互融合形成一个孔，此即继发孔（foramen secundum）又称第二房间孔。

胚胎第40天左右，在原发隔的右侧，由心房的顶壁又发生一肌性隔膜，即继发隔（septum secundum），又称第二房间隔。此隔向下生长，但不完整，在中下部呈新月形，其下缘又围合一起形成一孔，称为卵圆孔（foramen ovale）。卵圆孔位于房间隔的中下部位，邻近下腔静脉入口，使氧饱和度高的下腔静脉血（来自静脉导管的血液）易于直接进入左心房。在房间隔上的卵圆孔和继发孔构成成熟胎儿心脏的房间隔通道。

在受某些致病因素影响，致使房间隔在发育过程中发生异常，可出现原发孔型房间隔缺损、继发孔型房间隔缺损、房间隔膨胀瘤及卵圆孔早闭或卵圆孔房间隔通道狭窄等。

房间隔膨胀瘤发病机制尚未完全阐明。推测可能与多致病因素有关，如遗传、基因突变、射线及病毒感染等。如果在胚胎发育过程中原发隔发育过大，或过于纤薄时，在卵圆孔血流的冲击下，逐渐向左心房膨大。另外继发孔缩小可能是引发房间隔膨胀瘤的原因之一。

二、病理解剖与分型

根据房间隔膨胀瘤的发生部位，房间隔膨胀瘤分为两种类型：

1. **Ⅰ型房间隔膨胀瘤** 继发房间隔及卵圆孔多发育正常，局限于房间隔中部，卵圆孔瓣发育纤薄向左心房侧呈瘤样膨出，卵圆孔房间隔通道出口

(继发孔)多无狭窄,出生后可合并房间隔缺损,其缺损多位于瘤体部的筛孔状缺损(图26-1)。

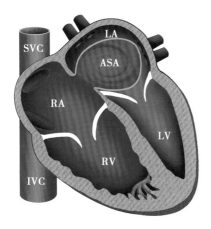

图26-1　Ⅰ型房间隔膨胀瘤示意图

2. Ⅱ型房间隔膨胀瘤　继发房间隔发育短小及卵圆孔径显著增大,或继发房间隔及卵圆孔结构消失,纤薄的卵圆孔瓣向左心房侧呈瘤样膨出,膨出的瘤体较大,卵圆孔房间隔通道出口(继发孔)多无狭窄,出生后可合并房间隔缺损,其缺损多位于瘤体部的筛孔状缺损(图26-2)。

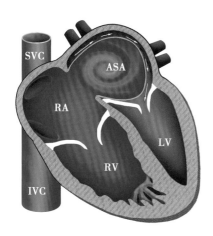

图26-2　Ⅱ型房间隔膨胀瘤示意图

三、病理生理

胎儿房间隔膨胀瘤就像一个柔软的囊袋样的结构包裹着右心房血液而占据着左心房的空间,使左心房血液右房化,影响左心室充盈,导致左心系统容量性缩小。

胎儿房间隔膨胀瘤实为发育纤薄的卵圆孔瓣在右心房压高于左心房的作用下凸向左心房,房间隔膨胀瘤就像软囊样的瘤体包裹着右心房血液而占据着左心房的空间,左心房有效循环血容量的容积变小,经卵圆孔房间隔通道分流至左心房的血液减少,尤其是当瘤体较大时,在舒张期瘤体凸向二尖瓣口,进一步阻碍了左心房的血流经二尖瓣口进入左心室,影响左心室充盈,导致左心系统容量性缩小。

四、超声扫查技巧及注意事项

1. 胎儿房间隔膨胀瘤在四腔心切面显示原发隔(卵圆孔瓣)向左心房侧呈瘤样膨出>50%时即拟诊胎儿房间隔膨胀瘤(图26-3A、B动📶),并进行彩色血流显像观察凸入左心房的膨胀瘤对二尖瓣口血流有无影响(图26-4A、B动📶)。胎儿房间隔膨胀瘤较小或孕早、中期对左心血流充盈影响较小,若房间隔膨胀瘤较大或孕晚期对左心血流充盈影响较大可致左心容量性缩小(图26-5A、B动📶)。胎儿卵圆孔房间隔通道切面能够观察房间隔膨胀瘤有无合并继发孔的狭窄,左、右心室流出道切面、三血管切面及主动脉弓长轴等切面可观察有无合并其他异常等。

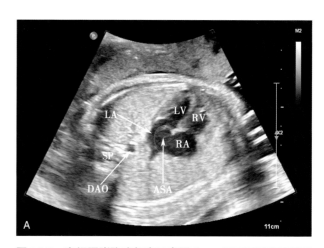

图26-3　房间隔膨胀瘤超声示意图1

A. 四腔心切面显示卵圆孔瓣向左心房呈瘤样膨出,膨出瘤体部最大径与左心房内径比值>70%,四腔心对称;B. 为图A动态图。

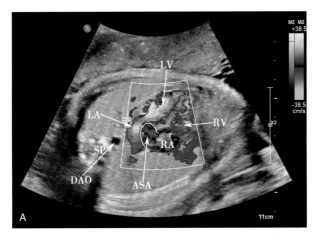

图26-4　与图26-3为同一胎儿
A. 四腔心切面显示膨出瘤体并未凸入二尖瓣口，二尖瓣口血流充盈未受影响；B. 为图A动态图。

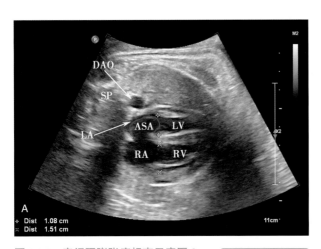

图26-5　房间隔膨胀瘤超声示意图2
A. 四腔心切面显示卵圆孔瓣向左心房呈瘤样膨出，膨出瘤体部最大径与左心房内径比值>85%，四腔心不对称，左心室缩小；B. 为图A动态图。

　　2. 胎儿房间隔膨胀瘤特别大时，当房间隔膨胀瘤体向左心房侧膨出>90%以上时，由于房间隔膨胀瘤体贴近左心房侧壁，在胸骨旁四腔心切面扫查声束方向与房间隔膨胀瘤体的前后壁平行不易显示房间隔膨胀瘤（回声失落所致），甚至不能显示房间隔膨胀瘤体的存在（图26-6A、B动 ），选择扫查声束与房间隔呈45°时较易显示房间隔膨胀瘤体，并可观察房间隔膨胀瘤体对舒张期二尖瓣入口有无阻碍（图26-7A、B动 ，图26-8A、B动 ），彩色血流可显示房间隔膨胀瘤体占据二尖瓣入口的空

间，使二尖瓣入口血流变窄，阻碍了左心房血流进入左心室（图26-9A、B动 ）。

　　3. 胎儿房间隔膨胀瘤与左心发育不良综合征的鉴别。房间隔膨胀瘤可引起左心缩小，而左心发育不良综合征时左心也缩小，但两者预后相差甚远，两者需要鉴别。房间隔膨胀瘤所致的左心容量性缩小超声表现主要为左心室缩小，左心室横径变窄，左心室长径未退出心尖部（图26-10A、B动 ），而左心发育不良综合征时左心室的缩小更为显著，左心室横径与长径均缩小，左心室退出心尖部。另

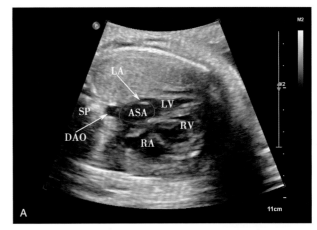

图26-6　房间隔膨胀瘤超声示意图3
A. 四腔心切面显示声束与房间隔垂直，未显示房间隔膨胀瘤体；B. 为图A动态图。

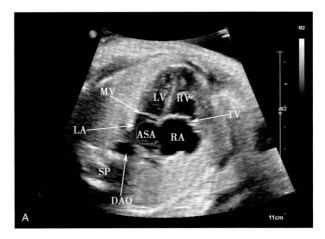

图26-7　与图26-6为同一胎儿
A. 改变扫查声束角度而显示房间隔膨胀瘤体存在；B. 为图A动态图。

一重要区别是房间隔膨胀瘤时胎儿左心室舒缩功能良好,尽管房间隔膨胀瘤体占据二尖瓣入口的空间,使二尖瓣入口血流变窄,但左心室血流充盈良好(图26-11A、B动🛜),而左心发育不良综合征时左心室壁搏动消失,左心室无血流充盈或少量充盈(详见第二十四章左心发育不良综合征)。

4. 胎儿房间隔膨胀瘤与主动脉缩窄的鉴别。胎儿房间隔膨胀瘤伴有左心缩小及主动脉弓缩小变细时,应与主动脉缩窄鉴别,胎儿房间隔膨胀瘤引起的左心系统缩小是按比例缩小(图26-12A、

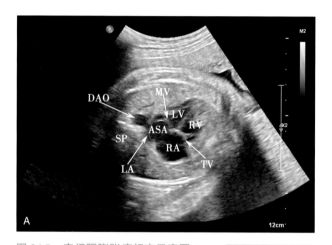

图26-8　房间隔膨胀瘤超声示意图4
A. 四腔心切面显示声束与房间隔呈45°时较易显示房间隔膨胀瘤体,并可观察房间隔膨胀瘤体对舒张期二尖瓣入口有无梗阻;B. 为图A动态图。

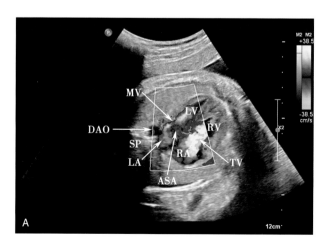

图26-9　与图26-8为同一胎儿
A. 彩色血流可显示房间隔膨胀瘤体占据二尖瓣入口的空间,使二尖瓣入口血流变窄;B. 为图A动态图。

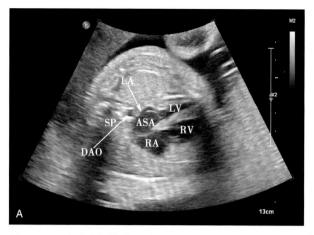

图26-10　胎儿房间隔膨胀瘤
A. 四腔心切面显示左心室横径变窄,左心室长径未退出心尖部;B. 为图A动态图。

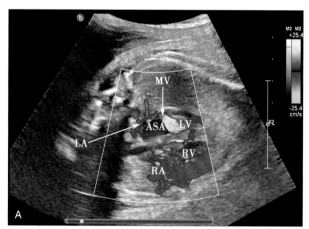

图26-11　与图26-10为同一胎儿
A. 彩色血流显示二尖瓣入口血流变窄,但左心室血流充盈良好;B. 为图A动态图。

B动🛜,图26-13A、B动🛜,图26-14A、B动🛜),而主动脉缩窄主要表现主动脉峡部狭窄或主动脉管状发育不良(详见第二十二章主动脉缩窄)。

5. 胎儿房间隔膨胀瘤、卵圆孔早闭、小卵圆孔(卵圆孔房间隔通道狭窄)等均是导致卵圆孔分流受限的常见原因,均可引起左心系统容量性缩小,在产前超声诊断中需要对卵圆孔分流受限的原因进行鉴别(详见第二十五章卵圆孔早闭)。

6. 胎儿房间隔膨胀瘤引起左心系统容量性缩小,主要是因较大的房间隔膨胀瘤占据左心房的空间,使左心房有效循环血容量减少,另一原因就是

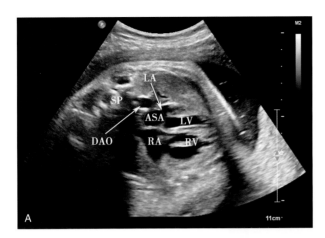

图 26-12 胎儿房间隔膨胀瘤 1
A. 四腔心切面显示左心室横径变窄,左心室长径未退出心尖部;B. 为图 A 动态图。

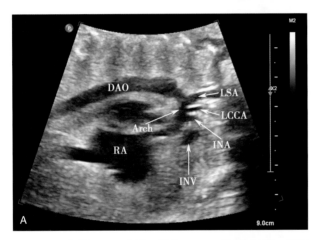

图 26-13 与图 26-12 为同一胎儿 1
A. 主动脉弓切面显示主动脉弓变细;B. 为图 A 动态图。

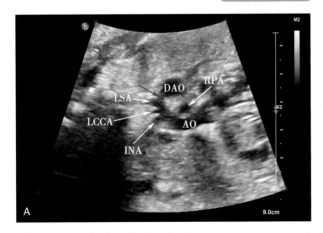

图 26-14 与图 26-12 为同一胎儿 2
A. 非标准主动脉弓切面显示主动脉弓变细、峡部无狭窄,红色箭头指向主动脉峡部;B. 为图 A 动态图。

房间隔膨胀瘤体阻碍二尖瓣入口血流进入左心室。房间隔膨胀瘤在舒张期受血流冲击摆向二尖瓣入口,而影响二尖瓣口血流进入左心室(图 26-15A、B 动📶),彩色血流显示二尖瓣口血流变窄,二尖瓣口血流速度可高于三尖瓣口血流速度(图 26-16A、B 动📶、C、D)。对房间隔膨胀瘤引起左心系统容量性缩小的胎儿,通过母体吸氧增加肺静脉回流来改善胎儿左心容量充盈,使房间隔膨胀瘤所致左心容量性缩小胎儿的左室形态得到明显恢复,这是既有助于增强诊断信心,又能改善左心循环的好方法。

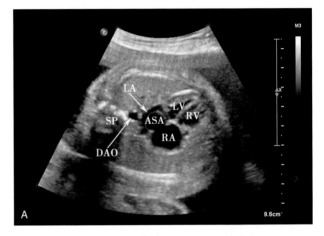

图 26-15 胎儿房间隔膨胀瘤 2
A. 四腔心切面显示房间隔膨胀瘤在舒张期受血流冲击摆向二尖瓣入口;B. 为图 A 动态图。

7. 房间隔膨胀瘤胎儿出生后左心室很快恢复正常大小,房间隔膨胀瘤瘤体大小及类型不同,产后在房间隔的超声表现略有不同。Ⅰ型房间隔膨胀瘤,由于继发房间隔及卵圆孔多发育正常,尽管产前房间隔膨胀瘤向左心房膨出较大,产后房间隔中部可无膨出或仅表现略向右心房侧膨出(图 26-17A、B 动📶,图 26-18A、B 动📶,图 26-19A、B 动📶),也可表现为仍呈瘤样向右心房膨出(图 26-20A、B 动📶,图 26-21A、B 动📶);Ⅱ型房间隔膨胀瘤,因继发房间隔发育短小及卵圆孔径显著增大,产前表现房间隔膨胀瘤向左心房膨出较大,而产后多表现整个房间隔向右心房侧膨出(图 26-22A、B 动📶)。彩色血流可显示向右心房侧膨出的房间隔膨胀瘤有左向右分流血流束(图 26-23A、B 动📶)。

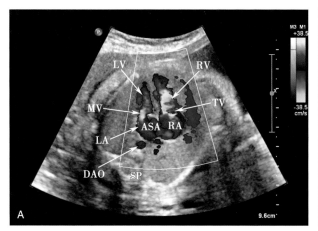

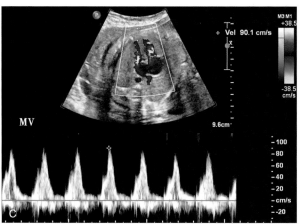

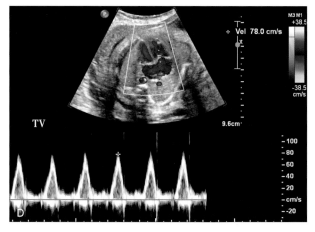

图 26-16　与图 26-15 为同一胎儿

A. 彩色血流显示二尖瓣口血流变窄,二尖瓣口血流速度高于三尖瓣口血流速度;B. 为图 A 动态图;C. 二尖瓣口血流频谱,速度 90cm/s;D. 三尖瓣口血流频谱,速度 78cm/s。

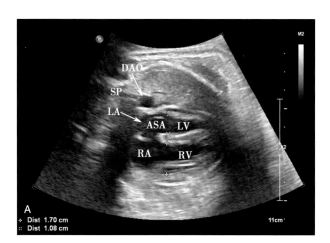

图 26-17　胎儿房间隔膨胀瘤 3

A. 四腔心切面显示房间隔膨胀瘤向左心房膨出,右心室大于左心室;B. 为图 A 动态图。

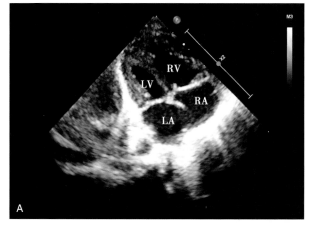

图 26-18　为图 26-17 胎儿产后 1 天 1

A. 四腔心切面显示房间隔膨胀瘤向右心房膨出较轻,右心室仍大于左心室;B. 为图 A 动态图。

393

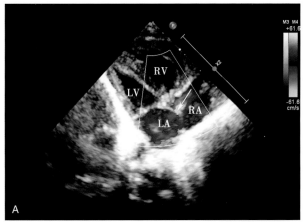

图 26-19　为图 26-17 胎儿产后 1 天 2
A. 彩色血流显示向右心房侧膨出的房间隔膨胀瘤有左向右分流血流束（白色箭头指向分流束）；B. 为图 A 动态图。

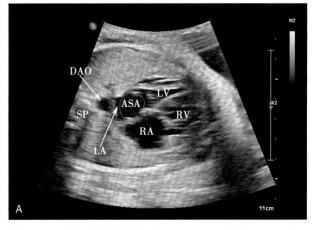

图 26-20　胎儿房间隔膨胀瘤 4
A. 四腔心切面显示房间隔膨胀瘤向左心房膨出，右心室大于左心室；B. 为图 A 动态图。

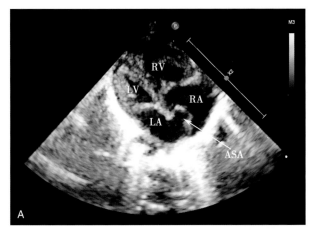

图 26-21　为图 26-20 胎儿产后 1 天
A. 四腔心切面显示房间隔膨胀瘤向右心房膨出，右心室仍大于左心室；B. 为图 A 动态图。

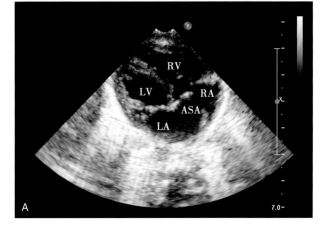

图 26-22　胎儿房间隔膨胀瘤产后 7 天
A. 四腔心切面显示整个房间隔向右心房侧膨出；B. 为图 A 动态图。

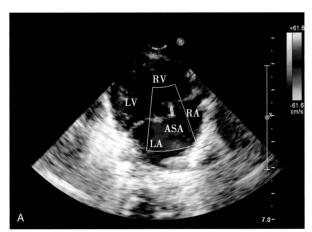

图 26-23　与图 26-22 为同一胎儿
A. 彩色血流显示向右心房侧膨出的房间隔膨胀瘤体部有左向右分流血流束；B. 为图 A 动态图。

五、超声心动图诊断

在胎儿四腔心切面显示房间隔中部或整个房间隔呈瘤样向左心房膨出，膨出瘤体部最大径与左心房内径比值≥50%时即拟诊胎儿房间隔膨胀瘤。依据房间隔（继发房间隔）的发育情况及房间隔膨胀瘤瘤体的大小及形态对房间隔膨胀瘤作出分型诊断。Ⅰ型房间隔膨胀瘤，继发房间隔及卵圆孔多发育正常，房间隔膨胀瘤向左心房侧呈瘤样膨出，膨胀瘤纤薄（卵圆孔瓣）局限于房间隔中部（图26-24A、B动📶，图26-25A、B动📶，图26-26A、B动📶）；Ⅱ型房间隔膨胀瘤，继发房间隔发育短小及卵圆孔径显著增大，表现整个房间隔呈瘤样向左心房膨出（图26-27A、B动📶）。胎儿房间隔膨胀瘤大多数对左心系统影响有限，不需要干预治疗，但对于引起左心系统缩小的胎儿可采取通过孕妇吸氧来改善左心循环。

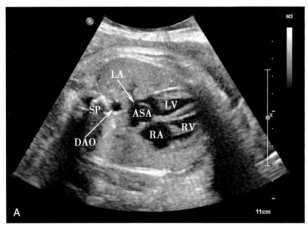

图26-24　胎儿Ⅰ型房间隔膨胀瘤
A.胸骨旁四腔心切面显示房间隔膨胀瘤向左心房膨出，膨胀瘤局部回声失落，左、右心室对称，继发房间隔及卵圆孔发育正常；B.为图A动态图。

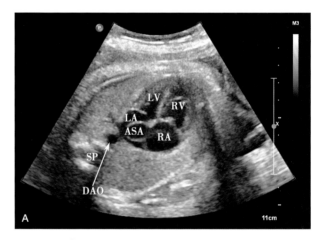

图26-25　与图26-24为同一胎儿1
A.心尖四腔心切面显示房间隔膨胀瘤向左心房膨出，左、右心室对称；B.为图A动态图。

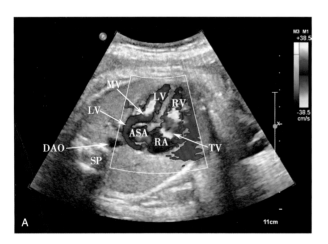

图26-26　与图26-24为同一胎儿2
A.彩色血流显示房间隔膨胀瘤向左心房膨出使左心房流向二尖瓣口的血流变窄；B.为图A动态图。

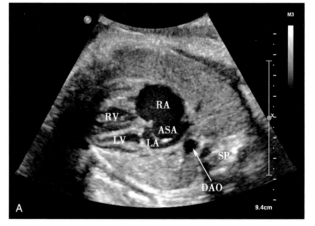

图26-27　胎儿Ⅱ型房间隔膨胀瘤
A.胸骨旁四腔心切面显示继发房间隔发育短小及卵圆孔径显著增大，表现整个房间隔呈瘤样向左心房膨出，左心室略小；B.为图A动态图。

六、预后与治疗

房间隔膨胀瘤预后良好,绝大部分出生后随着左房压力升高,瘤体逐渐缩小至消失;极少数可保持至成年,可合并房间隔缺损,亦可形成附壁血栓。胎儿期无需特殊干预,出生后可行超声心动图复查,瘤体不能自然消失阻挡房室瓣口血流或有房间隔缺损者可选择合适时机手术治疗。

（许　燕　接连利）

参 考 文 献

[1] HUNG JH, LU JH, HUNG CY. Prenatal diagnosis of atrial septal aneurysm. J Clin Ultrasound, 2008, 36 (1): 51-52.

[2] 接连利, 许燕. 胎儿心脏畸形解剖与超声对比诊断. 北京: 人民卫生出版社, 2016: 304-311.

[3] HADDAD S, DEGANI S, RAHAV D, et al. The antenatal diagnosis of fetal atrial septal aneurysm. Gynecol Obstet Invest, 1996, 41 (1): 27-29.

[4] SUN HY, FRIPP RR, PRINTZ BF. Unusual consequence of a fetal atrial septal aneurysm. Clin Case Rep, 2015, 3 (6): 368-369.

[5] CHANNING A, SZWAST A, NATARAJAN S, et al. Maternal hyperoxygenation improves left heart filling in fetuses with atrial septal aneurysm causing impediment to left ventricular inflow. Ultrasound Obstet Gynecol, 2015, 45 (6): 664-669.

[6] SANTOS AC, BRANCO M, MARTINS P. Fetal atrial septal aneurysm: a differential diagnosis of aortic arch retrograde flow. BMJ Case Rep, 2020, 13 (1): e232773.

第二十七章

三 房 心

三房心(cor triatriatum)是指心房由纤维肌性隔膜分隔为腹侧与背侧两部分的先天性畸形。三房心通常指左心房被分隔,又称为左侧三房心,而Anderson将其称为左心房分隔(division of the left atrium)。偶有右心房被分隔的右侧三房心,系右静脉窦瓣永久存留及变异所致,诊断时应特别注明,避免与通常诊断的左侧三房心混淆。1868年Church首先描述三房心的解剖特征,1905年Borst首次应用三房心命名该疾病。本病较为罕见,约占所有先天性心脏病的0.1%~0.3%,男女之比约为1.5:1。笔者检出胎儿心脏畸形统计资料中占0.1%。

一、胚胎学、遗传学及发生机制

三房心的胚胎发育机制尚不清楚,有多种假说。胚胎期,原始心房背侧向外凸出,形成肺静脉共干,继之共干与4支肺静脉汇合并相通。胚胎后期,左右心房发育完成,固有心房发育成左心耳和左心房的前半部,肺静脉共干逐步扩大构成左心房的后壁,使4支肺静脉直接开口于左心房。如果肺静脉共干与肺静脉分支结合处异常,未能与固有左心房融合,或虽连接正常,但连接部的壁未能全部吸收或吸收不完全,残留为隔膜,导致左心房分为上、下两个腔,即为三房心。也有学者认为本病可能与胚胎发育时原发隔生长异常有关,左心房被分隔为真正的左心房和副房。副房可全部开口于左

心房,也可以通过其他途径全部或部分与体静脉、右心房相通,形成多种畸形。

二、病理解剖与分型

经典的三房心由纤维肌性隔膜将左心房分隔为背侧与腹侧两个部分。与肺静脉相连的背侧部分称为附腔,也称为副房腔,与左心耳相连的腹侧部分称为真房腔。附腔位于真房腔的背侧、上方,偏于真房腔的右侧。真房腔的壁比较薄,与二尖瓣口、左心耳及卵圆孔相连。在附腔与真房腔间的隔膜上有一个或多个孔,附腔通过该孔与真房腔交通。多数病例在右心房与真房腔之间存在卵圆孔结构或房间隔缺损。

经典的三房心中,肺静脉回流至附腔,然后经隔膜上的孔引流至真房腔。但也有附腔直接或通过异常通道与右心房腔相连。肺静脉回流可有多种方式,根据肺静脉回流及附腔是否与右心房相通,将三房心分为三类:

1. 全部肺静脉回流至附腔,并与真房腔相通。

(1)不伴有其他连接(图27-1)。

(2)伴有其他异常连接:①直接与右心房相连接(图27-2);②伴有完全型肺静脉异位连接(图27-3)。

2. 全部肺静脉回流至附腔,但与真房腔不相通。

(1)附腔可直接引流至右心房(图27-4)。

(2)伴有完全型肺静脉异位连接(图27-5)。

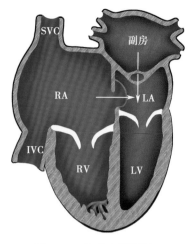

图 27-1　三房心示意图 1

经典型三房心全部肺静脉回流至附腔，
并与真房腔相通，不伴有其他连接。

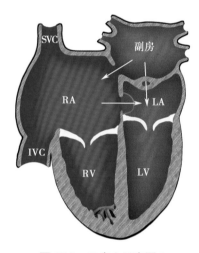

图 27-2　三房心示意图 2

全部肺静脉回流至附腔，并与真房腔相通，
伴有附腔与右心房相连接。

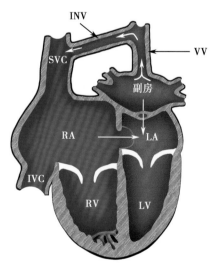

图 27-3　三房心示意图 3

全部肺静脉回流至附腔，并与真房腔相通，
伴有完全型肺静脉异位连接（心上型）。

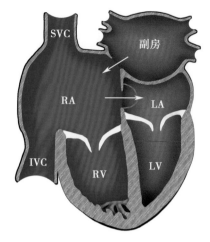

图 27-4　三房心示意图 4

全部肺静脉回流至附腔，与真房腔不相通，
附腔与右心房相连接。

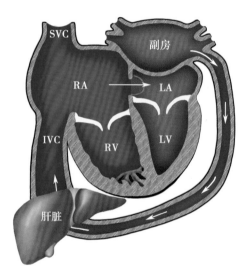

图 27-5　三房心示意图 5

全部肺静脉回流至附腔，与真房腔不相通，
伴有完全型肺静脉异位连接（心下型）。

3. 不完全型三房心

（1）附腔接受部分肺静脉回流并与真房腔相通：①其余肺静脉连接正常（图 27-6）；②其余肺静脉异位连接（图 27-7）。

（2）附腔接受部分肺静脉回流并与右心房相通，其余肺静脉连接正常（图 27-8）。

三房心除常合并房间隔缺损及肺静脉异位引流外，尚可合并法洛四联症、右室双出口、主动脉缩窄、室间隔缺损、三尖瓣闭锁、三尖瓣下移畸形等其他心脏畸形。

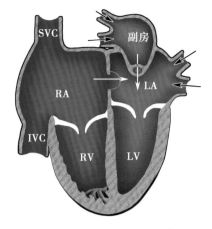

图 27-6 不完全型三房心示意图 1
附腔接受部分肺静脉回流并与真房腔相通，
其余肺静脉连接正常。

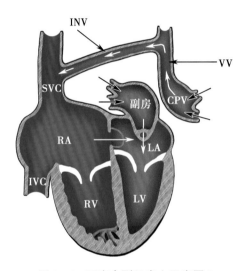

图 27-7 不完全型三房心示意图 2
附腔接受部分肺静脉回流并与真房腔相通，
其余肺静脉异位连接。

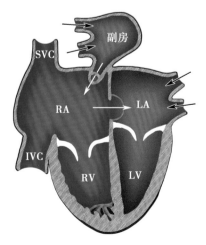

图 27-8 不完全型三房心示意图 3
附腔接受部分肺静脉回流并与右心房相通，
其余肺静脉连接正常。

三、病理生理

经典的三房心由于肺静脉全部回流入附腔，附腔与真房腔之间的隔膜阻碍了肺静脉回流，其回流受阻的程度取决于附腔与真房腔间的交通口大小，严重患儿表现类似二尖瓣狭窄肺静脉淤血征象，患儿肺静脉压与肺动脉压均进行性增高，引起右心室肥厚及扩张，最终导致右心功能衰竭。当接受所有肺静脉回流的附腔直接或间接与右心房相通的其他类型，其血流动力学改变如同肺静脉异位引流。

胎儿期三房心血流动力学改变与出生后不同。①胎儿肺动脉血流 90% 以上经动脉导管进入降主动脉，仅有约 10% 的血流进入肺循环，因此经肺静脉回流入附腔的血流也少，多不会引起附腔及肺静脉高压，此外，胎儿肺循环处于高阻状态（绝大部分肺毛细血管处于闭合状态），即使肺静脉压增高，也不会逆向传导至肺动脉系统导致严重的肺动脉高压，引起右心室肥厚及扩张，附腔与真房腔间的血流速度，主要取决于附腔与真房腔间的交通口大小；②胎儿期卵圆孔是开放的，真房腔的血流主要来源于卵圆孔的分流及附腔的分流，使左、右心循环血流可以保持平衡，对胎儿生存及发育不会产生严重影响。若伴有肺静脉异位连接时，可产生相应的病理生理改变，如完全性肺静脉异位连接时，肺静脉血流经上腔静脉引入右心房，可以引起右心容量负荷加重，引起上腔静脉增宽及右心房增大。

四、超声扫查技巧及注意事项

胎儿三房心超声诊断常用切面有四腔心切面＋五腔心切面及左室长轴切面，彩色多普勒可帮助显示肺静脉回流及附腔与真房腔间的交通口的血流状态。

胎儿三房心时在四腔心切面显示左心房内一隔膜回声，将左心房分为两个腔，一个是靠近二尖瓣的真房腔，另一个是靠近房顶部的附腔，由于附腔仅接纳肺静脉回流，而肺静脉回流约占左心房血流量的 1/4，因此，附腔与真房腔间的交通口不会产生高速血流（图 27-9A、B）。

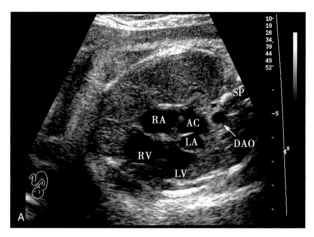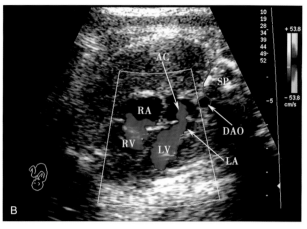

图 27-9 胎儿三房心超声示意图

A. 四腔心切面显示左心房内一隔膜回声,将左心房分为两个腔,隔膜中部见附腔与真房腔间的交通口;
B. 彩色血流显示附腔血流经隔膜上的交通口进入真房腔,并经二尖瓣口进入左心室。

胎儿卵圆孔瓣向左心房膨出,尤其是房间隔膨胀瘤时,卵圆孔瓣在左心房内部分回声失落形成类似分隔左心房的隔膜,在胎儿三房心的诊断时应予以鉴别(图 27-10 A、B 动📶)。另外三房心常合并完全型或部分型肺静脉异位连接,在诊断胎儿三房心时应对胎儿肺静脉回流是否正常做出评价。

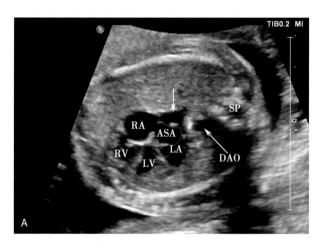

图 27-10 胎儿房间隔膨胀瘤超声示意图

A. 房间隔膨胀瘤向左心房膨出,其膨胀瘤体部回声失落,后部形成一假性附腔(白色箭头指向);B. 为图 A 动态图。

婴幼儿三房心在心尖四腔心、胸骨旁左心长轴切面显示膜样结构将左心房分为两部分,即附腔与真房腔(图 27-11A、B 动📶),膜样结构呈后上 - 前下走向(图 27-12A、B 动📶),附腔与真房腔间的交通口可位于附腔与真房腔间的膜样结构的中间,但

也可表现连续完整(图 27-13A、B 动📶),此时,改变扫查声束角度可显示偏向上方、下方或一侧的附腔与真房腔间的交通口(图 27-14A、B 动📶)。应用彩色多普勒超声可显示通过隔膜及二尖瓣口的血流,并有助于观察隔膜上孔的个数及部位(图 27-15A、B 动📶、C、D 动📶)。大部分隔膜上的孔为限制性,因此肺静脉血液回流有不同程度的梗阻,表现肺静脉扩张、附腔与真房腔间的交通口血流速度增快(图 27-16A、B 动📶、C)。如果附腔与真房腔间无血流交通时,有可能是三房心的其他类型,此时,应寻找附腔血流的引流途径,并关注肺静脉与附腔与真房腔的回流关系。

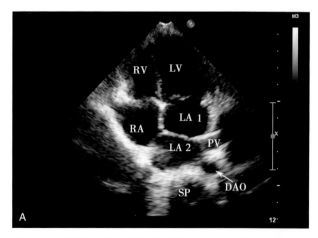

图 27-11 幼儿三房心超声示意图 1

A. 心尖四腔心切面显示膜样结构将左心房分为两部分,即附腔与真房腔;B. 为图 A 动态图。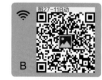

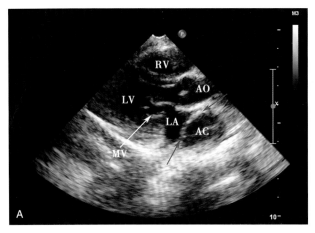

图 27-12 幼儿三房心超声示意图 2
A. 胸骨旁左心长轴切面显示膜样结构将左心房分为两部分,膜样结构呈后上 - 前下走向(红色箭头所指);B. 为图 A 动态图。

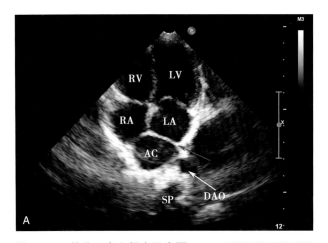

图 27-13 幼儿三房心超声示意图 3
A. 心尖四腔心切面显示附腔与真房腔间的膜样结构连续完整,未显示附腔与真房腔间的交通口(红色箭头指向隔膜连续完整);B. 为图 A 动态图。

胎儿冠状动脉瘘时发育不良的冠状动脉迂曲扩张,管腔不规则膨大,或在瘘口处形成囊状动脉瘤凸入心房可形成心房内异常隔膜回声,需要与胎儿三房心鉴别。胎儿冠状动脉瘘在形成囊状动脉瘤结构并凸入心房时,在四腔心切面左心房或右心房的后方形成异常隔膜回声酷似三房心(图 27-17A、B 动📶、C、D 动📶),彩色多普勒血流显示左心房后方囊腔内血流经冠状动脉瘘口向右(或左)心房分流(图 27-18A、B 动📶),频谱多普勒显示连续递减型高速血流频谱(图 27-19)。三房心时左心房后方

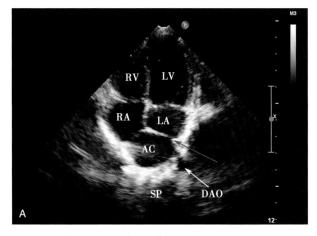

图 27-14 与图 27-13 为同一切面
A. 超声扫查声束向胎儿足侧偏移时,显示附腔与真房腔间的交通口(红色箭头所指);B. 为图 A 动态图。

囊腔血流是来源于肺静脉,而冠状动脉瘘时所在左心房后方形成囊状动脉瘤血流是来源于冠状动脉,冠状动脉瘘的近端冠状动脉扩张(图 27-20A、B 动📶、C、D 动📶),是两者的重要超声鉴别点。

五、超声心动图诊断

胎儿三房心在四腔心切面或左心室长轴切面显示左心房内异常隔膜回声,将左心房分为附腔与真房腔两部分,附腔位于真房腔的后上方靠近脊柱及降主动脉,真房腔与二尖瓣相连,即可拟诊三房心。应用彩色多普勒超声可显示通过隔膜及二尖瓣口的血流,并有助于观察隔膜上孔的个数及部位,并对肺静脉回流情况作出判断。三房心伴有房间隔缺损、肺静脉与附腔及真房腔不同连接形式,以及附腔异常引流途径时,可有相应的异常声像图表现。

六、预后与治疗

胎儿三房心出生后的预后主要取决于附腔与真房腔间的隔膜交通口的大小及肺静脉异位连接的类型,若为经典的三房心,其附腔与真房腔间的隔膜交通口较大,无明显血流动力学改变者,预后较好,不需要手术治疗,可选择定期随访观察。是否需要手术治疗及总体预后取决于三房心的类型、隔膜孔的大小、合并畸形种类,以及严重程度,如为发绀型,出生后应尽早外科矫治。

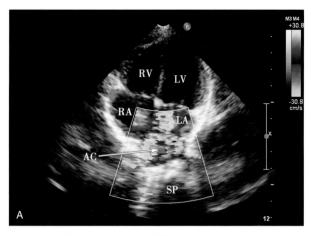
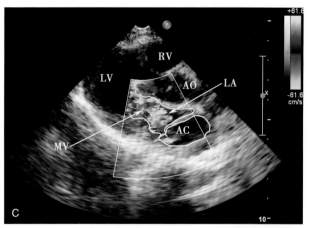

图 27-15 幼儿三房心超声示意图 4

A. 在心尖四腔心切面彩色血流显示肺静脉回流至附腔,未显示附腔与真房腔间的交通口;B. 为图 A 动态图;C. 在左心室长轴切面彩色血流显示附腔与真房腔间的交通口的血流;D. 为图 C 动态图。

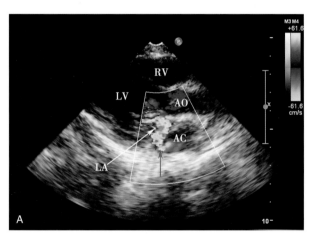
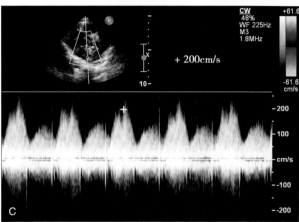

图 27-16 幼儿三房心超声示意图 5

A. 彩色血流显示附腔与真房腔间的交通口(红色箭头指向)的湍流血流;B. 为图 A 动态图;C. 频谱多普勒显示附腔与真房腔间的交通口血流速度增快,血流频谱呈连续性、以舒张期为主的双期血流频谱,最大速度 200cm/s。

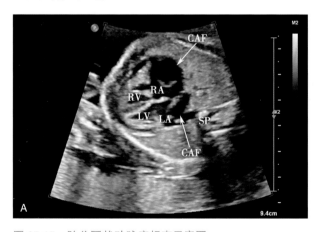
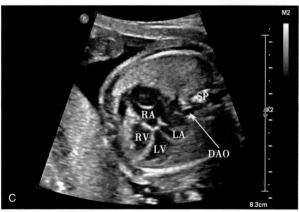

图 27-17 胎儿冠状动脉瘘超声示意图

A. 胸骨旁四腔心切面显示左、右心房后方均可见膜样结构,似将左、右心房分为两部分,为冠状动脉瘘形成囊状动脉瘤凸入左、右心房腔所致,酷似三房心时异常隔膜回声;B. 为图 A 动态图;C. 心底四腔心切面显示左、右心房后方均可见膜样结构;D. 为图 C 动态图。

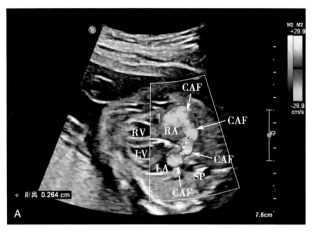

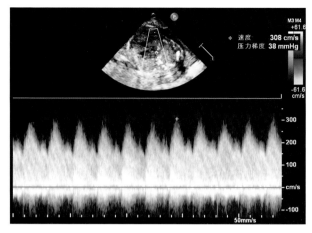

图 27-18　与图 27-17 为同一胎儿 1
A. 彩色多普勒血流显示左心房后方囊腔内血流经冠状动脉瘘口向右心房分流；B. 为图 A 动态图。

图 27-19　与图 27-17 为同一胎儿 2
频谱多普勒显示连续递减型高速血流频谱，分流速度 300cm/s。

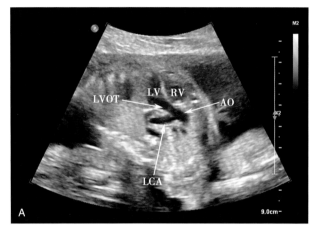

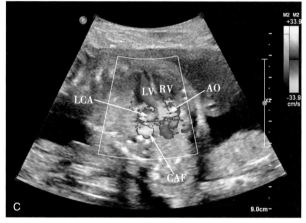

图 27-20　与图 27-17 为同一胎儿 3
A. 左室流出道切面显示左冠状动脉显著扩张；B. 为图 A 动态图；C. 彩色多普勒血流显示扩张的左冠状动脉持续向冠状动脉瘘分流；D. 为图 C 动态图。

（许　燕　接连利）

参 考 文 献

［1］任卫东，舒先红，张玉奇. 心血管畸形胚胎学基础与超声诊断. 北京：人民卫生出版社，2015：77-80.

［2］龚婷，计晓娟，郑敏，等. 超声心动图与计算机断层扫描血管成像诊断儿童三房心及其预后分析. 中华医学超声杂志（电子版），2021，18（2）：150-154.

［3］耿斌，张桂珍. 临床儿童及胎儿超声心动图学. 天津：天津科技翻译出版有限公司，2016：76-80.

［4］JHA AK, MAKHIJA N. Cor triatriatum: a review. Semin Cardiothorac Vasc Anesth, 2017, 21 (2): 178-185.

［5］ROZEMA TK, ARRUDA J, SNYDER CS. Cor tria-triatum: a tale of two membranes. CASE (Phila), 2019, 3 (1): 25-27.

［6］潘蕴，成梦遇，叶明，等. 小儿先天性三房心外科诊治经验. 中华胸心血管外科杂志，2016，32（6）：329-332.

［7］AL KINDI HN, SHEHATA M, IBRAHIM AM, et al. Cor Triatriatum Sinister (Divided Left Atrium): Histopatho-logic Features and Clinical Management. Ann Thorac Surg, 2020, 110 (4): 1380-1386.

［8］NAGAO H, TANAKA T. Mid-term outcomes of cor tria-triatum repair: comparison of biventricular physiology and univentricular physiology. Cardiol Young, 2021, 31 (2): 186-190.

第二十八章

二尖瓣闭锁

先天性二尖瓣闭锁（mitral atresia）是指胚胎发育异常所致的二尖瓣口完全阻塞，心房与形态学左心室之间无活动样二尖瓣结构，表现为连接缺如，心房底成为盲端。Temer 于 1882 年首次报道二尖瓣闭锁。发病率占先天性心脏病的 0.5%~2.0%，是一种罕见和严重的发绀型先天性心脏畸形。笔者检出的胎儿心脏畸形统计资料中二尖瓣闭锁者占 0.45%。

一、胚胎学、遗传学及发生机制

二尖瓣从妊娠第 4 周开始发育，心内膜垫分化成房室管进而形成未来的左右心房室连接。上下心内膜垫的发育失败可能继发前庭嵴部的缺失，进而发生房室间隔缺损。正常情况下侧方心内膜垫发育成二尖瓣的后叶，而二尖瓣前叶起源于上下心内膜垫的左侧部分。在第 8 周，原始二尖瓣孔的形状类似新月形，孔的两端连接于左心室内正处于致密过程中的肌小梁上。这部分肌小梁逐渐形成肌肉嵴，进而发育成前、后侧的两个乳头肌。肌肉嵴转化为乳头肌的过程包含了肌肉的局部逐渐松散，称之为"层离"。肌小梁的致密化过程异常将导致二尖瓣脱垂。在腱索尚未发育并插入腱索的部位前，心内膜垫和心肌嵴呈松弛连接状态。腱索在胚胎发育的第 11~13 周开始分化，通过心内膜垫上的小缺口处发出两端分别连接瓣叶和乳头肌。胚胎学研究已证实，瓣叶和腱索都发自心内膜垫组织，具备相同的免疫组织化学特征，而乳头肌起自于心室心肌层。综上所述，胚胎发育的每一个阶段都有可能发生异常，二尖瓣的不同畸形可以孤立存在，也可以伴随于其他心脏畸形。二尖瓣闭锁有多种胚胎学解释，目前认可最多的是 Watson 等提出的胚胎发育第 6 周之前中心部的心内膜垫与左侧心内膜垫异常融合所致。

二、病理解剖与分型

二尖瓣闭锁者在原二尖瓣部位代之以致密的纤维组织相连，这种纤维结构在组织学分析中不含有心肌成分，其表现形式可以是一层厚厚的纤维膜，也可以是近透明的薄膜，或是一条薄的纤维条索，厚度和面积的变化范围较大。在既往尸检的大体标本中，闭锁的二尖瓣部位可以是一个大的纤维膜样结构，也可以是心房底部的一个浅窝样结构，该窝的下方即为左心室。二尖瓣闭锁患者乳头肌的数目和位置可以正常也可以异常，例如合并单组乳头肌畸形或乳头肌缺如。

有学者根据解剖特点将二尖瓣闭锁分为两种类型，①二尖瓣缺如（absent mitral valve）：在此种解剖类型中，二尖瓣环、瓣叶、腱索和乳头肌均缺如，即心房与心室无连接，心房底部为纤维组织形成的一个浅窝样结构，嵌入心房与心室之间，此种类型较常见（图 28-1）；②二尖瓣无孔（imperforate mitral valve）：在此种解剖类型中，二尖瓣环和瓣叶仍然保留，但瓣膜无孔，瓣下可有发育不全的腱索，此种类型较为少见（图 28-2）。

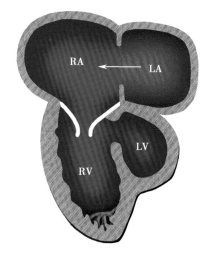

图 28-1 二尖瓣缺如（房室无连接）示意图

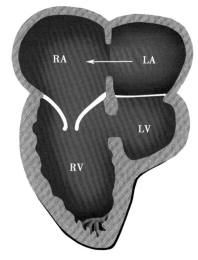

图 28-2 二尖瓣无孔示意图

Eliot 等在 1965 年根据大动脉的相互关系，将二尖瓣闭锁分为两型：Ⅰ型为大动脉关系正常；Ⅱ型为大动脉转位。

Mareno 等在 1976 年将二尖瓣闭锁分为两型：Ⅰ型为大动脉关系基本正常或伴有不同程度的主动脉右移；Ⅱ型为大动脉转位伴有或不伴有双动脉下圆锥。

另有学者根据是否合并主动脉闭锁或发育不良将二尖瓣闭锁分为两型：Ⅰ型为二尖瓣闭锁合并主动脉闭锁或发育不良，如果室间隔完整，必然有房间隔缺损与动脉导管未闭；Ⅱ型为二尖瓣闭锁、主动脉正常，又可根据伴有或不伴有肺动脉瓣狭窄分为两个亚型。

二尖瓣闭锁患儿左心室均发育不良，右心室成为主要心室腔，常明显扩大、增厚。部分患儿还

会合并有其他畸形，如主动脉闭锁或发育不良、右心室双出口、右心室流出道狭窄或闭锁、完全型肺静脉异位引流、完全型或矫正型大动脉转位等。

三、病理生理

二尖瓣闭锁患儿出生预后很差，若不采取手术缓解或纠正，婴幼儿期死亡率极高，有文献报道一周内死亡率为 65%。出生后病理生理主要取决于房间隔分流量的大小，有无室间隔分流及其大小，有无主动脉闭锁及大动脉是否转位等。但在胎儿期二尖瓣闭锁对胎儿生存多无明显影响。这是因为胎儿期存在卵圆孔和动脉导管两个特殊通道，当二尖瓣闭锁时胎儿心脏循环系统进行系列的血流动力学方面的调整重塑，可以维持胎儿生存及发育需求。二尖瓣闭锁致使左心房的血流不能进入左心室，左心房血流可经房间隔缺损口或 / 和卵圆孔逆流入右心房，两心房血流经三尖瓣口共同进入右心室，引起右心房、右心室增大；若主动脉瓣及主动脉发育较好时，在大动脉关系正常伴有室间隔缺损时，主动脉的血流来自右心室经室间隔缺损分流至左心室的血流，或右心室双出口时主动脉的血流直接来自右心室。若合并主动脉瓣闭锁或不伴有室间隔缺损者，主动脉的血流来源于右心室经动脉导管进入降主动脉后倒流入主动脉的血流，同时伴有左心发育不良，右心系统几乎承担了整个心脏输出负荷，可表现右心房、右心室显著增大，肺动脉及动脉导管扩张。

四、超声扫查技巧及注意事项

（一）胎儿二尖瓣闭锁的超声扫查切面与要点

胎儿二尖瓣闭锁超声诊断常用切面有四腔心切面＋左、右心室流出道切面＋三血管切面＋主动脉弓长轴切面等。二尖瓣闭锁常合并左心发育不良或是左心发育不良综合征的组成部分，常用超声扫查切面与要点可参考第二十四章左心发育不良综合征。

（二）胎儿二尖瓣闭锁产前超声诊断相关注意事项

1. 胎儿二尖瓣闭锁与房室无连接的概念理解 二尖瓣闭锁可以是"房室无连接"中的一种情

况,但和左侧房室无连接的概念不同。二尖瓣闭锁只是左侧房室无连接中的一种情况,因为二尖瓣不一定在心脏的左侧,在心室转位或心室不定位的情况下,左侧房室瓣也可能是三尖瓣。在一侧心室为主要功能心室且伴有一侧房室无连接的情况下,如果发育不良的是左心室,那么闭锁的瓣膜更可能是二尖瓣;相反,如果发育不良无功能的是右心室,那么闭锁的瓣膜更可能是三尖瓣。而在心室类型不确定的情况下,闭锁的瓣膜无法判定是二尖瓣或三尖瓣,即可用左侧或右侧房室通道来描述。

2. 二尖瓣闭锁往往合并其他复杂畸形。因此超声诊断时应遵循先天性心脏病三节段分析法原则,首先通过胎儿腹围平面确定内脏是正位还是反位,继而在四腔心等切面确定心房位置(正位或反位)与心室袢(右袢或左袢),明确房室有无连接及连接是否一致,然后通过五腔心、心室流出道、大动脉短轴及三血管等切面明确主动脉和肺动脉与心室连接是否一致,并对两条大动脉的位置关系作出判断。

3. 二尖瓣闭锁伴室间隔完整时,四腔心严重不对称,右心房、右心室增大,左心室多明显缩小,三尖瓣叶开放幅度增大,二尖瓣位置显示纤维带状回声,无瓣叶启闭活动,彩色血流显示左心房与左心室间无血流交通,为左心发育不良综合征的构成

部分(图28-3A、B动🛜,图28-4A、B动🛜),如不伴有房间隔缺损时,彩色血流显示卵圆孔左向右分流(反向血流)(图28-5A、B动🛜)。

4. 二尖瓣闭锁伴室间隔缺损时,以四腔心不对称多见,左心室多明显缩小,二尖瓣位置显示纤维带状回声,无瓣叶启闭活动,彩色血流显示左心房与左心室间无血流交通,室间隔可见缺损或彩色血流分流束(图28-6A、B动🛜)。部分伴有较大室间隔缺损时,声像图表现四腔心对称,左心室发育良好(图28-7A、B动🛜,图28-8A、B动🛜)。

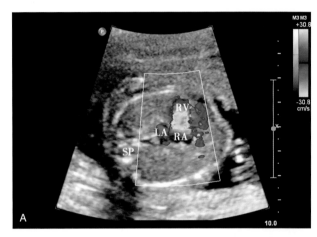

图 28-4　与图 28-3 为同一胎儿 1
A. 彩色血流显示左心房与左心室间无血流连接;B. 图 A 动态图。

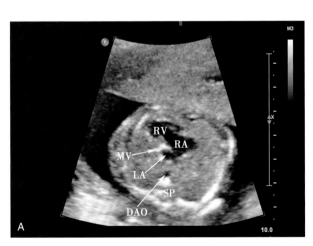

图 28-3　左心发育不良综合征超声示意图
A. 四腔心严重不对称,右心房、右心室增大,左心室腔消失,三尖瓣呈开放状态,二尖瓣位置显示回声增强的纤维带;B. 图 A 动态图。

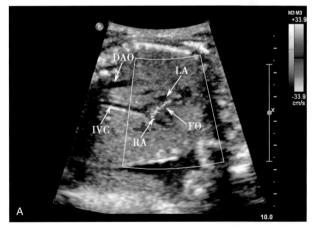

图 28-5　与图 28-3 为同一胎儿 2
A. 彩色血流显示卵圆孔反向血流;B. 图 A 动态图。

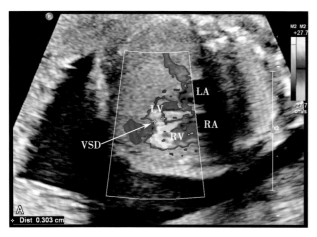

图 28-6　二尖瓣闭锁伴室间隔缺损超声示意图 1

A. 彩色血流显示室间隔缺损分流；
B. 图 A 动态图。

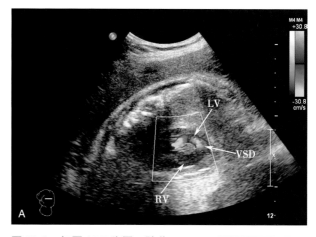

图 28-8　与图 28-7 为同一胎儿

A. 彩色血流显示左心室血流来源于右心室经室间隔缺损口分流血流；
B. 图 A 动态图。

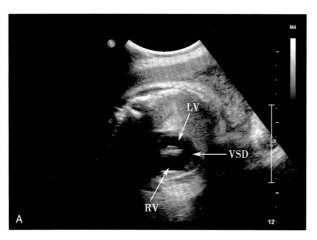

图 28-7　二尖瓣闭锁伴室间隔缺损超声示意图 2

A. 左、右心室对称，室间隔近心尖部回声中断；B. 图 A 动态图。

五、超声心动图诊断

　　胎儿二尖瓣闭锁往往是一种复杂心脏畸形，因此超声诊断时应遵循先天性心脏病节段性分析法原则，通过多切面观察判定心内解剖结构异常和节段连接异常。二尖瓣闭锁超声表现为在二尖瓣位置多切面均未显示活动的瓣膜样结构，代之以无孔的膜样结构，或纤维条索样结构（图 28-9A、B、C 动📶），在观察房室瓣口有无瓣膜样结构及启闭活动时，最好采用声束与室间隔平行或<45°时，能更好地显示二尖瓣位置瓣膜样结构及启闭活动（图 28-10A、B、C 动📶）。彩色血流显示左心房与左心室间无血流交通，室间隔可见缺损或彩色血流分流束。

　　二尖瓣闭锁合并其他心脏畸形，如室间隔缺损、主动脉闭锁、左心发育不良综合征、单心室等伴有相应的异常声像图表现。

六、预后与治疗

　　二尖瓣闭锁常合并其他心脏畸形，多为左心发育不良综合征的组成部分，预后差，患儿多在数月内死亡，出生后手术方式见第二十四章左心发育不良综合征，术后寿命及生活质量通常较差，因此产前超声诊断二尖瓣闭锁的胎儿，多数学者主张建议孕妇中止妊娠。

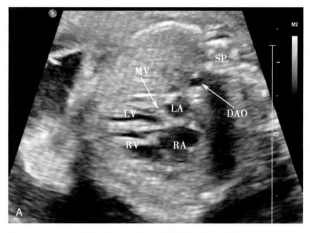
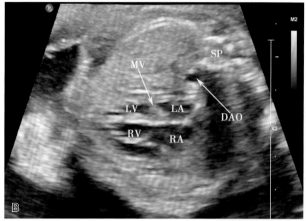

图 28-9　二尖瓣闭锁伴室间隔缺损超声示意图 3

A. 四腔心严重不对称,右心房、右心室增大,左心室缩小,二尖瓣增厚呈纤维条索样;B. 三尖瓣呈开放状态,二尖瓣呈闭合状(心室舒张期);C. 图 A、B 动态图。

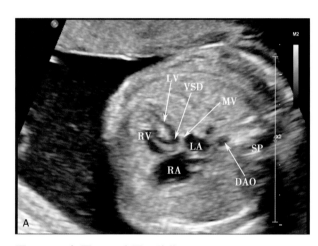
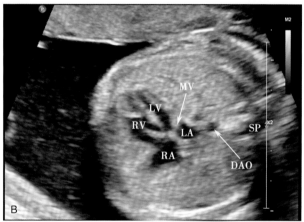

图 28-10　与图 28-9 为同一胎儿

A. 声束与室间隔平行或<45° 时,显示二尖瓣增厚呈纤维条索样;B. 三尖瓣呈开放状态,二尖瓣呈闭合状(心室舒张期);C. 图 A、B 动态图。

(许　燕　接连利)

参 考 文 献

[1] ELIOT RS, SHONE JD, KANJUH VI, et al. Mitral atresia. A study of 32 cases. Am Heart J, 1965, 70: 6-22.

[2] 姚维妙, 鲁红. 彩色多普勒超声诊断胎儿二尖瓣闭锁合并右室双出口 1 例. 中华超声影像学杂志, 2007, 16 (12): 1060.

[3] 王欣, 刘晓伟, 韩建成, 等. 超声心动图检测胎儿二尖瓣病变漏诊分析. 中华超声影像学杂志, 2019, 28 (12): 1035-1039.

[4] 张仁福, 汪曾炜, 费诚鉴, 等. 二尖瓣闭锁的外科治疗. 中华胸心血管外科杂志, 2000, 16 (4): 234-235.

[5] 接连利, 许燕. 胎儿心脏畸形解剖与超声对比诊断. 北京: 人民卫生出版社, 2016: 244-249.

[6] NORTON ME, SCOUTT LM, FELDSTEIN VA. Callen 妇产科超声学. 6 版. 杨芳, 栗河舟, 宋文龄. 主译. 北京: 人民卫生出版社, 2019: 439-446.

第二十九章

二尖瓣复合体畸形（二尖瓣狭窄）

二尖瓣与其附属结构共同组成二尖瓣复合体，二尖瓣复合体由瓣叶、瓣环、腱索和乳头肌等组成。二尖瓣正常的启闭活动有赖于二尖瓣复合体结构的完整性及其与左心房和左心室相互协调的活动。先天性二尖瓣复合体畸形的种类较多，其所致的血流动力学异常相似，主要为二尖瓣狭窄和/或关闭不全，产前超声检出的病例极少。

一、胚胎学与病理解剖分型

二尖瓣胚胎学发育（详见第二十八章二尖瓣闭锁），二尖瓣胚胎发育的每一个阶段都有可能发生异常，导致二尖瓣复合体畸形（二尖瓣狭窄），二尖瓣的不同畸形可以孤立存在，也可以伴随于其他心脏畸形。

1. **双孔二尖瓣** 主要由胚胎期二尖瓣瓣膜多余组织吸收不良或是心内膜垫的异常融合所致。也有些学说认为，本病与心内膜垫形成瓣膜组织的间质异常，房室沟折入异常或心室肌发育异常有关。由于胚胎期心内膜垫和部分心室肌参与二尖瓣的发育过程，因此，二尖瓣发育异常与心内膜垫和心室心肌的发育异常相关联。

双孔二尖瓣（double orifice mitral valve，DOMV）根据带状纤维桥的连接部位可分为三种类型，①完全桥型：二尖瓣自瓣缘至瓣环被分成两个大小相等或者不等的瓣口；②不完全桥型：只在瓣缘水平被分成两个瓣口；③孔型：在正常瓣膜联合处形成

一附加孔（图 29-1），双孔二尖瓣的乳头肌数量不等，瓣叶组织往往过多，可伴有瓣环狭窄或发育不良、乳头肌缺如和腱索直接连接与左心室壁等畸形。二尖瓣的功能正常，也可伴有狭窄和/或关闭不全。

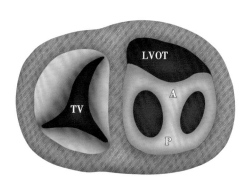

图 29-1　双孔二尖瓣示意图
A：二尖瓣前叶；P：二尖瓣后叶。

2. **降落伞二尖瓣** 降落伞二尖瓣（parachute mitral valve）主要的畸形在于乳头肌数目异常，胚胎发育的第 5~19 周，左心室内小梁嵴分层的过程受到干扰，导致乳头肌发育异常，并常合并心内膜垫上发出的腱索结构提前对接，导致腱索的缩短增厚样改变。二尖瓣叶和腱索可连接于单一乳头肌上。偶也可发现两组乳头肌，但其中一组发育不良，大部分腱索附着于另一粗大乳头肌。腱索常缩短、挛缩、增厚，二尖瓣装置宛如降落伞状，血流只从腱索间的狭窄缝隙通过，常伴有瓣口狭窄（图 20-2）。本畸形常与二尖瓣瓣上狭窄环、主动脉瓣下狭窄、

主动脉瓣狭窄、主动脉瓣上狭窄、主动脉缩窄等并存，是"Shone 综合征"的组成成分之一。

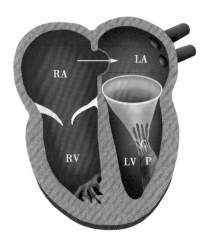

图 29-2　降落伞二尖瓣示意图
P：乳头肌；C：腱索。

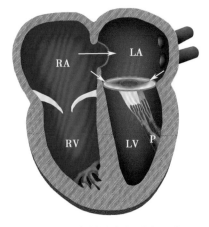

图 29-3　二尖瓣结合部融合示意图
箭头所示瓣膜前外和后内侧交界处先天融合。

3. 二尖瓣瓣膜或腱索组织过多　二尖瓣瓣膜或腱索组织过多（excessive mitral valvular or chordal tissue）是由于二尖瓣复合体胚胎发育时，心内膜垫发出的房室瓣结构过度分化及心内膜垫上的小缺口处发出腱索过度伸展发育，或瓣叶及腱索间隙吸收不足，造成瓣叶或腱索冗长累赘，严重者影响瓣膜启闭，造成相应的瓣膜狭窄或瓣膜对合不良，从而引发二尖瓣狭窄和/或关闭不全。

4. 二尖瓣结合部融合　二尖瓣结合部融合（mitral valve commissure fusion）可能的胚胎异常在于心内膜垫发育出的左侧瓣叶分化不完全或异常融合。瓣膜前外和后内侧交界处先天融合，导致瓣膜口呈缝隙样狭窄，瓣膜本身基本正常，或伴有一个乳头肌肥厚和腱索缩短（图 29-3），孤立发生者罕见，不同程度存在于其他先天性二尖瓣狭窄及降落伞二尖瓣中。

5. 拱形二尖瓣　拱形二尖瓣（mitral arcade）是由于二尖瓣胚胎发育的过程中在腱索伸展稀薄之前就终止了。瓣膜本身及其交界开口的解剖均属正常，但二尖瓣叶游离缘增厚卷曲，腱索粗短、融合，瓣叶直接连接于乳头肌，两组乳头肌在前瓣缘相连，形成拱顶样结构（图 29-4）。由于前瓣短小，后瓣相对较长，两者对合不良，故除了引起二尖瓣狭窄之外，还常发生严重二尖瓣关闭不全。

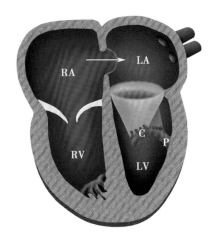

图 29-4　拱形二尖瓣示意图
P：乳头肌；C：腱索。

6. 吊床型二尖瓣　吊床型二尖瓣（hammock mitral valve）是与胚胎发育的第 5~19 周左心室内小梁嵴分层的过程受到干扰导致的乳头肌发育异常有关。乳头肌正常结构消失，被较多的肌束和纤维带所替代，后者直接插入左心室后壁的较高位置上，瓣叶活动受限，在腱索之间存在多余的瓣膜组织，从而形成吊床样结构，常引发二尖瓣瓣口及瓣下狭窄和/或关闭不全（图 29-5）。

7. 二尖瓣瓣上环形狭窄　二尖瓣瓣上环形狭窄（supramitral stenosing ring）是胚胎发育时期心内膜垫组织发育异常遗留的一个瓣上的组织环。二尖瓣可发育正常，在二尖瓣环稍上方可见坚韧的纤维组织环状隔膜，隔膜中央有大小不等的孔洞，造成二尖瓣口狭窄或阻塞（图 29-6）。

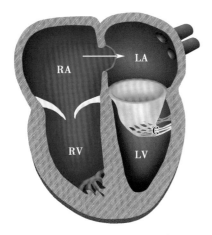

图 29-5　吊床型二尖瓣示意图
C：腱索。

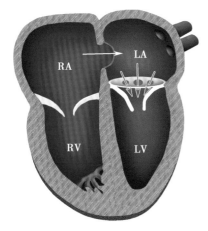

图 29-6　二尖瓣瓣上环形狭窄示意图

8. 二尖瓣发育不良　二尖瓣发育不良（mitral valve dysplasia）是由于左侧心内膜垫及附近心肌发出的左侧房室瓣过度吸收甚至消失所致。二尖瓣前后叶短小或缺失，造成不同程度的二尖瓣关闭不全。

二、病理生理

　　二尖瓣复合体畸形类型较多，胚胎发育及解剖特征各有不同，但所致的病理生理改变相似，即造成二尖瓣狭窄和 / 或关闭不全。出生后临床表现与后天性二尖瓣病变导致的二尖瓣狭窄和 / 或关闭不全相似，包括患儿易激惹、喂养困难、气促、心动过速、呼吸困难、咳嗽、体重不增等，常反复发生呼吸道感染。出现明显左心房高压或左心衰竭时，患儿不能平卧，出现阵发性呼吸困难，甚至咳粉红色泡沫痰、咯血等。

　　在胎儿期二尖瓣复合体畸形所致的二尖瓣狭窄和 / 或关闭不全对胎儿生存多不受影响。但二尖瓣狭窄时左心房血流进入左心室受阻，可引起二尖瓣血流速度增快，左心室可因二尖瓣血流充盈减少而缩小（不伴有室间隔缺损），左心房压力升高使卵圆孔右向左的分流减少，右心系统承担更多的容量负荷而增大。若伴发二尖瓣严重反流时可引起左心房的扩大。

三、超声扫查技巧及注意事项

（一）胎儿二尖瓣复合体畸形的超声扫查切面与要点

　　胎儿二尖瓣复合体畸形超声诊断常用切面有四腔心切面 + 左心室流出道切面 + 左心室（乳头肌水平至二尖瓣水平）系列短轴切面等。

（二）胎儿二尖瓣复合体畸形产前超声诊断相关注意事项

　　1. 二尖瓣胚胎发育来源于心内膜垫组织，其二尖瓣发育异常常伴有某些综合征或常染色体遗传性疾病，如成人型多囊肾、脆性 X 综合征及 Stickler 综合征常伴有二尖瓣脱垂。Marfan 综合征为常染色体显性遗传性疾病，个别呈常染色体隐性遗传，由编码原纤蛋白 -1 基因的突变所致，40%~60% 的患者临床有血管病变，常伴有二尖瓣黏液变性、二尖瓣脱垂、二尖瓣环钙化等。Turner 综合征常伴心脏缺陷，主要是二尖瓣裂或二尖瓣脱垂。

　　2. 二尖瓣复合体畸形产前超声诊断困难。二维超声未发现四腔心观异常时，多普勒超声显示二尖瓣口血流速度增快或反流是重要的诊断线索。正常胎儿三尖瓣口血流速度高于二尖瓣口血流速度（图 29-7A、B），当二尖瓣口血流速度高于三尖瓣口血流速度时，提示存在二尖瓣复合体畸形（图 29-8A、B）。彩色多普勒可显示舒张期二尖瓣口血流束变窄，血流显色亮度高于三尖瓣口血流（图 29-9A、B 动 📶）。胎儿三尖瓣反流较为多见，其中部分为生理性反流，与之不同的是胎儿二尖瓣反流较为少见，一旦发现二尖瓣反流应视为病理性的，有存在二尖瓣复合体畸形的可能。

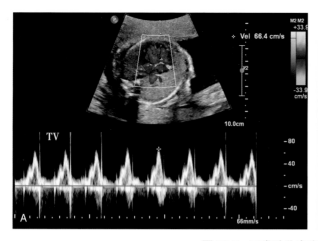
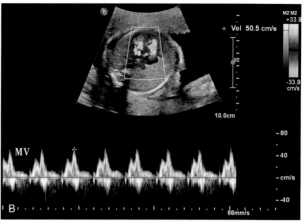

图 29-7 正常胎儿房室瓣口血流超声示意图

A. 三尖瓣口血流速度 66.4cm/s；B. 二尖瓣口血流速度 50.5cm/s。

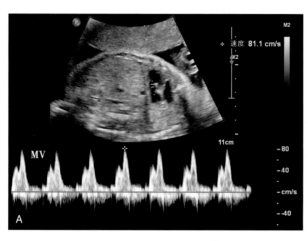
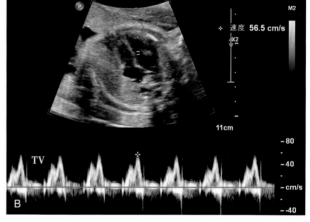

图 29-8 胎儿二尖瓣狭窄超声示意图 1

A. 三尖瓣口血流速度 56.5cm/s；B. 二尖瓣口血流速度 81.1cm/s。

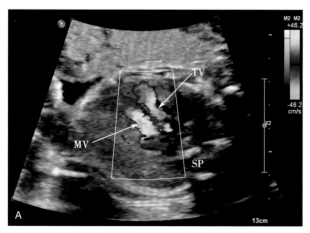

图 29-9 胎儿二尖瓣狭窄超声示意
图 2

A. 二尖瓣口血流显色亮度高于三尖瓣口血流；B. 图 A 动态图。

3. 在产前超声筛查发现左心室缩小伴有主动脉及主动脉弓缩窄时，在排除了卵圆孔早闭、小卵圆孔及房间隔膨胀瘤等卵圆孔分流受限所致的左心室容量性缩小原因外，还应排除二尖瓣复合体畸形所致的二尖瓣狭窄导致的左心室容量性缩小。二尖瓣复合体畸形所致的二尖瓣狭窄阻碍了左心房血流进入左心室，使左心容量减少，而右心容量负荷加重，引起四腔心不对称，表现左心室小于右心室（图 29-10A、B 动📶），主动脉及主动脉弓细窄，彩色多普勒血流显示收缩中末期主动脉弓反向血流（图 29-11A、B 动📶、C）。此时，多切面、多角度观察二尖瓣叶有无增厚、狭窄及腱索、乳头肌数目、位置有无异常。

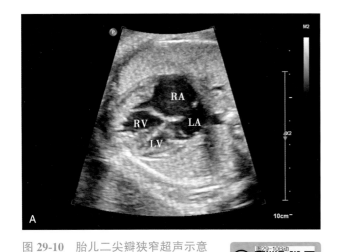

图 29-10　胎儿二尖瓣狭窄超声示意图 3

A. 四腔心不对称，左心室小于右心室；B. 图 A 动态图。

4. 受胎儿心率快的影响，动态观察二尖瓣启闭时不易发现二尖瓣复合体畸形，采用超声仪器停帧慢放功能对于观察二尖瓣的启闭及回声有无异常有帮助（图 29-12A、B、C 动 ）。二尖瓣复合体畸形时，可见收缩期二尖瓣与三尖瓣处于关闭状态，二尖瓣环显著窄于三尖瓣环，舒张期三尖瓣开放，二尖瓣开放受限（图 29-13A、B、C 动 ）。二尖瓣口 M 型超声检查可见 EF 斜率减低，二尖瓣前后叶同向运动，二尖瓣开放幅度减低小及瓣叶增厚等瓣膜狭窄表现（图 29-14）。

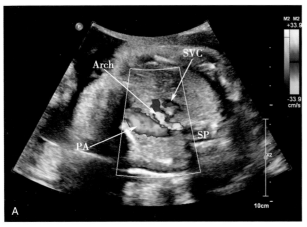

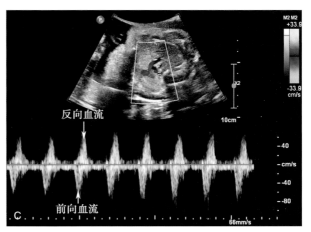

图 29-11　与图 29-10 为同一胎儿

A. 彩色多普勒血流显示主动脉弓反向血流；B. 图 A 动态图；C. 频谱多普勒显示收缩中末期主动脉弓反向血流频谱。

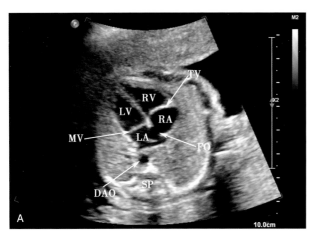

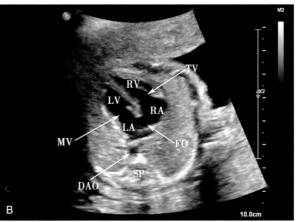

图 29-12　正常胎儿房室瓣口启闭超声示意图

A. 二尖瓣口、三尖瓣口处于关闭状态；B. 二尖瓣口、三尖瓣口处于开放状态；C. 图 A、B 动态图。

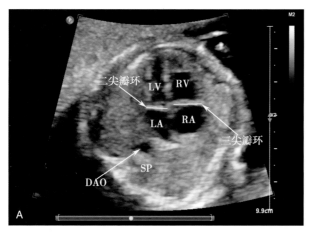
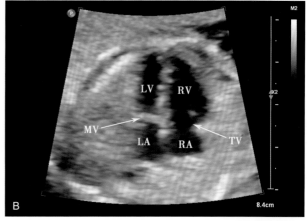

图 29-13 胎儿二尖瓣狭窄超声示意图 4

A. 四腔心不对称,左心室小于右心室,收缩期房室瓣处闭合状态,二尖瓣环显著窄于三尖瓣环;
B. 与图 A 为同一切面,舒张期三尖瓣开放,二尖瓣开放受限;C. 图 A、B 动态图。

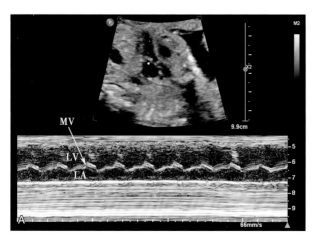
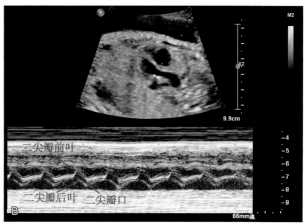

图 29-14 胎儿二尖瓣狭窄 M 型超声示意图
A. M 型超声心动图显示二尖瓣前叶增厚、开放幅度减小;
B. M 型超声心动图显示二尖瓣前叶后叶同向运动、开放幅度减小。

四、超声心动图诊断

二尖瓣复合体畸形多具有二尖瓣叶增厚、回声增强,瓣叶融合开放受限或仅有一组乳头肌和腱索缩短、二尖瓣叶直接连于乳头肌等异常(图 29-15A、B 动📶)。尽管产前超声对二尖瓣复合体畸形分型诊断困难,但这并不影响产前超声对胎儿二尖瓣复合体畸形的筛查,以往产前超声检出二尖瓣复合体畸形文献报道较少,主要原因是产前超声对二尖瓣复合体畸形关注度不够。笔者认为只要超声检测二尖瓣口血流速度明显高于三尖瓣口和/或出现二尖瓣反流时,就应拟诊二尖瓣复合体畸形(图 29-16A、B),并通过多切面、多角度显示二尖瓣叶增厚、回声增强及二尖瓣口开放受限等,即可诊断二尖瓣复合体畸形(图 29-17A、B、C 动📶)。单纯二尖瓣狭窄在四腔心切面表现左心室小于右心室,通过停帧慢放功能显示舒张二尖瓣叶开放受限(图 29-18A、B 动📶),彩色多普勒血流显示二尖瓣口血流束明显窄于三尖瓣,二尖瓣口血流出现彩色混叠(图 29-19A、B 动📶)。胎儿单纯降落伞二尖瓣,若二尖瓣狭窄程度较轻,可仅表现二尖瓣口血流速度增快。不合并其他畸形时,出生后预后良好(图 29-20A、B 动📶、C)。

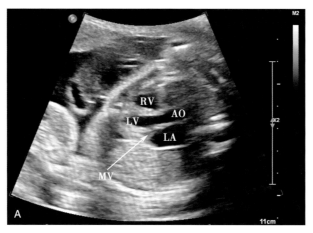

图 29-15　胎儿二尖瓣狭窄超声示意图 5

A. 二尖瓣叶增厚、回声增强，二尖瓣叶直接连于乳头肌异常；B. 图 A 动态图。

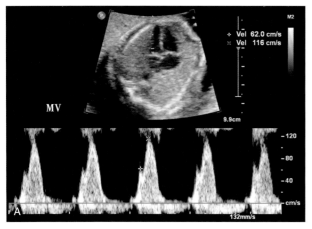
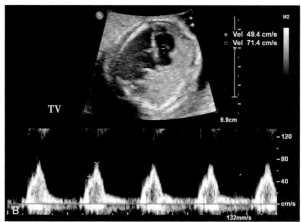

图 29-16　胎儿二尖瓣狭窄超声示意图 6

A. 二尖瓣口血流速度增快 116cm/s；B. 三尖瓣口血流速度 71cm/s。

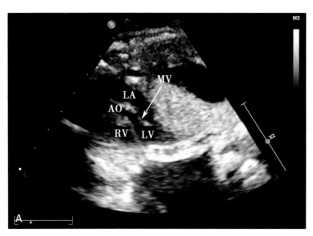
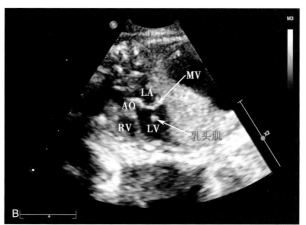

图 29-17　胎儿二尖瓣狭窄（降落伞二尖瓣）超声示意图

A. 左室长轴切面显示舒张期二尖瓣开放受限；B. 与图 A 同一切面，收缩期二尖瓣关闭似降落伞形（瓣叶增厚）；C. 图 A、B 动态图。

415

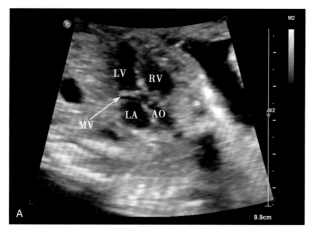

图 29-18　胎儿二尖瓣狭窄超声示意图 7

A. 左心室长轴切面显示二尖瓣叶增厚、开放受限；B. 图 A 动态图。

图 29-19　与图 29-18 为同一胎儿

A. 彩色多普勒血流显示二尖瓣口血流彩色混叠、血流束明显窄于三尖瓣口；B. 图 A 动态图。

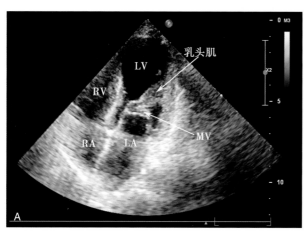

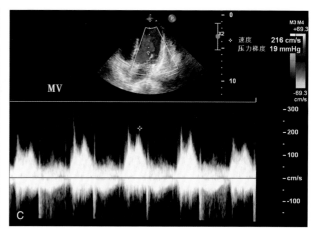

图 29-20　降落伞二尖瓣超声示意图（3 岁患儿）

A. 舒张期二尖瓣开放受限、二尖瓣叶和腱索连接于单一乳头肌上；B. 图 A 动态图；C. 频谱多普勒显示舒张期二尖瓣血流速度增快（216cm/s）。

五、预后与治疗

本畸形可通过手术矫治，预后取决于畸形的类型、严重程度及有无合并其他畸形，二尖瓣病变程度重、合并其他系统畸形者预后差。单纯二尖瓣瓣上环狭窄多预后良好。二尖瓣病变轻者，一般儿童期仅需要随访或行内科治疗，至成年期病变加重时再选择外科手术矫治；儿童期病变严重者，早期易出现肺静脉高压、肺水肿、左心衰竭等临床表现，需及时行外科手术矫治，目前主要的外科手术方法是二尖瓣成形术和二尖瓣置换术，由于儿童患者年龄因素，早期多行二尖瓣成形手术，远期是否需要二次成形和置换有待观察。

（许　燕　接连利）

参 考 文 献

［1］任卫东, 舒先红, 张玉奇. 心血管畸形胚胎学基础与超声诊断. 北京: 人民卫生出版社, 2015: 136-146.

［2］OZEKE O, OZBAKIR C, GUNEL EN. Double mitral valve imaging. J Am Soc Echocardiogr, 2010, 23 (3): 340. e1-2.

［3］PRATAP H, GUPTA A, ACHARYA PK, et al. Double

orifice mitral valve: A rare cause of isolated severe congenital mitral regurgitation. Ann Pediatr Cardiol, 2020, 13 (2): 174-176.

［4］YUAN SM. Parachute Mitral Valve: Anatomy and Operation. J Coll Physicians Surg Pak, 2020, 30 (10): 1069-1073.

［5］李薇玢, 刘麟, 谢颖, 等. 儿童不完全型 Shone 综合征的超声心动图分析及文献复习. 岭南心血管病杂志, 2019, 25 (2): 177-181.

［6］GONZALEZ T, VERA F, RUIZ E. Double-orifice mitral valve repair. Cardiol Young, 2019, 29 (2): 214-215.

［7］ODA T, KONO T, AKAIWA K, et al. Edge-to-edge repair for mitral regurgitation associated with isolated double-orifice mitral valve. Interact Cardiovasc Thorac Surg, 2018, 26 (3): 529-531.

［8］彭卫, 范明, 徐阳, 等. "降落伞样" 二尖瓣畸形的外科治疗进展. 中华实用儿科临床杂志, 2018, 33 (23): 1766-1769.

第三十章

肺动脉狭窄

肺动脉狭窄（pulmonary stenosis，PS）通常是指发生于右室流出道、肺动脉瓣、主肺动脉及其分支的先天性狭窄病变，一般根据病变部位分为肺动脉瓣、瓣上和瓣下狭窄三种，病变可累及单处或多处，也可为法洛四联症、右室双出口和大动脉转位等其他复杂畸形的组成部分。本章仅介绍单纯性肺动脉狭窄。肺动脉瓣狭窄（pulmonary valve stenosis）是指肺动脉瓣发育异常所导致的瓣口狭窄，通常伴有肺动脉瓣环狭窄；肺动脉瓣上狭窄（pulmonary supravalvular stenosis）是指肺动脉瓣以上的主肺动脉及其分支的狭窄病变；肺动脉瓣下狭窄（pulmonary subvalvular stenosis）又称漏斗部狭窄，狭窄多位于右室流出道或肌性右心室与右室流出道的结合部；而出现于右室流入道和流出道之间的粗大肌束，将右心室分成两部分，造成右心室内狭窄者，属于右室双腔心与本病不同（详见第三十一章双腔右心室）。

肺动脉狭窄是最常见的先天性心脏病之一，占全部先天性心脏病的 7%~12%。如果包括与其他疾病合并存在的病例，则发病率可达 25%~30%。以男性多见。笔者产前超声检出的胎儿心脏畸形统计资料中单纯性肺动脉狭窄占 2.11%（图 30-1）。

一、胚胎学、遗传学及发生机制

胚胎 6~9 周，动脉总干开始分隔成主动脉与肺动脉，并沿逆时针方向呈螺旋形旋转，主动脉圆锥

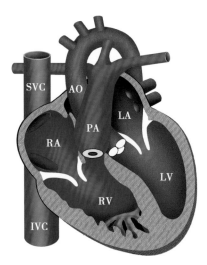

图 30-1　肺动脉狭窄示意图

吸收缩小，肺动脉圆锥发育增大。同时在肺动脉的开口处，即肺动脉圆锥与肺动脉干交界处腔内形成 3 个小结，后向中心部生长，继而吸收变薄，形成 3 个半月形薄膜，称为半月瓣，瓣膜根部的动脉壁外凸形成肺动脉窦。肺动脉瓣狭窄主要由瓣膜交界部融合所致，是肺动脉狭窄最常见的原因，究其原因及发生机制尚不清楚。任何致病变因素影响肺动脉分隔、肺动脉瓣及圆锥部发育均可导致该病的发生。

遗传学中的诸多综合征都与肺动脉狭窄有关。包括 Noonan 综合征、Beckwith-Wiedemann 综合征、Alagille 综合征、Williams 综合征等。患有 Noonan 综合征的胎儿 50% 以上都合并先天性心脏病，主要是肺动脉狭窄。25% 以上的 Noonan 综

合征的胎儿存在肺动脉狭窄相关的肥厚型心肌病。Williams 综合征胎儿可存在瓣上型肺动脉狭窄。在对双胞胎的调查中显示，单卵双胎中，同时患有肺动脉狭窄的概率是 8.3%，而双卵双胎中，同时患有肺动脉狭窄的概率是 2.2%。另据报道，双胎输血综合征双胞胎中受血儿发生肺动脉狭窄的概率非常高，这可能与慢性子宫血流动力学受损有关；慢性三尖瓣反流所致容量负荷增加，会伴发通过肺动脉瓣口的前向血流减少，进而导致肺动脉瓣环发育不良。除上述诸多综合征外肺动脉狭窄极少合并心外畸形，也很少合并染色体异常。

二、病理解剖与分型

1. 肺动脉瓣狭窄　约占肺动脉狭窄的 80%~90%。正常肺动脉瓣有 3 个半月形薄膜，附着于肺动脉瓣环上，呈袋状结构凸向腔内，其袋状开口对向主肺动脉，分别为右半月瓣、左半月瓣和前半月瓣，正常肺动脉瓣光滑柔软，有弹性(图 30-2)。

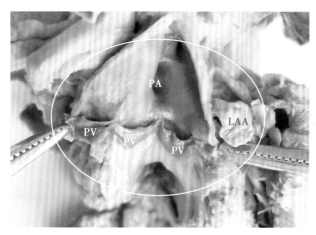

图 30-2　胎儿正常肺动脉瓣解剖示意图
剖开肺动脉瓣环及肺动脉，见肺动脉瓣呈袋状结构，
袋状开口对向肺动脉。

肺动脉瓣狭窄时多表现为瓣叶在交界处融合成隔膜，呈圆顶状或乳头状向肺动脉膨出，肺动脉瓣明显增厚，启闭功能受限。肺动脉瓣狭窄时畸形的瓣膜可为单叶(图 30-3)、两叶、三叶或者四叶型狭窄(图 30-4~图 30-6)，但以拱形瓣肺动脉狭窄最常见，拱形瓣是肺动脉瓣叶融合不能分开，瓣叶增厚，主要为海绵层增厚，并含有胶原和弹力纤维成分，瓣基附着于肺动脉壁上，在动脉面可见或短或

长的短嵴，呈放射状抵达瓣的中心，短嵴的数目不定，也可缺如，瓣孔多为圆形，大小如针孔至几毫米，多位居中心(图 30-7、图 30-8)。

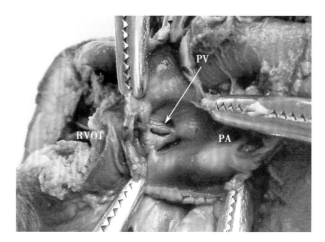

图 30-3　胎儿肺动脉瓣狭窄解剖示意图 1
肺动脉瓣呈单瓣叶狭窄，瓣叶明显增厚，
中心部可见椭圆形小孔。

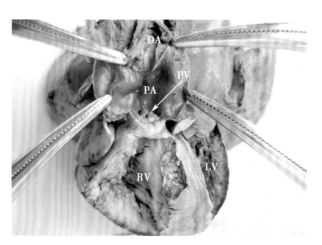

图 30-4　胎儿肺动脉瓣狭窄解剖示意图 2
右心室壁较左心室壁明显增厚，右室漏斗部无狭窄。

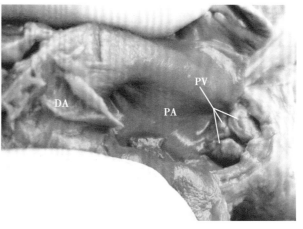

图 30-5　与图 30-4 为同一胎儿
剖开主肺动脉见肺动脉瓣增厚呈乳头状。

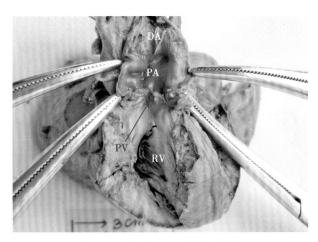

图 30-6　与图 30-4 为同一胎儿
剖开肺动脉瓣环见肺动脉瓣呈三叶，
肺动脉瓣增厚、僵硬。

肺动脉瓣狭窄时多数肺动脉瓣环发育正常，内径通常在正常范围，少数可合并发育不全、狭窄。多数肺动脉瓣狭窄患儿的肺动脉主干出现狭窄后扩张（图 30-9~图 30-11），通常延及左肺动脉，是其特征性病理表现之一，这与主肺动脉受高速血流和涡流冲击有关，但肺动脉主干狭窄后扩张的程度与狭窄并无明显的相关性。肺动脉瓣狭窄一般右心室发育良好，严重肺动脉瓣狭窄的患儿，右心室腔可缩小，有的伴有右心室发育不良。右室壁的增厚呈进展性，晚孕期胎儿严重肺动脉瓣狭窄可能有右室壁显著性增厚（图 30-12）。

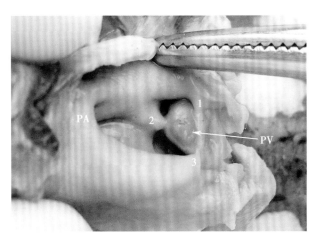

图 30-7　胎儿肺动脉瓣狭窄解剖示意图 3
肺动脉剖面观见肺动脉瓣为拱形瓣，拱形瓣口为软海绵状，
呈闭合状，1、2、3 为三个短嵴将拱形瓣连于肺动脉壁。

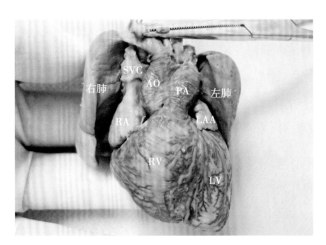

图 30-9　胎儿肺动脉瓣狭窄解剖示意图 4
三血管排列关系正常，管腔比例异常，
肺动脉明显增宽。

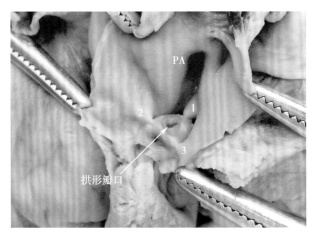

图 30-8　与图 30-7 为同一胎儿
用探针扩开拱形瓣口增厚的海绵样组织，
并见拱形瓣为一单瓣结构。

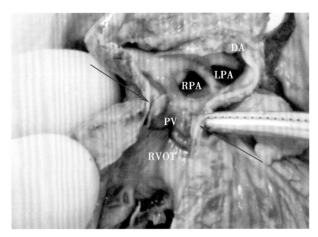

图 30-10　与图 30-9 为同一胎儿
剖开右室漏斗部及主肺动脉见肺动脉瓣增厚，同时伴有肺
动脉瓣环狭窄（红色箭头指向肺动脉瓣环）。

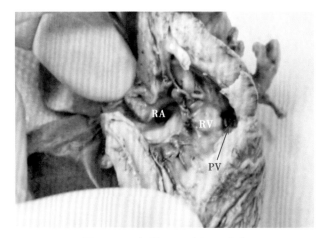

图 30-11　与图 30-9 为同一胎儿
剖开右室流入道及漏斗部见右室流入道、
右心室及漏斗部无梗阻病变。

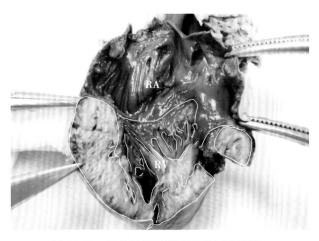

图 30-12　胎儿肺动脉瓣狭窄解剖示意图 5
右心室壁明显增厚。

2. **肺动脉瓣下狭窄**　约占肺动脉狭窄的 5%。肺动脉瓣下狭窄又称为漏斗部狭窄,发生在肺动脉瓣下右室流出道的漏斗部,又分为肌型狭窄和隔膜型狭窄两种,漏斗部肌型狭窄少见,在漏斗部与右心室体部交界处的纤维束或肺动脉瓣下的纤维肌性组织引起的狭窄(图 30-13),多呈管状狭窄。隔膜型狭窄,在漏斗部的下部有隔膜与肥大的室上嵴结合,将右心室分成两个大小不等的心腔,上方为稍扩大且壁薄的漏斗部,下方为肥大的右心室。

3. **肺动脉瓣上狭窄**　又称肺动脉狭窄或肺动脉缩窄,共分四型。Ⅰ型:狭窄部位位于主肺动脉(图 30-14~ 图 30-16);Ⅱ型:狭窄部位位于主肺动脉分叉处,累及左右肺动脉分支的起始部;Ⅲ型:为一侧肺动脉的近端狭窄;Ⅳ型:为肺叶、肺段或其远端的肺动脉狭窄病变,多为多发性狭窄。单纯

肺动脉瓣上狭窄非常罕见,多与其他畸形同时存在,如法洛四联症时,既存在漏斗部狭窄,还多伴有肺动脉的狭窄。

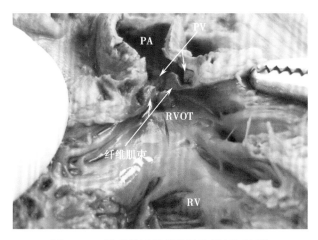

图 30-13　胎儿肺动脉瓣下狭窄解剖示意图
肺动脉瓣下纤维肌性组织引起的狭窄。

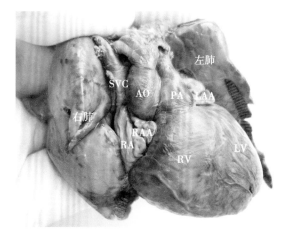

图 30-14　胎儿肺动脉瓣上狭窄解剖示意图
三血管排列关系正常,管腔比例异常,
肺动脉明显窄于主动脉。

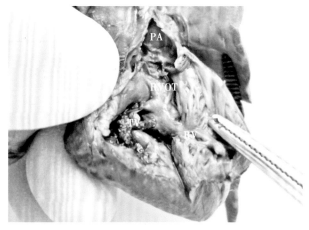

图 30-15　与图 30-14 为同一胎儿
剖开右室漏斗部及主肺动脉见漏斗部及肺动脉瓣正常。

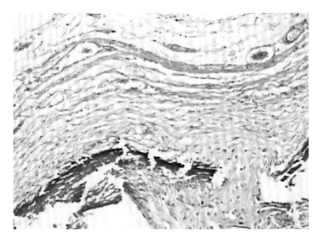

图 30-16　为图 30-14 胎儿的病理图片
病理切片显示狭窄部肺动脉壁有明显的钙化。

肺动脉狭窄可以合并其他心脏畸形,如房间隔缺损、室间隔缺损、主动脉瓣狭窄等。也可以是某些心脏畸形的一个组成部分,如法洛四联症、右心室双出口、完全型大动脉转位伴左室流出道狭窄等。

三、病理生理

胎儿病理生理学改变取决于肺动脉狭窄的严重程度。肺动脉轻度狭窄的胎儿宫内耐受性良好,甚至胎儿超声心动图不能检出。由于轻度狭窄对右室流出道血流阻力影响较小,右心阻力负荷过重的表现不明显,一般不会引起右心室壁的增厚,诊断必须依赖对肺动脉瓣形态及肺动脉瓣多普勒频谱仔细观察。肺动脉瓣的峰值血流速度如果 ≥100cm/s 提示异常,应警惕可能存在肺动脉狭窄。中或重度肺动脉狭窄时,使右心室向肺动脉射血严重受阻,引起右室壁代偿性增厚,肺动脉出现收缩期湍流及三尖瓣反流,肺动脉发生狭窄后扩张。三尖瓣的严重反流使右心容量负荷加重,导致右心房室增大,表现右心房以扩大为主,右心室则以室壁增厚为主。由于肺动脉瓣的发育不良,可发生肺动脉瓣舒张期反流。此外,部分肺动脉重度狭窄胎儿,因右心室射入肺动脉的血流减少,导致肺动脉压低于主动脉压,可发生动脉导管的反向血流。在严重梗阻时,右心室充盈压增高,导致通过卵圆孔的右向左分流增

加,继而引起左心扩大,由于血液背离右心室,右心室的生长发育就会受限,也可以出现不同程度的右室发育不良。正常情况下,胎儿三尖瓣环要大于二尖瓣环,严重的肺动脉狭窄时,右心室和三尖瓣环的发育速度减慢,导致二尖瓣环大于三尖瓣环。

严重的肺动脉狭窄但无明显三尖瓣反流的病例中,右室压升高,可能在右室腔与冠脉循环之间形成冠脉窦道。

四、超声扫查技巧及注意事项

(一)胎儿肺动脉狭窄的超声扫查切面与要点

胎儿肺动脉狭窄超声诊断常用切面有四腔心切面 + 右心室流出道切面 + 心底大动脉短轴切面及三血管等切面。

大多数胎儿肺动脉狭窄在妊娠中期超声检查中没有明显表现,尤其是四腔心切面可表现正常四腔心观(图 30-17A、B 动🔊),在妊娠晚期时,特别是重度肺动脉狭窄在四腔心切面通常可见右心室壁肥厚且伴有右心室腔的缩小及室间隔膨向左心室侧(图 30-18A、B 动🔊)。彩色多普勒偶见三尖瓣反流,肺动脉狭窄伴有三尖瓣反流时常合并右心房增大(图 30-19A、B 动🔊,图 30-20A、B 动🔊)。

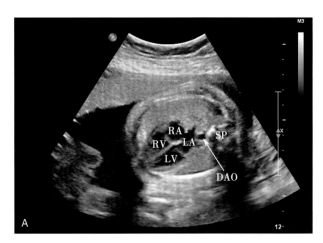

图 30-17　胎儿肺动脉瓣狭窄超声示意图 6
A. 妊娠 24 周肺动脉瓣狭窄,四腔心切面显示正常四腔心观,右心室壁无增厚;B. 为图 A 动态图。

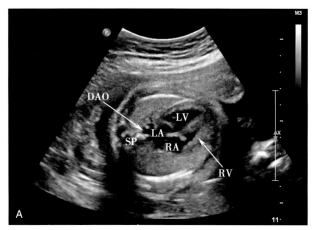

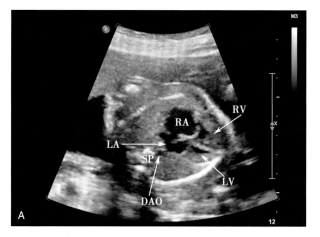

图 30-18　胎儿肺动脉瓣狭窄超声示意图 7

A. 妊娠 28 周肺动脉瓣狭窄,四腔心切面显示右心室壁增厚伴有右心室腔的缩小及室间隔膨向左心室侧; B. 为图 A 动态图。

图 30-20　与图 30-19 为同一胎儿

A. 四腔心切面显示右心房增大,右室壁无明显增厚; B. 为图 A 动态图。

心底大动脉短轴切面是显示肺动脉瓣的理想切面,也是显示肺动脉瓣下(漏斗部)及瓣上结构的最佳切面(图 30-22A、B 动📶)。肺动脉瓣重度狭窄时,肺动脉瓣开放严重受限,二维超声不能显示肺动脉瓣启闭时,应运用彩色多普勒血流显像以区分肺动脉闭锁(图 30-23A、B 动📶,图 30-24A、B 动📶、C)。

三血管切面能够在同一切面、同一时相并同时显示肺动脉与主动脉,因此,三血管切面是观察三血管排列及管腔比例的最佳切面。在肺动脉狭窄时可显示肺动脉主干狭窄后扩张(图 30-25A、B 动📶),彩色血流显示扩张的肺动脉内收缩期湍流血流(图 30-26A、B 动📶,图 30-27A、B 动📶)。

(二)胎儿肺动脉狭窄产前超声诊断相关注意事项

1. 胎儿肺动脉狭窄易漏诊　胎儿肺动脉轻、中度狭窄时对右心血流动力学影响较小,胎儿超声心动图表现正常或轻度异常,不易被诊断。随着胎儿孕龄增加,胎儿心脏循环血容量的增加及肺动脉狭窄的加重,继而发生右室壁的增厚及三尖瓣的反流,这正是胎儿肺动脉狭窄多在晚孕阶段才被检出,甚至出生后才被诊断的原因。

2. 肺动脉增宽　肺动脉内径/主动脉内径 ≥ 1.29,肺动脉收缩期显示彩色湍流信号,肺动

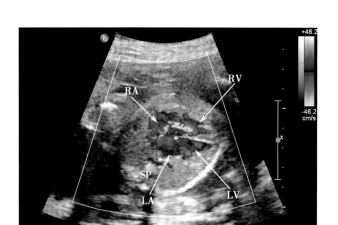

图 30-19　胎儿肺动脉瓣狭窄超声示意图 8

A. 妊娠 26 周肺动脉瓣狭窄,彩色多普勒显示三尖瓣反流; B. 为图 A 动态图。

右心室流出道切面是显示肺动脉瓣的理想切面之一,也是测量肺动脉血流速度的最佳切面(图 30-21A、B 动📶、C)。如果二维超声显示肺动脉瓣启闭良好,但频谱多普勒显示肺动脉瓣的峰值血流速度 ≥ 100cm/s 时,应警惕可能存在肺动脉狭窄,并建议随诊。右心室流出道切面观察右心室漏斗部狭窄存在局限性。

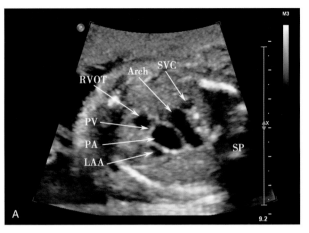

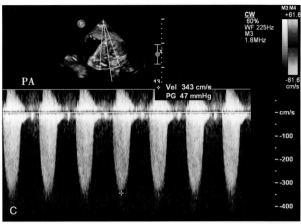

图 30-21　胎儿肺动脉瓣狭窄超声示意图 9

A. 右心室流出道切面显示肺动脉瓣增厚,肺动脉增宽;B. 为图 A 动态图;C. 肺动脉血流速度,343cm/s。

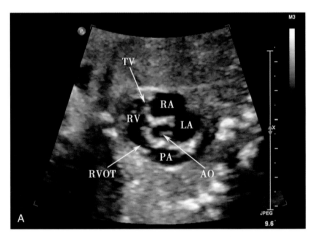

图 30-22　胎儿肺动脉狭窄超声示意图 1

A. 心底大动脉短轴切面显示右心室漏斗部狭窄及肺动脉瓣狭窄;B. 为图 A 动态图。

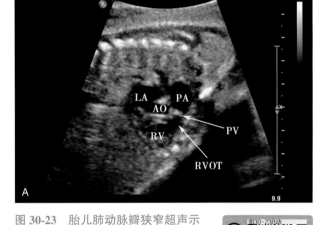

图 30-23　胎儿肺动脉瓣狭窄超声示意图 10

A. 非标准心底大动脉短轴切面显示肺动脉瓣增厚、开放受限;B. 为图 A 动态图。

脉血流速度 ≥100cm/s,作为产前超声筛查胎儿肺动脉狭窄的敏感声像图征象,可提高胎儿肺动脉狭窄的检出率。

3. 肺动脉瓣狭窄　胎儿正常肺动脉瓣在大动脉短轴切面或右室流出道切面显示舒张期肺动脉瓣环处管腔内片状高回声(半月瓣关闭),收缩期片状高回声消失(半月瓣开放)(图 30-28A、B、C 动📶),与此不同的是肺动脉狭窄时在心脏舒缩周期中肺动脉管腔内均可见增厚的肺动脉瓣叶片状高回声(图 30-29A、B 动📶)。在大动脉短轴切面或右室流出道切面观察到肺动脉瓣增厚、开放异常及收缩期肺动脉瓣叶呈穹窿状凸向肺动脉管腔是确诊肺动脉狭窄的最可靠征象(图 30-30A、B 动📶)。

正常肺动脉瓣血流特点是自漏斗腔 - 肺动脉瓣环 - 肺动脉间的血流为层流,血流显色、亮度及宽度一致(图 30-31A、B 动📶、C),当肺动脉狭窄时彩色血流显示漏斗腔血流向肺动脉瓣口汇聚、跨越狭窄的肺动脉瓣后在肺动脉呈五彩湍流血流,这是严重肺动脉瓣狭窄特征性声像图表现,频谱多普勒探及肺动脉瓣口的高速血流多 ≥200cm/s(图 30-32A、B 动📶、C)。

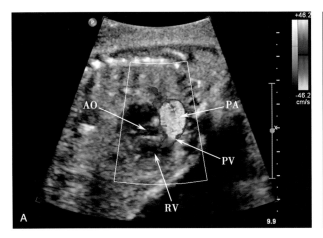

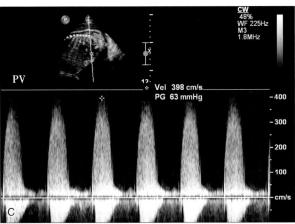

图 30-24　与图 30-23 为同一胎儿

A. 彩色血流显示肺动脉瓣口五彩湍流血流；B. 为图 A 动态图；C. 肺动脉瓣口血流速度，398cm/s。

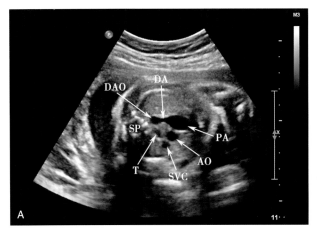

图 30-25　胎儿肺动脉狭窄超声示意图 2

A. 三血管切面显示肺动脉扩张；
B. 为图 A 动态图。

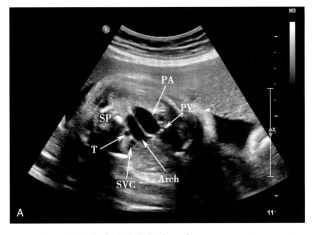

图 30-26　胎儿肺动脉狭窄超声示意图 3

A. 妊娠 31 周肺动脉瓣狭窄，三血管切面显示肺动脉扩张；B. 为图 A 动态图。

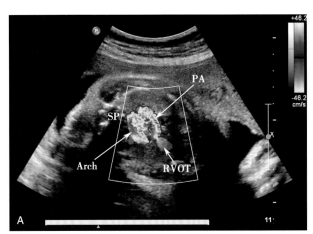

图 30-27　与图 30-26 为同一胎儿

A. 三血管切面彩色血流显示扩张的肺动脉内收缩期湍流血流；B. 为图 A 动态图。

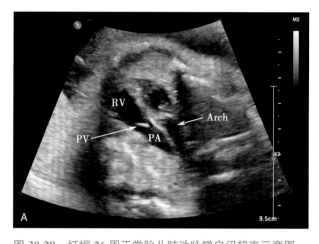
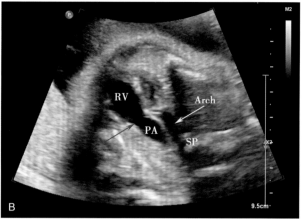

图 30-28　妊娠 26 周正常胎儿肺动脉瓣启闭超声示意图

A. 右室流出道切面显示舒张期肺动脉瓣环处管腔内片状高回声(半月瓣关闭)；B. 收缩期肺动脉瓣环处管腔内片状高回声消失(红色箭头指向肺动脉瓣环)；C. 为图 A、B 动态图。

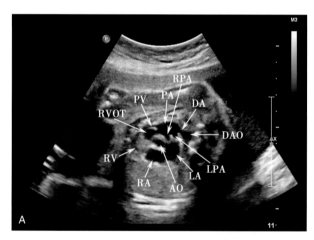

图 30-29　胎儿肺动脉狭窄超声示意图 4

A. 大动脉短轴切面显示肺动脉扩张、肺动脉瓣增厚，在心脏舒缩周期中持续显现；B. 为图 A 动态图。

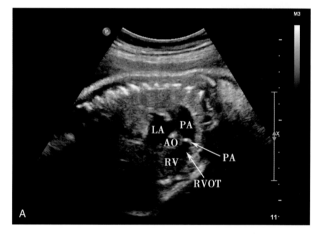

图 30-30　妊娠 31 周胎儿肺动脉狭窄超声示意图

A. 大动脉短轴切面显示肺动脉瓣增厚、开放异常及收缩期肺动脉瓣叶呈穹窿状凸向肺动脉管腔；B. 为图 A 动态图。

4. 肺动脉狭窄伴三尖瓣发育不良　胎儿严重肺动脉瓣狭窄在不伴有三尖瓣发育不良者，主要超声表现为右室壁增厚、右心室腔变小，彩色血流显示三尖瓣口无或轻、中度反流。肺动脉狭窄伴三尖瓣发育不良时，表现右室壁增厚伴右心房扩大，彩色血流显示三尖瓣重度反流(详见第三十五章三尖瓣发育不良)。

5. 肺动脉狭窄伴肺动脉瓣反流　肺动脉瓣叶发育不良使肺动脉瓣开放受限和关闭对合不良，彩色血流在狭窄的肺动脉瓣口常显示收缩期五彩湍流血流和舒张期反流(图 30-33A、B、C 动、D)。

6. 肺动脉狭窄伴动脉导管反向血流　部分胎儿重度肺动脉狭窄，因右心室射入肺动脉的血流减少，导致肺动脉压低于主动脉压，可发生动脉导管的反向血流(图 30-34A、B 动)。

7. 肺动脉瓣下狭窄　胎儿单纯肺动脉瓣下狭窄比较少见，声像图表现漏斗部与右心室体部交界处纤维束带状回声，漏斗部显示长管状管腔与右心室及肺动脉相连(图 30-35A、B 动)，彩色血流显像及频谱多普勒在漏斗部狭窄部位及肺动脉显示湍

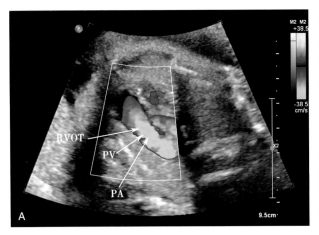
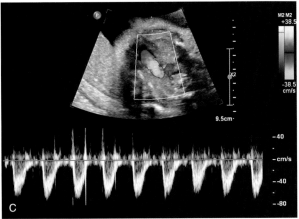

图 30-31　妊娠 26 周正常胎儿肺动脉瓣口彩色血流超声示意图

A. 正常自漏斗腔 - 肺动脉瓣环 - 肺动脉间的血流为层流, 彩色血流显色、亮度及宽度一致; B. 为图 A 动态图; C. 正常肺动脉血流频谱。

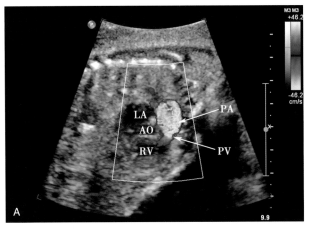
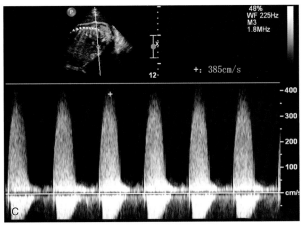

图 30-32　胎儿肺动脉狭窄超声示意图 5

A. 彩色血流显示漏斗腔血流向肺动脉瓣口汇聚、跨越狭窄的肺动脉瓣后在肺动脉呈五彩湍流血流; B. 为图 A 动态图; C. 连续多普勒探及肺动脉瓣口高速血流频谱 385cm/s。

流血流及前向高速射流频谱(图 30-36A、B 动 、C), 肺动脉瓣下狭窄可合并右心发育不良, 表现右心室壁增厚、心室腔缩小, 彩色血流显示三尖瓣中重度反流及高速反流频谱(图 30-37A、B 动 、C 动 、D)。

8. 肺动脉瓣上狭窄　胎儿单纯肺动脉瓣上狭窄非常罕见, 肺动脉肌型或隔膜型狭窄位于肺动脉瓣上, 伴有主肺动脉狭窄后扩张, 距肺动脉瓣较近时, 易被忽视肺动脉瓣的存在(图 30-38A、B 动), 彩色血流显示主肺动脉收缩期湍流血流及舒张期明显反流血流, 易被误诊为肺动脉瓣缺如(图 30-39A、B、C 动 、D), 这可能与肺动脉瓣上肌型或隔膜型

狭窄时改变了正常肺动脉血流在舒张期沿着肺动脉壁逆向冲击肺动脉瓣关闭的机制有关。在肺动脉瓣上肌型或隔膜型狭窄处舒张期的血流直接对向肺动脉瓣口中央或一侧而影响了肺动脉瓣的关闭, 导致肺动脉瓣舒张期明显反流。产后新生儿随着肺动脉压的下降, 其肺动脉跨瓣压差增大, 使肺动脉瓣口的反流减轻或消失, 肺动脉前向血流速度进一步加快(图 30-40A、B、C 动 、D、E)。出生后在心底大动脉短轴或右心室流出道切面对肺动脉瓣及瓣上狭窄病变有良好的显示, 可对肺动脉瓣上狭窄的类型及狭窄程度进行评估(图 30-41A、B 动 、C)。

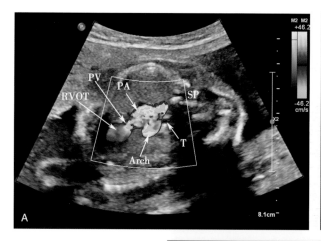

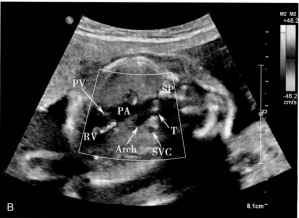

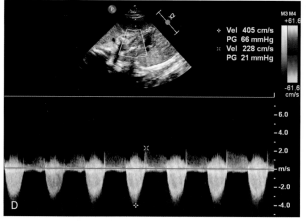

图 30-33　胎儿肺动脉狭窄超声示意图 6

A. 彩色血流显示肺动脉瓣口收缩期五彩湍流血流；B. 彩色血流显示肺动脉瓣口舒张期反流血流；
C. 为图 A 动态图；D. 连续多普勒探及肺动脉瓣口收缩期高速血流频谱（405cm/s）及舒张期探及
反流频谱（228cm/s）。

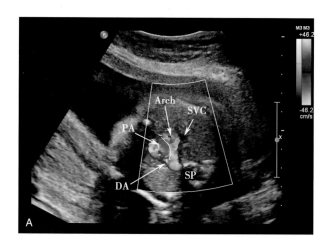

图 30-34　胎儿肺动脉狭窄超声示意
图 7

A. 彩色血流显示动脉导管反向血
流；B. 为图 A 动态图。

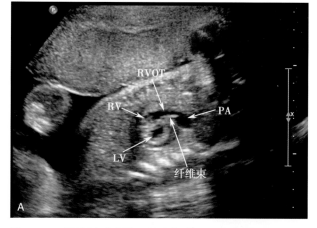

图 30-35　胎儿肺动脉瓣下狭窄超声
示意图

A. 右室流出道切面显示漏斗部有
一条状纤维束，致漏斗腔明显细窄；
B. 为图 A 动态图。

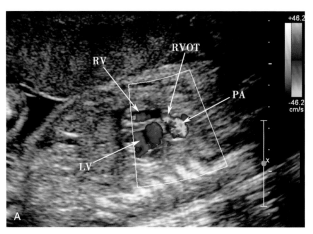

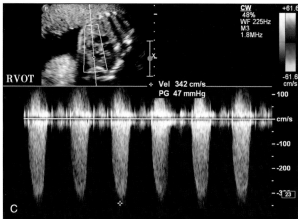

图 30-36　与图 30-35 为同一胎儿

A. 彩色血流显示右室流出道五彩湍流血流；B. 为图 A 动态图；C. 频谱多普勒显示右室流出道收缩期高速血流频谱 342cm/s。

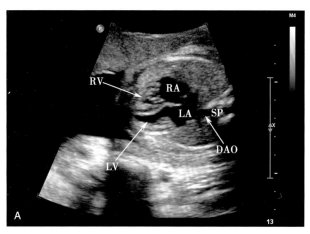

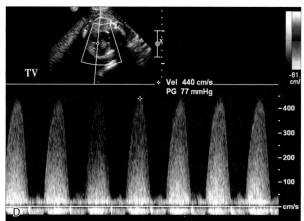

图 30-37　胎儿肺动脉瓣下狭窄合并右心发育不良超声示意图

A. 四腔心切面显示右心室壁增厚、心室腔缩小；B. 为图 A 动态图；C. 图 C 为动态图，彩色血流显示三尖瓣反流；D. 频谱多普勒显示三尖瓣收缩期高速反流频谱 440cm/s。

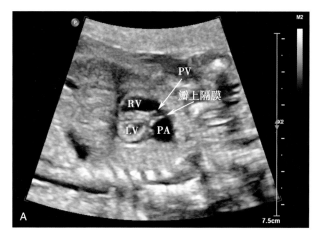

图 30-38　胎儿肺动脉瓣上狭窄超声示意图

A. 右室流出道切面显示肺动脉瓣上隔膜样回声，距肺动脉瓣较近；B. 为图 A 动态图。

429

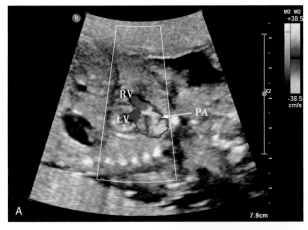
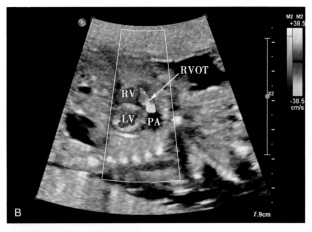
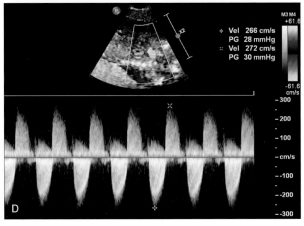

图 30-39　与图 30-38 为同一胎儿

A. 彩色血流显示肺动脉收缩期五彩湍流血流；B. 彩色血流显示肺动脉舒张期反流血流；C. 为图 A、B 动态图；D. 频谱多普勒显示肺动脉收缩期湍流（266cm/s）及舒张期反流频谱（272cm/s）。

　　胎儿单纯主肺动脉弥漫性狭窄更为罕见，表现肺动脉细窄、管壁增厚、回声增强（图 30-42A、B 动📶），右室漏斗部无狭窄，肺动脉瓣启闭及回声正常（图 30-43A、B 动📶、C、D 动📶），彩色血流显示主肺动脉湍流血流（图 30-44A、B 动📶、C）。

　　9. 大多数肺动脉狭窄病例在妊娠中期超声检查中没有明确表现。胎儿肺动脉重度狭窄时，四腔心切面通常可见右室壁肥厚且室间隔膨向左心室侧（图 30-45A、B 动📶），由于右室壁肥厚，右室腔可减小，三尖瓣开放幅度正常，彩色多普勒偶见反流，有三尖瓣反流时常合并右心房增大。肺动脉狭窄

可在胎儿期逐渐加重，在妊娠晚期可导致严重的肺动脉狭窄，甚至肺动脉闭锁。

　　10. 对肺动脉狭窄患儿的右心室大小应进行一个整体性评估。但是实际上测量右室腔的大小是有困难的，因为右心室腔自身几何形态不规则，且在肺动脉狭窄的情况下还会出现发育不良。因此没有标准化的公式可以应用于右室腔的体积计算。间接测量右室腔大小的最佳方法是测量三尖瓣环的大小。正常情况下，妊娠期间三尖瓣环要大于二尖瓣环，严重的肺动脉狭窄时，右室腔和三尖瓣环的发育速度减慢，导致二尖瓣环大于三尖瓣环。

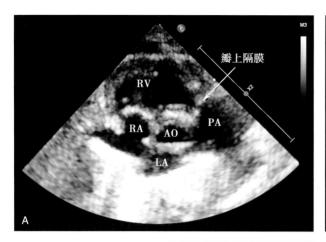

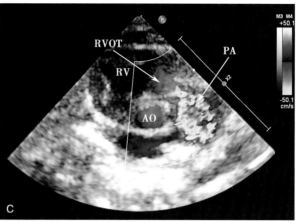

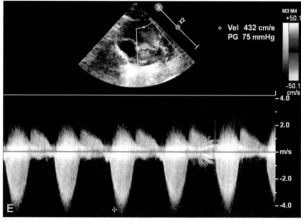

图 30-40　产后新生儿肺动脉瓣上狭窄超声示意图（与图 30-39 为同一患儿）
A. 心底大动脉短轴切面显示肺动脉瓣上隔膜狭窄；B. 为图 A 动态图；C. 彩色血流显示肺动脉收缩期湍流血流；D. 为图 C 动态图，彩色血流显示肺动脉收缩期湍流血流，舒张期反流不明显；E. 频谱多普勒显示肺动脉收缩期高速血流频谱 432cm/s。

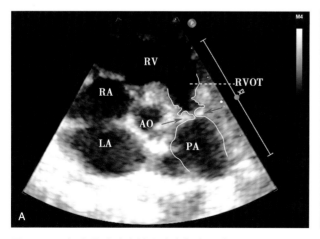

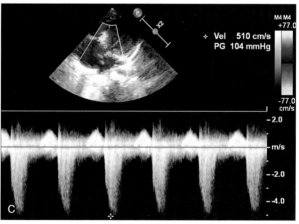

图 30-41　新生儿肺动脉瓣上狭窄超声示意图
A. 心底大动脉短轴切面显示肺动脉瓣上隔膜狭窄，红色箭头指向狭窄处隔膜；B. 为图 A 动态图；C. 频谱多普勒显示肺动脉收缩期高速血流频谱 510cm/s。

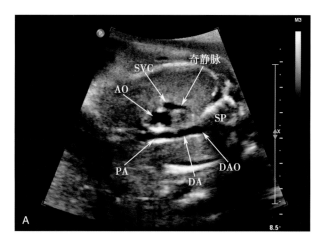

图 30-42 胎儿肺动脉弥漫性狭窄超声示意图
A. 三血管切面显示主肺动脉细窄、管壁增厚、回声增强；B. 为图 A 动态图。

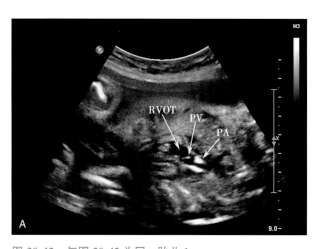

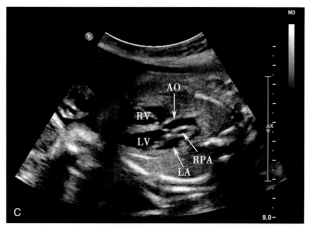

图 30-43 与图 30-42 为同一胎儿 1
A. 右室流出道切面显示漏斗部无狭窄、肺动脉瓣回声及启闭正常，肺动脉细窄、管壁增厚、回声增强；B. 为图 A 动态图；C. 左室流出道切面显示主动脉瓣启闭正常；D. 为图 C 动态图。

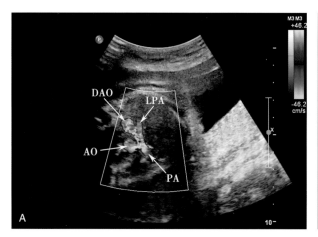

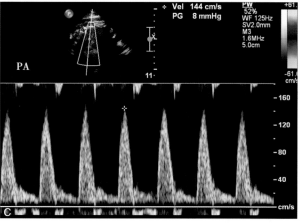

图 30-44 与图 30-42 为同一胎儿 2
A. 彩色多普勒血流显像显示肺动脉内湍流血流；B. 为图 A 动态图；C. 频谱多普勒显示肺动脉收缩期血流速度 144cm/s。

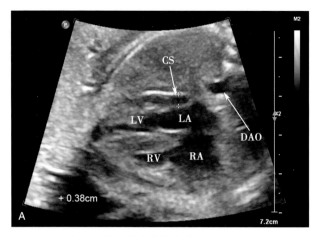

图 30-45　胎儿肺动脉瓣狭窄伴永存左上腔静脉

A. 四腔心切面显示右心室壁增厚，室间隔膨向左心室侧，左侧房室沟处显示冠状静脉窦扩张；B. 图 A 动态图。

五、胎儿超声心动图诊断

胎儿肺动脉狭窄最常见类型是肺动脉瓣狭窄，最常见的原因是瓣膜交界部融合，肺动脉瓣增厚，开放异常及收缩期肺动脉瓣叶呈穹隆状凸向肺动脉管腔是确诊肺动脉狭窄的最可靠征象。肺动脉瓣狭窄时在整个心动周期肺动脉管腔内均可见肺动脉瓣，大多数病例的三血管切面可见肺动脉狭窄后扩张。彩色血流显示漏斗腔血流向肺动脉瓣口汇聚、跨越狭窄的肺动脉瓣后在肺动脉呈五彩湍流血流，这是严重肺动脉瓣狭窄特征性声像图表现，频谱多普勒探及肺动脉瓣口的高速血流多 ≥200cm/s。彩色多普勒和频谱多普勒对于确诊肺动脉狭窄和评估其严重程度具有重要价值。四腔心切面可见肺动脉狭窄所致的右心室壁肥厚，如伴有三尖瓣反流，可出现右心房扩大。在严重肺动脉狭窄时，右心房充盈压增高，导致通过卵圆孔的右向左分流增加，继而引起左心扩大，此时，可以出现不同程度的右室发育不良。

六、预后与治疗

胎儿期肺动脉狭窄的进展较缓慢，但一些重症病例会出现严重的三尖瓣反流，继而导致右心房扩大、心脏扩大和心力衰竭。一些进行性的病变会导致狭窄加重甚至出现室间隔完整型肺动脉闭锁。肺动脉狭窄进展至肺动脉闭锁导致胎儿出生后手术方式的改变，由双心室矫治改为单心室矫治，由此促进了宫内胎儿重度肺动脉狭窄球囊扩张术的开展。与其他心脏畸形类似，胎儿期诊断的肺动脉狭窄比出生后诊断的肺动脉狭窄预后差。一项系列研究报道，妊娠 24 周前诊断为肺动脉狭窄的胎儿存活率为 67%。

对于肺动脉狭窄的胎儿，建议 2~4 周复查一次超声检查以评价肺动脉口的最大流速，如存在三尖瓣反流应评估其严重程度，同时观察动脉导管内是前向或反向血流及三尖瓣和右心室的大小变化情况。动脉导管内出现反向血流和右室腔减小是病情恶化、预后不良的征象。静脉导管内的血流反向是右心系统阻塞的常见表现，与疾病的预后转归无关。

单纯肺动脉瓣型轻、中度狭窄患儿预后良好。新生儿的处理措施通常依据出生后评估的肺动脉狭窄程度而定。轻度的肺动脉狭窄，根据肺动脉瓣峰值血流速度计算的跨瓣压力低于 25mmHg 时，不需要采取任何治疗措施，仅需要临床随访观察。这些患者的运动耐力与正常人无异。中度的肺动脉狭窄，即肺动脉瓣跨瓣压力在 25~50mmHg 时，是否需要治疗还存有争议。有研究表明，20% 的中度肺动脉狭窄，其肺动脉瓣跨瓣压介于 25~49mmHg 之间，需要手术治疗。中 - 重度的肺动脉狭窄，其跨瓣压力 >50mmHg 时，就必须进行球囊扩张瓣膜成形术或者手术性瓣膜成形术。

产前诊断重度肺动脉狭窄胎儿，尤其是在中孕期检出的胎儿重度肺动脉狭窄，应行定期的胎儿超声心动图监测，以评估肺动脉狭窄的程度及有无右心功能不全，并建议选择在有条件实施心脏手术治疗的医院进行分娩，出生后立即实施手术治疗。目前国内外均有宫内介入治疗的报道，但远期疗效有待总结。

（接连利　王连杰）

参 考 文 献

［1］刘延玲, 熊鉴然. 临床超声心动图学. 2 版. 北京: 科学技术出版社, 2007: 480-483.

［2］接连利, 许燕, 程建, 等. 胎儿单纯性肺动脉狭窄的声像图特征及其诊断价值. 中华超声影像学杂志, 2012, 21 (12): 1082-1083.

［3］刘建君, 郭燕丽, 段灵敏, 等. 超声心动图诊断胎儿肺动脉狭窄的产前及产后对照分析. 第三军医大学学报, 2017, 39 (12): 1268-1274.

［4］GUIRADO L, CRISPI F, MASOLLER N, et al. Biventricular impact of mild to moderate fetal pulmonary valve stenosis. Ultrasound Obstet Gynecol, 2018, 51 (3): 349-356.

［5］PANG C, ZHOU C, ZHANG Z, et al. Fetal Pulmonary Valvuloplasty in Fetuses with Right Ventricular Outflow Tract Obstructive Disease: Experience and Outcome of the First Five Cases in China. Pediatr Cardiol, 2021, 42 (2): 340-348.

［6］WANG Q, WU YR, JIAO XT, et al. Fetal pulmonary valve stenosis or atresia with intact ventricular septum: Predictors of need for neonatal intervention. Prenat Diagn, 2018, 38 (4): 273-279.

［7］TULZER A, ARZT W, GITTER R, et al. Immediate effects and outcome of in-utero pulmonary valvuloplasty in fetuses with pulmonary atresia with intact ventricular septum or critical pulmonary stenosis. Ultrasound Obstet Gynecol, 2018, 52 (2): 230-237.

第三十一章

双腔右心室

双腔右心室(double-chambered right ventricle, DCRV)是右心室腔被异常肥大肌束分隔成存在交通的近三尖瓣的高压腔和近肺动脉的低压腔的一种先天性心脏畸形(图 31-1),又称为右心室异常肌束、被分隔的右心室或三室心。1909 年 Keith 首先报道本症,发生率占所有先天性心脏病的 1%~2.6%,男性与女性之比为 1.4∶1。可以单独存在,大多数合并室间隔缺损或其他心脏畸形,其中 80% 合并室间隔缺损,10% 合并肺动脉狭窄,5% 合并主动脉瓣狭窄及其他心内畸形。笔者检出的胎儿先天性心脏畸形统计资料中双腔右心室占 0.60%。

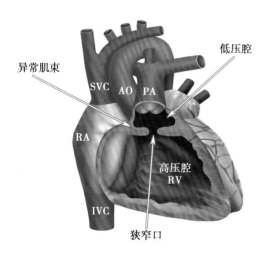

图 31-1　双腔右心室示意图

一、胚胎学、遗传学及发生机制

胚胎早期心球圆锥部骑跨于左右心室上,随后圆锥间隔形成,将圆锥部分分隔成肺动脉下圆锥和主动脉下圆锥,肺动脉下圆锥发育异常可造成右心室流出道梗阻。双腔右心室的胚胎学发生机制尚不明确,存在以下几方面的假说:①可能由于原始心球融合于右室体部过程停顿;②球室连接处的扩张以致心球与心内膜垫融合不完整,隔缘小梁起始部向上移位;③持续保持在胚胎发育期粗大的隔壁束;④美国华盛顿国立儿童医学中心的 Jonas 等认为双腔右心室的梗阻由异常、肥厚的调节束分隔右心室中部引起。

遗传学中双腔右心室与 Down 综合征及 Noonan 综合征有关。由于双腔右心室发生率较低,有关染色体、基因等遗传学的研究报道少见,但双腔右心室患儿 80% 合并室间隔缺损,而室间隔缺损又是染色体异常最常见的病变,如 21- 三体综合征、18- 三体综合征及 13- 三体综合征,因此,笔者认为双腔右心室同样存在染色体异常高风险。

二、病理解剖与分型

双腔右心室畸形心脏外观见右心室明显增大,右心室游离壁明显前凸,其前后径明显大于左心

435

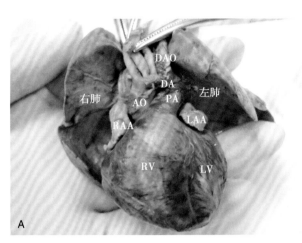

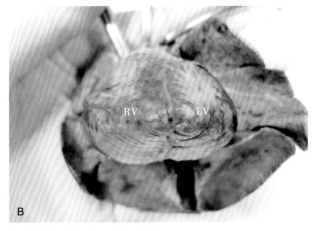

图 31-2　胎儿双腔右心室解剖示意图 1

A.心脏外观见右心室明显增大,右心室游离壁明显前凸;B.右心室游离壁明显前凸,右心室前后径大于左心室。

室(图 31-2),由于室腔内异常肌束的支撑即使是离体新鲜标本也呈饱满的外形,触压时呈实性感(图 31-3),双腔右心室为一条或多条肌束起自室间隔上的隔缘束(septomaginalis trabeculation)中下部至三尖瓣隔叶附着处范围,呈锥形或圆柱状的纤维肌肉组织横过右心室腔,止于右心室流出道部的右心室壁,将右心室分为两个腔:靠近肺动脉瓣的为流出腔(低压腔),靠近三尖瓣的为流入腔(高压腔)。肌束方向几乎垂直于室间隔,腹侧肌束较大附着于前乳头肌的底部,背侧肌束较小(图 31-4、图 31-5),被异常肌束分隔成两个腔之间有 1 个或多个孔道,孔道大小不一,流入腔包含右心室流入道(right ventricular inflow tract,RVIT),流出腔包含右心室流出道(right ventricular outflow tract,RVOT),右室漏斗部较短(图 31-6、图 31-7),流入腔为高压腔,流出腔为低压腔,随着胎儿孕周增大,右室壁逐渐增厚,位于高压腔的室壁厚度明显大于低压腔的室壁厚度(图 31-8),晚孕期右室壁可显著肥厚,三尖瓣明显增厚(图 31-9),根据异常肌束在右室腔内的不同位置及形成狭窄口的高低,也有将本病分为低位型和高位型,低位型异常肌束位于右室中部,较常见;高位型异常肌束位于右室漏斗部下方,较少见。双腔右心室伴室间隔缺损者,约占80%,通常为膜周部室间隔缺损,位于室上嵴以下流入腔内(高压腔)。

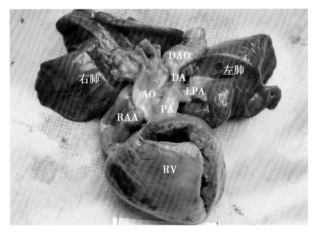

图 31-3　胎儿双腔右心室解剖示意图 2

右心室增大、右室壁增厚。

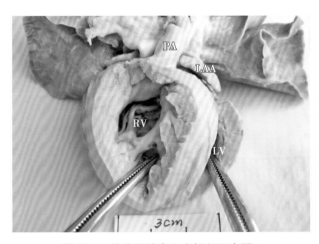

图 31-4　胎儿双腔右心室解剖示意图 3

剖开右心室游离壁见右室壁增厚,右室腔内异常肌束断端,一端在室间隔的中下部至三尖瓣隔叶附着处范围,另一端在右心室游离壁,肌束方向几乎垂直于室间隔。

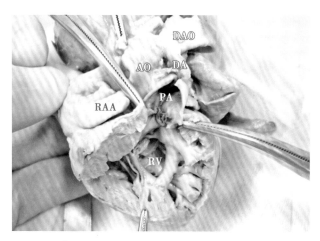

图 31-5　与图 30-4 为同一标本,腹侧肌束较大附着于前乳
头肌的底部,背侧肌束较小

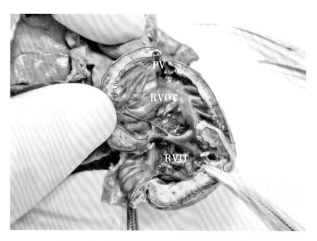

图 31-8　胎儿双腔右心室解剖示意图 6
右心室近端腔室壁较远端腔室壁厚。

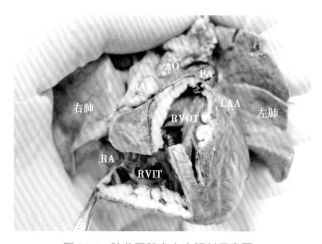

图 31-6　胎儿双腔右心室解剖示意图 4
右心室腔被异常肌束分隔成两个腔,近端腔包含右心室流
入道,远端腔包含右心室流出道,右室漏斗部长度正常。

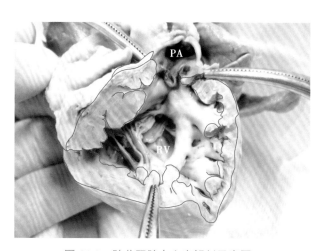

图 31-9　胎儿双腔右心室解剖示意图 7
晚孕期胎儿右心室壁肥厚及异常肌束粗大。

根据双腔右心室异常肌束的形态、多少和排列
的不同,分为两种类型:

1. **隔膜型**　在漏斗腔下方,异常肌束与右心
室壁之间形成肌性隔膜,中间有圆形狭窄孔为血流
通道,孔径大小不等,直径 2~4mm 者为重症,患儿
早期出现症状甚至夭折,直径 6~15mm 者为轻症,
患儿可活到成年。

2. **肌束型**　自室上嵴发出的异常肥厚的肌束
可呈一条或多条,向右心室前壁和心尖方向延伸,
与右侧的心室漏斗皱襞之间留有裂隙,血流只能从
裂隙中通过。异常肌束也可呈现为团索状,即纵横
交错的许多肌束形成稀疏的肌束团堵塞于右室流
入道与流出道之间,血液通过肌束间的缝隙流入肺
动脉,异常肌束有进行性肥厚倾向,梗阻越来越重,

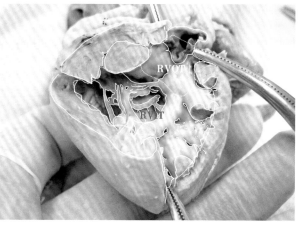

图 31-7　胎儿双腔右心室解剖示意图 5
右心室腔被异常肌束分隔成两个腔,近端腔包含右心室流
入道,远端腔包含右心室流出道,右室漏斗部较短。

可导致右心衰竭。

根据异常肌束在右心室腔内的不同位置及形

成狭窄口的高低,也有将本病分为低位型及高位型双腔右心室(图 31-10A、B)。

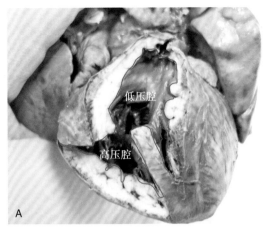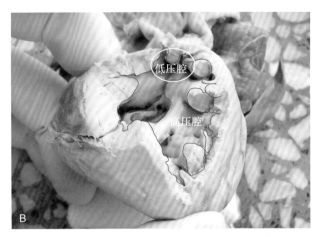

图 31-10　胎儿双腔右心室解剖示意图 8
A. 低位型双腔右心室;B. 高位型双腔右心室。

根据是否合并其他心血管系统畸形,可分为单纯型和复合型双腔右心室。双腔右心室合并室间隔缺损占 64%~96%,通常为膜周融合型缺损,位于室上嵴以下近端腔内,为三尖瓣隔叶覆盖,肌部及对位不良型室间隔缺损少见。有学者认为所有双腔右心室患儿均合并有室间隔缺损,术中发现室间隔完整者可能是室间隔缺损自然闭合所致。合并主动脉瓣下狭窄的约占 5%。双腔右心室与室间隔缺损、主动脉瓣下狭窄往往组合出现。其他的合并畸形有肺动脉狭窄、房间隔缺损、右室双出口、主动脉瓣脱垂等。

三、病理生理

双腔右心室时被异常肌束将右心室分隔成两个心腔,血流梗阻及其程度取决于异常肌束位置及交通口的大小。轻者不引起梗阻。交通口狭窄严重引起血流梗阻,以致流入腔内压力上升也称为高压腔,致使该部分室壁肥厚,而流出腔内压力正常,也称为低压腔,该部分室壁则较薄。交通口可随肌肉收缩而缩小,室间隔缺损口也可因异常肌束收缩被遮挡变小。

在妊娠中期或血流梗阻较轻且流入腔(高压腔)内压力轻度增高时,血流动力学改变可不明显,但随着血流梗阻逐步加重使异常肌束更加粗大,又使血流梗阻进一步加重,流入腔内压力也进一步升

高,使该部室壁肥厚。流入腔室壁增厚与梗阻的严重程度呈正比,流出腔(也称低压腔)内压力正常或低于正常,该部室壁厚度正常。严重血流梗阻导致三尖瓣反流。由于严重血流梗阻限制了右心输出量,加重了三尖瓣反流,导致右心房压力增高,使右心房扩大。

值得注意的是笔者检出 8 例胎儿双腔右心室流入腔(高压腔)与流出腔(也称低压腔)间均未探及高速血流,这与双腔右心室患儿产后右心室流入腔(高压腔)与流出腔探及五彩湍流血流及高速湍流频谱存在明显不同,这可能与胎儿期肺循环呈高阻力负荷状态有关,需要进一步总结。

四、超声扫查技巧及注意事项

(一)胎儿双腔右心室的超声扫查切面与要点

胎儿双腔右心室超声诊断常用切面有四腔心切面 + 五腔心切面 + 心底大动脉短轴切面 + 右心室冠状切面等。

双腔右心室在四腔心切面显示右室心尖部调节束增多、右心室壁增厚并见异常肌束附着右室游离壁与室间隔,横跨或斜行于右心室腔内(图 31-11A、B 动 📶、C、D 动 📶)。正常胎儿四腔心切面在右心室腔内心尖部可见调节束,其调节束纵向走行且短小,并在心腔内多可见三尖瓣前叶乳头肌纵贯于

右心室腔内,在右心室游离壁及室间隔无异常肌束(图 31-12A、B 动 📶、C、D 动 📶)。

五腔心切面多可显示双腔右心室粗大肌束横跨或斜行于右心室腔内(图 31-13A、B 动 📶)。正常胎儿五腔心切面除显示部分三尖瓣前叶乳头肌外,在右心室腔内无异常肌束显示(图 31-14A、B 动 📶)。

心底大动脉短轴切面显示双腔右心室近三尖瓣的高压腔和近肺动脉的低压腔,并在近三尖瓣右室游离壁显示横跨肌束,三尖瓣隔叶与肺动脉瓣之间背侧肌束较短小(图 31-15A、B 动 📶),由于心底大动脉短轴切面不能显示右室中部心室腔内粗大

肌束,因此,不能直观地显示被异常肌束分隔成两个腔之间的狭窄孔道。

右心室冠状切面(剑突下右心室流出道长轴切面)的特点是能够同时显示右心室流入道部与流出道部两个部分,扫查方法:在探头横向显示四腔心切面的基础上将探头纵向旋转显示右心室流入道切面,然后再将探头向前调整扫查显示右室流出道即为右心室冠状切面(图 31-16A、B、C 动 📶),该切面显示双腔右心室时异常肥厚的肌束将右心室流出道分隔成流入腔(高压腔)和流出腔(低压腔),并能显示双腔入口处狭窄(图 31-17A、B 动 📶)。

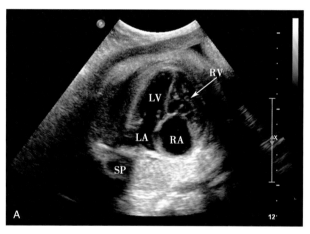

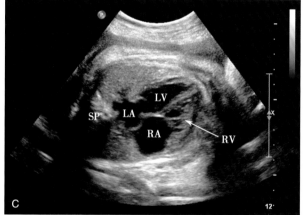

图 31-11　胎儿双腔右心室超声示意图 1
A. 心尖四腔心切面显示右心室腔内异常肌束;B. 图 A 动态图;C. 胸骨旁四腔心切面显示右心室腔内异常肌束;D. 图 C 动态图。

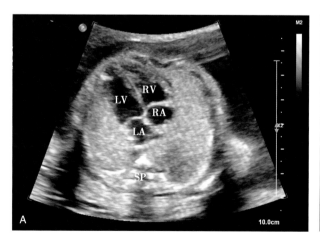

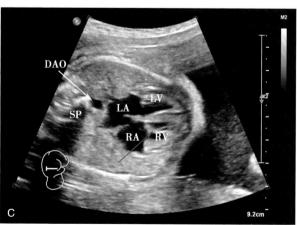

图 31-12　正常胎儿超声示意图 1
A. 心尖四腔心切面显示右心室尖部可见调节束;B. 图 A 动态图;C. 胸骨旁四腔心切面显示三尖瓣前叶乳头肌纵贯于右心室腔内(红色箭头指向乳头肌);D. 图 C 动态图。

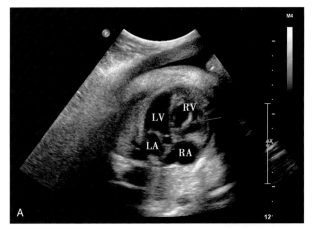

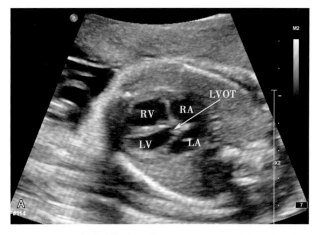

图 31-13 胎儿双腔右心室超声示意图 2

A. 五腔心切面显示粗大肌束横跨或斜行于右心室腔内；B. 图 A 动态图。

图 31-14 正常胎儿超声示意图 2

A. 五腔心切面右心室腔内无异常肌束显示；B. 图 A 动态图。

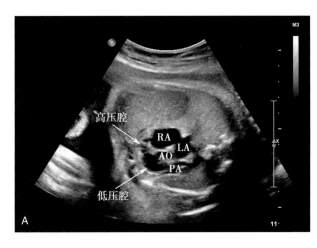

图 31-15 胎儿双腔右心室超声示意图 3

A. 心底大动脉短轴切面显示双腔右心室近三尖瓣的高压腔和近肺动脉的低压腔；B. 图 A 动态图。

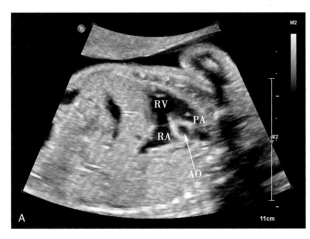

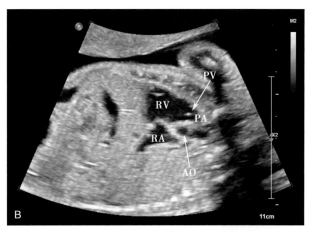

图 31-16 正常胎儿右心室冠状切面超声示意图

A. 舒张期右心室冠状切面显示三尖瓣开放，肺动脉瓣闭合状态；B. 收缩早期三尖瓣开放与肺动脉瓣均处于闭合状态；C. 图 A、B 动态图。

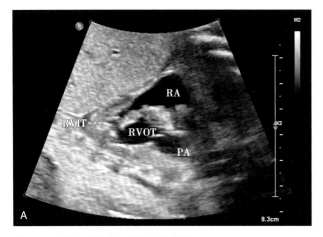

图 31-17　胎儿双腔右心室超声示意图 4
A. 右心室冠状切面显示右心室内异常肥厚的肌束将右心室流出道分隔成流入腔（RVIT）和流出腔（RVOT）；B. 图 A 动态图。

（二）胎儿双腔右心室产前超声诊断相关注意事项

1. 常规胎儿超声心动图在四腔心及五腔心切面显示右心室腔内异常粗大肌束，尤其是横跨右心室腔内的粗大肌束时（图 31-18A、B 动 ），首先考虑双腔右心室。

2. 双腔右心室伴有右心室壁的增厚及异常粗大肌束时，右室腔内的粗大肌束对右心室壁有明显的"支撑作用"使右心室壁舒缩幅度变小（图 31-19A、B 动 ）。

3. 右心室冠状切面既能显示近右心室流入道部的高压腔，又能显示近流出道部的低压腔，是诊断双腔右心室的最佳切面（图 31-20A、B 动 ）。

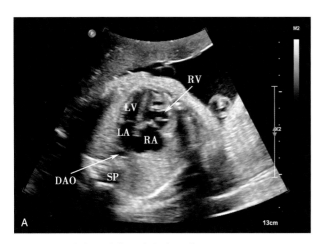

图 31-18　胎儿双腔右心室超声示意图 5
A. 四腔心切面显示横跨右心室腔内的粗大肌束；B. 图 A 动态图。

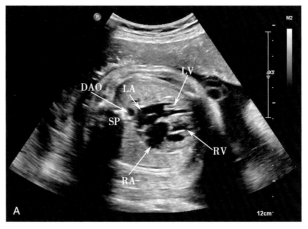

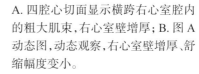

图 31-19　胎儿双腔右心室超声示意图 6
A. 四腔心切面显示横跨右心室腔内的粗大肌束，右心室壁增厚；B. 图 A 动态图，动态观察，右心室壁增厚、舒缩幅度变小。

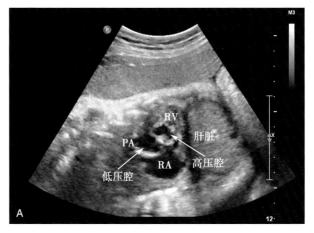

图 31-20　胎儿双腔右心室超声示意图 7
A. 右心室冠状切面显示近右心室流入道部的高压腔及室腔内粗大肌束，近肺动脉的低压腔内无异常肌束；B. 图 A 动态图。

4. 心底大动脉短轴切面不是观察双腔右心室的最佳切面，但连续心脏系列短轴切面能够更加直观地显示异常肌束在右心室壁的附着位置（图 31-21A、B 动 ），并可动态观察右心室腔内肌束收缩时呈肌束团阻塞于右室流入道与流出道之间（图 31-22A、B、C 动 ）。彩色血流显示近右心室流入道的三尖瓣口五彩高速反流血流，而近流出道的低压腔及肺动脉内血流暗淡，并未探及高压腔与低压腔间的高速血流频谱（图 31-23A、B 动 、C）。

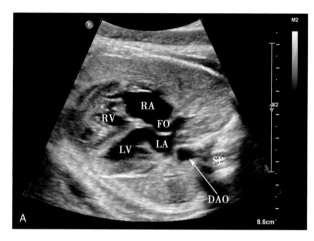

图 31-21 胎儿双腔右心室超声示意图 8

A. 心脏系列短轴切面能够更加直观地显示异常肌束在右心室壁的附着位置(观看动态图);
B. 动态图显示右心室异常肌束。

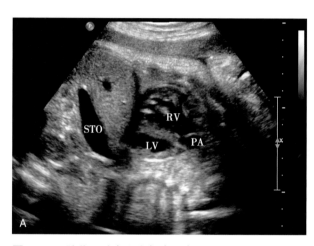

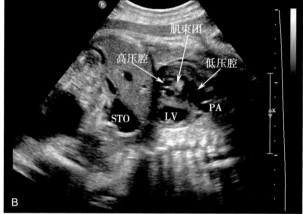

图 31-22 胎儿双腔右心室超声示意图 9

A. 舒张期心脏短轴切面显示附着在右心室壁的异常肌束;B. 收缩期附着在右心室壁的异常肌束可在右心室腔形成肌束团;C. 图 A、B 动态图。

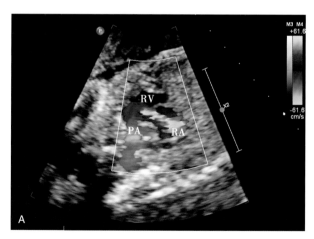

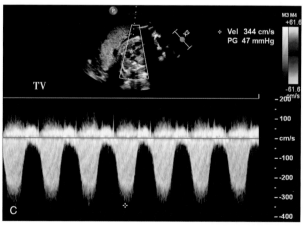

图 31-23 胎儿双腔右心室超声示意图 10

A. 彩色血流显示近右心室流入道的三尖瓣口五彩高速反流血流,而近流出道的低压腔及肺动脉内血流暗淡;B. 图 A 动态图;C. 三尖瓣口高速反流血流,速度 344cm/s。

5. 右心室冠状切面彩色血流显示收缩期室间隔中下部右心腔内血流由粗大肌束间向右室流入道部汇聚形成五彩镶嵌状高速湍流血流,该高速湍流血流未射入右室流出道部(图 31-24A、B 动 🛜),而是向三尖瓣口及右心房反流,近流出道部的低压腔及肺动脉血流暗淡,在高压腔与低压腔间未探及高速血流(图 31-25A、B 动 🛜),频谱多普勒显示三尖瓣高速反流频谱,肺动脉血流速度正常或减低血流频谱(图 31-26A、B)。

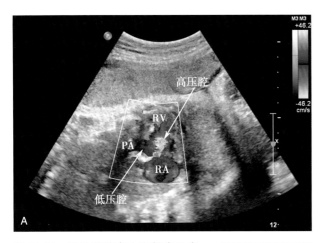

图 31-24　胎儿双腔右心室超声示意图 11

A. 右心室冠状切面彩色血流显示收缩期室间隔中下部心腔内血流由粗大肌束间向右室流入道部汇聚形成五彩镶嵌状高速湍流血流,该高速湍流血流未射入右室流出道部;B. 图 A 动态图。

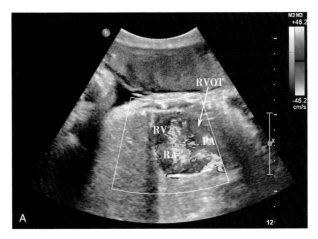

图 31-25　与图 31-24 为同一胎儿 1

A. 彩色血流显示右心腔内五彩镶嵌状高速湍流血流向三尖瓣口反流,而右室流出道及肺动脉血流暗淡;B. 图 A 动态图。

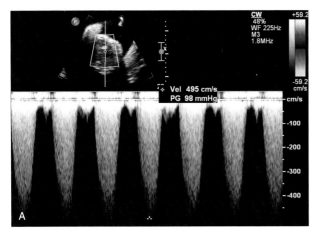

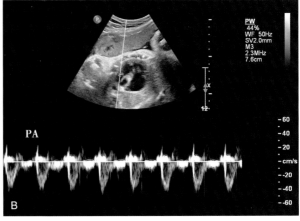

图 31-26　与图 31-24 为同一胎儿 2

A. 频谱多普勒显示三尖瓣高速反流频谱,495cm/S;B. 肺动脉血流速度正常或减低血流频谱,45cm/s。

6. 双腔右心室高压腔与低压腔之间的血流梗阻位于右心室腔内,三尖瓣反流使右心房扩大,彩色血流显示右心腔内的湍流血流向三尖瓣及右心房反流,表现类似三尖瓣下移畸形时三尖瓣反流起源位置低的特点(图 31-27A、B 动 🛜、C、D 动 🛜),但与三尖瓣下移畸形不同的是双腔右心室三尖瓣叶附着位置正常,三尖瓣反流为高速反流(图 31-28A、B 动 🛜、C)。

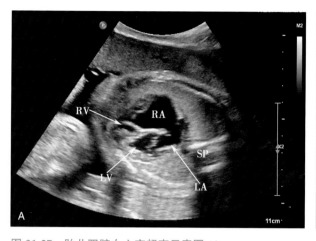
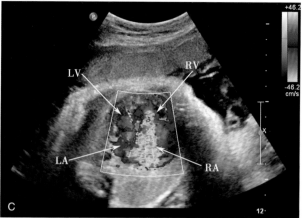

图 31-27　胎儿双腔右心室超声示意图 12
A.四腔心切面显示右心房增大；B.图 A 动态图；C.彩色血流显示右心腔内的湍流血流向三尖瓣及右心房反流，三尖瓣反流起源位置低；D.图 C 动态图。

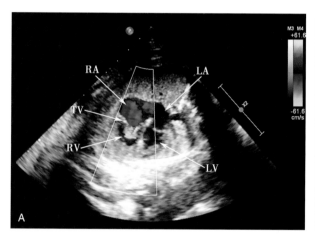
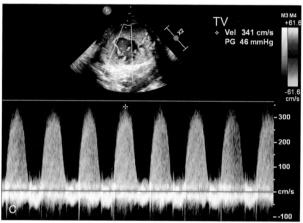

图 31-28　胎儿双腔右心室超声示意图 13
A.彩色血流显示三尖瓣反流起源位置低（心室腔），但三尖瓣附着位置正常；B.图 A 动态图；C.频谱多普勒显示三尖瓣反流为高速反流频谱，341cm/s。

7. 双腔右心室大多并发室间隔缺损，通常为膜周部型缺损，位于室上嵴以下近端高压腔内，因右室腔内的粗大肌束及三尖瓣隔叶对室间隔缺损的遮挡，影响产前超声对双腔右心室并发室间隔缺损的检出（图 31-29A、B 动 ）。

8. **双腔右心室与肺动脉狭窄的鉴别**　双腔右心室属于右心室流出道梗阻的特殊类型，梗阻部位一般位于室上嵴处，剑突下右心室流出道长轴切面显示右心室流出道内肌束增粗肥大，引起局限狭窄，将右心室分隔成高压腔和低压腔两部分（图 31-30A、B 动 ）。而肺动脉狭窄在右心室腔无高压腔与低压腔之分，梗阻位于肺动脉瓣或瓣下。

9. 双腔右心室患儿产后由于肺动脉压下降，右心室高压腔与低压腔间产生巨大压差，彩色血流显示右心室流出道狭窄口至低压腔及肺动脉内五彩湍流血流，由于彩色血流的掩盖不易看清肺动脉结构，易误诊为肺动脉瓣狭窄（图 31-31A、B 动 、C），此时，应结合二维超声显像鉴别是肺动脉瓣狭窄还是由粗大肌束引起的右心室流出道局限狭窄（图 31-32A、B 动 ）。

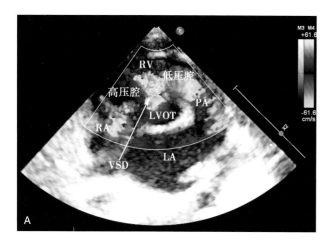

图 31-29　新生儿双腔右心室超声示意图 1

A. 心底大动脉短轴切面彩色血流显示室间隔缺损位于高压腔内，并见高压腔与低压腔间的收缩期湍流血流及三尖瓣反流；B. 图 A 动态图。

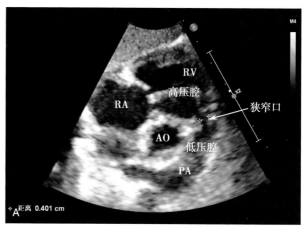

图 31-30　新生儿双腔右心室超声示意图 2

A. 右心室冠状切面显示右心室流出道内肌束增粗肥大，引起局限狭窄，将右心室分隔成高压腔和低压腔两部分，肺动脉瓣及肺动脉正常；B. 图 A 动态图。

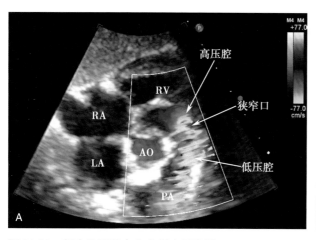

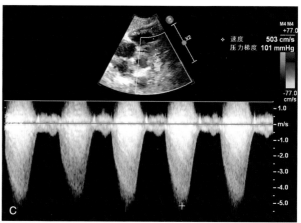

图 31-31　新生儿双腔右心室超声示意图 3

A. 彩色血流显示右心室流出道右心室高压腔与低压腔间狭窄口五彩湍流血流波及肺动脉瓣口；
B. 图 A 动态图；C. 频谱多普勒显示右心室流出道内高速前向血流频谱，503cm/s。

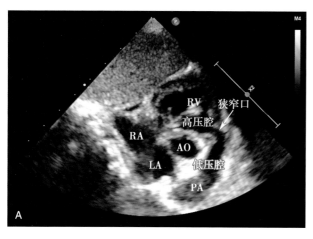

图 31-32　与图 31-31 为同一胎儿

A. 右心室冠状切面显示由粗大肌束引起的右心室流出道局限狭窄，肺动脉瓣及肺动脉无狭窄；
B. 图 A 动态图。

10. 胎儿双腔右心室产前超声易漏诊或诊断困难 这是因为：①正常胎儿右室心尖部存在调节束，而在四腔心及五腔心切面扫查时忽视了右心室腔内异常肌束的存在或误认为是正常调节束；②右心室冠状切面是诊断双腔右心室的最佳切面，该切面既能显示近右心室流入道部的高压腔，又能显示近流出道部的低压腔，但该切面不是胎儿超声心动图筛查常规扫查切面；③胎儿双腔右心室彩色血流仅显示三尖瓣口五彩高速反流血流，而不能探及高压腔与低压腔间的高速血流，这是造成胎儿双腔右心室产前超声易漏诊或诊断困难最重要的原因；④综上所述，在常规胎儿超声心动图筛查时，若发现右心室腔内异常粗大肌束，尤其是横跨右心室腔内的粗大肌束及彩色血流显示原因不明的三尖瓣反流时，应行右心室冠状切面扫查，以排除或诊断双腔右心室。

五、胎儿超声心动图诊断

胎儿双腔右心室在四腔心及五腔心切面显示横跨右心室腔的异常粗大肌束，伴有右心室壁增厚（图 31-33A、B 动📶，图 31-34A、B 动📶），大动脉短轴或右心室流出道切面显示漏斗部及肺动脉瓣无狭窄，彩色血流显示起源于右心室腔内的五彩湍流血流向三尖瓣口反流，而右心室流出道及肺动脉前向血流暗淡时（图 31-35A、B 动📶、C、D 动📶），即可拟诊胎儿双腔右心室。此时，采用右心室冠状切面或剑突下右心室流出道长轴切面显示右心室内肌束增粗肥大，引起局限狭窄，把右心室分隔成高压腔和低压腔两部分（图 31-36A、B、C 动📶），彩色血流显示收缩期室间隔中下部心腔内血流经粗大肌束间隙向右室流入道部汇聚，形成五彩镶嵌状高速湍流血流向三尖瓣口及右心房反流，而近流出道部的低压腔及肺动脉无高速湍流血流（图 31-37A、B 动📶、C、D），即可诊断胎儿双腔右心室。

胎儿双腔右心室应与以下疾病鉴别：

1. 肺动脉狭窄 胎儿肺动脉狭窄时亦可表现右心室壁增厚及三尖瓣反流，尤其是瓣下型肺动脉狭窄，其狭窄部位亦位于右心室流出道部（漏斗部），但不同于胎儿双腔右心室的是肺动脉狭窄

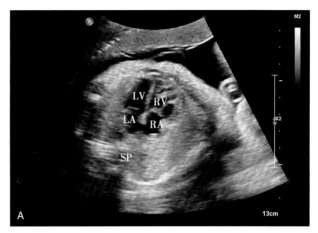

图 31-33 胎儿双腔右心室超声示意图 14

A. 心尖四腔心切面显示横跨右心室腔的异常粗大肌束；B. 图 A 动态图。

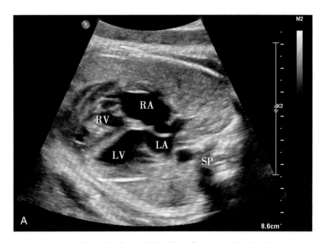

图 31-34 胎儿双腔右心室超声示意图 15

A. 胸骨旁四腔心切面显示右心室壁增厚及横跨右心室腔的异常粗大肌束；B. 图 A 动态图。

时不论是否伴有三尖瓣反流，右心室流出道切面显示肺动脉瓣下及肺动脉前向高速湍流血流，右心室冠状切面右心室流出道内无粗大肌束引起局限狭窄。但右室双腔心合并肺动脉狭窄者则难以鉴别。

2. 法洛四联症 由于圆锥间隔前移造成，通常并发肺动脉瓣及瓣下狭窄，肺动脉总干及分支发育不良；室间隔缺损为对位不良型，主动脉骑跨于室间隔上。胎儿双腔右心室为右心室流出道梗阻，肺动脉瓣多无明显狭窄，肺动脉总干及分支无发育

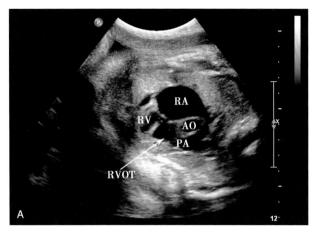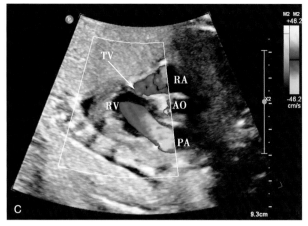

图 31-35　胎儿双腔右心室超声示意图 16

A. 非标准大动脉短轴切面显示漏斗部及肺动脉瓣无狭窄；B. 图 A 动态图；C. 彩色血流显示起源于右心室腔内的五彩湍流血流向三尖瓣口反流，右心室流出道及肺动脉前向血流暗淡；D. 图 C 动态图。

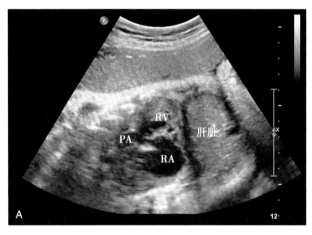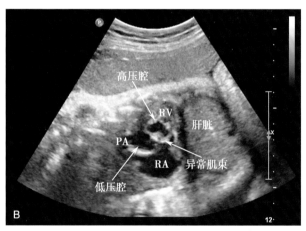

图 31-36　胎儿双腔右心室超声示意图 17

A. 右心室冠状切面（舒张期）显示右心室内异常粗大肌束；B. 右心室冠状切面（收缩期）显示右心室内粗大肌束引起局限狭窄，把右心室分隔成高压腔和低压腔两部分；C. 图 A、B 动态图。

不良；室间隔缺损一般为膜周融合型，大多有三尖瓣组织附着，分流口小，无明显的主动脉骑跨。

六、预后与治疗

　　双腔右心室手术治疗并不十分困难，外科手术是治疗双腔右心室的主要手段，其目的是解除右心室腔内的梗阻和矫正并发的心内畸形，跨越右心室腔形成梗阻的异常肌束或狭窄环应被彻底切除。

手术成功者预后良好。产前检出胎儿右室双腔心畸形，有利于产后患儿及时得到手术治疗，但产前检出的胎儿右室双腔心畸形，多为右室严重梗阻病例，患儿出生后可能迅速发生右心功能衰竭而危及生命，若胎儿父母希望继续孕育胎儿时，应在孕期做定期的超声心动图随访右心功能情况，并告知孕妇选择能够对该病进行手术治疗的医院分娩，以利于患儿得到及时手术治疗。

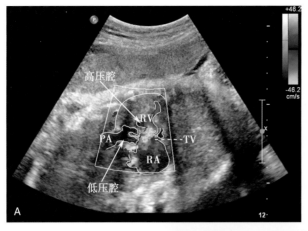
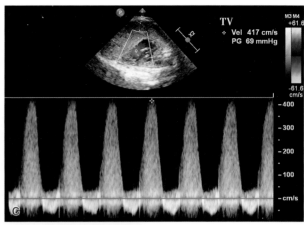
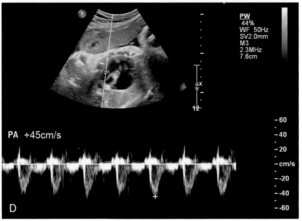

图 31-37 胎儿双腔右心室超声示意图 18

A. 彩色血流显示收缩期室间隔中下部心腔内血流经粗大肌束间隙向右室流入道部汇聚形成五彩镶嵌状高速血流并向三尖瓣口反流,而近肺动脉的流出道部血流暗淡;B. 图 A 动态图;C. 频谱多普勒显示三尖瓣口反流频谱,417cm/s;D. 频谱多普勒显示肺动脉前向血流频谱,45cm/s。

(接连利 鲁统德 许 燕)

参考文献

[1] 接连利, 许燕. 胎儿心脏畸形解剖与超声对比诊断. 北京: 人民卫生出版社, 2016: 379-388.

[2] 董发进, 接连利, 许燕, 等. 超声诊断胎儿右心室双腔心二例. 中华医学超声杂志(电子版), 2010, 7 (10): 1752-1753.

[3] MOUSTAFA S, PATTON DJ, ALVAREZ N, et al. Double chambered right ventricle with ventricular septal defect in adults: case series and review of the literature. J Cardiovasc Ultrasound, 2015, 23 (1): 48-51.

[4] Yuan SM. Double-chambered Right Ventricle in Children. J Coll Physicians Surg Pak, 2019, 29 (12): 1193-1198.

[5] 葛圣林, 车轰, 汝元, 等. 右室双腔心的外科治疗. 中华解剖与临床杂志, 2014, 19 (3): 191-194.

[6] XUE C, ZHAO Y, ZHANG Y, et al. Double-chambered left ventricle diagnosis by 2D and 3D echocardiography: From fetus to birth. Echocardiography, 2019, 36 (1): 196-198.

第三十二章

单支肺动脉异位起源于主动脉

单支肺动脉异位起源于主动脉(anomalous origin of pulmonary artery from the aorta,AOPA)是一种少见的先天性心脏病,在 1868 年,Fraentzel 首次对该疾病进行了详细的描述。一支肺动脉异位起源于主动脉,而另一支肺动脉正常起源于主肺动脉,且患儿具有独立的主动脉瓣与肺动脉瓣(图 32-1A、B)。本病在临床比较少见,多与其他心血管畸形并存,如法洛四联症、永存动脉干及肺动脉闭锁等。由于临床表现缺乏特异性,容易被漏诊、误诊。本病死亡率较高,死亡原因通常是难治性心力衰竭;未行外科手术治疗的患儿 70% 于 6 个月内死亡,80% 于 1 年内死亡,早期行根治术可治愈。笔者产前超声检出的胎儿心脏病畸形统计资料中单支肺动脉异位起源于主动脉占 0.30%。

一、胚胎学、遗传学及发生机制

肺动脉是由三个部分结构组成的:主肺动脉、肺动脉分叉和左、右肺动脉。这三部分的胚胎来源是不同的,主肺动脉由动脉干发育而成,肺动脉分叉由左侧第 6 号动脉近端发育而成,而左、右肺动脉则分别由左、右原基肺动脉发育而成,上述三部分结构依次连接形成了肺动脉。单支肺动脉异位起源于主动脉的发病机制正是这三部分结构的连接过程出现异常。左、右肺动脉异位起源于主动脉的胚胎发育机制不同,近端型和远端型的胚胎发育机制也不同。

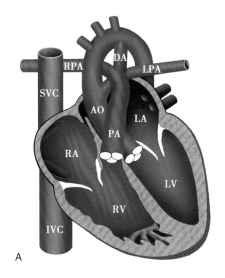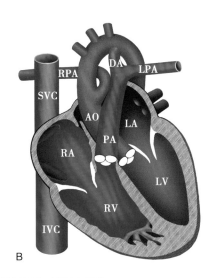

图 32-1 单支肺动脉异位起源于主动脉示意图
A. 左肺动脉异位起源于主动脉;B. 右肺动脉异位起源于主动脉。

1. 右肺动脉异位起源于主动脉

（1）右肺动脉异位起源于主动脉近端型：正常胚胎发育时，左、右侧第6号动脉位于动脉囊两侧，右侧第6号动脉有一个向左侧迁移过程，并与左侧第6号动脉融合，形成正常肺动脉分叉。当迁移发生延迟时，就导致连接右侧原基肺动脉的右侧第6号动脉停留在动脉囊的主动脉侧，最终形成右肺动脉异位起源于主动脉近端。

（2）右肺动脉异位起源于主动脉远端型：正常胚胎发育时，由于左、右侧第6号动脉形成较晚，左、右原基肺动脉最开始是连接在左、右侧第4号动脉上的。当左、右侧第6号动脉发育成熟后，左、右原基肺动脉便与左、右侧第4号动脉断开连接，并与左、右侧第6号动脉相连接。在这个过程中出现异常，则可形成右肺动脉异位起源于主动脉远端型，共有三种可能的发病机制：①右侧第5号动脉持续存在合并右侧第6号动脉退化消失或未发育，导致右侧原基肺动脉与右侧第5号动脉相连，停留在主动脉侧。②右侧第5号动脉与第6号动脉都未发育，导致右原基肺动脉连接近右侧第4号动脉处，停留在主动脉侧。③右侧第5号动脉与第6号动脉都持续存在，导致右侧原基肺动脉远端通过右侧第6号动脉近端与右侧第5号动脉相连，停留在主动脉侧。因为右侧第5号动脉与第6号动脉都不具有向左侧迁移的能力，并且其位置均较右侧第6号动脉远离主动脉瓣，所以形成了右肺动脉异位起源于主动脉远端型。

2. 左肺动脉异位起源于主动脉

（1）左肺动脉异位起源于主动脉近端型：由于左侧第6号动脉未发育，导致左侧原基肺动脉无法与主肺动脉相连，而持续与近左侧第6号动脉的主动脉侧相连，从而形成左肺动脉异位起源于主动脉近端型。

（2）左肺动脉异位起源于主动脉远端的胚胎发育机制目前尚未阐明。

二、病理解剖与分型

根据其病理解剖异常可将本病分为两型：左肺动脉异位起源于主动脉和右肺动脉异位起源于

主动脉，两者所占的比率为1:5~1:6。根据其异位起源的位置是否靠近主动脉瓣又可将本病分为两型：近端型和远端型，其中近端型较为多见。由此可见，右肺动脉异位起源于主动脉近端型最为多见，该型右肺动脉通常异位起源于升主动脉右侧壁或侧后壁近主动脉瓣端，偶见起自左侧后壁者；此外，右肺动脉异位起源于主动脉远端型也较为多见，该型中右肺动脉通常异位起源于升主动脉侧壁近无名动脉侧。通常不伴有右肺动脉开口狭窄，右肺动脉远端分支发育正常，近端比起源正常的左肺动脉略粗。单纯右肺动脉起源异常，不伴其他心内畸形者，其两肺血管发育相似。临床上，孤立性单支肺动脉异位起源于主动脉较少见，本病50%~85%的患儿合并其他的心血管畸形。其中，右肺动脉异位起源于主动脉患儿主要合并的畸形有主-肺动脉窗和出生后动脉导管未闭；而左肺动脉异位起源于主动脉患儿主要合并法洛四联症和右位主动脉弓等（图32-2A、B、C）。两侧肺动脉均起自升主动脉者极为少见。

三、病理生理

胎儿单支肺动脉异常起源于主动脉时，尽管主动脉通过异位起源的肺动脉与患侧肺相连接，但因胎儿肺循环为高阻力循环状态，从而限制了左向右分流，不会发生患侧肺的容量负荷和压力负荷超载，并不会导致患侧肺发生肺动脉高压和肺血管改变；同样是因为胎儿肺循环为高阻力循环状态和动脉导管分流的结果（右心室输出的90%以上血容量经过动脉导管进入降主动脉），健侧肺接受右心室输出的血量并不增加，也不会导致健侧肺发生肺动脉高压和肺血管改变。因此，胎儿生存及发育不受影响。如合并其他心脏畸形时可伴有相应的异常循环改变。

四、超声扫查技巧及注意事项

（一）单支肺动脉异位起源于主动脉的超声扫查切面与要点

胎儿单支肺动脉异位起源于主动脉超声诊断常用切面有四腔心切面＋五腔心切面＋左心室流出道切面＋三血管-肺动脉分支切面等。

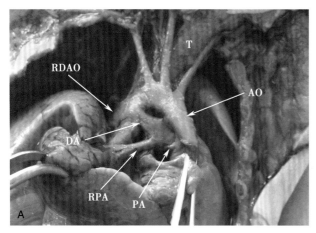
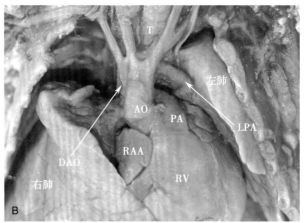
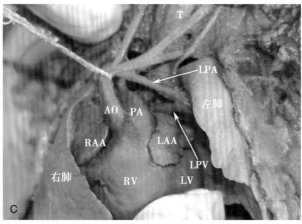

图 32-2　左肺动脉异位起源于主动脉解剖示意图

A. 主动脉弓右侧面观见右位主动脉弓,右侧动脉导管,右肺动脉起自主肺动脉;RDAO:右位降主动脉;
B. 主动脉弓正面观见主动脉发出头臂动脉分支及左肺动脉;C. 主动脉弓左侧面观见左肺动脉起自升主动脉。

胎儿单支肺动脉异位起源于主动脉如不合并其他心血管畸形在四腔心和五腔心及左、右室流出道切面可表现正常的声像图(图 32-3A、B、C 动📶)。

左心室流出道切面有可能发现近端型由主动脉近心端发出的单支肺动脉,异常起源的位置通常位于升主动脉后壁近主动脉瓣侧,此时易误认为此

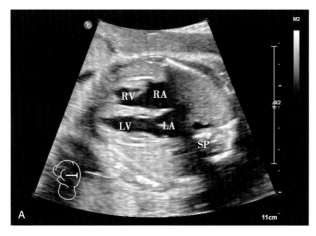
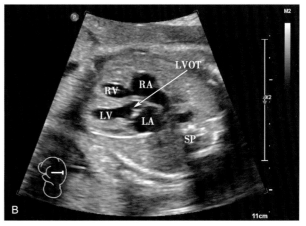

图 32-3　左肺动脉异位起源于主动脉超声示意图 1
A. 四腔心观正常;B. 五腔心观正常;C. 图 A、B 动态图。

处为肺动脉分叉,而考虑大动脉转位;进一步追踪显示主动脉弓,可明确为升主动脉近端发出的血管结构。

三血管-肺动脉分支切面是产前超声筛查胎儿单支肺动脉异位起源于主动脉的最重要的切面,正常胎儿三血管-肺动脉分支切面显示主肺动脉及延续发出的左或右肺动脉分支(图32-4A、B动📶),在该切面如果单支肺动脉不能显示时(图32-5A、B动📶),应想到单支肺动脉异位起源于主动脉可能性。

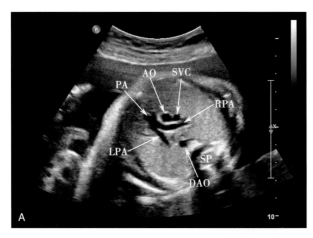

图32-4 正常胎儿三血管-肺动脉分支超声示意图
A.三血管-肺动脉分支切面显示肺动脉分叉及左、右肺动脉分支;B.图A动态图。

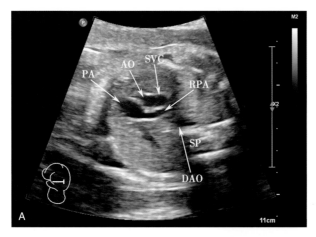

图32-5 左肺动脉异位起源于主动脉超声示意图2
A.三血管-肺动脉分支切面不能显示肺动脉分叉及左肺动脉分支;B.图A动态图。

(二)胎儿单支肺动脉异位起源于主动脉产前超声诊断相关注意事项

1.胎儿单支肺动脉异位起源于主动脉易漏诊,如果不伴有其他心血管畸形,胎儿单支肺动脉异位起源于主动脉在四腔心、五腔心及心室流出道等切面表现正常而被漏诊(图32-6A、B、C、D、E、F动📶)。

2.产前超声心动图筛查中,常规进行三血管-肺动脉分支切面扫查,关注左、右肺动脉分支发育及起源位置是提高胎儿单支肺动脉异位起源于主动脉畸形检出率的关键。对拟诊单支肺动脉异位起源于主动脉胎儿首先要明确由主肺动脉发出的一支肺动脉是进入左侧还是右侧肺脏,无肺动脉分支进入肺脏侧即是患侧,然后对主动脉及主动脉弓进行多切面、多角度扫查,寻找主动脉、主动脉弓与患侧肺脏间的动脉血管连接(图32-7A、B动📶),并应用彩色多普勒观察肺动脉分支在主动脉的异位起源的位置、管腔有无狭窄及血管走行(图32-8A、B动📶)。

3.彩色血流引导逆向追踪诊断肺动脉异位起源于主动脉,由于胎儿肺动脉分支较细,而单支肺动脉异位起源于主动脉的位置及走行位置多样,这给产前超声诊断造成困难,此时,采用彩色血流引导逆向追踪患侧肺动脉的方法有助于胎儿单支肺动脉异位起源于主动脉的产前超声诊断,首先调整彩色血流速度标尺显示患侧肺门部肺动脉(图32-9A、B动📶),然后利用彩色血流从肺门部肺动脉逆向追踪显示该肺动脉血流异位起源于主动脉的部位(图32-10A、B动📶)。

4.与肺动脉交叉鉴别。肺动脉交叉(pulmonary artery crossing)是指左肺动脉起始于主肺动脉的右侧,而右肺动脉起始于主肺动脉的左侧,在三血管-肺动脉分支切面不能同时显示左、右肺动脉,而显示主肺动脉及左、右肺动脉中的一支,酷似单支肺动脉异位起源于主动脉(图32-11A、B动📶)。肺动脉交叉时,左、右肺动脉从主肺动脉发出部位存在上下错位,在三血管-肺动脉分支切面扫查仅显示左、右肺动脉一支时,将扫查声束做上下调整不难发现由主肺动脉发出的另一支肺动脉(图32-12A、B、C动📶),彩色多普勒有助于对肺动脉交叉与单支肺动脉异位起源于主动脉进行鉴别(图32-13A、B、C动📶)。

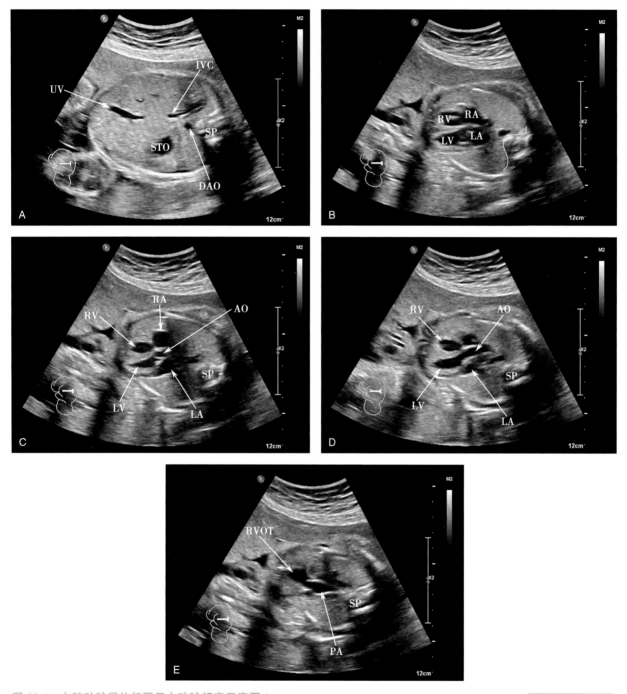

图 32-6　左肺动脉异位起源于主动脉超声示意图 3
A. 胎儿腹围平面结构正常；B. 四腔心观正常；C. 五腔心观正常；D. 左室流出道切面正常；E. 右室流出道切面正常；F. 图 A、B、C、D、E 动态图。

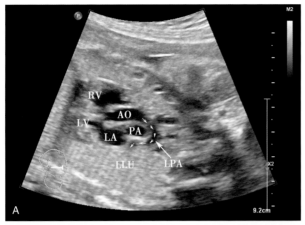

图 32-7　胎儿左肺动脉异位起源于主动脉超声示意图 1

A. 左肺动脉异位起源于主动脉；B. 图 A 动态图。

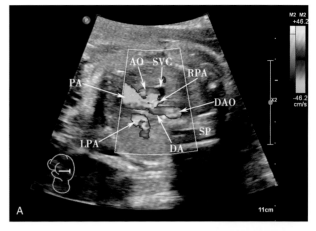

图 32-9　胎儿左肺动脉异位起源于主动脉超声示意图 2

A. 三血管 - 肺动脉分支切面彩色血流显示左肺动脉与主肺动脉无血流连接；B. 图 A 动态图。

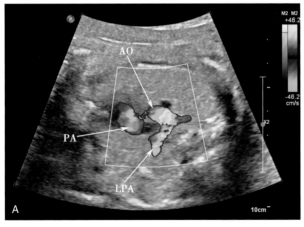

图 32-8　与图 32-7 为同一胎儿

A. 彩色血流显示左肺动脉异位起源于主动脉；B. 图 A 动态图。

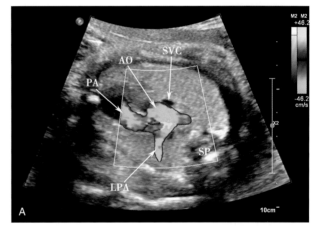

图 32-10　与图 32-9 同一胎儿

A. 彩色血流显示左肺动脉异位起源于主动脉；B. 图 A 动态图。

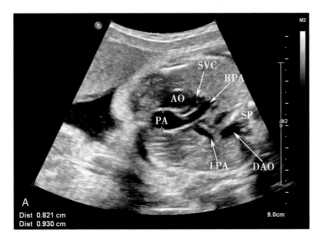

图 32-11　胎儿肺动脉交叉超声示意图

A. 三血管 - 肺动脉分支切面不能显示肺动脉分叉，右肺动脉自主肺动脉发出，左肺动脉与主肺动脉无连接；B. 图 A 动态图。

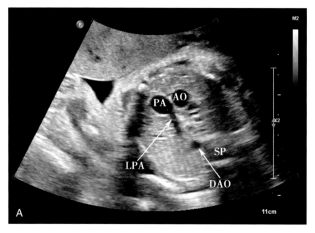
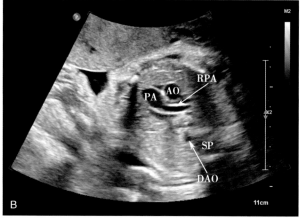

图 32-12 与图 32-11 为同一胎儿 1

A. 三血管 - 肺动脉分支切面不能显示肺动脉分叉,左肺动脉自主肺动脉发出,右肺动脉未显示;

B. 三血管 - 肺动脉分支切面不能显示肺动脉分叉,右肺动脉自主肺动脉发出,左肺动脉未显示;

C. 图 A、B 动态图,动态图显示左、右肺动脉均起自主肺动脉。

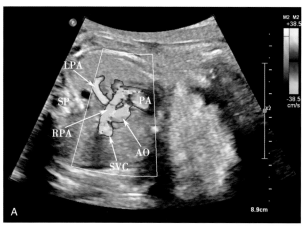
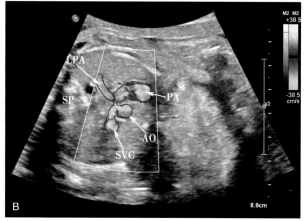

图 32-13 与图 32-12 为同一胎儿 2

A. 彩色血流显示右肺动脉血流来自主动脉,左肺动脉与主肺动脉无血流连接;B. 彩色血流显示左肺动脉血流来自主动脉,右肺动脉与主肺动脉无血流连接;C. 图 A、B 动态图,动态图显示左、右肺动脉血流均来自主动脉。

5. 与单侧肺动脉缺如(unilateral pulmonary artery agenesis)鉴别。单侧肺脏缺如时,主动脉仅发出健侧肺动脉,而肺脏缺如侧肺动脉缺失,在三血管 - 肺动脉分支切面仅显示主动脉发出一支肺动脉,声像图与单支肺动脉异位起源于主动脉相似,由于胎儿一侧肺脏缺如时存在患侧胸腔内肺脏回声结构消失特殊征象,不难鉴别。

6. 与肺动脉吊带鉴别。肺动脉吊带为左肺动脉起自右肺动脉畸形,在三血管 - 肺动脉分支切面不能显示肺动脉分叉,仅显示主肺动脉发出一支右肺动脉,与单支肺动脉异位起源于主动脉极为相似,不同于肺动脉吊带是左肺动脉异位起源右肺动脉(图 32-14A、B 动🛜)。两者鉴别关键是追踪显示左肺动脉起源于主动脉还是右肺动脉(图 32-15A、B 动🛜)。

7. 孤立性单支肺动脉异位起源于主动脉较少见,本病多合并其他的心血管畸形。右肺动脉异位起源于主动脉患儿主要合并的畸形有 Berry 综合征(图 32-16A、B 动🛜、C、D 动🛜)和出生后动脉导管未闭;而左肺动脉异位起源于主动脉患儿主要合并法洛四联症和右位主动脉弓等(图 32-17A、B、C 动🛜、D、E 动🛜、F、G 动🛜)。

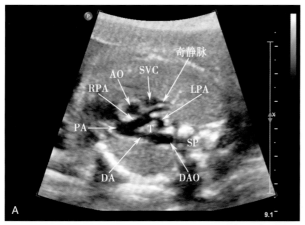

图 32-14　胎儿肺动脉吊带超声示意图
A. 三血管 - 肺动脉分支切面不能显示肺动脉分叉，右肺动脉自主肺动脉发出，左肺动脉自右肺动脉发出；B. 图 A 动态图。

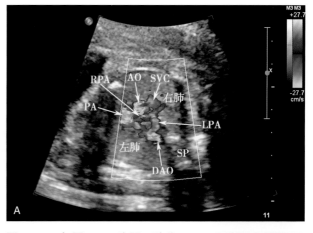

图 32-15　与图 32-14 为同一胎儿
A. 彩色血流显示右肺动脉血流来自主动脉，左肺动脉来自右肺动脉；B. 图 A 动态图。

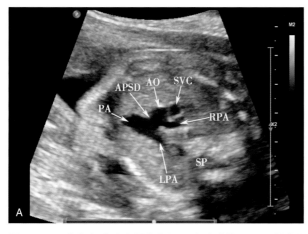

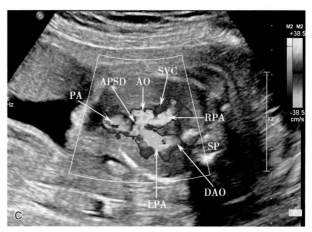

图 32-16　胎儿右肺动脉异位起源于主动脉伴 Berry 综合征
A. 三血管 - 肺动脉分支切面显示主 - 肺动脉间隔缺损，右肺动脉异位起源于主动脉；B. 图 A 动态图；C. 彩色血流显示主 - 肺动脉间隔缺损，肺动脉异位起源于主动脉；D. 图 C 动态图。

8. 单纯左肺动脉异位起源于主动脉，胎儿四腔心、五腔心及左、右心室流出道切面可表现正常（图 32-18A、B 动📶），三血管 - 肺动脉分支切面不能显示肺动脉分叉，仅显示右肺动脉及动脉导管是产前超声诊断该病的重要线索（图 32-19A、B、C 动📶）；然后对主动脉及主动脉弓进行多切面、多角度扫查，寻找主动脉、主动脉弓与左侧肺脏间的动脉血管连接（图 32-20A、B 动📶），并应用彩色多普勒观察异位起源于主动脉的左肺动脉管腔有无狭窄及血管走行的位置（图 32-21A、B、C 动📶）。

9. 单纯右肺动脉异位起源于主动脉，同样在四腔心、五腔心及左、右心室流出道切面可无异常，三血管 - 肺动脉分支切面不能显示肺动脉分叉，仅显示左肺动脉及动脉导管是产前超声诊断该病的重要线索（图 32-22A、B 动📶）；在对主动脉及主动脉弓进行多切面、多角度扫查，寻找主动脉与右侧肺脏间的动脉血管连接时，可在主动脉近端或远端显示右肺动脉开口（图 32-23A、B 动📶），并应用彩色多普勒进一步观察异位起源于主动脉的右肺动脉管腔有无狭窄及血管走行的位置（图 32-24A、B 动📶）。

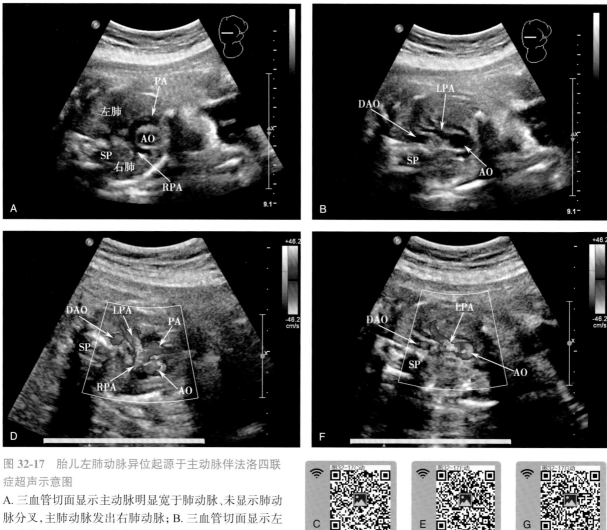

图 32-17 胎儿左肺动脉异位起源于主动脉伴法洛四联症超声示意图

A. 三血管切面显示主动脉明显宽于肺动脉、未显示肺动脉分叉,主肺动脉发出右肺动脉;B. 三血管切面显示左肺动脉异位起源于主动脉;C. 图 A、B 动态图;D. 彩色血流显示右肺动脉血流来自主肺动脉,左肺动脉血流与主肺动脉无连接;E. 图 D 动态图;F. 彩色血流显示左肺动脉血流来自主动脉;G. 图 F 动态图。

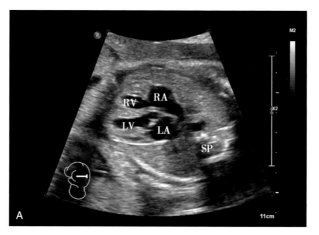

图 32-18 胎儿单纯左肺动脉异位起源于主动脉超声示意图

A. 胎儿五腔心观正常;B. 图 A 动态图,动态图显示胎儿腹围平面、四腔心、五腔心及心室流出道切面正常。

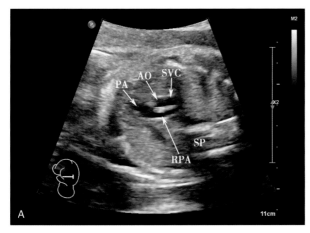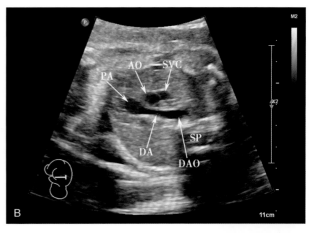

图 32-19　与图 32-18 为同一胎儿

A. 三血管 - 肺动脉分支切面不能显示肺动脉分叉，仅显示主肺动脉及右肺动脉；B. 三血管切面显示主肺动脉经动脉导管连于降主动脉；C. 图 A、B 动态图。

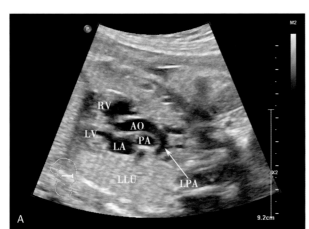

图 32-20　与图 32-19 为同一胎儿

A. 主动脉长轴斜切面显示左肺动脉异位起源于主动脉远端；B. 图 A 动态图。

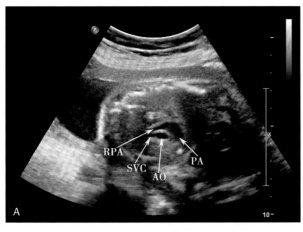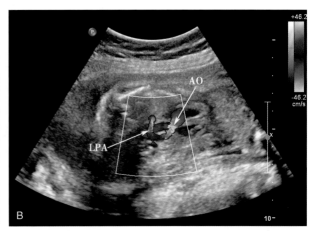

图 32-21　胎儿单纯左肺动脉异位起源于主动脉超声示意图

A. 三血管 - 肺动脉分支切面不能显示肺动脉分叉，仅显示主肺动脉发出右肺动脉；B. 主动脉长轴切面彩色血流显示左肺动脉异位起源于主动脉弓；C. 图 B 动态图。

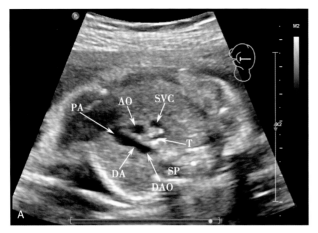

图 32-22　单纯右动脉异位起源于主动脉超声示意图

A. 三血管 - 肺动脉分支切面不能显示肺动脉分叉, 仅显示动脉导管；B. 图 A 动态图。

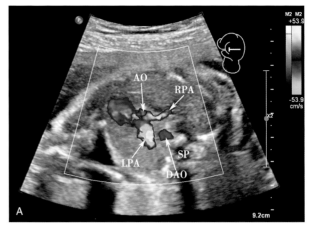

图 32-24　图 32-22 为同一胎儿 2

A. 彩色血流显示右肺动脉血流来源于主动脉近端；B. 图 A 动态图。

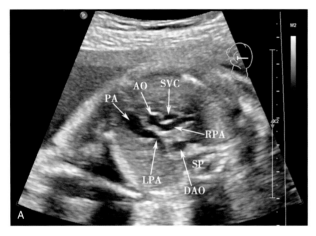

图 32-23　与图 32-22 为同一胎儿 1

A. 三血管切面显示右肺动脉异位起源于主动脉近端, 左肺动脉起源于肺动脉；B. 图 A 动态图。

五、胎儿超声心动图诊断

胎儿单支肺动脉异位起源于主动脉产前超声检出率不高, 产前超声诊断有赖于常规开展对胎儿主肺动脉及左、右肺动脉分支发育的观察与超声评价。只要在三血管 - 肺动脉分支切面不能显示肺动脉分叉及延续发出左或右肺动脉分支, 应想到单支肺动脉异位起源于主动脉可能性。对拟诊单支肺动脉异位起源于主动脉胎儿首先要明确主肺动脉发出的一支肺动脉是进入左侧还是右侧肺脏, 无

肺动脉分支进入肺脏侧即是患侧, 然后对主动脉及主动脉弓进行多切面、多角度扫查, 寻找主动脉、主动脉弓与患侧肺脏间的动脉血管连接, 当发现患侧(左或右)肺动脉开口于主动脉或主动脉弓时, 应用彩色多普勒显示该肺动脉分支血流来自主动脉即可明确诊断。

六、预后与治疗

单支肺动脉异位起源于主动脉的胎儿出生后, 主动脉通过异位起源的肺动脉与患侧肺相连接, 形成了非限制性左向右分流, 从而使患侧肺的容量负荷和压力负荷超载, 并最终导致患侧肺发生肺动脉高压和肺血管改变；而在另一侧, 主肺动脉通过正常起源的肺动脉与健侧肺相连接, 健侧肺除了接受右心室输出的所有血量外, 在合并其他心血管畸形(如动脉导管未闭), 还需要接受相应的分流血量, 从而使健侧的容量负荷过重, 最终导致健侧肺发生肺动脉高压和肺血管改变。由此可见, 单支肺动脉异位起源于主动脉患儿的主要病理生理改变是双侧肺动脉高压和肺血管的改变。肺动脉高压是本病的显著特征, 可导致左、右侧心力衰竭, 若不经外科治疗, 患儿的一年存活率仅为 30%。

本病患儿肺动脉压、肺血管阻力随着年龄的增加而显著增加, 早期施行根治性矫治术是根本的治

疗方法,对左肺动脉异常起源升主动脉则行左肺动脉与主肺动脉直接端侧吻合术;对右肺动脉异常起源升主动脉近端型,手术以经升主动脉后方行右肺动脉与主肺动脉端侧吻合为主,而右肺动脉异常起源升主动脉远端型则行人工血管连接右肺动脉与主肺动脉,对合并的法洛四联症等其他心脏畸形同时予以矫正。(注:本章图 32-2A、B、C 由烟台毓璜顶医院超声科　于洪娜医师惠赠)

(接连利　许　燕)

参 考 文 献

［1］AGATI S, SOUSA CG, CALVARUSO FD, et al. Anomalous aortic origin of the pulmonary arteries: case series and literature review. Ann Pediatr Cardiol, 2019, 12 (3): 248-253.

［2］李文秀, 耿斌, 陈旭娜, 等. 单侧肺动脉异常起源于升主动脉的产前超声心动图诊断. 中国循证儿科杂志, 2019, 14 (1): 20-24.

［3］MA J, ZHANG Y, WANG Y, et al. Prenatal two-and three-dimensional echocardiographic diagnosis of anomalous origin of one pulmonary artery from the ascending aorta: Case report and literature review. J Clin Ultrasound, 2020, 48 (7): 423-427.

［4］LI X, MU Z, LI X, et al. Prenatal diagnosis of anomalous origin of pulmonary artery. Prenat Diagn, 2018, 38 (5): 310-317.

［5］DONG S, YAN J, XU H, et al. The surgical treatment of anomalous origin of one pulmonary artery from the ascending aorta. J Cardiothorac Surg, 2019, 14 (1): 82.

［6］陈琳, 周柳英, 刘芳利, 等. 单侧肺动脉异常起源于主动脉产前超声诊断并文献复习. 中华超声影像学杂志, 2018, 27 (8): 678-682.

［7］朱晓丽, 徐磊, 雷常慧, 等. 肺动脉异常起源于升主动脉的超声心动图诊断价值及漏误诊分析. 临床超声医学杂志, 2019, 21 (8): 626-628.

［8］ALHAWRI K, ALAKHFASH A, ALQWAEE A, et al. Anomalous right pulmonary artery from aorta, surgical approach case report and literature review. J Card Surg, 2021, 36 (8): 2890-2900.

第三十三章

心室憩室

心室憩室(ventricular diverticulum)是罕见的先天性心脏畸形,1838 年在英国首次报道。心室憩室大部分为左室憩室,右室憩室较少,也可以同时发生在两个心室。心室憩室常伴有其他的心血管畸形,如右室双出口等,约占 70%;而大约 30% 不合并其他的心脏畸形,称为孤立性心室憩室。

一、胚胎学、遗传学及发生机制

心室憩室的病因尚不明确,可能为胚胎发育异常、病毒感染或冠状动脉血管异常引起的心肌缺血所导致,多数人认为系先天性胚胎发育异常。Okereke 等认为心尖部憩室可能由胚胎时心管异常附着于卵黄囊,当卵黄囊成分退缩时,造成部分心室被牵出,其常合并的其他心内外畸形证实了该假说。而 Teske 等认为纤维性憩室可能由于肌性心室壁与瓣环之间的缺损或发育薄弱所致。

二、病理解剖与分型

心室憩室可分为先天性和继发性两种。先天性心室憩室是由于先天性的局部心肌细胞数量减少,在心室腔压力作用下致使局部心肌变薄的部分异常膨出形成。继发性心室憩室的发病原因主要有:①心室压力异常升高,如心室流出道梗阻、主动脉狭窄等;②心室局限性病变,如心肌缺血、心肌炎。

在组织学上心室憩室可分为肌性和纤维性两种。肌性憩室较多,多发生在左室心尖部,常累及左室的下壁和前壁。肌性心室憩室壁是由心肌组织和纤维组织共同组成,具有收缩和舒张功能,不易破裂,常合并心内外复杂畸形,伴胸腹中线先天性缺损、横膈和胸骨缺陷及下壁心尖部心包部分缺失时称为 Cantrell 综合征。纤维性憩室少见,多位于瓣膜下,以二尖瓣下最为多见,位于主动脉瓣下极其罕见,但也有学者报道纤维性心室憩室多好发于心底部。纤维性心室憩室壁是由纤维组织构成,无收缩功能,较易破裂,多为单纯性先天性病变。

先天性心室憩室多见于婴幼儿和儿童,成人甚为少见,多发生在心尖部,最常累及左室的下壁和前外侧壁。先天性心室憩室多为球形或近似球形的囊袋样结构,可呈指状、分叶状或圆锥体状,憩室大小明显不同,较小者直径约为 0.5cm,成人较大者可达 8.0cm×9.0cm(图 33-1A、B)。先天性肌性憩室是由心脏的心内膜、心肌和心外膜组成的囊性膨出(图 33-2A、B、C)。

Yamashita 等又将左心室肌性憩室分为 3 类:①较大的心尖部憩室,极少见,但常伴有胸腹中线缺损或其他心脏畸形;②孤立性心尖部憩室,不伴有心脏及其他畸形;③较小的憩室,有时多发,常突出于膈面或前壁,不伴有心脏及其他畸形,多无症状。

461

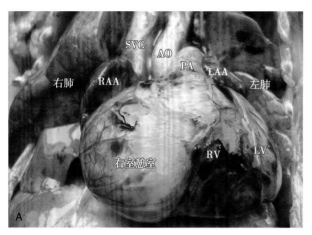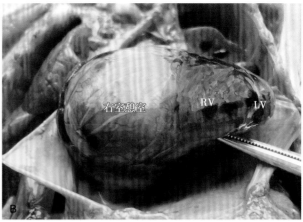

图 33-1　胎儿右心室憩室 1

A. 正面观,右心室憩室累及右前外侧壁,明显向外膨出;
B. 右侧面观,右心室憩室累及右前外侧壁和下壁。

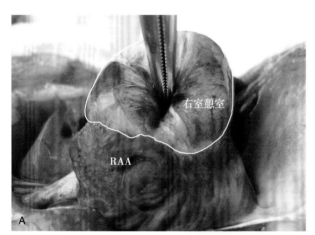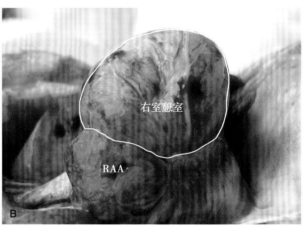

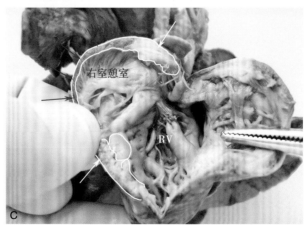

图 33-2　胎儿右心室憩室 2

A. 右心室憩室,向外膨出憩室壁较薄,用血管钳加压可深陷;B. 将加压血管钳移除时,憩室深陷处可自动复原;
C. 剖开右心室憩室见憩室壁薄,但仍存有心肌组织(红色箭头),白色箭头指向正常室壁。

三、病理生理

胎儿单纯心室憩室对胎儿心脏循环系统血流动力学无影响或影响较小,胎儿生存发育多不受影响,合并其他心脏畸形时可伴有相应的异常血流动力学改变。

四、超声扫查技巧及超声诊断注意事项

胎儿心室憩室超声诊断常用切面有四腔心切面+五腔心切面+左心室流出道切面+心室短轴切面等。在规范的连续多切面胎儿超声心动图扫查过程中发现心室壁向外突出的囊袋样结构时,不论发生于左室还是右室,首先考虑心室憩室(图33-3A、B动🛜)。然后对发生在左心室或右心室的囊袋样结构部位、大小、室壁厚度等进行多切面、多角度观察与测量,并配合彩色多普勒及M型超声心动图观察其囊腔与心室腔间血流交通和囊壁有无主动性收缩与舒张,扫查心室流出道切面观察心室憩室有无合并心室流出道狭窄(图33-4A、B动🛜)。

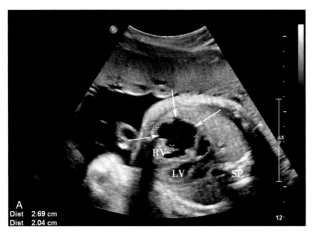

图 33-3　胎儿右心室憩室 3
A. 四腔心切面显示右心室壁向外突出的囊袋样结构,大小约 2.6cm×2.0cm;B. 图 A 动态图。

1. 右心室憩室　在四腔心切面显示游离壁或近三尖瓣右室壁局限性瘤样膨出的憩室,其憩室的囊腔颈部明显小于憩室腔和右室腔,并见憩室腔和右室腔之间的开口(图33-5A、B动🛜)。当扫查声束未通过憩室开口时显示憩室酷似右室壁或心包囊肿(图33-6A、B动🛜),此时除了在心脏上下扫查平面调整扫查声束外,还应进行心脏短轴切面扫查,观察测量憩室腔和右室腔之间的开口大小(图33-7A、B动🛜)。尽管憩室腔明显扩张,憩室部室壁变薄,但肌性心室憩室的心肌回声与其他部位

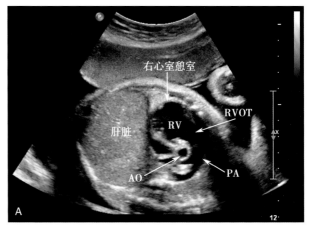

图 33-4　与图 33-3 为同一胎儿
A. 右心室流出道切面显示漏斗部及肺动脉无梗阻病变;B. 图 A 动态图。

心肌相同,具有主动收缩和舒张功能,M型超声显示憩室壁与室壁呈同步运动(图33-8),肌性心室憩室壁较纤维性憩室厚,但比其他部位右心室壁薄。彩色血流显示憩室腔的血流与心室腔血流同步,即收缩期憩室腔的血流进入右心室腔后,然后进入右心室流出道及肺动脉(图33-9),舒张期右心室腔部分血流进入憩室腔,憩室腔和右室腔之间的开口处显示双向血流,即收缩期憩室腔进入右心室腔,舒张期右心室腔血流进入憩室腔(图33-10A、B、C动🛜)。

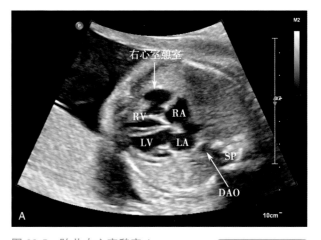

图 33-5　胎儿右心室憩室 4
A. 四腔心切面显示近三尖瓣右室壁局限性瘤样膨出的憩室,其憩室的囊腔颈部明显小于憩室腔和右室腔,并见憩室腔和右室腔之间的开口;B. 图 A 动态图。

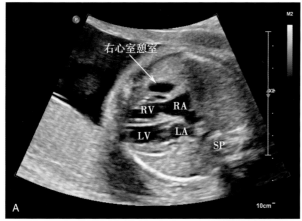

图 33-6 与图 33-5 为同一胎儿 1
A. 四腔心切面显示憩室开口时显示憩室酷似右室壁或心包囊肿；B. 图A 动态图。

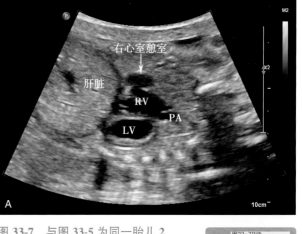

图 33-7 与图 33-5 为同一胎儿 2
A. 心脏短轴切面显示憩室腔和右室腔之间的开口(红色箭头指向)；B. 图A 动态图。

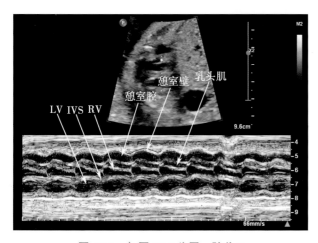

图 33-8 与图 33-5 为同一胎儿 3
M 型超声显示憩室壁与室壁呈同步运动。

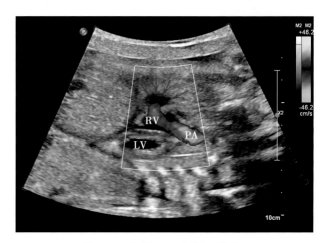

图 33-9 与图 33-5 为同一胎儿 4
彩色血流显示收缩期憩室腔和右室腔血流同步(红色箭头指向憩室)。

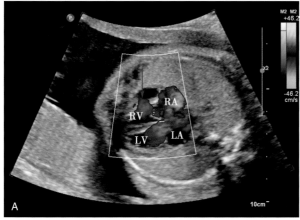

图 33-10 与图 33-5 为同一胎儿 5
A. 彩色血流显示憩室腔和右室腔之间的开口处为双向血流,即收缩期憩室腔进入右心室腔(红色箭头指向憩室口蓝色血流)；B. 舒张期右心室腔血流进入憩室腔(白色箭头指向憩室口红色血流)；C. 图 A、B 动态图。

2. 左心室憩室　左心室憩室多发生于心尖部,在四腔心或左室流出道切面显示心尖部呈瘤样膨出的憩室,其室壁变薄,憩室通常较小,局限于左心室壁,但憩室较大时,可累及整个心尖部(图 33-11A、B 动📶),憩室腔明显扩张,憩室部室壁变薄,但具有主动收缩和舒张功能,M 型超声显示憩室壁与室壁呈同步运动(图 33-12A、B 动📶)。

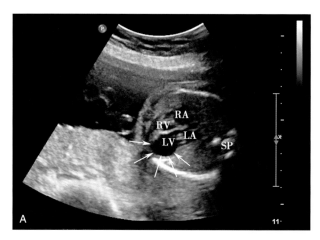

图 33-11　胎儿左心室憩室
A. 四腔心切面显示左心憩室较大、累及整个心尖部;B. 图 A 动态图。

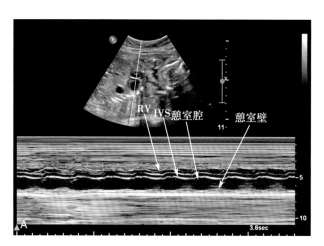

图 33-12　与图 33-11 同一胎儿
A. 憩室腔明显扩张,憩室部室壁变薄,但具有主动收缩和舒张功能,M 型超声显示憩室壁与室壁呈同步运动;B. 图 A 动态图。

3. Cantrell(坎特雷尔)综合征　又称 Cantrell 五联症(pentalogy of cantrell):①胸骨下端发育不良、缺如或缺损;②膈肌发育不良,形成疝;③上腹壁发育不良,肌层缺如,形成脐周疝;④心包缺损或缺如;⑤心脏畸形(左心室憩室、室间隔缺损、法洛四联症等)。Cantrell 综合征合并心脏异常中以左室心尖部憩室为常见,受膈肌发育不良及心包缺损或缺如的影响,左心室心尖部憩室往往会疝入腹腔,憩室表现细长管状结构,产前超声在四腔心切面或左心室长轴切面显示左心室心尖部憩室向腹腔延伸(图 33-13A、B、C),出生后的患儿可用高频探头纵切面显示左心室心尖部憩室呈鼠尾形管状结构穿过膈肌到达体表至脐部(图 33-14A、B 动📶、C、D 动📶、E、F 动📶),在上腹部横切面显示心尖部憩室位于肝脏前方,自上而下逐渐变细(图 33-15A、B)。当经胸、腹部超声扫查不能显示憩室的全貌及其他异常时,可采用其他影像学检查如 MRI、CT 血管成像(computed tomography angiography,CTA)等检查(图 33-16A、B)。

4. 心室憩室应与真假室壁瘤鉴别　胎儿心室憩室与真假室壁瘤相比以心室憩室多见,憩室与室壁瘤均具有室壁呈囊状向外膨出的特点,但心室憩室的超声特点紧靠心室呈囊袋状或半圆形无回声区,囊壁与心室壁之间多以狭窄的通道相连续,较正常心室壁薄,心室憩室较大者与心室壁之间可表现略窄于憩室腔。肌性憩室可见完整的室壁结构(心内膜、心肌和心外膜三层结构),具有一定的收缩功能,与心室呈同步运动。真性室壁瘤(true ventricular aneurysm)既往有心肌梗死病史,梗死区的心肌组织坏死,在修复过程中有结缔组织替代而形成纤维瘢痕区,在左心室压力持续作用下逐渐变薄而向外瘤样膨出,超声特点为瘤壁不分层,与正常的心肌组织之间有明确分界,基底部宽,与收缩和舒张时失去正常的运动状态,呈矛盾运动,不伴有心脏及心脏以外的畸形。心室憩室与真性室壁瘤容易鉴别,鉴于真性室壁瘤的发病原因、发病机制,胎儿期极其少见。假性室壁瘤(false ventricular aneurysm)是由于心室外壁穿孔、因心包粘连及血栓形成构成的囊袋结构,假性室壁瘤通过一窄口与心室相通,超声心动图显示心室旁一附加腔,其壁为不规则不均质低回声,与心肌无延续性,收缩期

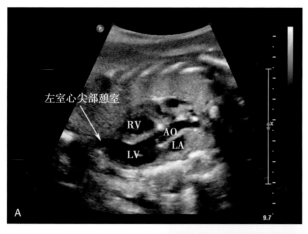
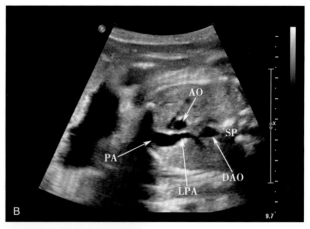
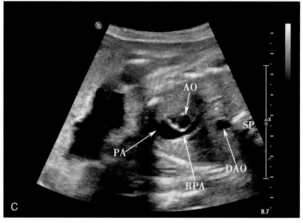

图 33-13　胎儿 Cantrell 综合征（左室心尖部憩室）1
A. 左心室长轴切面显示左心室心尖部憩室向腹腔延伸；B. 肺动脉交叉，左肺动脉起始于主肺动脉右侧；
C. 肺动脉交叉，右肺动脉起始于主肺动脉左侧。

血流在心室腔到瘤腔。从假性室壁瘤的发生机制看，亦罕见胎儿发生假性室壁瘤。

五、胎儿超声心动图诊断

在胎儿超声心动图扫查中发现心室壁局限性瘤样膨出的囊袋结构，即考虑心室憩室，其憩室的囊腔颈部明显小于憩室腔和心室腔，并见憩室腔和心室腔之间的开口。憩室的囊腔较大时憩室腔和心室腔之间可无明显的囊颈部结构特点。心室憩室壁薄，其肌性心室憩室的心肌回声与其他部位心肌相同，具有主动收缩和舒张功能，M 型超声显示憩室壁与室壁呈同步运动。肌性心室憩室壁较纤维性憩室厚，但比其他部位右心室壁薄。彩色血流显示憩室腔的血流与心室腔血流同步。胎儿心室憩室常合并心内外复杂畸形，如 Cantrell 综合征。

六、预后与治疗

临床症状缺乏特异性，若不伴发其他心脏畸形，儿童或成人孤立性心室憩室大多在超声检查或手术时发现，也可引起相关症状，如室性心律失常、胸痛、外周血管栓塞甚至心力衰竭。胎儿期发现的憩室，大型、纤维型、多发憩室、伴发心包积液、室性心律失常、心力衰竭、复杂先天性心脏病等情况均为预后不良的因素，一经发现，应积极追踪随访，出生后无症状的孤立性较小肌性心室憩室，可不需要治疗；症状明显者可行手术切除憩室，过大憩室术后切口瘢痕易致心律失常和有效心室容积减少，非心尖部憩室手术切口可能会影响冠状动脉，造成预后不良。

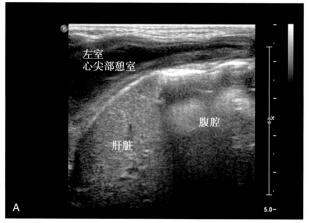

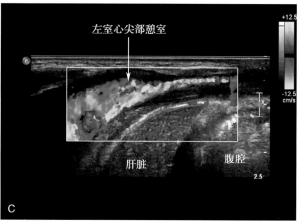

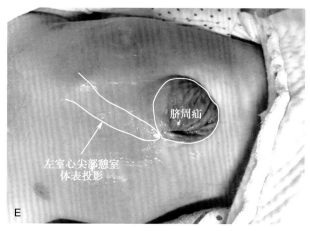

图 33-14 新生儿 Cantrell 综合征（左室心尖部憩室）2

A. 高频探头纵切面显示左心室心尖部憩室呈鼠尾形管状结构穿过膈肌到达体表至脐部；B. 图 A 动态图；C. 彩色血流显示左室心尖部憩室内血流呈来回搏动性血流；D. 图 C 动态图；E. 患儿脐周疝；F. 图 E 动态图。

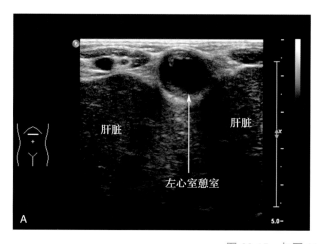

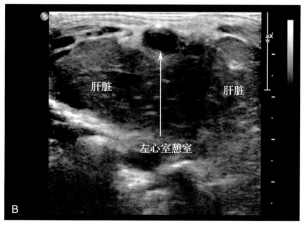

图 33-15 与图 33-14 为同一胎儿 1

A. 上腹部横切面显示心尖部憩室位于肝脏前方；B. 心尖部憩室位于肝脏前方，自上而下逐渐变细。

467

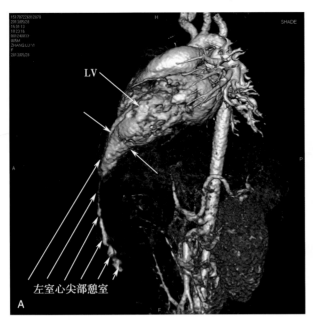

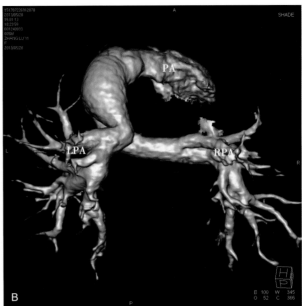

图 33-16　与图 33-14 为同一胎儿 2

A. CTA 显示左心室心尖部憩室呈鼠尾形管状结构穿过膈肌到达腹部；B. CTA 显示肺动脉交叉。

（本图由山东省立医院超声诊疗中心　亓恒涛医师惠赠）

（许　燕　接连利）

参 考 文 献

［1］任卫东, 张玉奇, 舒先红. 心血管畸形胚胎学基础与超声诊断. 北京: 人民卫生出版社, 2015: 175-180.

［2］孙琳, 何怡华, 赵映, 等. 心室憩室的超声心动图特征分析. 中华超声影像学杂志, 2016, 25 (1): 24-28.

［3］OHLOW MA, VON KORN H, LAUER B. Characteristics and outcome of congenital left ventricular aneurysm and diverticulum: Analysis of 809 cases published since 1816. Int J Cardiol, 2015, 185: 34-45.

［4］曾施, 周启昌, 周嘉炜, 等. 先天性心脏憩室的产前超声诊断及其临床价值. 中华超声影像学杂志, 2015, 24 (1): 16-18.

［5］SCAGLIOLA R, ROSA GM, SEITUN S. Cardiac Outpouchings: Definitions, Differential Diagnosis, and Therapeutic Approach. Cardiol Res Pract, 2021, 2021: 6792643.

［6］CRESTI A, CANNARILE P, ALDI E, et al. Multimodality Imaging and Clinical Significance of Congenital Ventricular Outpouchings: Recesses, Diverticula, Aneurysms, Clefts, and Crypts. J Cardiovasc Echogr, 2018, 28 (1): 9-17.

［7］雷亚莉, 熊峰. 心室憩室的诊治进展. 心血管病学进展, 2019, 40 (8): 1154-1157.

第三十四章

三尖瓣下移畸形

三尖瓣下移畸形(downward displacement of tricuspid valve)是指三尖瓣瓣叶(部分或全部)没有附着于正常的瓣环部位,而是异常附着于右心室壁的一种先天性心脏畸形。病变主要累及三尖瓣的隔叶和后叶,累及前叶者很少见。其病理特征于1866年首先由德国医生 Wilhelm Ebstein 详尽描述,故又称为埃布斯坦畸形(Ebstein anomaly)(图34-1)。

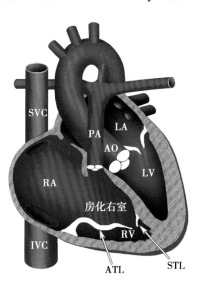

图 34-1 三尖瓣下移畸形示意图

三尖瓣下移畸形的发病率占先天性心脏病的0.5%~1%,男女发病比例相当,其病理特征及临床表现差异悬殊。预后与畸形严重程度相关,病变较轻者,可无明显症状,寿命接近正常人;病变严重者,新生儿期即出现症状的三尖瓣下移畸形,内、外科治疗效果均不理想,预后不良,50%~60%的患儿

在2岁内死亡。笔者检出胎儿先天性心脏畸形统计资料中三尖瓣下移畸形占0.60%。

一、胚胎学、遗传学及发生机制

三尖瓣下移畸形起始于胚胎发育早期,由于原始瓣膜内结缔组织和肌肉的退化、挛缩等发育异常所致。目前虽然确切的发病机制尚不完全清楚,但推测三尖瓣下移畸形的胚胎学基础可能是三尖瓣未从右室壁完全分离。三尖瓣叶及其腱束装置系由胚胎右心室内壁肌肉在流入道部分分层形成,最初瓣叶及腱束为肌肉组织,以后衍生为纤维组织。三尖瓣前叶(anterior tricuspid leaflet, ATL)发育形成较早,三尖瓣隔叶(septal tricuspid leaflet, STL)及三尖瓣后叶(posterior tricuspid leaflet, PTL)形成较晚,在胎儿12~16周时才发育完成。如果在胚胎发育过程中右室内壁分层过程停顿则三尖瓣隔叶和后叶附着于右室流入道及小梁部结合处,即导致三尖瓣下移。部分学者认为三尖瓣隔叶和后叶不能起源于心内膜垫及心肌组织,取而代之,位于右室流入道与心室腔间生长,即更靠近心尖,而导致三尖瓣下移畸形。还有学者认为房室连接处包含了特有脂肪组织、肌肉、心内膜下血管及纤维环成分,其中,特有脂肪组织不会出现于心室心肌处,但在三尖瓣发育后期,当某基因异位表达,可造成房室交界处特有脂肪组织异位增殖表达,进而导致三尖瓣组织的异位表达,即引起三尖瓣下移畸形。

　　大部分三尖瓣下移畸形病例都是孤立性的，但也有报道合并染色体异常如 21- 三体综合征和 18- 三体综合征的家族性病例。虽然有报道称心脏转录因子 NKX2.5 突变及 10p13-p14 和 1p34.3-p36.11 敲掉时可发生三尖瓣下移畸形，但家族性三尖瓣下移畸形罕见。非常罕见的是，母亲接触锂可导致胎儿三尖瓣下移畸形。

二、病理解剖与分型

　　三尖瓣下移畸形是指三尖瓣隔叶和部分后叶附着点相对于三尖瓣环向下移位，三尖瓣前叶和部分后叶仍保持正常附着位置。三尖瓣下移畸形隔叶和部分后叶基底部则由正常房室环向心尖呈螺旋状移位于室间隔和右心室内，瓣叶短小、边缘卷曲增厚呈菜花状（图 34-2）。前叶一般不下移，但是瓣叶常宽大畸形呈帆样，延伸至心室游离壁或间隔 - 调节束复合体，前叶腱索缩短或消失。瓣膜关闭时，瓣叶可能闭合不充分，造成不同程度的三尖瓣反流。三尖瓣的有效入口可能缩小，导致不同程度的功能性三尖瓣狭窄。

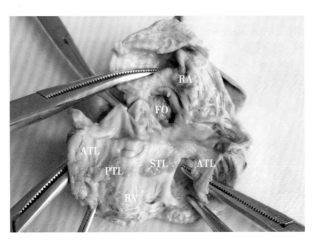

图 34-2　三尖瓣下移畸形解剖示意图 1

三尖瓣隔叶和后叶附着点向下移位，三尖瓣前叶正常附着于三尖瓣环。三尖瓣隔叶和后叶移位于室间隔和右心室内，瓣叶短小、边缘卷曲增厚呈菜花状。

　　三尖瓣下移畸形心脏标本外观可见右心房、室扩大，尤其是右心房显著扩大，剖开右心房、室见右心室被下移的三尖瓣分成两部分，三尖瓣环至下移的功能三尖瓣口之间为房化右心室，房化右心室

的内壁光滑，壁薄含肌纤维少或缺如，与固有心房构成功能右心房（图 34-3），有效三尖瓣口至心尖及肺动脉瓣环形成功能右心室（图 34-4），有效三尖瓣口之上的右室室壁变薄并房化，2/3 病例功能右心室壁薄。伴随三尖瓣重度反流，固有右心房和房化右心室显著扩张，导致心脏明显扩大，这可能会影响肺的发育。室间隔也常存在异常。随着右心室的显著扩张，室间隔可能凸向左心室流出道，影响左室功能，限制排血量。最终胎儿将有发生水肿的风险。

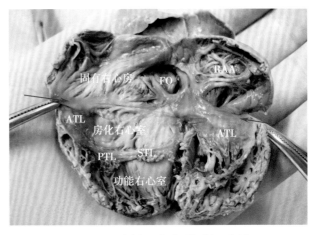

图 34-3　三尖瓣下移畸形解剖示意图 2

右心房、室剖面图可见右心房显著扩大，前叶宽大，正常附着三尖瓣环，延伸至心室游离壁或间隔 - 调节束复合体。三尖瓣隔叶和后叶移位于室间隔和右心室内，瓣叶短小、边缘卷曲增厚，红色箭头指向三尖瓣环。

　　几乎所有三尖瓣下移畸形者出生后合并卵圆孔未闭或房间隔缺损。也有合并矫正型大动脉转位、肺动脉瓣缺如综合征的报道。常见右心室流出道梗阻。如果三尖瓣下移使得三尖瓣开口紧邻肺动脉瓣下方，则可造成纤维性肺动脉瓣下狭窄。超过 50% 的婴儿可存在"功能性"肺动脉闭锁，该现象的产生可能是由于肺动脉瓣叶从解剖上具有打开的潜能，但由于右心室无法产生可以对抗末端肺动脉阻力的压力而无法打开所致。解剖学上的"真正"的肺动脉闭锁发生率 20% 以上。心脏左侧也可能有异常。已有报道三尖瓣下移畸形伴发二尖瓣异常、主动脉瓣狭窄、主动脉瓣二瓣化畸形并缩窄。还有伴发室间隔缺损和法洛四联症的报道，但极为罕见。

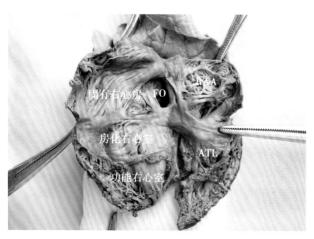

图 34-4　胎儿三尖瓣下移畸形解剖示意图 1
三尖瓣下移畸形时有效三尖瓣口至三尖瓣环是房化右心室,有效三尖瓣口至心尖及肺动脉瓣环形成功能右心室。

三、病理生理

胎儿病理生理学改变取决于三尖瓣下移畸形的严重程度或三尖瓣发育不良的严重程度。轻度畸形的胎儿可能没有异常血流动力学改变。然而,重度的三尖瓣反流和明显房化的右室,可能会产生显著的心腔扩大。由于房化右心室壁薄,收缩力甚弱,在心动周期中呈被动运动,心房收缩时,房化右心室部似动脉瘤样扩张,严重影响功能右心室的充盈,心房舒张时,房化右心室有轻度收缩,血流又反流回右心房(固有心房),心室收缩时因三尖瓣关闭不全使功能右心室血流反流至右心房,致使右心房容量增加、压力升高,右心房显著扩张;功能右心室缩小,收缩功能下降导致右室流出道前向血流减少,右心室不能产生足够的压力打开肺动脉瓣,导致"功能性"肺动脉闭锁。此时肺动脉由动脉导管的反向血流供血(主动脉到肺动脉)。由于重度的三尖瓣反流,右房扩张,右房壁的应力增加,通过卵圆孔的右向左分流增加。心排血量暂时由左心室每搏输出量的增加来维持,直至左心室功能受损,原因是:①由于扩张的右心压迫;②继发于室间隔功能异常和左侧心肌力学改变。继而发生心力衰竭,引发胎儿水肿,如胸腔积液、心包积液等。据统计,三尖瓣下移畸形胎儿心力衰竭的发生率达 50%。由于心脏右侧部分的显著扩张,肺的发育可能会受影响。三尖瓣重度关闭不全,肺动脉闭锁,肺发育不全联合出现时提示出生后预后较差。

四、超声扫查技巧及注意事项

(一)胎儿三尖瓣下移畸形的超声扫查切面与要点

胎儿三尖瓣下移畸形超声诊断常用切面有四腔心切面＋左心室长轴切面＋心底大动脉短轴＋右心室流入道切面及三血管切面等。

四腔心切面和右心室流入道切面是超声诊断胎儿三尖瓣下移畸形中最为重要的两个切面。在四腔心切面显示心脏显著扩大,心胸比率(C/T)>50%。左、右心比例严重不对称,右心房显著扩大,三尖瓣隔叶下移并黏附于室间隔上,瓣叶活动度小,开口于右室的中部或心尖部,右心室被下移的三尖瓣分成房化右心室和功能右心室两部分(图 34-5A、B、C 动🛜)。三尖瓣前叶位置多正常,表现瓣叶增大、冗长呈"船帆状"(图 34-6A、B、C 动🛜)。

有部分胎儿三尖瓣下移畸形合并三尖瓣后叶下移,但在四腔心切面不能显示三尖瓣后叶,此时,就需要行右心室流入道切面观察三尖瓣后叶有无下移(图 34-7A、B)。右心室流入道切面在常规胎儿超声心动图扫查中不是一个常规扫查切面,但在诊断三尖瓣下移畸形或在进行三尖瓣病变鉴别诊断时,必须增加右心室流入道切面的扫查,观察三尖瓣后叶发育情况。

(二)胎儿三尖瓣下移畸形产前超声诊断相关注意事项

1. 胎儿三尖瓣下移的超声诊断标准　正常胎儿通常存在三尖瓣与二尖瓣的错位,三尖瓣较二尖瓣更靠近心尖方向,在四腔心切面,随着妊娠孕周的增大,二尖瓣和三尖瓣隔叶分离增大。通常在中孕期,三尖瓣隔叶距心脏十字交叉在 3mm 以内认为是正常的;在晚孕期,5mm 以内是正常的。在临界情况下,房化右室处室间隔变薄,三尖瓣前叶延长,提示三尖瓣下移畸形存在的可能。

2. 胎儿三尖瓣下移畸形超声诊断　典型的三

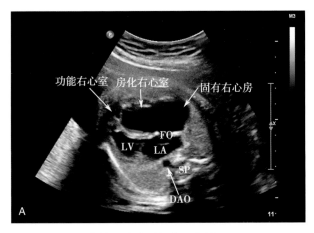
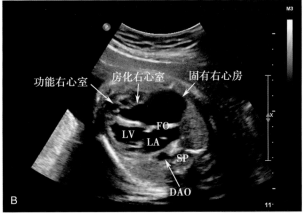

图 34-5　胎儿三尖瓣下移畸形超声示意图 2

A. 四腔心切面显示右心房、室扩大,三尖瓣隔叶下移至室间隔近心尖部,右心室被下移的三尖瓣分成房化右心室和功能右心室两部分(舒张期);B. 与图 A 为同一切面(收缩期);C. 图 A、B 动态图,动态观察房化右室部室间隔变薄呈矛盾运动。

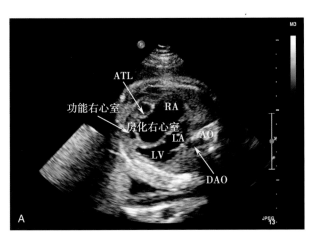
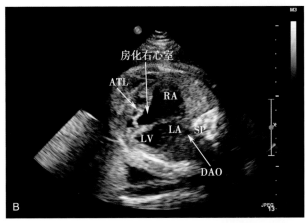

图 34-6　胎儿三尖瓣下移畸形超声示意图 3

A. 四腔心切面显示右心房、室扩大,三尖瓣隔叶下移至室间隔近心尖部,右心室被下移的三尖瓣分成房化右心室和功能右心室两部分(舒张期),三尖瓣前叶位置正常表现瓣叶增大、冗长呈"船帆状",室间隔膨向左侧;B. 与图 A 为同一切面(收缩期),三尖瓣前叶位置正常表现瓣叶增大、冗长,室间隔平直;C. 图 A、B 动态图,动态观察房化右室部室间隔变薄呈矛盾运动。

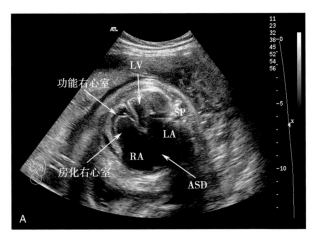
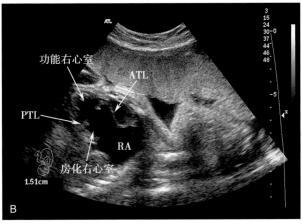

图 34-7　胎儿三尖瓣下移畸形超声示意图 4

A. 四腔心切面显示右心房、室扩大,三尖瓣隔叶下移至室间隔近心尖部,右心室被下移的三尖瓣分成房化右心室和功能右心室两部分,伴房间隔缺损;B. 右室流入道切面显示三尖瓣后叶下移 1.5cm。

尖瓣下移畸形在四腔心切面显示右心房、室扩大，尤其是右心房显著扩大，三尖瓣隔叶下移附着于室间隔，右心室被下移的三尖瓣分成房化右心室和功能右心室两部分，三尖瓣前叶正常附着于瓣环，瓣叶增大、冗长呈"船帆状"、延伸至心室游离壁（图34-8A、B 动 ），彩色多普勒显示严重三尖瓣反流，三尖瓣反流束起始点低，在右心室近心尖部（图34-9A、

B 动 ）。严重的三尖瓣下移畸形病例在四腔心切面显示三尖瓣隔叶下移至心尖部，甚至看不见三尖瓣隔叶下移附着的位置，形成较大的房化右室部分，房化右室部室间隔变薄与左室壁呈矛盾运动（图34-10A、B、C 动 ），功能右室部分极小时，需要结合彩色多普勒血流显像评估功能右室的大小（图34-11A、B 动 ）。

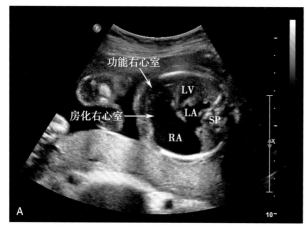

图 34-8 胎儿三尖瓣下移畸形超声示意图 5
A. 右心室被下移的三尖瓣分成房化右心室和功能右心室两部分，三尖瓣前叶正常附着于瓣环，瓣叶增大、冗长呈"船帆状"、延伸至心室游离壁；B. 图 A 动态图。

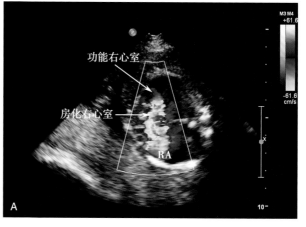

图 34-9 胎儿三尖瓣下移畸形超声示意图 6
A. 彩色多普勒显示严重三尖瓣反流，三尖瓣反流束起始点低，在右心室近心尖部；B. 图 A 动态图。

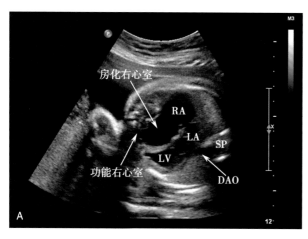

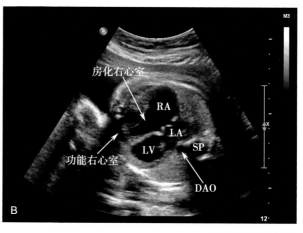

图 34-10 胎儿三尖瓣下移畸形超声示意图 7
A. 四腔心切面显示三尖瓣隔叶下移至心尖部，形成较大的房化右室部分，房化右室部室间隔变薄与左室壁呈矛盾运动（舒张期）；B. 与图 A 为同一切面（收缩期）；C. 图 A、B 动态图，动态观察房化右室部室间隔变薄呈矛盾运动。

3. 彩色多普勒血流显像　胎儿三尖瓣下移畸形均伴有不同程度的三尖瓣反流,三尖瓣反流发生在整个收缩期,反流起始点位于右室的中部或心尖部(图 34-12A、B 动 🛜),峰值血流速度多在 200cm/s

以下(图 34-13A、B 动 🛜、C)。妊娠早期严重的三尖瓣下移畸形可发生心脏扩大伴三尖瓣反流,彩色多普勒若能检测到典型的严重三尖瓣反流可作出诊断。

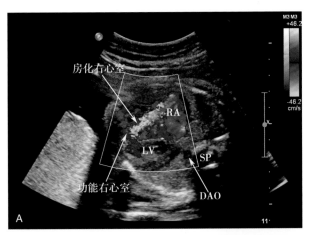

图 34-11　胎儿三尖瓣下移畸形超声示意图 8
A. 功能右室部分极小时,彩色血流显示三尖瓣反流起始于心尖部;B. 图 A 动态图。

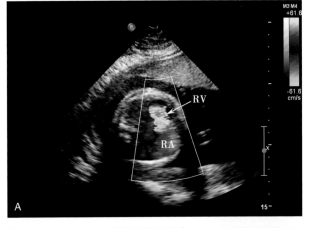

图 34-12　胎儿三尖瓣下移畸形超声示意图 9
A. 彩色血流显示重度三尖瓣反流,反流束起始于心尖部;B. 图 A 动态图。

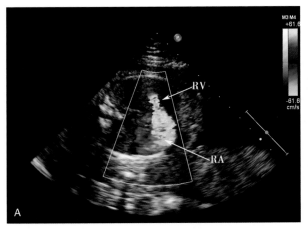

图 34-13　胎儿三尖瓣下移畸形超声示意图 10
A. 彩色血流显示重度三尖瓣反流,反流束起始于右心室中部;B. 图 A 动态图;
C. 频谱多普勒显示反流速度为 214cm/s。

4. 胎儿三尖瓣下移畸形的漏诊　在妊娠中期或病变较轻者,四腔心切面可显示心脏无扩大,心胸比率正常,尤其是左、右心比例对称时,极易漏诊(图 34-14A、B 动 🛜)。此时,彩色多普勒血流显像可以帮助我们减少漏诊(图 34-15A、B 动 🛜)。

5. 胎儿三尖瓣后叶下移畸形超声诊断　三尖

瓣下移畸形主要累及三尖瓣的隔叶和后叶,当病变主要累及三尖瓣后叶或合并三尖瓣隔叶轻度下移时,在四腔心切面主要表现右心房扩大,而未形成房化右室和功能右室的解剖学特征时,产前超声容易漏诊或仅发现三尖瓣反流(图 34-16A、B 动 🛜、C、D 动 🛜、E、F 动 🛜、G、H 动 🛜、I)。在三尖瓣下移畸形的超声诊断中只要发现右心房扩大、三尖瓣反流时,应常规进行右心室流入道切面的观察,可以提高三尖瓣后叶下移畸形检出率(图 34-17A、B 动 📶、C、D 动 📶、E、F 动 📶)。

6. **三维超声**　三维超声断层成像或正交平面成像可以显示心脏扩大、三尖瓣瓣叶附着位置。三维表面成像能够提供更多瓣膜解剖结构信息(图 34-18A、B 动 📶、C、D 动 📶),有利于产前诊断咨询。

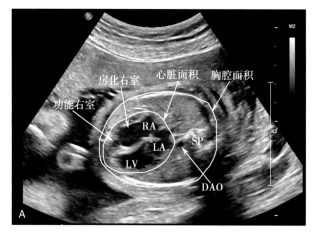

图 34-14　胎儿三尖瓣下移畸形超声示意图 11
A. 四腔心切面显示胎儿心胸比率正常;B. 图 A 动态图。

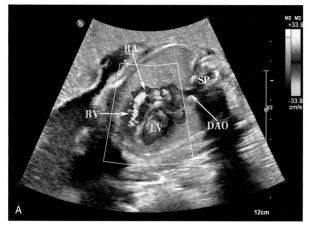

图 34-15　与图 34-14 为同一胎儿
A. 超声血流显示三尖瓣反流束起始于心尖部,为典型三尖瓣下移畸形的彩色多普勒血流特点;B. 图 A 动态图。

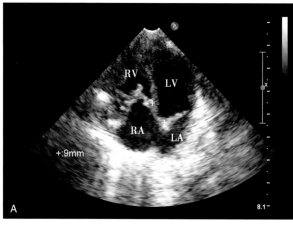

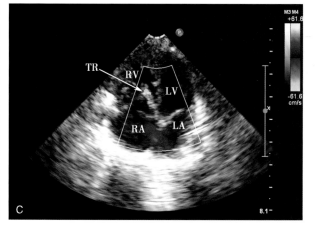

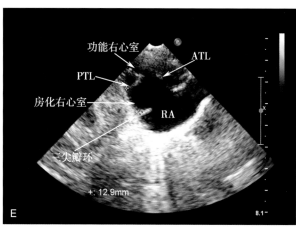

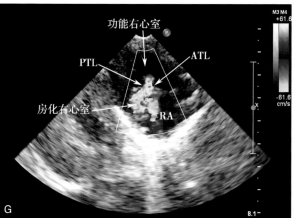

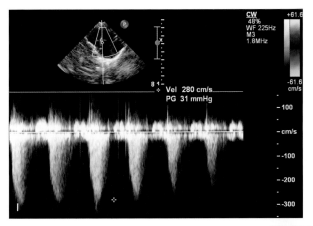

图 34-16　新生儿三尖瓣后叶下移畸形超声示意图

A. 四腔心切面显示右心室无增大，三尖瓣隔叶与二尖瓣前叶间距 9mm；B. 图 A 动态图；C. 在四腔心切面彩色血流显示三尖瓣少量反流；D. 图 C 动态图；E. 右室流入道切面显示三尖瓣后叶下移 12.9mm；F. 图 E 动态图；G. 右室流入道切面彩色血流显示三尖瓣大量反流；H. 图 G 动态图；I. 频谱多普勒显示三尖瓣反流速度 280cm/s。

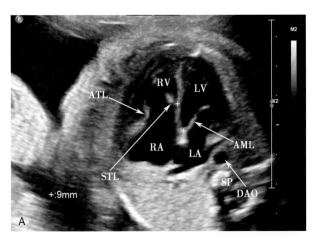
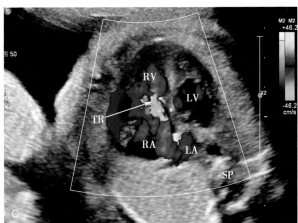

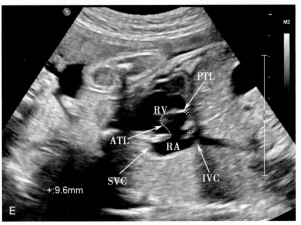

图 34-17　胎儿三尖瓣隔叶和后叶下移畸形超声示意图

A. 四腔心切面显示右心房增大，三尖瓣隔叶下移 9mm；B. 图 A 动态图；C. 在四腔心切面彩色血流显示三尖瓣轻度反流；D. 图 C 动态图；E. 右室流入道切面显示三尖瓣后叶下移 9.6mm；F. 图 E 动态图。

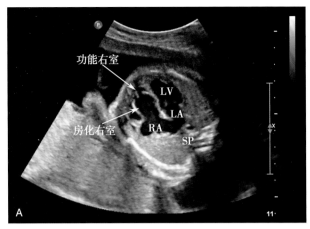

图 34-18　胎儿三尖瓣下移畸形超声示意图 12
A. 四腔心切面显示全心增大,三尖瓣隔叶下移;B. 图 A 动态图;
C. 三维超声显示三尖瓣隔叶下移更加直观;D. 图 C 动态图。

7. 三尖瓣下移畸形超声心动图预后评分　在舒张末期四腔心切面,测量右心房和房化右室的总面积与功能右室和左心的总面积,计算两者的比值即为胎儿三尖瓣下移畸形超声心动图评分(图 34-19A、B)。表 34-1 将三尖瓣下移畸形分为四级,从一级至四级病情逐渐加重。

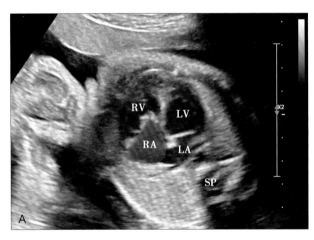

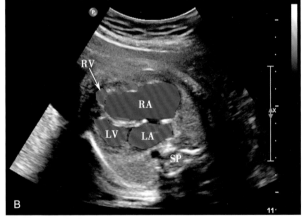

图 34-19　胎儿三尖瓣下移畸形超声心动图评分示意图
A. 在舒张末期四腔心切面测量右心房和房化右室的总面积(RA,图中蓝色部分),除以剩余右心室(RV)、左心房(LA)与左心室(LV,图中红色部分)面积总和,比值<0.5,预后很好;B. 胎儿三尖瓣下移畸形超声心动图评分,比值>1.5,预后极差。

表 34-1　三尖瓣下移畸形胎儿和婴儿超声心动图预后评分

评分	比值	预后
一级	<0.5	非常好
二级	0.5~0.99	好:生存率达 92%
三级	1~1.49	差:早期死亡率 10%;儿童期死亡率 45%
四级	>1.5	极差:死亡率接近 100%

〔引自:Celermajer DS,Bull C,TillJA,et al.Ebstein's anomaly:presentation and outcome from fetus to adult.J AM Coll Cardiol,1994,23(1):170-176.〕

三尖瓣下移畸形胎儿约半数右心功能衰竭,引发胎儿水肿,如胸腔积液、腹腔积液及心包积液等(图 34-20A、B、C)。如果发现三尖瓣下移畸形胎儿出现全心扩大伴有胸、腹腔积液及心律失常等,是胎儿胎死宫内的前兆(图 34-21A、B 动、C 动)。

8. 动脉导管反流　由于功能右心室缩小、壁薄收缩无力,右心射血量下降,使肺动脉灌注不足,可引起肺动脉变细窄,动脉导管及肺动脉瓣反流

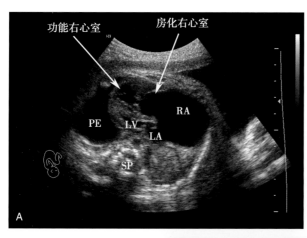

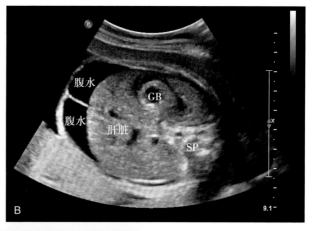

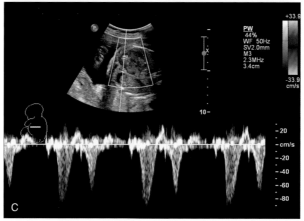

图 34-20　胎儿三尖瓣下移畸形超声示意图 13

A. 右心房室显著扩大、胸腔积液；B. 胆囊壁水肿增厚、腹腔大量积液；C. 心律失常。

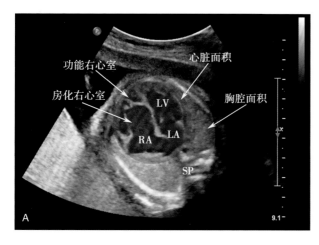

图 34-21　胎儿三尖瓣下移畸形超声示意图 14

A. 全心扩大，心胸比例增大；B. 图 A 动态图，胎儿心动过缓、心律不齐；C. 动态图显示胎儿肝脏增大、肝静脉增宽、胆囊水肿及大量腹水。

（图 34-22A、B 动 📶）。

9. **与三尖瓣发育不良鉴别**　评估三尖瓣隔叶是否移位是区分三尖瓣下移畸形和三尖瓣发育不良的重要因素。两者都可能出现严重的三尖瓣反流伴右心房扩张，心脏扩大，但只有三尖瓣下移畸形才会出现隔叶移位，隔叶向心尖部移位使右室房化，减少了有效的右室容积。有时三尖瓣下移畸形

与三尖瓣发育不良在二维超声心动图难以鉴别，采用彩色多普勒显示三尖瓣反流束起始点有助于鉴别两者。三尖瓣发育不良反流束的起始点在三尖瓣附着的瓣环水平，而三尖瓣下移畸形由于三尖瓣隔叶和后叶下移，反流束起始点低，在右心室中部或心尖部（详见第三十五章三尖瓣发育不良）。

10. **与三尖瓣缺如鉴别**　三尖瓣缺如在四腔

心切面表现右心扩大及三尖瓣反流,声像图表现酷似三尖瓣下移畸形(图 34-23A、B 动),彩色血流显像三尖瓣缺如在心室舒张期右心房血流进入右心室时,无血流过瓣效应,在心室收缩期右心室血流又返回到右心房,即右心房与右心室间呈来回血流(图 34-24A、B、C 动),这与三尖瓣下移畸形的三尖瓣反流不同(详见第三十六章三尖瓣缺如)。

11. 与双腔右心室鉴别　双腔右心室高压腔与低压腔之间的血流梗阻位于右心室腔内,三尖瓣反流使右心房扩大,彩色血流显示右心室内的湍流血流向三尖瓣及右心房反流,表现类似三尖瓣下移畸形时反流起始点位于右室内的特点(图 34-25A、B 动),但双腔右心室伴有右室壁增厚、右室腔小及三尖瓣叶附着位置正常,与三尖瓣下移畸形易于鉴别。

五、胎儿超声心动图诊断

三尖瓣下移畸形是三尖瓣前叶附着于三尖瓣环正常水平,三尖瓣隔叶和后叶附着点向心尖下移,附着于三尖瓣环水平以下的右室壁,瓣叶短小、

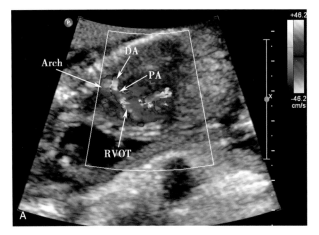

图 34-22　胎儿三尖瓣下移畸形超声示意图 15
A. 胎儿动脉导管及肺动脉瓣反流;
B. 图 A 动态图。

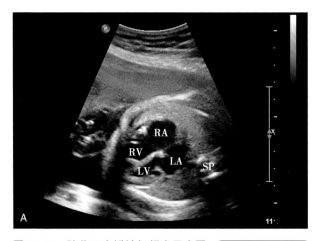

图 34-23　胎儿三尖瓣缺如超声示意图
A. 在四腔心切面表现右心室扩大,声像图表现酷似三尖瓣下移畸形,动态图显示右心房室间无三尖瓣叶结构;B. 图 A 动态图。

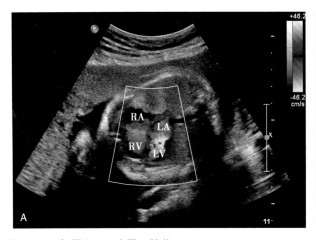

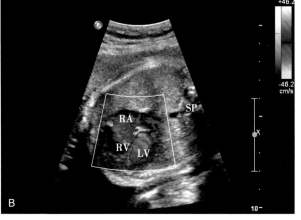

图 34-24　与图 34-23 为同一胎儿
A. 心室舒张期右心房血流进入右心室时,无血流过瓣效应;B. 心室收缩期右心室血流又返回到右心房;C. 图 A 动态图,动态显示右心房与右心室间呈来回血流。

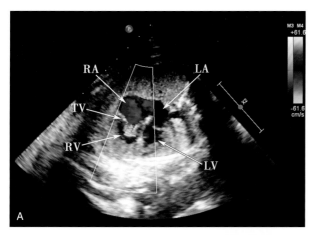

图 34-25　胎儿双腔右心室超声示意图
A. 彩色血流显示类似三尖瓣下移畸形时反流起始点位于右室内的特点，但右室壁增厚、三尖瓣叶附着位置正常可予以鉴别；B. 图 A 动态图。

边缘卷曲增厚呈菜花状，右心室近心底的部分（三尖瓣环与下移的三尖瓣隔叶和后叶附着点之间的右心室部分）形成房化右室。彩色多普勒显示重度三尖瓣反流，三尖瓣反流束起始点低，血流束起始于右心室的中部或心尖部。严重的三尖瓣下移畸形其下移的三尖瓣叶达心尖部，往往房化右室很大，能够观察到室间隔矛盾运动，即室间隔的心尖段与基底段的反向运动。功能右室极小时，需要结合彩色多普勒血流显像评估功能右室的大小。

六、预后与治疗

胎儿三尖瓣下移畸形整体预后较差，胎儿宫内死亡率约 45%，产前预后不良的指标包括心脏显著扩大、肺动脉狭窄所致的右室流出道血流减少及胎儿水肿。妊娠 20 周之前检查发现心脏扩大者预后差。严重三尖瓣下移畸形患儿出生后 20%~40% 生存不到一个月，只有不到 50% 的患儿可以活到 5 岁。

产前超声检出三尖瓣下移畸形时，应结合胎儿三尖瓣下移畸形超声心动图预后评分，评估三尖瓣

下移畸形的严重程度，对严重预后不良甚至胎死宫内的患儿，应建议孕妇中止妊娠。对预后良好的患儿，建议产后评估右心功能，制订随访计划，必要时可行瓣膜成形术或换瓣术，近年来实施的三尖瓣下移畸形解剖矫治术取得了良好的效果。

（许　燕　接连利）

参 考 文 献

［1］YUAN SM. Ebstein's Anomaly: Genetics, Clinical Manifestations, and Management. Pediatr Neonatol, 2017, 58 (3): 211-215.

［2］付吉鹤, 张玉奇, 李晓琴, 等. 三尖瓣下移畸形的产前超声心动图诊断价值及漏误诊分析. 医学影像学杂志, 2021, 31 (7): 1132-1135.

［3］THEODORE DA, DANIELSON GK, KIZILTAN HT, et al. Surgical management of Ebstein's anomly: a 25-year experience. Circulation, 1997, 96 (Supple 1): 507.

［4］Holst KA, Connolly HM, Dearani JA. Ebstein's Anomaly. Methodist Debakey Cardiovasc J, 2019, 15 (2): 138-144.

［5］CELERMAJER DS, BULL C, TILL JA, et al. Ebstein's anomaly: presentation and outcome from fetus to adult. J Am Coll Cardiol, 1994, 23 (1): 170-176.

［6］POSSNER M, GENSINI FJ, MAUCHLEY DC, et al. Ebstein's Anomaly of the Tricuspid Valve: an Overview of Pathology and Management. Curr Cardiol Rep, 2020, 22 (12): 157.

［7］FREUD LR, ESCOBAR-DIAZ MC, KALISH BT, et al. Outcomes and Predictors of Perinatal Mortality in Fetuses With Ebstein Anomaly or Tricuspid Valve Dysplasia in the Current Era: A Multicenter Study. Circulation, 2015, 132 (6): 481-489.

［8］FREIRE G, NGUYEN T, SEKAR P, et al. Impact of prenatal haemodynamic and functional abnormalities in Ebstein's anomaly on survival. Cardiol Young, 2014, 24 (6): 1049-1056.

［9］李论, 杨学勇, 景小勇, 等. 三尖瓣下移畸形的外科治疗策略和中远期随访. 中华胸心血管外科杂志, 2020, 36 (6): 321-325.

第三十五章

三尖瓣发育不良

三尖瓣发育不良（tricuspid valve dysplasia）是指三尖瓣叶及其瓣下组织先天性发育异常，主要表现为三尖瓣瓣叶增厚、短小、卷曲，瓣叶异常分叶，腱索或乳头肌发育异常，瓣环发育不良等（图 35-1）。三尖瓣发育不良可以是孤立存在的异常，但更多是合并其他心血管畸形，如室间隔完整型肺动脉闭锁、右室双腔心及肺动脉狭窄等。笔者检出的胎儿先天性心脏畸形统计资料中三尖瓣发育不良占0.30%。在三尖瓣发育过程中，任何因素影响瓣叶的发育均可导致先天性三尖瓣形态和功能异常。

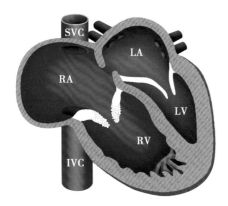

图 35-1　三尖瓣发育不良示意图

一、病理解剖与分型

三尖瓣发育不良可以影响整个瓣膜装置，瓣叶可有局部结节或弥漫性增厚、短小、边缘可有卷曲，瓣膜交界融合；腱索及乳头肌增粗，腱索缩短，腱索

间距缩小；瓣环大小可以正常、扩张或缩小。三尖瓣发育不良常伴有右心室流入道及肌小梁发育不良，右心房几乎总是增大的。三尖瓣发育不良可伴有不同程度的三尖瓣关闭对合不良。

根据三尖瓣瓣叶、腱索及乳头肌受累程度及病变波及的范围，将三尖瓣发育不良分为三型：

Ⅰ型主要病理解剖特点是病变累及三尖瓣瓣叶，三尖瓣瓣叶体部及下缘增厚、结节增生，三尖瓣下腱索及乳头肌结构正常（图 35-2A、B、C）。

Ⅱ型主要病理解剖特点是三尖瓣腱索乳头肌异常，腱索融合增粗，腱索变短、数目减少，使增厚的三尖瓣瓣叶部分下缘无腱索乳头肌结构，三尖瓣叶下缘呈游离状或直接附着于乳头肌及右室壁（图35-3A、B、C、D）。

Ⅲ型主要病理解剖特点是三尖瓣瓣叶局限性缺失、增厚或融合紧贴于室壁，不能分清瓣膜组织及瓣下结构（图 35-4 A、B、C）。

三尖瓣发育不良常合并右室流出道狭窄和闭锁，但同样是右室流出道严重狭窄不合并三尖瓣发育不良时，其三尖瓣瓣叶、腱索及乳头肌结构是正常的（图 35-5），或仅有三尖瓣瓣叶下缘局限性水肿增厚（图 35-6 A、B），这也间接支持三尖瓣发育不良是一种独立病种的观点，其发生机制有待于进一步探讨。孤立性三尖瓣发育不良时右心房、右心室的显著扩大与三尖瓣下移畸形极为相似，两者三尖瓣附着位置的不同是最重要的鉴别（图 35-7A、B、C）。

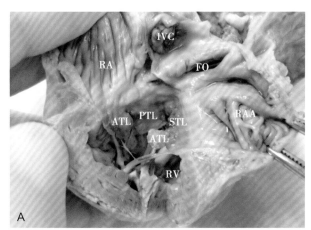
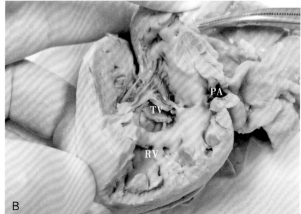

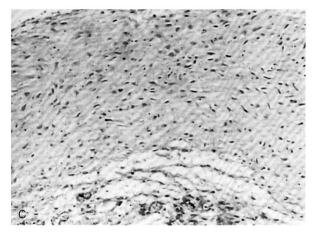

图 35-2　三尖瓣发育不良伴双腔右心室解剖示意图

A. 右心房增大、右室壁增厚,三尖瓣环无扩张,瓣叶附着于瓣环,瓣体部及下缘增厚、结节样增生,并见右心室壁肥厚;
B. 三尖瓣瓣叶下缘增厚,瓣下腱索及乳头肌结构正常,右心室壁肥厚及室腔内粗大肌束;C. 三尖瓣瓣叶体部结节样增生病理示瓣膜部分水肿伴纤维组织增生。

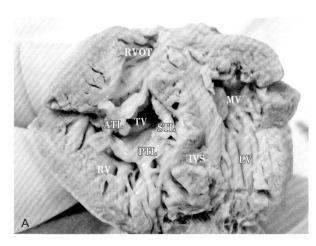
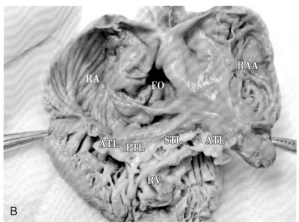

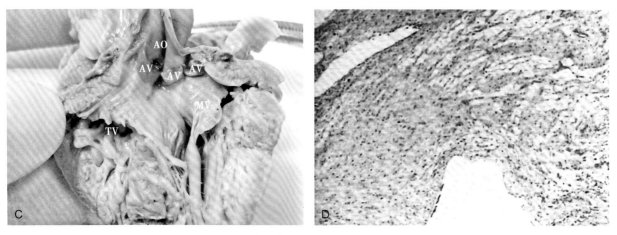

图 35-3　胎儿三尖瓣发育不良伴肺动脉狭窄解剖示意图

A. 右心室短轴剖面观见三尖瓣腱索融合增粗,腱索变短、数目减少,使增厚的三尖瓣瓣叶部分下缘无腱索乳头肌结构,呈游离状或直接附着于乳头肌及右室壁;B. 三尖瓣叶附着于瓣环,瓣叶下缘增厚、结节样增生,三尖瓣瓣叶下缘大部分呈游离状或直接附着于乳头肌及右室壁;C. 左室流出道剖面见二尖瓣、主动脉瓣结构正常;D. 三尖瓣瓣叶体部结节样增生病理示瓣膜水肿,纤维组织稀疏。

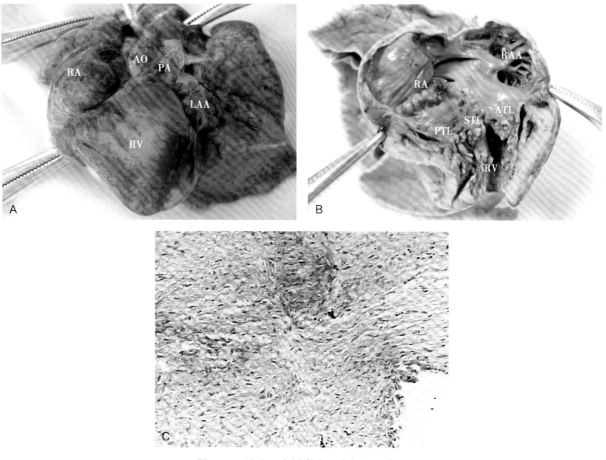

图 35-4　胎儿三尖瓣发育不良解剖示意图

A. 心脏外观可见右心房显著扩大;B. 右心房扩大,右室壁不厚,三尖瓣瓣叶可见大小不等的结节、瓣叶增厚、融合紧贴于室壁,不能分清瓣膜组织及瓣下结构;C. 三尖瓣瓣叶体部结节样增生病理示瓣膜纤维组织增生。

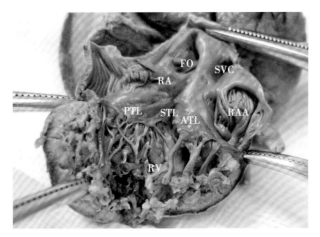

图 35-5 胎儿肺动脉狭窄解剖示意图 1

右心房增大、右室壁增厚,三尖瓣环、三尖瓣瓣叶、腱索及乳头肌结构正常。

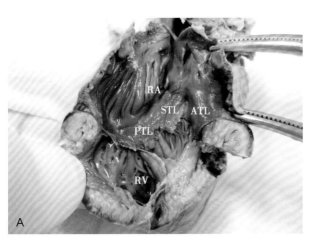

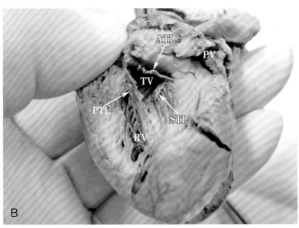

图 35-6 胎儿肺动脉狭窄解剖示意图 2

A. 剖开右心房、室及三尖瓣环见三尖瓣瓣叶、腱索及乳头肌结构正常,仅见三尖瓣隔瓣下缘水肿略增厚;B. 右室流入道及流出道剖面观见三尖瓣瓣口、隔叶、后叶腱索及乳头肌结构正常(前叶腱索及乳头肌被切除),并见右心室壁增厚。

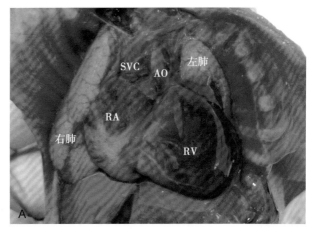

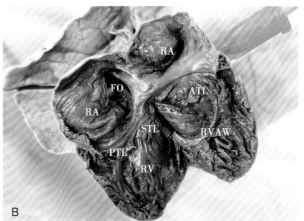

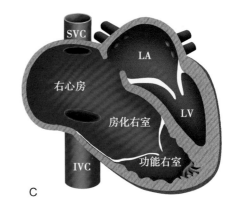

图 35-7 孤立性三尖瓣发育不良与三尖瓣下移畸形解剖示意图

A. 胎儿三尖瓣发育不良解剖见右心房与右心室显著扩大;B. 右心房、室剖面观见三尖瓣前叶、隔叶及后叶均附着于三尖瓣环,瓣体明显增厚并见大小不等的结节;C. 三尖瓣下移畸形示意图,示意三尖瓣叶下移,形成固有右心房、房化右室和功能右心室的解剖学特征与三尖瓣发育不良存在明显不同。

二、病理生理

三尖瓣发育不良多合并其他心血管畸形,其主要的病理生理改变是收缩期三尖瓣关闭对合不良,引起三尖瓣反流,大量三尖瓣反流引起右心容量负荷增加,继而引起右心房扩大。如右心室发育不良,由于右室壁增厚、室腔变小,进入右心室腔的血容量少,三尖瓣反流量小,主要引起右心房的扩大。在合并右室流出道梗阻时无论反流量大或小,均表现为三尖瓣高速反流血流。若为孤立性三尖瓣发育不良,胎儿心脏早期即发生三尖瓣大量反流,使右心容量负荷进一步加重,导致右心房、室显著扩张,右室壁变薄,右心室收缩乏力乃至发生右心功能衰竭。

三、超声扫查技巧及注意事项

胎儿三尖瓣发育不良超声诊断常用切面有四腔心切面 + 右室流入道切面 + 心底大动脉短轴 + 右心室流出道切面及三血管切面等。

1. 三尖瓣发育不良在四腔心切面显示右心房和 / 或右心室扩大,三尖瓣附着位置正常,三尖瓣瓣叶发育异常,三尖瓣瓣叶增厚、回声增强,瓣叶对合缘多呈粗颗粒状回声(图 35-8 A、B、C 动📶、D)。

2. 三尖瓣发育不良声像图表现右心房扩大、三尖瓣发育异常及三尖瓣重度反流与三尖瓣下移畸形极为相似(图 35-9 A、B、C 动📶、D、E 动📶、F),两者区别在于三尖瓣下移畸形时三尖瓣隔叶和 / 或后叶离开三尖瓣环下移附着于室间隔或右室后壁形成房化右室、功能右室及固有心房特有解剖学特征,而三尖瓣发育不良时三尖瓣 3 个瓣叶均发育异常,但三尖瓣瓣叶附着点仍位于三尖瓣环(图 35-10A、B、C 动📶)。三尖瓣下移畸形由于三尖瓣隔叶和后叶下移,三尖瓣反流束起始点位于右心室中部或心尖部,而三尖瓣发育不良时三尖瓣反流束起始点在三尖瓣环附近(图 35-11A、B 动📶)。

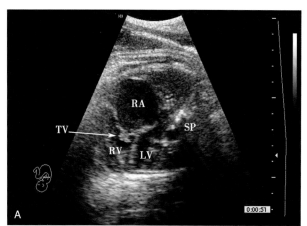

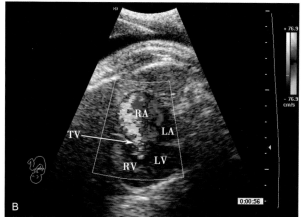

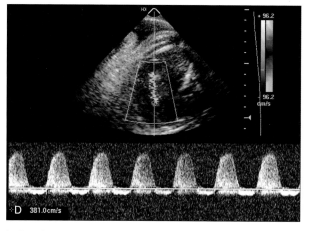

图 35-8　胎儿三尖瓣发育不良超声示意图 1
A. 四腔心切面显示右心房扩大,三尖瓣附着位置正常,三尖瓣瓣叶增厚、回声增强,瓣叶对合缘多呈粗颗粒状回声;B. 彩色血流显示三尖瓣重度反流;C. 图 B 动态图;D. 三尖瓣反流速度 381cm/s。

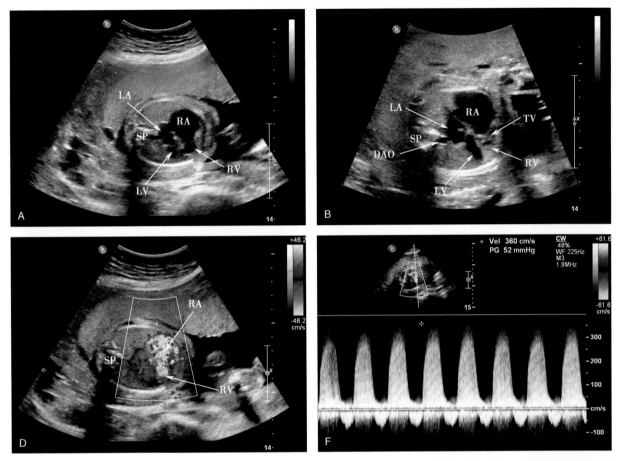

图 35-9 胎儿三尖瓣发育不良超声示意图 2

A. 四腔心切面显示右心房扩大,三尖瓣附着位置正常(舒张期); B. 与图 A 为图同一切面(收缩期),三尖瓣隔叶及前叶处关闭、瓣叶明显增厚; C. 图 A、B 动态图; D. 彩色血流显示三尖瓣重度反流; E. 图 D 的动态图; F. 三尖瓣反流速度 360cm/s。

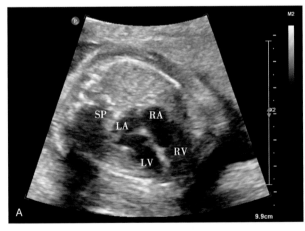 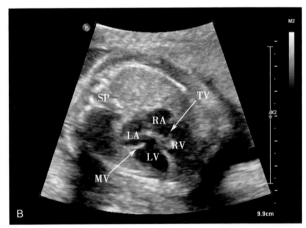

图 35-10 胎儿三尖瓣发育不良超声示意图 3

A. 四腔心切面显示右心房扩大,舒张期右心室近右心房的基底部似三尖瓣下移畸形的房化右室; B. 与图 A 为同一切面,收缩期三尖瓣闭合,可见三尖瓣隔叶及前叶附着位置正常; C. 图 A、B 动态图。

3. 三尖瓣发育不良在胸骨旁四腔心切面显示右心房增大，三尖瓣瓣叶局限性缺失或短小为主要表现时，易与三尖瓣隔叶缺如混淆（图 35-12A、B 动 📶），此时，调整扫查声束角度并使用电影回放技术仔细观察三尖瓣解剖结构，可发现发育短小、增厚的隔叶（图 35-13A、B、C 动 📶），彩色血流显示重度三尖瓣反流，三尖瓣反流起始于三尖瓣环水平，反流束紧贴于室间隔（图 35-14A、B 动 📶）。

4. 孤立性三尖瓣发育不良，胎儿早期超声心动图即可显示右心房、室扩大和三尖瓣增厚、回声增强。若右心室显著扩张时，右室漏斗腔可消失，右室壁变薄，室壁搏动幅度减小（图 35-15A、B、C 动 📶）。彩色血流显示三尖瓣反流起源点位于三尖瓣环水平，反流量大，但反流速度偏低（图 35-16A、B 动 📶、C）。当胎儿右心功能不全，右心室收缩不能将血液射入肺动脉，肺动脉发育不良而变细窄（图 35-17A、B 动 📶）。

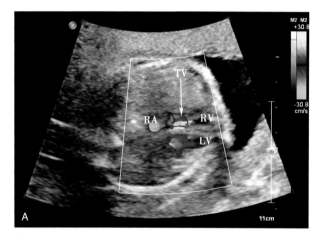

图 35-11　与图 35-10 为同一胎儿
A. 彩色血流显示三尖瓣反流束的起始点在三尖附近；B. 图 A 动态图。

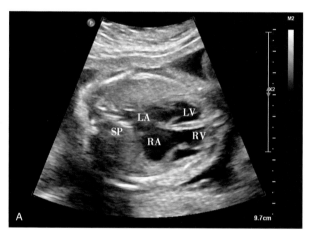

图 35-12　胎儿三尖瓣发育不良超声示意图 4
A. 四腔心切面显示右心房扩大，三尖瓣隔叶短小，声束垂直室间隔时短小的三尖瓣隔叶易被忽视，需要与三尖瓣隔叶缺如鉴别；B. 图 A 动态图。

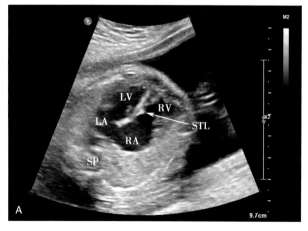

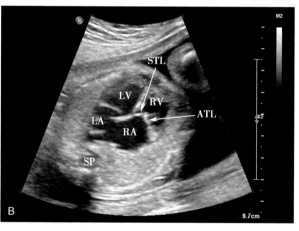

图 35-13　与图 35-12 为同一胎儿 1
A. 四腔心切面显示右心房扩大，三尖瓣增厚、短小；B. 与图 A 为同一切面（收缩期），三尖瓣隔叶及前叶关闭对合点偏向室间隔，瓣叶明显增厚；C. 图 A、B 动态图。

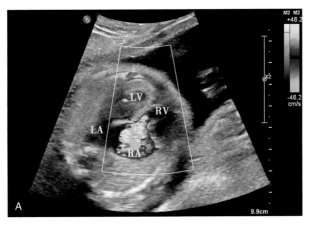

图 35-14　与图 35-12 为同一胎儿 2

A. 彩色血流显示重度三尖瓣反流，三尖瓣反流起始于三尖瓣环水平，反流束紧贴于室间隔；B. 图 A 动态图。

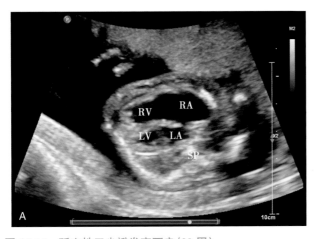
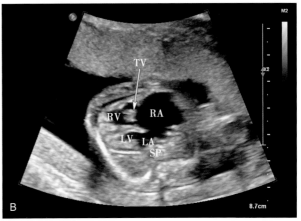

图 35-15　孤立性三尖瓣发育不良（20 周）

A. 四腔心切面显示右心房、室扩大（舒张期）；B. 与图 A 为同一切面（收缩期），三尖瓣附着位置正常，三尖瓣增厚、回声增强；C. 图 A、B 动态图 。

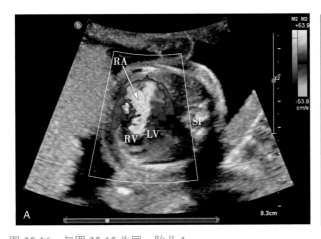
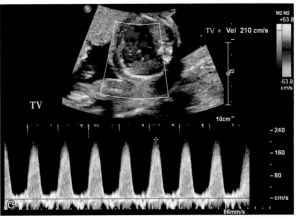

图 35-16　与图 35-15 为同一胎儿 1

A. 彩色血流显示重度三尖瓣反流，三尖瓣反流起始于三尖瓣环水平；B. 图 A 动态图；C. 三尖瓣反流速度 210cm/s。

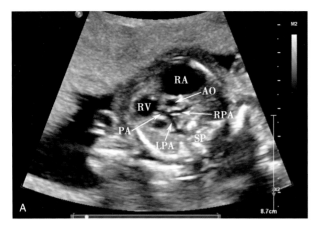

图 35-17 与图 35-15 为同一胎儿 2
A. 非标准大动脉短轴切面显示肺动脉及分支细窄；B. 图 A 动态图。

5. 胎儿三尖瓣发育不良常合并右室流出道狭窄和闭锁等其他心脏畸形，如胎儿肺动脉重度狭窄时表现右心房扩大及三尖瓣反流与三尖瓣发育不良类似，但胎儿肺动脉狭窄表现右室增厚、肺动脉狭窄后扩张及肺动脉瓣的回声异常，不伴三尖瓣发育不良时，三尖瓣瓣叶的结构回声正常予以鉴别；值得注意的是三尖瓣发育不良常伴有右室流出道梗阻，因此，在诊断胎儿肺动脉狭窄时要特别注意观察三尖瓣瓣叶的发育状况，以排除是否合并三尖瓣发育不良。

四、胎儿超声心动图诊断

右心房扩大伴三尖瓣反流声像图表现酷似三尖瓣下移畸形，在超声诊断中必须加以鉴别。三尖瓣发育不良是三尖瓣叶附着位置正常，三尖瓣瓣叶增厚、回声增强，瓣叶对合缘多呈粗颗粒状回声，瓣叶开放幅度小，三尖瓣反流束的起始点在三尖瓣附着的瓣环水平，而三尖瓣下移畸形的三尖瓣反流束起始点低，血流束起始于右心室的中部或心尖部，两者不难鉴别。

五、预后与治疗

胎儿三尖瓣发育不良的预后取决于病变严重程度及伴发畸形，孤立的三尖瓣发育不良病变程度轻，三尖瓣反流量不大时，预后较好；病变严重伴有三尖瓣大量反流时，容易合并右心功能不全，预后差；伴发严重的右室流出道梗阻畸形时预后差。选择继续妊娠的胎儿出生后应定期随访，观测三尖瓣反流程度、心腔大小及心功能，必要时行三尖瓣成形术甚至三尖瓣置换术。

（许 燕 接连利）

参 考 文 献

[1] SHARLAND GK, CHITA SK, ALLAN LD. Tricuspid valve dysplasia or displacement in intrauterine life. J Am Coll Cardiol, 1991, 17 (4): 944-949.

[2] SHANMUGAM S, SENNAIYAN UN, KRISHNA MR. Tricuspid Valve Dysplasia at Fetal Autopsy. Fetal Pediatr Pathol, 2020, 16: 1-4.

[3] STEPHENS EH, DEARANI JA, QURESHI MY, et al. The Congenital Tricuspid Valve Spectrum: From Ebstein to Dysplasia. World J Pediatr Congenit Heart Surg, 2020, 11 (6): 783-791.

[4] KOVALCHIN JP, IKEMBA CM, VERNON MM, et al. Outcomes and Predictors of Perinatal Mortality in Fetuses With Ebstein Anomaly or Tricuspid Valve Dysplasia in the Current Era: A Multicenter Study. Circulation, 2015, 132 (6): 481-419.

[5] 杨培枝, 耿斌, 李文秀, 等. 孤立性三尖瓣发育不良的产前超声心动图诊断. 中华超声影像学杂志, 2021, 30 (8): 685-690.

[6] FREUD LR, ESCOBAR-DIAZ MC, KALISH BT, et al. Outcomes and Predictors of Perinatal Mortality in Fetuses With Ebstein Anomaly or Tricuspid Valve Dysplasia in the Current Era: A Multicenter Study. Circulation, 2015, 132 (6): 481-489.

第三十六章

三尖瓣缺如

三尖瓣缺如（unguarded tricuspid orifice）是指右侧房室瓣全部瓣叶或部分瓣叶缺失、右心房与右心室仍存直接交通的一种先天性心脏畸形。主要病理改变为三尖瓣环处三尖瓣部分瓣叶或全部缺失，右心房与右心室存在交通，可伴有右心室发育不良及右心房增大。该病属于一种罕见的先天性心脏病，目前还没有一个权威性发病率统计数字。笔者检出的胎儿先天性心脏畸形统计资料中三尖瓣缺如占 0.1%。

一、胚胎学、遗传学及发生机制

三尖瓣缺如的发病机制尚不清楚。胚胎第 5~8 周三尖瓣叶开始形成，主要由心内膜垫和邻近的心肌组织发育和演变而来。三尖瓣前叶较大，位于前方，后叶位于前叶的后外侧，隔叶位于前、后叶的内侧，附着于三尖瓣环，启闭于右房室之间。如果在三尖瓣的胚胎发育早期发生停顿，三尖瓣前叶、隔叶和后叶停留在较原始的胚胎发育阶段，未发育形成 3 个瓣叶，即导致三尖瓣缺如，或仅有三尖瓣前叶发育，而隔叶和后叶缺如。

二、病理解剖与分型

三尖瓣缺如主要病理改变为三尖瓣环处三尖瓣部分瓣叶或全部缺失，右心房与右心室存在交通，可伴有右心室发育不良及右心房增大。

三尖瓣缺如时，右心房、室扩大，尤其是右心房显著扩大（图 36-1）。右心房与右心室之间可见不规则的房室分界，无三尖瓣环结构，右心室壁较左室壁略薄，右心室的内壁光滑，心内膜较厚，无三尖瓣瓣叶、腱索及乳头肌结构（图 36-2）。三尖瓣缺如可以为三尖瓣隔叶和后叶缺如，室间隔右侧及右室侧后壁室壁光滑，无瓣叶及腱索乳头肌结构，右室前壁发育不良呈筛网状，可见附于右室前壁三尖瓣前叶短小、瓣叶增厚，乳头肌直接插入瓣体（图 36-3A、B）。这与三尖瓣下移畸形时的三尖瓣隔叶和后叶下移不同，三尖瓣下移畸形时，右心房与右心室之间可见规则的房室分界及三尖瓣环结构，三尖瓣前叶仍附着于三尖瓣环，瓣叶宽大冗长，右心室被下移的三尖瓣隔叶和后叶分成两部分，即三尖瓣环至下移的功能三尖瓣口之间为房化右心室，有效三尖瓣口至心尖及肺动脉瓣环形成功能右心室（图 36-4）。

三、病理生理

胎儿三尖瓣缺如时由于右心房与右心室之间没有房室瓣口结构，在心脏舒缩周期中右心房与右心室间的血流为往返血流，右心室收缩时右心室腔的血流几乎全部流向右心房，右心室收缩期不能产生足够的压力打开肺动脉瓣，导致"功能性"肺动脉闭锁，或肺动脉瓣逆向反流血流，此时肺动脉血流由动脉导管反向血流供血。三尖瓣缺如时右心房与右心室间的往返血流使右心容量负荷加重，导致右心房、室扩大,同时右心房压力的升高使心房水平右向左分流增加,继而引起左心增大。可发生心力衰竭,引发胎儿水肿,如胸腔积液、心包积液等。

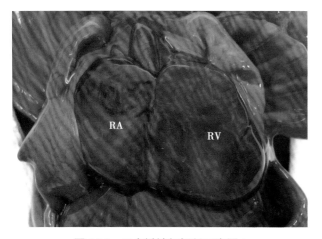

图 36-1 三尖瓣缺如解剖示意图 1
心脏外观见右心房、室显著扩大。

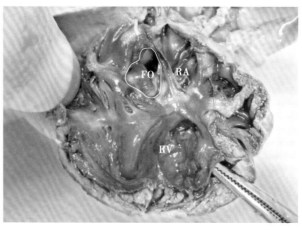

图 36-2 三尖瓣缺如解剖示意图 2
右心房与右心室之间可见不规则的房室分界,无三尖瓣环结构,右心室壁较左室壁略薄,右心室的内壁光滑,心内膜较厚,无三尖瓣瓣叶、腱索及乳头肌结构。

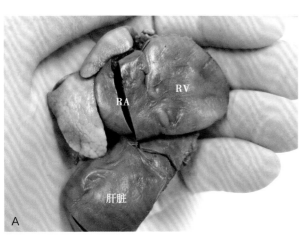

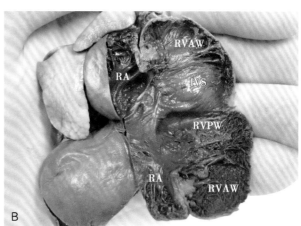

图 36-3 三尖瓣隔叶和后叶缺如解剖示意图
A. 心脏外观见右心房、室显著扩大;B. 三尖瓣隔叶和后叶缺如,室间隔右侧及右室侧后壁室壁光滑,无瓣叶及腱索乳头肌结构,右室壁薄,右室前壁可见三尖瓣前叶短小、瓣叶增厚,乳头肌直接插入瓣体;RVAW:右室前壁;RVPW:右室后壁。

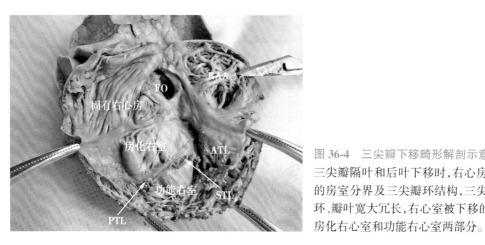

图 36-4 三尖瓣下移畸形解剖示意图
三尖瓣隔叶和后叶下移时,右心房与右心室之间可见规则的房室分界及三尖瓣环结构,三尖瓣前叶仍附着于三尖瓣环、瓣叶宽大冗长,右心室被下移的三尖瓣隔叶和后叶分成房化右心室和功能右心室两部分。

四、超声扫查技巧及注意事项

胎儿三尖瓣缺如超声诊断常用切面有四腔心切面＋左心室长轴切面＋心底大动脉短轴＋右心室流入道切面及三血管切面等。

1. 三尖瓣瓣叶全部缺如时，在四腔心切面显示右心房、室扩大，右心房室间无三尖瓣叶结构，右心室壁较左室壁略薄，右心室的内壁光滑，无瓣叶、腱索及乳头肌结构(图 36-5A、B、C 动 📶)。彩色血流显像在心脏舒缩周期中右心房与右心室之间的血流显示为来回血流，无血流过瓣效应(图 36-6A、B、C 动 📶)。心底大动脉短轴切面显示右心室流入道宽大，三尖瓣叶回声缺失，双心室短轴切面(二尖瓣水平)显示左室内二尖瓣呈鱼口状启闭，而右心室内无瓣叶启闭(图 36-7A、B 动 📶)。

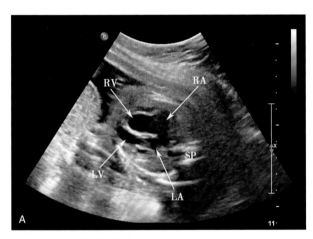
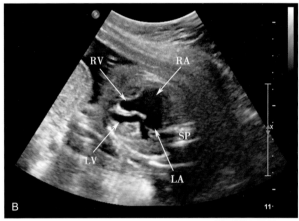

图 36-5　三尖瓣缺如超声示意图 3
A. 四腔心切面显示右心房、室扩大，右心室的内壁光滑，无瓣叶、腱索及乳头肌结构；B. 与图 A 为同一切面，收缩期无三尖瓣叶的关闭；C. 图 A、B 的动态图。

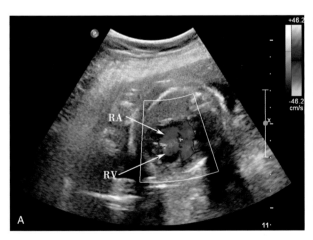
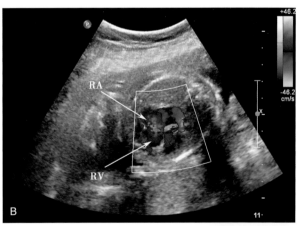

图 36-6　与图 36-5 为同一胎儿
A. 彩色血流显示心脏舒张期右心房血流进入右心室，无血流过瓣效应；B. 与图 A 为同一切面，收缩期右心室血流又返回右心房，心脏舒缩周期中呈来回血流；C. 图 A、B 的动态图。

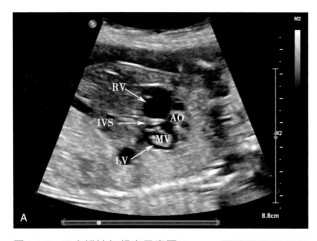

图 36-7　三尖瓣缺如超声示意图 4
A. 双心室短轴切面（二尖瓣水平）显示左室内二尖瓣呈鱼口状启闭，而右心室内无瓣叶启闭；B. 图 A 的动态图。

2. 三尖瓣隔叶和后叶缺如时，在胸骨旁四腔心切面显示右心房、室扩大，可见宽大的三尖瓣前叶启闭于右心房、室之间，室间隔光整，未显示三尖瓣隔叶（图 36-8A、B、C 动），在声束平行于室间隔的心底四腔心切面仍未显示三尖瓣隔叶结构（图 36-9A、B、C 动）。彩色血流显像与三尖瓣瓣叶全部缺如略有不同，在心脏舒缩周期中右心房与右心室之间的血流在经过三尖瓣环水平时有血流过瓣效应，收缩期显示重度三尖瓣反流，反流起始点位于心室腔内、反流束宽（图 36-10A、B 动）。三尖瓣后叶缺如在右心室流入道切面

可见右心室与右心房连接处的右室壁基底段至心尖部室壁光整、无瓣叶附着及腱索乳头肌结构，三尖瓣前叶闭合不全（图 36-11A、B、C 动）。彩色血流显示重度三尖瓣反流，其反流束宽、起始于心室腔内沿右室后壁向右心房反流（图 36-12A、B 动）。

3. 三尖瓣缺如时右心室收缩产生压力不足以打开肺动脉瓣，收缩期右心室流出道前向血流消失，右室流出道与肺动脉无血流连接，此时，判断肺动脉瓣是结构性闭锁还是"功能性"闭锁困难，但三尖瓣缺如时多伴有肺动脉瓣反流，依此可提示为"功能性"肺动脉闭锁，肺动脉血流来源于动脉导管反向血流供血（图 36-13A、B 动、C）。伴有室间隔缺损时其室间隔缺损的血流分流为单向左向右分流（图 36-14A、B 动）。

4. 严重的三尖瓣下移畸形在三尖瓣隔叶下移至右室心尖部形成巨大房化右心室，而功能右室极小时声像图酷似三尖瓣缺如（图 36-15A、B 动），此时，通过彩色血流显示三尖瓣反流血流起源于右室心尖部（图 36-16A、B 动），可与三尖瓣缺如鉴别。三尖瓣缺如时在四腔心切面显示右室腔内的条状回声带也不要误为三尖瓣下移畸形时三尖瓣前叶回声（图 36-17A、B 动），该索条状回声带并不呈瓣叶样启闭运动可予以鉴别。

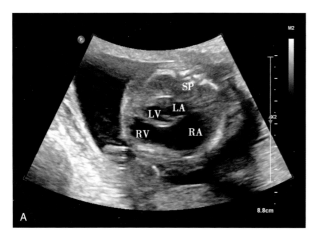

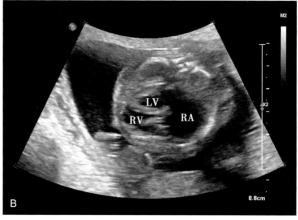

图 36-8　三尖瓣隔叶和后叶缺如超声示意图
A. 四腔心切面显示右心房、室扩大，室间隔光整，未显示三尖瓣隔叶；B. 与图 A 为同一切面，收缩期三尖瓣前叶处闭合状态；C. 图 A、B 的动态图。

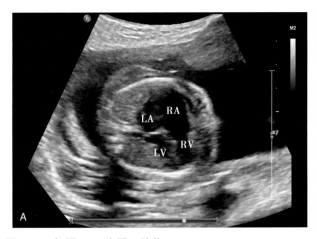
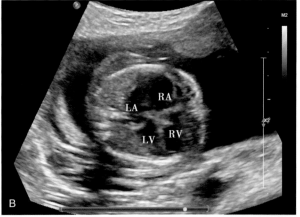

图 36-9　与图 36-8 为同一胎儿 1

A. 在声束平行于室间隔的心底四腔心切面仍未显示三尖瓣隔叶；B. 与图 A 为同一切面，收缩期三尖瓣前叶处闭合状态；C. 图 A、B 的动态图。

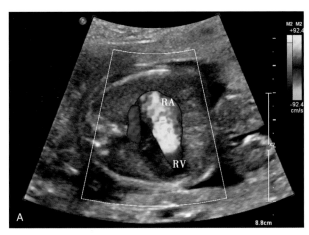

图 36-10　与图 36-8 为同一胎儿 2

A. 彩色血流显示重度三尖瓣反流，反流其起始点位于心室腔内、反流束宽；B. 图 A 的动态图。

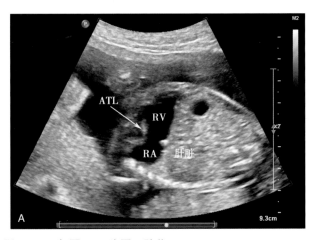
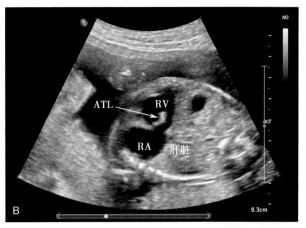

图 36-11　与图 36-8 为同一胎儿 3

A. 右心室流入道切面可见右心室与右心房连接处的右室壁基底段至心尖部室壁光整、无三尖瓣后叶附着及腱索乳头肌结构；B. 与图 A 为同一切面，收缩期三尖瓣前叶处于闭合状态，后叶缺如；C. 图 A、B 的动态图。

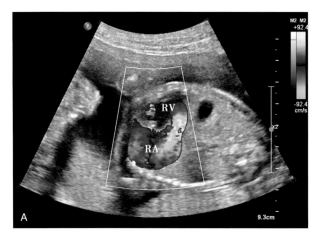

图 36-12　与图 36-8 为同一胎儿 4

A. 彩色血流显示重度三尖瓣反流,其反流束宽,起始于心室腔内沿右室后壁向右心房反流;B.图 A 的动态图。

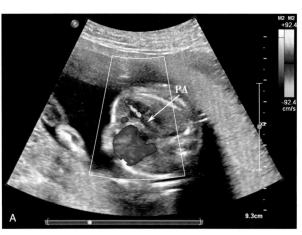

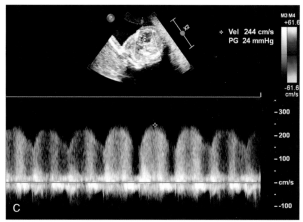

图 36-13　三尖瓣缺如伴肺动脉瓣反流超声示意图

A. 收缩期右心室流出道前向血流消失,肺动脉瓣反流持续整个心动周期;B. 图 A 的动态图;C. 频谱多普勒显示肺动脉瓣反流呈连续单峰型血流频谱,反流速度 244cm/s。

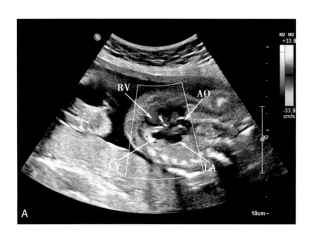

图 36-14　三尖瓣缺如伴室间隔缺损超声示意图

A. 彩色多普勒血流显示室间隔上段左向右分流血流;B.图 A 的动态图。

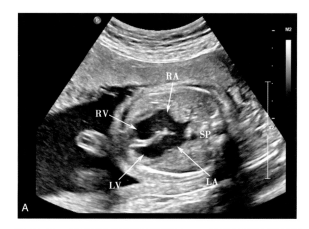

图 36-15　三尖瓣下移畸形超声示意图

A. 严重的三尖瓣下移畸形形成巨大房化右心室时声像图酷似三尖瓣缺如;B.图 A 的动态图。

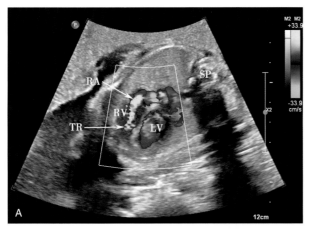

图 36-16 与图 36-15 为同一胎儿
A. 彩色血流显示三尖瓣反流血流起源于右室心尖部；B. 图 A 的动态图。

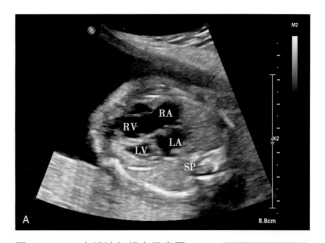

图 36-17 三尖瓣缺如超声示意图 5
A. 三尖瓣缺如时右室腔内的条状回声带，不能在心脏舒缩周期中做启闭运动可与三尖瓣下移畸形时三尖瓣前叶鉴别；B. 图 A 的动态图。

五、胎儿超声心动图诊断

三尖瓣缺如时在四腔心切面显示右心房、室扩大，右心房室间无三尖瓣叶结构，右心室的内壁光滑，无瓣叶、腱索及乳头肌结构。双心室短轴切面（二尖瓣水平）显示左室内二尖瓣呈鱼口状启闭，而右心室内无瓣叶启闭。彩色血流显像在心脏舒缩周期中右心房与右心室之间的血流为来回血流，无血流过瓣效应，多伴有动脉导管及肺动脉瓣反向血流。三尖瓣缺如，尤其是三尖瓣瓣叶部分缺如应与三尖瓣下移畸形鉴别。

六、预后与治疗

胎儿三尖瓣缺如畸形预后较差，三尖瓣全部瓣叶缺如的胎儿，孕期容易出现右心衰竭及胎儿水肿，甚至胎死宫内，可建议孕妇中止妊娠。对于选择继续妊娠的三尖瓣部分缺如的珍贵胎儿，建议产后评估右心大小、功能以及有无附壁血栓形成等，制订随访计划，适时进行瓣膜成形术或瓣膜植入术。

（接连利 许 燕）

参 考 文 献

[1] KANJUH VI, STEVENSON JE, AMPLATZ K, et al. Congenitally unguarded tricuspid valve orifice with coexistent pulmonary atresia. Circulation, 1964, 30: 911-917.

[2] WONG KK, FARQUHARSON DI, DUNCAN WJ. Unguarded tricuspid valvar orifice in the fetus. Cardiol Young, 2004, 14 (5): 557-559.

[3] KUMAR VIKRAMAN S, CHANDRA V, BALAKRISHNAN B, et al. Unguarded tricuspid orifice-a rare cause of fetal right atrial dilatation with characteristic color doppler sign: Case report with review of literature. J Clin Ultrasound, 2017, 45 (6): 370-374.

[4] ABDELNABI MH, SHEHATA H, SALEH Y, et al. A case of unguarded tricuspid valve orifice diagnosed accidentally in an adult. Echocardiography, 2019, 36 (3): 615-617.

[5] KISHI K, KATAYAMA H, OZAKI N, et al. Fatal cardiac anomaly of unguarded mitral orifice with asplenia syndrome. J Cardiol Cases, 2016, 15 (1): 6-9.

[6] 吴力军，张玉奇，陈亚青，等. 先天性三尖瓣口无功能的超声心动图诊断. 中华超声影像学杂志, 2016, 25 (8): 678-682.

[7] 李彬. 先天性三尖瓣无挡畸形诊疗现状分析. 中国分子心脏病学杂志, 2016, 16 (2): 1686-1688.

第三十七章

右心发育不良综合征

右心发育不良综合征(hypoplastic right heart syndrome,HRHS)是多种以右心发育不良为共同特征的先天性复合性心血管畸形,其主要病理改变为右心室腔明显缩小、三尖瓣环小,肺动脉瓣闭锁或狭窄及肺动脉发育不良(图 37-1)。临床上较为少见,发病率占先天性心脏病的 1.0%~3.0%,预后较差,生后如不治疗,大多数在 6 个月内死亡。笔者检出的胎儿心脏畸形统计资料中右心发育不良综合征占 2.11%。

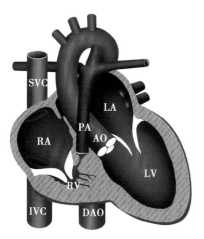

图 37-1　右心发育不良综合征示意图

一、胚胎学、遗传学及发生机制

目前右心发育不良综合征的发病机制尚不清楚,主要有两种假说:一种是原发性右心发育不良,即在心脏的发育过程中,右室发育相关通路受到特异性影响而引起的右室生长缺陷;另外一种是继发性的右心发育不良,主要是由于右室流入道或流出道梗阻而导致的血流动力学改变,表现为肺动脉闭锁或三尖瓣闭锁。三尖瓣闭锁的病因尚不清楚,有报道小鼠的三尖瓣闭锁与 Fog-2 或者 Hey-2 突变有关,两者均是与心脏形态发育相关的转录因子,还有极少报道三尖瓣闭锁的患者存在 22q11 微缺失等拷贝数变异。第二生心区作为右室发育的细胞来源,其相关基因在胚胎期调控右室及流出道发育中发挥重要作用,有研究认为 *Foxa2*、*Nkx2-5*、*Hand2*、*Tbxl* 等相关基因发生突变可能导致右心发育不良综合征的发生。

二、病理解剖与分型

右心发育不良综合征主要病理解剖改变有:①三尖瓣狭窄或闭锁(图 37-2A、B、C);②肺动脉瓣闭锁伴室间隔完整(图 37-3A、B),重者可合并右心室依赖性冠状动脉循环(图 37-4A、B、C);③三尖瓣环及右心室腔内径缩小(图 37-5A、B、C);④肺动脉瓣狭窄及肺动脉发育不良;⑤三尖瓣下移;⑥房间隔缺损(图 37-6)。

根据肺动脉瓣和三尖瓣是否闭锁和狭窄将右心发育不良综合征分为三种类型:①肺动脉瓣闭锁伴室间隔完整;②三尖瓣闭锁;③三尖瓣狭窄。

三、病理生理

右心发育不良伴肺动脉瓣闭锁时,肺动脉不能从右心室获得血液供应,肺动脉血供来源于动脉导管血流逆向灌注,而右心房血流小部分进入发育不良的右心室,大部分右心房血流经卵圆孔房间隔通道进入左心房,然后经二尖瓣口进入左心室及主动脉,胎儿全身血液循环供应均来自左心室,这样的病理生理改变导致胎儿左心承担了心脏全部容量负荷,可引起左心房、左心室增大及主动脉增宽。若伴

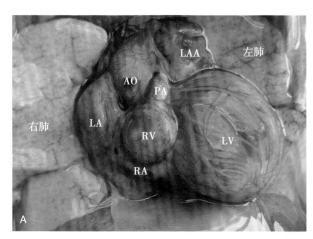
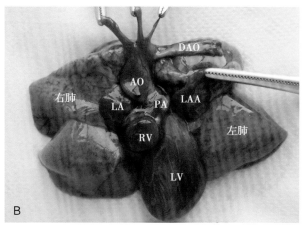
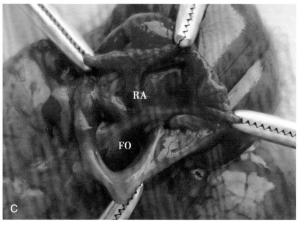

图 37-2 三尖瓣闭锁解剖示意图
A.右心室显著缩小、肺动脉细窄,左心房、左心室增大;B.为图A离体标本;
C.剖开右心房可见卵圆孔,无三尖瓣口及瓣叶结构。

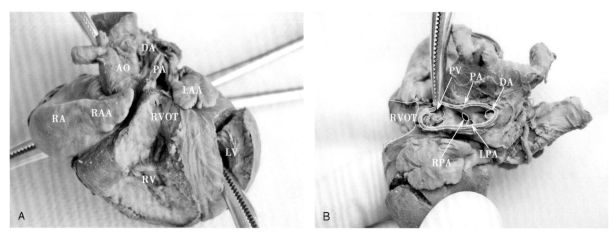

图 37-3 肺动脉瓣闭锁伴室间隔完整解剖示意图
A.右心房扩大,右室壁增厚、室腔显著缩小,右室流出道存在,室间隔完整;B.肺动脉瓣闭锁。

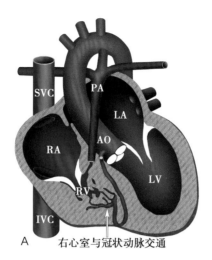

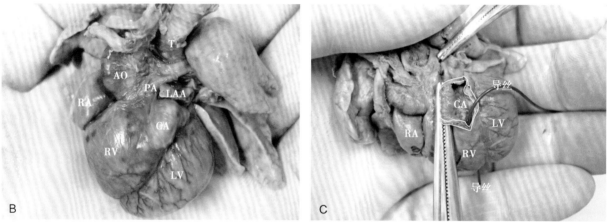

图 37-4　右心室依赖性冠状动脉循环解剖示意图

A.肺动脉瓣闭锁伴室间隔完整合并右心室依赖性冠状动脉循环示意图；B.右心室依赖性冠状动脉循环，可见右冠状动脉呈囊状扩张并突出于心脏表面；C.剖开囊状扩张的右冠状动脉见冠状动脉近端闭锁，用导丝探查冠状动脉远端连于右心室腔，剖开右心室腔可见与冠状动脉相通。

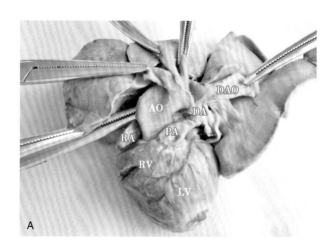

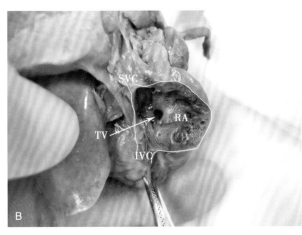

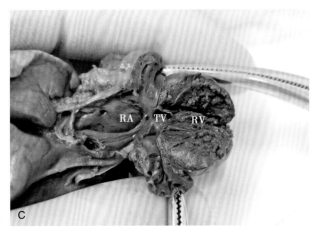

图 37-5　三尖瓣环及右心室腔内径缩小解剖示意图

A.右心室显著缩小,肺动脉细窄,剖开右心室可见室腔小、右室流出道闭锁;B.剖开右心房见三尖瓣口狭小,呈一圆形空洞;C.剖开右心室腔可见三尖瓣口狭小,右心室腔狭小,心肌排列紊乱。

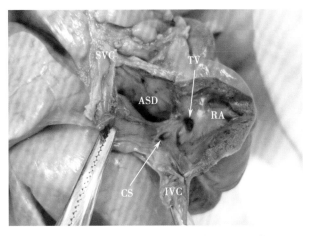

图 37-6　右心发育不良伴房间隔缺损解剖示意图

室间隔完整时,三尖瓣口是右心室唯一的血液出入通道,收缩期伴有三尖瓣反流,由于右室壁增厚及心室腔缩小,三尖瓣反流量小,但反流速度快。三尖瓣狭窄伴肺动脉瓣正常或狭窄时,可伴有右心室发育不良,右心房与右心室及肺动脉间存在血流交通。三尖瓣闭锁伴室间隔完整时,右心室的血液来自肺动脉瓣的反流血流,或三尖瓣闭锁伴肺动脉瓣闭锁时右心室成为一个潜在闭合的小腔。胎儿三尖瓣闭锁时,右心房血流不能进入右心室,全部血流经卵圆孔(和房间隔缺损口)流入左心房,左心室同时接受左、右心房的血液,左心室承担了全心输出负荷,导致左心室扩大,由于右心室流入道的阻塞,右心室多发育不良,明显缩小。

若三尖瓣闭锁伴室间隔缺损较小时,左心室血液经缺损口分流至右心室受限时,右室前向血流减少,动脉导管血流出现反向,右心室发育不良。室间隔缺损较大时,左心室血液经缺损口分流至右心室不受限时,由于右室前向血流较多,动脉导管没有反向血流,右心室发育良好。

四、超声扫查技巧及注意事项

胎儿右心发育不良以肺动脉瓣闭锁伴室间隔完整最多见,其超声扫查技巧及注意事项详见第十九章室间隔完整型肺动脉闭锁。

五、胎儿超声心动图诊断

1. 肺动脉闭锁伴室间隔完整型的右心发育不良　在四腔心切面显示左、右心比例不对称,右心室壁肥厚、室腔缩小,瓣膜增厚,腱索缩短,限制了瓣膜开放和右心室的充盈,室壁搏动幅度减低(图37-7A、B 动📶),彩色血流显示三尖瓣反流(图37-8A、B 动📶、C)。右心室重度发育不良时,右心室壁肥厚、室腔缩小伴右心室的充盈障碍(图37-9A、B、C 动📶)。右心室流出道切面及三血管切面显示肺动脉血流与右心室无连接(图37-10A、B 动📶),肺动脉血供来自动脉导管的逆向灌注(图37-11A、B 动📶)。肺动脉瓣闭锁伴室间隔完整时不论是否伴有右心发育不良,其肺动脉发育相比肺动脉瓣闭锁伴室间隔缺损时好。此外,右心室腔的缩小不伴有三尖瓣环缩小时,这是右心流出道严重梗阻(也包括肺动脉闭锁)引起的右心室壁肥厚所

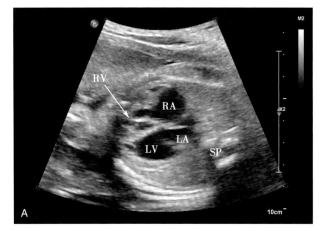

图 37-7 肺动脉闭锁伴室间隔完整型的右心发育不良超声示意图 1

A. 四腔心切面显示右心室壁厚、室腔小、瓣膜增厚,腱索缩短；B. 图 A 动态图,可见室壁搏动幅度减低。

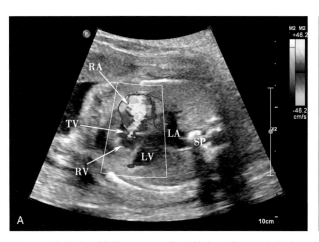

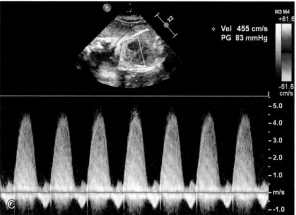

图 37-8 肺动脉闭锁伴室间隔完整型的右心发育不良超声示意图 2

A. 彩色血流显示三尖瓣反流；B. 图 A 动态图；C. 频谱多普勒显示三尖瓣高速反流频谱,反流速度 455cm/s。

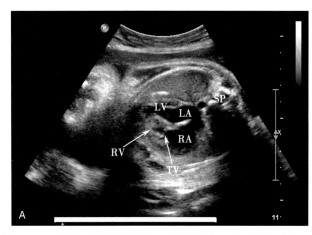

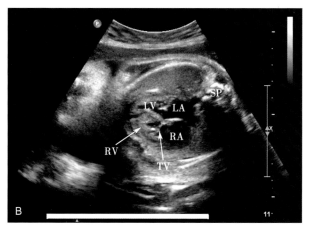

图 37-9 肺动脉闭锁伴室间隔完整型的右心发育不良超声示意图 3

A. 右心室重度发育不良,右室壁肥厚、室腔缩小；B. 与图 A 同一切面,心脏舒缩周期中右心室腔无明显变化；C. 图 A、B 动态图。

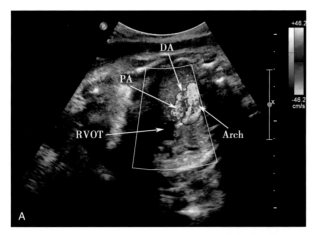

图 37-10　肺动脉闭锁伴室间隔完整型的右心发育不良超声示意图 4
A. 彩色血流显像右心室流出道切面显示肺动脉血流与右心室无连接；
B. 图 A 动态图。

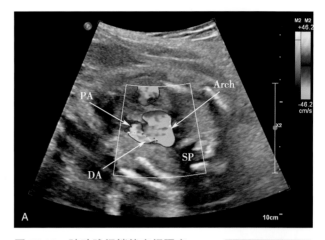

图 37-11　肺动脉闭锁伴室间隔完整型的右心发育不良超声示意图 5
A. 彩色血流显像三血管切面显示肺动脉血供来自动脉导管的逆向灌注；
B. 图 A 动态图。

致（图 37-12A、B 动🛜），并非右心室发育不良时的室腔缩小。

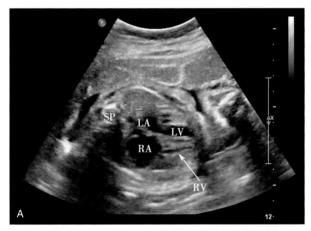

图 37-12　重度肺动脉狭窄伴右心室壁肥厚超声示意图
A. 四腔心切面显示右心室壁肥厚、室腔缩小；B. 图 A 动态图。

2. 三尖瓣闭锁（tricuspid atresia）　三尖瓣闭锁是一种三尖瓣完全封闭没有任何血流经过的畸形。从形态学上，三尖瓣闭锁可分为四种类型：肌型（62%）、膜型（29%）、类 Ebstein 型（6%）及瓣型（3%）。肌型三尖瓣闭锁没有三尖瓣瓣膜存在，房室瓣处为肌肉组织。膜型三尖瓣闭锁中房室瓣处为隔膜。类 Ebstein 型三尖瓣闭锁中右室腔内瓣膜样组织向心尖移位，但无孔，右心室房化。在瓣型三尖瓣闭锁中，尽管瓣膜是封闭无孔的，但是可以

看到瓣膜组织和腱索。三尖瓣闭锁时常常伴有右心室发育不良和室间隔缺损（图 37-13）。发育不良的程度取决于室间隔缺损的大小。三尖瓣的发育和右心室入口部分（窦部）相关，在三尖瓣闭锁时后者是缺如的。因此，三尖瓣闭锁时右心室只有漏斗部和小梁部。肺动脉分支发育不良并由动脉导管逆向灌注。

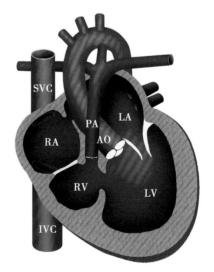

图 37-13　三尖瓣闭锁伴右心发育不良、室间隔缺损示意图

三尖瓣闭锁通常是一种孤立的畸形。不到 20% 的患儿伴有其他畸形，房间隔缺损最常见。大约 8% 的三尖瓣闭锁伴有主动脉缩窄，尤其是伴有大血管转位的病例，其他伴发畸形还包括永存左上

腔静脉、右位主动脉弓等。

（1）三尖瓣闭锁型右心发育不良：三尖瓣闭锁伴室间隔完整时，在四腔心切面显示右心室重度发育不良，右心室缩小，右心室壁肥厚，右室腔呈椭圆形或不规则形小腔，三尖瓣没有开放（图 37-14A、B 动 ）。三血管切面显示肺动脉及分支发育不良、主动脉明显增宽（图 37-15A、B 动 ）。彩色血流显示三尖瓣口无血流通过，肺动脉瓣可见少量反流，肺动脉血供来自动脉导管的逆向灌注（图 37-16A、B 动 ）。

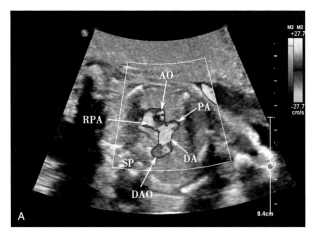

图 37-16　与图 37-15 为同一胎儿
A. 彩色血流显示肺动脉血供来自动脉导管的逆向灌注；B. 图 A 动态图。

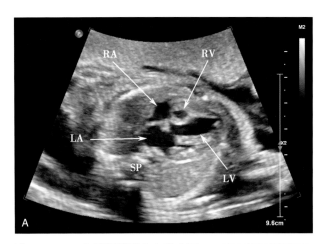

图 37-14　三尖瓣闭锁型右心发育不良超声示意图 1
A. 四腔心切面显示右心室壁肥厚、室腔缩小，三尖瓣没有开放，右心室退出心尖部；B. 图 A 动态图。

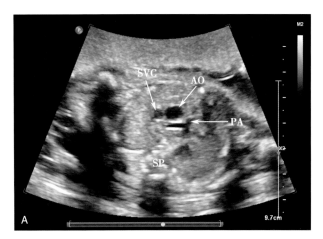

图 37-15　三尖瓣闭锁型右心发育不良超声示意图 2
A. 三血管切面显示肺动脉及分支发育不良、主动脉明显增宽；B. 图 A 动态图。

（2）三尖瓣闭锁伴室间隔缺损：若室间隔缺损较小或分流受限时，可致右心室发育不良，四腔心切面显示三尖瓣没有开放，右心室缩小，右室腔呈不规则形小腔，室间隔可见缺损（图 37-17A、B 动 、C、D 动 ）。右室流出道切面可显示肺动脉瓣缺如（图 37-18A、B 动 ），三血管切面显示肺动脉及分支发育不良、主动脉明显增宽。彩色血流显示肺动脉瓣为来回血流，肺动脉血供来自动脉导管的逆向灌注（图 37-19A、B 动 ）。若室间隔缺损较大时，右心室发育良好，四腔心切面显示三尖瓣没有开放，右室腔规则，室间隔可见缺损。三尖瓣闭锁伴室间隔缺损，也可见于左室型单心室，严重发育不良的右心室为残余心腔与肺动脉连接（图 37-20A、B、C 动 ）。

3. 三尖瓣狭窄型右心发育不良　三尖瓣狭窄不伴有肺动脉瓣及右室流出道狭窄时，在四腔心切面显示左、右心比例不对称，右心室缩小，右心室壁无肥厚，三尖瓣开口小（图 37-21A、B 动 ），彩色多普勒显示三尖瓣口血流束窄于二尖瓣口（图 37-22A、B 动 、C、D）。肺动脉与右心室连接，肺动脉较主动脉窄（图 37-23A、B、C 动 ）。

三尖瓣狭窄伴有肺动脉瓣重度狭窄时，左心房、室增大，右心房扩大，右心室壁肥厚、室腔缩小，三尖瓣可见开放、开口小(图 37-24A、B 动🛜)。彩色血流显示三尖瓣口前向血流束细窄并探及反流(图 37-25A、B、C 动🛜)。右室流出道切面显示

肺动脉瓣增厚、开放受限,可伴有肺动脉增宽(图 37-26A、B 动🛜),多普勒超声显示肺动脉瓣五彩湍流血流及高速射流频谱(图 37-27A、C 动🛜)。

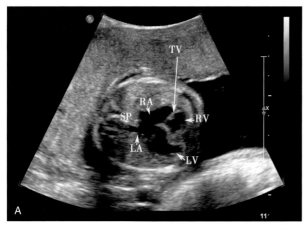
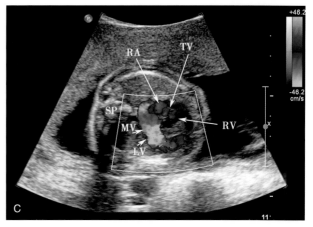

图 37-17　三尖瓣闭锁型右心发育不良伴室间隔缺损超声示意图
A. 四腔心切面显示三尖瓣没有开放,右心室退出心尖部,右室腔呈不规则形小腔;B. 图 A 动态图,可见室间隔缺损膜在两心室间摆动;C. 彩色血流显示右心房与右心室间无血流连通;D. 图 C 动态图,可见室间隔穿隔血流。

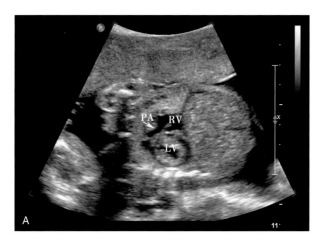

图 37-18　与图 37-17 为同一胎儿
A. 右室流出道切面显示肺动脉瓣缺如;B. 图 A 动态图。

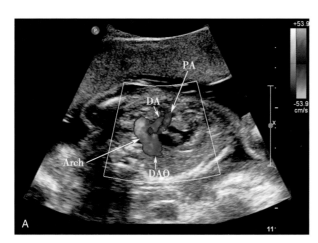

图 37-19　与图 37-18 为同一胎儿
A. 彩色血流显示肺动脉瓣为来回血流,肺动脉血供来自动脉导管的逆向灌注;B. 图 A 动态图。

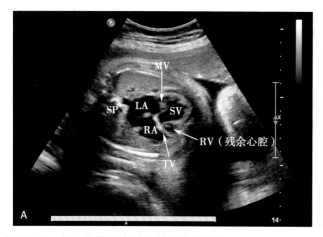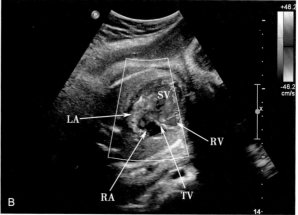

图 37-20 单心室伴三尖瓣闭锁超声示意图
A. 左室型单心室，严重发育不良的右心室为残余心腔与肺动脉连接；B. 彩色血流显示右心房与心室间无血流连通；C. 图 A 动态图。

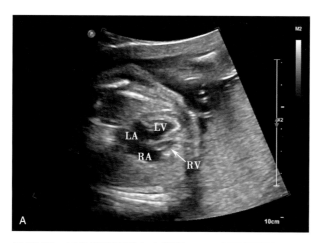

图 37-21 三尖瓣狭窄型右心发育不良超声示意图
A. 四腔心切面显示左、右心比例不对称，右心室缩小，右心室壁无肥厚、室腔缩小，三尖瓣开口小；B. 图 A 动态图。

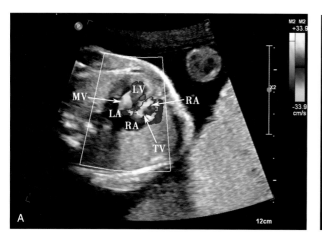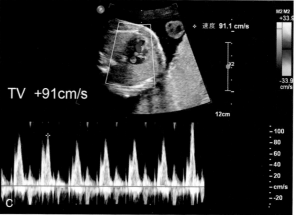

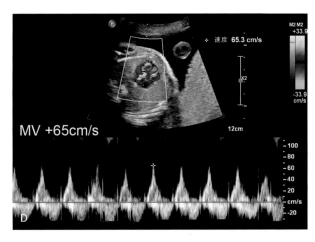

图 37-22　与图 37-21 为同一胎儿

A. 彩色血流显示三尖瓣口血流束窄于二尖瓣口；B. 图 A 动态图；C. 舒张期三尖瓣口血流频谱，速度 91cm/s；D. 舒张期二尖瓣口血流频谱，速度 65cm/s。

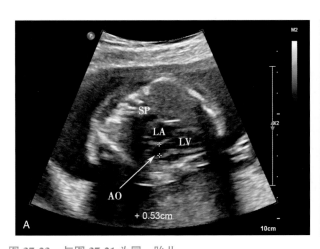

图 37-23　与图 37-21 为同一胎儿

A. 左室流出道切面，主动脉宽 0.53cm；B. 右室流出道切面，肺动脉宽 0.37cm；C. 图 A、B 动态图。

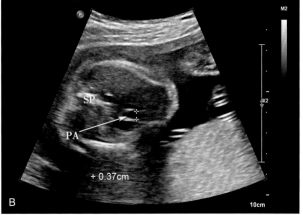

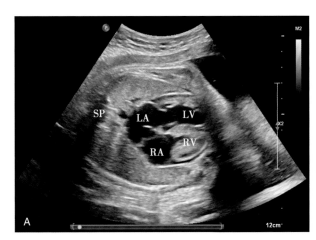

图 37-24　三尖瓣狭窄肺动脉重度狭窄超声示意图

A. 四腔心切面显示右心室壁肥厚、室腔缩小，三尖瓣开口小；B. 图 A 动态图。

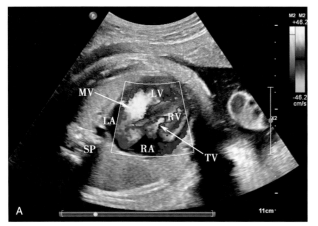
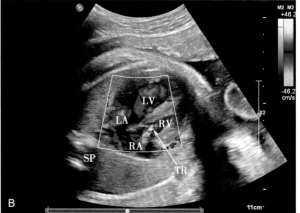

图 37-25　与图 37-24 为同一胎儿 1

A. 彩色血流显示右心房血流经细窄的三尖瓣口进入右心室；B. 彩色血流显示三尖瓣口轻度反流；
C. 图 A、B 动态图。

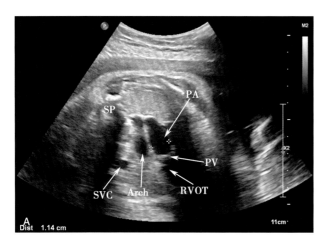

图 37-26　与图 37-24 为同一胎儿 2

A. 右室流出道切面显示肺动脉增宽、肺动脉瓣增厚、开放受限；B. 图 A 动态图。

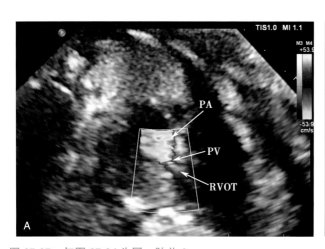

图 37-27　与图 37-24 为同一胎儿 3

A. 彩色血流显示收缩期肺动脉瓣口五彩湍流血流；B. 图 A 动态图；C. 频谱多普勒显示肺动脉瓣口收缩期射流速度 521cm/s。

六、预后与治疗

右心发育不良综合征预后不良,未能及时治疗者,常在出生后早期死亡,外科手术是治疗本病的唯一办法,根据右心室的发育程度、三尖瓣的大小以及肺动脉发育情况选择手术方式,只能行单心室类矫正手术者预后较差。

（接连利　许　燕）

参 考 文 献

［1］蒋演,夏红梅,任冰,等.胎儿右心发育不良综合征超声影像学及病理学研究.中华超声影像学杂志, 2013, 22 (2): 115-118.

［2］王恩世.第二生心区发育相关基因变异在右心发育不良综合征发生中的作用.北京协和医学院中国医学科学院, 2013: 1-127.

［3］SUMAL AS, KYRIACOU H, MOSTAFA AMHAM. Tricuspid atresia: Where are we now？J Card Surg, 2020, 35 (7): 1609-1617.

［4］DIMOPOULOS A, SICKO RJ, KAY DM, et al. Rare copy number variants in a population-based investigation of hypoplastic right heart syndrome. Birth Defects Res, 2017, 109 (1): 8-15.

［5］GIANNAKOU A, SICKO RJ, KAY DM, et al. Copy number variants in hypoplastic right heart syndrome. Am J Med Genet A, 2018, 176 (12): 2760-2767.

［6］罗刚,泮思林,王葵亮,等.右心发育不良综合征胎儿的心脏介入治疗及围手术期管理.中华妇产科杂志, 2020, 55 (12): 837-842.

第三十八章

完全型肺静脉异位连接

肺静脉异位连接（anomalous pulmonary venous connection）又称为肺静脉异位引流，是指肺静脉1~3支或全部不与左心房连接，而是直接或间接通过体静脉与右心房连接的先天性心脏畸形。根据肺静脉异位连接的情况可分为部分型与完全型两大类型。本章只介绍完全型肺静脉异位连接。

完全型肺静脉异位连接（total anomalous pulmonary venous connection，TAPVC）是指4支肺静脉均未与左心房连接，全部直接或间接通过体静脉引流入右心房。本病是一种少见的先天性发绀型心脏病，占所有先天性心脏病的1.5%~3.0%，男女之比为1.6∶1~1.9∶1。几乎均伴有房间隔缺损或卵圆孔未闭，极少数房间隔完整则多合并动脉导管未闭。30%~40%的患者合并其他心血管畸形，如室间隔缺损、动脉导管未闭、房室间隔缺损、法洛四联症、大动脉转位、肺动脉闭锁、主动脉缩窄等。且常伴有多脾症、无脾症或者猫眼综合征等。笔者检出的胎儿先天性心血管畸形统计资料中完全型肺静脉异位连接占2.30%。

一、胚胎学、遗传学及发生机制

胚胎3~4周时，肺芽从原始前肠发出，并被原始肺静脉丛包绕，此时，原始肺静脉丛与内脏静脉丛（即主静脉系统、脐静脉系统及卵黄静脉系统）相连，与心脏无沟通。胚胎4~5周时，原始肺静脉丛逐步融合形成共同肺静脉干（common pulmonary vein，CPV），并与原始左心房后壁连接。胚胎5~6周时，共同肺静脉干的肺端静脉丛汇合形成左、右两支静脉血管，随即又各自发育形成两支静脉血管，共四支肺静脉。随着进一步发育，原始肺静脉丛与内脏静脉丛的连接退化吸收，共同肺静脉干与原始左心房融合形成左心房主体，四支肺静脉分别直接连于左心房。

目前，关于共同肺静脉干的起源尚未形成一致的观点。一种观点认为原始左房后壁形成一突起，共同肺静脉干从该突起发出；另一观点认为共同肺静脉干是由原始肺静脉丛血管汇合而成；还有一种观点认为肺芽与心脏之间的毛细血管汇合形成共同肺静脉干。其中，第二种观点被广泛认同。

胚胎4~8周时，内脏静脉丛亦发生吸收重构。主静脉系统又分为左、右总主静脉，其又分为前主静脉、后主静脉，而后主静脉又生成上、下主静脉。右总主静脉演变为上腔静脉近心段，右前主静脉部分演变为上腔静脉远心段、右头臂静脉，右上主静脉部分演变为奇静脉；左总主静脉演变为冠状静脉窦，左前、后主静脉大部分退化吸收；左、右前主静脉间的吻合支演变为左头臂静脉。脐、卵黄静脉系统最终演变为肝静脉窦、门静脉、静脉导管、下腔静脉肝段。

肺静脉异常的胚胎学分类包括以下5类：

1. 当共同肺静脉干发育不全、退化或闭锁时,原始肺静脉丛与内脏静脉丛的连接残留,可发育为部分型肺静脉异位连接和完全型肺静脉异位连接。主要分为四种情况:①肺静脉与左前主静脉的连接残留,可通过垂直静脉(vertical vein,VV)、冠状静脉窦(coronary sinus,CS)引流至右房;②肺静脉与右前主静脉的连接残留,可通过右上腔静脉引流至右房;③肺静脉与右上主静脉的连接残留,可通过奇静脉(azygos vein)引流至右房;④肺静脉与脐卵黄静脉系统的连接残留,可通过一条较长的血管,穿过食管裂孔连接至门静脉(portal vein)、静脉导管、下腔静脉及其他属支并引流至右房。

2. 原始肺静脉丛与体静脉的连接一部分退化吸收后,共同肺静脉干闭锁,属于完全型肺静脉异位连接。

3. 共同肺静脉干狭窄,发育为三房心。

4. 共同肺静脉干吸收正常,由于异常缺损的存在导致肺静脉异位引流,例如原始间隔错位、静脉窦缺损、单心房等。原发隔的不同程度移位导致部分或全部肺静脉异位引流入右房。

5. 原始肺静脉丛与内脏静脉丛的连接已退化吸收,并且共同肺静脉干与原始左心房已融合,流入左心房的个别肺静脉异常吸收,包括肺静脉狭窄、肺静脉闭锁和肺静脉数目异常等。

完全型和部分型肺静脉异位连接可独立发生,也可伴发于其他心脏畸形。除内脏异位综合征外,伴发的心外畸形非常罕见。弯刀综合征(scimitar syndrome)是右肺静脉异常回流入下腔静脉,同时伴发右肺发育不全;Noonan综合征和猫眼综合征也可伴发部分型肺静脉异位连接,其他相关的染色体异常很少见。

二、病理解剖与分型

正常情况下,两侧肺部的4支肺静脉,分别开口于左心房。在完全型肺静脉异位连接的患者,所有肺静脉的开口不与左心房相通,而是引流入右心系统。1957年,Darling按连接部位将完全型肺静脉异位连接分为以下四型:

1. **心上型** 此型最常见,占总数的43%~60%,依据共同肺静脉腔所连接体循环静脉的不同,又分为两个亚型。

(1)垂直静脉型:占心上型的50%~82%,4支肺静脉在左心房之后相互连接形成共同肺静脉腔连接→垂直静脉→左无名静脉→右上腔静脉→右心房(图38-1~图38-4)。该型垂直静脉行走于左肺动脉和左支气管之间,可随着左肺动脉与左支气管的发育扩大而受到压迫,导致垂直静脉狭窄和阻塞(图38-5)。

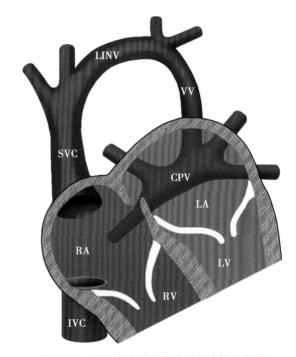

图38-1 垂直静脉型肺静脉异位连接示意图

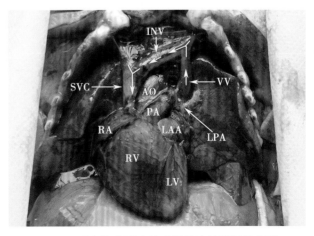

图38-2 垂直静脉型肺静脉异位连接解剖示意图1
垂直静脉→左无名静脉→右上腔静脉→右心房。

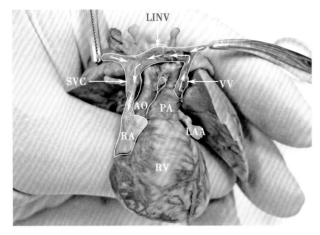

图 38-3　垂直静脉型肺静脉异位连接解剖示意图 2
垂直静脉→左无名静脉→右上腔静脉→右心房,在主动脉
前上方形成静脉弓。

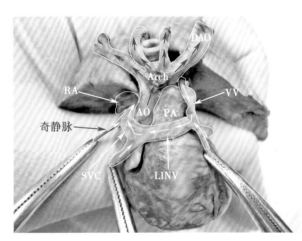

图 38-4　垂直静脉型肺静脉异位连接解剖示意图 3
将静脉弓拉至前下方,显示位于后下方的主动脉弓。

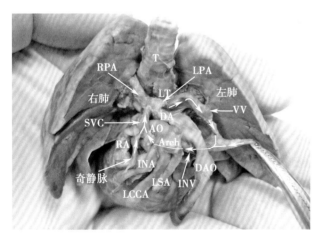

图 38-5　垂直静脉型肺静脉异位连接解剖示意图 4
垂直静脉走行于左肺动脉和左支气管之间。

（2）上腔静脉型:占心上型的 15%~40%,4 支肺静脉在左心房后方形成共同肺静脉腔,多数从右侧肺门前方上行,与近心端右上腔静脉连接,开口

一般在距右心房 20mm 以内的右上腔静脉后壁(图 38-6)。另外有心上型的 1%~10% 共同肺静脉腔与奇静脉连接,再引流入右上腔静脉。

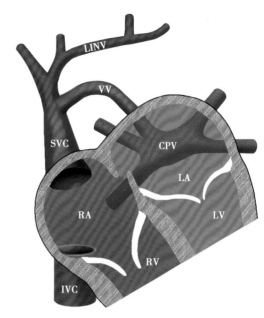

图 38-6　上腔静脉型肺静脉异位连接示意图

2. **心内型**　此型占 21%~43%,回流部位在心脏内,依据其回流途径,亦分为两个亚型。

（1）冠状静脉窦型:占心内型的 48%~78%,在左心房的后下方两侧肺静脉形成共同肺静脉腔(或多支肺静脉直接连接)→冠状静脉窦→右心房(图 38-7~ 图 38-9),一般冠状静脉窦口的位置正常,与左心房之间多数有完整的间隔,通常冠状静脉窦明显扩张,将缩小的左心房位置向上抬升,胎儿超声心动图极易将扩张的冠状静脉窦误以为左心房。

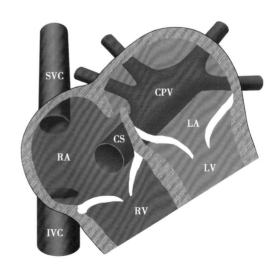

图 38-7　冠状静脉窦型肺静脉异位连接示意图

511

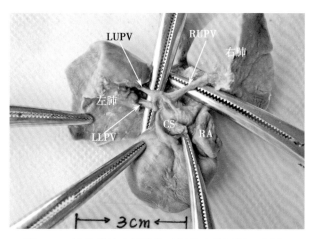

图 38-8　冠状静脉窦型肺静脉异位连接解剖示意图 1

心脏后面观可见左右肺静脉汇合成共同肺静脉→冠状静脉窦→右心房。

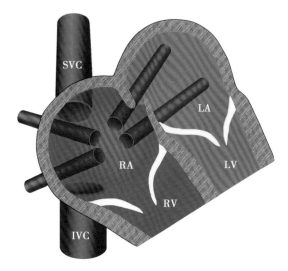

图 38-10　右心房型肺静脉异位连接示意图

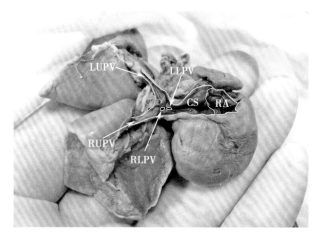

图 38-9　冠状静脉窦型肺静脉异位连接解剖示意图 2

剖开冠状静脉窦及右心房,可见左、右肺静脉经冠状静脉窦开口于右心房。

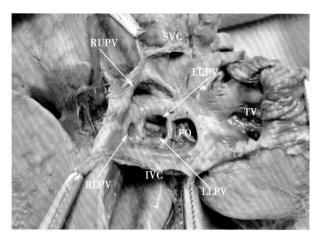

图 38-11　右心房型肺静脉异位连接解剖示意图

右侧上、下肺静脉分别在右上腔静脉和下腔静脉之间→右心房,左侧上、下肺静脉分别在卵圆孔的后方→右心房。

(2)右心房型:占心内型的 22%~52%,两侧 4 支肺静脉分别或通过共同肺静脉→右心房(图 38-10~图 38-12),肺静脉在右心房开口处一般无狭窄或阻塞,但常伴有其他心血管畸形。

3. **心下型**　此型占 8%~28%,依据其回流途径,亦分为两个亚型。

(1)门静脉型:4 支肺静脉在心房后汇集形成共同肺静脉腔→异常下行的静脉(又称为下行垂直静脉)→穿过膈肌→门静脉→下腔静脉→右心房(图 38-13、图 38-14)。

(2)下腔静脉型:共同肺静脉腔→其他静脉(肝左静脉、胃十二指肠静脉、脾静脉)→下腔静脉→右心房。

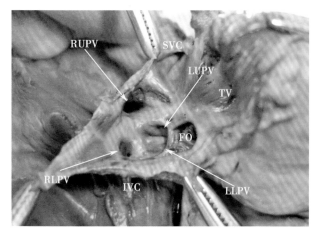

图 38-12　与图 38-11 为同一解剖标本

左、右 4 支肺静脉分别开口于右心房,右心房开口处无狭窄。

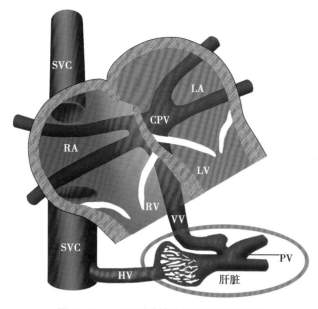

图 38-13　心下型肺静脉异位连接示意图

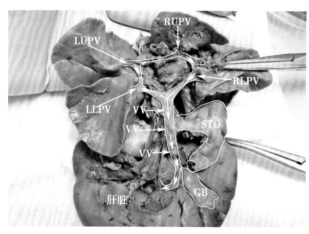

图 38-14　心下型肺静脉异位连接解剖示意图
四支肺静脉汇合后下行穿越膈肌进入腹腔,汇入门静脉系统。
(本图由诸城市人民医院超声科王淑霞医师惠赠)

心下型肺静脉异位连接最常见的连接部位是门静脉,其次是静脉导管,再次是下腔静脉、肝左静脉和胃十二指肠静脉,引流到脾静脉者极少。

心下型肺静脉异位连接由于肺静脉回流到右心房的路途遥远,受外界压迫的机会较多,容易导致肺静脉引流部位的管腔狭窄。

4. 混合型　此型占 3%~10%,两侧肺静脉分别与不同部位的体循环静脉相连接,可同时引流入多个部位。常见的是左上肺静脉经垂直静脉连接于左头臂静脉,然后经上腔静脉引入右心房,而其他肺静脉引入冠状静脉窦。

肺静脉梗阻可发生于各类型的完全型肺静脉异位连接。常见共同肺静脉自身狭窄,在心上型、心下型病例中亦可见外部压迫引起的肺静脉回流管道梗阻,如心下型静脉回流通道穿过食管裂孔时可受外部压迫引起梗阻,下行垂直静脉与门静脉连接处狭窄引起的肺静脉回流受阻,心下型回流梗阻较多见。心上型完全型肺静脉异位连接在上行的垂直静脉经过左肺动脉与左支气管之间时,或右肺动脉与右支气管之间时均可受压引起肺静脉回流梗阻,垂直静脉起始部或与左无名静脉连接处也可有狭窄。心内型回流梗阻最少见。

30% 完全型肺静脉异位连接患儿可合并其他心血管畸形,如单心房、单心室、永存动脉干、主动脉缩窄、室间隔缺损、法洛四联症、肺动脉闭锁、房室间隔缺损、左心发育不良综合征、大动脉转位等(图 38-15、图 38-16)。25%~30% 患儿可合并其他脏器畸形,尤其是肺部、胃肠道、无脾综合征、内分泌和泌尿系统畸形。完全型肺静脉异位连接,出生后必须有房间隔缺损或卵圆孔未闭的房水平分流才能存活,其中出生后卵圆孔未闭约占 75%,其余为房间隔缺损。

三、病理生理

胎儿右室血流输出量的 90% 经动脉导管进入降主动脉,仅有不到 10% 的血流量经肺动脉进入肺组织,然后通过肺静脉回流至左心房。胎儿左室血流输出量的 76% 是右心房经卵圆孔分流至左心房的血流,通过肺静脉回流至左心房血流占 24%(约占左心房血流的 1/4)。在胎儿完全型肺静脉异位连接时肺静脉的血流被引入右心房,胎儿左心房血流约减少 1/4 的血流量,而胎儿右心系统增加约 1/4 的容量负荷,右心房血流增加后可通过卵圆孔房间隔通道再调节增加右向左分流,因此,完全型肺静脉异位连接上述病理生理改变对胎儿循环及发育影响不大,胎儿心腔大小改变不显著或仅引起右心房、室轻度增大,左心房、室相对减小。完全型肺静脉异位连接通道如垂直静脉、上腔静脉、冠状静脉窦等出现代偿性增宽,血流速度增快。

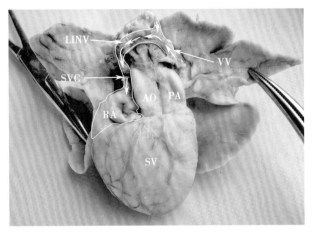

图 38-15　心上型肺静脉异位连接合并单心室、大动脉转位解剖图（正面观）

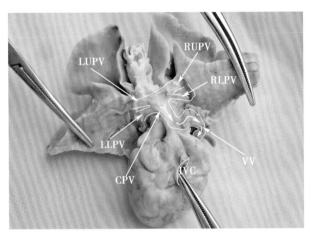

图 38-16　心上型肺静脉异位连接合并单心室、大动脉转位解剖图（背面观）

完全型肺静脉异位连接所造成的血流动力学变化对新生儿影响显著，并引起发绀。患儿出生后，肺静脉将氧合血经不同的引流途径均回流到右心房，与体静脉血混合，大部分入肺动脉，导致肺血流量增加，肺动脉高压多较早出现且较严重；少部分混合血经房间隔缺损或未闭的卵圆孔入左心房至体循环来维持生命，由于右向左分流，患儿有明显发绀。如果引流途径存在梗阻（心下型尤为常见），可产生严重肺淤血、肺水肿，导致重度肺动脉高压和右心衰竭，预后很差。若存在房间隔缺损，其缺损越大，右向左分流量越大，既可使左房得到的混合血增多，左心室搏出的血量增多，提高体循环的血氧含量；又可使右侧心腔压力减小，肺静脉压力减少，缓解肺动脉压力的升高。当患儿房水平

分流受限时，左心前负荷减低，左心处于低排出状态，此时需要紧急手术处理。

四、超声扫查技巧及注意事项

（一）胎儿完全型肺静脉异位连接的超声扫查切面与要点

胎儿完全型肺静脉异位连接超声诊断常用切面有四腔心切面 + 五腔心切面 + 三血管切面 + 卵圆孔房间隔通道切面 + 主动脉弓冠状切面等。

在四腔心切面较易显示 2 支下肺静脉，表现左、右肺脏各有 1 支下肺静脉开口于左房后壁，左心房后壁可见肺静脉切迹（图 38-17A、B 动 ）。胎儿完全型肺静脉异位连接时，四腔心切面可显示位于左心房后方与降主动脉间的共同肺静脉腔，而左心房后壁光整无肺静脉切迹（图 38-18A、B 动 ）。必须强调的是对左、右下肺静脉或共同肺静脉腔观察的最佳切面是胸骨旁四腔心切面（声束方向与室间隔垂直），该切面声束方向与左、右下肺静脉在左房后壁入口处的方向垂直，较易显示左、右下肺静脉在左房后壁入口处的肺静脉切迹。而声束方向与室间隔平行的心尖四腔心或心底四腔心切面对肺静脉血流的显示有利。

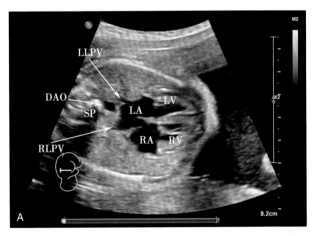

图 38-17　胎儿正常四腔心切面超声示意图

A. 四腔心切面显示胎儿左、右肺脏各有 1 支下肺静脉开口于左房后壁，左心房后壁可见肺静脉切迹；B. 图 A 动态图。

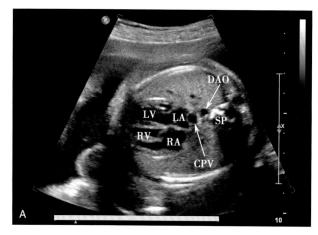

图 38-18　胎儿完全型肺静脉异位连接超声示意图

A. 四腔心切面可显示位于左心房后方与降主动脉间的共同肺静脉腔，而左心房后壁光整无肺静脉切迹；B. 图 A 动态图。

胎儿 2 支上肺静脉位置稍高并与左右肺动脉伴行，四腔心切面多不能显示 2 支上肺静脉与左心房连接，在五腔心切面彩色血流可显示近肺门处的左、右肺动脉伴行的左、右上肺静脉与左心房连接（图 38-19A、B 动 ）。

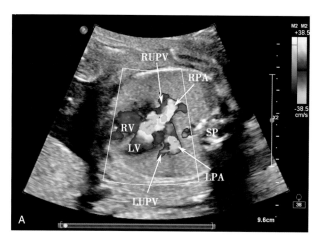

图 38-19　胎儿正常五腔心切面超声示意图

A. 五腔心切面彩色血流显示近肺门处的左、右肺动脉伴行的左、右上肺静脉与左心房连接；B. 图 A 动态图。

三血管切面显示心上型完全型肺静脉异位连接时的垂直静脉，垂直静脉与永存左上腔静脉的解剖位置相同，需要对两者进行鉴别（图 38-20A、B 动 ）。

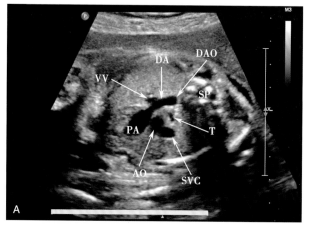

图 38-20　胎儿心上型完全型肺静脉异位连接超声示意图 1

A. 三血管切面显示心上型完全型肺静脉异位连接时的垂直静脉；B. 图 A 动态图。

胎儿卵圆孔房间隔通道切面是诊断卵圆孔早闭的重要切面，该切面是观察下腔静脉血流（主要来自静脉导管血流）经卵圆孔与继发孔进入左心房的最佳切面，该切面也能显示左肺静脉引入左心房，该切面的扫查方法是在脊柱左侧缘显示主动脉弓的基础上将探头扫查声束向左侧调整即可显示该切面（图 38-21A、B 动 、C、D 动 ）。

在需要观察胎儿心上型完全型肺静脉异位连接时的垂直静脉、无名静脉及上腔静脉形成的静脉弓时，采用前胸部冠状切面在显示主动脉弓的基础上做适当调整，可同时显示主动脉弓和静脉弓（图 38-22A、B 动 ）。

（二）胎儿完全型肺静脉异位连接产前超声诊断相关注意事项

1. 胎儿完全型肺静脉异位连接的诊断非常困难，以致大多数病例在产前漏诊，Seale AN 等 2012 年在一项对 424 例完全型肺静脉异位连接患儿的大样本研究中，仅有 8 例（1.9%）在产前获得诊断。近年来，随着超声诊断仪器的技术进步和产前超声诊断水平的提高，产前超声准确诊断出的胎儿完全型肺静脉异位连接病例增多，但仍是目前产前超声诊断漏诊最多的严重发绀型心脏畸形之一。胎儿完全型肺静脉异位连接漏诊的主要原因是胎儿超声心动图在四腔心、五腔心及心室流出道等切面多无显著改变（图 38-23A、B 动 ），另外伴发心外畸形非常罕见，相关染色体异常也很少见。

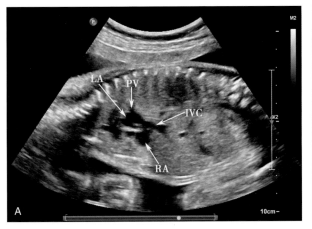
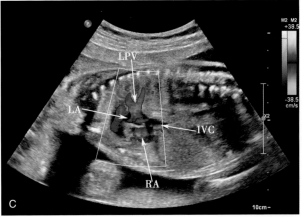

图 38-21 胎儿正常卵圆孔房间隔通道切面超声示意图

A. 卵圆孔房间隔通道切面显示左肺静脉引入左心房；B. 图 A 动态图；C. 彩色血流显示左肺静脉血流引入左心房；D. 图 C 动态图。

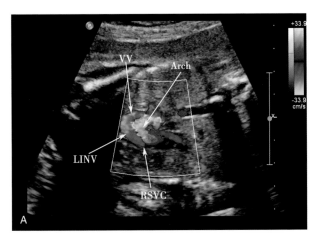

图 38-22 胎儿心上型完全型肺静脉异位连接超声示意图 2

A. 前胸部冠状切面显示主动脉弓和静脉弓；B. 图 A 动态图。

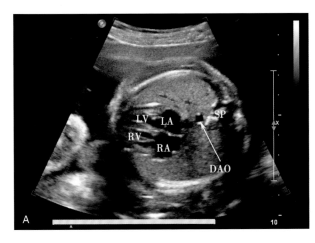

图 38-23 胎儿完全型肺静脉异位连接超声示意图

A. 四腔心对称，无右心房、室扩大及左房、左室缩小；B. 图 A 动态图。

2. 产前超声筛查中强调只要显示 1 支肺静脉引流入左心房即可排除完全型肺静脉异位连接，是减少胎儿完全型肺静脉异位连接漏诊的有效方法。

在合适的胎儿孕周通过二维超声、彩色多普勒及能量多普勒显示 1 支肺静脉引流入左心房并不困难（图 38-24A、B 动 📶，图 38-25A、B 动 📶）。

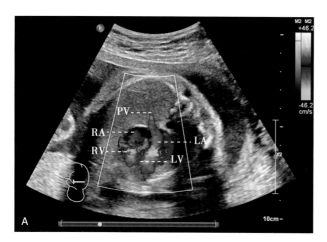

图 38-24　胎儿正常肺静脉彩色多普勒超声示意图

A. 心底四腔心切面彩色血流显示右下肺静脉引入左心房；B. 图 A 动态图。

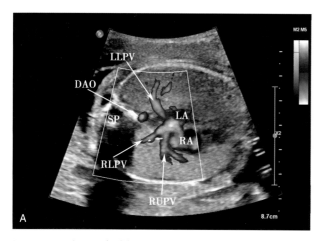

图 38-25　胎儿正常肺静脉能量多普勒超声示意图

A. 能量多普勒血流同时显示左、右下肺静脉及右上肺静脉引入左心房；B. 图 A 动态图。

3. 胎儿完全型肺静脉异位连接时四腔心切面通常可显示右心房、室扩大（图 38-26A、B 动📶），或四腔心对称（图 38-27A、B 动📶），左心房后壁光整，肺静脉切迹消失，左心房的后方多可显示共同肺静脉腔（图 38-28A、B 动📶）。若多切面扫查不能显示至少 1 支肺静脉引入左心房时，即应拟诊完全型肺静脉异位连接。

4. 彩色多普勒超声对于评价正常肺静脉连接和异常肺静脉连接很重要，当疑有肺静脉异位连接时，

应用低速彩色血流显像可以更好地显示共同肺静脉腔，并追踪寻找肺静脉回流管道经何途径与体静脉或右心房连接（图 38-29A、B 动📶，图 38-30A、B 动📶）。肺静脉回流是否受阻是影响完全型肺静脉异位连接预后的重要因素。尽管完全型肺静脉异位连接肺静脉回流是否受阻在产前不能准确预测，但当彩色血流显示肺静脉回流管腔局部出现喷射状的彩色血流束（图 38-31A、B 动📶），频谱多普勒显示高速静脉血流频谱时，提示存在肺静脉回流管腔局部狭窄。当共同肺静脉腔受肺动脉等压迫所致的回流受阻时，其受压的肺静脉回流管腔局部受肺动脉搏动影响可呈现类似搏动性彩色血流及血流频谱（图 38-32 A、B 动📶、C），这是肺静脉回流受阻的征象之一。

5. 完全型肺静脉异位连接合并心内畸形中以房间隔缺损常见，尽管产前超声不易诊断胎儿房间隔缺损，但表现两心房后壁平直、房间隔顶部继发隔缺失，尤其是伴有卵圆孔瓣缺失的房间隔缺损是可以诊断的（图 38-33 A、B 动📶、C、D 动📶），完全型肺静脉异位连接时房间隔缺损越大，心房水平右向左分流量越大，左、右心容量负荷配比更处于平衡状态，使四腔心的大小及发育更趋向正常（图 38-34 A、B 动📶），产前更易漏诊，但产后手术预后较好（图 38-35 A、B 动📶、C、D 动📶）。

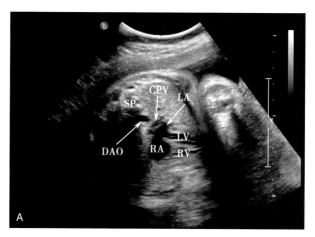

图 38-26　胎儿完全型肺静脉异位连接超声示意图 1

A. 四腔心不对称，右心房、室扩大；B. 图 A 动态图。

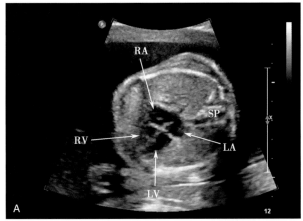

图 38-27　胎儿完全型肺静脉异位连接超声示意图 2
A. 四腔心对称,无右心房、室扩大;
B. 图 A 动态图。

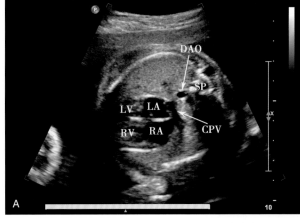

图 38-28　胎儿完全型肺静脉异位连接超声示意图 3
A. 四腔心切面显示左心房后方的共同肺静脉腔;B. 图 A 动态图。

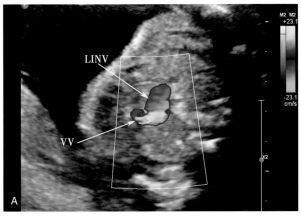

图 38-29　胎儿心上型完全型肺静脉异位连接超声示意图 1
A. 彩色血流显示垂直静脉连接无名静脉;B. 图 A 动态图。

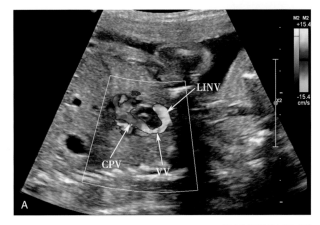

图 38-30　与图 38-29 为同一胎儿
A. 彩色血流显示肺静脉腔→垂直静脉→无名静脉;B. 图 A 动态图。

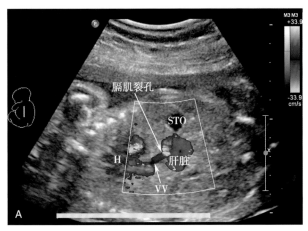

图 38-31　胎儿心下型完全型肺静脉异位连接超声示意图
A. 彩色血流显示肺静脉回流管腔(穿越膈肌裂孔)局部出现喷射状的彩色血流束;B. 图 A 动态图。

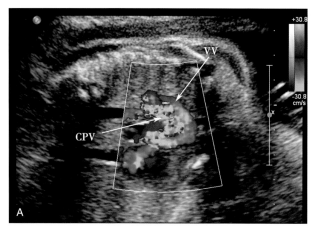

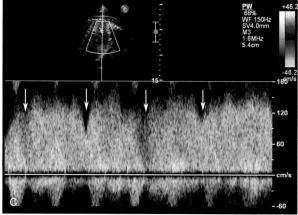

图 38-32　胎儿心上型完全型肺静脉异位连接超声示意图 2

A. 彩色血流显示受压的肺静脉回流管腔局部呈现类似搏动性五彩血流；B. 图 A 动态图；C. 频谱多普勒显示搏动性的高速静脉血流频谱（箭头指向舒张期）。

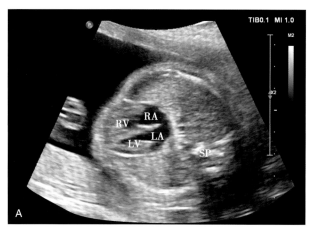

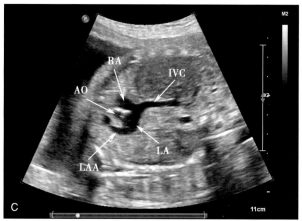

图 38-33　胎儿心上型完全型肺静脉异位连接伴 ASD 超声示意图

A. 四腔心对称，两心房后壁平直、房间隔顶部继发隔缺失，卵圆孔瓣缺失；B. 图 A 动态图；C. 卵圆孔房间隔通道切面显示卵圆孔瓣缺失；D. 图 C 动态图。

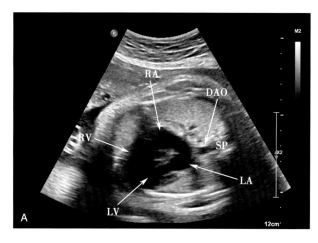

图 38-34　孕 39 周胎儿心内型完全型肺静脉异位连接伴 ASD 超声示意图

A. 四腔心对称，两心房后壁平直、房间隔顶部继发隔缺失，卵圆孔瓣缺失；B. 图 A 动态图。

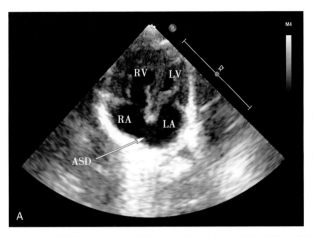
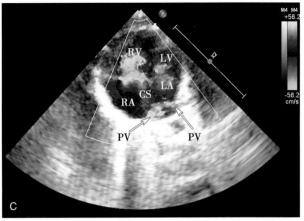

图 38-35　为图 38-34 患儿出生 2 天（患儿 2 个月后成功手术矫治）
A. 心尖四腔心显示房间隔缺损、四腔心对称；B. 图 A 动态图；C. 彩色血流显示肺静脉血流→冠状静脉窦→右心房；D. 图 C 动态图。

6. 永存左位上腔静脉。通常引流入冠状静脉窦，引起冠状静脉窦扩张，沿扩张冠状静脉窦向颈部探测可显示左上腔静脉长轴，三血管切面显示肺动脉左侧左上腔静脉短轴，该畸形时肺静脉引流位置正常可予以鉴别，但值得注意的是永存左上腔静脉可同时合并肺静脉畸形引流，因此发现冠状静脉窦扩张时应同时扫查肺静脉引流途径及有无左位上腔静脉。

7. 完全型肺静脉异位连接超声分型诊断。胎儿不同类型完全型肺静脉异位连接其超声表现有所不同，追踪显示肺静脉与共同肺静脉腔经何途径连接于体静脉或右心房，可对完全型肺静脉异位连接作出分型诊断。完全型肺静脉异位连接分为四型：

（1）心上型：心上型肺静脉异位连接是最常见的类型，4 支肺静脉于左心房后方汇合形成共同肺静脉→经肺静脉回流管腔→最终引流入上腔静脉，根据共同肺静脉腔回流所连接体循环静脉的部位不同，心上型肺静脉异位连接又分为两个亚型。

1）垂直静脉型：垂直静脉型肺静脉异位连接中肺静脉回流途径是共同肺静脉腔→垂直静脉→左无名静脉→右上腔静脉→右心房。①共同肺静脉腔：四腔心切面显示左房后壁肺静脉切迹消失，在左

心房之后显示共同肺静脉腔（图 38-18 A、B 动📶），彩色血流显示左、右肺静脉未汇入左心房，而是引入共同肺静脉腔（图 38-36 A、B 动📶），在此基础上稍向胎儿头侧调整探头可显示位于左肺动脉后方的垂直静脉下端与共同肺静脉腔的连接部（图 38-37 A、B 动📶），这种情况下可以通过显示左心房之后，再显示共同肺静脉腔而被检出。若共同肺静脉腔位于左房后上方时，四腔心切面不能在左心房之后显示共同肺静脉腔（图 38-38A、B 动📶），易被漏诊。②垂直静脉：在三血管 - 气管切面位于肺动脉（或动脉导管弓）左侧作为第 4 支血管被显示（图 38-20A、B 动📶），垂直静脉与永存左上腔静脉的解剖位置相同（图 38-39A、B 动📶），需要对两者进行鉴别。首先，左侧颈静脉的血流经永存左上腔静脉与冠状静脉窦流向心脏（图 38-40A、B 动📶），而垂直静脉型肺静脉异位连接中垂直静脉的血流方向与之相反，呈离心性流向上胸部（图 38-41A、B 动📶）。③左无名静脉：在垂直静脉型肺静脉异位连接中可见左无名静脉显著扩张，而永存左上腔静脉中左无名静脉通常缺如，即使存在，也非常细小。④右上腔静脉：共同肺静脉腔血流经垂直静脉汇入无名静脉及右上腔静脉后进入右心房，使无名静脉及上腔静脉明显扩张，三血管切面显示上腔静脉内径接近或大于主动脉内径（图 38-42A、B 动📶）。

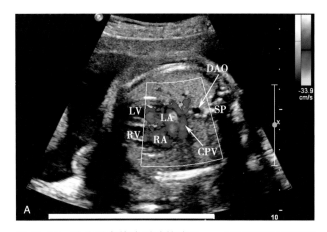

图 38-36　胎儿垂直静脉型肺静脉异位连接超声示意图 1

A. 彩色血流显示左、右肺静脉未汇入左心房，而是引入共同肺静脉腔；B. 图 A 动态图。

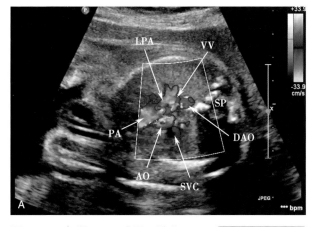

图 38-37　与图 38-36 为同一胎儿

A. 彩色血流显示位于左肺动脉后方的垂直静脉起始部；B. 图 A 动态图。

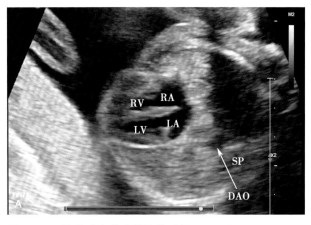

图 38-38　胎儿垂直静脉型肺静脉异位连接超声示意图 2

A. 四腔心切面在左心房之后未显示共同肺静脉腔；B. 图 A 动态图。

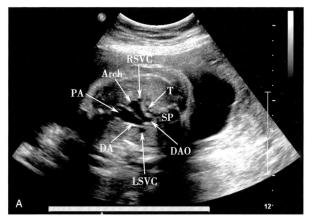

图 38-39　胎儿永存左上腔静脉超声示意图

A. 三血管 - 气管切面显示位于肺动脉（或动脉导管弓）左侧的左上腔静脉；B. 图 A 动态图。

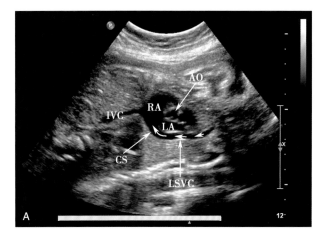

图 38-40　与图 38-39 为同一胎儿

A. 左侧颈静脉的血流经永存左上腔静脉与冠状静脉窦流向心脏；B. 图 A 动态图。

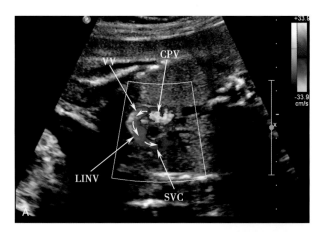

图 38-41 胎儿垂直静脉型肺静脉异位连接超声示意图 3

A.垂直静脉型肺静脉异位连接中垂直静脉的血流方向自下而上,呈离心性血流;B.图 A 动态图。

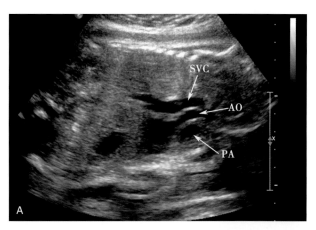

图 38-42 胎儿垂直静脉型肺静脉异位连接超声示意图 4

A.三血管 - 右心房切面显示右上腔静脉、主动脉及肺动脉排列正常,上腔静脉增宽、内径接近主动脉内径;B.图 B 动态图。

2)上腔静脉型:上腔静脉型肺静脉异位连接中肺静脉回流途径是共同肺静脉腔→右侧垂直静脉或奇静脉→右上腔静脉→右心房。①共同肺静脉腔:上腔静脉型与垂直静脉型肺静脉异位连接在四腔心切面表现相似,肺静脉在左心房后方形成共同肺静脉腔(图 38-43A、B 动🛜);多数共同肺静脉腔从右侧肺门前方经右侧垂直静脉上行与近心端上腔静脉连接(图 38-44A、B 动🛜、C、D 动🛜)。②右侧垂直静脉或奇静脉:上腔静脉型肺静脉异位连接中的肺静脉回流是经奇静脉回流入上腔静脉,还是通过右侧垂直静脉直接回流入右上腔静脉,两者的区别在于右侧垂直静脉走向在右肺动脉前方还是后方:奇静脉与右侧垂直静脉的解剖区别标志为右肺动脉,奇静脉走行在右肺动脉后方,弓形包绕右肺动脉后进入上腔静脉(图 38-45A、B 动🛜、C、D 动🛜),而垂直静脉则走行于右肺动脉前方。③右上腔静脉:三血管切面显示近心端上腔静脉增宽,若共同肺静脉腔经奇静脉引入上腔静脉,可见增宽的奇静脉在气管右侧自后向前引入上腔静脉(图 38-46A、B 动🛜、C、D 动🛜)。

(2)心内型:根据共同肺静脉腔或肺静脉回流所连接体循环静脉的部位不同,心内型肺静脉异位连接亦分为两个亚型。

1)冠状静脉窦型:冠状静脉窦型肺静脉异位连接肺静脉回流途径是共同肺静脉腔(或多支肺静脉直接连接)→冠状静脉窦→右心房。①共同肺静脉腔:四腔心切面显示左心房后方共同肺静脉腔(图 38-47A、B 动🛜),多数有完整的间隔,左心房缩小(图 38-48A、B 动🛜)。②冠状静脉窦:在显示共同肺静脉腔的基础上将扫查声束向足侧偏移时可显示共同肺静脉腔引入冠状静脉窦(图 38-49A、B 动🛜、C、D 动🛜)。冠状静脉窦型肺静脉异位连接均伴有冠状静脉窦显著扩张,当左、右下肺静脉分别连接扩张的冠状静脉窦时,胎儿超声心动图极易将冠状静脉窦误为左心房,而被漏诊(图 38-50A、B 动🛜、C、D 动🛜)。正常胎儿彩色血流显示右下肺静脉回流经左房后壁后直接流向二尖瓣口,在冠状静脉窦型肺静脉异位连接中,彩色血流显示胎儿右下肺静脉血流经冠状静脉窦进入右心房,而不能流向二尖瓣口(图 38-51A、B 动🛜),调整扫查角度显示左心房及二尖瓣口血流时,则不能显示左、右肺静脉血流汇入左心房(图 38-52A、B 动🛜)。冠状静脉窦型肺静脉异位连接多不伴有肺静脉回流梗阻。

2)右心房型:右心房型肺静脉异位连接肺静脉回流途径是两侧肺静脉分别或通过共同肺静脉→右心房。四腔心切面显示肺静脉与左心房后壁无连接,彩色血流显示两侧肺静脉分别或通过共同肺静脉直接开口于右心房(图 38-53A、B、C 动🛜)。肺静脉在右心房开口处一般无狭窄或阻塞,但常伴有其他心血管畸形。

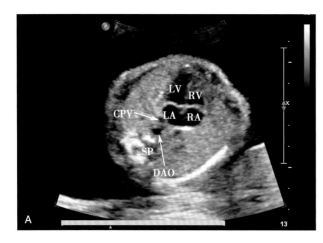

图 38-43　胎儿上腔静脉型肺静脉异位连接超声示意图
A.四腔心切面显示左心房后方共同肺静脉腔；B.图 A 动态图。

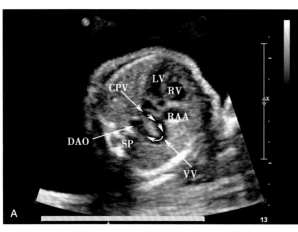

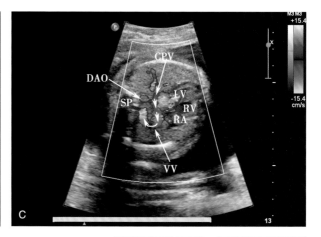

图 38-44　与图 38-43 为同一胎儿
A.右侧垂直静脉上行与近心端上腔静脉连接；B.图 A 动态图；C.彩色血流显示共同肺静脉腔血流经右侧垂直静脉引入右上腔静脉；D.图 C 动态图。

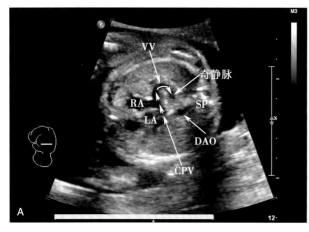

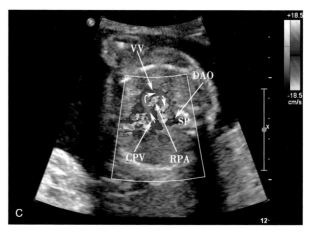

图 38-45　胎儿奇静脉型肺静脉异位连接超声示意图
A.共同肺静脉腔经右侧垂直静脉呈弓形向脊柱右前方进入奇静脉；B.图 A 动态图；C.彩色血流显示右侧垂直静脉走行在右肺动脉后方，弓形包绕右肺动脉后进入奇静脉；D.图 C 动态图。

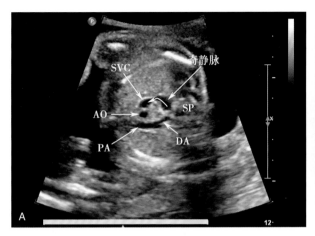
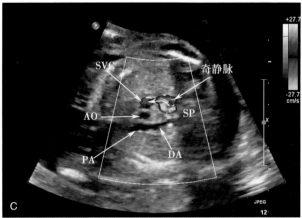

图 38-46　与图 38-45 为同一胎儿

A. 三血管切面观显示近心端上腔静脉增宽、奇静脉增宽；B. 图 A 动态图；C. 彩色血流显示奇静脉增宽、血流丰富；D. 图 C 动态图。

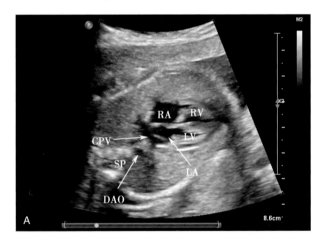

图 38-47　胎儿冠状静脉窦型肺静脉异位连接超声示意图 1

A. 四腔心切面显示左心房缩小，左房后方可见共同肺静脉腔；B. 图 A 动态图。

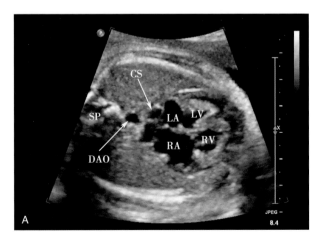

图 38-48　胎儿冠状静脉窦型肺静脉异位连接超声示意图 2

A. 四腔心切面显示左心房缩小，房间隔完整，卵圆孔瓣凸向左心房，左房后外侧可见共同肺静脉腔；B. 图 A 动态图。

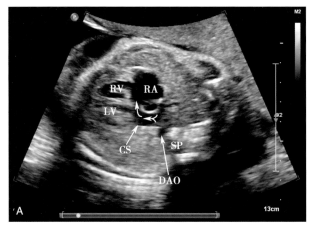

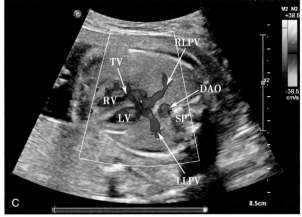

图 38-49 胎儿冠状静脉窦型肺静脉异位连接超声示意图 3

A. 四腔心切面显示共同肺静脉腔引入扩张的冠状静脉窦；B. 图 A 动态图；
C. 彩色血流显示左、右下肺静脉经冠状静脉窦引入右心房及三尖瓣口；D. 图 C
动态图。

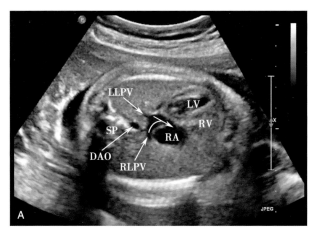

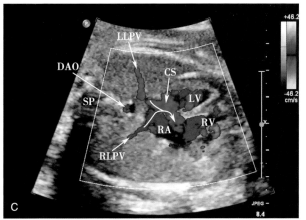

图 38-50 胎儿冠状静脉窦型肺静脉异位连接超声示意图 4

A. 四腔心切面显示左、右下肺静脉分别引入扩张的冠状静脉窦；B. 图 A 动态图；
C. 彩色血流显示左、右下肺静脉分别引入扩张的冠状静脉窦；D. 图 C 动态图。

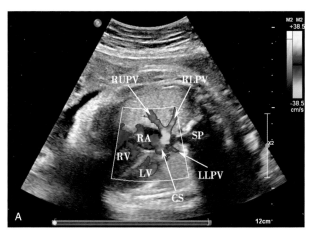

图 38-51 胎儿冠状静脉窦型肺静脉异位连接超声示意
图 5

A. 彩色血流显示胎儿右下肺静脉血流经冠状静脉窦进
入右心房，而不能流入二尖瓣口；B. 图 A 动态图。

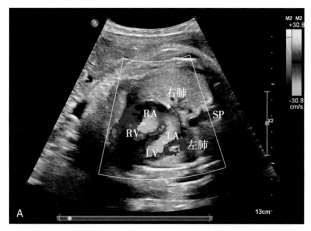

图 38-52 与图 38-51 为同一胎儿

A. 彩色血流显示左心房及二尖瓣口血流时,不能显示肺静脉血流进入左心房;B. 图 A 动态图。

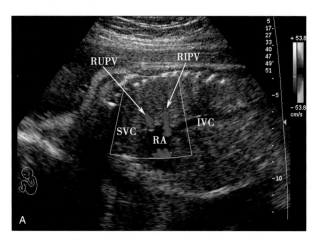

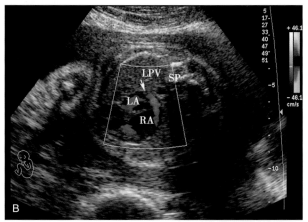

图 38-53 胎儿右心房型肺静脉异位连接超声示意图

A. 彩色血流显示右上、下肺静脉分别引入右心房;RUPV: 右上肺静脉;RLPV: 右下肺静脉;B. 彩色血流显示左肺静脉引入右心房;C. 图 B 动态图。

(3)心下型:根据共同肺静脉腔或肺静脉回流所连接体循环静脉的部位不同,心下型肺静脉异位连接亦分为两个亚型。

1)门静脉型:门静脉型肺静脉异位连接,4 支肺静脉在心房后汇集形成共同肺静脉腔→异常下行的静脉(又称为下行垂直静脉)→穿过膈肌→门静脉→下腔静脉→右心房。①共同肺静脉腔:四腔心切面显示肺静脉与左心房后壁无连接,左房后方显示共同肺静脉腔(图 38-54A、B 动,图 38-55A、B 动)。②下行垂直静脉:胎儿胸部冠状切面显示汇合后肺静脉与异常下行的垂直静脉相连下行穿越膈肌(图 38-56A、B 动),彩色血流显示异常下行的垂直静脉与降主动脉伴行(图 38-57A、B 动)。③门静脉:下行的垂直静脉穿越膈肌后并流入门静脉系统入肝,然后通过肝静脉回流入下腔静脉(图

38-58A、B 动)。④由于心下型肺静脉异位连接肺静脉回流到右心房的路途遥远,易受外界压迫导致肺静脉回流管腔狭窄及狭窄后扩张(图 38-59A、B 动),彩色血流显示肺静脉回流管腔狭窄部位高速静脉射流血流(图 38-60A、B 动、C)。

2)下腔静脉型:下腔静脉型肺静脉异位连接较少见。共同肺静脉腔→其他静脉(肝左静脉、胃十二指肠静脉、脾静脉)→下腔静脉→右心房。下腔静脉型肺静脉异位连接在胸部共同肺静脉腔及下行垂直静脉的超声表现与门静脉型相同,不同的是垂直静脉经其他静脉连接至下腔静脉。

心下型肺静脉异位连接最常见的连接部位是门静脉,其次是静脉导管,再次是下腔静脉、肝左静脉和胃十二指肠静脉,引流到脾静脉者极少。

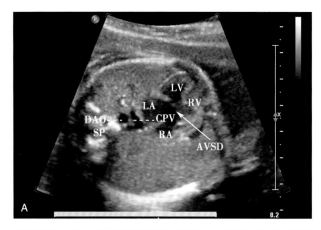

图 38-54　胎儿门静脉型肺静脉异位连接超声示意图 1

A. 四腔心切面显示肺静脉与左心房后壁无连接，左房后方显示共同肺静脉腔；B. 图 A 动态图。

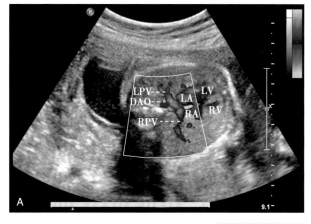

图 38-55　与图 38-54 为同一胎儿

A. 彩色血流显示左、右肺静脉血流形成共同肺静脉腔；B. 图 A 动态图。

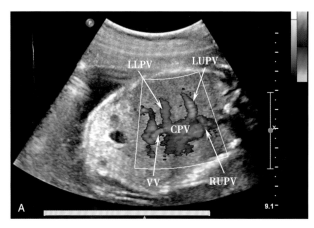

图 38-56　胎儿门静脉型肺静脉异位连接超声示意图 2

A. 胸部冠状切面显示汇合后肺静脉与异常下行的垂直静脉相连下行穿越膈肌；B. 图 A 动态图。

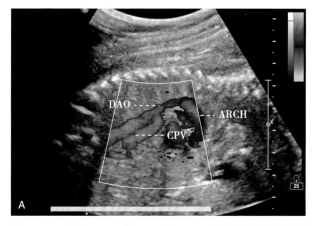

图 38-57　与图 38-56 为同一胎儿 1

A. 彩色血流显示异常下行的垂直静脉与降主动脉伴行；B. 图 A 动态图。

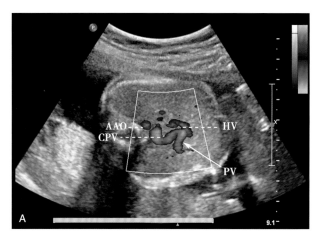

图 38-58　与图 38-56 为同一胎儿 2

A. 彩色血流显示异常下行的垂直静脉并流入门静脉系统入肝，然后通过肝静脉回流入下腔静脉；B. 图 A 动态图。

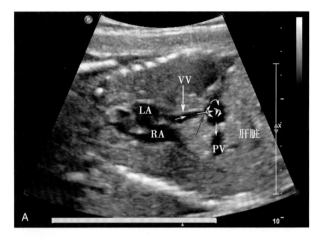

图 38-59　胎儿门静脉型肺静脉异位连接超声示意图 3
A. 异常下行的垂直静脉穿越膈肌时受压变窄(红色箭头指向狭窄处); B. 图 A 动态图。

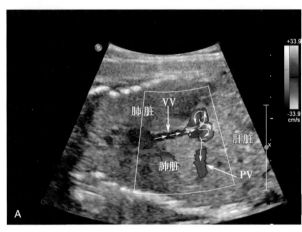

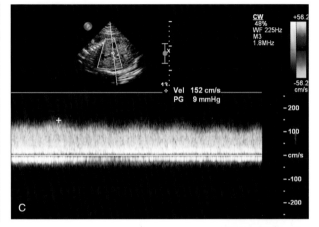

图 38-60　与图 38-59 为同一胎儿
A. 彩色血流显示异常下行的垂直静脉穿越膈肌时受压变窄部位高速花色血流; B. 图 A 动态图;
C. 频谱多普勒显示异常下行的垂直静脉受压变窄部位呈高速静脉血流频谱。

(4)混合型:混合型肺静脉异位连接非常罕见,包含多种肺静脉引流途径。比较多见的是左侧肺静脉通过垂直静脉引入无名静脉,右侧肺静脉与右心房或冠状静脉窦连接。

五、胎儿超声心动图诊断

胎儿超声心动图在四腔心切面显示左心房后壁肺静脉切迹消失,彩色血流显示 4 支肺静脉与左心房无连接,在左心房后方显示共同肺静脉腔,追踪显示共同肺静脉腔与体静脉、冠状静脉窦或右心房连接时,即可诊断胎儿完全型肺静脉异位连接。不同类型胎儿完全型肺静脉异位连接其超声表现有所不同,追踪显示肺静脉与共同肺静脉腔经何途径连接于体静脉、冠状静脉窦或右心房,可对完全型肺静脉异位连接作出分型诊断,完全型肺静脉异

位连接分为 4 型:Ⅰ 型,心上型;Ⅱ 型,心内型;Ⅲ型,心下型;Ⅳ 型,混合型。胎儿完全型肺静脉异位连接多表现右心房、右心室轻度增大,左心房、左心室略减小,伴有房间隔缺损时更是表现四腔心对称,这与患儿出生后表现左房、左室显著缩小不同。心上型与心下型肺静脉异位连接其肺静脉回流到右心房的路途遥远,易受外界压迫导致肺静脉梗阻。

六、预后与治疗

完全型肺静脉异位连接不影响胎儿期血液循环及生理功能,新生儿期对血流动力学影响严重,预后极差,未手术治疗者约 80% 于 1 岁内死亡。本病出生后需手术治疗,如肺静脉梗阻严重和 / 或心房水平分流受限需急症手术,手术方式根据异位

引流不同类型决定,将异位引流的肺静脉连至左心房,近年来,由于产前-产后一体化诊疗模式的建立,以及对本病认识的逐渐深入,越来越多的完全型肺静脉异位连接被早期发现并进行了手术干预,单纯完全型肺静脉异位连接预后良好,但随着本病手术治疗的患儿不断增加,以及术后随访时间延长,术后发生肺静脉梗阻的问题也日益突出,心下型肺静脉异位连接、残余肺静脉梗阻和术后肺静脉高压是影响手术预后的危险因素。

(许　燕　林振华)

参 考 文 献

［1］LEMAIRE A, DIFILIPPO S, PARIENTI JJ, et al. Total Anomalous Pulmonary Venous Connection: A 40 years' Experience Analysis. Thorac Cardiovasc Surg, 2017, 65 (1): 9-17.

［2］BRAVO-VALENZUELA NJM, PEIXOTO AB, ARAUJO JÚNIOR E. Prenatal diagnosis of total anomalous pulmonary venous connection: 2D and 3D echocardiographic findings. J Clin Ultrasound, 2021, 49 (3): 240-247.

［3］MOMOKI K, MATSUI H. Impact of Novel Fetal Cardiac Screening Detecting Fetal Isolated Partial Anomalous Pulmonary Venous Connections. Circ Rep, 2021, 3 (3): 182-183.

［4］PALADINI D, PISTORIO A, WU LH, et al. Prenatal diagnosis of total and partial anomalous pulmonary venous connection: multicenter cohort study and meta-analysis. Ultrasound Obstet Gynecol, 2018, 52 (1): 24-34.

［5］刘清华, 接连利, 李洪波, 等. 超声产前诊断胎儿完全性肺静脉畸形引流的临床研究. 中华超声影像学杂志, 2010, 19 (9): 790-792.

［6］祝忠群, 徐志伟, 张海波, 等. 完全性肺静脉异位引流病理谱及个体化手术治疗. 中华小儿外科杂志, 2011, 32 (5): 333-338.

［7］KOGON B, FERNANDEZ J, SHASHIDHARAN S, et al. A 30-year experience with mixed-type total anomalous pulmonary venous connection: a word of caution. Cardiol Young, 2017, 27 (5): 870-876.

［8］WHITE BR, HO DY, FAERBER JA, et al. Repair of Total Anomalous Pulmonary Venous Connection: Risk Factors for Postoperative Obstruction. Ann Thorac Surg, 2019, 108 (1): 122-129.

［9］黄景思, 刘琴, 邹鹏, 等. 新生儿完全性肺静脉异位连接的解剖多样性及外科治疗. 中华解剖与临床杂志, 2021, 26 (3): 326-332.

第三十九章

冠状动脉瘘

先天性冠状动脉瘘(congenital coronary artery fistula)是指冠状动脉主干及其分支与心脏的任何部位及附近大血管之间存在异常通路(图 39-1)。冠状动脉可以直接与上腔静脉、右心房、冠状静脉窦、右心室及肺动脉相通,也可与左心房或左心室相通。因为 90% 以上的冠状动脉瘘进入右心系统,故该病又称为冠状动脉 - 静脉瘘。本病发病率较低,约占所有先天性心脏病的 0.2%。笔者检出的胎儿先天性心脏畸形统计资料中冠状动脉瘘占 0.76%。

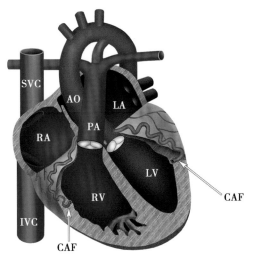

图 39-1　冠状动脉瘘示意图

一、胚胎学、遗传学及发生机制

在胚胎第 25 天,心外膜和心肌中即有血管雏形,早期胚胎的心脏血供由散布在疏松心肌中的血窦提供。随着胚胎发育,心肌逐渐致密化,心外膜形成冠状动脉和静脉,心肌内形成毛细血管网。心外膜冠状动脉系统的成血管细胞芽与原始主动脉窦的冠状动脉芽相连接,形成完整的冠脉循环。在此过程中的发育稍有差错,将会导致各种各样的冠脉畸形,如冠状动脉瘘、冠状动脉起源异常及冠状动脉瘤等。

冠状动脉瘘是由于胚胎期间心肌中血管窦状间隙的发育障碍所致。胚胎期最原始的心脏血流是由心肌中许多内皮细胞组成的宽大的小梁间隙所供应。这些窦状间隙和心腔交通,并与心外膜血管相连。随着心脏的发育,冠状动脉与冠状静脉分别从主动脉根部和冠状窦生长而出,分布在心脏表面,与心外膜血管和心肌中的血管窦状间隙相交通。窦状间隙是连接心腔与发育中的冠状动脉和冠状静脉间的通道。正常心脏胚胎的生长发育使心肌中血管窦状间隙逐渐压缩成细小的管道,形成冠状循环的组成部分。如果发育障碍,心肌中部分宽大的窦状间隙持续存在,则使冠状动脉系统和心腔产生异常交通,形成冠状动脉瘘。

二、病理解剖与分型

冠状动脉瘘可发生于右冠状动脉或左冠状动脉,也可以为双侧。但以发生于右冠状动脉者多见,约占 55%,发生于左冠状动脉者约占 35%,同时发生于双侧冠状动脉者约占 10%。

冠状动脉瘘多发生于正常起源的冠状动脉及其分支,极少发生于起源异常的冠状动脉。冠状动脉瘘开口较大,末端开口较小(图 39-2~图 39-6),由于冠状动脉本身发育缺陷,管壁厚薄不均、管腔扭曲扩张,加之受血流压力的影响,常使冠状动脉迂曲扩张,管腔不规则膨大(图 39-7、图 39-8),有的呈梭形动脉瘤样,或在瘘口处形成囊状动脉瘤。

冠状动脉瘘口可发生于心腔和大血管的任何部位,其中 40% 瘘至右心室、25% 瘘至右心房、17% 瘘至肺动脉、7% 瘘至冠状静脉窦、5% 瘘至左心房、3% 瘘至左心室、1% 瘘至下腔静脉,90% 以上引流至右心系统。发生动脉瘘的冠状动脉可来自右冠状动脉,也可以来自左冠状动脉。

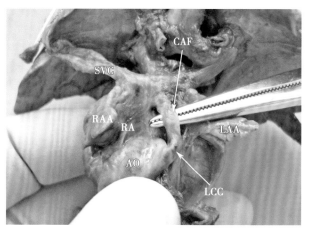

图 39-4 胎儿冠状动脉瘘解剖示意图 3
异常的冠状动脉瘘管是由左冠状动脉直接延伸形成。

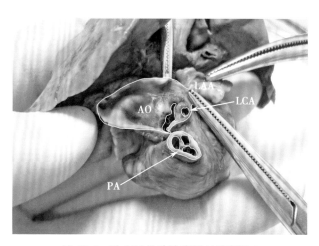

图 39-5 胎儿冠状动脉瘘解剖示意图 4
剖开主动脉根部见左冠状动脉开口明显增宽。

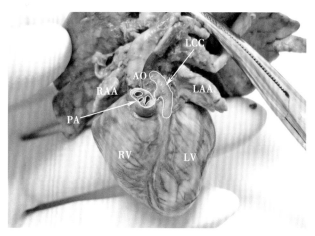

图 39-2 胎儿冠状动脉瘘解剖示意图 1
主动脉根部左冠状窦膨出,左冠状动脉前降支正常。

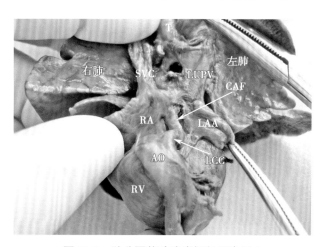

图 39-3 胎儿冠状动脉瘘解剖示意图 2
主动脉根部左冠状窦与右心房之间见冠状动脉瘘管。

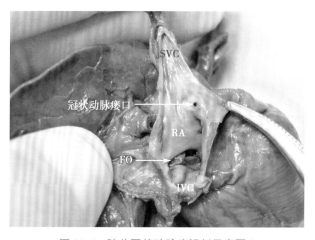

图 39-6 胎儿冠状动脉瘘解剖示意图 5
剖开右心房及上腔静脉见冠状动脉瘘口位于上腔静脉入口处。

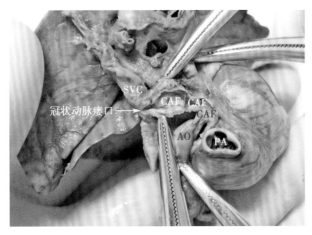

图 39-7　胎儿冠状动脉瘘解剖示意图 6
沿着扩张的左冠状动脉开口剖开冠状动脉瘘管,见冠状动脉瘘管壁厚薄不均,管腔粗细不均,局部节段管腔膨大。

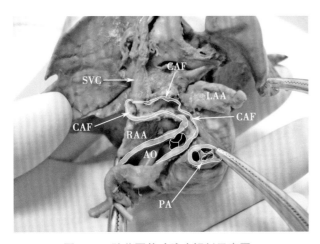

图 39-8　胎儿冠状动脉瘘解剖示意图 7
沿着扩张的左冠状动脉开口剖开冠状动脉瘘管,冠状动脉瘘管开口于上腔静脉入口处。

依据冠状动脉瘘的发生部位分为右冠状动脉瘘和左冠状动脉瘘,再根据冠状动脉瘘引流进入的部位分为以下类型:

1. **右冠状动脉瘘**　包括:右冠状动脉 - 右室瘘、右冠状动脉 - 右房瘘、右冠状动脉 - 肺动脉瘘、右冠状动脉 - 左房瘘、右冠状动脉 - 左室瘘。

2. **左冠状动脉瘘**　包括:左冠状动脉 - 右室瘘、左冠状动脉 - 右房瘘、左冠状动脉 - 肺动脉瘘、左冠状动脉 - 左房瘘、左冠状动脉 - 左室瘘。

三、病理生理

胎儿冠状动脉瘘不论哪一类型其分流量有限,且存在卵圆孔分流和动脉导管分流在胎儿循环中有调节作用,不会影响胎儿的正常发育。冠状动脉 - 右房瘘与冠状动脉 - 上腔静脉瘘导致收缩期与舒张期的左向右分流,使右心容量负荷增大,可引起右心房室轻度增大。胎儿左、右心室压相当,冠状动脉 - 右室瘘与冠状动脉 - 左室瘘产生的异常血流动力学相似,即仅在舒张期产生分流,造成心室容量增加类似于主动脉瓣或肺动脉瓣的轻度反流,一般不会引起心室的扩大,胎儿主动脉与肺动脉不论是收缩期还是舒张期压力相当,冠状动脉 - 肺动脉瘘时其分流量有限。

四、超声扫查技巧及注意事项

(一)胎儿冠状动脉瘘的超声扫查切面与要点

胎儿冠状动脉瘘口可发生于心腔和大血管的任何部位,因此,理论上说胎儿超声心动图所有常用切面均是胎儿冠状动脉瘘的超声诊断切面,但二维超声对胎儿冠状动脉瘘口的显示均不敏感。彩色多普勒血流显像对发现胎儿冠状动脉瘘优于二维超声。

(二)胎儿冠状动脉瘘产前超声诊断相关注意事项

1. 胎儿冠状动脉瘘多不引起四腔心观及大血管的异常改变,部分伴有冠状动脉近端扩张的胎儿冠状动脉瘘,在左心室流出道切面或心底大动脉短轴切面可显示冠状动脉近端增宽(图 39-9A、B 动📶、C、D 动📶)。

2. 彩色多普勒血流显示迂曲走行的五彩管状血流起源于房、室腔之外,却开口于房、室腔内(或上腔静脉、肺动脉及冠状静脉窦),是胎儿冠状动脉瘘的特征性声像图表现,也是提高胎儿冠状动脉瘘产前超声检出率的重要线索(图 39-10A、B 动📶),冠状动脉瘘管两端血流速度不同,瘘口端血流速度大于起始端的血流速度(图 39-11A、B),另外冠状动脉瘘入不同的腔室其频谱形态及时相可有不同。

3. **冠状动脉 - 右房瘘、冠状动脉 - 左房瘘、冠状动脉 - 上腔静脉瘘及冠状动脉 - 冠状静脉窦瘘**　胎儿右心房、左心房、上腔静脉及冠状静脉窦之间压差较小,但与冠状动脉瘘管之间存在较大压差,当冠状动脉瘘入右心房、左心房、上腔静脉及冠状静脉窦等不同部位时声像图表现类似,尽管冠状动脉瘘管的长度和内径可存在很大差异(图 39-12A、B 动📶,

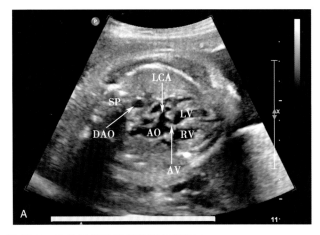
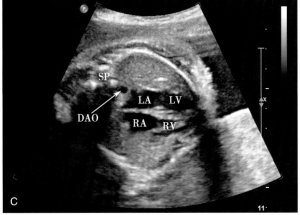

图 39-9　胎儿冠状动脉瘘超声示意图 1

A. 左室流出道切面显示左冠状动脉起始部增宽；B. 图 A 动态图；C. 四腔心切面未显示异常；D. 图 C 动态图。

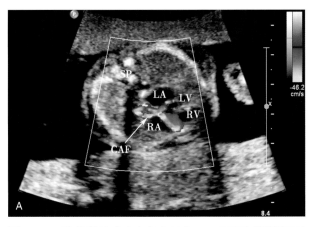

图 39-10　胎儿冠状动脉瘘超声示意图 2

A. 彩色多普勒显示迂曲走行的五彩管状血流起源于房、室腔之外，开口于右心房内；B. 图 A 动态图。

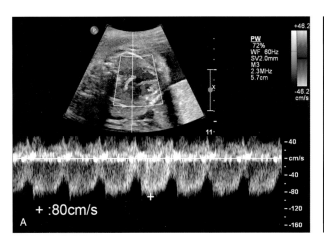
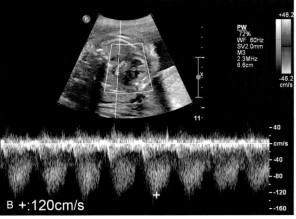

图 39-11　胎儿冠状动脉瘘超声示意图 3

A. 冠状动脉瘘起始端血流速为 80cm/s；B. 冠状动脉瘘口端血流速度为 120cm/s。

图 39-13A、B 动），但彩色血流显示五彩管状血流持续整个心动周期，提示冠状动脉瘘管内血流为湍流血流，瘘口处全心动周期连续性单向血流频谱为共同特点（图 39-14），在冠状动脉瘘管内血流频谱为全心动周期连续性单向血流频谱（图 39-15）。

4. 冠状动脉 - 右室瘘（或左室瘘） 胎儿右心室与左心室在心动周期中的压差相近，冠状动脉 - 右室瘘或左室瘘时声像图表现类似，随着心脏舒缩周期迂曲走行的五彩管状血流的颜色及充盈度有明显变化（图 39-16A、B 动），冠状动脉瘘口血流在舒张期呈喷射状进入心室腔（图 39-17A、B 动），冠状动脉瘘管内多普勒频谱显示以舒张期为主的双期、双向血流频谱（图 39-18）。胎儿冠状动脉瘘

管与心室腔之间的压差较小，其分流类似胎儿室间隔缺损的分流，多不会引起心室扩大。

冠状动脉瘘患儿出生后其血流动力学与胎儿期有显著不同，冠状动脉 - 右室瘘可追踪显示冠状动脉瘘管来源侧的冠状动脉增宽、右心室扩大（图 39-19A、B 动），彩色血流显示冠状动脉瘘管及在右心室的瘘口（图 39-20A、B 动），多普勒频谱显示以舒张期为主的分流频谱（图 39-21）。冠状动脉 - 左室瘘可显示冠状动脉瘘管来源侧的冠状动脉增宽，左心室扩大（图 39-22A、B 动，图 39-23A、B 动），彩色血流显示冠状动脉瘘管开口于左心室（图 39-24A、B 动），多普勒频谱显示舒张期递减型分流频谱（图 39-25）。

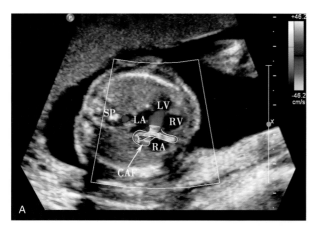

图 39-12 胎儿冠状动脉 - 右房瘘超声示意图 1
A. 彩色血流显示冠状动脉瘘管较长，瘘管内的五彩管状血流持续整个心动周期；B. 图 A 动态图。

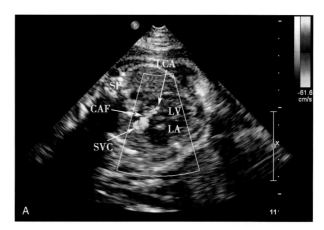

图 39-13 胎儿冠状动脉 - 上腔静脉瘘超声示意图
A. 彩色血流显示冠状动脉瘘管较短，瘘管内的五彩管状血流持续整个心动周期；B. 图 A 动态图。

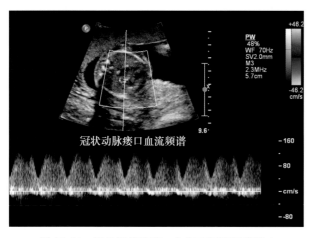

图 39-14 胎儿冠状动脉 - 右房瘘超声示意图 2
多普勒频谱显示冠状动脉瘘口处全心动周期连续性单向血流频谱。

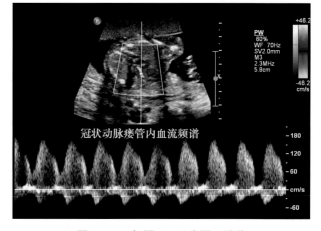

图 39-15 与图 39-14 为同一胎儿
冠状动脉瘘管内血流频谱为全心动周期连续性单向血流频谱。

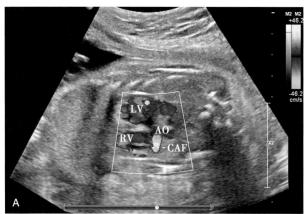

图 39-16 胎儿冠状动脉 - 右室瘘超声示意图

A. 彩色血流显示迂曲走行的五彩管状血流,来源于右冠状动脉;B. 图 A 动态图。

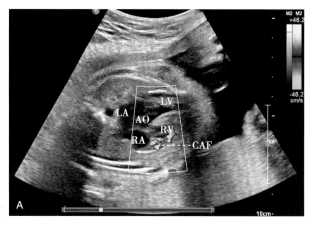

图 39-17 与图 39-16 为同一胎儿

A. 冠状动脉瘘口血流呈喷射状以舒张期为主进入右心室腔;B. 图 A 动态图。

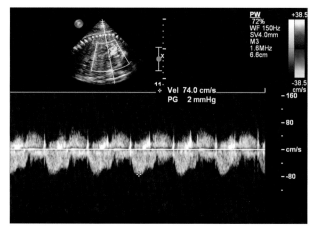

图 39-18 与图 39-17 为同一胎儿

冠状动脉瘘管内多普勒频谱显示以舒张期为主的双期、双向血流频谱。

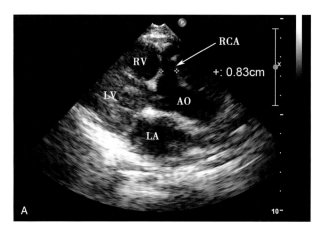

图 39-19 冠状动脉 - 右室瘘超声示意图(3 岁患儿)

A. 左室流出道切面显示右冠状动脉增宽 8mm;B. 图 A 动态图。

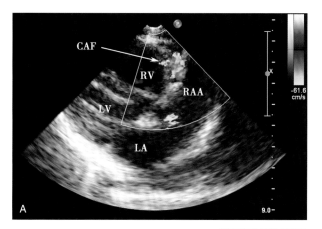

图 39-20 与图 39-19 为同一患儿

A. 彩色血流显示冠状动脉瘘至右心室呈全心动周期分流血流;B. 图 A 动态图。

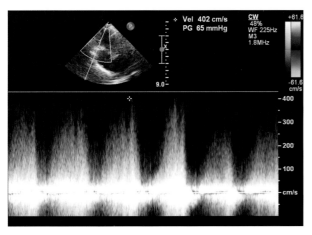

图 39-21 与图 39-19 为同一患儿
多普勒频谱显示冠状动脉瘘口以舒张期为主的分流频谱。

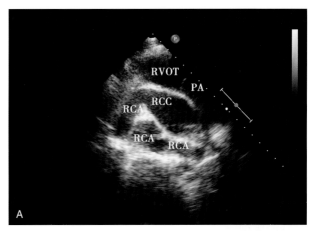

图 39-22 冠状动脉 - 左室瘘（20 岁患者）
A. 非标准大动脉短轴切面显示右冠状动脉扩张；B. 图 A 动态图。

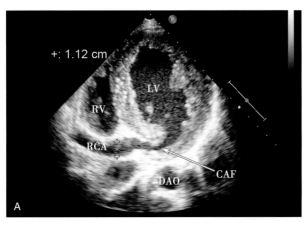

图 39-23 与图 39-22 为同一患者 1
A. 追踪显示右冠状动脉瘘管沿房室沟瘘至左心室，并见左心室扩大；B. 图 A 动态图。

图 39-24 与图 39-22 为同一患者 2
A. 彩色血流显示右冠状动脉瘘管沿房室沟瘘至左心室；B. 图 A 动态图。

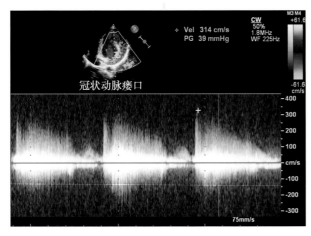

图 39-25 与图 39-22 为同一患者 3
连续多普勒显示舒张期递减型分流频谱。

5. **冠状动脉瘘至肺动脉** 胎儿肺动脉与主动脉的压差相近，因此，冠状动脉瘘管内的压力与肺动脉也相近，发生冠状动脉瘘至肺动脉时不会发生大量分流，产前诊断困难。出生后主动脉与肺动脉之间压差增大，冠状动脉瘘至肺动脉分流量增大，并可引起左心增大。

五、胎儿超声心动图诊断

彩色多普勒血流显示迂曲走行的五彩管状血流起源于房、室腔之外，却开口于房、室腔之内（或上腔静脉、肺动脉及冠状静脉窦），即拟诊胎儿冠状动脉瘘(图 39-26A、B 动 📶)，如果显示冠状动脉瘘的近端冠状动脉增宽，并显示冠状动脉瘘在心腔和大血管的开口时可明确诊断。根据冠状动脉瘘口发生于心腔和大血管的不同部位，可对冠状动脉瘘进行分型诊断。

胎儿冠状动脉瘘至右心房或上、下腔静脉及冠状静脉窦，而且伴有较粗大的冠状动脉瘘管及瘘口时，由于冠状动脉与右心房及腔静脉之间存在较大压差，大量的左心血流通过冠状动脉瘘至右心系统，导致心脏前负荷(容量负荷)增加，可引起以右心增大为主的全心扩大(图 39-27A、B 动 📶)，彩色多普勒

血流显示冠状动脉瘘口为连续搏动性五彩血流瘘入右心房(图 39-28A、B 动 📶)，频谱多普勒显示冠状动脉瘘口连续递减型高速血流频谱(图 39-29)，冠状动脉瘘近端冠状动脉可显著扩张(图 39-30A、B 动 📶、C、D 动 📶)，当左心射入主动脉的血流被冠状动脉瘘大量分流时，使主动脉弓压力低于动脉导管弓，彩色多普勒血流显示主动脉弓反向血流(图 39-31A、B 动 📶、C、D、E 动 📶)，频谱多普勒显示舒张期主动脉弓反向血流，收缩期前向血流(图 39-32)。冠状动脉瘘管显著扩张并凸入心房腔时，形成一囊腔状结构，应与三房心鉴别，详见第二十七章三房心。

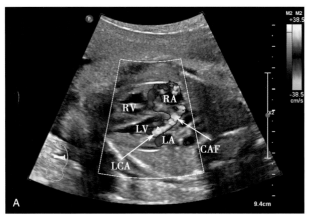

图 39-26　胎儿左冠状动脉-右房瘘超声示意图 1
A. 彩色血流显示迂曲的五彩管状血流持续整个心动周期；B. 图 A 动态图。

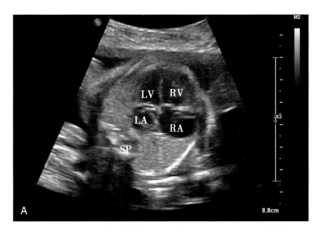

图 39-27　胎儿左冠状动脉-右房瘘超声示意图 2
A. 右心增大为主的全心扩大，心胸比例增大；B. 图 A 动态图。

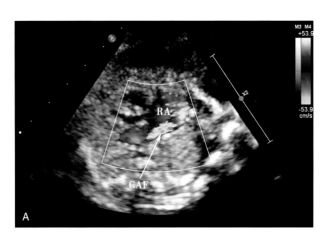

图 39-28　与图 39-27 为同一胎儿 1
A. 彩色多普勒血流显示冠状动脉瘘口为连续搏动性五彩血流瘘入右心房；B. 图 A 动态图。

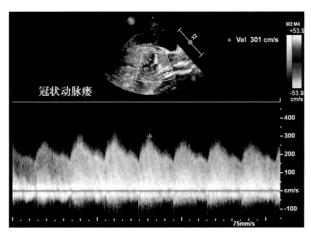

图 39-29　与图 39-27 为同一胎儿 2
频谱多普勒显示冠状动脉瘘口连续递减型高速血流频谱，最大分流速度 301cm/s。

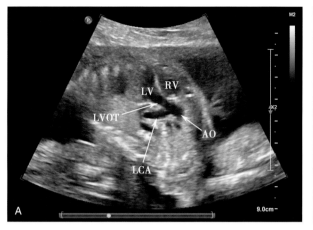
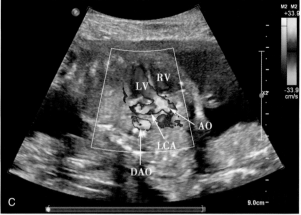

图 39-30　与图 39-28 为同一胎儿 1

A. 左室流出道切面显示左冠状动脉主干显著扩张；B. 图 A 动态图；C. 彩色多普勒血流显示扩张的左冠状动脉主干内持续性前向分流血流；D. 图 C 动态图。

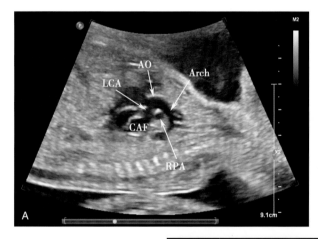
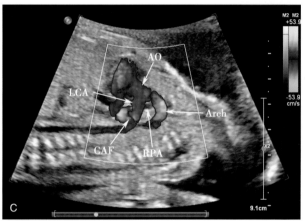

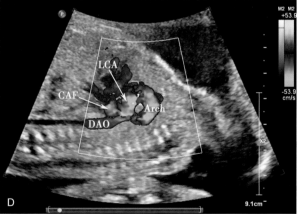

图 39-31　与图 39-28 为同一胎儿 2

A. 主动脉弓切面显示显著扩张左冠状动脉主干内径与主动脉弓相当；B. 图 A 动态图；C. 彩色多普勒血流显示扩张的左冠状动脉主干内持续性前向分流血流，舒张期主动脉弓反向血流；D. 主动脉弓收缩期显示前向血流；E. 图 C、D 动态图。

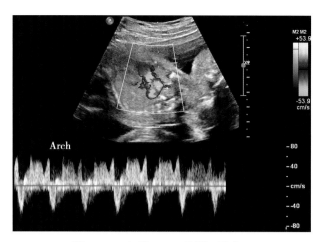

图 39-32　与图 39-28 为同一胎儿 3
频谱多普勒显示舒张期主动脉弓反向血流。

六、预后与治疗

胎儿冠状动脉瘘总体预后良好,对血流动力学的影响取决于瘘管的大小,引流的部位及有无合并其他畸形,出生后部分小型瘘管可逐渐闭合,但发生率很低,对出生后的本病患儿应定期随访,选择合适的时机进行治疗,治疗方法包括经皮导管介入封堵及外科手术结扎瘘管等,尤其介入封堵术相对于外科手术,无需体外循环,住院时间短,恢复快,并发症少,是一种很好的选择,目前国内多家心血管中心均开展了冠状动脉瘘经皮介入封堵术。

(接连利　许　燕)

参 考 文 献

［1］董风群, 赵真. 先天性心脏病实用超声诊断学. 北京: 人民军医出版社, 2011: 253-254.

［2］王新房. 超声心动图学. 北京: 人民卫生出版社, 2009: 653-654.

［3］SHARLAND GK, KONTA L, QURESHI SA. Prenatal diagnosis of isolated coronary artery fistulas: progression and outcome in five cases. Cardiol Young, 2016, 26 (5): 915-920.

［4］黄珊珊, 郭勇, 张烨, 等. 胎儿超声心动图在诊断孤立性冠状动脉瘘中的价值. 中华超声影像学杂志, 2019, 28 (10): 864-868.

［5］ZHAO L, WANG Y, WANG M, et al. Prenatal diagnosis of fetal isolated right coronary artery to left ventricle fistula. Echocardiography, 2019, 36 (5): 1009-1013.

［6］沈健 (综述), 赵仙先 (审校). 冠状动脉瘘诊治进展. 心血管病学进展, 2017, 38 (1): 25-28.

［7］BUCCHERI D, CHIRCO PR, GERACI S, et al. Coronary Artery Fistulae: Anatomy, Diagnosis and Management Strategies. Heart Lung Circ, 2018, 27 (8): 940-951.

［8］陈璇, 杨世伟, 陈金龙, 等. 25 例儿童先天性冠状动脉瘘的介入治疗及随访. 临床心血管病杂志, 2020, 6 (10): 914-917.

第四十章

血 管 环

血管环(vascular rings)是胚胎发育早期由成对且对称的主动脉弓组成的血管环(腮弓形主动脉弓)未能正常地向单一主动脉弓(哺乳型主动脉弓)过渡,右背侧主动脉退化吸收不完全或主动脉弓其他各段发育异常,使患儿主动脉弓依然残留完整或不完整的环形结构,使得走行其中的食管与气管受到不同程度的压迫,这种主动脉弓各段组合方式的异常称为血管环。血管环是多种类型的先天性主动脉弓及分支血管畸形的总称,某些类型血管环,如双主动脉弓和肺动脉吊带等常对气管与食管产生压迫,引发呼吸困难或吞咽困难等临床症状。1945 年 Gross 手术治疗双主动脉弓成功,首次应用血管环的名称。血管环约占先天性心脏病的0.8%~1.3%。笔者检出胎儿先天性心血管畸形统计资料中血管环占 6.19%。

一、胚胎学、遗传学及发生机制

胚胎发育第 4 周,主动脉囊发出第一对弓动脉,由胚体的腹侧延伸至背侧,分别连接两侧平行的背主动脉,由背主动脉发出节间动脉。双侧背主动脉在第 9 节间动脉平面合二为一。这样,主动脉囊 - 第 1 对弓动脉 - 融合的背主动脉就构成一个血管环。胚胎第 4~5 周,主动脉囊与两条背主动脉间相继出现了第 2、3、4、5、6 对弓动脉,构成了腮弓形主动脉弓,前肠上段(发育为咽、食管)被包围在这些成对的主动脉弓之间。随着第 1、2、5 对弓动脉相继吸收,背主动脉相当于第 3、4 对弓动脉之间的部分吸收消失,相当于第 4~7 节间动脉段的部分缩短,从而使第 7 节间动脉段上升接近第 4 对弓动脉,第 4 和第 6 对弓动脉与两侧的背主动脉构成了完整的血管环(图 40-1A、B)。

正常情况下,第 6 对弓动脉在与左、右肺动脉连接的同时,右侧第 6 弓动脉与右侧背主动脉连接处吸收消失,右侧背主动脉被吸收消失,形成左侧单一主动脉弓,即哺乳型主动脉弓(左侧第 4 弓动脉形成主动脉弓,左侧第 6 弓动脉形成动脉导管,右侧第 4弓动脉形成右锁骨下动脉近段),至此,结束了原始成对主动脉弓结构。如果腮弓形主动脉弓在向哺乳型主动脉弓转化的过程中主动脉弓吸收不全或异常吸收则形成了各种主动脉弓异常,如围绕食管和气管,则形成了完整或不完整的血管环。

Edward 于 1948 年首次描述血管环胚胎发育病理机制,提出血管环的形成主要源于主动脉弓发育过程中 4 个节点的异常吸收所致。第 1 个节点为右侧背主动脉,正常情况下,此动脉应吸收消失,如果持续存在则形成双主动脉弓。第 2 个节点为右侧第 4 弓动脉,正常情况下,此动脉将发育成右锁骨下动脉近侧段,如果发育失败将产生右锁骨下动脉异常起源于左位主动脉弓。第 3 个节点为左侧背主动脉,正常情况下此动脉持续存在形成左侧主动脉弓。如果此动脉吸收消失,则右位主动脉弓持续存在。第 4 个节点为位于左侧第 4 弓动脉,正

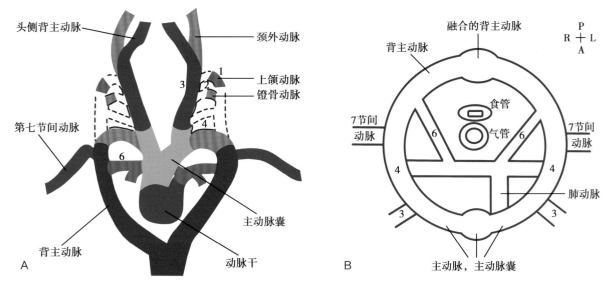

图 40-1 完整血管环构成示意图
A. 前面观；B. 上面观。

常发育成为左侧主动脉的一部分。如果吸收消失，则右位主动脉弓持续存在，并伴有左锁骨下动脉异常起源于右位主动脉弓。

右位主动脉弓这类胎儿需要进行遗传学检查，以排除微缺失微重复综合征和染色体核型异常，尤其是 22q11 染色体微缺失综合征、21- 三体综合征和其他染色体非整倍体异常。双主动脉弓、右位主动脉弓伴左侧动脉导管及右位主动脉弓伴右侧动脉导管相比，右位主动脉弓伴右侧动脉导管更常合并心内畸形。有三级医疗中心回顾分析 98 例胎儿右位主动脉弓发现，合并心外畸形的发生率是 31.6%，染色体异常发生率 15.3%，其中有 1/2 染色体异常的病例是 22q11 染色体微缺失综合征。合并其他结构性心脏畸形的右位主动脉弓患儿更易合并心外畸形和染色体异常。

迷走右锁骨下动脉常合并其他心脏畸形，最常见的是圆锥动脉干畸形，迷走右锁骨下动脉合并圆锥动脉干畸形将增加患 22q11 染色体微缺失综合征的风险，同时也将增加患其他染色体异常综合征的风险。Chaoui 等最先报道了 21- 三体综合征胎儿合并迷走右锁骨下动脉，后续研究发现 14%~30% 的 21- 三体综合征胎儿合并迷走右锁骨下动脉，在大多数检出的病例中，21- 三体综合征的其他超声标志物可显示，如心脏内强回声光点、鼻骨缺失、NT 增厚等。迷走右锁骨下动脉也可见于其他染色体非整倍体畸形胎儿，包括 18- 三体综合征、13- 三体综合征、Turner 综合征等。值得注意的是，迷走右锁骨下动脉可孤立存在，不合并其他心内和心外畸形。当迷走右锁骨下动脉孤立存在时，是否采用侵入性诊断法目前仍处于讨论中。

二、病理解剖与分型

Stewart、Kincaid 和 Edwards 将主动脉弓畸形分为 4 类：①双主动脉弓；②右位主动脉弓畸形；③左位主动脉弓畸形；④其他。

1. 双主动脉弓（double aortic arch）畸形 双主动脉弓是先天性主动脉弓畸形最常见的一种。Hommel 于 1737 年描述了双主动脉弓畸形。1939 年 Wolman 叙述了双主动脉弓压迫气管、食管的临床表现。Gross 于 1945 年施行外科手术治疗第一例双主动脉弓成功，从而促进了对各种类型主动脉弓畸形的发展和认识。

双主动脉弓畸形是胚胎发育期右侧背主动脉未吸收导致左、右侧主动脉弓均存在，形成完整的血管环包绕并压迫气管和食管（图 40-2）。升主动脉正常位置，在气管前分为左、右主动脉弓（图 40-3），双主动脉弓中的每一个弓都独自分出各自的颈总动脉和锁骨下动脉（图 40-4），通常右弓稍高于左弓，越过气管和食管之后延伸至降主动脉，并与左弓汇合形成 "O" 形动脉环包绕气管和食管

（图 40-5A、B、C）。动脉导管与降主动脉常常位于左侧，偶见双侧动脉导管同时开放（保留原始血管环）。

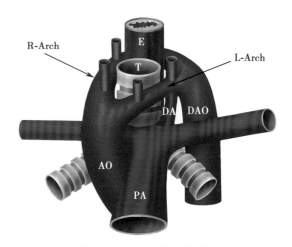

图 40-2 双主动脉弓示意图

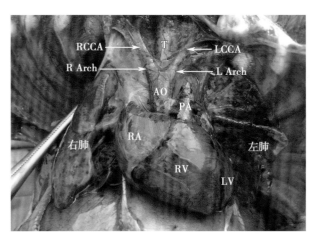

图 40-3 胎儿双主动脉弓解剖示意图 1

正面观，升主动脉正常位置，在气管前方呈"Y"形分为左、右主动脉弓。

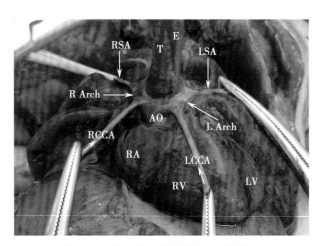

图 40-4 胎儿双主动脉弓解剖示意图 2

双主动脉弓中的每一个弓都独自分出各自的颈总动脉和锁骨下动脉。

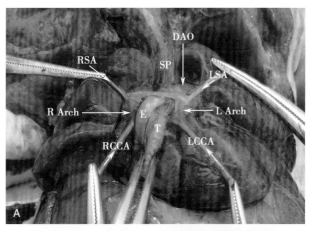

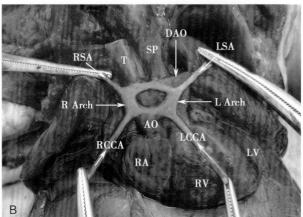

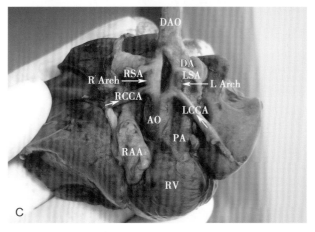

图 40-5 胎儿双主动脉弓解剖示意图 3

A. 左、右主动脉弓在气管后方汇合成降主动脉；B. 将气管和食管从双主动脉弓中拉出后可见双主动脉弓构成的"O"形完整血管环；C. 右侧主动脉弓与左侧主动脉弓及动脉导管汇入降主动脉。

双主动脉弓尽管存在两弓，但通常情况下，位于右后方的右弓起主导作用。只有大约 20% 的病例中，位于左前方的左弓才起主导作用。因此，双主动脉弓畸形有下列两者形式：①左右两侧主动脉弓均通畅，这时因两条主动脉弓内径均较宽导致血管环内径较小，对食管、气管压迫程度较重（图 40-6A、B），

多数患儿在出生一周后即出现喘鸣；②一侧主动脉弓发育不良或闭锁（多为左侧），这时血管环相对前者

较松（图 40-7A、B），患儿在 3~6 个月或更大年龄出现症状。

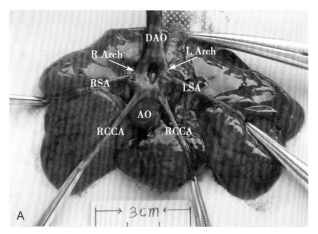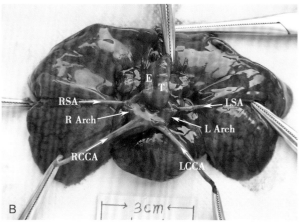

图 40-6　胎儿双主动脉弓解剖示意图 4

A. 将气管和食管从双主动脉弓中拉出后可见双主动脉弓构成的"O"完整血管环，左、右主动脉弓内径均较宽，导致血管环内径较小，对食管、气管压迫程度较重；B. 上面观，双主动脉弓中的每一个弓都独自分出各自的颈总动脉和锁骨下动脉，血管环对食管、气管压迫程度较重。

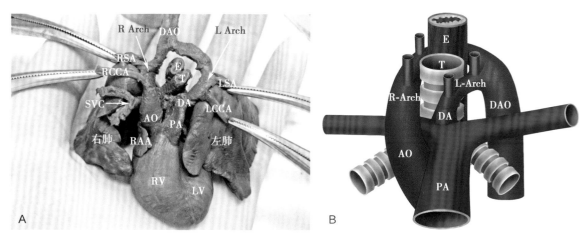

图 40-7　胎儿双主动脉弓伴左侧主动脉弓近端闭锁解剖示意图

A. 右侧主动脉弓发出右颈总动脉、右锁骨下动脉后连于降主动脉，左侧主动脉弓近段闭锁，肺动脉、动脉导管连接左侧主动脉弓远段，远端连于降主动脉，构成的完整血管环相对较松，左颈总动脉与左锁骨下动脉自左侧主动脉弓发出；B. 依据图 A 所绘的胎儿双主动脉弓伴左侧主动脉弓近段闭锁示意图。

双主动脉弓通常是一个孤立的畸形，但也可出现在法洛四联症、完全型大动脉转位、室间隔缺损、主动脉缩窄等患者中。偶尔可见左弓或右弓（或左弓、右弓的某个节段）是闭锁的，闭锁的节段通常出现在左侧，但这些闭锁的节段基本无法通过影像学方法显示。因此，这时很难和以下两种疾病相鉴别：①合并左锁骨下动脉起始部远端左侧背主动脉节段闭锁时，所致的镜像右位主动脉弓；②合并左颈总动脉与左锁骨下动脉起始部之间的左侧第 4 号动脉节段闭锁时，所致的右位主动脉弓合并左锁

骨下动脉迷走（图 40-8A、B）。

2. 左位主动脉弓（left aortic arch）畸形

1）左位主动脉弓伴右锁骨下动脉迷走（left aortic arch with aberrant right subclavian artery）：右侧第 4 号动脉（正常情况下生成右锁骨下动脉近端）被吸收，导致右侧背主动脉成为右锁骨下动脉的近端，形成了食管后右锁骨下动脉，大多数病例中右侧第 6 号动脉退化，左侧第 6 号动脉形成动脉导管，未形成完整血管环（图 40-9A、B）。1935 年 Hunauld 首次报道了这种主动脉弓畸形在普通人群

中的发生率为 0.5%,在 21-三体综合征合并先天性心脏病的患者中发生率为 38%(图 40-10A、B)。

2)左位主动脉弓伴食管后右降主动脉(left aortic arch with retroesophageal right descending aorta):这是一种罕见的畸形,左侧背主动脉经食管后方至脊柱右侧形成右侧降主动脉,升主动脉和降主动脉位于脊柱的两侧,主动脉弓走行于食管后方。右侧第 6 号动脉残留,形成右侧动脉导管(右锁骨下动脉-右肺动脉),形成完整血管环。

3)左位主动脉弓伴食管后 Kommerell 憩室(left aortic arch with retroesophageal diverticulum of Kommerell):当左位主动脉弓伴右锁骨下动脉迷走时,右侧背主动脉成为右锁骨下动脉的起始部,此时,如右侧第 6 号动脉持续存在(右侧动脉导管),连接肺动脉与右侧背主动脉。由于胎儿期几乎所有的右心血流经动脉导管进入降主动脉,因此右侧背主动脉承担两种职能:①右心血流经动脉导管进入降主动脉通道;②右锁骨下动脉的

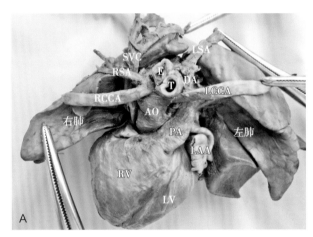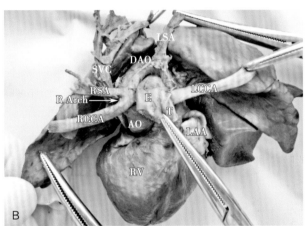

图 40-8　胎儿右位主动脉弓合并左锁骨下动脉迷走解剖示意图

A. 右位主动脉弓发出第 1 支左颈总动脉自气管前方向左上方走行,酷似双主动脉弓时的左侧主动脉弓,右颈总动脉、右锁骨下动脉从右侧主动脉弓发出,左锁骨下动脉起自降主动脉;B. 右位主动脉弓与左侧动脉导管连于降主动脉包绕食管、气管构成完整血管环。

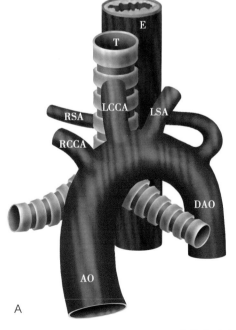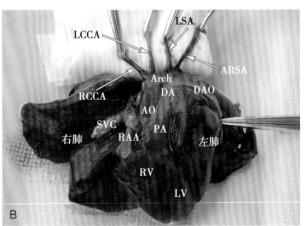

图 40-9　左位主动脉弓伴右锁骨下动脉迷走解剖示意图

A. 左位主动脉弓伴右锁骨下动脉迷走示意图;B. 主动脉弓发出 4 支头臂动脉,分别是 RCCA:右颈总动脉、LCCA:左颈总动脉、LSA:左锁骨下动脉及 ARSA:迷走右锁骨下动脉。

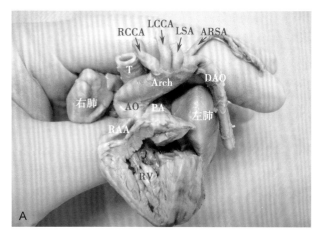
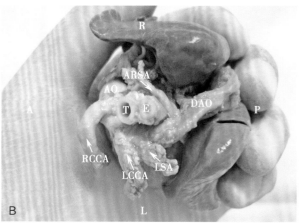

图 40-10　先天性心脏病伴迷走右锁骨下动脉解剖示意图

A. 胎儿法洛四联症伴右锁骨下动脉迷走,动脉导管缺如;B. PTA Ⅳ型伴右锁骨下动脉迷走,主动脉弓发出 4 支头臂动脉,分别是 RCCA:右颈总动脉、LCCA:左颈总动脉、LSA:左锁骨下动脉及 ARSA:迷走右锁骨下动脉。

近段。这样就使得右锁骨下动脉的近段(胚胎期右侧背主动脉)内径较右锁骨下动脉的远段(由右第 7 节间动脉形成)明显增宽,增宽的右锁骨下动脉的近段被称为 Kommerell 憩室(Kommerell's diverticulum)。左位主动脉弓、Kommerell 憩室、右侧动脉导管及肺动脉形成了一个完整的血管环,此种血管环较紧。

Kommerell 憩室也可单独引起气管、食管受压,因此,当手术单纯切除动脉韧带时,由于 Kommerell 憩室的存在,患者的症状可持续存在。

3. 右位主动脉弓(right aortic arch)**畸形**

1) 镜像右位主动脉弓(right aortic arch with mirror image branching):左侧背主动脉第 7 节间动脉起始部远段部分被吸收,从而使左侧第 4 号动脉成为左锁骨下动脉近段,而未形成正常的左位主动脉弓,而右侧第 4 号动脉未消失,形成了右位主动脉弓。右位主动脉弓、左侧动脉导管及肺动脉形成了一个完整的血管环(图 40-11)。多数情况下,右侧第 6 号动脉消失,而左侧第 6 号动脉持续存在,形成左侧动脉导管连于左头臂动脉与肺动脉之间(图 40-12)。少数情况下,右侧第 6 号动脉持续存在,形成右侧动脉导管连于右位主动脉弓与右肺动脉间,而左侧第 6 号动脉退化,这时的右位主动脉弓是名副其实的正常左位主动脉弓镜像(图 40-13)。右位主动脉弓合并的典型心内畸形主要有:法洛四联症、室间隔缺损型肺动脉闭锁、共同动脉干、肺动脉瓣缺如、三尖

瓣闭锁、右心室双出口等(图 4-14A、B)。

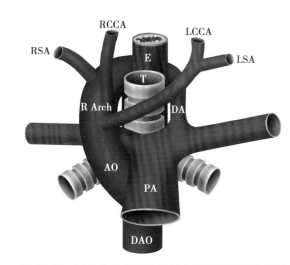

图 40-11　镜像右位主动脉弓伴左侧动脉导管示意图

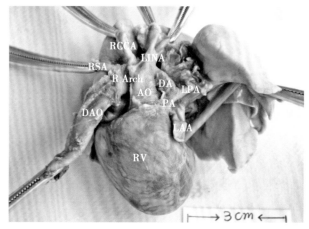

图 40-12　镜像右位主动脉弓伴左侧动脉导管解剖示意图
右位主动脉弓,左侧动脉导管连于左头臂动脉与肺动脉之间。

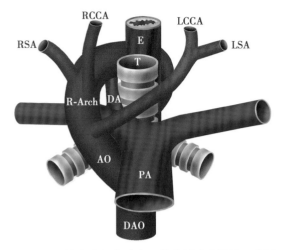

图 40-13　镜像右位主动脉弓伴右侧动脉导管示意图

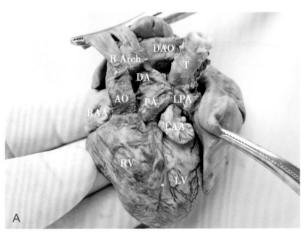

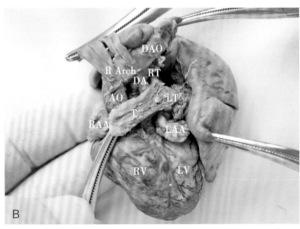

图 40-14　右心室双出口伴右位主动脉弓、右侧动脉导管
解剖示意图

A. 右位主动脉弓,右侧动脉导管连于右位主动脉弓与右肺动脉间;B. 右位主动脉弓,右侧动脉导管,气管左侧及后方无动脉血管连接。

2) 右位主动脉弓伴迷走左锁骨下动脉(right aortic arch with aberrant left subclavian artery):右侧第 4 号动脉形成右位主动脉弓,右侧背主动脉称为降主动脉,左侧第 4 号动脉吸收消失,左侧背主动

脉成为左锁骨下动脉的近段,形成迷走的左锁骨下动脉,有一段走行于食管的后方。左侧第 6 号动脉均持续存在,形成左侧动脉导管,形成完整血管环。罕见情况,左侧第 6 号动脉与右侧第 6 号动脉均持续存在,就形成了左、右双侧动脉导管,形成完整血管环(图 40-15)。

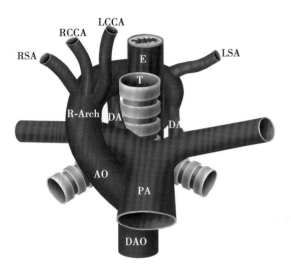

图 40-15　右位主动脉弓伴左、右双侧动脉导管示意图

3) 右位主动脉弓伴食管后左降主动脉(right aortic arch with retroesophageal left descending aorta):罕见,右位主动脉弓时,右侧背主动脉经食管后方至脊柱左侧形成左侧降主动脉,升主动脉和降主动脉位于脊柱的两侧,主动脉弓走行于食管后方,左侧第 6 号动脉残留,形成左侧动脉导管(左锁骨下动脉 - 左肺动脉),形成完整血管环(图 40-16)。

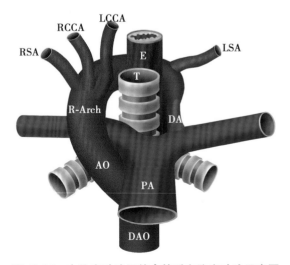

图 40-16　右位主动脉弓伴食管后左降主动脉示意图

4）右位主动脉弓伴食管后 Kommerell 憩室（right aortic arch with retroesophageal diverticulum of Kommerell）：当右位主动脉弓合并左锁骨下动脉迷走、左侧动脉导管时，左锁骨下动脉近段增宽，亦称为 Kommerell 憩室。右位主动脉弓、Kommerell 憩室、左侧动脉导管及肺动脉形成了一个完整的血管环（图 40-17）。

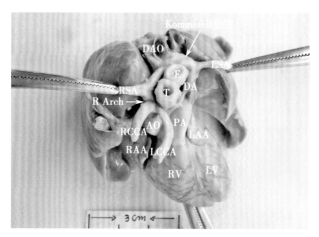

图 40-17　右位主动脉弓伴食管后 Kommerell 憩室解剖示意图

右位主动脉弓、Kommerell 憩室、左侧动脉导管及肺动脉形成完整的血管环。

4. 肺动脉吊带（pulmonary artery sling）畸形　肺动脉吊带是一种罕见而严重的先天性心血管畸形，是指左肺动脉异常起源于右肺动脉，随后走行于气管和食管之间，最终到达左侧肺门，可归纳为血管环的一种类型。本畸形患儿常常在出生后几周或几个月内出现症状，表现为气促、喘鸣、反复呼吸困难等严重的呼吸窘迫综合征。如得不到及时治疗，本病早期死亡率极高。

正常胚胎发育时，左、右肺动脉由左、右原基肺动脉发育而成，左、右原基肺动脉分别与两侧第 6 号动脉相连，经过一系列的胚胎发育，形成正常的肺动脉分叉。当左侧原基肺动脉无法与左侧第 6 号动脉相连时，左侧原基肺动脉则通过胚胎时期气管周围的原始间充质血管与右侧原基肺动脉相连，从而形成了肺动脉吊带。

其病理解剖特征为主肺动脉的位置正常，并与右肺动脉正常连接，而左肺动脉多异常起源于右肺

动脉后壁。左肺动脉呈半环状绕过右支气管起始部，自右向左走行于气管远端与食管之间，最终进入左侧肺门，形成不完全血管环（图 40-18）。肺动脉吊带常合并节段性气管支气管狭窄、气管支气管软化及其他心血管畸形，如出生后动脉导管未闭、房间隔缺损、永存左上腔静脉、室间隔缺损、肺动脉狭窄等（图 40-19A、B），若不经治疗，90% 的患儿将在 1 岁以内死亡。

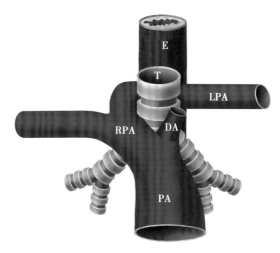

图 40-18　肺动脉吊带示意图

三、病理生理

血管环包绕气管、食管可产生压迫引起婴幼儿呼吸困难及吞咽困难等症状，其严重程度取决于血管环包绕压迫气管、食管的程度。胎儿期不存在呼吸但存在吞咽羊水的生理活动，有可能引起吞咽羊水困难及食管上段增宽。血管环不合并其他心血管畸形时，其循环生理正常，不会引起各房室腔的显著改变。

四、超声扫查技巧及注意事项

（一）胎儿血管环的超声扫查切面与要点

胎儿血管环超声诊断常用切面有三血管 - 气管切面 + 三血管切面 + 三血管 - 肺动脉分支切面 + 气管冠状切面 + 主动脉弓峡部"Y"形切面等。

三血管 - 气管切面，正常三血管 - 气管切面显示主动脉弓横部及峡部与肺动脉及动脉导管在气管的左侧汇入降主动脉，形成 V 形征，并可显示位

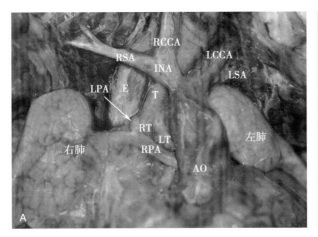
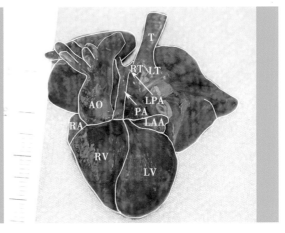

图 40-19 右心发育不良伴肺动脉吊带解剖示意图

A. 肺动脉细窄,左肺动脉异常起源于右肺动脉,左肺动脉呈半环状绕过右支气管起始部,自右向左走行于气管远端与食管之间;B. 左心室明显大于右心室,主动脉显著增宽,肺动脉细窄,左肺动脉异常起源于右肺动脉,动脉导管缺如。
(本图由湖北省妇幼保健院超声科杨小红医师惠赠)

于脊柱前方的气管及右前方的上腔静脉,彩色多普勒显示主动脉弓横部及峡部与肺动脉及动脉导管呈 V 形同向血流汇入降主动脉(图 40-20A、B 动🛜、C、D 动🛜)。三血管 - 气管切面是超声诊断胎儿右位主动脉弓和双主动脉弓最重要的切面(图 40-21A、B 动🛜 C、D 动🛜,图 40-22A、B 动🛜、C、D 动🛜)。

三血管切面,正常声像图表现为主动脉和上腔静脉为圆形横切面、肺动脉主干为斜切面,位于主动脉和上腔静脉圆形横断面的后方多可见两个小圆形无回声结构,为左、右支气管横断面,提示三血管切面多位于支气管水平,故亦可称为三血管支

气管切面,该切面在右支气管的外缘并可显示奇静脉自后向前引入上腔静脉,而在左支气管的外缘常显示动脉导管连接于肺动脉与降主动脉之间(图 40-23A、B 动🛜)。

三血管切面是显示动脉导管的最佳切面。胎儿动脉导管有多样表现,如较常见的胎儿右位主动脉弓多伴左位动脉导管形成"U"形血管环(图 40-24A、B 动🛜),较少见的右位主动脉弓伴右位动脉导管,不形成血管环(图 40-25A、B、C、D 动🛜、E、F 动🛜),更为少见的胎儿右位主动脉弓伴双侧动脉导管血管环(图 40-26A、B、C 动🛜、D、E 动🛜)。

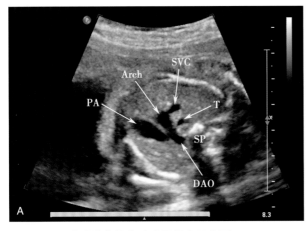
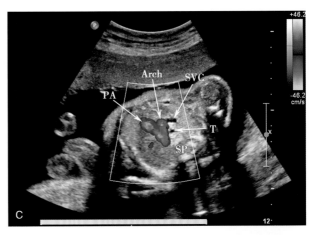

图 40-20 正常胎儿左位主动脉弓超声示意图

A. 主动脉弓横部及峡部与肺动脉及动脉导管在气管的左侧汇入降主动脉,形成 V 形征;B. 图 A 动态图;C. 彩色多普勒显示主动脉弓横部及峡部与肺动脉及动脉导管呈 V 形同向血流汇入降主动脉;D. 图 C 动态图。

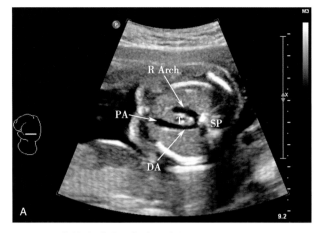
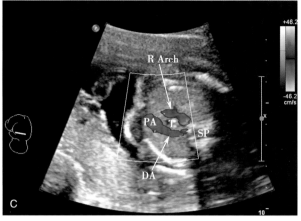

图 40-21 右位主动脉弓超声示意图
A. 三血管 - 气管切面显示右位主动脉弓伴左位动脉导管形成 U 形血管环,将气管环绕其中;B. 图 A 动态图;C. 彩色多普勒显示右位主动脉弓伴左位动脉导管形成 U 形血管环,将气管环绕其中;D. 图 C 动态图。

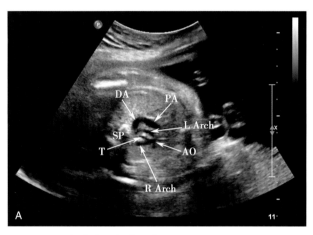
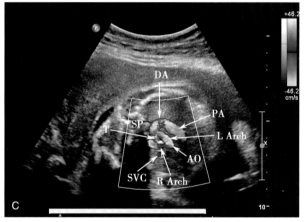

图 40-22 双主动脉弓超声示意图
A. 三血管 - 气管切面显示双主动脉弓形成 O 形血管环,将气管环绕其中;B. 图 A 动态图;C. 彩色多普勒显示双主动脉弓形成 O 形血管环,将气管环绕其中;D. 图 C 动态图。

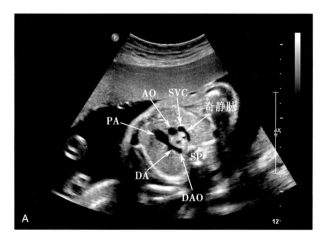

图 40-23 正常胎儿三血管切面超声示意图
A. 主动脉和上腔静脉为圆形横切面、肺动脉主干为斜切面,多可显示气管左侧动脉导管及右侧的奇静脉;B. 图 A 动态图。

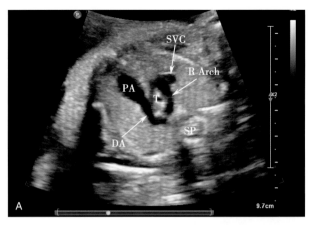

图 40-24 右位主动脉弓伴左位动脉
导管超声示意图
A. 三血管 - 气管切面显示右位主动
脉弓伴左位动脉导管形成 U 形血管
环将气管环绕其中；B. 图 A 动态图。

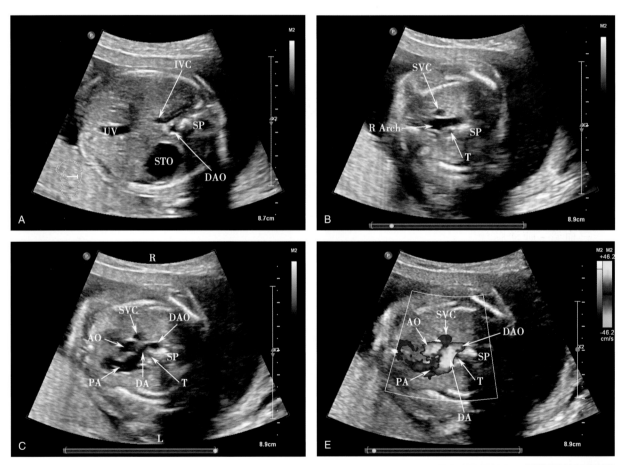

图 40-25 右位主动脉弓伴右位动脉导管超声示意图
A. 腹围平面显示胎儿内脏正位；B. 三血管 - 气管切面显示右位主动脉弓；
C. 三血管切面显示动脉导管位于气管右侧；D. 图 B、C 动态图，显示右位主动
脉弓伴右位动脉导管（右 V 形征），不形成血管环；E. 彩色多普勒显示右位主动
脉弓伴右位动脉导管，形成右 V 形血流不包绕气管；F. 图 E 动态图。

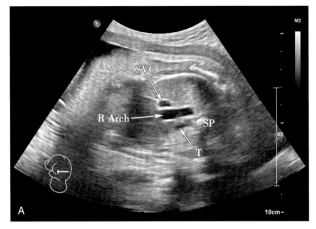

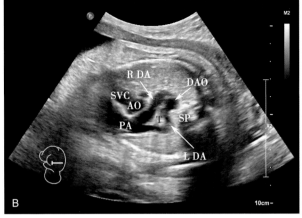

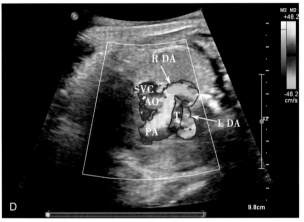

图 40-26　右位主动脉弓伴双侧动脉导管超声示意图

A. 三血管 - 气管切面显示右位主动脉弓；B. 三血管切面显示位于气管左、右两侧均可见动脉导管连接于肺动脉与降主动脉之间，形成血管环；C. 图 A、B 动态图，显示右位主动脉弓伴双侧动脉导管弓形成血管环；D. 彩色多普勒显示右位主动脉弓及双侧动脉导管弓形成"O"血管环，将气管绕其中；E. 图 D 动态图。

　　三血管 - 肺动脉分支切面，在三血管切面的基础上探头声束向胎儿足侧偏移，并略向胎儿下胸部旋转即可在显示三血管的同时显示左、右肺动脉分支，该切面以显示上腔静脉与主动脉为圆形横切面，肺动脉发出左、右肺动脉分支为特点（图 40-27A、B 动 📶、C、D 动 📶）。三血管 - 肺动脉分支切面是产前诊断胎儿肺动脉吊带的重要切面，该切面显示右肺动脉增宽并发出左肺动脉，为左肺动脉起源于右肺动脉型血管环（图 40-28A、B 动 📶、C、D 动 📶）。三血管 - 肺动脉分支切面还可以观察降主动脉位于脊柱的位置，对判断左位降主动脉或右位降主动脉有帮助（图 40-29A、B 动 📶）。

　　气管冠状切面，正常胎儿气管冠状切面显示主动脉弓及动脉导管均位于气管的左侧（图

40-30A、B 动 📶），当胎儿双主动脉弓及动脉导管发生异常时，在胎儿气管冠状切面有不同的表现。胎儿双主动脉弓在气管冠状切面显示位于气管两侧的左弓和右弓及气管左侧的动脉导管（图 40-31A、B 动 📶），右位主动脉弓伴左位动脉导管显示位于气管右侧的主动脉弓及左侧的动脉导管（图 40-32A、B 动 📶），右位主动脉弓伴右位动脉导管显示位于气管右侧的主动脉弓及动脉导管（图 40-33A、B 动 📶），右位主动脉弓伴双侧动脉导管显示位于气管右侧的主动脉弓及双侧动脉导管（图 40-34A、B 动 📶）。

　　主动脉弓峡部"Y"形切面，是在三血管 - 气管切面的基础上将探头旋转显示降主动脉起始部及主动脉峡部与动脉导管汇入降主动脉构成"Y"征象，正常胎儿该切面显示主动脉峡部与动

脉导管与降主动脉在气管左侧构成"Y"征象(图40-35A、B 动 📶),在胎儿血管环时可以观察双主动脉弓、右位主动脉及动脉导管与降主动脉连接时异常,如胎儿右位主动脉弓伴左位动脉导管时,该切面显示右位主动脉弓与左位动脉导管分别自气管右侧与左侧在气管后方汇入降主动脉(图40-36A、B 动 📶)。该切面对于观察双主动脉弓时的右弓与左弓是否在气管后方汇合并与降主动脉连接有帮助。

四腔心切面不是超声诊断胎儿血管环的关键切面,但四腔心切面可显示位于左心房与脊柱之间的降主动脉,如正常胎儿左位主动脉弓及左位降主动脉时,降主动脉位于脊柱左前方,而右位主动脉弓时降主动脉位于脊柱右前方(图40-37A、B 动 📶)。

在胎儿右位主动脉弓时,左室流出道切面不仅显示左心室及左心室流出道结构,而往往能够同时显示主动脉及主动脉弓(图40-38A、B 动 📶)。

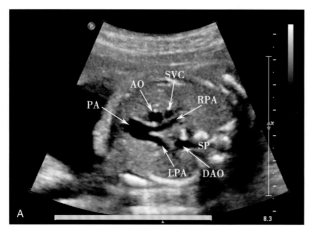
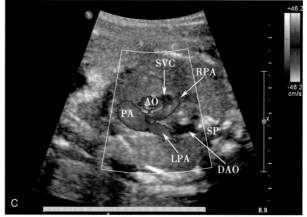

图40-27 正常胎儿三血管-肺动脉分支切面超声示意图

A. 三血管-肺动脉分支切面显示肺动脉发出左、右肺动脉分支,位于右肺动脉前方的上腔静脉、主动脉及位于脊柱左前方的降主动脉;B. 图A动态图;C. 彩色血流显示肺动脉发出左、右肺动脉分支血流进入左右肺脏;D. 图C动态图。

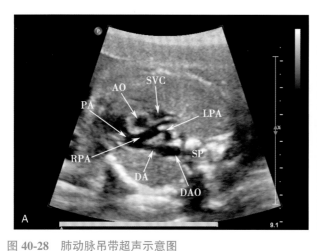
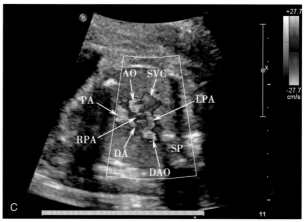

图40-28 肺动脉吊带超声示意图

A. 三血管-肺动脉分支切面显示右肺动脉增宽、左肺动脉起自右肺动脉;B. 图A动态图;C. 彩色血流显示左肺动脉起自右肺动脉;D. 图C动态图。

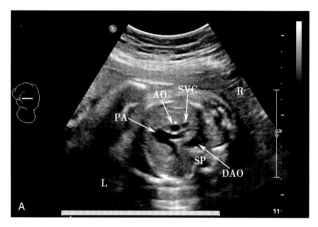

图 40-29 胎儿右位主动脉弓伴右位降主动脉超声示意图
A. 三血管 - 肺动脉分支切面显示降主动脉弓位于脊柱右前方；B. 图 A 动态图。

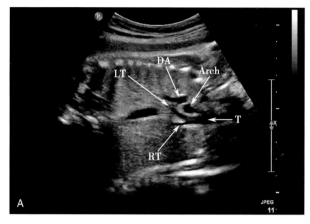

图 40-30 正常胎儿气管冠状切面超声示意图
A. 气管冠状切面显示左、右支气管，主动脉弓及动脉导管位于气管左侧；B. 图 A 动态图。

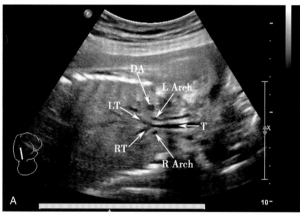

图 40-31 胎儿双主动脉弓超声示意图
A. 气管冠状切面显示位于气管两侧的主动脉右弓与左弓及位于气管左侧动脉导管；B. 图 A 动态图。

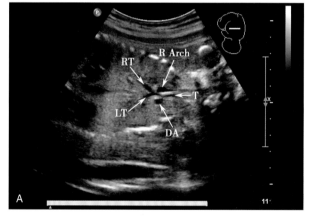

图 40-32 胎儿右位主动脉弓伴左位动脉导管超声示意图 1
A. 气管冠状切面显示位于气管右侧的主动脉弓及左侧动脉导管；B. 图 A 动态图。

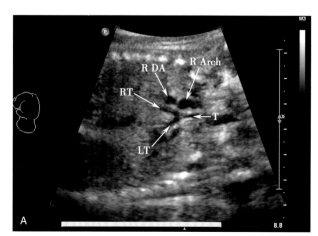

图 40-33 胎儿右位主动脉弓伴右位动脉导管超声示意图
A. 气管冠状切面显示主动脉弓及动脉导管均位于气管的右侧；B. 图 A 动态图。

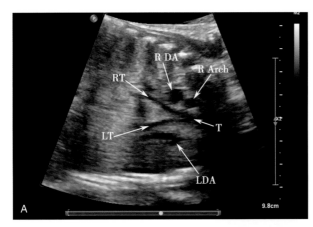

图 40-34 胎儿右位主动脉弓伴双侧
动脉导管超声示意图
A. 气管冠状切面显示位于气管的右
侧主动脉弓及气管左右两侧各有一
条动脉导管；B. 图 A 动态图。

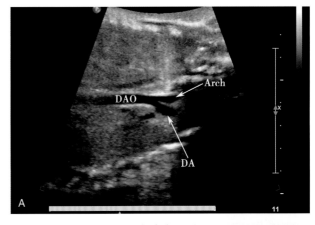

图 40-35 正常胎儿左位主动脉弓、左
位动脉导管及降主动脉超声示意图
A. 主动脉峡部与动脉导管与降主动
脉在气管左侧构成"Y"征象；B. 图
A 动态图。

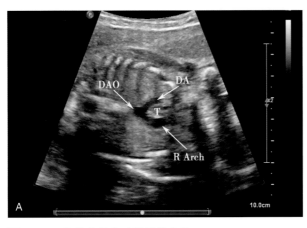

图 40-36 胎儿右位主动脉弓伴左位
动脉导管超声示意图 2
A. 主动脉弓峡部"Y"形切面显示右
侧的主动脉弓及左位动脉导管分别
自气管右侧与左侧在气管后方汇入
降主动脉；B. 图 A 动态图。

图 40-37 胎儿右位主动脉弓超声示
意图 1
A. 四腔心切面可显示降主动脉位于
脊柱右前方；B. 图 A 动态图。

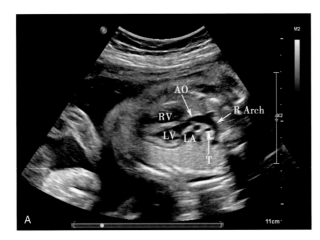

图 40-38 胎儿右位主动脉弓超声示意图 2
A. 左室流出道切面显示左心室、左心室流出道、主动脉
及主动脉弓；B. 图 A 动态图。

（二）胎儿血管环产前超声诊断相关注意事项

1. **胎儿血管环的超声筛查** 熟练掌握三血管 - 气管切面、三血管切面及三血管 - 肺动脉分支切面的连续性多切面超声扫查方法，熟知正常胎儿主动脉、肺动脉及动脉导管与气管的相互位置关系，掌握胎儿各类型血管环的声像图特点是提高产前超声对胎儿血管环检出率的关键。

2. **妊娠早期诊断** 妊娠早期在三血管 - 气管切面可通过彩色多普勒超声显示胎儿正常的"V"形同向血流，若显示"U"形同向血流时，即应拟诊右位主动脉弓或双主动脉弓，此时，建议经阴道超声扫查更有助于明确诊断。在中孕早期胎儿胸部较薄、肋骨影响较小，更易显示右位主动脉弓形成的"U"形血管环，彩色多普勒及能量多普勒血流显示"U"形血管环（图 40-39A、B 动📶、C、D 动📶）。

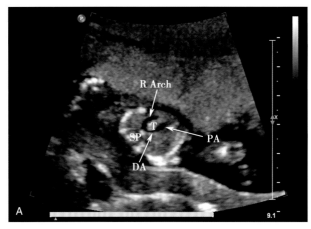
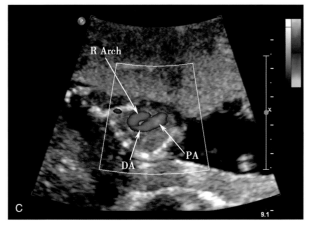

图 40-39 孕 16 周胎儿右位主动脉弓伴左位动脉导管超声示意图
A. 三血管 - 气管切面显示右位主动脉弓伴左位动脉导管形成的"U"形血管环；B. 图 A 动态图；C. 三血管 - 气管切面能量多普勒血流显示"U"形血管环；D. 图 C 动态图。

3. **胎儿血管环预后评估** 双主动脉弓及双侧动脉导管型血管环压迫气管在新生儿期即可导致喘鸣，建议孕妇在具有心血管外科救治能力的三级医疗中心分娩，在症状出现前或气管受压导致气管软化之前，必须做好干预措施。右位主动脉弓合并左位动脉导管形成疏松环绕的血管环，绝大多数患儿出生后终身不会引起气管受压，有极少数病例导致气管受压，这也必须告知患儿父母，少数情况下需手术移除动脉韧带（即闭锁的动脉导管）以解除压迫。动脉导管关闭可能会影响迷走左锁骨下动脉的血流，导致左上肢血流灌注减少，因此，需放置血管支架以开通关闭的血管。孤立性右位主动脉弓合并右位动脉导管对预后无影响。有研究报道，胎儿期诊断右位主动脉弓的患儿出生后 1 年内死亡率为 10.3%，所有死亡病例均合并结构性心脏病。

肺动脉吊带几乎 100% 引起气管支气管压迫，常常出生后几周或几个月内出现症状，需要早期手术解除压迫。肺动脉吊带常合并节段性气管支气管狭窄、气管支气管软化及其他心血管畸形，若不经治疗，90% 的患儿将在 1 岁以内死亡。

4. **血管环对气管压迫程度的评估** 不同类型血管环可预示对气管的压迫程度有所不同，如双主动脉弓、肺动脉吊带对气管压迫较重，而右位主动脉弓合并左位动脉导管型血管环对气管压迫较轻。但同一种血管环对气管的压迫程度也存在不同，如右位主动脉弓合并左位动脉导管型血管环，绝大多数患儿形成疏松环绕气管的血管环，不会引起气管受压（图 40-40A、B），在极少数病例形成紧密环绕气管的血管环，导致气管受压（图 40-41A、B）。

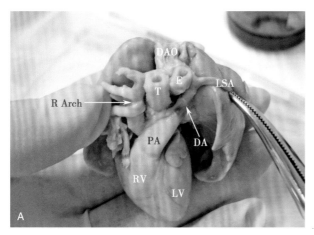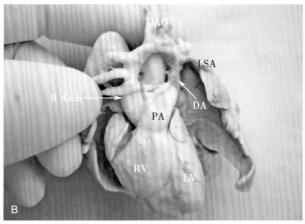

图 40-40　右位主动脉弓伴左位动脉导管解剖示意图 1

A. 右位主动脉弓伴左位动脉导管形成的血管环,疏松环绕气管和食管;B. 与 A 为同一标本,将气管和食管从血管环中拉出,呈现疏松环绕"U"血管环。

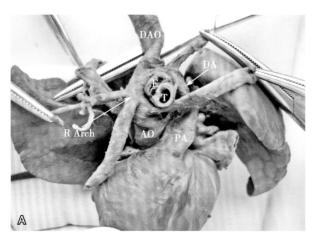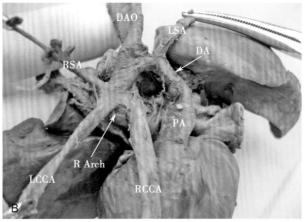

图 40-41　右位主动脉弓伴左位动脉导管解剖示意图 2

A. 右位主动脉弓伴左位动脉导管形成的血管环,紧密环绕气管和食管;B. 与 A 为同一标本,将气管和食管从血管环中拉出,呈现紧密类似双主动脉弓时的"O"血管环。

产前超声对胎儿血管环气管压迫程度的评估,有助于胎儿预后评估和围产期咨询,气管冠状切面是整体评价气管受压程度的最佳切面,正常胎儿该切面显示气管内径上下一致,下端自然分为左、右支气管,主动脉弓与动脉导管均位于气管左侧,对气管及左支气管无压迫;胎儿血管环时该切面可清晰显示气管两侧血管对气管的压迫程度,气管受压处的切迹,在该切面可以估测气管受压狭窄的范围和程度。计算方法:受压程度 =(正常气管内径 - 受压处气管内径)/ 正常气管内径 ×100%。气管未受压或气管受压程度 <50%,患儿出生后绝大多数不会出现气管和食管受压的临床症状。

胎儿双主动脉弓和肺动脉吊带这两型血管环对气管的压迫程度较重,还常伴有气管及支气管发育异常。绝大多数胎儿右位主动脉弓伴左位动脉导管型血管环对气管无压迫或压迫程度较轻,但有少数右位主动脉弓伴左位动脉导管型血管环对气管有明显压迫,也有极少数右位主动脉弓伴左位动脉导管型血管环对气管有显著性压迫导致气管软化、气管发育不良(图 40-42A、B、C)。

5. **血管环患儿在产前与产后超声诊断价值不同**　产前胎儿气管内充满液体、未骨化的胸骨、肋软骨及肋间隙均是良好的声窗,主动脉、肺动脉及动脉导管血流畅通等有利条件,使胎儿超声心动图可以检出绝大多数胎儿血管环,并可对胎儿血管环作出分型诊断。产后患儿受气管及肺脏内的气体、动脉导管闭合及骨骼等因素的影响,超声很难看到这些血管结构的完整形态和走行,血管环患儿确

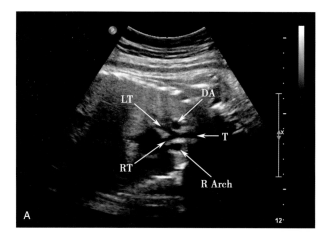
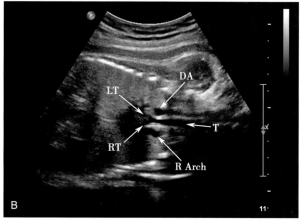
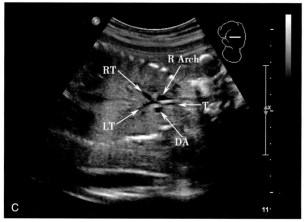

图 40-42 胎儿右位主动脉弓伴左位动脉导管超声示意图 3

A. 气管冠状切面显示左位主动脉弓及动脉导管对气管及左支气管无压迫；B. 气管冠状切面显示右位主动脉弓及左位动脉导管对气管轻度压迫，气管受压程度<60%；C. 气管冠状切面显示位于气管右位主动脉弓及左侧动脉导管对气管有显著压迫，气管受压程度>80%，受压处的气管右侧管壁回声细弱（气管软化），受压段气管内径窄于支气管内径。

诊需依靠血管造影、CTA 或 MRI。尤其是 CTA 或 MRI 三维重建后，可以完整清晰地显示主动脉弓及其分支血管走行，同时可以显示是否压迫食管与气管，是更优选的诊断主动脉弓畸形的手段。但在临床诊疗中血管造影、CTA 或 MRI 毕竟不是首选的常规检查项目，这就导致部分有临床症状的血管环患儿延误诊断与治疗，甚至导致患儿死亡。由此可见，产前超声诊断胎儿血管环并告知患儿父母，在患儿出生后如发生喘鸣、呼吸困难及吞咽困难等临床症状就诊时，及时告知接诊医生患儿产前超声诊断血管环的病史，供临床医生参考是否需要行血管造影、CTA 或 MRI 检查确诊，以避免延误诊疗，具有重要价值。当然，对主动脉弓畸形合并的心内畸形的诊断，超声心动图仍然不可或缺。

6. 右位主动脉弓伴镜像血管分支与双主动脉弓鉴别 右位主动脉弓伴镜像血管分支时在

右位主动脉弓近端发出第 1 支分支血管即左无名动脉（第 2 支右颈总动脉，第 3 支右锁骨下动脉），左无名动脉自右位主动脉弓发出后经气管前绕行至气管左侧，左无名动脉与双主动脉弓时左侧主动脉弓在胎儿三血管 - 气管切面显示的声像图相似、易于混淆（图 40-43A、B 动🛜），若为双主动脉弓伴左侧主动脉弓远端闭锁时，更是难以鉴别。

右位主动脉弓伴镜像血管分支与双主动脉弓鉴别要点：①右位主动脉弓伴镜像血管分支时，左无名动脉起自右位主动脉弓经气管右前方绕行至气管左侧，左无名动脉内径明显窄于右位主动脉弓（图 40-44A、B、C 动🛜），而双主动脉弓在气管前方呈"Y"形分为左、右主动脉弓，左、右主动脉弓内径多相近（图 40-45A、B、C 动🛜）。②右位主动脉弓伴镜像血管分支及左位动脉导管时，三血管 -

气管切面显示右位主动脉弓与左位动脉导管形成"U"形血管环,在主动脉弓峡部"Y"形切面显示右位主动脉弓与左侧动脉导管汇入降主动脉,追踪显示左无名动脉与降主动脉无连接,而双主动脉弓时左侧主动脉弓经气管左侧向后与右侧主动脉弓汇入降主动脉。③在三血管-气管切面显示主动脉呈"O"形血管环将气管环绕其中(多能同时显示前方的无名静脉),在此基础上将扫查声束向足侧调整显示动脉导管连接降主动脉,是双主动脉弓声像图特点(图40-46A、B动🛜),而右位主动脉弓伴镜像血管分支及左位动脉导管,在三血管-气管切面显示右位主动脉弓及左无名动脉,追踪左无名动脉延续为左锁骨下动脉及左颈总动脉(图40-47A、B动🛜),将扫查声束向足侧调整显示动脉导管连接降主动脉与右位主动脉弓形成"U"形血

管环。④双主动脉弓伴左位动脉导管时,在气管冠状切面显示位于气管两侧有3支大血管,即靠近气管两侧的左、右主动脉弓和气管左侧的动脉导管(图40-31A、B动🛜),右位主动脉弓伴镜像血管分支及左位动脉导管时,在气管冠状切面只能显示2支大血管,即位于气管右侧主动脉弓与左侧的动脉导管(图40-32A、B动🛜)。

7. 迷走右锁骨下动脉与奇静脉鉴别　在三血管切面彩色血流显示奇静脉血流在气管右侧自后向前引入上腔静脉(图40-48A、B动🛜),对于初学者有可能将这支奇静脉误诊为迷走右锁骨下动脉,但两者容易区别,奇静脉内为静脉血流并引入上腔静脉,而迷走右锁骨下动脉为动脉血流,起自主动脉弓降部经气管后方走向右肩部(图40-49A、B动🛜)。

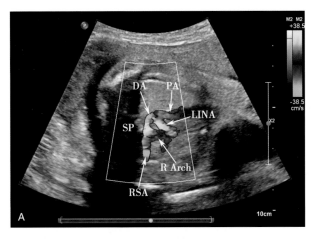

图 40-43　主动脉弓伴镜像血管分支及左位动脉导管超声示意图

A. 三血管-气管切面彩色血流显示酷似双主动脉弓时的"O"形血管环;LINA:左无名动脉;B. 图A动态图。

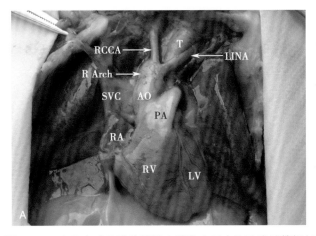

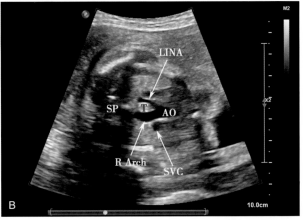

图 40-44　右位主动脉弓伴镜像血管分支及左位动脉导管解剖与超声示意图

A. 解剖图见右位主动脉弓伴左位动脉导管,左无名动脉起自右位主动脉弓经气管右前方绕行至气管左侧;B. 三血管-气管切面显示左无名动脉内径明显窄于右位主动脉弓;C. 图B动态图。

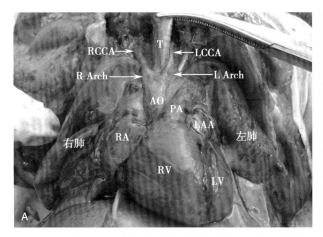

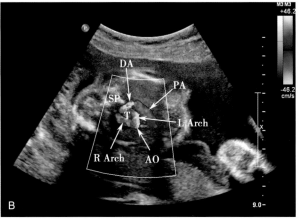

图 40-45 双主动脉弓伴左位动脉导管解剖与超声示意图
A. 解剖图见主动脉在气管前方呈"Y"形分为左、右主动脉弓，左、右主动脉弓内径多相近；B. 三血管-气管切面显示左、右主动脉弓内径多相近；C. 图 B 动态图。

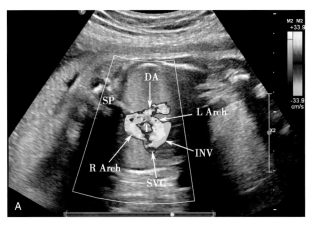

图 40-46 双主动脉弓伴左位动脉导管超声示意图
A. 彩色血流显示主动脉呈"O"形血管环将气管环绕其中，主动脉弓前方无名静脉，左侧动脉导管；B. 图 A 动态图。

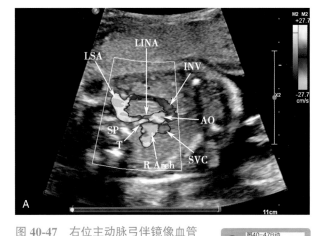

图 40-47 右位主动脉弓伴镜像血管分支及左位动脉导管超声示意图
A. 彩色血流显示右位主动脉弓及左无名动脉，追踪左无名动脉延续为左锁骨下动脉及左颈总动脉；B. 图 A 动态图。

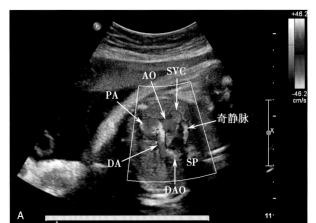

图 40-48 正常奇静脉超声示意图
A. 三血管切面彩色血流显示奇静脉为静脉血流在气管右侧自后向前引入上腔静脉；B. 图 A 动态图。

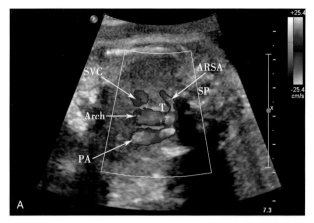

图 40-49　迷走右锁骨下动脉超声示
意图

A. 三血管切面彩色血流显示起自主
动脉弓的 1 支动脉血流经气管后方
走向右肩部；ARSA：迷走右锁骨下
动脉；B. 图 A 动态图。

8. 胎儿血管环合并心内畸形　即使为胎儿孤立性右位主动脉弓，这类胎儿仍需进行遗传学检查，以排除染色体异常，尤其是 22q11 染色体微缺失综合征、21- 三体综合征等其他染色体非整倍体异常。与双主动脉弓和右位主动脉弓伴左侧动脉导管相比，右位主动脉弓伴右侧动脉导管更常合并心内畸形，右位主动脉弓合并的典型心内畸形有：法洛四联症（图 40-50）、室间隔缺损型肺动脉闭锁、共同动脉干、肺动脉瓣缺如、三尖瓣闭锁、右心室双出口等。当右位主动脉弓合并圆锥干畸形时，会增加并发 22q11 染色体微缺失综合征的风险。

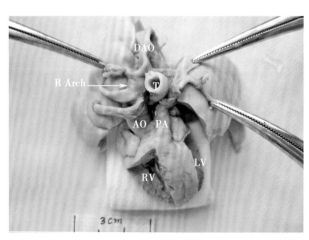

图 40-50　法洛四联症伴右位主动脉弓解剖示意图

9. 胎儿血管环类型与超声影像特点

1）双主动脉弓畸形：主动脉在气管前直接分叉

为左、右两支，即主动脉左弓和右弓，分别环绕气管左、右两侧形成"Y"形，两支动脉弓在气管后方又合并汇入脊柱正前方的降主动脉，亦形成"Y"形。气管和食管被左、右主动脉弓环绕。彩色多普勒血流显示左、右主动脉弓形成的"O"形血管环将气管环绕其中（图 40-51A、B 动 🛜），能量多普勒血流检测相对较少依赖超声入射角度，显示血流的连续性好于彩色多普勒血流显像，更加敏感地完整显示"O"形血管环将气管环绕其中的声像图特征（图40-52A、B 动 🛜）。

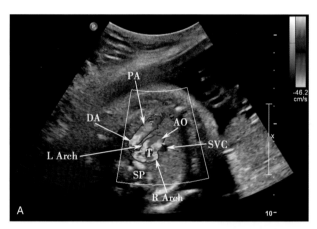

图 40-51　双主动脉弓伴左侧动脉导管超声示意图

A. 彩色多普勒血流显示"O"形血管环将气管环绕其中，左位动脉导管连接降主动脉；B. 图 A 动态图。

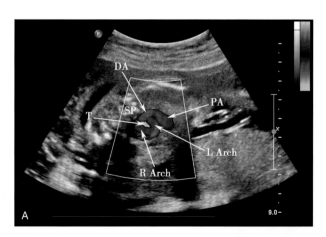

图 40-52　双主动脉弓伴左位动脉导管超声示意图 1

A. 能量多普勒血流显示"O"形血管环将气管环绕其中，左位动脉导管连接降主动脉；B. 图 A 动态图。

多数左主动脉弓内径较右主动脉弓窄,或左主动脉弓发育不良(图 40-53A、B 动 📶、C、D 动 📶)。左主动脉弓内径大于右主动脉弓或左、右主动脉弓内径相似者均少见。通常情况下,动脉导管位于气管左侧,与左主动脉弓或降主动脉连接,气管冠状切面除在气管两侧显示左、右主动脉弓外,还在气管和左主动脉弓的左侧显示动脉导管。双主动脉弓时降主动脉多位于脊柱正前方下行,少数降主动脉位于脊柱右侧或右前方下行。

双主动脉弓一侧闭锁(多为左侧),这时血管环相对较疏松,对气管压迫较轻。若左主动脉弓远端闭锁,即发出左颈总动脉和左锁骨下动脉后闭锁,此时,左主动脉弓相当于右位主动脉弓伴镜像血管分支时的左无名动脉,两者鉴别困难。若为近端闭锁时,左主动脉弓远端及左颈总动脉和左锁骨下动脉血流来自降主动脉逆向灌注可与其他类型血管环鉴别。

胎儿双主动脉弓伴左弓近端闭锁、肺动脉连接左主动脉弓远端病例罕见,在三血管 - 气管切面显示右位主动脉弓(图 40-54A、B 动 📶),脊柱右侧斜冠状切面显示右位主动脉弓发出右颈总动脉和右锁骨下动脉(图 40-55A、B 动 📶),然后经气管右侧下行汇入降主动脉;三血管 - 肺动脉分支切面显示主肺动脉发出左、右肺动脉(图 40-56A、B 动 📶),动脉导管走行于气管左侧并见远端发出动脉分支(图 40-57A、B 动 📶),脊柱左侧斜冠状切面显示左侧动脉导管弓发

出左颈总动脉和左锁骨下动脉(图 40-58A、B 动 📶),主动脉弓峡部"Y"形切面显示右位主动脉弓与左位动脉导管弓呈 Y 形汇入降主动脉(图 40-59A、B 动 📶)。尸检结果:右主动脉弓发出右颈总动脉和右锁骨下动脉(图 40-60A、B 动 📶),左主动脉弓(相当于动脉导管弓)可见弓近端与主动脉无连接,肺动脉与弓远端连接并发出左颈总动脉和左锁骨下动脉(图 40-61A、B 动 📶),左、右主动脉弓经后方气管、食管左、右两侧下行汇入降主动脉(图 40-62A、B 动 📶),剖开肺动脉与左侧主动脉弓远端见肺动脉与左侧主动脉弓远端血管内膜光滑,而位于两者之间的血管内膜呈苔藓样结构,符合动脉导管解剖学特点(图 40-63),尸检结果证实与产前超声诊断相一致。双主动脉弓伴一侧主动脉弓闭锁,常见于左侧,以往文献报道中闭锁大多位于左侧主动脉弓远端,左锁骨下动脉远侧段或左颈总动脉与左锁骨下动脉之间。

2)左位主动脉弓畸形:迷走右锁骨下动脉是左位主动脉弓畸形中最常见的类型,可视为一种正常的解剖变异。胎儿迷走右锁骨下动脉的二维超声图像不典型,多在彩色多普勒超声扫查中意外发现。三血管 - 气管切面是显示迷走右锁骨下动脉的最佳切面,表现为迷走右锁骨下动脉起自主动脉弓和动脉导管的汇合处,经气管和食管后方向右锁骨和右肩方向走行(图 40-64A、B 动 📶)。应用彩色多普勒血流成像时,将彩色血流速度标尺适当降低

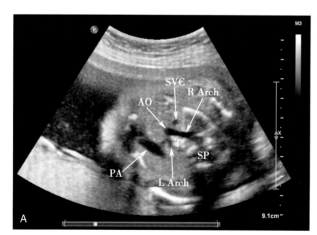
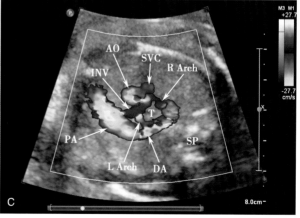

图 40-53 双主动脉弓伴左位动脉导管超声示意图 2
A. 左主动脉弓内径较右主动脉弓窄,左位动脉导管连接降主动脉;B. 图 A 动态图;C. 彩色多普勒血流显示"O"形血管环将气管环绕其中,左主动脉弓内径较右主动脉弓窄,左位动脉导管连接降主动脉;D. 图 C 动态图。

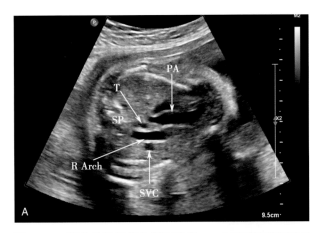

图 40-54　双主动脉弓伴左弓近端闭锁超声示意图
A. 三血管 - 气管切面显示右位主动脉弓；B. 图 A 动态图。

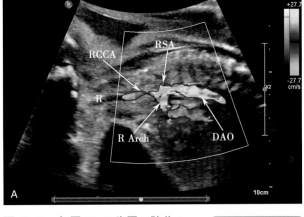

图 40-55　与图 40-54 为同一胎儿 1
A. 脊柱右侧斜冠状切面显示右位主动脉弓发出右颈总动脉和右锁骨下动脉；B. 图 A 动态图。

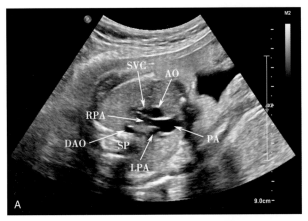

图 40-56　与图 40-54 为同一胎儿 2
A. 三血管 - 肺动脉分支切面显示主肺动脉发出左、右肺动脉；B. 图 A 动态图。

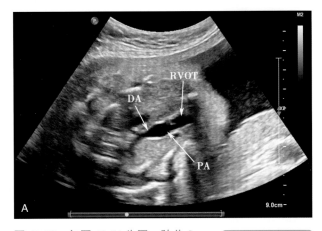

图 40-57　与图 40-54 为同一胎儿 3
A. 动脉导管走行于气管左侧并见远端发出动脉分支；B. 图 A 动态图。

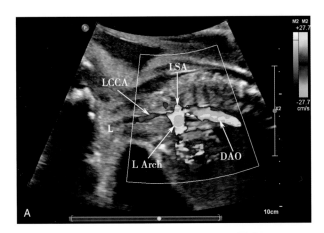

图 40-58　与图 40-54 为同一胎儿 4
A. 脊柱左侧斜冠状切面显示左侧动脉导管弓发出左颈总动脉和左锁骨下动脉；B. 图 A 动态图。

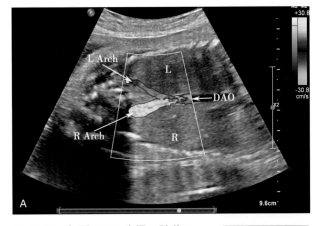

图 40-59　与图 40-54 为同一胎儿 5
A. 主动脉弓峡部"Y"形切面显示右位主动脉弓与左位动脉导管弓呈"Y"形汇入降主动脉；B. 图 A 动态图。

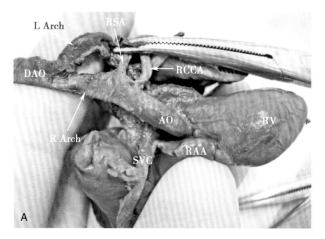

图 40-60　双主动脉弓伴左弓近段缺如解剖示意图 1
A. 右主动脉弓发出右颈总动脉和右锁骨下动脉；B. 图 A 动态图。

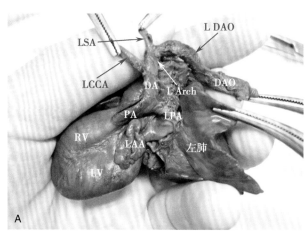

图 40-61　双主动脉弓伴左弓近段缺如解剖示意图 2
A. 左主动脉弓（相当于动脉导管弓）可见肺动脉、动脉导管与弓远段连接、弓远段发出左颈总动脉和左锁骨下动脉；B. 图 A 动态图。

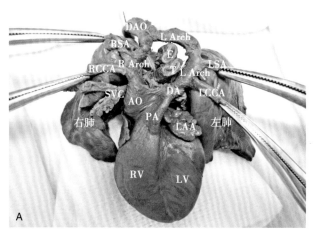

图 40-62　双主动脉弓伴左弓近段缺如解剖示意图 3
A. 左、右主动脉弓经后方气管、食管左、右两侧下行汇入降主动脉；B. 图 A 动态图。

图 40-63　双主动脉弓伴左弓近段缺如解剖示意图 4
剖开肺动脉 - 动脉导管 - 左侧主动脉弓远段见肺动脉与左侧主动脉弓远段血管内膜光滑，而位于两者之间的血管内膜呈苔藓样结构。

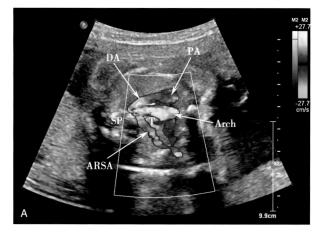

图 40-64　迷走右锁骨下动脉超声示意图
A. 彩色血流显示右锁骨下动脉起自主动脉弓和动脉导管的汇合处，经气管和食管后方向右肩方向走行；B. 图 A 动态图。

（10~30cm/s）利于对迷走右锁骨下动脉全程的追踪显示。左位主动脉弓伴食管后右降主动脉和左位主动脉弓伴食管后 Kommerell 憩室均罕见。

3）右位主动脉弓畸形

①右位主动脉弓伴镜像血管分支（又称镜像右位主动脉弓）及左位动脉导管。在三血管 - 气管切面显示右位主动脉弓与左位动脉导管形成"U"形血管环将气管环绕其中（图 40-65A、B 动 📶），左锁骨下动脉和左颈总动脉来自左无名动脉的分支，起自右位主动脉弓右前方的左无名动脉经气管前方向左颈肩部走行（图 40-47A、B 动 📶）。另外右位主动脉弓伴镜像血管分支时的左无名动脉易误诊为双主动脉弓时左主动脉弓。

②右位主动脉弓伴迷走左锁骨下动脉及左位动脉导管。超声表现右位主动脉弓与左位动脉导管形成"U"形血管环将气管环绕其中（图 40-66A、B 动 📶、C、D 动 📶），该表现与右位主动脉弓伴镜像血管分支、伴左位动脉导管相同，不同的是右位主动脉弓伴迷走左锁骨下动脉时，其左锁骨下动脉起自右位主动脉弓经气管后方走向左肩部（图 40-67A、B 动 📶）。

③右位主动脉弓伴食管后左降主动脉罕见，右位主动脉弓时，右侧背主动脉经食管后方至脊柱左侧形成左侧降主动脉，升主动脉和降主动脉位于脊柱的两侧，主动脉弓走行于食管后方，左侧第 6 弓动脉残留，形成左侧动脉导管（左锁骨下动脉 - 左

肺动脉），形成完整血管环。

④右位主动脉弓伴食管后 Kommerell 憩室，当右位主动脉弓合并迷走左锁骨下动脉及左位动脉导管时，迷走左锁骨下动脉起源于降主动脉与动脉导管连接区域，称为 Kommerell 憩室的动脉管道（图 40-68），若该段增宽（左锁骨下动脉近段增宽），亦称为 Kommerell 憩室。右位主动脉弓、Kommerell 憩室、左位动脉导管及肺动脉形成了一个完整的血管环（图 40-69A、B 动 📶、C、D 动 📶）。绝大多数右位主动脉弓合并迷走左锁骨下动脉及左位动脉导管患儿，其 Kommerell 憩室的动脉管道（左锁骨下动脉近段）不增宽。

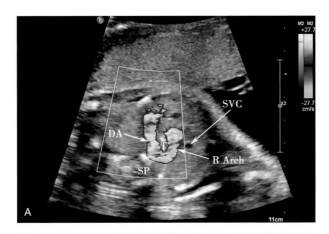

图 40-65 右位主动脉弓伴镜像血管分支及左位动脉导管超声示意图

A. 三血管 - 气管切面显示右位主动脉弓与左位动脉导管形成"U"形血管环将气管环绕其中；B. 图 A 动态图。

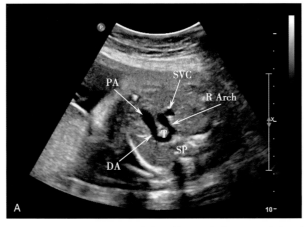

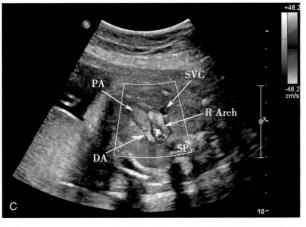

图 40-66 右位主动脉弓伴迷走左锁骨下动脉及左位动脉导管超声示意图
A. 三血管 - 气管切面显示右位主动脉弓与左位动脉导管形成"U"形血管环将气管环绕其中；B. 图 A 动态图；C. 彩色血流显示右位主动脉弓与左位动脉导管形成"U"形血管环将气管环绕其中；D. 图 C 动态图。

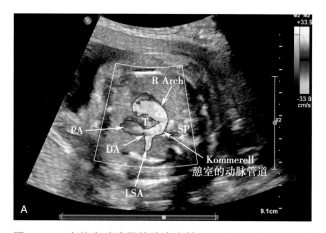

图 40-67 右位主动脉弓伴迷走左锁骨下动脉及左位动脉导管超声示意图
A.彩色血流显示迷走左锁骨下动脉起自右位主动脉弓经气管后方走向左肩部；B.图 A 动态图。

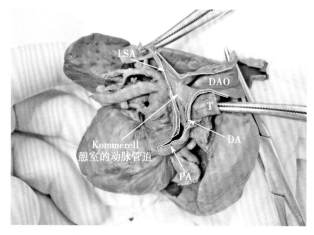

图 40-68 右位主动脉弓伴迷走左锁骨下动脉及左位动脉导管解剖示意图

迷走左锁骨下动脉起源于降主动脉与动脉导管连接区域，称为 Kommerell 憩室的动脉管道，迷走左锁骨下动脉与动脉导管均连接于 Kommerell 憩室的动脉管道。

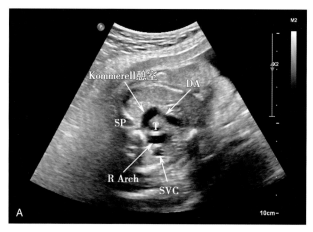

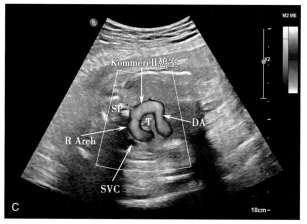

图 40-69 右位主动脉弓伴食管后 Kommerell 憩室超声示意图
A. 三血管 - 气管切面显示 Kommerell 憩室的动脉管道增宽，右位主动脉弓与 Kommerell 憩室及左位动脉导管形成 "U" 形血管环将气管环绕其中；B. 图 A 动态图；C. 彩色血流显示右位主动脉弓与 Kommerell 憩室及左位动脉导管形成 "U" 形血管环将气管环绕其中；D.图 C 动态图。

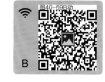

4）肺动脉吊带畸形：三血管 - 肺动脉分支切面仅显示增宽的右肺动脉，左肺动脉异位起源于位于主动脉后方的右肺动脉后壁，左肺动脉呈半环状绕过右主支气管起始部，自右向左走行于气管与降主动脉之间至左侧肺门，形成 "C" 形不完整血管环（图 40-70A、B 动📶），彩色血流显示左肺动脉起自右肺动脉，经气管右后方向左走行至左侧肺门（图 40-71A、B 动📶）。肺动脉吊带畸形时左肺动脉自右向左走行于气管与食管之间至左侧肺门，但超声不易显示处于闭合状态食管，在肺动脉吊带畸形的超声诊断中，以食管邻近的降主动脉替代食管为定

位标志判断左肺动脉在气管与降主动脉（食管）之间走行至左侧肺门更易诊断（图 40-72A、B 动📶、C、D 动📶）。

五、胎儿超声心动图诊断

胎儿超声心动图在对胎儿血管环筛查时，首先在三血管 - 气管切面观察主动脉弓与气管的位置关系，明确主动脉弓是右位主动脉弓、左位主动脉弓或双主动脉弓，然后在三血管切面显示动脉导管，明确左位动脉导管、右位动脉导管或双侧动脉导管。拟诊胎儿双主动脉弓、右位主动脉弓伴左位

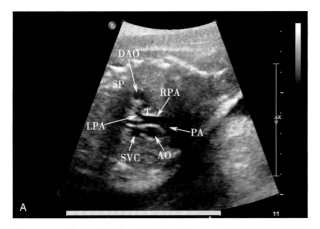

图 40-70　肺动脉吊带畸形超声示意图 1

A. 三血管 - 气管切面显示增宽的右肺动脉，左肺动脉异位起源于主动脉后方的右肺动脉后壁，自右向左走行于气管与降主动脉之间至左侧肺门，形成 "C" 形不完整血管环；B. 图 A 动态图。

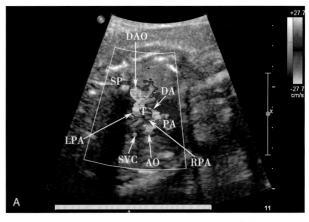

图 40-71　与图 40-70 为同一胎儿

A. 彩色血流显示左肺动脉异位起源于右肺动脉，自右向左走行于气管与降主动脉之间至左侧肺门，形成 "C" 形不完整血管环；B. 图 A 动态图。

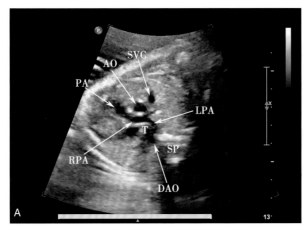

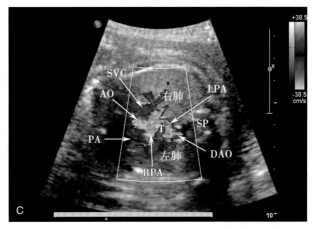

图 40-72　肺动脉吊带畸形超声示意图 2

A. 三血管 - 气管切面显示左肺动脉异位起源于主动脉后方的右肺动脉后壁，自右向左走行于气管与降主动脉之间至左侧肺门，形成 "C" 形不完整血管环；B. 图 A 动态图；C. 彩色血流显示左肺动脉在气管与降主动脉之间走行至左侧肺门；D. 图 C 动态图。

动脉导管型血管环时，应对双主动脉弓时左主动脉弓与右位主动脉弓伴镜像血管分支时的左无名动脉鉴别。右位主动脉弓伴镜像血管分支也需要与右位主动脉弓伴迷走左锁骨下动脉型血管环鉴别，两者不同在于前者左锁骨下动脉来自左无名动脉走行于气管前，后者为迷走左锁骨下动脉走行于气管后。迷走右锁骨下动脉常在三血管 - 气管切面彩色血流显像中偶然发现，迷走右锁骨下动脉与奇静脉同样走行于气管后方，前者频谱多普勒检测为

动脉频谱，后者为静脉频谱可予以鉴别。肺动脉吊带型血管环在三血管 - 肺动脉分支切面显示位于主动脉后方的右肺动脉增宽，左肺动脉异位起源于右肺动脉后壁，左肺动脉呈半环状绕过右主支气管起始部，自右向左走行于气管与降主动脉之间至左侧肺门，形成 "C" 形不完整血管环。

六、预后与治疗

先天性血管环因对气管和食管压迫的部位和

程度不同,临床表现不尽相同,右位主动脉弓伴左侧动脉导管、迷走右锁骨下动脉两种类型患儿出生后较少引起明显气管、食管压迫症状,预后较好,绝大多数患儿不需要手术,少数有临床症状者,为改善吞咽和呼吸困难,应行手术治疗。双主动脉弓、肺动脉吊带出生后多因气管压迫出现喘鸣、反复呼吸道感染甚至吞咽困难,出生后需要外科手术治疗。早期手术治疗是安全、有效的,但先天性血管环常合并气管狭窄或软化,气管软化及狭窄的程度和范围是影响患儿预后的关键。血管环患儿出生后受肺气干扰及动脉导管关闭影响,超声、X 线等常规检查难以确诊,患儿父母就诊时及时提示患儿产前诊断为先天性血管环的信息,对临床医生采取相应的诊治措施,避免延误诊疗甚至危及患儿生命具有重要临床意义。

(接连利 许 燕)

参 考 文 献

［1］ BAKHRU S, KONETI NR, PATIL S, et al. Prenatal diagnosis of vascular rings and outcome. Ann Pediatr Cardiol, 2021, 14 (3): 359-365.

［2］ VIGNESWARAN TV, JABAK S, SYNGELAKI A, et al. Prenatal incidence of isolated right aortic arch and double aortic arch. J Matern Fetal Neonatal Med, 2021, 34 (18): 2985-2990.

［3］ 接连利, 许燕, 林振华, 等. 胎儿完全性血管环的产前超声诊断研究. 中华超声影像学杂志, 2011, 20 (8): 696-698.

［4］ YOO SJ, LEE YH, KIM ES, et al. Three-vessel view of the fetal upper mediastinum: an easy means of detecting abnormalities of the ventricular outflow tracts and great arteries during obstetric screening. Ultrasound Obstet Gynecol, 1997, 9 (3): 173-182.

［5］ YAGEL S, ARBEL R, ANTEBY EY, et al. The three vessels and trachea view (3VT) in fetal cardiac scanning. Ultrasound Obstet Gynecol, 2002, 20 (4): 340-345.

［6］ 接连利, 许燕, 高翔. 超声诊断胎儿肺动脉吊带 1 例. 中华超声影像学杂志, 2014, 23 (3): 193.

［7］ 耿斌, 张桂珍. 临床儿童及胎儿超声心动图学. 天津: 天津科技翻译出版有限公司, 2016: 567-574.

［8］ RANZINI AC, HYMAN F, JAMAER E, et al. Aberrant Right Subclavian Artery: Correlation Between Fetal and Neonatal Abnormalities and Abnormal Genetic Screening or Testing. J Ultrasound Med, 2017, 36 (4): 785-790.

［9］ 许燕, 接连利, 高翔. 胎儿迷走右锁骨下动脉超声表现 1 例. 中华医学超声杂志 (电子版), 2015, 12 (12): 982.

［10］ 许燕, 接连利, 姜志荣, 等. 三血管观对胎儿主动脉弓与肺动脉分支异常的超声诊断价值. 中华超声影像学杂志, 2015, 24 (5): 398-401.

［11］ PENG Y, LI Y, CAO H, et al. Utility of the 3-Vessel and 3-Vessel and Trachea Views in Prenatal Diagnosis of a Pulmonary Artery Sling. J Ultrasound Med, 2019, 38 (2): 539-544.

［12］ SEZER S, ACAR DK, EKIZ A, et al. Prenatal diagnosis of left pulmonary artery sling and review of literature. Echocardiography, 2019, 36 (5): 1001-1004.

［13］ HAN J, ZHANG Y, GU X, et al. The Differential Diagnosis of Double Aortic Arch and Right Aortic Arch with Mirror-Image Branches in the Fetus: A Potential Novel Method. Pediatr Cardiol, 2021, 42 (6): 1405-1409.

［14］ GUO Q, KONG Y, ZENG S, et al. Fetal double aortic arch: prenatal sonographic and postnatal computed tomography angiography features, associated abnormalities and clinical outcomes. BMC Pregnancy Childbirth, 2020, 20 (1): 614.

［15］ 丁楠, 李晓峰, 郭健, 等. 婴幼儿双主动脉弓的诊断与手术治疗. 中华胸心血管外科杂志, 2016, 32 (3): 140-142.

［16］ ALY S, PAPNEJA K, MAWAD W, et al. Prenatal Diagnosis of Vascular Ring: Evaluation of Fetal Diagnosis and Postnatal Outcomes. J Am Soc Echocardiogr, 2021, 29: S0894-7317 (21) 00722-00727.

第四十一章

动脉导管异常

动脉导管（ductus arterious，DA）是胎儿期连接肺动脉与降主动脉之间的肌性动脉管道，是胎儿血液循环中主要生理分流通道之一，若胎儿出生后没有自然闭合，即为动脉导管未闭（patent ductus arteriosus）。动脉导管未闭是最常见的先天性心脏病之一，胎儿期动脉导管是开放的，胎儿超声心动图能够观察动脉导管结构，并能对胎儿动脉导管血流动力学进行检测，但目前不能对胎儿出生后动脉导管未闭进行预测性诊断。

胎儿动脉导管异常包括动脉导管收缩、狭窄、早闭、动脉导管缺如、动脉导管瘤及动脉导管血流逆向灌注等异常，动脉导管缺如及动脉导管血流逆向灌注等异常将在有关章节介绍，本章仅讨论动脉导管收缩、狭窄、早闭及动脉导管瘤，笔者检出的胎儿先天性心脏畸形统计资料中动脉导管收缩、狭窄、早闭及动脉导管瘤占 1.36%。

一、胚胎学与病理解剖

胚胎 29 天，第 6 对弓动脉生成，左侧第 6 号动脉远端生成动脉导管，近端为肺动脉远端，即肺动脉分叉处，分别连接左右肺动脉分支。正常右侧第 6 弓动脉退化消失，如果持续存在，左侧第 6 号动脉退化消失，则生成右位动脉导管；若左、右两侧第 6 号动脉均未退化消失，则生成双侧动脉导管；若左、右两侧第 6 号动脉均退化消失，则动脉导管缺如。

动脉导管在胎儿期是连接肺循环和体循环的肌性动脉交通管道。动脉导管将左肺动脉起源处的主肺动脉连接至降主动脉左锁骨下动脉远端，动脉导管这一连接绕开肺循环，接受右心室输出的大部分血液，将其输送至体循环，使肺循环和体循环间的交通形成胎儿期平行循环，左、右心室压力相等。动脉导管在胎儿期是最大的血管之一，其内径与降主动脉接近，动脉导管外观呈圆筒状结构连于肺动脉与主动脉之间，粗细较为均匀，动脉导管的前上壁与肺动脉前壁相延续（图 41-1），动脉导管后下壁连于左、右肺动脉分叉处或左肺动脉起始部（图 41-2），从上下空间位置看动脉导管位于左右肺动脉的前上方（图 41-3），远端与主动脉弓峡部共同连于降主动脉起始部（图 41-4A、B）。

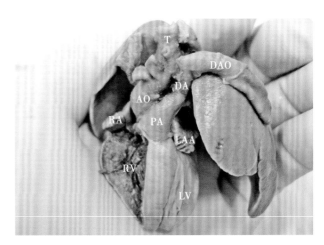

图 41-1 正常胎儿动脉导管解剖示意图 1
呈圆筒状结构连于肺动脉与主动脉，前上壁与肺动脉前壁相延续。

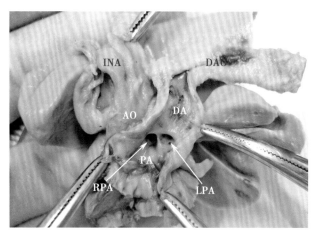

图 41-2 正常胎儿动脉导管解剖示意图 2

剖开肺动脉及动脉导管,见动脉导管后下壁连于左、右肺动脉分叉处。

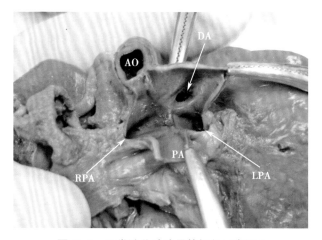

图 41-3 正常胎儿动脉导管解剖示意图 3

剖开肺动脉分叉处显示动脉导管位于左右肺动脉的前上方。

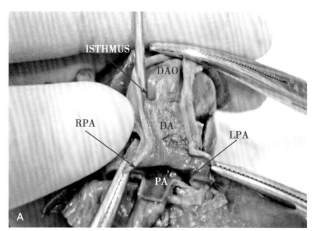

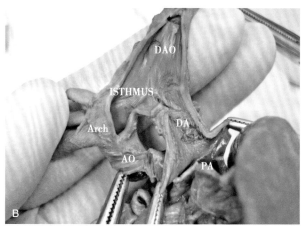

图 41-4 正常胎儿动脉导管解剖示意图 4

A.动脉导管连接于肺动脉与降主动脉之间;ISTHMUS:峡部;B.动脉导管远端与主动脉弓峡部共同连于降主动脉起始部。

正常胎儿动脉导管在中、晚孕期动脉导管内径的宽度约为肺动脉主干内径的 1/3~1/2,中孕期与左、右肺动脉分支内径宽度相近,动脉导管走向多为直行,行程较短直接汇入降主动脉,随着孕周增大可逐渐延长,晚孕期出现迂曲和折角现象,迂曲较显著者可向左侧延伸后呈袢状折返再汇入降主动脉,常合并管腔扩张,笔者对 1 000 例胎儿以每周胎儿孕龄大小为单位分组测量动脉导管内径及峰值血流速度,发现动脉导管内径和峰值血流速度随孕周增加逐渐增大。正常孕 24~40 周胎儿动脉导管内径及峰值血流速度见表 41-1。

动脉导管结构与肺动脉及主动脉不同,肉眼观内膜不光滑,内膜表面呈厚薄不均的苔藓样结构,中孕阶段较薄,随着妊娠孕周的增加逐渐增厚,与主动脉连接处可见凸向管腔的瓣膜样皱襞(图 41-5)。从组织结构看,动脉导管属肌性动脉血管,具有内膜、中膜和外膜。内膜中含弹性膜,中膜主要由平滑肌纤维构成,外膜主要为疏松结缔组织并含营养血管和神经纤维,外膜中大多无明显的外弹性膜,与之相连的肺动脉及主动脉管壁结构不同(图 41-6A、B)。中孕期内弹性膜呈波浪状而无断裂现象,妊娠晚期内弹性膜增厚并出现断裂征象,中膜显著增厚,并经断裂的内弹性膜间隙凸向管腔而形成内膜垫样组织结构。随着妊娠继续,胶原蛋白、弹性蛋白及糖蛋白沉积,同时平滑肌增殖,为出生后动脉导管闭合作准备。动脉导管管壁较薄、中膜平滑肌收缩力差,内膜增生差可直接影响胎儿出生后动脉导管的闭合。

表 41-1 孕 24~40 周胎儿动脉导管内径及峰值血流速度

孕周	例数 / 例	DA 内径 /mm	峰值血流速度 /cm·s⁻¹
24 周～	55	2.40 ± 0.29	80.07 ± 5.89
25 周～	49	2.46 ± 0.26	80.54 ± 10.00
26 周～	91	2.53 ± 0.34	85.46 ± 7.56
27 周～	60	2.71 ± 0.35	87.31 ± 9.03
28 周～	61	3.03 ± 0.43	87.89 ± 15.67
29 周～	50	3.20 ± 0.35	90.63 ± 12.45
30 周～	57	3.41 ± 0.59	90.98 ± 10.77
31 周～	47	3.60 ± 0.67	95.02 ± 10.32
32 周～	59	3.80 ± 0.77	97.90 ± 10.00
33 周～	56	3.90 ± 0.59	100.31 ± 14.89
34 周～	58	4.15 ± 0.81	105.34 ± 16.77
35 周～	57	4.29 ± 0.77	108.72 ± 17.33
36 周～	60	4.31 ± 0.67	110.24 ± 17.00
37 周～	59	4.93 ± 0.67	114.68 ± 18.35
38 周～	55	4.93 ± 0.89	117.63 ± 19.01
39 周～	44	5.12 ± 1.02	119.35 ± 19.54
40 周～	44	5.50 ± 1.20	120.00 ± 20.01

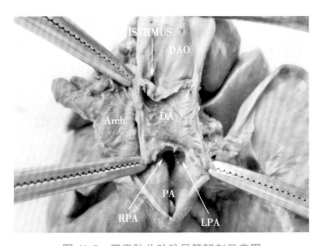

图 41-5 正常胎儿动脉导管解剖示意图
动脉导管内膜表面呈厚薄不均的苔藓样结构。

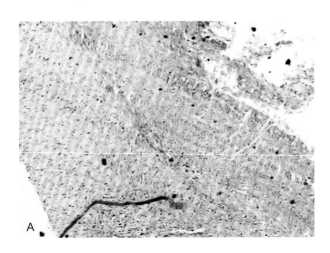

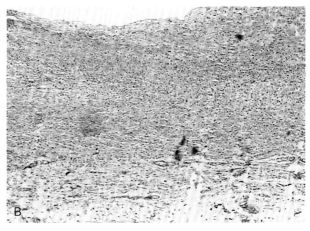

图 41-6 动脉导管壁和主动脉管壁组织结构
A. 动脉导管管壁组织结构（病理切片）；B. 主动脉管壁组织结构（病理切片）。

胎儿单纯动脉导管狭窄或早闭的病理解剖文献资料少见，笔者解剖 1 例胎儿动脉导管重度狭窄夭折的患儿，外观其动脉导管增宽，剖开动脉导管管壁可见动脉导管管腔细窄，并见凸入动脉导管腔内的斑块样组织（图 41-7 A、B），动脉导管管壁较肺动脉及降主动脉管壁明显增厚（图 41-8），增厚的动脉导管管壁内膜下见有出血斑块（图 41-9A、B）。也许该例胎儿动脉导管重度狭窄的病理解剖及组织学的表现可能与出生后动脉导管正常关闭过程中的病理解剖及组织学改变无异，只是这一过程异常的发生于胎儿期而已。胎儿动脉导管重度狭窄或早闭所致右心阻力负荷加重，引起右心室壁增厚、三尖瓣关闭不全及三尖瓣瓣叶发育不良（图 41-10）。

动脉导管瘤为动脉导管扭曲、增宽，其内径大于相应孕周肺动脉内径的 2/3。呈囊状或纺锤状，组织学研究表明，动脉导管瘤患儿动脉导管内皮层缺失，或同时伴有弹性纤维层被破坏。结缔组织病的患儿患动脉导管瘤的风险将加大。

二、病理生理

动脉导管是连接肺动脉和降主动脉的动脉管道，将右心泵出的血液通过动脉导管流向降主动脉，在胎儿血液循环中起着重要的生理性分流功能。约 60% 胎儿总心排血量由右心室泵出，大部分主要通过动脉导管流向降主动脉（约占 55%），少量血液通过左、右肺动脉灌注至正在发育的肺动脉细小分支,营养尚未发育成熟的肺实质(约占 5%)。流入肺实质的血量随着孕龄的增加而增加,近妊娠足月时约 25% 的总心排血量流向肺动脉分支,通过动脉导管流向降主动脉的总心排血量降至 35%。

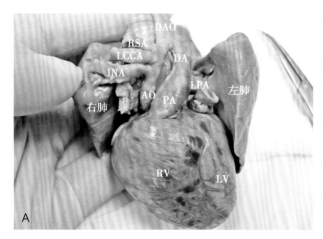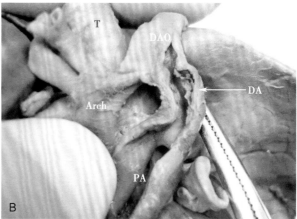

图 41-7 动脉导管狭窄解剖示意图 1

A. 右心室增大、肺动脉及动脉导管增宽;B. 剖开动脉导管管壁可见动脉导管管腔细窄,并见凸入动脉导管腔内的斑块样组织。

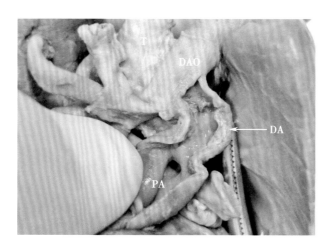

图 41-8 动脉导管狭窄解剖示意图 2

动脉导管管壁较肺动脉及降主动脉管壁明显增厚。

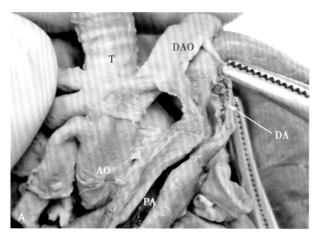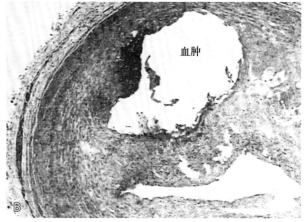

图 41-9 动脉导管狭窄解剖示意图 3

A. 增厚的动脉导管管壁内膜下见有出血斑块;B. 动脉导管壁病理切片显示动脉导管内膜下血肿。

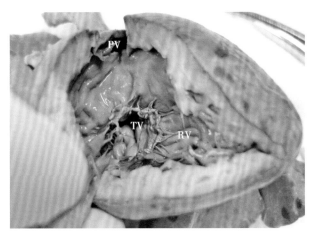

图 41-10 动脉导管狭窄解剖示意图 4
右心室增大、室壁增厚、三尖瓣瓣叶的瓣缘部增厚。

胎儿动脉导管收缩多为一过性"痉挛",表现动脉导管血流速度增快,松弛后又恢复正常是可能的,并不引起右心室肥厚及肺动脉高压。动脉导管轻度狭窄时,可引起右心轻度增大。严重动脉导管狭窄时首先引起右心室心肌增厚,右心室代偿性收缩增强,进一步加重肺动脉高压,使动脉导管发生持续性高速分流,并引起肺动脉扩张,继而发生右心房、室扩大,三尖瓣反流,随后发生右心室收缩功能减低及右心功能衰竭,并可发生胎儿水肿。严重动脉导管狭窄可发展为动脉导管早闭。

动脉导管早闭造成右心室至降主动脉的通道受阻,引起右心室后负荷过高,右心室肥厚,三尖瓣反流,短时期发展为右心功能衰竭。右心室肥厚导致心肌顺应性降低,心房水平右向左分流量增加,从右心房至右心室及肺动脉的血流减少。严重的肺动脉高压使肺血管床阻力也很高,肺部血流灌注明显减少,从而导致肺部血管疾病,患儿生后表现肺动脉高压、右心室肥厚、右心功能不全。胎儿动脉导管严重狭窄及早闭如不能及时发现与处理,可导致胎儿右心功能衰竭,而危及胎儿生命。

三、超声扫查技巧及注意事项

(一)胎儿动脉导管异常超声扫查切面与要点

胎儿动脉导管收缩、狭窄、早闭及动脉导管瘤超声诊断常用切面有四腔心切面+右心室流出道切面、三血管等切面等。

在动脉导管严重狭窄或早闭时,四腔心切面显示右心房、室增大及三尖瓣反流,右心室流出道切面显示肺动脉增宽,右室漏斗部、肺动脉瓣无狭窄或闭锁。三血管切面是显示动脉导管结构的重要切面,在胎儿动脉导管狭窄、早闭及动脉导管瘤时可显示其相应的异常表现。

(二)胎儿动脉导管异常超声诊断相关注意事项

1. 导致动脉导管收缩、狭窄及早闭的原因尚不完全明确,目前较为肯定的是孕妇服用非甾体类抗炎镇痛药,如吲哚美辛、水杨酸都是已知导致动脉导管收缩的原因。前列腺素合成酶抑制剂被用作保胎剂,或用于治疗羊水过多及妊娠期退化肌瘤,但应用前列腺素合成酶抑制剂在妊娠晚期增加动脉导管收缩的风险,这可能与妊娠晚期动脉导管的生理和解剖变化有关,因此,动脉导管收缩不仅与母体药物治疗的剂量和持续的时间有关,还与治疗时的胎龄有关。动脉导管收缩的风险随着妊娠的增加而显著增加,在妊娠32周后不建议长时间应用前列腺素合成酶抑制剂。最近发现,日常饮食中富含多酚的产品有诱发妊娠晚期动脉导管收缩的作用,富含多酚的一些主要食物来源包括草药茶、黑巧克力、橙汁、红色和紫色葡萄、草莓和其他浆果。

2. 胎儿期保持动脉导管畅通是由扩张因子和收缩因子共同调节的复杂过程。在正常情况下,动脉导管在胎儿期会保持非常稳定的通畅状态,其中动脉导管内的高压状态是保持通畅的一个关键因素。胎盘足量分泌的前列腺素是维持动脉导管处于最大舒张状态。有研究表明,胎儿循环中皮质醇浓度增高可降低动脉导管对前列腺素的敏感性,而有可能诱发动脉导管收缩。笔者推测孕妇存在某些影响胎盘功能的因素,如胎盘附着子宫有效血氧交换面积小、胎盘梗死、胎盘早剥,妊娠期高血压疾病等因素均有可能使胎盘前列腺素分泌减少,引起动脉导管收缩,这是一个需要探讨的题目。

3. 动脉导管狭窄或早闭常常是由于先发现四腔心不对称而被发现,右心室相比左心室肥大,多伴有三尖瓣反流。在排除右心室双腔、肺动脉狭窄后,首先考虑动脉导管狭窄或早闭可能。动脉导管狭窄或早闭的超声诊断中彩色多普勒及频谱多普勒对动脉导管血流检测结果更可靠(图 41-11A、B 动📶、C、D 动📶、E)。

4. 分娩时伴有动脉导管狭窄或早闭与新生儿肺动脉高压的高风险有关。胎儿动脉导管收缩、狭窄或早闭时,导致肺动脉高压使肺血管床阻力也很高,从而导致肺部血管疾病,即使有干预措施,胎盘剥离时也可能发生胎儿死亡。对胎儿动脉导管严重狭窄或早闭,即将发生水肿或严重右心功能不全的胎儿,应考虑提前分娩。动脉导管狭窄或早闭胎儿出生后伴有严重肺动脉高压(图 41-12A、B 动📶、C、D 动📶、E、F,图 41-13A、B 动📶、C、D 动📶、E),由此反思某些所谓新生儿原因不明的肺动脉高压,可能与患儿产前存在动脉导管狭窄或早闭有关。分娩后可以使肺血管扩张,降低右心室后负荷,新生儿可以使用扩张肺血管的药物如一氧化氮,经治

疗后新生儿肺动脉高压、右心室增大及三尖瓣反流等逐步恢复正常。

5. **动脉导管收缩**(constriction of ductus arteriosus) 笔者认为对动脉导管收缩所致的缩窄不论对胎儿心脏血液循环影响大小统称为动脉导管收缩,这样的超声提示不能直观地反映动脉导管缩窄对胎儿心脏血液循环影响的严重程度,况且某些动脉导管严重狭窄可能由动脉导管内膜下出血引起,并非动脉导管收缩造成。为了区别动脉导管收缩对胎儿心脏血液循环造成影响程度的不同,将其分为动脉导管收缩和狭窄两类:

(1)动脉导管收缩:胎儿动脉导管收缩血流速度增快(>150cm/s),血流频谱仍呈双峰型频谱特点,舒张末期频谱可回归基线(图 41-14),不伴有右心系统异常,或仅有右心房、室的轻度增大和/或

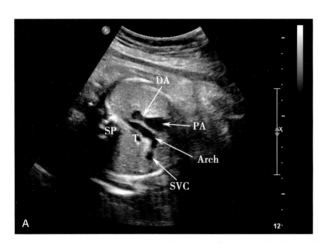

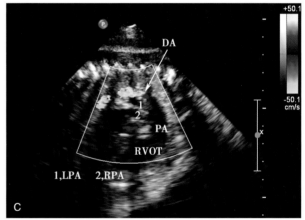

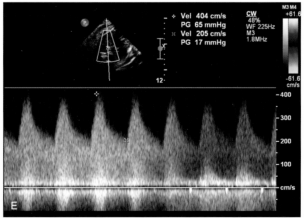

图 41-11　胎儿动脉导管狭窄 1

A. 三血管切面显示肺动脉增宽,动脉导管略窄;B. 图 A 动态图;C. 彩色血流显示肺动脉血流信号减弱,动脉导管显示细窄明亮的血流信号;D. 图 C 动态图;E. 动脉导管血流呈单峰连续递减型高速分流频谱,舒张末期不能回归基线。

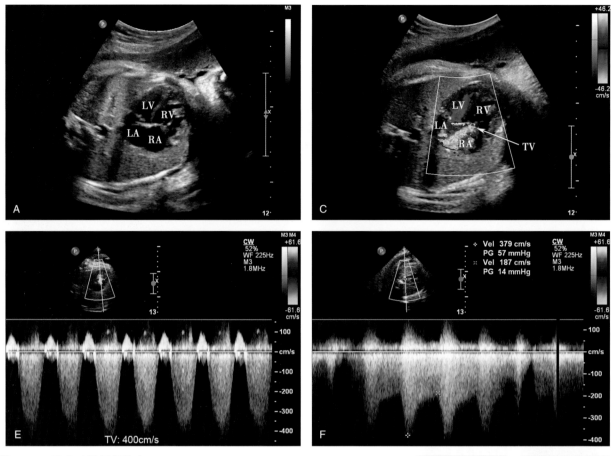

图 41-12 胎儿动脉导管狭窄 2

A. 四腔心切面显示右心房、室增大；B. 图 A 动态图；C. 彩色血流显示三尖瓣反流；D. 图 C 动态图；E. 频谱多普勒显示三尖瓣高速反流频谱，400cm/s；F. 动脉导管血流呈单峰连续递减型高速分流频谱，舒张末期不能回归基线，收缩期血流速度 379cm/s、舒张期血流速度 187cm/s。

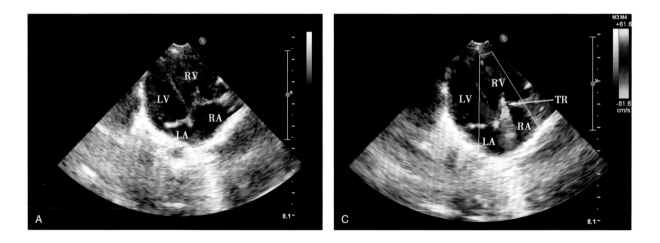

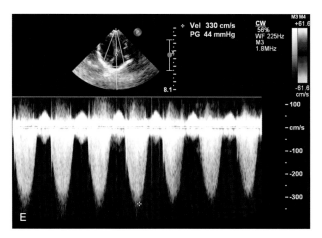

图 41-13　为图 41-12 胎儿出生后 3 天

A. 四腔心切面显示右心房、室略大；B. 图 A 动态图；C. 彩色血流显示三尖瓣反流；D. 图 C 动态图；E. 频谱多普勒显示三尖瓣高速反流频谱，330cm/s。

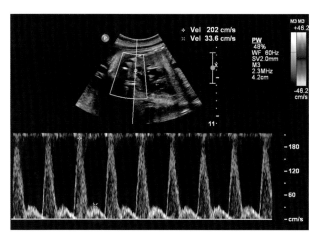

图 41-14　胎儿动脉导管收缩

血流速度增快，血流频谱仍呈双峰型频谱特点，舒张末期频谱可回归基线。

三尖瓣轻度反流。大部分动脉导管收缩病例是由于母体应用前列腺素合成酶抑制剂如吲哚美辛造成，停止药物治疗可以使大部分病例在 24~48 小时内可恢复正常，但是三尖瓣反流可能持续时间稍长。动脉导管收缩所致的动脉导管缩窄的程度多不会随着孕周增加而加重，超声随诊观察可至足月分娩。极少数动脉导管收缩发展为重度动脉导管狭窄。

（2）动脉导管狭窄（stenosis of ductus arteriosus）：在四腔心切面显示右心房、室增大，右室壁增厚、搏动幅度减低（图 41-15A、B 动❀），彩色血流显示三尖瓣明显反流，频谱多普勒显示三尖瓣高速反流频谱（图 41-16A、B 动❀、C），右室流出道切面显示肺动脉增宽，频谱多普勒显示肺动脉血流速度低、频带变窄（图 41-17A、B 动❀、C）。动脉导管局部可见狭窄，彩色血流显示动脉导管失去搏动性血流特点，表现为持续性高速血流从局部狭窄处射入降主动脉（图 41-18A、B 动❀、C、D 动❀）。频谱多普勒表现为收缩期及舒张期血流速度加快，呈单峰连续递减型高速分流频谱（图 41-19），舒张末期不能回归基线（收缩期>200cm/s，舒张期>90cm/s）。搏动指数减低，正常动脉导管搏动指数为 2.0~2.5，动脉导管狭窄局部血流搏动指数常低于 1.8。

动脉导管严重狭窄在随诊中当右心室增大、室壁增厚，M 型超声显示右室壁搏动幅度减低，室间隔与左室壁运动不同步时（图 41-20A、B 动❀、C），若右心室收缩压<60mmHg（以三尖瓣最大反流速度计算跨瓣压差来间接估算右心室收缩压），可密切超声随诊。若右心室显著增大伴有右心室收缩压≥60mmHg 时（图 41-21 A、B 动❀、C、D 动❀、E），胎儿发生右心功能衰竭风险增高，应建议提前分娩。当随诊发现动脉导管血流速度及三尖瓣反流速度较前减低时，或伴有胎儿水肿（如心包积液、腹腔积液等），这并非是动脉导管狭窄减轻，而是已经发生了胎儿右心功能不全，是即将发生胎死宫内的前兆。

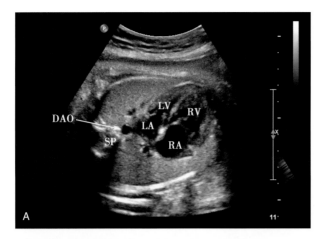

图 41-15　孕 37 周胎儿动脉导管重度狭窄

A. 四腔心切面显示右心房、室增大，右室壁增厚、搏动幅度减低；B. 图 A 动态图。

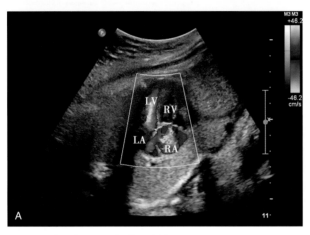

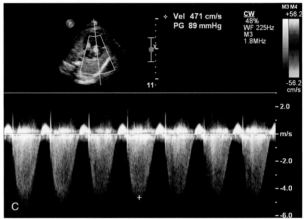

图 41-16　与图 41-15 为同一胎儿 1

A. 彩色血流显示三尖瓣重度反流；B. 图 A 动态图；C. 频谱多普勒显示三尖瓣高速反流频谱，471cm/s。

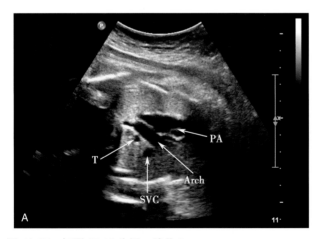

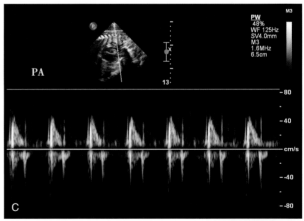

图 41-17　与图 41-15 为同一胎儿 2

A. 三血管 - 气管切面显示肺动脉增宽；B. 图 A 动态图；C. 频谱多普勒显示肺动脉血流速度低、频带变窄。

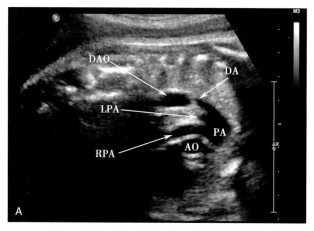
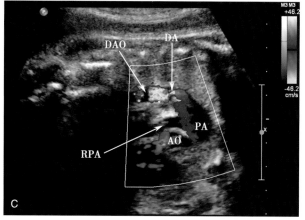

图 41-18　与图 41-15 为同一胎儿 3

A. 动脉导管弓切面显示动脉导管局部狭窄；B. 图 A 动态图；C. 彩色血流显示动脉导管失去搏动性血流特点,表现为持续性高速血流从局部狭窄处射入降主动脉；D. 图 C 动态图。

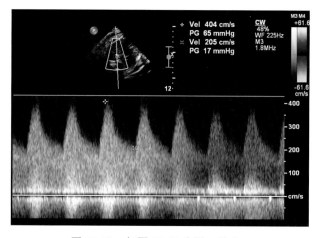

图 41-19　与图 41-15 为同一胎儿 4

频谱多普勒显示动脉导管收缩期及舒张期血流速度加快,
呈单峰连续递减型高速分流频谱。

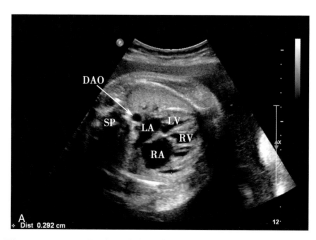
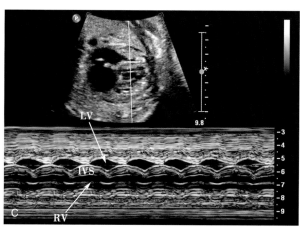

图 41-20　孕 38 周胎儿动脉导管重度狭窄

A. 四腔心切面显示右心房、室增大,右室壁增厚、搏动幅度减弱；B. 图 A 动态图；C. M 型超声显示右室壁搏动幅度减低。

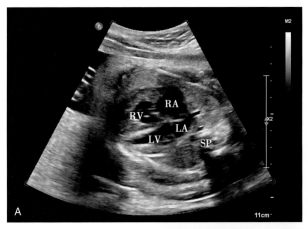
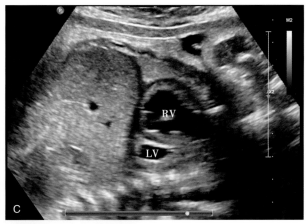
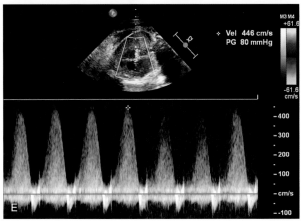

图 41-21　孕 33 周胎儿动脉导管重度狭窄
A. 四腔心切面显示右心房、室增大，右室壁增厚、运动减弱；B. 图 A 动态图；
C. 双心室切面显示右心室显著大于左心室；D. 图 C 动态图；E. 频谱多普勒显示三尖瓣高速反流频谱，446cm/s，右心室收缩压 80mmHg。

6. **动脉导管早闭**（premature closure of ductus arteriosus）　胎儿动脉导管闭合可视为动脉导管狭窄的极型。动脉导管早闭使肺动脉经动脉导管向主动脉分流的通道中断，导致肺动脉压迅速升高，右心室后负荷过重，引起右心房、室增大，肺动脉扩张（图 41-22A、B 动 📶、C），彩色多普勒显示三尖瓣重度反流，频谱多普勒显示三尖瓣高速反流（图41-23A、B 动 📶、C），动脉导管血流中断、肺动脉内血流暗淡或消失（图 41-24A、B 动 📶）。在三血管切面或动脉导管弓切面可显示动脉导管内低回声斑块（图 41-25A、B 动 📶、C、D 动 📶），彩色血流显示动脉导管血流中断（图 41-26A、B 动 📶）。右心房、室腔显著扩大并迅速发展为胎儿右心衰竭，出现右室壁搏动幅度减低乃至消失、心律失常、心包积液等

（图 41-27A、B 动 📶、C）。胎儿动脉导管早闭属于胎儿危急值，如不迅速剖宫产终止妊娠，胎儿短时间内将胎死宫内。

7. **动脉导管瘤**（aneurysm of ductus arteriosus，DAA）　动脉导管扩张内径 ≥8mm（或 >2/3 肺动脉内径）时，即为动脉导管瘤，常见于动脉导管近心端狭窄，而引起动脉导管狭窄后扩张（图 41-28A、B 动 📶），胎儿动脉导管瘤不伴有动脉导管狭窄者可能与动脉导管发育异常有关（图 41-29A、B 动 📶）。动脉导管呈瘤样扩张多为动脉导管收缩所致，动脉导管血流速度增快，但多不伴有严重动脉导管狭窄（图 41-30A、B 动 📶、C、D 动 📶、E），动脉导管瘤尽管显著扩张，但未对气管形成压迫（图 41-31A、B 动 📶），产后动脉导管瘤多能自然闭合。

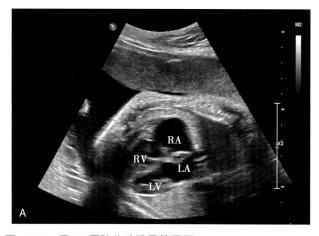

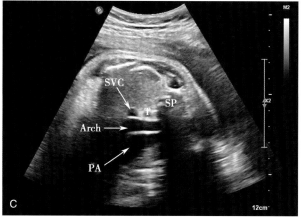

图 41-22　孕 35 周胎儿动脉导管早闭

A. 四腔心切面显示右心房、室增大，右室壁增厚、搏动幅度减低；B. 图 A 动态图；C. 三血管切面显示肺动脉扩张。

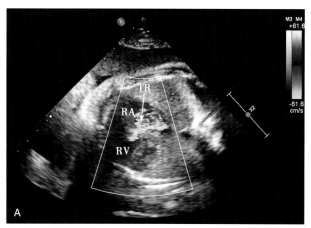

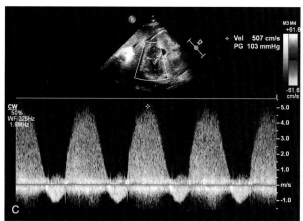

图 41-23　与图 41-22 为同一胎儿 1

A. 彩色血流显示三尖瓣重度反流；B. 图 A 动态图；C. 频谱多普勒显示三尖瓣高速反流频谱，三尖瓣反流速度 507cm/s，压差 103mmHg。

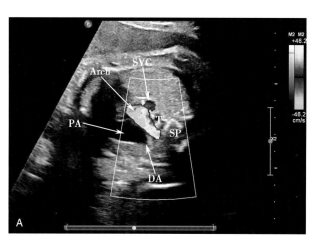

图 41-24　与图 41-22 为同一胎儿 2

A. 三血管切面显示动脉导管血流中断、肺动脉内血流暗淡；B. 图 A 动态图。

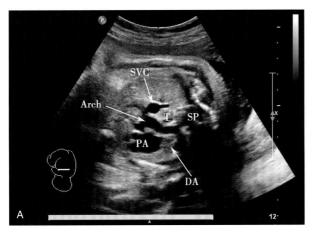

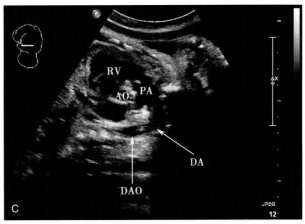

图 41-25　孕 37 周胎儿动脉导管早闭

A. 三血管气管切面显示肺动脉扩张,动脉导管腔内有低回声斑块填塞;B. 图 A 动态图;C. 动脉导管弓切面显示肺动脉扩张、动脉导管腔内低回声斑块填塞;D. 图 C 动态图。

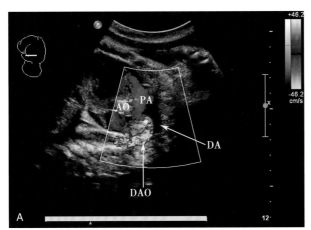

图 41-26　与图 41-25 为同一胎儿 1

A. 动脉导管弓切面显示动脉导管血流中断、肺动脉内血流暗淡;B. 图 A 动态图。

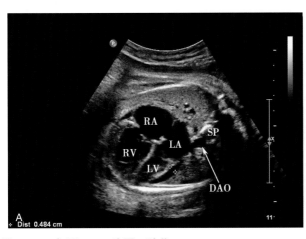

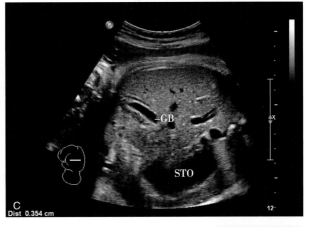

图 41-27　与图 41-25 为同一胎儿 2

A. 四腔心切面显示全心扩大,右室壁搏动幅度减低,心包积液;B. 图 A 动态图;C. 上腹部横断面显示胆囊壁水肿增厚,约 0.354cm。

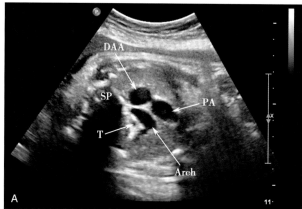

图 41-28 胎儿动脉导管瘤 1
A. 动脉导管弓切面显示动脉导管瘤样扩张,动脉导管近端略窄;DAA:动脉导管瘤;B. 图 A 动态图。

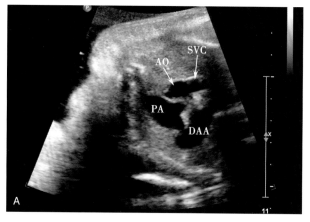

图 41-29 胎儿动脉导管瘤 2
A. 动脉导管弓切面显示动脉导管瘤样扩张,动脉导管无狭窄;B. 图 A 动态图。

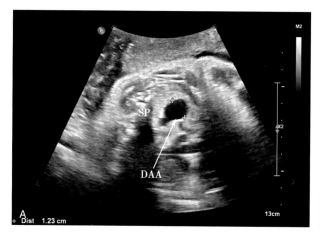

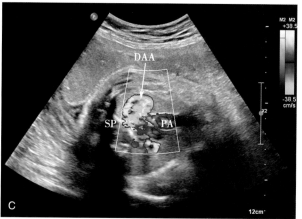

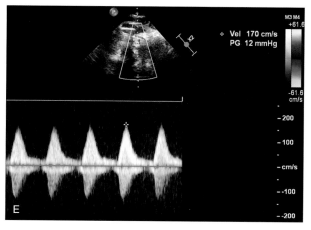

图 41-30 胎儿动脉导管瘤 3
A. 动脉导管瘤样扩张,内径 1.23cm,动脉导管近端略窄;B. 图 A 动态图;C. 彩色血流显像扩张的动脉导管瘤内显示涡流血流;D. 图 C 动态图;E. 频谱多普勒显示动脉导管血流速度为 170cm/s。

581

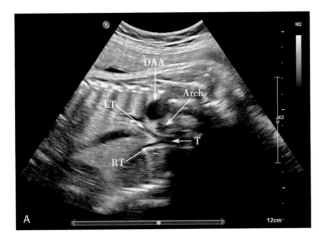

图 41-31 胎儿动脉导管瘤 4

A. 气管冠状切面显示瘤样扩张的动脉导管未对气管形成压迫；B. 图 A 动态图。

8. 动脉导管变异 动脉导管变异呈多样性，常见为动脉导管长而扭曲走行（图 41-32A、B 动📶、C、D 动📶）、动脉导管弯曲与主动脉弓走行在同一切面上（图 41-33A、B 动📶、C、D 动📶）及动脉导管弓高于主动脉弓等（图 41-34A、B、C 动📶，图 41-35A、B、C 动📶），可伴有动脉导管血流速度增快、动脉导管内径的增宽。动脉导管变异可合并其他大动脉异常，如右位主动脉弓伴左位动脉导管弯曲过长等（图 41-36A、B 动📶、C、D 动📶）。

四、胎儿超声心动图诊断

胎儿动脉导管收缩、狭窄、早闭、动脉导管瘤及动脉导管变异是常见的胎儿动脉导管异常，其中动脉导管严重狭窄与早闭相对较少见，但这又是对胎儿生存构成严重威胁的胎儿动脉导管异常。产前超声发现动脉导管收缩时，首先寻找可能的诱发动脉导管收缩的因素，如孕妇应用前列腺素酶抑制剂吲哚美辛造成，建议停药并随诊观察。发现动脉导管严重狭窄时，应根据动脉导管狭窄程度、三尖瓣反流量的大小及右心室收缩压评估右心功能，结合胎儿孕周制订超声随诊计划，当发现胎儿右心室收缩功能减低时，应建议提前分娩。胎儿动脉导管早闭导致肺动脉压迅速升高，右心室后负荷过重，胎儿在短时间发生右心功能衰竭，产前超声一旦发现胎儿动脉导管早闭应建议立即终止妊娠。动脉导管收缩、狭窄、早闭可引发新生儿不同程度的肺动脉高压，这是超声医师、产科医师及新生儿科医师均需要了解的常识。

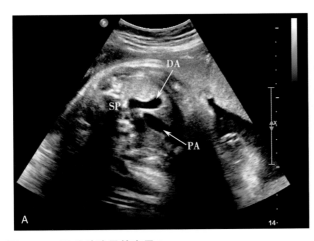

图 41-32 胎儿动脉导管变异 1

A. 动脉导管长而扭曲走行，呈"Z"形迂曲走行；B. 图 A 动态图；C. 彩色血流显示动脉导管呈"Z"形迂曲走行；D. 图 C 动态图。

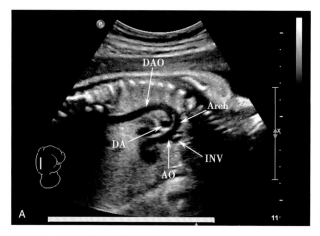

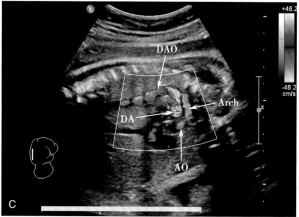

图 41-33　胎儿动脉导管变异 2

A. 动脉导管局部扭曲呈"漩涡状"；B. 图 A 动态图；C. 彩色多普勒显示动脉导管"漩涡状"扭曲,和主动脉弓走行在同一切面上；D. 图 C 动态图。

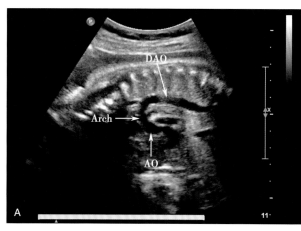

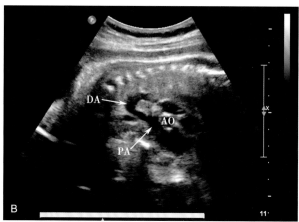

图 41-34　胎儿动脉导管变异 3

A. 主动脉弓观正常；B. 动脉导管弓高于主动脉弓；C. 图 A、B 动态图。

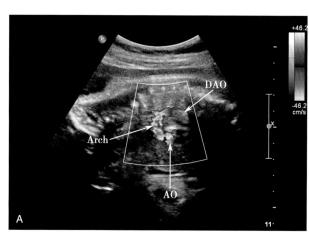

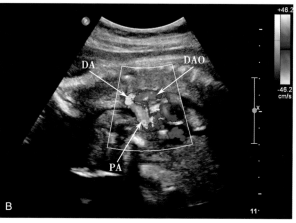

图 41-35　与图 41-34 为同一胎儿

A. 彩色血流显示正常主动脉弓观；B. 彩色血流显示动脉导管弓高于主动脉弓；C. 图 A、B 动态图。

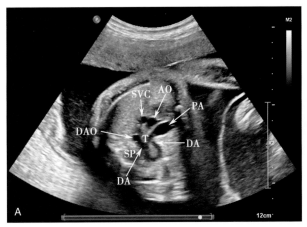
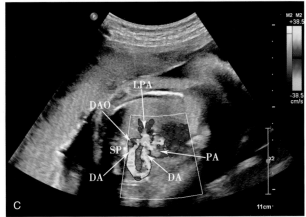

图 41-36　胎儿动脉导管变异伴右主动脉弓

A.三血管切面显示右位主动脉弓伴左位动脉导管,动脉导管过长;B.图 A 动态图;C.彩色血流显示右位主动脉弓伴左位动脉导管,动脉导管过长;D.图 C 动态图。

五、预后与治疗

胎儿中晚孕期动脉导管迂曲走行或扩张形成动脉导管瘤,如果不伴有动脉导管严重狭窄,不影响正常妊娠与分娩。胎儿动脉导管发生严重狭窄或早闭时,导致肺动脉压升高,引起胎儿三尖瓣重度反流,右心房、室腔扩大,甚至发生胎儿右心衰竭,危及胎儿生命。胎儿分娩后肺循环血管开放阻力降低,新生儿可以进一步使用扩张肺血管的药物如一氧化氮,使肺动脉压下降,三尖瓣反流逐渐减轻,胎儿右心功能经 2~6 个月可以恢复,临床预后良好。产前胎儿超声心动图发现单纯胎儿动脉导管血流速度增快或伴有三尖瓣轻度反流时,应建议孕妇定期超声观察,若发展为动脉导管重度狭窄时,应建议孕妇提前分娩。胎儿动脉导管发生早闭时,应建议孕妇立即分娩。

（许　燕　鞠志叶　接连利）

参 考 文 献

［1］（美）阿尔弗莱德·阿布汗默德,（德）拉宾·查欧. 胎儿超声心动图实用指南: 正常和异常心脏. 3 版. 刘琳, 主译. 北京: 科学技术出版社, 2017: 360-380.

［2］ENZENSBERGER C, WIENHARD J, WEICHERT J, et al. Idiopathic constriction of the fetal ductus arteriosus: three cases and review of the literature. J Ultrasound Med, 2012, 31 (8): 1285-1291.

［3］GEWILLIG M, BROWN SC, DE CATTE L, et al. Premature fetal closure of the arterial duct: clinical presentations and outcome. Eur Heart J, 2009, 30 (12): 1530-1536.

［4］ZIELINSKY P, PICCOLI AL JR, MANICA JL, et al. New insights on fetal ductal constriction: role of maternal ingestion of polyphenol-rich foods. Expert Rev Cardiovasc Ther, 2010, 8 (2): 291-298.

［5］王园园, 刘颖, 董凤群, 等. 胎儿动脉导管收缩及早闭的超声心动图诊断价值. 中华医学超声杂志 (电子版), 2019, 16 (7): 521-525.

［6］BATTISTONI G, MONTIRONI R, DI GIUSEPPE J, et al. Foetal ductus arteriosus constriction unrelated to non-steroidal anti-Inflammatory drugs: a case report and literature review. Ann Med, 2021, 53 (1): 860-873.

［7］袁华, 赵博文, 解左平, 等. 超声心动图检测正常胎儿动脉导管血流频谱的定量研究. 中华超声影像学杂志, 2010, 19 (6): 544-545.

［8］许燕, 接连利, 刘清华, 等. 胎儿动脉导管异常的超声心动图表现. 中华医学超声杂志 (电子版), 2011, 8 (4): 31-34.

［9］许燕, 接连利, 赵霞, 等. 产前超声诊断胎儿动脉导管狭窄的临床价值. 中华超声影像学杂志, 2012, 21 (6): 500-503.

［10］LOPES LM, CARRILHO MC, FRANCISCO RP, et al. Fetal ductus arteriosus constriction and closure: analysis of the causes and perinatal outcome related to 45 consecutive cases. J Matern Fetal Neonatal Med, 2016, 29 (4): 638-645.

［11］ISHIDA H, KAWAZU Y, KAYATANI F, et al. Prognostic factors of premature closure of the ductus arteriosus in utero: a systematic literature review. Cardiol Young, 2017, 27 (4): 634-638.

第四十二章

静脉导管异常

静脉导管(ductus venosus,DV)是连接于脐静脉与下腔静脉间的管状结构,位于门静脉窦与下腔静脉右心房入口间的漏斗状静脉结构,静脉导管的主要作用是调节和控制脐静脉回心血量,并将高含氧量的脐静脉血流经卵圆孔导入至左心房,优先供给胎儿冠状动脉及大脑的正常发育。静脉导管异常主要有静脉导管缺失和静脉导管血流异常,并常合并出现心脏结构异常或染色体及基因异常。

一、胚胎学、遗传学及发生机制

胚胎发育至4~6周时,原始肝脏位于横膈,对卵黄静脉和脐静脉的近心端进行修饰,形成广泛的血管网,即肝血窦,肝血窦最初与两侧的卵黄静脉吻合,随后再与两侧脐静脉吻合,使其发生复杂的血管生长、吻合和非对称性退化,最终形成胎盘血液均从左脐静脉经卵黄静脉演变而来的右肝心管回流入静脉窦右角,左脐静脉与右肝心管之间的这部分肝血窦逐渐扩大汇成直接通路,即静脉导管。因为右肝心管与右侧下主静脉相连共同形成下腔静脉肝段,所以静脉导管是连接脐静脉和下腔静脉的重要通道。静脉导管与脐静脉连接处狭窄,与下腔静脉连接处略宽呈细长喇叭管形,长1~2cm,中孕期平均直径0.5mm,妊娠后期平均直径可达2mm。

脐静脉分为左、右两条,并与静脉窦相连,随后,脐静脉逐渐与肝血窦相连而失去与静脉窦的

连接,由于肝脏的增长使右肝内的右脐静脉逐渐消失,直至胚胎发育的第7周完全消失。左脐静脉的近心端也随着肝脏的增长而逐渐消失,远心端保留,入肝后一部分形成静脉导管,另一部分与门静脉的左支相连。出生后,左脐静脉闭合形成肝圆韧带,静脉导管闭合退化成静脉韧带。若左脐静脉退化消失,而保留了右脐静脉,那么右脐静脉与门静脉右支相连后经门静脉左支吻合与静脉导管相连经下腔静脉汇入右心房,形成持续性右脐静脉。若右脐静脉并不与门静脉右支相连,而是出现其他的回流途径,如右心房、肝静脉、上腔静脉、下腔静脉及髂静脉等,则形成静脉导管缺失伴脐静脉异常连接,可导致胎儿心脏容量负荷增加,甚至发展为胎儿水肿。胎儿静脉导管发育异常及血流异常(如早孕期a波反向)时,胎儿出现心脏结构异常或染色体及基因异常的概率也增加,两者有较强的相关性。很多静脉导管发育不良的病例中发现Noonan综合征,因此当发现胎儿静脉导管发育异常及血流异常时,应对其进行详细的遗传学检查。

二、静脉导管解剖与生理功能

静脉导管是连接脐静脉和心脏的一根薄壁漏斗形血管,它起自门静脉窦,是脐静脉的延续。静脉导管走行于肝左叶与肝尾状叶之间的沟内,最终经膈下前庭注入下腔静脉,胎儿左、右肝叶内静脉汇成左、中、右3支肝静脉,最终也汇入膈下前庭,

静脉导管位于肝中静脉的后方(图42-1)。与以前的假设不同,静脉导管的血液并不与下腔静脉的血液混合。下腔静脉血流方向对向右心耳,而静脉导管血流方向对向卵圆孔(图42-2),使其内的富氧血液通过卵圆孔直接进入左心房、左心室、主动脉,将高氧合血液输送至冠状动脉和脑循环。

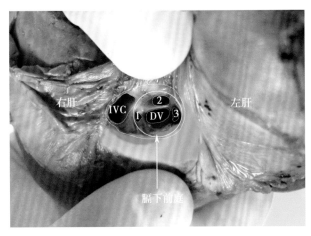

图 42-1　胎儿膈下前庭解剖示意图
位于肝中静脉后方的静脉导管及肝左、中、右3支肝静脉经下腔静脉左侧的膈下前庭注入下腔静脉。1:肝右静脉;2:肝中静脉;3:肝左静脉。

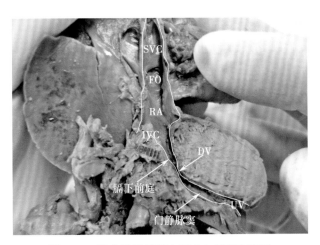

图 42-2　胎儿静脉导管走行方向解剖示意图
脐静脉血流→门静脉窦→静脉导管→膈下前庭→下腔静脉→卵圆孔。

脐静脉自腹中线脐孔处穿入胎儿腹腔,经一较短的肝外行程后,轻微偏向右侧进入肝脏。脐静脉经肝门入肝,注入门静脉窦。门静脉窦是一个由多条血管汇合形成的血管腔,包括脐静脉、静脉导管、肝外门静脉和左、右肝内门静脉。脐静脉血液入门静脉窦后,一部分血液通过静脉导管经膈下前庭注

入下腔静脉,另一部分血液通过门静脉及其分支系统流入肝实质内,然后通过流出肝脏的静脉系统离开肝实质,最终通过肝左、中、右3支肝静脉,流入膈下前庭,或在靠近下腔静脉进入右心房之前的位置进入下腔静脉。

因为脐静脉距离门静脉左支较右支近,门静脉左支及左肝叶都接受氧含量高的血液,肝外门静脉收集氧含量低的血液,大部分流入距离较近的门静脉右支。肝脏实质的耗氧量较低,并且进入肝左叶实质的血液是来自脐静脉的含氧量高的血液,因此肝左静脉的氧含量相较肝右静脉高。

静脉导管可以被认为是一个位于入肝门静脉系统和出肝静脉系统间的绕行或短路分流管道结构。静脉导管起自门静脉窦部的上方,起始部稍窄,然后向头部延伸。一般认为脐静脉和静脉导管之间没有解剖结构连接,但实际上,静脉导管起自门静脉窦部与脐静脉出口相连成一条直线,因此它能快速转运氧含量高的血液。相对于脐静脉及邻近的门静脉窦而言,静脉导管内径稍窄,这导致静脉导管内血流速度加快,从而使氧含量高的血液通过膈下窦(或称膈下前庭)而直接流向卵圆孔。对于静脉导管是否存在括约肌尚有争议。组织病理学分析表明,静脉导管有内皮皱痕及受神经支配的平滑肌,这一发现支持静脉导管是一个主动可调的管腔这一假说,其整个管腔内径在某些刺激下能快速变化。肝左静脉也携带氧含量高的血液,与静脉导管平行走行,而肝右静脉与下腔静脉平行。因此,肝左静脉也贡献一部分氧含量高的血液经卵圆孔到左心。彩色多普勒展示了一个有趣的对称现象,即靠左侧的静脉导管和肝左静脉左支转运氧含量高的血液,而下腔静脉和肝右静脉则转运氧含量低的血液偏向右侧,直接进入右心房。

或许还有一些不为所知的事实,如静脉导管并没有将所有脐静脉血转运回心脏。胎盘静脉回流由静脉导管和门静脉-肝静脉系统共同承担,从本质上说,肝脏和静脉导管共同将胎盘血流携带给胎儿。静脉导管的一个功能是将脐静脉血流的一部分转离开肝脏。静脉导管可以被认为是一个生理性"调节阀"或"阻力瓣",当张力高的时候,更

多的血液进入肝脏；当张力低的时候，更多的血液通过静脉导管直接流向卵圆孔。目前认为，在妊娠早期，超过50%的脐静脉血通过静脉导管，而到了妊娠晚期的后半期，这个比例降至20%~30%。静脉导管的血流量在应激状况下可发生改变，在血氧不足或胎盘功能不全的情况下，脐静脉回流的血量通过静脉导管分担的比例增大，这像一个自适应机制：在胎儿需氧量增加时，优先保证有足够的氧含量高的血流量流入左心系统。

大量的脐静脉血液在到达胎儿心脏之前先通过肝脏，且随着孕周的增加，流入肝实质的血流量比例增大。这一现象的意义，尤其是从保证肝脏发育角度，或者反过来说，更重要的，肝脏通过释放更多具有生物活性的因子进入离肝静脉从而为整个胎儿生长发育作贡献，其中的意义目前尚不清楚，有待于进一步研究。

胎儿静脉导管缺失（absent ductus venosus，ADV）或发育不良时，脐静脉血一般通过其他两条途径回流，①肝脏内部途径型：脐静脉直接与门静脉系统相连，常为门静脉左支；或者②肝脏外部途径型：脐静脉与肝脏外部的某一静脉结构相连，如股静脉、髂静脉、下腔静脉、冠状静脉窦等，或直接流入右心房。

三、病理生理

胎儿静脉导管能反映脐静脉外周压力与中心静脉压力之间的梯度变化，由于静脉导管较脐静脉更靠近右心系统且其本身具有收缩调节功能，故而是能够更早期、更敏感地反映胎儿心功能和胎儿整体发育状况的重要指标。如早孕期静脉导管"a"波反向提示胎儿心脏及染色体异常高风险。胎儿静脉导管缺失伴肝脏外结构连接，即脐静脉血液回流时"调节阀"或"阻力瓣"缺如时，心脏容量负荷增加，可发展为胎儿水肿。然而，在某些时候，胎儿水肿程度与容量超负荷程度并不相符，其中一个可能的解释：胎儿自身的基因、染色体异常导致淋巴系统异常可能起了一定作用。另一个可能的原因是：脐静脉血液回流的路径位于肝脏外影响胎儿的发育或者阻止了一些关键因子进入胎盘静脉回流，而这些因子能阻止胎儿水肿的发生。

四、超声扫查技巧及注意事项

（一）胎儿静脉导管异常的超声扫查切面与要点

胎儿静脉导管异常超声诊断常用切面有上腹部正中矢状切面+上腹横切面+上腹斜切面等。

上腹部正中矢状切面显示脐静脉自腹中线脐孔处穿入胎儿腹腔，经一较短的肝外行程后，轻微偏向右侧进入肝脏，注入门静脉窦。静脉导管起始于门静脉窦的后上方，静脉导管壁较肝静脉管壁厚，呈短的漏斗形管道经膈下前庭注入下腔静脉，其开口正对向卵圆孔（图42-3A、B动📶）。

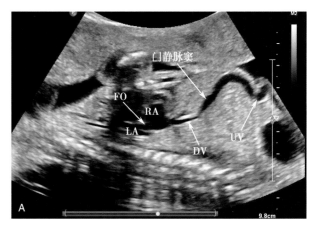

图 42-3　胎儿上腹部正中矢状切面超声示意图
A. 脐静脉血流→门静脉窦→静脉导管→膈下前庭→下腔静脉→卵圆孔→左心房；B. 图A动态图。

上腹横切面显示脐静脉自正前方入肝连接门静脉左干、门静脉窦、门静脉右干，腹主动脉位于脊柱的左前方，下腔静脉位于腹主动脉的右前方（图42-4A、B动📶、C、D动📶），在此基础上将探头扫查声束向下腹调整可以显示门静脉左干、门静脉窦、门静脉右干及门静脉主干（肝外门静脉），肝外门静脉是由肠系膜上静脉和脾静脉汇合而成，在静脉导管起点右下方进入门静脉窦（图42-5A、B动📶、C、D动📶），若将扫查声束向上胸背部扫查可显示脐静脉→门静脉窦→静脉导管→膈下前庭至下腔静脉自前向后呈一直线状连接（图42-6A、B动📶）。

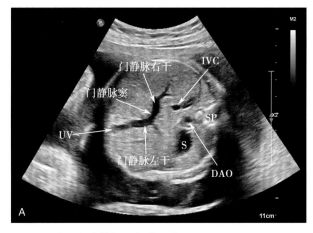
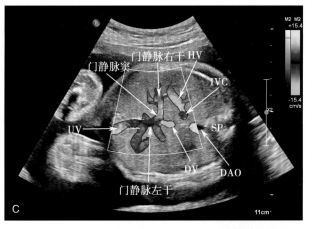

图 42-4　胎儿上腹横切面超声示意图 1

A. 脐静脉自正前方入肝连接门静脉左干、门静脉窦、门静脉右干，腹主动脉位于脊柱的左前方，下腔静脉位于腹主动脉的右前方；B. 图 A 动态图；C. 彩色血流显示脐静脉血流连接门静脉左干，并显示门静脉左干分支、门静脉窦、静脉导管及门静脉右干；HV：肝静脉；D. 图 C 动态图。

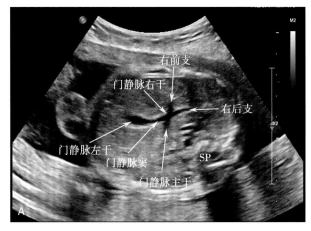
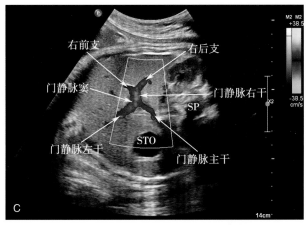

图 42-5　胎儿上腹横切面超声示意图 2

A. 扫查声束向下腹调整可以显示门静脉左干、门静脉窦、门静脉右干及门静脉主干（肝外门静脉）；B. 图 A 动态图；C. 彩色血流显示门静脉左干、门静脉窦、门静脉右干及门静脉主干（肝外门静脉）；D. 图 C 动态图。

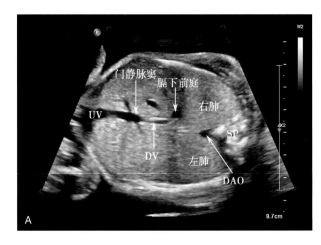

图 42-6　胎儿上腹横切面超声示意图 3

A. 上腹横切面显示脐静脉、门静脉窦、静脉导管、膈下前庭至下腔静脉；B. 图 A 动态图。

上腹斜切面即在上腹横切面的基础上将扫查声束向膈下前庭（下腔静脉入口）扫查，该切面可显示静脉导管起于门静脉窦、走行于肝中静脉与肝左静脉之间（图42-7A、B动🛜），并与肝静脉汇合流入膈下前庭，最后进入右心房（图42-8A、B动🛜）。

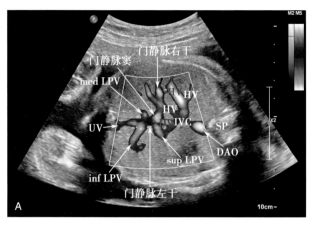

图42-7 胎儿上腹斜切面超声示意图1

A.能量多普勒显示门静脉左干、门静脉窦、门静脉右干，静脉导管起于门静脉窦；sup LPV：左门静脉上支；med LPV：左门静脉中支；inf LPV：左门静脉下肢；B.图A动态图。

图42-8 胎儿上腹斜切面超声示意图2

A.能量多普勒显示静脉导管起于门静脉窦并与肝静脉汇合流入膈下前庭；B.图A动态图。

（二）胎儿静脉导管异常产前超声诊断相关注意事项

1.**早孕期静脉导管a波反向** 正常情况下静脉导管血流是前向的，多普勒频谱显示为心室收缩期峰（S）、舒张早期峰（D）和心房收缩期峰（a）（图42-9A、B），均为前向血流。染色体异常胎儿常伴有结构畸形，尤其是心血管结构异常。然而，即使没有显著结构畸形，染色体异常胎儿的心脏功能在早孕期即可出现异常。大量研究证实21-三体胎儿心

肌和瓣膜的显微和超微结构解剖可出现异常。静脉导管因其特殊的解剖位置和血液供应，能够直接反映胎儿心脏功能。染色体异常胎儿也常伴有静脉导管多普勒超声异常，表现为a波消失或反向（图42-10）。静脉导管a波反向在染色体正常的胎儿中发生率为3.2%，在21-三体、18-三体、13-三体和特纳综合征胎儿中的发生率分别高达66.4%、58.3%、55%和75%。因此，静脉导管a波反向也可作为筛查染色体异常的敏感超声标记。结合NT测量值、

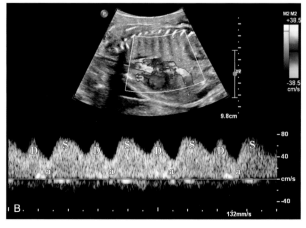

图42-9 胎儿静脉导管血流频谱超声示意图
A.早孕期正常静脉导管血流频谱；B.中、晚孕期正常静脉导管血流频谱。

血清学生物标志、妊娠年龄及静脉导管 a 波反向,对 21- 三体、18- 三体的检出率分别为 96% 和 92%,而对 13- 三体和特纳综合征的检出率则可高达 100%。

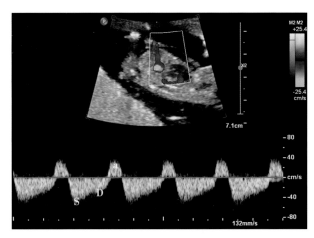

图 42-10　早孕期异常静脉导管血流频谱超声示意图
静脉导管 a 波反向。

2. 静脉导管缺失伴脐静脉肝脏内异常连接　胎儿静脉导管缺失伴脐静脉肝脏内异常分流时,脐静脉直接与门静脉系统相连,常为门静脉左支,门静脉与肝静脉之间存在一条或多条管道连接。先天性门静脉 - 肝静脉之间异常连接通道的胚胎学基础可能是由于右卵黄静脉的持续存在造成门静脉分支处的肝静脉分流。肝内门静脉 - 肝静脉分流多伴有静脉导管缺失或发育不良,肝内门静脉 - 肝静脉之间存在着异常交通,邻近交通口的静脉迂曲,呈管状或囊状扩张,彩色多普勒血流显像显示门静脉 -

肝静脉异常血流连接(图 42-11A、B 动 📶、C)。由于接受门静脉分流支的肝静脉血流量增加,所以该支肝静脉的扩张往往可以最先观察到,成为检出肝内门静脉 - 肝静脉分流的重要线索之一。但检出肝内门静脉 - 肝静脉异常分流,多是超声发现静脉导管缺失或发育不良,继而探寻脐静脉在肝脏内的连接途径时,通过彩色多普勒及能量多普勒显示肝内门静脉 - 肝静脉之间有异常血流连接时被检出,这样说来,超声首先发现静脉导管缺失是产前超声检出脐静脉肝内异常连接更为重要的诊断线索。

尽管门静脉与肝静脉之间存在的分流通道不具有静脉导管对脐静脉血流的调节管控功能,使脐静脉通过门静脉与肝静脉之间的分流通道回流入右心血流增加,但脐静脉通过连接门静脉系统也使部分血液进入肝实质内,使部分回心血液延迟,多不会引起右心房室增大。

肝脏内门静脉与下腔静脉间的异常分流通道伴狭窄少见(图 42-12A、B 动 📶),彩色多普勒或能量多普勒血流显示明亮的静脉血流(图 42-13A、B 动 📶),频谱多普勒显示与静脉导管相似的血流频谱(图 42-14)。肝脏内门静脉与下腔静脉间的异常分流通道伴狭窄,既可限制门静脉与肝静脉或下腔静脉间的异常分流通道的回心血量,又可保持肝脏内门静脉系统的压力有利于肝脏的营养和发育,因此,该种异常胎儿预后多良好。

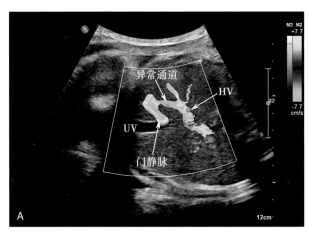

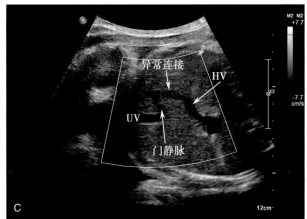

图 42-11　胎儿肝脏内门静脉 - 肝静脉异常连接超声示意图
A. 彩色血流显示脐静脉连接门静脉左支,门静脉与肝中静脉间异常分流血流;B. 图 A 动态图;C. 为图 A 隐去彩色血流图像,可见门静脉与肝静脉之间的连接管道扩张,但不及彩色血流图像清晰。

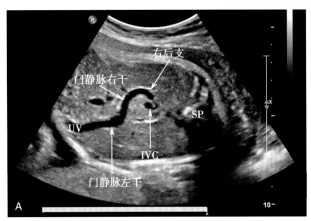

图 42-12 胎儿肝脏内门静脉与下腔静脉异常连接超声示意图
A.门静脉右后分支扩张,远端细窄（红色箭头指向）并连接于下腔静脉;B.图 A 动态图。

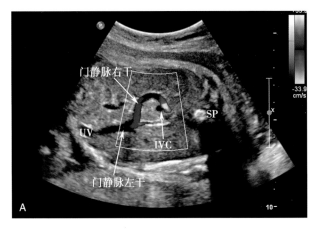

图 42-13 与图 42-12 为同一胎儿 1
A.超声血流显示门静脉右后分支扩张,远端连接于下腔静脉处显示彩色混叠现象（红色箭头指向）;B.图 A 动态图。

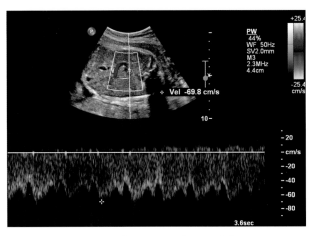

图 42-14 与图 42-12 为同一胎儿 2
频谱多普勒显示与静脉导管相似的血流频谱,血流速度 69.8cm/s。

3. **静脉导管缺失伴脐静脉肝脏外异常连接** 胎儿静脉导管缺失伴脐静脉肝脏外异常分流时,可发生脐静脉与体静脉的各种连接,如脐静脉连接下腔静脉、右心房、冠状静脉窦、髂静脉、股静脉、奇静脉及肠系膜上静脉等。脐静脉肝脏外异常连接以脐静脉连接下腔静脉、右心房多见。超声多切面不能显示静脉导管,沿脐静脉走行循序追踪扫查显示脐静脉于下腔静脉近心端下方汇入下腔静脉或直接汇入右心房（图 42-15A、B 动 📶、C、D 动 📶）。静脉导管缺失或发育不良伴脐静脉肝脏外异常连接血流动力学与脐静脉异常汇入的部位及引流管道内径有关,脐静脉肝脏外异常连接尤其是脐静脉直接回流右心房时,其引流管道内径较宽

（图 42-16A、B 动 📶、C、D 动 📶）,胎儿心脏容量负荷增大,心腔增大（图 42-17A、B、C 动 📶）,严重者可引起水肿,发生水肿与脐静脉血流没有静脉导管的限制及引导分流至左心房,脐静脉血液全部回流至右心房致中心静脉压增高有关。

4. **门静脉系统发育异常** 随着胎儿心脏超声检查的规范,尤其是将胎儿腹围切面纳入胎儿心脏基本扫查切面,使得脐静脉血流→门静脉窦→静脉导管→下腔静脉膈下前庭→回流至右心房被纳入胎儿心血管超声常规观察内容,产前超声检出静脉导管缺失及脐静脉肝脏内外异常连接病例增多。但伴有静脉导管缺失及脐静脉肝脏内外异常连接的胎儿门静脉系统发育异常容易被忽视。

先天性门静脉缺如（congenital absence of portal vein,CAPV）是一种罕见的血管畸形,1793 年 Abemethy 首次报道,故又称 Abemethy 畸形,发病机制是胚胎发育过程异常,门静脉和下腔静脉之间形成异常的肝外门体静脉分流。1994 年,Morgan 和 Superina 根据门静脉与体静脉之间的异常分流将 Abemethy 畸形分为 2 型,Ⅰ 型:肝脏完全无门静脉血灌注,胃肠静脉血完全向腔静脉分流;Ⅱ 型:门静脉血部分向肝脏灌注。Ⅰ 型又分为 2 型,Ⅰa 型为肠系膜静脉与脾静脉无汇合;Ⅰb 为肠系膜静脉与脾静脉汇合。

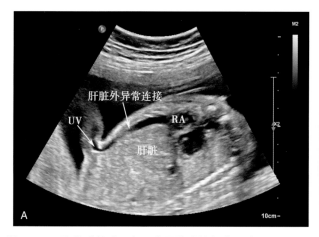
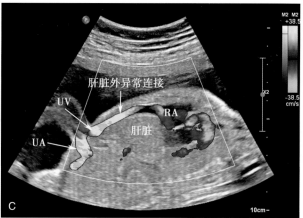

图 42-15　胎儿脐静脉 - 右心房异常连接超声示意图

A. 上腹矢状切面显示脐静脉自脐孔处经肝脏前方异常连接通道上行直接汇入右心房；B. 图 A 动态图；C. 彩色血流显示脐静脉自脐孔处经肝脏前方异常连接通道上行直接汇入右心房；D. 图 C 动态图。

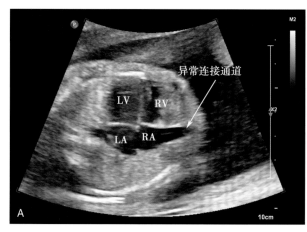
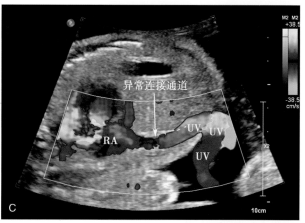

图 42-16　与图 42-15 为同一胎儿 1

A. 胸部横切面显示脐静脉直接回流右心房，其引流管道内径较宽；B. 图 A 动态图；C. 彩色血流显示脐静脉直接回流右心房，其引流管道内血流无混叠现象；D. 图 C 动态图。

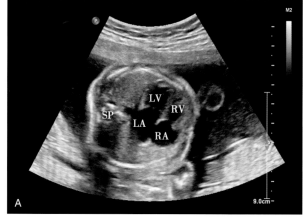
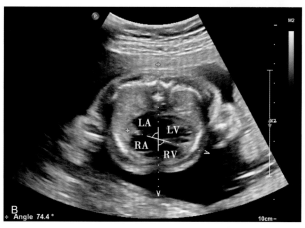

图 42-17　与图 42-15 为同一胎儿 2

A. 四腔心切面显示心脏增大，心胸比例增大；B. 四腔心切面显示心轴增大，心轴 74.4°；C. 图 A 动态图。

胎儿门静脉完全缺如,胎儿上腹多切面显示脐静脉血流→门静脉窦→静脉导管→下腔静脉膈下前庭→回流至右心房正常声像图消失,可见脐静脉经肝脏外异常连接通道汇入近心端下腔静脉(图42-18A、B动📶、C、D动📶),彩色多普勒血流显示肝脏内肝静脉及肝动脉血管走行,而不能显示门静脉左、右支及其分支(图42-19A、B动📶、C、D动📶),向胎儿下腹扫查能量多普勒显示肝外门静脉主干血流(肠系膜上静脉和脾静脉)未进入肝脏,而经脐静脉肝脏外异常连接通道汇入下腔静脉(图42-20A、B、C动📶)。胎儿门静脉完全缺如时,胎儿

肝脏不能获得门静脉血流营养,胎儿肝脏可发育不良而表现肝脏体积小、回声增强。

胎儿门静脉部分缺如,胎儿上腹多切面显示脐静脉血流与发育不良的门静脉左支或右支连接,然后经异常通道与肝静脉或下腔静脉等连接,同时伴有右肝脏内或左肝脏内门静脉缺失(图42-21A、B动📶),胎儿门静脉部分缺如多发生于脐静脉肝脏内异常连接,但也可发生于脐静脉肝脏外异常连接,此时,可见胎儿门静脉主干的血流进入肝脏门静脉右支或左支,表现门静脉右支或左支缺如(图42-22A、B动📶、C、D动📶)。

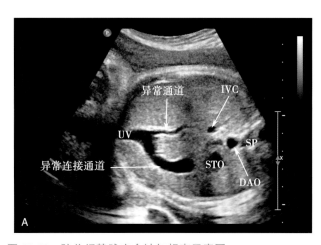
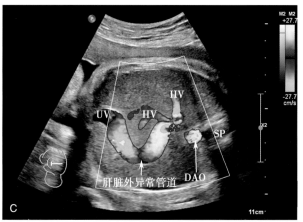

图 42-18 胎儿门静脉完全缺如超声示意图
A.上腹横切面显示脐静脉经肝脏外异常管道与近心端下腔静脉连接,未显示门静脉结构;B.图 A 动态图;C.彩色血流显示脐静脉经肝脏外异常管道汇入近心端下腔静脉,肝静脉回流入下腔静脉;D.图 C 动态图。

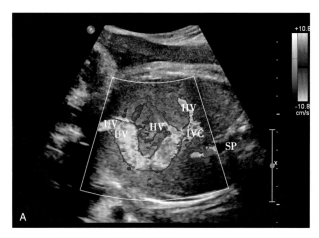
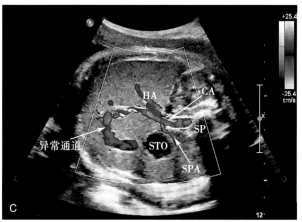

图 42-19 与图 42-18 为同一胎儿 1
A.彩色多普勒血流显示肝静脉及脐静脉经肝脏外异常管道入近心端下腔静脉;B.图 A 动态图;C.彩色血流显示肝内动脉血流,未显示门静脉血流,HA:肝动脉;CA:腹腔干;D.图 C 动态图。

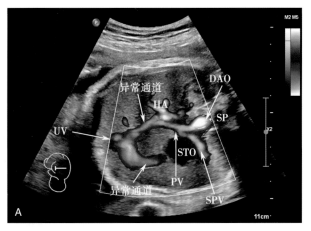
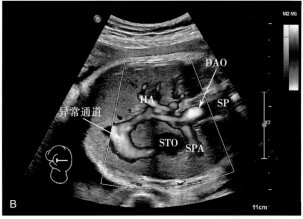

图 42-20 与图 42-18 为同一胎儿 2

A. 能量多普勒血流显示肝外门静脉主干血流未进入肝脏,而经脐静脉肝脏外异常连接通道汇入下腔静脉;B. 与图 A 为同一切面显示肝动脉及脾动脉血流;C. 图 A、B 动态图。

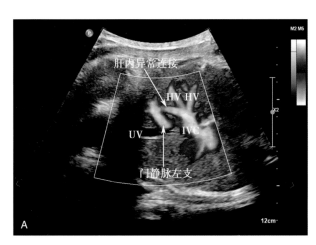

图 42-21 胎儿门静脉部分缺如超声示意图

A. 上腹横切面显示脐静脉经左肝内部分门静脉与肝静脉吻合,右肝内门静脉缺如;B. 图 A 动态图。

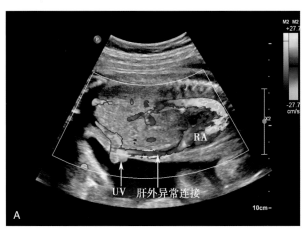
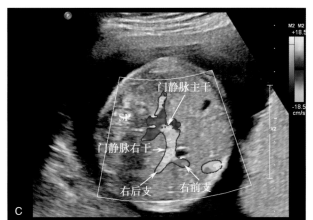

图 42-22 胎儿脐静脉肝脏外异常连接、门静脉部分缺如超声示意图

A. 上腹矢状切面显示脐静脉经肝脏外异常管道连接右心房;B. 图 A 动态图;C. 彩色血流显示肝脏外门静脉主干血流进入肝内门静脉右支,门静脉左支缺如;D. 图 C 动态图。

5. **静脉导管缺失与胎儿生长受限**　由于胎儿静脉导管特殊的解剖特点,其内的血液具有很高的动能"加速"作用,使脐静脉血流中 20%~30% 经静脉导管直接进入下腔静脉膈下前庭处,静脉导管血流出口方向正好朝向卵圆孔,使脐静脉内的高含氧血流优先推开卵圆孔瓣进入左心房,供应大脑及冠脉循环。静脉导管缺失时来自胎盘含氧高的脐静脉血不能通过动脉导管的"加速"直接回流入右心房,可导致肝脏发育不良和胎儿生长受限。

6. **持续性右脐静脉**(persistent right umbilical vein,PRUV)　上腹横切面显示脐静脉进入肝脏后并未走行于胆囊与胃泡之间,反而绕行至胆囊的右侧走行,与门静脉右分支相连。彩色多普勒及能量多普勒血流显示胎儿肝静脉、门静脉及肝动脉系统存在。

7. **肝动脉 - 门静脉瘘**(arterioportal fistula,APF)　肝动脉 - 门静脉瘘罕见,肝动脉与门静脉伴行,为向肝脏输送血液的两种不同血管,胎儿期门静脉内为高含氧量的血液,其血管属性为静脉血管,管腔内压力低,胎儿期肝动脉血液含氧量较门静脉低,其血管属性为动脉血管,管腔内压力高,正常肝动脉及门静脉入肝后通过其各自的血管网衍变为小叶间动脉和小叶间静脉进入肝小叶,然后经肝小叶中央静脉→肝静脉回流入下腔静脉膈下前庭。肝动脉 - 门静脉瘘时,门静脉除接受来自脐静脉的血液,还有来自经肝动脉与门静脉间瘘口快速注入的肝动脉血液,造成门静脉高压,导致肝充血,肠系膜上静脉回流受阻。超声表现肝脏增大且回声增强,肠壁增厚回声也增强,腹腔积液(图 42-23A、B 动📶、C、D 动📶)。彩色血流显示门静脉血流丰富并具有搏动性(图 42-24A、B 动📶),能量多普勒显示具有搏动性门静脉血流与腹主动脉搏动性血流同步(图 42-25A、B 动📶),频谱多普勒探及门静脉内快速动脉血流频谱(图 42-26)。尽管胎儿肝动脉 - 门静脉瘘时门静脉系统压力增高,由于受肝小叶微小血管的阻尼和静脉导管的调控作用,多不会发生严重容量负荷增加所致的心脏扩大(图 42-27A、B 动📶),这不同于脐静脉肝脏外异常连接和肝动脉 - 静脉瘘常导致心脏容量性负荷过重。

五、胎儿超声心动图诊断

胎儿早孕期 NT 测量阶段(11~13^{+6} 周)可同时检测静脉导管,胎儿静脉导管在腹部正中矢状切面显示有一延续自脐静脉的一支狭窄血管,其管腔细而短,开口于下腔静脉右心房入口处,静脉导管的彩色多普勒超声显像为彩色混叠,这是识别静脉导管的重要特征,频谱多普勒显示静脉导管血流频谱表现为持续正向三峰状血流频谱,即心室收缩期 S 峰、舒张早期 D 峰和心房收缩期 a 峰(图 42-28A、B 动📶、C)。若彩色多普勒超声不能显示静脉导管彩色混叠这一特征,则提示胎儿静脉导管缺失。

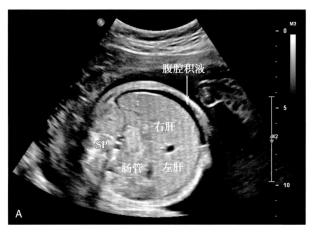

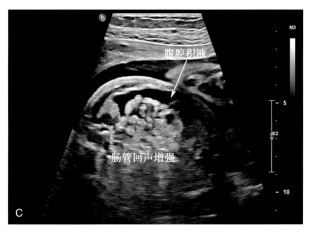

图 42-23　胎儿肝动脉 - 门静脉瘘超声示意图
A. 上腹横切面显示肝脏体积增大、回声增强;B. 图 A 动态图;C. 下腹横切面显示腹腔积液、肠壁增厚回声增强;D. 图 C 动态图。

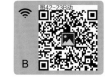

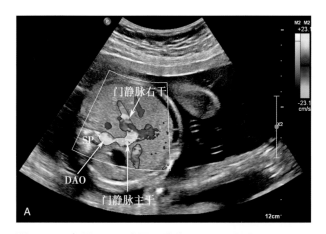

图 42-24　与图 42-23 为同一胎儿 1
A. 彩色血流显示门静脉血流丰富并具有搏动性；B. 图 A 动态图。

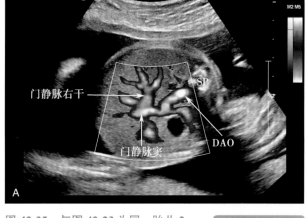

图 42-25　与图 42-23 为同一胎儿 2
A. 能量多普勒显示具有搏动性门静脉血流与腹主动脉搏动性血流同步；B. 图 A 动态图。

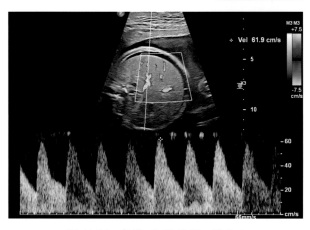

图 42-26　与图 42-23 为同一胎儿 3
频谱多普勒探及门静脉内快速动脉血流频谱，速度 61cm/s。

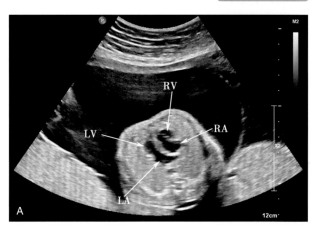

图 42-27　与图 42-23 为同一胎儿 4
A. 心脏位置上移、四腔心对称；B. 图 A 动态图。

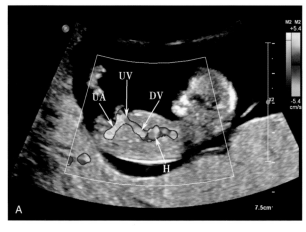

图 42-28　孕 12 周胎儿静脉导管超声示意图
A. 静脉导管在腹部正中矢状切面彩色血流显示其内为彩色混叠的细而短的血管腔，这是识别静脉导管的重要特征；B. 图 A 动态图；C. 早孕期频谱多普勒显示静脉导管血流频谱表现为持续正向三峰状血流频谱，即心室收缩期 S 峰、舒张早期 D 峰和心房收缩期 a 峰。

胎儿中、晚孕期在胎儿上腹多切面显示脐静脉连接门静脉左干（门静脉右干）、门静脉窦，静脉导管起始于门静脉窦后上行经膈下前庭注入下腔静脉。胎儿上腹横切面可以显示与脐静脉及静脉导管相连的肝脏内门静脉分支发育情况，肝脏内门静脉左干与门静脉右干及分支多不能在一个切面上显示。由于门静脉分支及静脉导管较细，二维超声图像远不及彩色多普勒血流显像敏感，而门静脉系统血液流速低使能量多普勒较彩色多普勒血流显像更敏感，通过能量多普勒或彩色多普勒血流显像较易显示与门静脉窦连接的脐静脉、静脉导管、门静脉主干、门静脉右干、门静脉左干及上、中、下支（图42-7A、B动📶），门静脉右干则分为右前支和右后支。

在胎儿产前超声筛查不能显示静脉导管时，应对胎儿肝脏内门静脉主要分支仔细观察，以排除胎儿完全性门静脉缺如或部分性门静脉缺如，并对伴有脐静脉肝脏内、外异常连接作出诊断。

六、预后与治疗

文献报道静脉导管缺失胎儿24%~65%病例合并心内、心外及染色体畸形，约50%合并门静脉缺失，33%~52%的病例出现水肿。Jatavan等对9例孤立的静脉导管缺失胎儿的血流动力学进行研究，6例肝外回流胎儿下腔静脉前负荷指数及脐静脉搏动均增加，心脏增大，其中4例发生水肿，2例心功能减低，3例围产期死亡，3例肝内回流胎儿心功能及脐静脉频谱均正常，均存活，提示孤立性的静脉导管缺失预后不良的因素包括前负荷增大、心脏增大、心功能减低、脐静脉搏动及肝外回流。正常的肝脏血供70%~80%来自门静脉，经胃肠道吸收的营养物质经肝脏的合成代谢及转化作用，起到解毒的作用，当患儿出生后存在门静脉与肝脏内、外异常连接时，这部分血流没有经过肝脏而直接进入体循环，半乳糖、氨等有毒的化合物不能通过肝脏正常代谢，导致血清浓度增高。当增高到一定程度时，就会出现一系列的异常表现，如肝功能异常、高半乳糖血症、肝肺综合征、肝性脑病等。据研究，当分流率<30%时患者一生不会出现症状，>60%

肝性脑病随时会出现，此时需要外科处理或螺圈栓塞。

肝外脐静脉异常连接、肝内门静脉与肝静脉异常吻合等，均可导致完全性或部分性门静脉缺如，胎儿先天性门静脉缺如由于富有营养的脐静脉血液几乎不流经肝脏，严重影响胎儿肝脏发育、正常代谢及肝脏活性酶分泌等，因此，先天性门静脉缺如的预后取决于胎儿或新生儿的肝脏受累程度，对于肝内门静脉缺如的Ⅰ型患者，肝移植是唯一选择，产前诊断应建议选择终止妊娠。肝内尚存部分门静脉的患者，可选择封堵，关闭门体静脉分流。

（许 燕 赵 霞 接连利）

参 考 文 献

［1］童春，张爱青，刘朝晖，等. 胎儿静脉导管异常产前超声诊断. 中华超声影像学杂志, 2019, 28 (7): 606-610.

［2］MARUOTTI GM, SACCONE G, CIARDULLI A, et al. Absent ductus venosus: case series from two tertiary centres. J Matern Fetal Neonatal Med, 2018, 31 (18): 2478-2483.

［3］FERRAZZI E, LEES C, ACHARYA G. The controversial role of the ductus venosus in hypoxic human fetuses. Acta Obstet Gynecol Scand, 2019, 98 (7): 823-829.

［4］CHAOUI R, HELING KS, KARL K. Ultrasound of the fetal veins part 1: the intrahepatic venous system. Ultraschall Med, 2014, 35 (3): 208-228.

［5］费智慧，童立里，周启昌，等. 产前超声诊断肝内门静脉-肝静脉瘘的价值. 中国超声医学杂志, 2020, 36 (1): 83-86.

［6］KOBAYASHI N, NIWA T, KIRIKOSHI H, et al. Clinical classification of congenital extrahepatic portosystemic shunts. Hepatol Res, 2010, 40 (6): 585-593.

［7］ACHIRON R, KIVILEVITCH Z. Fetal umbilical-portal-systemic venous shunt: in-utero classification and clinical significance. Ultrasound Obstet Gynecol, 2016, 47 (6): 739-747.

［8］JATAVAN P, KEMTHONG W, CHAROENBOON C, et al. Hemodynamic studies of isolated absent ductus venosus. Prenat Diagn, 2016, 36 (1): 74-80.

［9］王新霞，栗河舟，吴娟，等. 胎儿脐静脉-门静脉系统正常解剖与异常分流的超声特征分析. 中华医学超声杂志 (电子版), 2021, 18 (8): 746-752.

第四十三章

体静脉连接异常

正常体循环静脉系统的静脉血经上腔静脉、下腔静脉和冠状静脉窦回流到右心房。体静脉连接异常是指上腔静脉、冠状静脉窦、下腔静脉和肝静脉等体循环大静脉出现大静脉畸形和 / 或大静脉与心脏之间的连接关系异常,在先天性心血管病中比较常见,约占先天性心血管病的 3.6%~9.4%。永存左上腔静脉是最常见的体循环静脉畸形,占先天性心血管病的 2%~4%。在下腔静脉连接异常中以下腔静脉近心段缺如最多见,约占先天性心血管畸形的 0.6%。

第一节　永存左上腔静脉

永存左上腔静脉(persistent left superior vena cava,PLSVC)是最常见的体循环静脉畸形(图 43-1),正常人发病率 0.3%~0.5%,在合并先天性心血管病的胎儿发病率高达 9%。在笔者产前超声检出的胎儿心脏畸形统计资料中永存左上腔静脉占 8.61%。

一、胚胎学、遗传学及发生机制

在胚胎发育的第 7 周,随着无名静脉(innominate vein,INV)即左头臂静脉的发育,左上腔静脉逐渐退化,留有一个纤维韧带,即 Marshall 韧带(Ligament of Marshall,LOM)。若左上腔静脉逐渐退化不完全,形成左上腔静脉残存,即永存左上腔静脉。永存左上腔静脉是最常见的体静脉异常,发生率在普通人群中约占 0.5%,在先天性心脏病患儿中占 2.8%~4.3%,在内脏转位者占 30%。永存左上腔静脉常伴有法洛四联症、大动脉转位、共同动脉干、共同心房、房间隔缺损、右位心、肺静脉连接异常等心内外畸形。

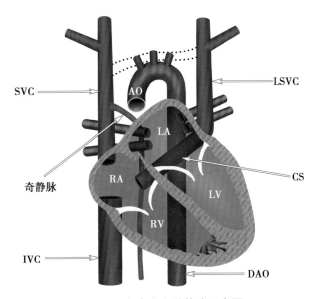

图 43-1　永存左上腔静脉示意图

二、病理解剖与分型

从胚胎发育过程可以看出左、右体静脉系是对称的,当一侧发育障碍如发育不良、内腔闭锁或中断时,对侧将起代偿作用构成侧支循环,因此,左上腔静脉常常作为代偿性侧支而与右上腔静脉并存，但也可单独存在。按永存左上腔静脉回流途径和/或回流终点连接异常分以下类型：

1. **左上腔静脉经冠状静脉窦正常引入右心房** 最常见，占85%~90%（图43-2A、B）。其中：①双侧上腔静脉并存，头臂静脉内腔闭锁或中断，左、右上腔静脉完全分离，约占80%；②双侧上腔静脉并存，有头臂静脉桥相交通，此时两者之间的头臂静脉又称为桥静脉，桥静脉多发育不良，较细，若桥静脉有足够管径，则往往伴右上腔静脉发育不良；③右上腔静脉缺如，左、右头臂静脉汇合至左上腔静脉，经冠状静脉窦引流入右心房。

2. **左上腔静脉异常引流途径** ①左上腔静脉经冠状静脉窦左心房连接，即经冠状静脉窦间隔缺损与左心房连接，又称为无顶冠状静脉窦，包括完全性无顶、部分性无顶（中央部位、远端部位），此时部分上腔静脉血流经冠状静脉窦与左心房之间的缺损进入左心房。②左上腔静脉直接与左心房连接，其开口位置常在左心房的左上角，在左心耳基部和左上肺静脉开口之间（图43-3A、B），冠状静脉窦可以正常或者缺如。冠状静脉窦缺如者的胚胎基础是原始心房和静脉窦未能正常分隔，左总主静脉仍开口于左心房，导致冠状静脉窦未能正常形成。③左上腔静脉与左肺静脉连接，极少见，开口多位于左肺静脉近心段，血流动力学改变、手术治疗方案与左上腔静脉直接与左心房连接相似。④冠状静脉窦闭锁，极少见，此时，左上腔静脉多连接到头臂静脉，逆流至右上腔静脉入

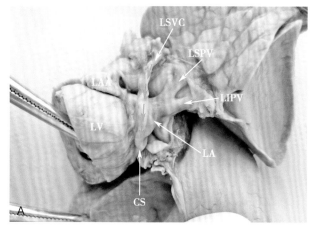
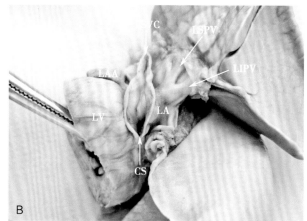

图 43-2 胎儿永存左上腔静脉解剖示意图
A. 永存左上腔静脉在左肺静脉的左侧下降，引流入冠状静脉窦；B. 剖开永存左上腔静脉及冠状静脉窦见冠状静脉窦顶间隔完整。

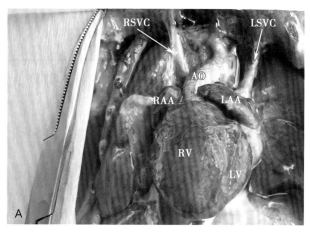
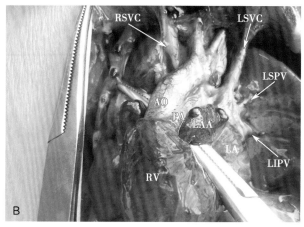

图 43-3 胎儿左上腔静脉与左心房连接解剖示意图
A. 胎儿右上腔静脉与左上腔静脉之间头臂静脉中断，左上腔静脉直接与左心房连接，其开口位置常在左心房的左上角；
B. 左上腔静脉开口在左心耳基部和左上肺静脉之间。

右心房,可伴右上腔静脉扩张及合并其他心内外畸形。⑤左上腔静脉直接与右心房连接,极少见,一般多合并冠状窦畸形,如缺如、发育不全、位置异常等。

三、病理生理

永存左上腔静脉时将左侧头臂静脉血液经冠状静脉窦引流入右心房,可引起冠状静脉窦的扩张,同时右上腔静脉因回流血液减少或发育不良而变细;在合并右上腔静脉缺如,右侧头臂静脉血液经无名静脉引入左上腔静脉时,可引起冠状静脉窦的显著扩张。永存左上腔静脉血液回流途径发生异常改变,但最终被引流入右心房,并没有改变胎儿左、右心系统的循环平衡关系,因此不会引起四腔心的异常。尽管部分永存左上腔静脉直接引流入左心房或冠状静脉窦畸形时引流入左心房,发生右向左分流,但由于胎儿左、右心房间的压差较小,而且存在卵圆孔房间隔通道对其分流量起调节平衡作用,也不会发生四腔心明显异常,因此胎儿生存及发育不会受影响,若合并其他心脏畸形时可有相应的病理生理改变。

四、超声扫查技巧及注意事项

(一)胎儿永存左上腔静脉的超声扫查切面与要点

胎儿永存左上腔静脉超声诊断常用切面有冠状静脉窦切面+四腔心切面+三血管切面+上纵隔横切面及左旁矢状切面。

冠状静脉窦切面超声扫查方法是在四腔心切面的基础上声束略向下偏移,二尖瓣口消失时可见冠状静脉窦,正常情况下冠状静脉窦直径为1~3mm,垂直于房间隔走向,并开口于右心房后壁(图43-4A、B 动 )。发生永存左上腔静脉时,伴或不伴有心脏畸形,冠状静脉窦均扩张,直径为3~7mm或更宽(图43-5A、B 动 )。在扫查声束平行于房间隔或呈斜切面时显示冠状静脉窦的长轴观最清晰,扫查声束垂直于房间隔不易显示正常冠状静脉窦。

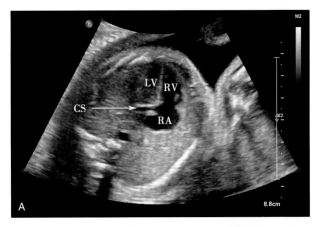

图 43-4 胎儿正常冠状静脉窦超声示意图
A. 冠状静脉窦切面显示在二尖瓣环的下方垂直于房间隔走向,并开口于右心房后壁;B. 图 A 动态图。

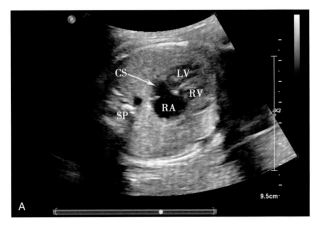

图 43-5 胎儿永存左上腔静脉伴冠状静脉窦扩张超声示意图
A. 冠状静脉窦切面显示冠状静脉窦扩张并开口于右心房后壁;B. 图 A 动态图。

正常情况下冠状静脉窦在四腔心切面不被显示,在永存左上腔静脉时,四腔心切面可显示位于左心房左侧近二尖瓣环处扩张的冠状静脉窦呈圆形或椭圆形小腔(图43-6A、B 动 ),但不能显示冠状静脉窦在右心房的开口。

三血管-气管切面显示位于肺动脉左前方的永存左上腔静脉横断面为第4条血管,管腔内径与右侧上腔静脉相近(图43-7A、B 动 )。在极少数情况下,如右上腔静脉退化合并永存左上腔静脉时,三血管-气管切面也仅显示三支血管。

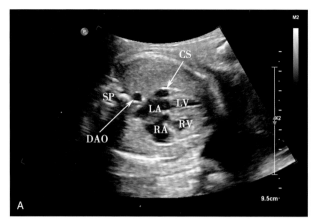

图 43-6 胎儿冠状静脉窦扩张超声示意图

A. 四腔心切面显示扩张的冠状静脉窦位于左心房左侧呈椭圆形小腔；B. 图 A 动态图。

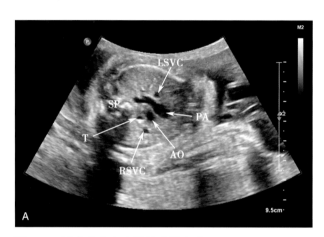

图 43-7 胎儿永存左上腔静脉超声示意图 1

A. 三血管 - 气管切面显示位于肺动脉左前方的永存左上腔静脉横断面为第 4 条血管，管腔内径与右侧上腔静脉相近；B. 图 A 动态图。

上纵隔横切面即在三血管 - 气管切面上方的横切面（左头臂静脉长轴切面），正常情况下显示左头臂静脉血流自左向右引流入右上腔静脉，二维超声常难以获得清晰的图像，彩色多普勒血流有助于显示正常左头臂静脉血流自左向右引流入右上腔静脉（图 43-8A、B 动 📶、C、D、E 动 📶），当永存左上腔静脉与右上腔静脉共存时，绝大部分病例不能显示左头臂静脉（图 43-9A、B 动 📶）。

在胸颈部左旁矢状切面显示永存左上腔静脉最终引流入冠状静脉窦（图 43-10A、B 动 📶），彩色多普勒血流显示永存左上腔静脉血流为向心性

血流。

（二）胎儿永存左上腔静脉产前超声诊断相关注意事项

1. **原发孔型房间隔缺损** 胎儿永存左上腔静脉所致的冠状静脉窦增宽，在四腔心切面更易显示房间隔近十字交叉部回声失落（图 43-11A、B 动 📶），有时会误诊为原发孔型房间隔缺损。鉴别点在于原发孔型房间隔缺损位置靠前，在显示房间隔原发孔缺损时，能够同时显示左、右侧房室瓣叶的启闭活动（图 43-12A、B 动 📶）；冠状静脉窦位置靠后，在显示位于左房室沟内冠状静脉窦管状结构并汇入右心房时，可显示三尖瓣口及三尖瓣启闭，但不能显示二尖瓣口及二尖瓣启闭（图 43-13A、B 动 📶），彩色多普勒血流显示冠状静脉窦血流汇入右心房（图 43-14A、B 动 📶）。

2. **左心系统缩小（主动脉缩窄）** 永存左上腔静脉时增宽的冠状静脉窦凸向左心房后外侧缘自后向前抬升二尖瓣环入口，可能改变了左心房的顺应性及导致二尖瓣流入道变窄，从而减少了左心室血流灌注，引发左心容量负荷减低所致的左心系统缩小，如左心室、主动脉的缩小。孤立性永存左上腔静脉的胎儿在宫内可发生主动脉缩窄，这就需要对左心容量负荷减低所致的主动脉的细窄，还是永存左上腔静脉并发主动脉缩窄进行鉴别（详见第二十二章主动脉缩窄），但是两者往往鉴别困难，产前超声对并发主动脉缩窄的诊断更要慎重（图 43-15A、B 动 📶、C、D 动 📶），尤其伴有明显主动脉弓逆向血流灌注的胎儿（图 43-16A、B 动 📶、C、D 动 📶），提示主动脉灌注不足所致主动脉细窄，建议产后超声随诊。

3. **心上型肺静脉异位引流** 在三血管 - 气管切面显示肺动脉左侧的心上型肺静脉异位引流垂直静脉与永存左上腔静脉解剖位置相同，但不同的是心上型肺静脉异位引流时右侧上腔静脉管径显著大于左侧垂直静脉（图 43-17A、B 动 📶），而永存左上腔静脉与右上腔静脉共存时，右侧上腔静脉与左侧的上腔静脉管径相当（图 43-18A、B 动 📶）。垂直静脉与永存左上腔静脉血流方向相反，彩色血流显示垂直静脉血流为离心血流，并显示左头臂静脉

增宽,血流丰富(图 43-19A、B 动📶);胸颈部左旁矢状切面显示永存左上腔静脉最终引流入冠状静脉窦(图 43-20A、B 动📶),永存左上腔静脉与右上腔静脉血流为一致的向心血流,永存左上腔静脉与右上腔静脉共存时,几乎所有的病例不能显示左头臂静脉血流。

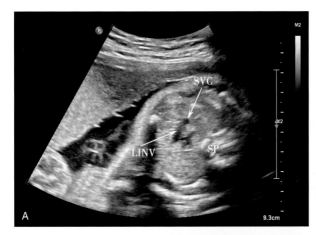

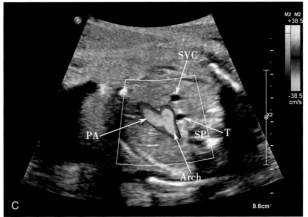

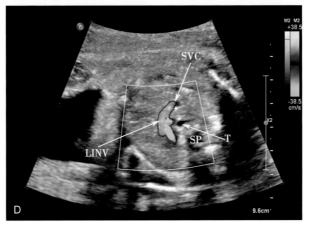

图 43-8　胎儿正常左头臂静脉血流超声示意图

A. 上纵隔横切面二维超声显示左头臂静脉为自左向右的静脉管腔;LINV:左头臂静脉;B. 图 A 动态图;C. 彩色多普勒血流显示主动脉弓与动脉导管弓"V"形血流;D. 在主动脉弓的前上缘彩色多普勒血流显示正常左头臂静脉血流自左向右引流入右上腔静脉;E. 图 C、D 动态图。

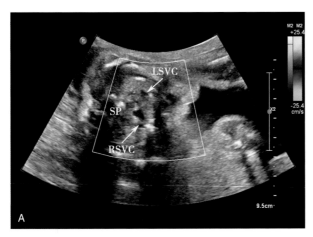

图 43-9　胎儿永存左上腔静脉超声示意图 2

A. 当永存左上腔静脉与右上腔静脉共存时,彩色多普勒未显示左头臂静脉血流;B. 图 A 动态图。

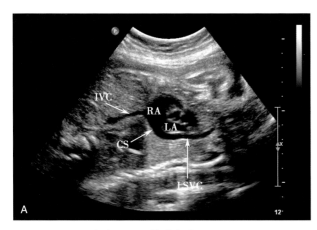

图 43-10 胎儿永存左上腔静脉超声示意图 3

A. 在胸颈部左旁矢状切面显示永存左上腔静脉最终引流入冠状静脉窦；
B. 图 A 动态图。

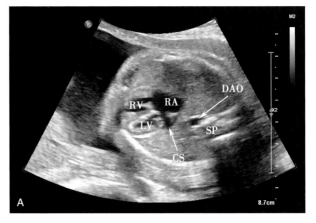

图 43-11 胎儿永存左上腔静脉超声示意图 4

A. 四腔心切面显示冠状静脉窦增宽所致房间隔近十字交叉部回声失落；
B. 图 A 动态图。

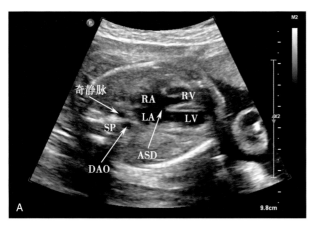

图 43-12 胎儿原发孔型房间隔缺损伴下腔静脉离断超声示意图

A. 四腔心切面可显示房间隔原发孔缺损，同时显示左、右侧房室瓣口及房室瓣处开放，紧邻降主动脉的奇静脉扩张；B. 图 A 动态图。

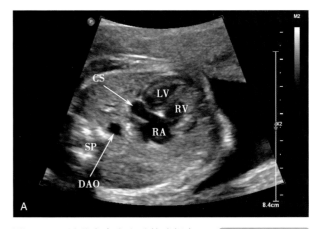

图 43-13 胎儿永存左上腔静脉超声示意图 5

A. 冠状静脉窦增宽并汇入右心房，显示三尖瓣口及三尖瓣叶，不能显示二尖瓣口及二尖瓣叶；B. 图 A 动态图。

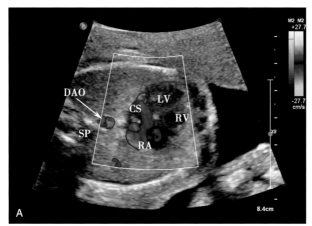

图 43-14 与图 43-13 为同一胎儿

A. 彩色多普勒血流显示冠状静脉窦血流汇入右心房；
B. 图 A 动态图。

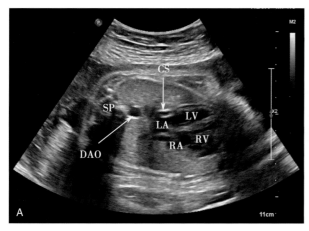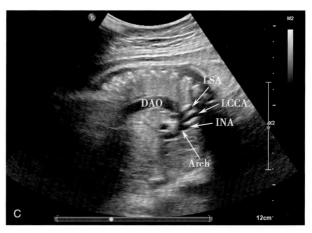

图 43-15 胎儿永存左上腔静脉伴主动脉弓细窄超声示意图(产后随诊主动脉弓正常)

A. 四腔心切面显示冠状静脉窦增宽、左心室略小;B. 图 A 动态图;C. 主动脉弓观显示主动脉弓细窄,峡部明显窄于左锁骨下动脉;D. 图 C 动态图。

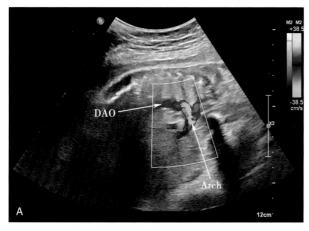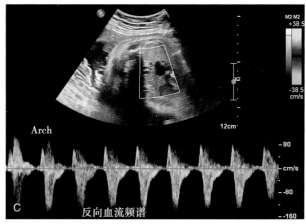

图 43-16 与图 43-15 为同一胎儿

A. 彩色多普勒血流显示主动脉弓反向血流;B. 图 A 动态图;C. 频谱多普勒显示主动脉弓收缩中、晚期反向血流频谱;D. 图 C 动态图。

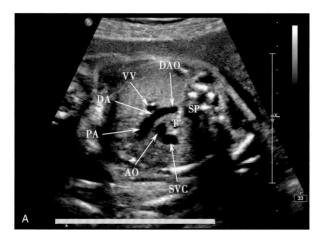

图 43-17 胎儿心上型肺静脉异位引流垂直静脉超声示意图

A. 三血管 - 气管切面显示肺动脉左侧的垂直静脉与右侧上腔静脉,右侧上腔静脉管径显著大于左侧垂直静脉;B. 图 A 动态图。

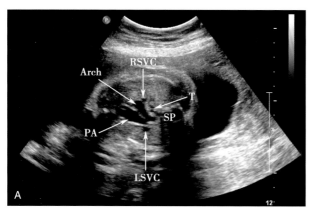

图 43-18　胎儿永存左上腔静脉超声
示意图 6
A. 三血管 - 气管切面显示右侧上腔
静脉与左侧的上腔静脉管径相当；
B. 图 A 动态图。

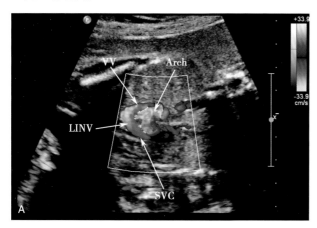

图 43-19　胎儿心上型肺静脉异位引
流垂直静脉超声示意图
A. 彩色血流显示垂直静脉血流为离
心血流，垂直静脉→无名静脉→上腔
静脉形成静脉弓；B. 图 A 动态图。

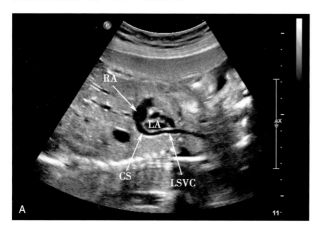

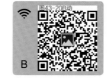

图 43-20　胎儿永存左上腔静脉超声
示意图 7
A. 在胸颈部左旁矢状切面显示永存
左上腔静脉最终引流入冠状静脉窦；
B. 图 A 动态图。

4. 永存左上腔静脉伴冠状静脉窦型房间隔缺损　胎儿永存左上腔静脉引入冠状静脉窦，多在四腔心切面显示冠状静脉窦增宽而被检出（图 43-21A、B 动🛜），永存左上腔静脉引入冠状静脉窦伴有冠状静脉窦间隔缺损时（冠状静脉窦型房间隔缺损 I 型，详见第五章房间隔缺损），在四腔心切面不能显示增宽的冠状静脉窦易被漏诊（图 43-22A、B 动🛜），合并左位上腔静脉而不伴有冠状静脉窦扩张是产前超声诊断冠状静脉窦型房间隔缺损 I 型的重要线索（图 43-23A、B 动🛜）。胸颈部左旁矢状切面显示永存上腔静脉引入冠状静脉窦，并见冠状静脉窦间隔缺损（图 43-24A、B 动🛜），彩色血流显示左侧上腔静脉、左肺静脉及右心房经卵圆孔分流至左心房的血流在左心房内混合（图 43-25A、B 动🛜）。

5. 永存左上腔静脉伴右上腔静脉缺如　由于右上腔静脉缺如，左、右头臂静脉汇合至左上腔静脉，经冠状静脉窦引流入右心房，永存左上腔静脉及冠状静脉窦增宽更显著（图 43-26A、B 动🛜），三血管 - 气管切面显示永存左上腔静脉，右上腔静脉缺如，并显示右侧头臂静脉逆向汇入永存左上腔静脉（图 43-27A、B 动🛜、C）。

6. 心内和心外畸形　常合并心脏畸形主要包括内脏异位综合征、左室流出道梗阻和圆锥干畸形。有研究报道，136 例胎儿经超声心动图诊断永存左上腔静脉，其中 17 例（12.5%）未合并先天性心脏病。内脏异位作为最常见的伴发畸形，136 例永存左上腔静脉患儿中共检出 55 例（40%）。另一报道，119 例永存左上腔静脉患儿中伴发心脏畸形的病例占 46%。房间隔缺损是内脏异位组中最常见的心脏畸形，而室间隔缺损和主动脉缩窄是非内脏异位组中最常见的心脏畸形。永存左上腔静脉也可发生于中位心或不伴内脏异位的右位心胎儿。

伴发的心外畸形较常见，主要包括内脏异位综合征胎儿的脾和肠管异常。其他常见的心外畸形包括单脐动脉和脐静脉系统异常。一项研究发现，约 9% 的永存左上腔静脉患儿合并 21- 三体综合征、18- 三体综合征等染色体异常。约 29% 的永存左上腔静脉胎儿出现 NT 增厚。

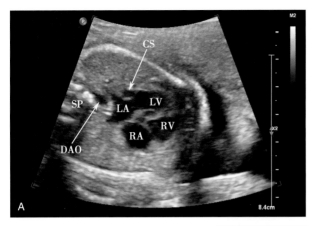

图 43-21　胎儿永存左上腔静脉超声示意图 8
A. 四腔心切面显示冠状静脉窦增宽；B. 图 A 动态图。

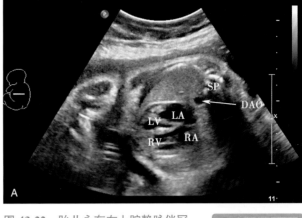

图 43-22　胎儿永存左上腔静脉伴冠状静脉窦间隔缺损超声示意图
A. 四腔心切面未显示冠状静脉窦结构；B. 图 A 动态图。

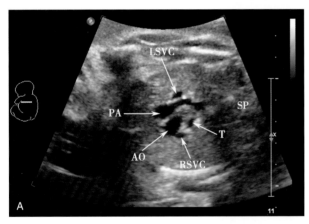

图 43-23　与图 43-22 为同一胎儿 1
A. 三血管 - 气管切面显示肺动脉左前方的第 4 支血管 - 永存左上腔静脉；B. 图 A 动态图。

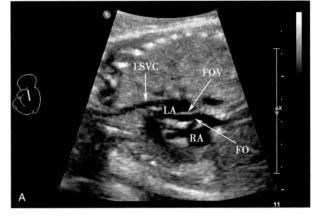

图 43-24　与图 43-22 为同一胎儿 2
A. 胸颈部左旁矢状切面显示永存上腔静脉引入冠状静脉窦，并见冠状静脉窦间隔缺损；B. 图 A 动态图。

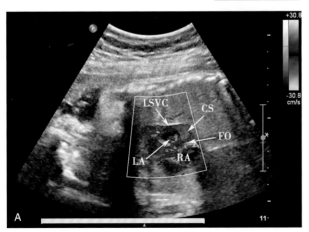

图 43-25　与图 43-22 为同一胎儿 3
A. 彩色血流显示左侧上腔静脉、左肺静脉及右心房经卵圆孔分流至左心房的血流在左心房内混合；B. 图 A 动态图。

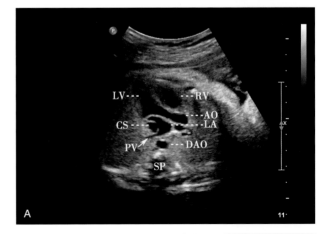

图 43-26　胎儿永存左上腔静脉伴右上腔静脉缺如超声示意图
A. 左心室流出道切面显示冠状静脉窦增宽；B. 图 A 动态图。

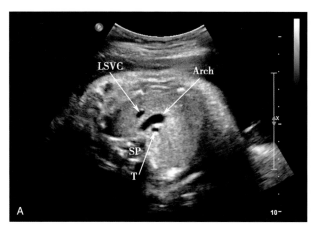
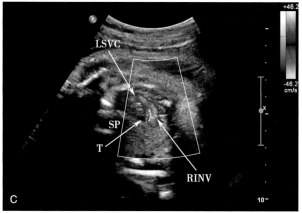

图 43-27　与图 43-26 为同一胎儿
A. 三血管 - 气管切面显示永存左上腔静脉，未显示右上腔静脉；B. 图 A 动态图；C. 彩色多普勒血流显示右侧头臂静脉逆向汇入永存左上腔静脉。

五、胎儿超声心动图诊断

胎儿孤立性永存左上腔静脉多在冠状静脉窦及四腔心切面显示冠状静脉窦增宽，或在三血管 - 气管切面显示肺动脉左前方的第 4 支血管（永存左上腔静脉短轴），然后通过胸颈部左旁矢状切面显示永存上腔静脉引入冠状静脉窦而被诊断。永存左上腔静脉胎儿常伴有心内和心外畸形，在发现胎儿永存左上腔静脉时，应仔细排查有无合并心内和心外畸形，这句话反过来说也合适，即在发现胎儿心内和心外畸形，尤其是发现心内畸形时，要排查胎儿有无合并永存左上腔静脉。

六、预后与治疗

永存左上腔静脉胎儿预后取决于是否伴发其他心脏畸形。对孤立性永存左上腔静脉通常预后良好，但应密切观察胎儿左心室和主动脉峡部的发育情况，因孤立性永存左上腔静脉胎儿在宫内可发生主动脉缩窄。孤立性永存左上腔静脉胎儿出生后临床表现并无异常，但应建议此类胎儿出生后进行新生儿超声心动图检查以排除其他异常。

第二节　下腔静脉异常

下腔静脉异常主要有下腔静脉离断、下腔静脉回流至左心房及双下腔静脉，以下腔静脉近心段

缺如（下腔静脉离断）最常见，身体下半部分的静脉血经奇静脉系统引流入上腔静脉，再回流至右心房，称为下腔静脉离断经奇静脉引流（interrupted of the inferior vena cava with azygous continuation）。虽然下静脉离断经奇静脉引流可孤立存在（图 43-28），但更常伴发左房异构，当发生左房异构时，其发病率高达 80%~90%。尽管目前孤立性下腔静脉离断经奇静脉引流的发病率尚不明确，但其合并左房异构的发病率在新生儿先天性心脏病中占 2.2%~4.2%。笔者产前超声检出的胎儿心脏畸形统计资料中下腔静脉近心段缺如占 0.76%。

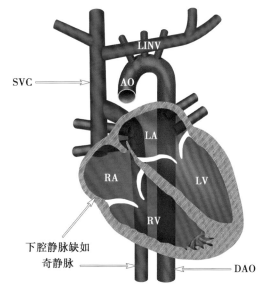

图 43-28　下腔静脉离断经奇静脉引流示意图

一、胚胎学、遗传学及发生机制

正常下腔静脉由4个静脉段融合而成。在胚胎早期,原始左、右后主静脉之间出现2支下主静脉,相互吻合贯通,形成下腔静脉的中段(肾段和肾前段);其近端右侧卵黄静脉发育构成下腔静脉上段(肝段);左下主静脉又分出左、右两上主静脉,右上主静脉远端扩大形成下腔静脉下段(肾后段),其近段发育成脐静脉,左上主静脉则形成半奇静脉。当胚胎发育过程中任何一段下腔静脉形成障碍均可致下腔静脉异常,包括下腔静脉回流路径异常和/或回流终点连接异常,如下腔静脉离断经奇静脉或半奇静脉引流、下腔静脉回流入左心房、双下腔静脉等。下腔静脉的发育和组成比较复杂,畸形组合变化多端,但下腔静脉异常比上腔静脉异常少见,发生率为0.6%,在左心房异构中占86%,而左心房异构大多合并右位心、共同心房、法洛四联症、大动脉转位、共同动脉干等复杂的先天性心脏病。

二、病理解剖与分型

下腔静脉异常存在多种解剖学异常,下腔静脉回流路径和/或回流终点连接异常分为3种类型:

1. 下腔静脉离断

(1)右下腔静脉近心端缺如:下腔静脉离断经奇静脉或半奇静脉引流,主要为右下腔静脉近心端缺如,是下腔静脉畸形中最常见类型。其胚胎发育机制为右卵黄静脉发育障碍,造成下腔静脉上段(肝内段)缺失而由扩张的奇静脉或半奇静脉连接引流至上腔静脉,肝静脉仍经正常下腔静脉入口处回流入右心房。该畸形肾静脉以下的下腔静脉基本正常,但其上的一段下腔静脉缺如,转而延向脊柱右侧的奇静脉上行,穿过膈肌的主动脉裂孔入胸腔后至右肺门上方朝前入右上腔静脉近心段,或延向脊柱左侧的半奇静脉上行,穿过膈肌的主动脉裂孔入胸腔,开口于左上腔静脉。最终经右上腔静脉或左上腔静脉回流入右心房或左心房。

(2)右下腔静脉远心端缺如:很少见。主要是胚胎期右上主静脉发育障碍造成右下腔静脉下段(远心段)和奇静脉缺如,此时下半身血液循左下腔

静脉和左侧的半奇静脉上行,开口于左上腔静脉,或在第12胸椎平面入右上腔静脉近心段。

(3)右下腔静脉全部缺如:极为少见。通常以左下腔静脉(left inferior vena cava)取代右下腔静脉,在第7~8胸椎水平转向右侧经奇静脉流入右上腔静脉,肝静脉则直接连接右心房。

2. 下腔静脉回流至左心房

下腔静脉回流至左心房,常合并下腔型房间隔缺损伴右肺静脉异位引流或单心房。房间隔缺损下缘无房间隔组织,与下腔静脉没有明显的分界,下腔静脉可向左后移位,使下腔静脉壁与左心房后壁相延续或下腔静脉不同程度骑跨在左右心房下部。此时,下腔静脉血可回流至左、右心房内,形成右向左分流。单纯下腔静脉直接回流入左心房,极为罕见,但可引起大量右向左分流,出生时即有发绀,需手术处理。

3. 双侧下腔静脉(double inferior vena cava)

胚胎期在形成肾下段下腔静脉的右上主静脉正常发育的同时,左上主静脉腹腔段亦持续发育为左侧的肾下段下腔静脉,形成左、右下腔静脉,即双侧下腔静脉。常表现为肾水平以下存在延续于左、右髂总静脉的成对下腔静脉,分别位于腹主动脉的两侧,平行走行在脊柱的左前方及右前方。左下腔静脉沿脊柱左侧上行后与左肾静脉汇合,并于肠系膜上动脉根部下方斜向右上,绕过腹主动脉前或后方,于肠系膜上动脉根部右侧与右下腔静脉合成一干,即下腔静脉的肾上段。由于左、右下腔静脉回流血液均经下腔静脉的肾上段汇入右心房,一般不引起血液循环功能的障碍,多为做超声检查或其他血管造影检查时偶然发现,诊断后无需处理。

三、病理生理

下腔静脉离断后与奇静脉连接,使体静脉血回流至右心房,这种情况称为"下腔静脉离断经奇静脉引流",身体下半部分的静脉血经奇静脉系统引流入上腔静脉,再回流至右心房。双下腔静脉常表现为肾水平以下存在延续于左、右髂总静脉的成对下腔静脉,由于左、右下腔静脉回流血液均经下腔静脉的肾上段汇入右心房。因此,下腔静脉离断经奇静脉引流和双下腔静脉其静脉血最终引流入右

心房者,血流动力学多无异常改变,临床亦无明显症状和体征,多无需治疗。

下腔静脉回流至左心房者,患儿出生后表现发绀等临床症状,常合并下腔型房间隔缺损伴右肺静脉异位引流或单心房,该畸形一旦确诊,需手术矫治。

四、超声扫查技巧及注意事项

(一)胎儿下腔静脉异常的超声扫查切面与要点

胎儿下腔静脉异常超声诊断常用切面有上腹部横切面＋四腔心切面＋三血管切面＋胸腹部旁矢状切面＋腔静脉长轴切面等。

胎儿上腹部横切面显示腹主动脉位于脊柱左前方,下腔静脉位于腹主动脉右前方(右侧肾上腺前缘),奇静脉管腔较细位于腹主动脉右侧,由于正常奇静脉管腔细小通常多被忽视(图43-29A、B动📶)。下腔静脉离断经奇静脉引流时,上腹部横切面显示位于腹主动脉右前方的肝段下腔静脉缺如,紧邻腹主动脉右侧奇静脉扩张,两者并排走行的图像称为"双管征"(图43-30A、B动📶)。

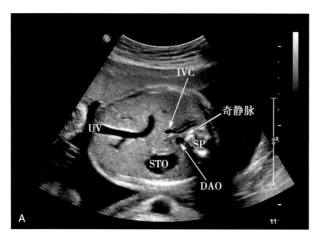

图 43-29 正常胎儿上腹横切面下腔静脉与奇静脉超声示意图
A.正常下腔静脉位于腹主动脉右前方(右侧肾上腺前缘),奇静脉管腔较细位于腹主动脉右侧;B.图A动态图。

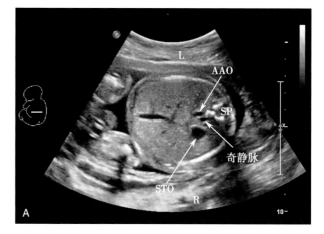

图 43-30 胎儿下腔静脉离断经奇静脉引流超声示意图 1
A.上腹部横切面显示肝段下腔静脉缺如,紧邻腹主动脉右侧奇静脉增宽,两者并排走行的图像称为"双管征";AAO:腹主动脉;B.图A动态图。

胎儿四腔心切面可以显示位于左心房后方与脊柱左前方的胸主动脉,下腔静脉在四腔心切面已自然消失,仔细观察可以发现位于降主动脉右侧的细小的奇静脉(图43-31A、B动📶)。下腔静脉离断经奇静脉引流时,四腔心切面显示紧邻降主动脉右侧奇静脉扩张,两者并排走行,呈"双管征"(图43-32A、B动📶)。

胎儿三血管切面显示位于支气管右侧的奇静脉自脊柱右前方向前引入上腔静脉,奇静脉内径细窄约为上腔静脉的1/3宽(图43-33A、B动📶)。下腔静脉离断经奇静脉引流时,三血管切面显示位于支气管右侧的奇静脉明显扩张(图43-34A、B动📶)。

胸腹部旁矢状切面可显示奇静脉位于降主动脉右侧并与降主动脉并列走行,正常情况下,奇静脉沿脊柱右侧上行,穿越膈肌后在胸腔内走行于心脏的右后方,在上腔静脉与右心房连接水平引流入上腔静脉,尽管正常奇静脉内径细窄,在妊娠中、晚期可以显示正常奇静脉(图43-35A、B动📶),应用彩色多普勒超声显示奇静脉较二维超声更敏感(图43-36A、B动📶)。下腔静脉离断经奇静脉引流时,胸腹部旁矢状切面可显示扩张的奇静脉与降主动脉并列走行(图43-37A、B动📶),彩色多普勒超声显示奇静脉与降主动脉血流方向相反(图43-38A、B动📶)。

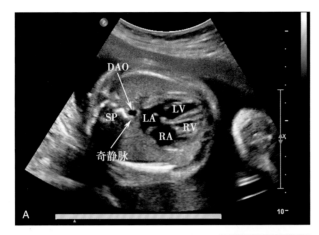

图 43-31　正常胎儿四腔心切面超声示意图

A. 在正常胎儿四腔心切面下腔静脉已自然消失，仔细观察可以发现位于降主动脉右侧的细小的奇静脉；B. 图 A 动态图。

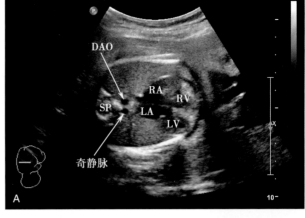

图 43-32　胎儿下腔静脉离断经奇静脉引流超声示意图 2

A. 四腔心切面显示紧邻降主动脉右侧奇静脉扩张，两者并排走行的图像呈"双管征"；B. 图 A 动态图。

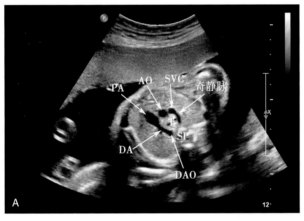

图 43-33　正常胎儿三血管切面超声示意图

A. 三血管切面显示位于支气管右侧的奇静脉自脊柱右前方向前引入上腔静脉；B. 图 A 动态图。

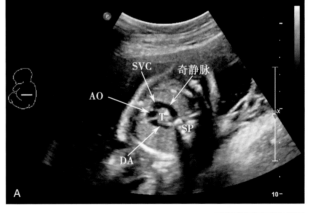

图 43-34　胎儿下腔静脉离断经奇静脉引流超声示意图 3

A. 三血管切面显示位于支气管右侧的奇静脉明显扩张；B. 图 A 动态图。

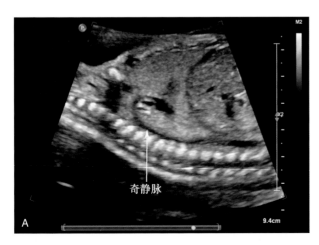

图 43-35　正常胎儿奇静脉超声示意图

A. 胸腹部旁矢状切面可显示奇静脉位于降主动脉右侧上行引入上腔静脉；B. 图 A 动态图。

610

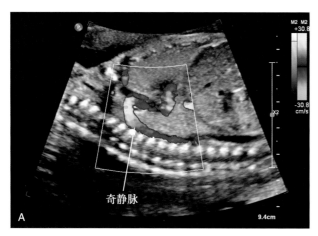

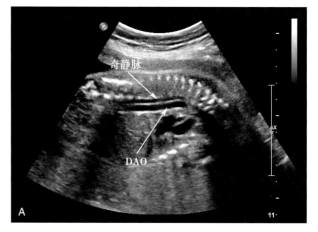

图 43-36　与图 43-35 为同一胎儿
A. 在胸腹部旁矢状切面彩色多普勒超声显示奇静脉引入上腔静脉（为向心性血流）；B. 图 A 动态图。

图 43-37　胎儿下腔静脉离断经奇静脉引流超声示意图 4

A. 胸腹部旁矢状切面可显示扩张的奇静脉位于降主动脉右后方并与降主动脉并列走行；B. 图 A 动态图。

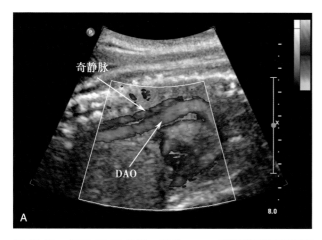

图 43-38　与图 43-37 为同一胎儿
A. 在胸腹部旁矢状切面彩色多普勒超声显示奇静脉为向心性血流与降主动脉血流方向相反；B. 图 A 动态图。

腔静脉长轴切面显示上腔静脉和下腔静脉与右心房连接，下腔静脉右心房入口处左前方可见肝静脉及静脉导管开口于下腔静脉膈下前庭（图 43-39A、B 动📶）。下腔静脉离断经奇静脉引流时，腔静脉长轴切面显示下腔静脉缺如，肝静脉直接与右心房连接（图 43-40A、B 动📶）。

（二）胎儿下腔静脉异常产前超声诊断相关注意事项

1. **下腔静脉离断经奇静脉引流**　在胎儿上腹横切面（腹围测量平面）不能显示位于腹主动脉右前方的下腔静脉横断面结构，在紧邻腹主动脉右侧显

示扩张的奇静脉呈"双管征"。胎儿胸部连续横切面扫查（自四腔心切面至三血管切面）可见位于降主动脉右侧的奇静脉明显扩张。胸腹部旁矢状切面显示扩张的奇静脉位于降主动脉右侧并与降主动脉并列走行，彩色多普勒超声显示奇静脉与降主动脉血流方向相反。上腹部旁矢状切面显示肝段下腔静脉缺如，静脉导管及肝静脉直接连于右心房。

2. **双下腔静脉**　在胎儿腹部斜冠状切面显示肾水平以下存在延续于左、右髂总静脉的成对下腔静脉，分别位于腹主动脉的两侧，平行走行在脊柱的左前方及右前方（图 43-41A、B 动📶）。左下腔静脉沿脊柱左侧上行与左肾静脉汇合后，左下腔静脉绕过腹主动脉前或后方与右下腔静脉合成一干，即下腔静脉的肾上段（图 43-42A、B 动📶、C、D 动📶）。

3. **心内和心外畸形**　下腔静脉离断经奇静脉引流并发畸形主要为左房异构（极少见于右房异构），是常见的畸形。下腔静脉离断经奇静脉引流大部分病例发现心脏畸形，心脏或胃泡的位置异常也常为最初诊断线索。当拟诊孤立性下腔静脉离断时，应全面评估心房形态，包括心耳的解剖形态，有助于发现是否存在左房或右房异构。当怀疑左房异构时，在不伴发其他心脏畸形的情况下，对胎儿进行超声心动图随诊有助于再次评估心脏结构以发现微小畸形，如半月瓣狭窄、室间隔缺损及心律不齐（心脏传导阻滞）等。当未发生下腔静脉离

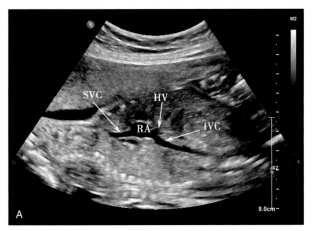

图 43-39　正常胎儿下腔静脉超声示意图
A. 腔静脉长轴切面显示上腔静脉和下腔静脉与右心房连接，肝静脉及静脉导管开口于下腔静脉膈下前庭；
B. 图 A 动态图。

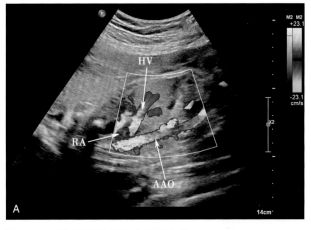

图 43-40　胎儿下腔静脉离断经奇静脉引流超声示意图 5
A. 腔静脉长轴切面显示下腔静脉缺如，肝静脉直接与右心房连接；B. 图 A 动态图。

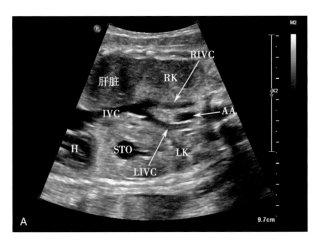

图 43-41　胎儿双下腔静脉超声示意图
A. 胎儿腹部斜冠状切面显示肾水平以下存在延续于左、右髂总静脉的成对下腔静脉，分别位于腹主动脉的两侧；LIVC：左下腔静脉；RIVC：右下腔静脉；B. 图 A 动态图。

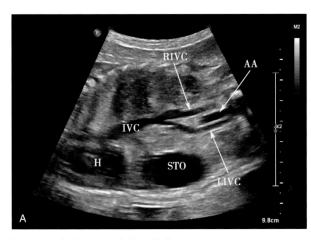

图 43-42　与图 43-41 为同一胎儿
A. 胎儿左下腔静脉沿脊柱左侧上行与左肾静脉汇合后，左下腔静脉绕过腹主动脉后方与右下腔静脉合成一干，即下腔静脉的肾上段；B. 图 A 动态图；C. 彩色多普勒超声显示左、右下腔静脉位于腹主动脉两侧，左下腔静脉上行与左肾静脉汇合后向右行和右下腔静脉汇合；D. 图 C 动态图。

断时,奇静脉扩张可由其他腹腔内静脉异常引流所致,如静脉导管或门静脉引流至奇静脉系统。若扩张的奇静脉位于胸腔上部(心脏水平以上),需警惕是否存在肺静脉异常连接。

五、胎儿超声心动图诊断

下腔静脉离断的典型超声表现在上腹横切面显示下腔静脉肝段缺如,紧邻腹主动脉的奇静脉扩张呈"双管征",四腔心切面在左心房后方也可见降主动脉和奇静脉的"双管征",腔静脉长轴切面

未显示下腔静脉,仅显示上腔静脉及奇静脉引入右心房(图 43-43A、B 动 📶、C、D 动 📶)。三血管切面显示奇静脉扩张,胸腹部旁矢状切面显示扩张的奇静脉位于降主动脉右后且与降主动脉并列走行,彩色多普勒超声显示两支血管内血流方向相反。虽然下腔静脉离断经奇静脉引流至上腔静脉可孤立存在,但更常伴发于左房异构,约 80% 的病例合并左心房异构。因此,产前超声对下腔静脉离断经奇静脉引流诊断时,应注意下腔静脉离断并发的心内和心外畸形的诊断,尤其是左房异构。

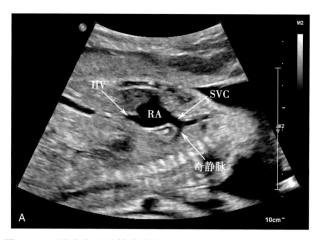
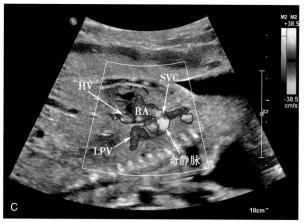

图 43-43　胎儿左下腔静脉离断
A. 腔静脉长轴切面未显示下腔静脉,仅显示上腔静脉及奇静脉引入右心房;
B. 图 A 动态图;C. 彩色多普勒超声显示上腔静脉及奇静脉引入右心房,肝静脉直接汇入右心房,未显示肝段下腔静脉血流;D. 图 C 动态图。

六、预后与治疗

体循环静脉畸形类型较多,若无分流且代偿完全,则功能完全正常,临床无任何症状,不需任何治疗。下腔静脉离断经奇静脉引流的预后主要取决于是否合并异构等其他心脏畸形,孤立性下腔静脉离断出生后通常预后良好。

（接连利　张雷　许燕）

参 考 文 献

［1］YAGEL S, KIVILEVITCH Z, COHEN SM, et al. The fetal venous system, part I: normal embryology, anatomy, hemodynamics, ultrasound evaluation and Doppler investigation. Ultrasound Obstet Gynecol, 2010, 35 (6): 741-750.

［2］YAGEL S, KIVILEVITCH Z, COHEN SM, et al. The fetal venous system, Part Ⅱ: ultrasound evaluation of the fetus with congenital venous system malformation or developing circulatory compromise. Ultrasound Obstet Gynecol, 2010, 36 (1): 93-111.

［3］GUSTAPANE S, LEOMBRONI M, KHALIL A, et al. Systematic review and meta-analysis of persistent left superior vena cava on prenatal ultrasound: associated anomalies, diagnostic accuracy and postnatal outcome. Ultrasound Obstet Gynecol, 2016, 48 (6): 701-708.

［4］(美) 阿尔弗莱德·阿布汗默德,(德) 拉宾·查欧. 胎儿超声心动图实用指南: 正常和异常心脏. 3 版. 刘琳, 主译. 北京: 北京科学技术出版社, 2017: 484-500.

［5］肖慧彬, 林晓燕, 梁小勤, 等. 超声多切面连续扫查诊断胎儿永存左上腔静脉. 中国医学影像技术, 2021, 37 (1): 95-99.

［6］BRONSHTEIN M, KHATIB N, BLUMENFELD Z.

Prenatal diagnosis and outcome of isocated interrupted inferior vena cava. Am J Obstet Gynecol, 2010, 202 (4): 398. e1-4.

［7］李雪蕾, 穆仲平. 胎儿下腔静脉异常的产前超声诊断. 中华超声影像学杂志, 2017, 26 (4): 302-305.

［8］许琦, 孙洪霞, 解珺淑, 等. 下腔静脉离断并奇静脉连接胎儿的临床特点及预后. 中华妇产科杂志, 2018, 53 (3): 149-154.

第四十四章

胎儿心肌病

胎儿心肌病（fetal cardiomyopathy）是指胎儿时期就出现胎儿心肌本身及其继发的临床表现，但与先天性、瓣膜性、冠状动脉性心脏病及心包病变无关的一组异质性疾病。胎儿心肌病在胎儿期心血管疾病中所占比例较小，整体预后不良，笔者检出的胎儿先天性心脏畸形统计资料中占 1.21%。本章主要介绍胎儿扩张型心肌病、胎儿肥厚型心肌病、限制型心肌病和胎儿心肌致密化不全。

第一节　扩张型心肌病

扩张型心肌病（dilated cardiomyopathy，DCM）是最常见的心肌病，在心肌病中所占比例为 55%。年发病率为 (2~8)/10 万（儿童约 0.75/10 万），大部分为散发病例，只有 30%~50% 患者有家族史。扩张型心肌病主要是以不同程度的心腔扩大、心肌收缩功能障碍为主要特征的心肌疾病。

一、病因学、遗传学及发生机制

感染是引起胎儿扩张型心肌病的最可能病因，其次为代谢性原因或基因异常。病毒可以通过胎盘引起活动性病毒性心肌炎。心脏扩大、心功能差并出现大量的游离的心包积液意味着进行性心肌炎。也许可以问出母亲有急性病史，但通常并非如此。病毒性心肌炎，功能障碍可能会自动恢复，也可以持续存在，后者表示心肌受损。

扩张型心肌病的病因：①感染可见于细小病毒、柯萨奇病毒、弓形虫、HIV 及巨细胞病毒等；②代谢性疾病与基因异常可见于唾液酸储积病、X 染色体相关心肌病、Barth 综合征、线粒体病、动脉钙质沉积及左心致密化不全等；③贫血见于抗 C 抗体、α- 地中海贫血（血红蛋白 Bart 病）、P 细小病毒等；④其他原因如母体自身免疫病（狼疮或干燥综合征）、心律失常、肾病等。

巴特综合征（Barth syndrome，BTHS）是一种合并有扩张型心肌病、周期性中性粒细胞减少和发育延迟的疾病。孤立性左心致密化不全可以是伴 X 染色体遗传，也可以是没有任何特殊的基因或染色体原因。

胎儿贫血，不论是通过病毒抑制（如细小病毒）还是遗传性血红蛋白病，都可以引起扩张型心肌病。血红蛋白巴特病（hemoglobin Bart disease）是 α- 地中海贫血的纯合子型，其携氧能力严重降低。该病发生在四基因缺失的 α- 地中海贫血胎儿，体内不能产生血红蛋白的 α 链。胎儿发育期产生的 γ 链结合形成对氧运输能力很差的 γ 链四聚体。大部分有四基因缺失地中海贫血及继发的血红蛋白巴特病个体都表现严重的胎儿水肿并死于宫腔内。该病是由伦敦的 St.Bartholomew 医院报道的，故由此得名。当出现血红蛋白巴特病时，几乎肯定会发生严重的胎儿贫血和死亡，并可引起母亲的"镜像综合征"，使其也遭受危险。

母亲的自身免疫性疾病，如红斑狼疮或干燥病，已知可影响传导系统,也可引起扩张型心肌病。心肌炎症并心脏扩大和功能差可单独发生,也可同传导系统受损同时出现。推荐将 SSA 和 SSB 抗体检测作为扩张型心肌病检查的一部分,因为大部分怀有这种胎儿的母亲可以没有任何自身免疫病的迹象,完全无症状。有研究报道,某些暴露于这些抗体的胎儿超声心动图检查时可发现在心房、房室沟或心尖部出现一个特别的强回声,并推测这可能为局部有进行性炎症所致,这似乎可作为母亲的自身免疫病的提示标志。

一种罕见且严重的名为"婴幼儿动脉钙质沉着"的疾病可以在胎儿期诊断出来。胎儿期声像图显示为沿着大血管壁的一层厚的、似冰样的强回声钙化,以大中动脉钙化为特点(图 44-1A、B 动📶、C、D 动📶)。组织学上,可看到钙化从内弹力层侵入内膜和中膜,并伴有巨细胞反应和平滑肌增殖,可累及主动脉、肺动脉或肾动脉(图 44-2A、B、C、D)。常有心肌功能减低,可能与冠状动脉钙化和心肌缺血有关。此外,由肾动脉疾病导致的高血压加重了其病理生理学变化。大部分病例会导致胎儿水肿和死亡,很少情况下,病情较轻的可在婴儿期诊断。

基因突变引起的扩张型心肌病常呈家族聚集方式发病,称为家族性扩张型心肌病。家族性扩张型心肌病的发病率占所有扩张型心肌病的30%~50%。与基因突变相关的扩张型心肌病主要源于编码两大类蛋白的基因突变:细胞骨架蛋白及肌小节相关蛋白。其遗传方式多样,包括常染色体显性遗传(56%)、常染色体隐性遗传(16%)、X 染色体连锁遗传(10%)及线粒体遗传。在过去的 20 多年里,扩张型心肌病致病基因的发现(表 44-1)对于我们理解其为遗传性疾病有了实质性的进展。

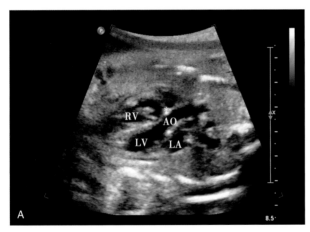
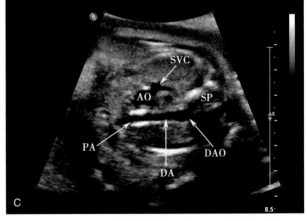

图 44-1　胎儿动脉钙质沉着超声示意图
A. 左室流出道切面显示主动脉壁散在的强回声钙化;B. 图 A 动态图;C. 三血管切面显示肺动脉壁弥漫的强回声钙化伴肺动脉细窄;D. 图 C 动态图。

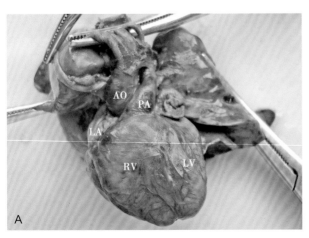
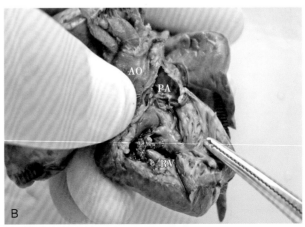

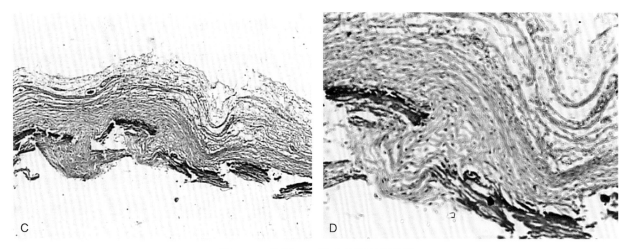

图 44-2　为图 44-1 胎儿的解剖示意图

A. 心脏外观见肺动脉明显窄于主动脉；B. 剖开右心室及肺动脉，肺动脉较硬、切割有脆性感；C. 低倍镜可见肺动脉壁钙质沉积；D. 高倍镜见侵入的钙质层位于内膜和中膜。

表 44-1　致扩张型心肌病的主要基因

基因	染色体定位	基因功能 / 定位
YH7	14q11.2~q12	粗肌丝
MYH6	14q11.2~q12	粗肌丝
TTN	2q31	组装蛋白
MYBPC3	11q11.2	组装蛋白
TNNC1	3p21.3	细肌丝
TNNT2	1q32	细肌丝
TNNI3	19p13.4	细肌丝
TPM1	15q22.1	细肌丝
ACTC	15q14	细肌丝
CSRP3	11p15.1	Z- 盘
TCAP	17q12-q21.1	Z- 盘
VCL	10q22.1-q23	Z- 盘
ACTN 2	1q42-q43	Z- 盘
ANKRDI	10q23.31	Z- 盘
PLN	6q22.1	钙调节蛋白
DSC2	18q12.1	桥粒蛋白
DSG2	18q12	桥粒蛋白
DES	2q35	中间丝
LMNA	1q21.2-q21.3	中间丝
TAZ(G4.5)	Xq28	线粒体
DMD	Xp21	细胞骨架蛋白
LDB3	10q22-23	细胞骨架蛋白
SGCB	4q12	肌营养不良蛋白
SGCD	5q33	肌营养不良蛋白
SCNA	3p21	钠离子通道

（引自：任卫东，张玉奇，舒先红 . 心血管畸形胚胎学基础与超声诊断 . 北京：人民卫生出版社，2015：378-379.）

到目前为止，已经发现超过 40 个基因突变与扩张型心肌病发病有关，这些基因主要编码两大类蛋白，即细胞骨架蛋白及肌小节相关蛋白，包括 α-心肌肌动蛋白（ACTC）、β- 肌球蛋白重链（MYH7）、肌球结合蛋白 C、α- 原肌球蛋白（TPM1）、心肌肌钙蛋白 C（TNNC1）、心肌肌钙蛋白 T（TNNT2）、心肌肌钙蛋白 I（TNNT13）、心肌肌球蛋白结合蛋白 C（MYBPC3）、横纹肌连接蛋白、β- 肌聚糖（SGCB）、有核纤层蛋白 A/C（LMNA）、Tafazzin 蛋白（TAZ/G4.5）、肌营养不良蛋白（DMD）等。细胞骨架系统具有传导收缩力和机械支撑作用，当编码这些蛋白的基因突变时，就会造成力传导蛋白缺陷，导致力传导过程改变及心肌收缩时骨架蛋白不能有效维持细胞膜结构，久而久之会导致心肌细胞的慢性机械损伤。扩张型心肌病的某些特定表型与特定基因突变相关联，如 LMNA 和 SCN5A（编码钠离子通道）上的突变与心脏传导系统疾病相关联；X 连锁遗传 DMD 和 TAZ 基因的突变与肌肉疾病相关。最新研究证实，位于 Z- 盘上的蛋白基因发生突变也与扩张型心肌病发病相关，如 Bcl-2 相关抗凋亡蛋白 3（BAG3）基因突变可破坏 Z- 盘结构，增加了在压力作用下心肌细胞加速凋亡的可能性。此外，线粒体 DNA（mitochondrial DNA，mtDNA）的突变亦会导致本病，mtDNA 突变增加了心肌纤维化和细胞外基质重塑，致心肌细胞供能不足，心脏结构发生改变，继而导致扩张型心肌病。

综上所述,扩张型心肌病是多种基因突变引起的遗传性疾病,多种突变基因通过不同的病理、生理过程致病,因其具有遗传异质性及临床表型异质性,且基因突变频率低,遗传基因外显不全,遗传方式多样,基因筛查的效率低,故对扩张型心肌病的识别和诊断具有一定难度。但对于某些有特殊表型的患者,如扩张型心肌病合并有心脏传导系统障碍或肌肉疾病,可针对特定的基因 *LMNA*、*DMD* 及 *TAZ* 进行筛查。

近年来,随着胎儿心肌病遗传学基因检测的样本量的增加,将有更多的心肌病致病基因被不断发现。

二、病理解剖与分型

扩张型心肌病主要病理解剖表现心脏体积增大,包括左心室、右心室或双心室扩大(图 44-3),尚未固定的解剖标本可见扩大的心室呈松软的状态,失去正常圆锥体形的心室外形。心尖部圆钝,近心尖部横切面见两心室壁及室间隔心肌发育不良,肉眼见粗细不一的肌小梁相互交错,小梁间隙形成大小不等的隐窝(图 44-4)。二尖瓣腱索水平横切面见室壁组织疏松,尤其是室壁中间肌束纹理不清,挤压时可见浸泡的液体流出(图 44-5),心肌组织的韧性和弹性差,室壁失去支撑力,心肌组织脆性增大,切割时易破碎,病理组织学表现心肌细胞减少并肥大,间质胶原增殖,蛋白合成增加,组织学改变是非特异性的,可呈现广泛性的间质和血管周围纤维化(图 44-6)。扩张型心肌病的受累心室扩大、室壁变薄(甲醛固定后标本,室壁回缩略厚)、室壁肌肉组织疏松、肌束纹理不清及弹性差,而正常心室壁组织呈分布均匀的密实的肌肉组织,肌束纹理清晰,心室壁的韧性和弹性好(图 44-7)。

三、病理生理

胎儿扩张型心肌病受累的心室收缩功能减低,心脏泵血功能逐渐衰竭,心排血功能减低,心室残余血量增多,舒张末压增高,射血分数减少,肺循环、体循环淤血,最终导致严重不可逆性心力衰竭。胎儿可发生心包积液、胸腔积液及腹腔积液等。

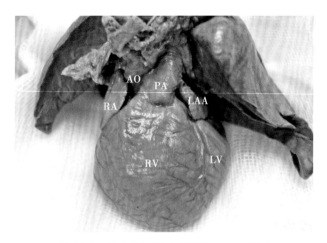

图 44-3　胎儿扩张型心肌病解剖示意图 1
以右心室扩大为主的全心脏扩大,心脏失去正常圆锥体状的外形,心尖部圆钝。

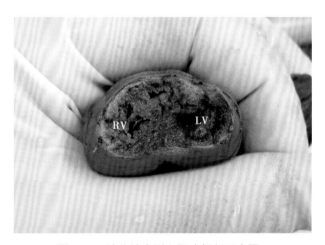

图 44-4　胎儿扩张型心肌病解剖示意图 2
近心尖部横切面见两心室壁及室间隔心肌发育不良,肉眼见粗细不一的肌小梁相互交错,小梁间隙形成大小不等的隐窝。

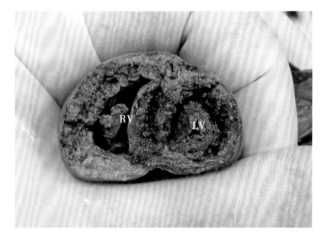

图 44-5　胎儿扩张型心肌病解剖示意图 3
二尖瓣腱索水平横切面见室壁组织疏松,尤其是室壁中间肌束纹理不清,切割时易破碎,室壁切割断面粗糙。

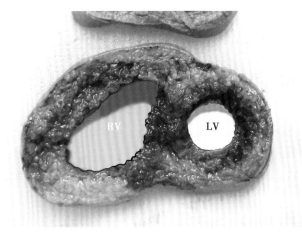

图 44-6　胎儿扩张型心肌病解剖示意图 4
二尖瓣腱索水平室壁断层横切面见心肌组织的韧性和弹性差,室壁失去支撑力,心肌组织脆性增大,室壁组织疏松、心肌组织间液较多。

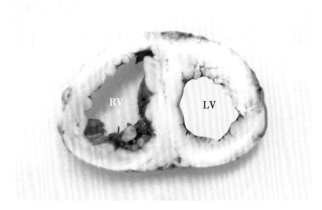

图 44-7　胎儿正常解剖示意图
正常心室壁组织呈分布均匀的密实的肌肉组织,肌束纹理清晰,心室壁的韧性和弹性好。

四、超声扫查技巧及注意事项

(一)胎儿扩张型心肌病的超声扫查切面与要点

胎儿扩张型心肌病超声诊断常用切面有四腔心切面 + 心室短轴切面 + 左、右心室流出道切面等。

胎儿扩张型心肌病在四腔心切面显示左心室、右心室或双心室扩大(图 44-8 A、B 动),心脏体积增大,心胸比例扩大(图 44-9 A、B 动)。心室短轴切面显示在扩大心室腔内房室瓣口的启闭开放幅度减低(图 44-10 A、B 动)。左、右心室流出道切面及心底大动脉短轴切面等可观察大动脉的位置及比例关系、半月瓣启闭是否正常。彩色多普勒超声可显示心室扩张所引起的房室瓣口反流(图 44-11 A、B 动)。

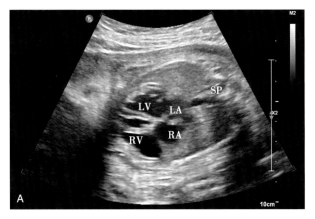

图 44-8　胎儿扩张型心肌病超声示意图 5
A. 四腔心切面显示双心室扩大;
B. 图 A 动态图。

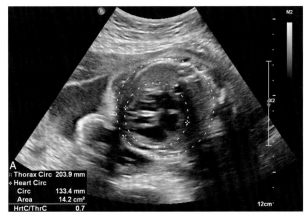

图 44-9　胎儿扩张型心肌病超声示意图 6
A. 四腔心切面显示心脏体积增大,心胸比例扩大,心胸比 0.7;B. 图 A 动态图。

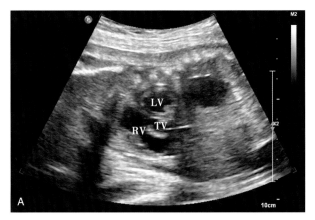

图 44-10　胎儿扩张型心肌病超声示意图 7
A. 心室短轴切面显示在扩大心室腔内房室瓣口的启闭开放幅度减低;
B. 图 A 动态图。

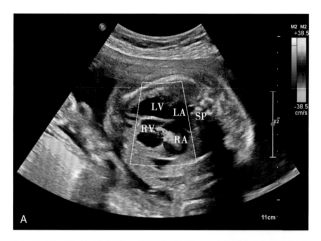

图 44-11　胎儿扩张型心肌病超声示意图 8

A. 彩色多普勒超声可显示心室扩张所引起的房室瓣口反流；B. 图 A 动态图。

（二）胎儿扩张型心肌病产前超声诊断相关注意事项

1. 胎儿扩张型心肌病累及范围　成人扩张型心肌病以累及左心室多见，而胎儿扩张型心肌病以累及右心室或双心室多见，表现为以右心室扩张为主的全心扩大或左、右心室对称性扩大（图 44-12A、B 动📶）。胎儿扩张型心肌病仅累及左心室的较少见，表现为左心室扩大、室壁变薄、搏动幅度减低，右心室大小、形态正常，室壁搏动幅度正常（图 44-13 A、B、C 动📶）。

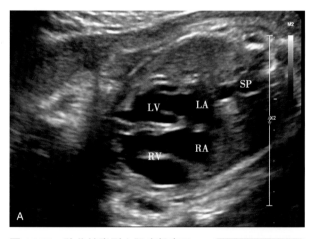

图 44-12　胎儿扩张型心肌病超声示意图 9

A. 右心室扩张为主的全心扩大；B. 图 A 动态图。

2. 母体的自身免疫性疾病　母体患有红斑狼

疮或干燥病等，已知可影响传导系统，也可引起扩张型心肌病。因为大部分怀有这种胎儿的母亲可以没有任何自身免疫病的迹象，完全无症状，因此，推荐将 SSA 和 SSB 抗体检测作为扩张型心肌病检查项目内容。如已知母体有红斑狼疮或干燥病等病史或检测出自身抗体，建议从孕 4 个月（孕 16 周）开始每 2 周进行一次胎儿超声心动图检查，直到孕第 28 孕周（此时胎儿患病可能性显著降低）。采用频谱多普勒超声检测左室流入道和流出道的血流频谱，测量胎儿 A-V 间期（相当于心动图 P-R 间期），正常胎儿 A-V 间期<130 毫秒，若 A-V 间期>130 毫秒提示胎儿房室传导延长，>150 毫秒可诊断一度房室传导阻滞（详见第四十八章胎儿心律失常）；同时观察胎儿心腔大小、房室瓣有无反流、室壁厚度及室壁搏动等有无异常。

3. M 型超声心动图对胎儿扩张型心肌病诊断作用　胎儿扩张型心肌病在二维超声主要表现受累心室扩大，常呈球形扩张，受累心室壁的厚度正常或略薄，受累心室腔显著扩张时，其受累心室壁及室间隔相对变薄，室壁向心运动减弱，常伴有心肌收缩时间上的不协调。M 型超声心动图能够更直观地显示受累心室壁心肌收缩力减弱，向心收缩搏动幅度减低（图 44-14 A、B 动📶），二尖瓣和 / 或三尖瓣波群显示二尖瓣前后叶和 / 三尖瓣前叶与隔叶开放幅度变小（四腔心切面），形成"大心脏，小开口"的特征性 M 型超声心动图表现（图 44-15A、B 动📶）。室间隔及受累心室壁多变薄，运动幅度弥漫性减低（图 44-16）。受累心室收缩功能减低，受累心室射血分数（ejection fraction，EF）及心室短轴缩短率（fraction shortening，FS）明显降低（图 44-17）。显然 M 型超声心动图可以对受累扩大的心室收缩功能给出量化指标，这有助于胎儿扩张型心肌病的诊断与鉴别。

4. 胎儿扩张型心肌病伴胎儿水肿　胎儿扩张型心肌病收缩功能减低逐步发展至心力衰竭的过程中，一旦出现心包、胸腔积液、腹腔积液及皮肤水肿，预后极差，若同时伴有心动过缓，是胎死宫内的前兆（图 44-18A、B、C 动📶）。彩色多普勒可显示有些病例中受累心室的瓣膜轻度或重度关闭不全，随着妊

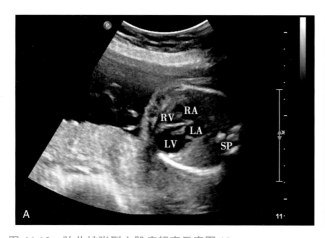
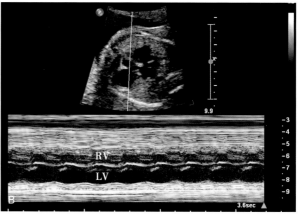

图 44-13 胎儿扩张型心肌病超声示意图 10

A. 扩张型心肌病仅累及左心室；B. M 型超声心动图表现左心室扩大，室壁变薄、搏动幅度减低；
C. 图 A 动态图。

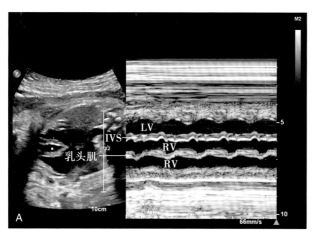

图 44-14 胎儿扩张型心肌病超声示意图 11

A. M 型超声心动图显示受累右心室壁心肌收缩力减弱，向心收缩搏动幅度减低；B. 图 A 动态图。

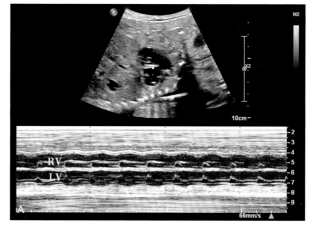

图 44-15 胎儿扩张型心肌病超声示意图 12

A. M 型超声心动图显示二尖瓣前后叶和三尖瓣前叶与隔叶开放幅度变小（四腔心切面），形成"大心脏，小开口"的特征性 M 型超声心动图表现；B. 动态图显示大心脏，小开口。

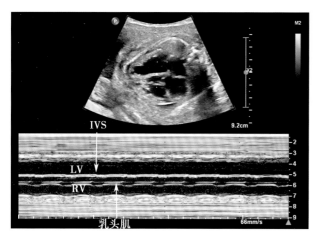

图 44-16 胎儿扩张型心肌病超声示意图 13

M 型超声心动图显示室间隔及受累心室壁多变薄，运动幅度弥漫性减低。

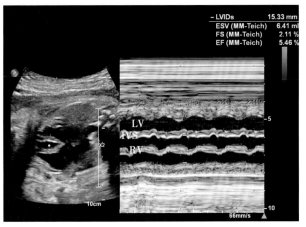

图 44-17　胎儿扩张型心肌病超声示意图 14

M 型超声心动图显示受累心室收缩功能减低,受累心室射血分数(ejection fraction,EF)及心室短轴缩短率(fractional shortening,FS)明显降低。

娠期进展,心腔扩大和瓣膜关闭不全加重会导致严重的心功能障碍和胎儿水肿。有些病例最初表现为心力衰竭合并水肿,最终诊断为扩张型心肌病。

5. 胎儿扩张型心肌病时的动脉系统评价　胎

儿脐动脉和大脑中动脉血流情况可为扩张型心肌病的胎儿提供重要信息。大脑中动脉的阻力通常高于脐动脉,此时可间接提示心排血量充足,血流分布正常。因此,在正常情况下,大脑中动脉的搏动指数应高于脐动脉搏动指数。当心排血量降低时,机体会启动血管调节机制,以提高脑循环血供,此时大脑中动脉的搏动指数就会低于脐动脉搏动指数。因此,对胎儿脐动脉和大脑中动脉搏动指数的连续评价是扩张型心肌病的胎儿超声心动图测量中的一个重要方面。此外,据报道,在胎儿贫血时,大脑中动脉收缩期峰值血流速度(peak systolic velocity of the middle cerebral artery,MCA PSV)会明显升高,并可作为贫血程度的可靠衡量指标(图 44-19)。其原因是血红蛋白减少导致携氧能力降低,脑血流量代偿性升高,表现为大脑中动脉收缩期峰值血流速度升高。对大脑中动脉收缩期峰值血流速度的测量具有重要价值,因其可帮助鉴别扩张型心肌病病因。

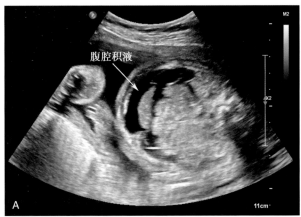

图 44-18　胎儿扩张型心肌病超声示意图 15

A. 胎儿腹部横切面显示胎儿腹腔积液;B. 四腔心切面显示胎儿胸腔积液;C. 图 B 动态图,显示心率缓慢,室壁搏动幅度几乎消失,为胎死宫内的前兆。

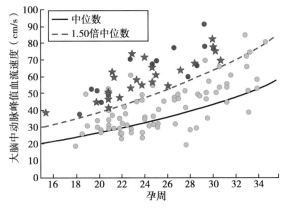

图 44-19　大脑中动脉收缩期峰值血流速度与孕周的关系

(数据来自 111 名由于产妇红细胞同种免疫而存在贫血风险的胎儿),实线表示收缩期峰值血流速度中位数,虚线表示中位数 1.50 倍以上血流速度。绿点代表无贫血胎儿;五星指有中度贫血胎儿;红点指有水肿胎儿)

(数据来源于 Mari G,Deter RL,Carpenter RL,et al.Noninvasive diagnosis by Doppler ultrasonography of fetal anemia due to maternal red-cell alloimmunization.Collaborative Group for Doppler Assessment of the Blood Velocity in Anemic Fetuses.N Engl J Med,2000,342:9-14)

6. 扩张型心肌病与心脏扩大的鉴别诊断 心脏扩大或严重扩大可以在多种情况下出现,如右心室扩大可见于三尖瓣下移畸形、三尖瓣发育不良及肺动脉闭锁伴三尖瓣重度反流。左室心内膜纤维弹性组织增生合并二尖瓣关闭不全是左心室扩大主要的鉴别诊断之一。胎儿扩张型心肌病可伴有局部受累室壁的心肌致密化不全,多见于心尖部(图 44-20 A、B 动📶)。在心肌炎、容量负荷过重(如双胎输血综合征中的受血儿)等情况下会出现双侧房室瓣关闭不全,其中一些情况可能会导致心肌病的发生。某些胎儿期的心肌病会随着妊娠期的进展而痊愈,并且出生后心功能正常。如果在产前心肌病痊愈,提示妊娠期胎儿可能出现了一过性感染。

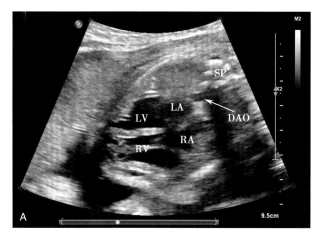

图 44-20 胎儿扩张型心肌病超声示意图
A.胎儿扩张型心肌病伴心尖部心肌致密化不全、小梁间隙深陷达心外膜下(红色箭头);B.图 A 动态图。

7. 心内和心外合并畸形 在诊断胎儿扩张型心肌病时,最大的挑战是发现潜在的病因。应结合心外表现也许会对潜在的病因提供一些线索,如肝内或扩张脑室系统内出现回声灶,可提示存在感染因素。单绒毛膜双胎中的心肌病通常出现在双胎输血综合征中的受血儿,且主要影响右心室。贫血(同种免疫或细小病毒)可能是心肌病合并积液和大脑中动脉峰值流速增加的原因。心脏传导阻滞伴心动过缓表明母体可能存在自身免疫抗体。母体自身抗体可引起扩张型和肥厚型心肌病而不伴心脏传导阻滞,建议进行染色体检测,包括 22q11 微缺失等微阵

列检测。家族史和基因咨询可揭示是否存在家族遗传。应用彩色多普勒超声对胎儿和胎盘进行全面详细的检查可能会意外发现动静脉畸形。

五、胎儿超声心动图诊断

胎儿扩张型心肌病的诊断主要依据左心扩大、右心扩大或全心扩大,伴收缩功能减低及遗传史和感染史等。①定性心脏扩大:胎儿心胸比超过 40%或受累心室舒张末期内径超过相应孕龄水平平均值的 2 个标准差大小。②收缩功能减低的定性与定量:二维超声显示受累心室扩大,常呈球形扩张,受累心室壁的厚度正常或略薄,室壁向心运动减弱,常伴有心肌收缩时间上的不协调。M 型超声心动图显示受累心室壁心肌收缩力减弱,向心收缩搏动幅度减低,受累心室收缩功能减低,心室短轴缩短率(FS)<30%。③遗传史和感染史等:产前诊断要结合家族性遗传史、孕妇感染史、胎儿合并心内和心外畸形及胎儿染色体检测异常等。

六、预后与治疗

扩张型心肌病胎儿的预后很差。对胎儿扩张型心肌病的处理是因病而异的。某些形式的心功能下降,如那些与病毒进程相关的,是有可能自愈的。宫内输血已经用来治疗胎儿贫血。与母体自身免疫病相关的胎儿心肌病经抗炎类固醇治疗可能有效。虽然一旦发生传导系统损害,类固醇类药物不会解除心脏传导阻滞,但通过抑制心肌炎性反应可以保留心肌功能,改善预后。对该类患者药物治疗可选择每日给予母体 4~8mg 地塞米松。

尽管地高辛使用了百余年,但其机制仍不明了。近年来使用地高辛来改善胎儿心脏功能再次被提起。地高辛可以很容易地通过胎盘,对改善心力衰竭胎儿的水肿和预后有着显著的效果。

胎儿扩张型心肌病不管是否实行治疗,密切观察和连续胎儿超声心动图检查对监护扩张型心肌病胎儿都十分重要。有报道,在一组 50 例扩张型心肌病胎儿的大规模序列研究中,10 例(20%)终止妊娠;基于有治疗意向而存活分娩的仅占 63%,存活 28 天的占 43%,存活 1 年的占 38%。无水肿胎儿的总体

存活率为 50%，而水肿胎儿的存活率只有 18%。

第二节　肥厚型心肌病

肥厚型心肌病（hypertrophic cardiomyopathy，HCM）是常见的遗传性心肌病，于 20 世纪 60 年代在一个常染色体显性遗传的家庭中首次发现。患者以不对称性左心室心肌肥厚为特征，而右心室肥厚或双心室肥厚较少见。其在人群中的发病率约 1/500，男性多于女性。其病理变化主要为心肌细胞弥漫性肥大，排列紊乱，心肌纤维灶形成。临床表现具有明显的异质性，从无症状到胸闷、气短、心悸及晕厥，是青年人猝死的最常见原因。

一、病因学、遗传学及发生机制

肥厚型心肌病是第一个从遗传学角度阐明的心肌病，为常染色体显性遗传疾病。

很多疾病都可以导致胎儿心脏异常增厚。Noonan 综合征可表现为室间隔肥厚及伴随的左室游离壁肥厚。孕期前 3 个月，颈后透明层增宽而核型正常可能是诊断 Noonan 综合征的一个早期线索，这些胎儿在孕期的 4~6 个月时会有室壁增厚。胎儿出现与心功能降低程度不符的心包积液和皮肤水肿可能是另一个线索。家族性肥厚型心肌病可出现在胎儿期，在对家族性心脏病及猝死病史调查确认之后，可以作出可疑诊断。如果产前可疑该病，目前可以进行不同的家族亚型基因检测。

自 1990 年报道了肥厚型心肌病的第一个致病基因 MYH7 开始，迄今已经发现了超过 20 种致病基因（表 44-2），其中影响最大的蛋白是肌小节蛋白，故目前认为肥厚型心肌病是一种肌小节病。心脏肌小节主要包括粗肌丝和细肌丝，肌节上基因相关位点的突变，使得肌球蛋白和肌动蛋白之间的肌丝滑动受到破坏，改变了心肌细胞内的钙离子通道，影响左心室发育和心肌壁结构，最终导致心脏功能不全。最主要的致病基因为编码 β- 肌球蛋白重链（MYH7）和心肌肌球蛋白结合蛋白 C（MYBPC3）的基因突变，分别占家族性肥厚型心肌病的 30%~50% 和 20%。其次为编码心肌肌钙蛋

白 T（TNNT2）、心肌肌钙蛋白 I（TNNI3）、心肌肌球蛋白轻链 2（MYL2）、平滑肌磷酸激酶（PRKAG2）及 α- 原肌球蛋白（TPMI）等的基因突变。新报道的编码 Z- 盘蛋白或细胞内钙离子调节器蛋白的致病基因，主要发生于散发人群，与家族性肥厚型心肌病发病关系尚不明确。2006 年，郑冬冬等对 25 例中国汉族肥厚型心肌病患者进行 MYH7 基因扫描，首次发现了 p.R723G 突变位点，并证实了 MYH7 是我国家族性肥厚型心肌病患者热点致病基因，而 p.R723G 为我国家族性肥厚型心肌病患者热点致病位点。既往认为 MYBPC3 基因突变携带者发病较晚，心肌肥厚程度轻，MYH7 基因突变携带者发病较早，心肌肥厚程度重。而近年研究显示 MYBPC3 基因突变使肥厚型心肌病患者心源性猝死的概率由 1% 上升到约 5%。TNNT2 基因突变携带者往往临床症状较轻，心肌肥厚程度轻但引发心源性猝死率却较高，尤其见于青少年患者。MYL2 现已发现 10 个突变位点，其中 p.A13T、p.E22K 可引起心室中部肥厚，p.F18L、p.R58Q 和 p.P95A 致家族性肥厚型心肌病则表现为典型的室间隔肥厚。

表 44-2　致肥厚型心肌病的主要基因

基因	染色体定位	基因功能 / 定位
MYH7	14q11.2~q12	粗肌丝
MYH6	14q11.2~q12	粗肌丝
MYL2	12q23.2~q24.3	粗肌丝
MYL3	3p21.2~p21.3	粗肌丝
TTN	2q31	组装蛋白
MYBPC3	11q11.2	组装蛋白
TNNC1	3p21.3	细肌丝
TNNT2	1q32	细肌丝
TNNI3	19p13.4	细肌丝
TPM1	15q22.1	细肌丝
ACTC	15q14	细肌丝
CSRP3	11p15.1	Z- 盘
TCAP	17q12~q21.1	Z- 盘
VCL	10q22.1-q23	Z- 盘

基因	染色体定位	基因功能 / 定位
ACTN 2	1q42-q43	Z- 盘
MYOZ2	4q26-q27	Z- 盘
ANKRD1	10q23.31	Z- 盘
JPH2	20q13.12	钙调节蛋白
CASQ2	1p13.3-p11	钙调节蛋白
PLN	6q22.1	钙调节蛋白
CALR3	19p13.11	钙调节蛋白
RYR2	1q42.1-q43	钙调节蛋白

（引自：任卫东，张玉奇，舒先红．心血管畸形胚胎学基础与超声诊断．北京：人民卫生出版社，2015：381-382.）

在基因阳性的患者中，约 5% 为多基因突变位点携带者。有家族史的肥厚型心肌病患者肌小节突变率为 60%~70%，而在肥厚型心肌病散发病例中为 40%~60%。因为家族性肥厚型心肌病的遗传异质性，使其基因型和表型关系至今尚不清楚，但基因型在某种程度上会影响疾病的严重程度和预后。基因型阳性患者出现左室收缩和舒张功能障碍的危险性大，且发生心源性死亡和心力衰竭的危险性也明显增加。多个基因突变携带者较单个突变携带者预后差。目前家族性肥厚型心肌病的基因筛查主要针对 MYH7、MYBPC3、TNNT2、TNNT3 和 TOM1 共 5 种主要致病基因。

胎儿肥厚型心肌病的最常见起因与母体糖尿病有关。随着目前孕妇超重和肥胖发生率的不断增加，母体妊娠期糖尿病发生率也有所上升。虽然习惯上被认为是一种孤立的糖代谢紊乱，但糖尿病实际上是一种涉及糖、脂肪和蛋白质的广泛的代谢紊乱状态，对胎儿发育有深远的影响。尽管产科及围产期护理有所改进，妊娠伴母体糖尿病发生胎儿和新生儿并发症的风险还是很高。在母体糖尿病情况下，患有各种主要先天性畸形的风险比正常妊娠高 2~10 倍。母体患糖尿病的胎儿，有 3%~5% 的风险存在结构性心脏病，约 30% 的风险患有非对称性室间隔肥厚型心肌病。妊娠中期，经胎儿超声心动图可检测到心肌肥厚的形态学变化，并可能

进行性加重直至足月。尽管对母体糖尿病控制不良的胎儿来说，这些病变趋于更加严重，但研究表明，即使在母体糖尿病控制良好的情况下，也存在结构性心肌变化和室间隔增厚。大部分继发于母体糖尿病的肥厚型心肌病都是非梗阻型的，当离开母体，从母体糖尿病刺激中脱离出来进入婴儿期后，肥厚倾向于消退。然而，也有胎儿宫内突然死亡或死胎的报道。

二、病理解剖与分型

肥厚型心肌病的主要病理解剖改变是心肌异常肥厚，心脏体积增大，外形饱满，触压有明显支撑感（图 44-21）。心脏增大伴单侧或双侧心室壁肥厚，受累的心室壁可发生于心室壁的任何部位，以室间隔非对称性肥厚多见。室间隔肥厚为主的肥厚型心肌病可伴有右心室壁的增厚（图 44-22A、B）。累及左心室的肥厚型心肌病可见左心室增大，触压左心室为实性感，左室前侧壁明显凸起（图 44-23），左心室短轴面剖开见左心室壁及室间隔均明显肥厚，左心室腔变小，室壁断面心肌致密均匀，左室前侧壁肥厚更为显著（图 44-24A、B、C），左心室流出道及主动脉瓣无梗阻性病变（图 44-25A、B）。该病的病理改变为肥厚部位的心肌细胞排列紊乱，细胞间的连续带互相倾斜，甚至垂直相连，心肌细胞及细胞核异常肥大、变形或短粗畸形（图 44-26A、B），心肌间纤维组织增生和灶性纤维化（图 44-27A、B）。

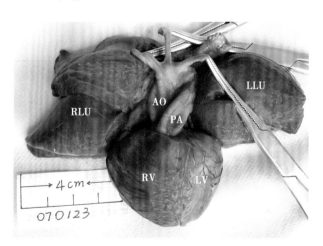

图 44-21　胎儿肥厚型心肌病解剖示意图 1
外观见右心室增大，右室游离壁外凸。

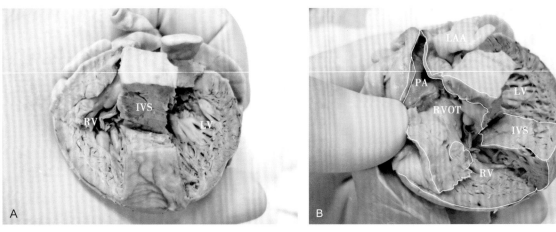

图 44-22 胎儿肥厚型心肌病解剖示意图 2

A. 剖开心室腔及室间隔见室间隔及右室壁明显肥厚，左室壁正常；B. 剖开右室漏斗部及肺动脉无狭窄。

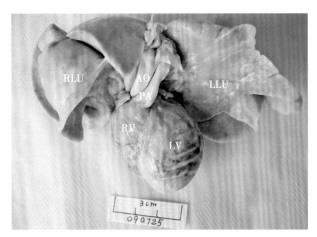

图 44-23 胎儿肥厚型心肌病解剖示意图 3

外观见左心室显著增大，左室前侧壁明显凸起。

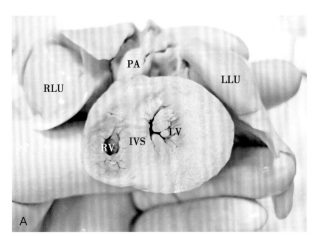

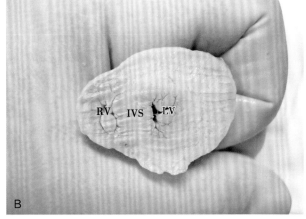

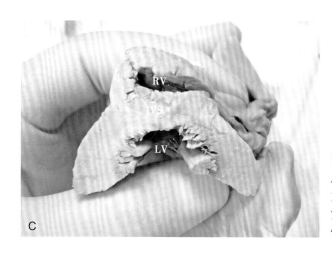

图 44-24　与图 44-23 为同一心脏标本 1

A. 心室短轴剖面（二尖瓣腱索乳头肌水平）见左心室肥厚，尤其以左室侧壁肥厚为著；B. 心室短轴剖面近心尖部见左室心尖部室壁显著肥厚；C. 心室短轴剖面见室壁为非对称性肥厚。

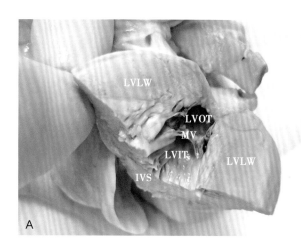

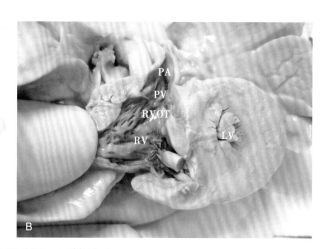

图 44-25　与图 44-23 为同一心脏标本 2

A. 剖开左室侧壁见左室流入道及流出道正常；LVIT：左室流入道；LVLW：左室侧壁；B. 剖开右室漏斗部及肺动脉无狭窄。

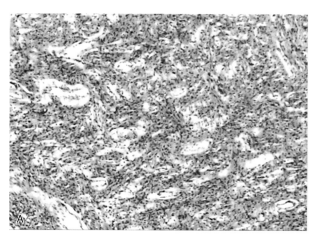

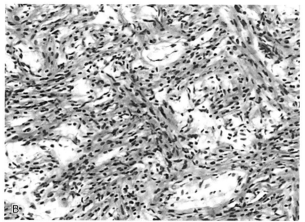

图 44-26　胎儿肥厚型心肌病病理 1

A、B. 分别为低倍镜和高倍镜下显示心肌细胞排列紊乱，心肌细胞及细胞核异常肥大、变形。

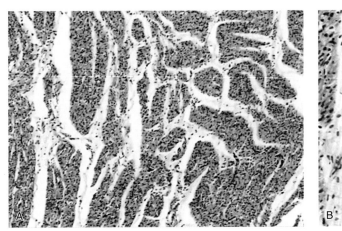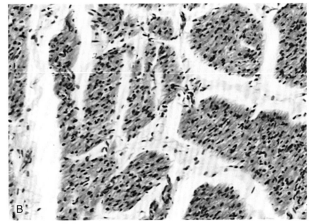

图 44-27 胎儿肥厚型心肌病病理 2

A、B. 分别为低倍镜和高倍镜下显示心肌纤维组织增生和灶性纤维化。

三、病理生理

胎儿肥厚型心肌病在室壁仅有轻度增厚时其收缩功能和舒张功能可正常。当室壁显著肥厚时受累的心室舒张容量缩小、肥厚的室壁心肌间纤维组织增生和灶性纤维化使受累心室收缩与舒张功能减低，心排血功能减少，心房残余血量增多，舒张末期压力增高，射血分数减少，肺循环、体循环淤血，最终导致严重不可逆性心力衰竭。胎儿可发生心包积液、胸腔积液及腹腔积液等。若室间隔肥厚致左室流出道狭窄时，左室流出道血流速度增快，可能会出现明显的二尖瓣反流。

四、超声扫查技巧及注意事项

（一）胎儿肥厚型心肌病的超声扫查切面与要点

胎儿肥厚型心肌病超声诊断常用切面有四腔心切面＋心室短轴切面＋左、右心室流出道切面等。

胎儿肥厚型心肌病在四腔心切面显示室间隔和/或左室壁、右室壁增厚（图 44-28 A、B 动），心室短轴切面显示胎儿肥厚型心肌病受累室壁的范围及左、右心室腔大小（图 44-29 A、B 动）。左、右心室流出道切面及心底大动脉短轴切面等可观察大动脉的位置及比例关系、半月瓣启闭是否正常。彩色多普勒超声可显示收缩期房室瓣口反流及心室流出道湍流血流（图 44-30 A、B 动）。

（二）胎儿肥厚型心肌病产前超声诊断相关注意事项

1. **胎儿肥厚型心肌病累及范围** 胎儿肥厚型心肌病以室间隔肥厚并伴有右心室游离壁增厚多见（图 44-31A、B 动），单纯累及左心室或右心室者少见（图 44-32A、B 动）。胎儿肥厚型心肌病受累的心室壁显著肥厚时，显著肥厚的室壁似心脏占位包块，可致心室腔狭小，可伴有心包积液（图 44-33A、B 动）。

2. **M 型超声心动图对胎儿肥厚型心肌病诊断作用** 胎儿肥厚型心肌病在二维超声主要表现受累心室壁肥厚，受累心室腔正常或略小，其受累心室壁增厚搏动幅度减低。M 型超声心动图可帮助显示和测量受累心室壁厚度，肥厚室壁搏动幅度减低，受累心室腔缩小，心脏收缩功能减低（图 44-34 A、B 动、C）。受累心室短轴缩短率（FS）是评价其心室收缩功能的最基本指标，其测量可以在长轴或短轴切面进行，测量时扫查声束与室间隔和左室后壁垂直。

3. **新生儿肥厚型心肌病超声随诊** 胎儿肥厚型心肌病尤其是患糖尿病母亲所生患儿出生后肥厚心肌倾向于消退，建议对患儿出生后进行定期的超声心动图检查（每 4~8 周检查一次）。为了便于前后检查结果的比对，建议留存左室长轴切面（图 44-35 A、B 动）、左心室短轴切面（心尖、乳头肌、二尖瓣口）并在该切面进行测量（图 44-36 A、B 动、C、D 动、E、F 动）。

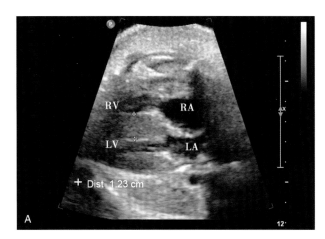

图 44-28　胎儿肥厚型心肌病超声示意图 1

A. 四腔心切面显示室间隔肥厚,左、右心室壁轻度增厚;B. 图 A 动态图。

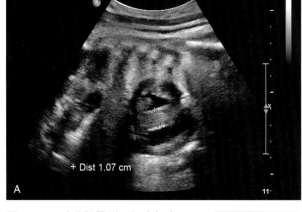

图 44-29　胎儿肥厚型心肌病超声示意图 2

A. 心室短轴切面显示局限于室间隔的肥厚型心肌病;B. 图 A 动态图。

图 44-30　胎儿肥厚型心肌病超声示意图 3

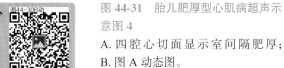

A. 左心室流出道切面显示左心室流出道湍流血流;B. 图 A 动态图。

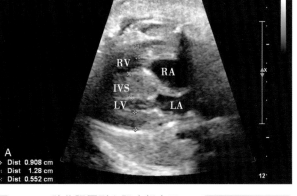

图 44-31　胎儿肥厚型心肌病超声示意图 4

A. 四腔心切面显示室间隔肥厚;B. 图 A 动态图。

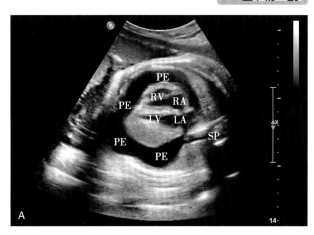

图 44-32　胎儿左心室肥厚型心肌病超声示意图(孕妇患左室肥厚型心肌病)

A. 四腔心切面显示左心室游离壁显著增厚伴大量心包积液;PE:心包积液;B. 图 A 动态图。

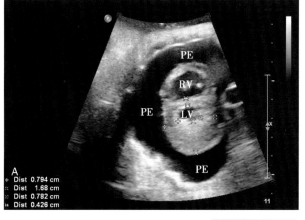

图 44-33　与图 44-32 为同一患儿

A. 左心短轴切面显示显著肥厚的室壁似心脏占位包块、大量心包积液;B. 图 A 动态图。

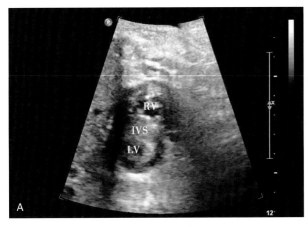
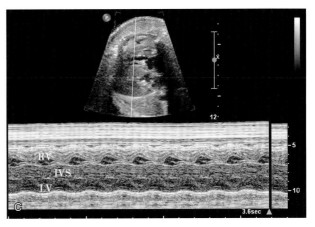

图 44-34　胎儿肥厚型心肌病超声示意图 5

A. 左心室短轴切面显示室间隔肥厚；B. 图 A 动态图；C. M 型超声心动图显示室间隔肥厚、搏动幅度减低。

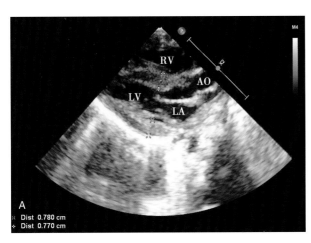

图 44-35　左室肥厚型心肌病超声示意图（4 个月患儿）

A. 左心室流出道切面显示室间隔与左室后壁肥厚；
B. 图 A 动态图。

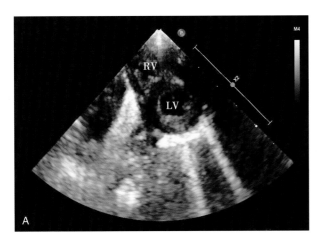
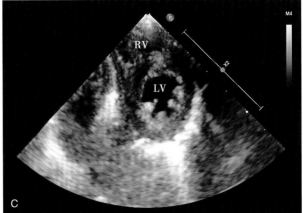

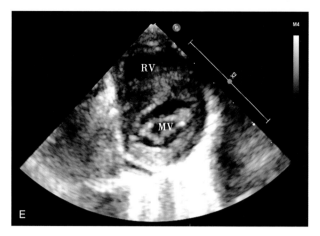

图 44-36　与图 44-35 为同一患儿
A. 左心室短轴切面（心尖水平）显示室间隔及左心室游离壁增厚；B. 图 A 动态图；C. 左心室短轴切面（乳头肌水平）显示室间隔及左心室游离壁增厚；D. 图 C 动态图；E. 左心室短轴切面（二尖瓣口水平）显示室间隔及左心室游离壁增厚；F. 图 E 动态图。

4. 胎儿心室壁增厚的鉴别诊断　胎儿肥厚型心肌病应与半月瓣狭窄等所致的心室流出道梗阻引起的室壁肥厚鉴别，左心室流出道梗阻主要见于主动脉瓣狭窄，右心室流出道梗阻常见于肺动脉瓣狭窄、双腔右心室及动脉导管狭窄与早闭等。在心肌病的检查中采用彩色多普勒超声观察左、右心室流出道有无湍流血流及房室瓣的反流，并使用频谱多普勒对心脏瓣膜及主动脉、肺动脉及动脉导管血流进行检测。另外，小的心脏肿瘤，如横纹肌瘤，与心室肥大类似，但高分辨率胎儿超声心动图能够对肿瘤回声及肥厚的心肌组织进行鉴别。

5. 心内和心外合并畸形　与扩张型心肌病相似，明确肥厚型心肌病的潜在病因具有挑战性，全面的胎儿检查能够帮助发现其他有助于诊断的信息。贮积病十分罕见并且难以产前诊断，该病可以引起肥厚型心肌病并伴肝大，引起腹围增加或肝回声改变，当有血缘近亲时，应考虑贮积症的发生。肥厚型心肌病的许多原因仍为"原发性"，常见的病因是糖尿病，尤其是在妊娠晚期血糖控制不佳的情况下。另一个已知病因为双肾发育不良伴羊水过少，从而导致心肌肥厚。其发病机制尚未明确，可能是由于肾性高血压或肺发育不全引起肺动脉高压所致。建议进行染色体检测，包括微阵列检测，其他遗传综合征也应予以考虑。据报道

Noonan 综合征可能也与肥厚型心肌病有关。家族史和基因咨询可揭示是否存在家族遗传。肥厚型心肌病也可发生于双胎输血综合征时，尤其是受血者，可能是由于慢性容量负荷过度所致。

五、胎儿超声心动图诊断

胎儿肥厚型心肌病的诊断主要依据心脏扩大伴室间隔和／或一侧或双侧心室壁肥厚，伴孕妇妊娠糖尿病及染色体基因异常和存在家族遗传等。①定性心室壁肥厚：室间隔和／或心室壁肥厚，多呈非对称性肥厚，肥厚的室壁厚度大于相应孕龄正常值 2 个标准差大小。②肥厚的室壁定位：通过四腔心切面结合心室短轴切面，可以确定受累心室壁及范围，以室间隔肥厚多见，单纯累及右室壁或左室壁较少见。严重心室壁肥厚可致心室腔减小，M型超声心动图显示受累心室壁肥厚搏动幅度减低。③孕妇患有糖尿病或有心肌病的家族性遗传史及胎儿染色体基因序列检测异常等。

六、预后与治疗

由母体糖尿病导致的胎儿肥厚型心肌病，心肌厚度常在出生后可缓解，但完全恢复要经数周。对非糖尿病性胎儿肥厚型心肌病，产后检查应包括代谢评估和基因评价。

心源性猝死、心力衰竭及血栓是肥厚型心肌病患者死亡的三大原因,肥厚型心肌病患者年死亡率约1%,随着年龄增长,心源性猝死发生率减低,但不会消失,至少25%的患者可无症状并达到正常寿命(>75岁)。胎儿期被诊断的肥厚型心肌病患儿预后要差,虽然已有很多针对性治疗方法,且患者生存质量进一步提高,但在与孕妇及其家属的沟通谈话时需要客观并慎重。

第三节　限制型心肌病

限 制 型 心 肌 病(restrictive cardiomyopathy,RCM)是以心内膜和心内膜下心肌纤维化,引起舒张期难于舒展及充盈受限,心脏舒张功能严重受损,而收缩功能保持正常或仅轻度受损的心肌病,临床相对少见。其发病相对隐匿,主要表现为体静脉回流障碍和心排血量减少。

一、病因学、遗传学及发生机制

限制型心肌病可为特发性、家族性,亦可继发于全身性疾病,如淀粉样变性、结节病、类癌性心脏病(carcinoid heart disease)、硬皮病或药物中毒性心肌病等。家族性限制型心肌病多为常染色体显性遗传,亦可为常染色体隐性遗传、X染色体连锁遗传或线粒体遗传。目前已知导致家族性限制型心肌病的致病基因主要是编码肌节蛋白/肌纤维蛋白的 MYH7、TNNT2、TNNI3 和 ACTC 等(表44-3)。基因筛查在限制型心肌病的应用较少,主要对基因型阳性的先证者家属进行筛查。

表 44-3　致限制型心肌病的主要基因

基因	染色体定位	基因功能/定位
MYH7	14q11.2~q12	粗肌丝
MY12	12q23~q24.3	粗肌丝
MYL3	3p21.2~p21.3	粗肌丝
TTN	2q31	组装蛋白
TNNT2	1q32	细肌丝
TNNI3	19p13.4	细肌丝

续表

基因	染色体定位	基因功能/定位
TPM1	15q22.1	细肌丝
ACTC	15q14	细肌丝
DES	2q35	中肌丝

(引自:任卫东,张玉奇,舒先红.心血管畸形胚胎学基础与超声诊断.北京:人民卫生出版社,2015:385-387.)

二、病理解剖与病理生理

限制型心肌病是以心内膜及心内膜下心肌纤维化、增生,附壁血栓形成,心腔缩小,甚至闭塞,心室充盈障碍和心脏舒张功能严重受损为特征的原因不明的心肌病。由于心室舒张期充盈障碍,心室收缩期射血减少,左、右心房压力升高,继而两心房扩大,引起上、下腔静脉回流受阻,可引起淤血性肝大、腹腔积液等。

三、胎儿超声心动图诊断

胎儿限制型心肌病相比扩张型心肌病和肥厚型心肌病而言,其发病率更低。限制型心肌病超声心动图可表现为心腔狭小,心内膜回声增强,少数可有钙化斑点;严重者心肌呈闭塞状,室间隔和左室后壁心内膜对称性增厚,心室壁运动幅度减小;心房扩大,房室瓣关闭不全,二尖瓣叶多呈多层反射或瓣尖气球样改变。

四、扩张型、肥厚型和限制型心肌病遗传基因和表型之间的重叠

尽管遗传性心肌病各种亚型在心室结构的形态和功能上各有特点,通常可以进行鉴别。但扩张型、肥厚型和限制型心肌病之间存在共有的致病基因(表44-4),这些致病基因多为编码肌小节蛋白,且遗传方式均为常染色体显性遗传,故三者临床表型之间的重叠现象很常见。随着疾病的进展,某心肌病可从一种表型发展为另一种心肌病表型。如限制型心肌病患儿心室壁厚度正常,但最终有些患者会与扩张型、肥厚型心肌病患者一样发展为心力衰竭。

表 44-4　致心肌致密化不全的主要基因

基因	染色体定位	基因功能/定位
MYH7	14q11.2~q12	粗肌丝
MYBPC3	11p11.2	组装蛋白
TNNT2	1q32	细肌丝
ACTC	15q14	细肌丝
VCL	10q22.1~q23	Z-盘
CASQ2	1p13.3~p11	钙调节蛋白
TAZ(G4.5)	Xq28	线粒体
LMNA	1q21	中间丝
LDB3	10q22~23	细胞骨架蛋白
DTNA	18q12	肌营养不良相关蛋白

(引自:任卫东,张玉奇,舒先红.心血管畸形胚胎学基础与超声诊断.北京:人民卫生出版社,2015:389-390.)

五、预后与治疗

限制型心肌病患者存在淤血和心排血量低的症状。呼吸困难,夜间阵发性呼吸困难,端坐呼吸,周围性水肿,腹水,乏力和虚弱常见。如果冠状动脉受累及可出现心绞痛症状。与扩张型心肌病患者不同,在限制型心肌病患者早期,右心衰竭比左心衰竭更加显著。患者于确定诊断后数年内死亡,通常死于室性心律失常或心搏骤停。

第四节　心肌致密化不全

心肌致密化不全(noncompaction of the ventricular myocardium,NVM)又称海绵状心肌,是一种少见的先天性心脏病。心肌致密化不全系因心肌胚胎发育期致密化过程提早终止,导致心室内异常粗大的肌小梁和交错的深陷隐窝为特征的一种心肌病,主要累及左心室,伴有或不伴有右心室受累。该病可单独存在,亦可与其他先天性心脏病并存。可散发或家族性发生,其中家族遗传病例占 18%~25%,具有复杂的遗传多样性。

一、病因学、遗传学及发生机制

遗传性心肌致密化不全主要为常染色体显性遗传或 X 连锁隐性遗传,两者所占比例分别是 70% 和 30%,此外极少数亦可为常染色体隐性遗传或线粒体遗传。心肌致密化不全可单独存在,或与某些遗传综合征同时存在,如 Barth 综合征和 Roifman 综合征等。此外,有约 14% 患者合并先天性心脏病,来自不同家庭的患者因为基因异质性可合并不同的先天性心脏病,而此时的心肌致密化不全为常染色体显性遗传。可合并的先天性心脏病主要有房间隔缺损、室间隔缺损、左心发育不良综合征、肺动脉狭窄及三尖瓣下移畸形。本病合并神经肌肉疾患亦相当常见,其中以代谢性疾病多见。

对心肌致密化不全基因学致病的最初认识来源于 Bleyl 等对 Barth 综合征的研究,并由此发现了心肌致密化不全的第一个致病基因 *TAZ*(G4.5),其编码 Tafffazin 蛋白,后者在心肌或骨骼肌细胞中表达。通过 X 连锁遗传致病的 *TAZ* 基因通常存在于心肌致密化不全患者及女性携带者中。目前,导致心肌致密化不全的大部分常染色体显性遗传基因已被发现(见表 44-4),包括合并先天性心脏病的心肌致密化不全的突变基因。当合并左心发育不良综合征时,致病基因主要为细胞骨架基因 *DTNA*;当合并三尖瓣下移畸形时,致病基因为 *MYH7*。当未合并先天性心脏病时,致病基因主要为编码 Z 链蛋白的 *ZASP/LDB3* 和编码肌小节蛋白的 *MYH7*、*ACTC*、*TNNT2*、*MYBPC3*、*TMP1* 及 *TNNI3*,占所有病例 20% 以上。除编码肌小节蛋白和细胞骨架蛋白外,当编码离子通道的 *SCN5A* 发生基因突变时,可使心肌致密化不全患者出现心律失常。近年来,笔者与北京安贞医院何怡华团队协作对胎儿心肌致密化不全致病基因进行研究,在胎儿心肌致密化不全中检测到 *LDB3* 新发杂合错义变异,该变异是左室致密化不全 -3(LVNC3)的致病基因,LVNC3 为常染色体显性遗传疾病,该突变在 Exac 东亚人群发生频率极低(0.0003)。

胚胎发育第 4 周时,心肌仍为海绵状,心室腔内血流经小梁隐窝供应心肌发育,并在胚胎发育 5~8 周开始致密化过程,是从心外膜到心内膜,从基底部到心尖部,小梁隐窝逐渐封闭,并形成冠状动脉循环系统,心肌组织逐渐致密,形成正常的心室壁结构,如果在心肌致密化这一过程异常终止,将导致心肌致密化不全,小梁隐窝持续存在,而致密化的心肌减少。

二、病理解剖与分型

心肌致密化不全病变可累及左心室、右心室或双心室,由于心尖部是最后完成心肌致密化的部位,因此心尖部室壁是心肌致密化不全最常见的受累及部位,外观失去正常圆锥状,呈圆钝心尖外形(图44-37),心肌致密化不全以主要累及左心室多见,伴或不伴右心室受累,以右心室受累为主时,表现右心室增大,心尖部向外凸出,其横径大于前后径,心尖部右、左心室间有明显切迹(图44-38A、B),伴或不伴左心室受累。剖开受累的心室可见心室肌小梁突出和肌小梁之间呈现较深的隐窝状,小梁间隐窝与心室腔相交通(图44-39),受累的室壁变薄或伴有房室瓣的发育不良(图44-40),笔者解剖发现一例位于

右室心尖部的一小梁间隐窝呈隧道样走行于心尖部肌层内(图44-41A、B、C),提示存在局部心肌依赖性心室供血。单侧心室受累时,未受累侧的心室壁可正常,双心室受累时表现心尖部圆钝,室壁变薄,小梁间隐窝较深(图44-42)。

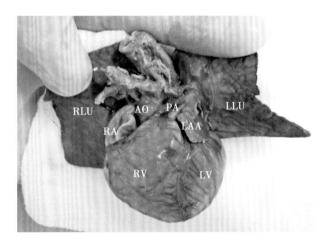

图 44-37 胎儿心肌致密化不全解剖示意图 1
心脏外观失去正常圆锥状,呈圆钝的心尖外形。

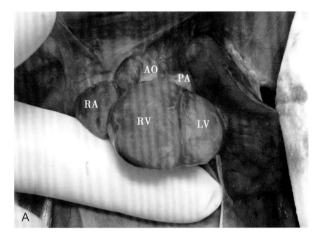

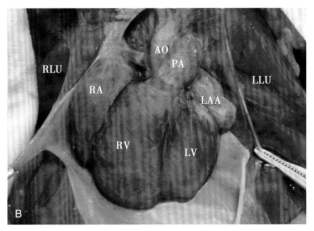

图 44-38 胎儿心肌致密化不全解剖示意图 2
A. 右心室增大,心尖部向外凸出,心脏横径大于前后径;B. 右心室增大,心尖部右、左心室间有明显切迹。

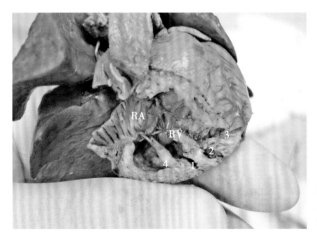

图 44-39 胎儿心肌致密化不全解剖示意图 3
右室壁内深陷隐窝样结构,室壁内隐窝与心室腔相交通,1、2、3 为室壁内隐窝,4 为三尖瓣前叶乳头肌。

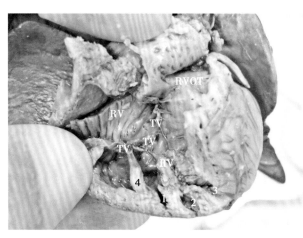

图 44-40　与图 44-39 为同一胎儿 1

受累的室壁变薄,伴有三尖瓣的增厚,1、2、3 为室壁内隐
窝,4 为三尖瓣前叶乳头肌。

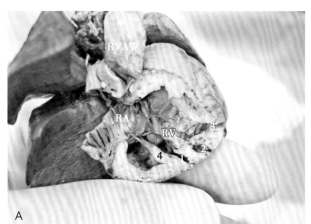

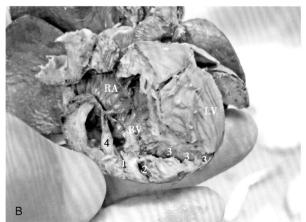

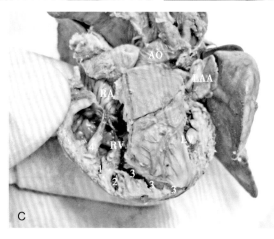

图 44-41　与图 44-39 为同一胎儿 2

A. 右室壁内深陷隐窝样结构,室壁内隐窝与心室腔相交通,1、2、3 为室壁内隐窝,其中一室壁内隐窝(3)向心尖部延伸,4
为三尖瓣前叶乳头肌;B. 右室心尖部的一室壁内隐窝呈隧道样走行于右侧心尖部肌层内,1、2、3 为室壁内隐窝,4 为三
尖瓣前叶乳头肌;C. 右室心尖部的一室壁内隐窝呈隧道样走行至左侧心尖部肌层内,1、2、3 为室壁内隐窝。

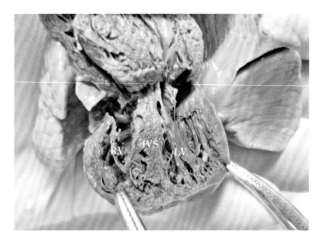

图 44-42　胎儿心肌致密化不全解剖示意图 4
剖开左、右心室见心尖部增宽圆钝,肌小梁增多和较深室壁内隐窝。

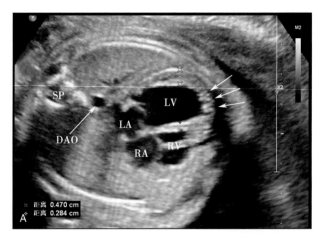

图 44-43　胎儿左室心肌致密化不全超声示意图 1

A. 四腔心切面显示左心室扩大,左室心尖部圆钝并可见较深的小梁间隐窝结构;B. 图 A 动态图。

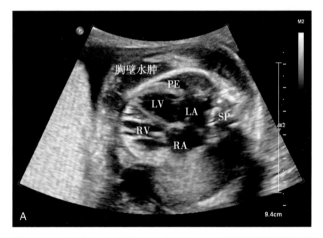

图 44-44　胎儿右室心肌致密化不全超声示意图 1

A. 四腔心切面显示左、右心室扩大,心胸比例扩大,心包积液,胎儿胸壁水肿;B. 图 A 动态图。

三、病理生理

胎儿心肌致密化不全受累的心室收缩功能减低,心脏泵血功能逐渐衰竭,心排血功能减低,心室残余血量增多,舒张末期压增高,射血分数减少,肺循环、体循环淤血,最终导致严重不可逆性心力衰竭。胎儿心肌致密化不全早期心脏功能处于代偿期,主要表现为受累心室扩大,当受累心室功能失代偿时,心室收缩力减低,搏出量减少,可导致对侧心腔代偿性增大,而出现全心扩大。严重心功能不全时,常发生胸、腹腔及心包等浆膜腔积液。

四、超声扫查技巧及注意事项

(一) 胎儿心肌致密化不全的超声扫查切面与要点

胎儿心肌致密化不全超声诊断常用切面有四腔心切面 + 心室短轴切面 + 左、右心室流出道切面等。

胎儿心肌致密化不全在四腔心切面显示受累的左心室、右心室或双心室扩大(图 44-43 A、B 动），当发生心功能不全时,心脏体积增大,心胸比例扩大(图 44-44A、B 动)。心室短轴切面显示在扩大心室腔内房室瓣口的开放幅度减低。左、右心室流出道切面及心底大动脉短轴切面等可观察大动脉的位置及比例关系、半月瓣启闭是否正常。彩色多普勒超声可显示心室扩张所引起的房室瓣口反流。

(二) 胎儿心肌致密化不全产前超声诊断相关注意事项

1. **胎儿心肌致密化不全累及范围**　成人心肌致密化不全以累及左心室多见(图 44-45 A、B 动、C、D 动、E、F 动)。笔者产前超声检出的胎儿心肌致密化不全累及左心室和右心室相当,若累及右心室则表现为右心室扩大,心尖部圆钝并向外突出,心尖部室壁内可见较深的小梁间隐窝结构(图 44-46A、B 动),若累及左心室则表现为左心室扩大,可伴有右心室代偿性增大(图 44-47 A、B 动)。当累及双心室时,则表现为左、右心室对称性扩大。

值得注意的是正常右心室相比左心室就是非致密化的,不能把正常右心室心尖部的调节束误为心肌致密化不全的肌小梁,但正常右心室大小、室壁厚度正常,不伴有小梁间隐窝深陷,此外心尖部形态正常并由左室构成等特点可予以鉴别。

2. 胎儿心肌致密化不全心肌依赖性心室供血　胚胎发育期心室腔内血流经小梁隐窝供应心肌发育,心肌致密化不全的患儿保留了室壁内深的隐窝结构与心室腔相通的这一原始结构,也理应发挥着为心肌供血的作用,尤其室壁内隐窝结构呈隧道样腔隙延伸走行于心尖部室壁肌层内时(图44-48 A、B 动),彩色多普勒及频谱多普勒显示室壁内隐窝结构及深入肌层的隧道样腔隙内血流为来源于心腔的来回血流(图 44-49 A、B、C 动、D),提示患儿存在心肌局部依赖性心室供血。

3. M 型超声心动图对胎儿心肌致密化不全诊断作用　胎儿心肌致密化不全在二维超声主要表现受累心室扩大,受累心室腔显著扩张时,其受累心室室壁向心运动减弱。M 型超声心动图能够更直观地显示受累心室壁心肌收缩力减弱,向心收缩搏动幅度减低,二尖瓣和/或三尖瓣波群显示二尖瓣前后叶和/或三尖瓣前叶与隔叶开放幅度变小(四腔心切面),形成"大心脏,小开口"的特征性 M 型超声心动图表现(图 44-50)。受累心室壁多变薄,运动幅度弥漫性减低时与扩张型心肌病超声表现极为相似。受累心室收缩功能减低,受累心室射血分数及心室短轴缩短率明显降低(图 44-51)。显然 M 型超声心动图可以对受累扩大的心室收缩功能给出量化指标,这有助于对患儿出生后的预后进行评估与产前诊断咨询。

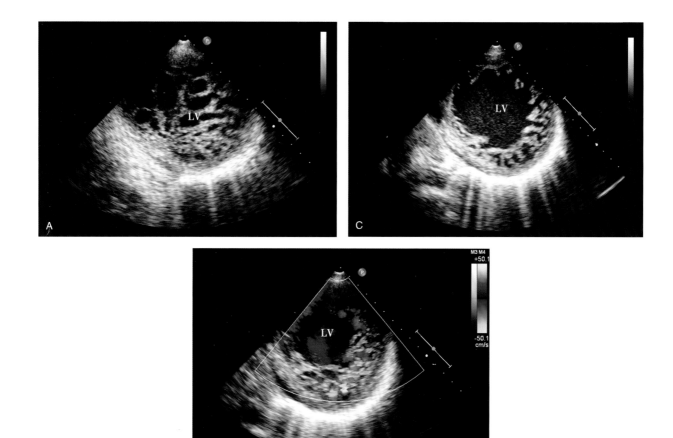

图 44-45　成人左室心肌致密化不全超声示意图
A. 左室心尖部肌小梁增多,小梁间隙交错呈蜂窝状;B. 图 A 动态图;C. 左室短轴切面显示左室壁,肌小梁增多,小梁间隙交错深陷;D. 图 C 动态图;E. 彩色血流显示心室腔内血流在小梁间隙内随心室舒缩来回进出;F. 图 E 动态图。

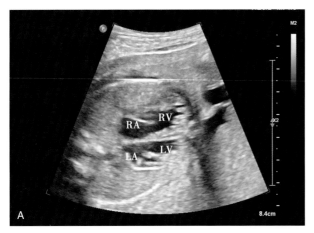

图 44-46　胎儿右室心肌致密化不全
超声示意图 2
A. 四腔心切面显示右心室扩大, 心
尖部圆钝并向外突出, 心尖部右室壁
内可见较深的肌小梁间隐窝结构；
B. 图 A 动态图。

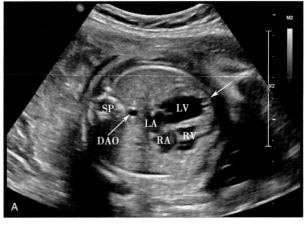

图 44-47　胎儿左室心肌致密化不全
超声示意图 2
A. 四腔心切面显示左心室扩大, 心
尖部圆钝并向外突出, 心尖部左室壁
内可见较深的肌小梁间隐窝结构；
B. 图 A 动态图。

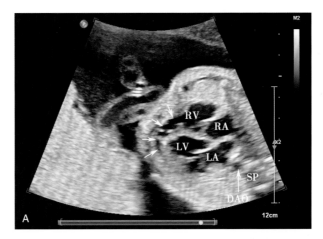

图 44-48　胎儿双室心肌致密化不全
超声示意图
A. 五腔心切面显示右心室心尖部室
壁内隐窝结构呈隧道样腔隙延伸走
行于心尖部肌层内；B. 图 A 动态图。

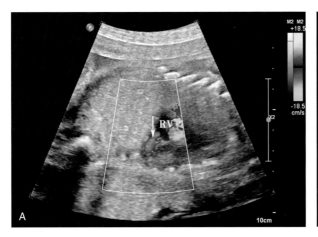

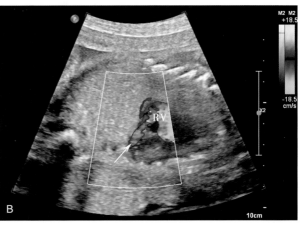

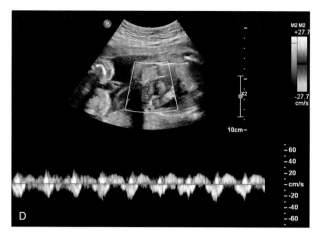

图 44-49　与图 44-48 为同一胎儿
A. 彩色多普勒显示舒张期右心室（蓝色血流）血流进入室壁内隐窝结构及走行于心尖部肌层内隧道样腔隙内；B. 收缩期右室壁内隐窝结构及延伸走行于心尖部肌层内隧道样腔隙内的血流（红色血流）返回右心室；C. 为图 A、B 动态，显示心尖部室壁肌层内隧道样腔隙内呈来回血流；D. 频谱多普勒显示心尖部室壁肌层内隧道样腔隙内双向血流频谱。

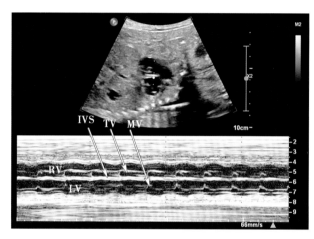

图 44-50　胎儿心肌致密化不全超声示意图 1

M 型超声心动图显示二尖瓣前后叶和三尖瓣前叶与隔叶开放幅度变小（四腔心切面），形成"大心脏，小开口"的 M 型超声心动图表现。

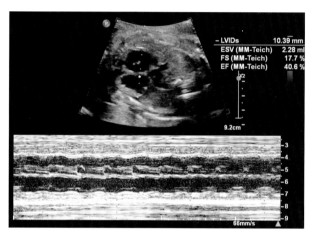

图 44-51　胎儿心肌致密化不全超声示意图 2

M 型超声心动图显示双心室收缩功能减低，左心室射血分数（EF40.6%）及心室短轴缩短率（FS17.7%）明显降低。

4. 胎儿心肌致密化不全伴胎儿水肿　胎儿心肌致密化不全收缩功能正常时，受累心室可正常大小，不伴有胎儿水肿。胎儿心肌致密化不全合并胎儿水肿时，提示胎儿期被诊断的心肌致密化不全其受累心肌未致密化的程度更严重，胎儿心肌致密化不全收缩功能减低逐步发展至心力衰竭的过程中，一旦出现心包、胸腔积液、腹腔积液及皮肤水肿，预后极差（图 44-52A、B 动 🛜）。

5. 胎儿心肌致密化不全与扩张型心肌病的鉴别　胎儿心肌致密化不全与扩张型心肌病两者有相似表现，如受累心室扩大，室壁薄、搏动幅度减低等。胎儿心肌致密化不全受累心室扩大，室壁厚薄不均，未致密化的室壁变薄，多位于心尖部可见深陷小梁间隐窝，可达室壁浆膜层，致密化较好的室壁厚度可正常，多位于心室基底部，发生心脏功能衰竭时非致密化区的肌小梁交错且小梁间隐窝深

陷，心室壁变薄，运动幅度弥漫性减低；而胎儿扩张型心肌病受累心室扩大，室壁为广泛性均匀性变

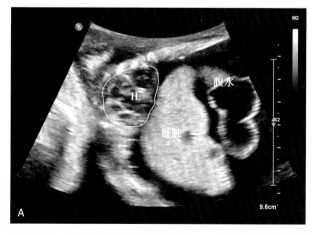

图 44-52　胎儿心肌致密化不全伴胎儿水肿超声示意图

A. 心尖部短轴切面显示心尖部室壁交错的肌小梁和隐窝样结构，腹腔大量积液；B. 图 A 动态图。

薄,心内膜清晰可见,室壁三层结构清楚。

胎儿心肌致密化不全还应与其他引起心脏扩大的原因鉴别,如右心室扩大可见于三尖瓣下移畸形、三尖瓣发育不良及肺动脉闭锁伴三尖瓣重度反流、心肌炎、容量负荷过重(如双胎输血综合征中的受血儿)等。

6. 遗传学异常 胎儿心肌致密化不全与扩张型心肌病相似,位于 X 染色体的 *TAZ* 基因突变可引起胎儿一系列 X 染色体相关心肌病。在婴幼儿和青少年期发生的心肌致密化不全,多为 X 染色体遗传,成年后发病的患者往往是常染色体遗传疾病,近年来陆续发现多种可能与心肌致密化不全发病有关的致病基因,亦可无任何特殊的基因/染色体异常。

五、胎儿超声心动图诊断

胎儿心肌致密化不全的主要表现为受累心室扩大,心尖部圆钝,心尖部及游离壁内存在深隐窝样结构,非致密化区多位于心尖部,一般心室基底部致密化较好,非致密化区的室壁变薄,致密化区厚度至少是非致密化区的 2 倍。四腔心切面显示心尖部圆钝,心尖部室壁内多个深陷的隐窝样结构(图 44-53A、B 动 🛜),彩色多普勒显示室壁隐窝内呈往返血流并与心腔内血流连通(图 44-54A、B、C 动 🛜),室壁内隐窝样结构呈裂隙状达室壁浆膜层是诊断胎儿心肌致密化不全的可靠依据,在受累心室不扩张时,即使显示左室壁内一个隐窝样结构达室壁浆膜层时,也可以诊断胎儿心肌致密化不全(图 44-55A、B 动 🛜)。胎儿心肌致密化不全发生心功能不全时,受累心室壁心肌收缩力减弱,搏动幅度减低,受累心室收缩功能减低,心室短轴缩短率(FS)<30%,可伴胎儿水肿。患儿可存在家族性遗传史及胎儿遗传学检测异常。

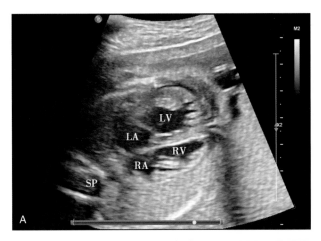

图 44-53　胎儿心肌致密化不全超声示意图 3

A. 四腔心切面显示心尖部圆钝、心尖部室壁内较多的深陷隐窝样结构,室壁变薄;B. 图 A 动态图。

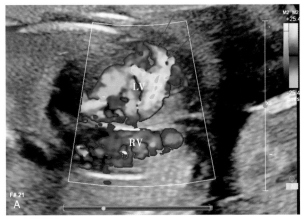

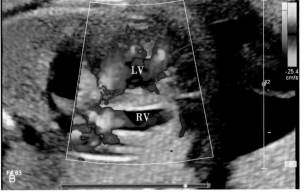

图 44-54　与图 44-53 为同一胎儿

A. 心室舒张期显示心腔内血流进入室壁隐窝内达心外膜下;B. 心室收缩期显示室壁隐窝内血流返回心腔内。

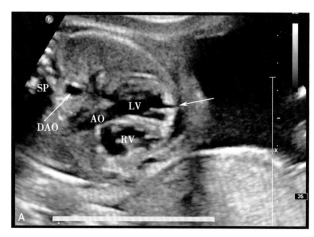

图 44-55 胎儿心肌致密化不全超声
示意图 4
A. 五腔心切面显示左室心尖部室壁
内一个隐窝样结构深达室壁浆膜层
（白色箭头指向）；B. 图 A 动态图。

六、预后与治疗

心肌致密化不全的预后与病变累及范围、程度
及是否合并其他畸形相关。病变较轻者，终身无症
状，或在年龄较大时被诊断；病变较重者，预后较
差。胎儿期被诊断的心肌致密化不全，预后差，常
发生胎死宫内。

（接连利 鲁统德 许 燕）

参 考 文 献

［1］SIVASANKARAN S, SHARLAND GK, SIMPSON JM. Dilated cardiomyopathy presenting during fetal life. Cardiol Young, 2005, 15 (4): 409-416.

［2］PEDRA SR, SMALLHORN JF, RYAN G, et al. Fetal cardiomyopathies: pathogenic mechanisms, hemodynamic findings, and clinical outcome. Circulation, 2002, 106 (5): 585-591.

［3］FESSTOVE V, MONGIOVI M, PIPITONE S, et al. Features and outcome of fetuses with myocardial disease: two center study. J Cardiovasc Med, 2010, 7 (S 1): 39.

［4］ZABAN NB, DARRAGH RK, PARENT JJ. Fetal Echocardiography is Useful for Screening Fetuses with a Family History of Cardiomyopathy. Pediatr Cardiol, 2020, 41 (8): 1766-1772.

［5］周佳, 田蕾琪, 周启昌, 等. 胎儿心肌致密化不全的超声心动图诊断与病理对比研究. 中南大学学报 (医学版), 2015, 40 (7): 754-759.

［6］SLEURS E, DE CATTE L, BENATAR A. Prenatal diagnosis of isolated ventricular noncompaction of the myocardium. J Ultrasound Med, 2005, 24 (9): 1325-1329.

［7］吴庆华, 麻希洋, 史惠蓉, 等. 一个扩张性心肌病水肿胎儿家系的遗传学分析. 中华医学遗传学杂志, 2019, 36 (10): 1028-1030.

［8］中华医学会心血管病学分会, 中华心血管病杂志编辑委员会, 中国心肌病诊断与治疗建议工作组. 心肌病诊断与治疗建议. 中华心血管病杂志, 2007, 35 (1): 5-16.

［9］MARY NORTON, LESLIE SCOUTT, VICKIE FELDSTEIN. CALLEN 妇产科超声学. 6 版. 杨芳, 栗河舟, 宋文龄, 主译. 北京: 人民卫生出版社, 2019: 465-467.

第四十五章

心内膜弹力纤维增生症

心内膜弹力纤维增生症（endocardial fibroelastosis，EFE）或心内膜纤维弹性组织增生症，1974年由 Lancusi 首次报道，1943年 Weinberg 和 Himelfarb 将其命名为心内膜弹力纤维增生症。心内膜弹力纤维增生症是一种罕见的病因未明的心脏疾病，虽多为左心室或双心室病变，但也可为单纯右心室心内膜弹力纤维增生，以心内膜弹力纤维和胶原纤维增生为主要改变，又以心内膜增厚、心脏扩大、心肌收缩和舒张功能受累为特征。本病预后差，患儿通常有明显的心力衰竭症状，70%~80% 发生在 1 岁以内，为婴儿期常见心力衰竭的原因之一，青春期和成人罕见，预后差，病死率高。

一、病因学、遗传学及发生机制

心内膜弹力纤维增生症确切病因不明，可能与下列因素有关：①感染，主要是病毒感染，尤其是腮腺炎病毒、柯萨奇病毒和埃可病毒；②先天发育畸形，主要伴随左心系统发育不良的病变；③胶原纤维或结缔组织发育障碍；④自身免疫性疾病；⑤染色体异常及基因突变；⑥心肌缺血、低氧；⑦机械或血流动力学的改变可引起心室壁压力增加，使心腔内膜承受压力增加，引起内皮-间充质转化，是 EFE 形成的潜在机制。心内膜弹力纤维增生症与遗传相关，本病约 10% 病例呈家族性发病，*TAZ* 和 *MYH7* 基因变异可能与之有关。

二、病理解剖与分型

心内膜弹力纤维增生症的基本病理改变为心内膜弹力纤维和胶原纤维增生。心脏大体形态表现整个心脏呈球形扩大、增重，心尖圆钝，心室壁厚，心腔扩张且心室呈球形扩张，以左心室更加明显，病变范围几乎均累及左心室，左、右两侧心室均受累及者仅占 16%。心内膜均呈弥漫性增厚，增厚的内膜可达数毫米，表面光滑，均匀富有光泽，有时也可粗糙，尤以左心室内膜受累更加严重，同时亦可累及腱索、乳头肌和邻近的瓣膜。光镜下，病变主要限于心内膜，心肌及心外膜多无改变，极度增厚的心内膜主要由致密的弹力纤维和胶原纤维平行排列构成，是正常的 15~30 倍，其中可见少许平滑肌细胞，血管稀少，无明显炎性细胞浸润。弹性纤维染色呈阳性。心内膜与肌层分界清楚，少数病例可见弹力纤维向下深入肌层。心内膜、心肌层及心外膜通常无坏死、钙化、脂肪变性、瘢痕组织形成或炎性细胞浸润等变化。

胎儿心内膜弹力纤维增生症发生孕龄越小，其心内膜增生病变越严重，若为原发性左心室病变时，受累的左心室扩大，其右心室扩大更明显（图 45-1 A、B）。心内膜弹力纤维增生症若继发于左心发育不良综合征、主动脉瓣狭窄、主动脉瓣闭锁及二尖瓣闭锁时，会伴有左心室的缩小及主动脉弓严重缩窄。若为原发性心内膜弹力纤维增生症，心内膜增

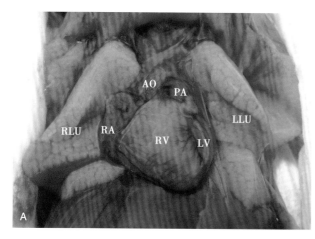
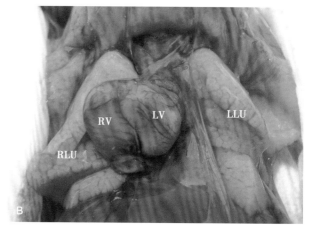

图 45-1 胎儿左室型心内膜弹力纤维增生症解剖示意图（孕 20 周）1
A.心脏正面观见心脏增大；B.心尖正面观见心尖是由右心室构成,左心室略大,右心室增大更显著。

生病变发生于左心室时,多不伴有主动脉弓严重缩窄(图 45-2),由于左心室舒缩功能减低,使右心室代偿性增大(图 45-3 A、B)。心内膜弹力纤维增生症时伴心肌发育不良、室壁变薄,剖开发育不良的左心室壁可见增生的心内膜在心腔内形成一个珠白色锥状体,表面呈粗糙结节状(图 45-4),剖开心内膜可见心内膜面较光滑,增厚的心内膜组织肉眼见均匀富有光泽,同时可累及腱索、乳头肌和邻近瓣膜(图 45-5)。

心内膜弹力纤维增生症分型方式如下几类:

1. 根据超声心动图来分类 ①原发性:约占 55%,指不伴有其他先天性心脏病;②继发性:约占 45%,指伴发于某些先天性心脏病,如左心发育不良综合征、主动脉瓣狭窄、主动脉瓣闭锁、二尖瓣闭锁或冠状动脉起源异常等。

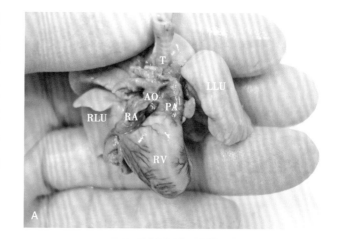

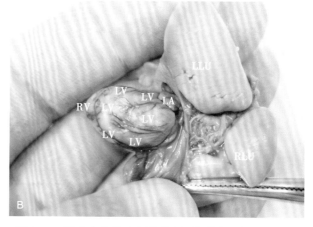

图 45-3 胎儿左室型心内膜弹力纤维增生症解剖示意图（孕 20 周）3
A.心脏右侧面观见右心室增大；B.心脏左侧面观见右心室增大,左心室近心底部向外膨出。

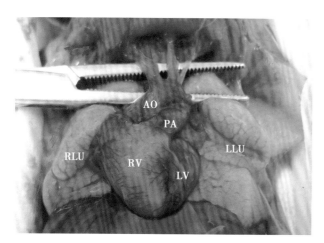

图 45-2 胎儿左室型心内膜弹力纤维增生症解剖示意图（孕 20 周）2
左室型心内膜弹力纤维增生症,主动脉弓发育良好。

2. 根据左心室大小来分类 ①扩张型:左心室轻度肥厚;此型最多见,约占 95%。②缩窄型:左室腔小,发育差;而右心房、室扩大,心肌增厚;此型少见,主要见于新生儿。

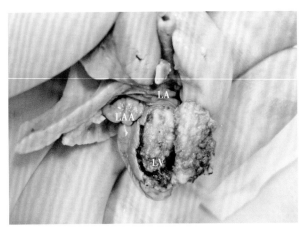

图 45-4　胎儿左室型心内膜弹力纤维增生症解剖示意图（孕 20 周）4

剖开左心室侧壁见左心室壁薄、心肌发育不良，增生的心内膜在心腔内呈珠白色锥状体。

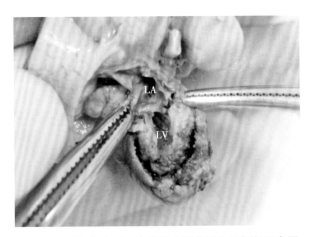

图 45-5　胎儿左室型心内膜弹力纤维增生症解剖示意图（孕 20 周）5

剖开增厚的心内膜可见心内膜面较光滑，累及腱索、乳头肌和二尖瓣。

3. 根据受累心室不同来分类　①左室型；②右室型；③双室型。

4. 根据临床表现、病程特点和充血性心力衰竭的程度来分类　①暴发型：偶有，年龄在 6 周内的婴儿突然出现心力衰竭、心源性休克甚至猝死；②急性型：常见，年龄在 6 周~6 个月之内，起病较快，呼吸困难于 1~2 周内加重，常并发肺炎，若未经适当治疗患儿多于 2~3 周内死于心力衰竭，少数患儿可获缓解；③慢性型：约占 1/3，发病稍缓慢，年龄多在 6 个月以上，进展缓慢，迁延 3 个月至数年不等。

三、病理生理

胎儿心内膜弹力纤维增生症合并左心发育不良综合征时，其主要病理生理改变是：①房间隔完整时，其卵圆孔分流受限或发生左向右分流；②主动脉弓反向血流，升主动脉和冠状动脉血流来源于主动脉峡部远端逆向供血，即动脉导管供血；③尽管左心室不足以支持体循环灌注，但是在胎儿期却没有太大影响，这是因为右心室通过动脉导管将血液输送至胎儿身体及胎盘，执行了血液循环的全部功能（详见第二十四章左心发育不良综合征）。若不合并左心发育不良综合征时，由于心室的心内膜弹力纤维增生使心室充盈障碍和心脏舒张功能严重受损，若为左室型，单纯左心室舒张期充盈障碍，使左心室收缩期射血减少，左房压力升高，继而左心房扩大，右心房经卵圆孔向左心房分流减少，右心房、室代偿性增大；若双室型，其病理生理改变与限制型心肌病类似，两心室舒张期充盈障碍，心室收缩期射血减少，左、右心房压力升高，继而两心房扩大，引起上、下腔静脉回流受阻，可以引起淤血性肝脾大、腹腔积液等。

四、超声扫查技巧及注意事项

（一）胎儿心内膜弹力纤维增生症的超声扫查切面与要点

胎儿心内膜弹力纤维增生症超声诊断常用切面有四腔心切面＋心室短轴切面＋左、右心室流出道切面等。

胎儿心内膜弹力纤维增生症在四腔心切面显示左心室和／或右心室内膜增厚、回声增强（图 45-6 A、B 动🛜）；心室短轴切面显示受累的心室内膜增厚、回声增强（图 45-7）；左、右心室流出道切面及心底大动脉短轴切面等可观察大动脉的位置及比例关系、半月瓣启闭是否正常（图 45-8 A、B 动🛜）。彩色多普勒超声可显示收缩期房室瓣口反流及受累心室血流充盈障碍（图 45-9 A、B 动🛜）。

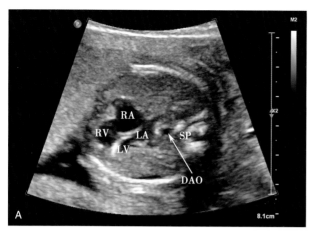

图 45-6 胎儿心内膜弹力纤维增生症超声示意图 1
A.四腔心切面显示左心室内膜增厚、回声增强；B.图 A 动态图。

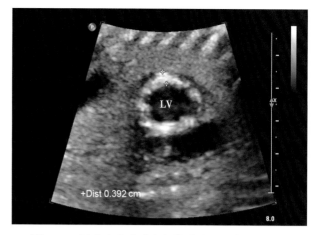

图 45-7 胎儿心内膜弹力纤维增生症超声示意图 2
心室短轴切面显示受累的心室内膜增厚、回声增强。

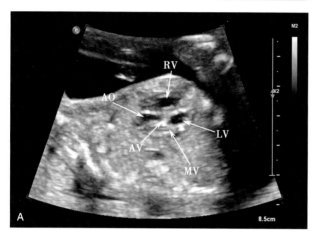

图 45-8 胎儿心内膜弹力纤维增生症超声示意图 3
A.左心室长轴切面显示左心室内膜增厚、回声增强，二尖瓣与主动脉瓣增厚、回声增强，开放受限；B.图 A 动态图。

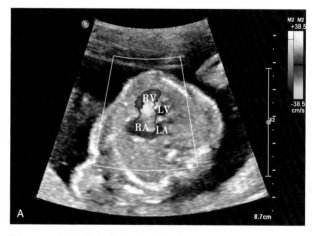

图 45-9 胎儿心内膜弹力纤维增生症超声示意图 4
A.彩色多普勒显示左心室血流充盈障碍；B.图 A 动态图。

（二）胎儿心内膜弹力纤维增生症产前超声诊断相关注意事项

1. 胎儿心内膜弹力纤维增生症累及范围 胎儿心内膜弹力纤维增生症以单累及左心室多见，多表现左心室扩大，心内膜增厚、回声增强，室壁搏动幅度减低（图 45-10A、B 动📶）。若伴随于左心发育不良综合征时，则表现左心室缩小（图 45-11A、B 动📶）。

2. 胎儿心内膜弹力纤维增生可为左心发育不良综合征的伴随病变 胎儿左心发育不良综合征可伴发心内膜弹力纤维增生，四腔心切面显示左室心内膜回声增厚、增强，室壁搏动幅度减低或消失，左心室退出心尖部、室腔缩小、室壁运动减低或消失（图 45-12A、B 动📶），二尖瓣增厚、开放受限（图 45-13A、B 动📶），彩色血流显示左心室舒张期血流充盈障碍（图 45-14A、B 动📶），主动脉及主动脉弓细窄伴反向血流（图 45-15A、B 动📶）。

3. M 型超声心动图对胎儿心内膜弹力纤维增生症诊断作用 胎儿心内膜弹力纤维增生症在二维超声主要表现受累心室心内膜回声增厚、增强，受累心室腔扩大或略小，其受累心室壁搏动幅度减低。M 型超声心动图帮助显示和测量受累心室内膜厚度，室壁搏动幅度及心脏收缩功能测定（图 45-16 A、B 动📶、C）。

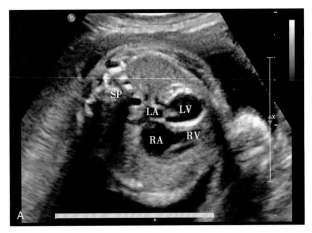

图 45-10　胎儿心内膜弹力纤维增生症超声示意图 5

A. 胸骨旁四腔心切面显示左心室扩大，心内膜增厚、回声增强；B. 图 A 动态图。

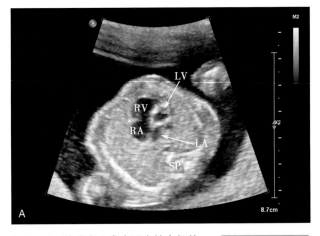

图 45-11　胎儿左心发育不良综合征伴左心内膜弹力纤维增生超声示意图 1

A. 心尖四腔心切面显示左心室缩小，心内膜增厚、回声增强；B. 图 A 动态图。

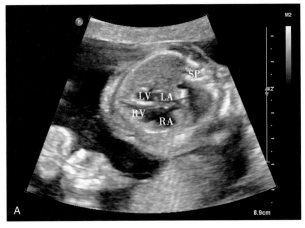

图 45-12　胎儿左心发育不良综合征伴左心内膜弹力纤维增生超声示意图 2

A. 胸骨旁四腔心切面显示左心室缩小，心内膜增厚、回声增强；B. 图 A 动态图。

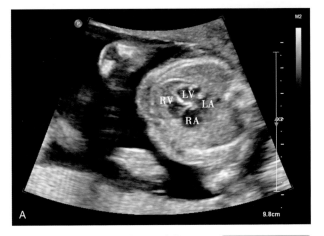

图 45-13　与图 45-12 为同一胎儿

A. 心尖四腔心切面显示左心室缩小，二尖瓣增厚，开放受限，心内膜增厚、回声增强；B. 图 A 动态图。

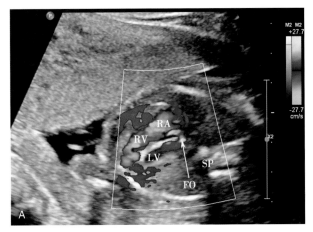

图 45-14　胎儿左心发育不良综合征伴左心内膜弹力纤维增生超声示意图 3）

A. 彩色血流显示左心室舒张期充盈障碍，卵圆孔逆向分流；B. 图 A 动态图。

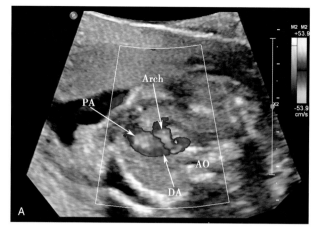

图 45-15　与图 45-14 为同一胎儿

A. 三血管 - 气管切面显示主动脉弓反向血流；B. 图 A 动态图。

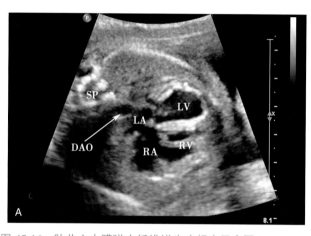

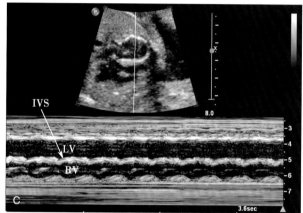

图 45-16　胎儿心内膜弹力纤维增生症超声示意图 1

A. 四腔心切面显示左心室扩大，心内膜增厚、回声增强；B. 图 A 动态图；C.M 型超声心动图显示左心室侧壁和室间隔搏动幅度明显减低。

4. 胎儿心内膜弹力纤维增生症的病变发展　胎儿心内膜弹力纤维增生症被诊断的孕龄越小，预后越差，多合并其他心脏畸形，如左心发育不良综合征、主动脉闭锁等。慢性型心内膜弹力纤维增生症，发病稍缓慢，年龄多在生后 6 个月以上，病程进展缓慢，迁延 3 个月至数年不等（图 45-17A、B 动 📶、C、D、E 动 📶）。

5. 胎儿心内膜弹力纤维增生症的鉴别诊断　扩张型心内膜弹力纤维增生症与扩张型心肌病鉴别，扩张型心肌病表现为全心扩大，室壁变薄，运动减弱，心内膜厚度及回声正常，心室壁三层结构清晰。心内膜弹力纤维增生症时，心内膜明显增厚，回声增强，心肌变薄，心室舒张受限。

五、胎儿超声心动图诊断

胎儿原发性心内膜弹力纤维增生症主要表

现：①受累心室常呈"球形扩大"，室间隔向右室腔膨出（图 45-18 A、B 动 📶）；②心内膜增厚且肌层变薄，内膜回声增强，室壁增厚，运动明显减低，以舒张受限为著；③房室瓣及半月瓣受累时，瓣膜增厚，运动僵硬，动度减低，开放受限；④彩色血流显示受累心室舒张期血流充盈障碍（图 45-19 A、B 动 📶），收缩期显示少量房室瓣反流；⑤当超声显示局限的心内膜增厚、回声增强，尚未发生弥漫性增厚，或心内膜增生轻度增厚时，心室腔大小、心功能可正常（图 45-20 A、B 动 📶、C、D 动 📶）。继发性心内膜弹力纤维增生症主要合并左心发育不良综合征（详见第二十四章左心发育不良综合征）。

六、预后与治疗

心内膜弹力纤维增生症患儿出生后可突然发

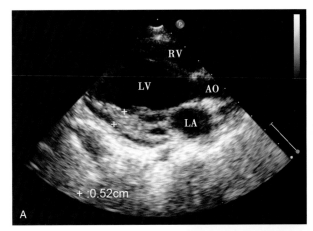

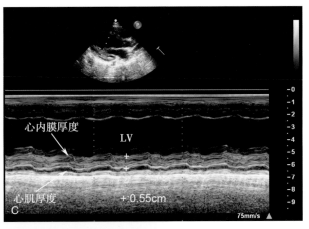

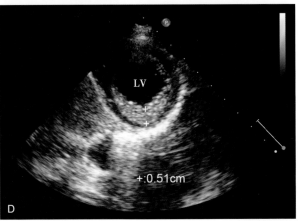

图 45-17　幼儿心内膜弹力纤维增生症超声示意图(13 个月)

A. 左室长轴显示左室心内膜增厚、回声增强,室壁搏动幅度减低;B. 图 A 动态图;C. M 型超声心动图显示左心室扩大,左室后壁搏动幅度减低、心内膜增厚、回声增强;D. 左室短轴切面左室心内膜增厚(厚度 0.51cm)、回声增强;E. 图 D 动态图。

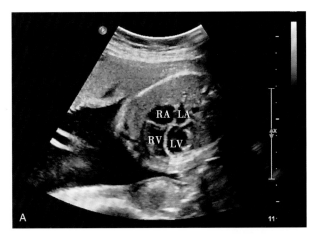

图 45-18　胎儿心内膜弹力纤维增生症超声示意图 2

A. 四腔心切面显示受累心室常呈"球形扩大",室间隔向右室腔膨出;B. 图 A 动态图。

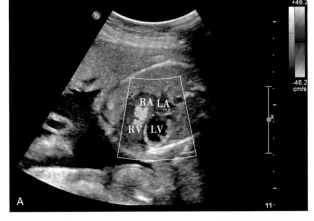

图 45-19　与图 45-18 为同一胎儿

A. 彩色血流显示受累心室舒张期血流充盈障碍;B. 图 A 动态图。

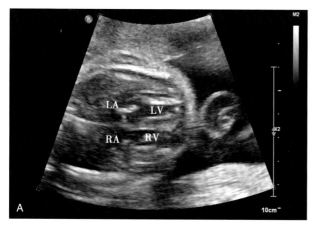
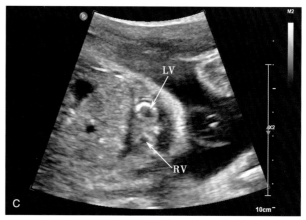

图 45-20　胎儿心内膜弹力纤维增生症超声示意图 3

A. 四腔心切面显示左心室局限性心内膜增厚、回声增强,室壁搏动幅度正常;
B. 图 A 动态图;C. 左室短轴切面显示左心室局限性心内膜增厚、回声增强;
D. 图 C 动态图。

病,出现迅速加重的左心衰竭表现,甚至发生心源性休克或猝死,胎儿期 EFE 可发生非免疫性水肿。有报道与孕妇免疫系统疾病有关者,胎儿期母亲口服激素类药物可进行预防治疗,胎儿期 EFE 主要按照胎儿心血管整体评分(CVPS 评分)给予干预,评分<5 分,建议引产;评分>7 分,可考虑地高辛等药物治疗,由于目前没有成熟且有效的治疗方法,产前超声诊断胎儿 EFE,尤其是继发型,多数选择终止妊娠。

(许　燕　高　翔)

参 考 文 献

[1] SCHRYER MJ, KARNAUCHOW PN. Endocardial fibroelastosis; etiologic and pathogenetic considerations in children. Am Heart J, 1974, 88 (5): 557-565.

[2] 任卫东, 张玉奇, 舒先红. 心血管畸形胚胎学基础与超声诊断. 北京: 人民卫生出版社, 2015: 397-405.

[3] PESEVSKI Z, KVASILOVA A, STOPKOVA T, et al. Endocardial Fibroelastosis is Secondary to Hemodynamic Alterations in the Chick Embryonic Model of Hypoplastic Left Heart Syndrome. Dev Dyn, 2018, 247 (3): 509-520.

[4] WEIXLER V, MARX GR, HAMMER PE, et al. Flow disturbances and the development of endocardial fibroelastosis. J Thorac Cardiovasc Surg, 2020, 159 (2): 637-646.

[5] PONCE CC, DINAMARCO PV. Primary endocardial fibroelastosis and nonimmune hydrops fetalis: case report with autopsy. Fetal Pediatr Pathol, 2015, 34 (2): 136-139.

[6] STEGER CM, ANTRETTER H, MOSER PL. Endocardial fibroelastosis of the heart. Lancet, 2012, 379 (9819): 932.

[7] 杨焕, 任卫东. 心内膜弹力纤维增生症的超声诊断及研究进展. 中国医科大学学报, 2018, 47 (8): 735-739.

第四十六章

胎儿心脏肿瘤

胎儿心脏肿瘤(tumors of the heart)比较少见，在所有进行胎儿超声心动图检查的孕妇中，发生率约 0.14%，占所有胎儿心脏畸形的 2.8%。绝大多数为良性，其中最常见的是横纹肌瘤占 80%~90%，其次是畸胎瘤、纤维瘤、血管瘤、黏液瘤及间皮瘤等。在笔者检出的胎儿先天性心脏畸形统计资料中占 0.30%。

一、胚胎学、遗传学及发生机制

胎儿心脏肿瘤的病因不明，胚胎学发生机制尚不清楚，存在以下几方面假说：①横纹肌瘤(rhabdomyoma)来自传导组织在胚胎内过度生长，故有浦肯野纤维瘤(Purkinjeoma)之称；②纤维瘤呈灰白色，纤维组织常侵及附近心肌，内含成纤维细胞、胶原组织及心肌细胞，故纤维瘤又称为错构瘤(hamartoma)；③约 10% 的黏液瘤呈家族聚集性发病，属于 Carney 综合征的表现之一，而该综合征包括黏液瘤、点状色素沉着、内分泌功能亢进等，17q22-24 区域内环腺苷酸依赖性蛋白酶 A(PKA)α 调节亚基(PRKARIA)基因突变是导致该综合征的原因。

结节性硬化症(tuberous sclerosis，TSC)是常染色体显性遗传和高外显率遗传性疾病，由于肿瘤抑制错构瘤蛋白(TSC1)(9q34)和结节蛋白(TSC2)(16p13)基因突变所致，50%~80% 的患儿伴发横纹肌瘤。

二、病理解剖与分型

胎儿心脏肿瘤分为良性和恶性两类：

1. **良性肿瘤** 横纹肌瘤、畸胎瘤、纤维瘤、平滑肌瘤、黏液瘤、间皮瘤、血管瘤、嗜酸细胞瘤等。

2. **恶性肿瘤** 横纹肌肉瘤、恶性畸胎瘤、血管肉瘤等。

胎儿心脏肿瘤中约 90% 为良性，最为常见的是横纹肌瘤，本章仅讨论胎儿心脏横纹肌瘤。

胎儿心脏横纹肌瘤发生于左心室与右心室的机会均等(图 46-1、图 46-2)，90% 以上为多发性(图 46-3)，少数累及心房(图 46-4)，瘤体呈灰白色，大小从几毫米到几厘米不等(图 46-5A、B)，肿瘤较小时多包含在室壁肌肉中，无明确包膜，但与胎儿心肌组织分界清楚，肿瘤多无明显的蒂与肌壁相连，肿瘤表面多有纤维组织附着(图 46-6)，肿瘤较大时，可从室壁向心室腔或心包腔突出，肿瘤较大占据心室腔空间时可影响心室的血液充盈(图 46-7)，当肿瘤生长在心室流出道时，将引起心室流出道的梗阻(图 46-8A、B，图 46-9、图 46-10)。

心脏横纹肌瘤常与结节性硬化症相关联，国外学者报道约占 50%~80%，Groves 等报道 11 例心脏肿瘤，其中横纹肌瘤 7 例，2 例有结节性硬化症家族史，2 例出生后相继出现结节性硬化症的

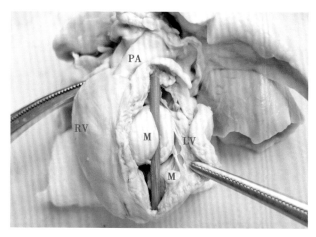

图 46-1　胎儿心脏横纹肌瘤解剖示意图 1
剖开左心室见一大一小圆形肿块,无包膜,有纤维组织附着。

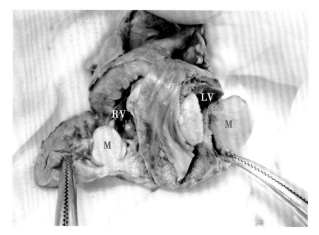

图 46-2　胎儿心脏横纹肌瘤解剖示意图 2
剖开左、右心室及室间隔见大小不等的多个圆形肿块,肿块内部呈较均匀的灰白色。

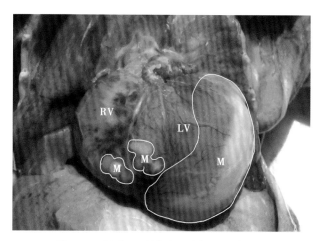

图 46-3　胎儿心脏横纹肌瘤解剖示意图 3
胎儿心脏多发肿瘤、心脏外形失常。

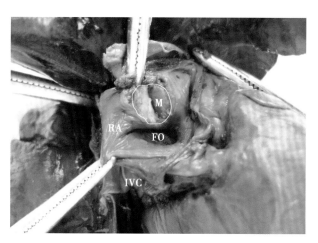

图 46-4　胎儿心脏横纹肌瘤解剖示意图 4
剖开右心房及房间隔上部见肿瘤位于房间隔上部。

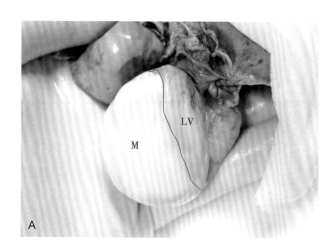

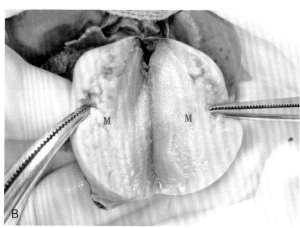

图 46-5　胎儿心脏横纹肌瘤解剖示意图 5
A. 左心室肿瘤,大小为 40mm×25mm;B. 剖开肿瘤呈灰白色。

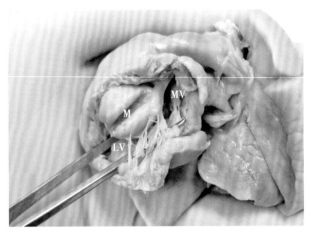

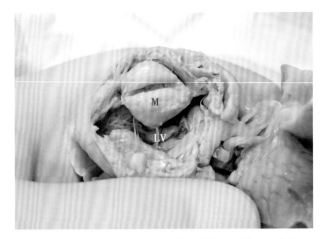

图 46-6　胎儿心脏横纹肌瘤解剖示意图 6
剖开左心室见肿瘤无包膜、有纤维组织附着。

图 46-7　与图 46-6 为同一标本,见肿瘤占据左心室腔

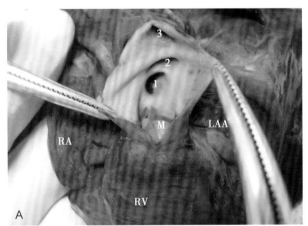

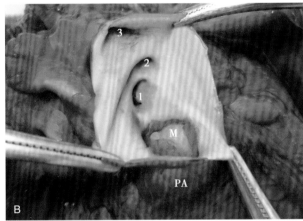

图 46-8　胎儿心脏横纹肌瘤解剖示意图 7
A. 剖开肺动脉见肿瘤位于肺动脉瓣下的漏斗部。B. 局部放大可见肿瘤位于右室流出道内,肺动脉瓣被肿瘤推开,1:右
肺动脉;2:左肺动脉;3:动脉导管。

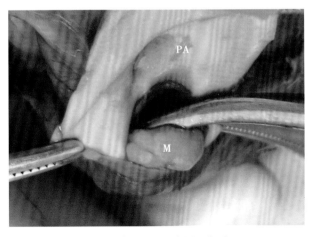

图 46-9　与图 35-8 为同一标本 1
探查发现肿瘤位于右室漏斗部,附着于右前壁(肺动脉瓣右
前瓣环处)。

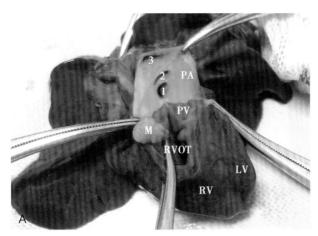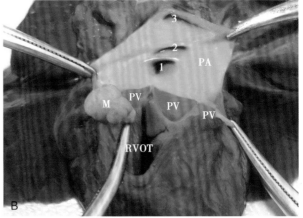

图 46-10　与图 35-8 为同一标本 2

A.剖开肺动脉及漏斗部见肿瘤位于肺动脉瓣圆锥部室壁,造成右室流出道梗阻;B.局部放大可见肿瘤附着于肺动脉瓣环处。

症状和体征。Bouramy 报道 3 例胎儿心脏横纹肌瘤,有 2 例伴结节性硬化症。结节性硬化症又名 Bourneville 病,是常染色体显性遗传病,此病多见于小儿,典型症状是智力低下、抽搐及皮脂腺瘤。亦有人认为横纹肌瘤来自传导组织,故有浦肯野纤维瘤之称。

三、病理生理

胎儿心脏横纹肌瘤较小时,肿瘤局限于心室壁,对胎儿心脏舒缩功能影响小,不会导致胎儿心脏血流动力学的严重障碍,胎儿生存及发育多不受影响;若肿瘤较大时,其肿瘤突入心腔可引起心室流入道和 / 或流出道梗阻,同时巨大的肿瘤影响心脏收缩功能,可引发胎儿心功能不全,出现心包积液及胸腔、腹腔积液。

四、超声扫查技巧及注意事项

(一)胎儿心脏肿瘤的超声扫查切面与要点

胎儿心脏肿瘤超声诊断常用切面有四腔心切面 + 五腔心切面 + 左、右心室流出道切面 + 心室短轴切面 + 心底大动脉短轴等切面。

胎儿心脏肿瘤在四腔心、五腔心切面及心室短轴切面显示室间隔或心室游离壁实性肿块,肿块呈圆形或卵圆形,边界清晰,较室壁回声增强(图 46-11A、B 动🛜),左、右心室流出道切面及心底大动脉短轴切面等可显示位于心室流出道的肿块,并可观测有无造成心室流出道梗阻(图 46-12A、B 动🛜,图 46-13A、B 动🛜)。

(二)胎儿心脏肿瘤产前超声诊断相关注意事项

1. **横纹肌瘤**　①肿瘤的数量:横纹肌瘤可以单发,但在大多数情况下为多发(图 46-14A、B 动🛜)。即使诊断为单发的横纹肌瘤,随后超声复查常发现有其他的横纹肌瘤存在。②肿瘤发生部位:横纹肌瘤可以发生在室间隔、心室游离壁(图 46-15A、B 动🛜)、心尖部(图 46-16A、B 动🛜、C、D 动🛜)及心室流出道部,肿瘤位于心室流出道时,可引起心室流出道梗阻(图 46-17A、B 动🛜、C、D 动🛜、E)。横纹肌瘤多发生在室间隔或心室游离壁,但也可发生在心房(图 46-18A、B 动🛜)。③肿瘤大小与回声:肿瘤的大小不等,多在 5~10mm,大的肿瘤可达 40mm(图 46-19),甚至更大。肿瘤为圆形或卵圆形、边界清晰的实质性肿块,较室壁回声强,瘤体常突向心腔内生长(图 46-20A、B 动🛜)。心脏外生性肿瘤通常不是横纹肌瘤,但近心尖部较大的横纹肌瘤也可向心腔外生长(图 46-21A、B 动🛜)。④肿瘤被检出的孕周:横纹肌瘤通常在妊娠 20 周后被超声心动图检出,目前尚无在妊娠 11~14 周诊断横纹肌瘤的文献报道。横纹肌瘤通常出生前逐渐长大,出生后变小,这可能与妊娠期母体激素影响有关。

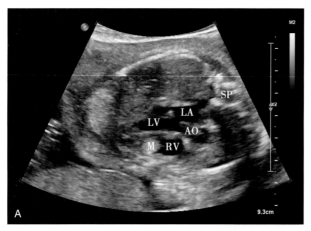

图 46-11　胎儿心脏横纹肌瘤超声示意图

A. 五腔心切面显示近心尖部室间隔突入右心室的卵圆形实质性回声增强肿块,边界清晰、无包膜;B. 图 A 动态图。

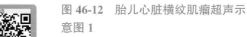

图 46-12　胎儿心脏横纹肌瘤超声示意图 1

A. 心底大动脉短轴切面显示右室游离壁突入右心腔心室的卵圆形实质性回声增强肿块,边界清晰、无包膜,无右室流出道梗阻;B. 图 A 动态图。

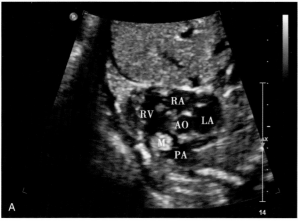

图 46-13　胎儿心脏横纹肌瘤超声示意图 2

A. 心底大动脉短轴切面显示右室流出道内圆形实质性回声增强肿块,边界清晰、阻塞于右室流出道;B. 图 A 动态图。

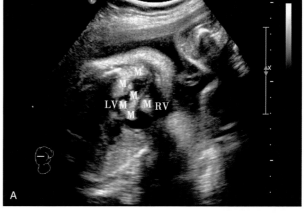

图 46-14　胎儿心脏横纹肌瘤超声示意图 3

A. 四腔心切面显示双心室游离壁、室间隔及乳头肌等部位的多发圆形及卵圆形实质性回声增强肿块,边界清晰、无包膜;B. 图 A 动态图。

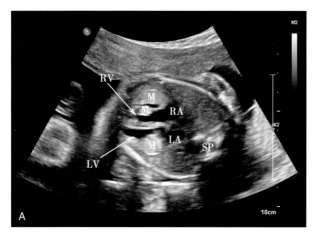

图 46-15　胎儿心脏横纹肌瘤超声示意图 4

A. 四腔心切面显示心室游离壁及乳头肌部位的多发圆形及卵圆形实质性回声增强肿块,边界清晰、无包膜;B. 图 A 动态图。

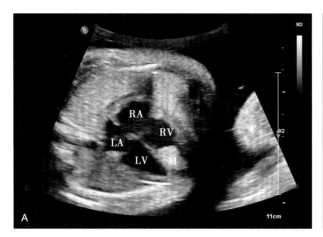
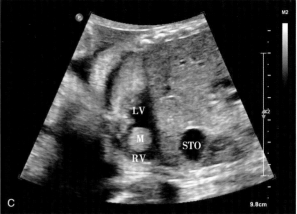

图 46-16 胎儿心脏横纹肌瘤超声示意图 5
A. 四腔心切面显示右室心尖部圆形实质性回声增强肿块,边界清晰、无包膜;
B. 图 A 动态图;C. 双心室切面显示右室心尖部圆形实质性回声增强肿块,边界清晰、无包膜;D. 图 C 动态图。

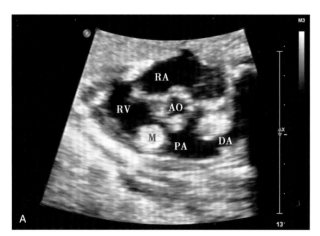
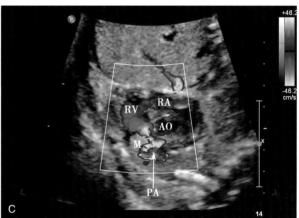

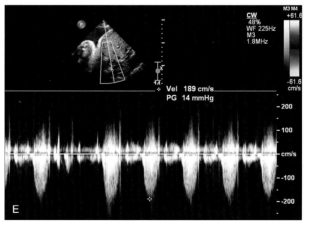

图 46-17 胎儿心脏横纹肌瘤超声示意图 6
A. 心底大动脉短轴切面显示右室流出道内圆形实质性回声增强肿块,边界清晰、阻塞于右室流出道;B. 图 A 动态图;C. 彩色血流显示肿瘤致右室流出道血流细窄及肺动脉口湍流血流;D. 图 C 动态图;E. 右室流出道血流增快 189cm/s。

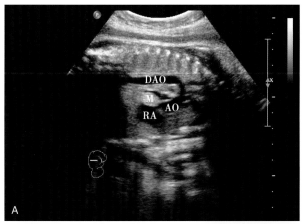

图 46-18　胎儿心脏横纹肌瘤超声示意图 7

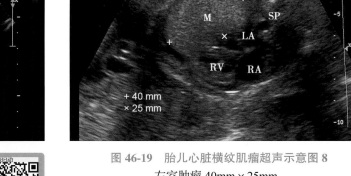

图 46-19　胎儿心脏横纹肌瘤超声示意图 8
左室肿瘤 40mm×25mm。

A. 主动脉弓长轴切面显示位于房间隔的肿瘤; B. 图 A 动态图。

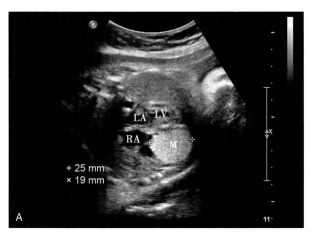

图 46-20　胎儿心脏横纹肌瘤超声示意图 9

A. 四腔心切面显示突入右室腔内 25mm×19mm 椭圆形实质性回声增强肿块; B. 图 A 动态图。

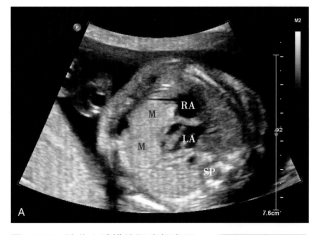

图 46-21　胎儿心脏横纹肌瘤超声示意图 10

A. 四腔心切面显示突入右室腔内及心尖部向心腔外生长卵圆形实质性回声增强肿块; B. 图 A 动态图。

2. **卡尼综合征**　卡尼综合征(Carney complex，CNC)是一种常染色体显性遗传的多发性内分泌腺瘤,尽管其发病例数少,但高达 1/3 的患者有内分泌腺瘤形成。Carney 综合征是一种罕见的遗传性疾病,最早于 1985 年由 J Aidan Carney 首先报道为黏膜瘤、皮肤色素沉着、内分泌功能亢进所组成的综合征。多发性内分泌肿瘤和皮肤、心脏累及是本病的基本特点,心脏黏液瘤发生率为 20%~40%,为良性肿瘤。Carney 综合征基因 17q22-24 区域内环腺苷酸依赖性蛋白激酶 A(PKA)α 调节亚基(PRKAR1A)基因突变是导致该综合征的原因。

3. **结节性硬化症**　是一种常染色体显性遗传和高外显率遗传性疾病,由于肿瘤抑制错构蛋白(TSC1)(9q34)和结节蛋白(TSC2)(16p13)基因突变所致。结节性硬化症疾病谱复杂多变且临床表现多样化,典型表现为口鼻三角区皮脂腺瘤结节、颅脑、肾脏、内脏存在错构瘤结节(团块)及肾脏结节导致慢性肾衰竭、心脏横纹肌瘤、癫痫发作、智力发育迟缓及皮肤色素减退(牛奶咖啡斑)。文献报道,出生后临床诊断结节硬化症时,50%~80% 的患儿伴发心脏横纹肌瘤,100% 的多发性心脏横纹肌瘤患儿和 50% 的单发性心脏横纹肌瘤患儿是结节性硬化症。妊娠期磁共振扫描可以通过发现胎儿颅内病变来支持心脏横纹肌瘤的诊断,出现颅内病变的病例达40%。若心脏横纹肌瘤伴颅内结节则更加支持结节性硬化症的诊断。经阴道超声检查可显示颅内结节。但未发现颅内病变并不能排除此病。近年来,笔者发现经腹部进行胎儿颅脑超声检查也可以发现患有心脏横纹肌瘤胎儿的颅内病变。经腹部超声显示胎儿大脑内结节时,由于其近场颅脑结构显示欠清,寻找颅内结节主要在胎儿颅脑远场脑白质内自颅顶至颅底(或自颅底至颅顶)连续扫查寻找高回声结节,而后可改变胎头位置扫查另一侧大脑。超声扫查可显示胎儿颅内单发结节(图46-22A、B动、C、D动),也可显示胎儿颅内多发结节(图46-23A、B动、C、D动)。

近年来,脐血穿刺、绒毛膜取样或羊膜穿刺术对结节性硬化症复合物TSC1(错构蛋白基因)和TSC2(结节蛋白基因)进行基因检测来诊断结节性硬化症,80%的病例发现存在基因突变。这种方法的优势在于大多数病例是常染色体显性遗传,因此再次妊娠时绒毛膜取样可以早期诊断。由于是常染色体显性遗传,结节性硬化症以不同的表现形式在父方或母方显现。若患有癫痫家族史、慢性头痛或轻微的皮肤病变(结节、咖啡牛奶斑)也可以诊断。建议所有患心脏横纹肌瘤的胎儿都进行基因

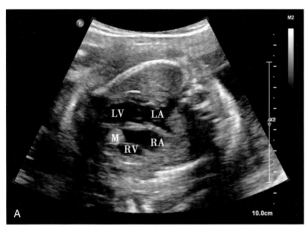
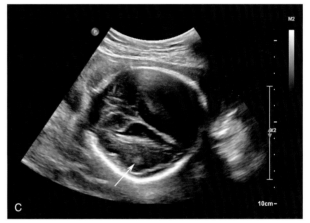

图46-22 胎儿心脏横纹肌瘤伴颅内病变超声示意图1
A. 四腔心切面显示右室心尖部圆形实质性回声增强肿块,边界清晰、无包膜;B. 图A动态图;C. 胎头横切面显示右侧大脑白质内单发高回声结节(白色箭头指向结节);D. 图C动态图。

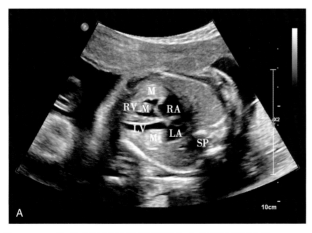
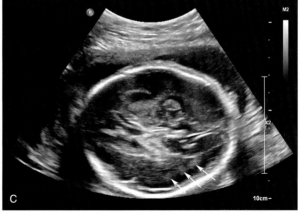

图46-23 胎儿心脏横纹肌瘤伴颅内病变超声示意图2
A. 四腔心切面显示心室游离壁及乳头肌等部位的多发圆形及卵圆形实质性回声增强肿块,边界清晰、无包膜;B. 图A动态图;C. 胎头横切面显示左侧大脑白质内多发高回声结节(白色箭头指向结节);D. 图C动态图。

学检测和咨询。

4. 心室内点状强回声　这些点状强回声准确的病因学起源是不清楚的。研究表明，对产科超声来说，心室内点状强回声的存在是一种低风险，其在人群中孕中期的发生率为 1.6%~6.9%，一般出现在孕中期大约第 20 周。通常在妊娠后期点状强回声会消失。20 世纪 80 年代，当胎儿心室内点状强回声首次被发现的时候，其与非整倍体染色体异常如 21- 三体综合征或其他遗传病相关的可能性引起了广泛关注，之后很多大规模研究解除了这种观点。很多研究证明心室内点状强回声是一种变异。当不伴有其他高危因素，如高龄孕妇、在筛查中发现生化指标异常、产前超声检查中发现其他畸形时，不必进一步检查或随访（如不必进行羊水穿刺）。如果出现双侧心室多发的点状强回声，就增加了存在非整倍体染色体异常的风险，特别是在合并其他危险因素的情况下，如存在高龄孕妇、胎儿小于孕周、脐动脉或静脉导管血流频谱异常、心室大小的异常或者是房室瓣膜反流等情况，应考虑进行羊水穿刺检查。

当前对于心室内点状强回声的理解是，将其认为是一种正常变异，只要没有合并其他危险因素就不需要进一步评估。单纯心室内点状强回声通常位于左室乳头肌顶端。如引起心脏组织形变或出现肿块效应，则提示为肿瘤而不是单纯心室内点状强回声。双侧心室心肌中多发的点状强回声需要与心脏肿瘤鉴别，最常见的是结节硬化症中的横纹肌瘤。

五、胎儿超声心动图诊断

胎儿横纹肌瘤占心脏肿瘤的 80%~90%。横纹肌瘤在胚胎期形成并且通常在妊娠 20~30 周可以检测到。横纹肌瘤常见于结节硬化症，尤其是肿瘤多发时。40% 的横纹肌瘤病例中发现有胎儿颅内结节。目前分子基因检测可以用于结节硬化症的诊断。

六、预后与治疗

胎儿心脏肿瘤的预后取决于肿瘤的病理类型、肿瘤的大小、是否出现血流动力学障碍及心脏节律异常。一般说来，心脏横纹肌瘤会在出生后缩小或消失，因此极少需要手术治疗，单纯性横纹肌瘤患儿预后较横纹肌瘤合并结节性硬化症好。结节性硬化症预后较差，多系统受累，患有心脏横纹肌瘤的新生儿和儿童主要问题是不可预测的神经系统异常，尤其是有些儿童会出现癫痫和其他并发症，多数学者还是主张产前经基因检测明确的横纹肌瘤合并结节硬化症，必要时可选择终止妊娠。

（许　燕　接连利）

参 考 文 献

[1] BADER RS, CHITAYAT D, KELLY E, et al. Fetal rhabdomyoma: prenatal diagnosis, clinical outcome, and incidence of associated tuberous sclerosis complex. J Pediatr, 2003, 143 (5): 620-624.

[2] HOLLEY DG, MARTIN GB, BRENNER JI, et al. Diagnosis and management of fetal cardial tumors: a multicenter experience and review of published reports. J Am Coll Cardiol, 1995, 26 (2): 516-520.

[3] CHEN J, WANG J, SUN H, et al. Fetal cardiac tumor: echocardiography, clinical outcome and genetic analysis in 53 cases. Ultrasound Obstet Gynecol, 2019, 54 (1): 103-109.

[4] MASMEJAN S, BAUD D, RYAN G, et al. Management of fetal tumors. Best Pract Res Clin Obstet Gynaecol, 2019, 58: 107-120.

[5] YUAN SM. Fetal cardiac tumors: clinical features, management and prognosis. J Perinat Med, 2018, 46 (2): 115-121.

[6] OKMEN F, EKICI H, HORTU I, et al. Outcomes of antenatally diagnosed fetal cardiac tumors: a 10-year experience at a single tertiary referral center. J Matern Fetal Neonatal Med, 2020, 20: 1-6.

[7] 赵艳春, 翁宗杰, 吕国荣, 等. 超声、MRI 联合 TSC 基因检测评估胎儿心脏横纹肌瘤. 中国超声医学杂志, 2020, 36 (12): 1108-1111.

[8] QI Y, DING H, HUANG Y. A Multidisciplinary Approach in Prenatal Diagnosis of TSC With Cardiac Rhabdomyoma as the Initial Symptom. Front Pediatr, 2021, 9: 628238.

第四十七章

胎儿心脏位置异常

胚胎早期心管位于头侧咽区,21 天时随对折运动过程进入胸腔,并在其内发育,形成正常的左位心。如果这个过程中出现发育异常,则可能出现心脏位置异常,包括胸腔内位置异常和胸腔外位置异常。

胸腔内心脏位置异常可伴有心室袢形成异常等原始心管扭曲异常,合并心脏大血管结构的异常改变和内脏心房位置的变化,并依据这些变化分为各种亚型。胸腔外心脏位置异常除伴有心脏大血管结构的异常改变和内脏心房位置的变化外,还可合并心包发育异常、胸骨发育异常、膈肌发育异常等。

心脏位置正常为左位心,是指心脏位于胸腔内中纵隔,两侧肺部之间,横膈之上,心脏的大部分结构位于胸骨中线左侧胸腔,心尖与心底的连线指向左下,伴胸腹腔内脏位置正常,即为左位心。除上述左位心之外的任何心脏位置均为异常,包括左旋心、右位心、右旋心、右移位心、中位心和胸外心脏等。本章主要介绍胸外心脏与导致心脏移位的先天性肺囊腺瘤样畸形和先天性膈疝。

第一节　异位心脏

异位心脏(ectopia cordis)是指部分或全部位于胸腔之外的心脏,极为少见。胚胎早期心管位于头侧咽区,伴随着胚胎发育心脏逐渐向尾侧移位至胸腔,并由两侧对合的胸骨板、发育完整的膈肌和心包固定于闭合的胸腔内。如果这一过程中任何一个环节发生异常,都可导致异位心脏的发生,如罕见的胸外型心脏、Cantrell 五联症等。

根据胚胎期心脏发育从头侧向尾侧移位的顺序,将异位心脏分为如下类型:

1. **颈型**　指心脏出现于颈部,极罕见。

2. **胸外型**　指心脏出现于胸壁之外,多有胸骨缺损、心包缺如,胎儿超声心动图显示心脏完全暴露于羊水之中(图 47-1A、B 动 🛜),常伴有心脏大血管结构的异常改变(图 47-2A、B 动 🛜、C、D 动 🛜)。

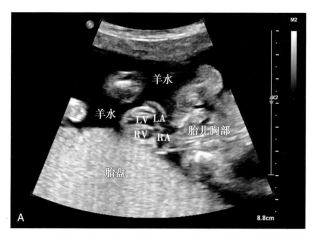

图 47-1　胎儿胸外型心脏超声示意图
A.胎儿胸部横切面显示四腔心结构位于胸腔外,完全暴露于羊水之中;
B.图 A 动态图。

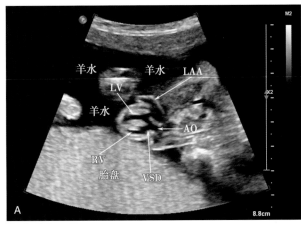
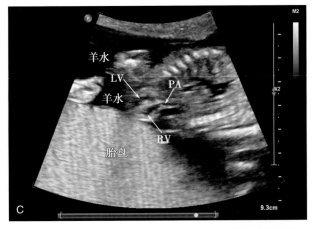

图 47-2　与图 47-1 为同一胎儿,胸外型心脏伴右室双出口超声示意图
A. 五腔心切面显示室间隔缺损、主动脉起自右心室;B. 图 A 动态图;C. 右室流出道切面显示肺动脉起自心室,肺动脉细窄;D. 图 C 动态图。

3. **胸腹型**　部分心脏在胸腔内,部分在腹腔内,可伴有胸骨缺如、膈肌缺损、心包缺如等,如 Cantrell 五联症:①胸骨下端发育不良、缺如或缺损;②膈肌发育不良,形成疝(图 47-3);③上腹壁发育不良,肌层缺如,形成脐周疝(图 47-4A、B 动📶);④心包缺损或缺如;⑤心脏畸形(左心室憩室、室间隔缺损、法洛四联症等),部分心脏疝入腹腔(图 47-5)。

异位心脏中的颈型、胸外型及腹型心脏远离心脏正常位置或位于胸壁之外,产前超声较易诊断。胸腹型心脏由于部分心脏在胸腔内,部分在腹腔内,产前超声诊断较为困难,如 Cantrell 五联症产前超声扫查中未注意心脏位置跨越膈肌时就会漏诊(图 47-6A、B、C、D,图 47-7A、B、C 动📶、D、E 动📶)。

4. **腹型**　极少见,心脏位于膈肌以下的腹腔内,多伴有膈肌和心包缺如。

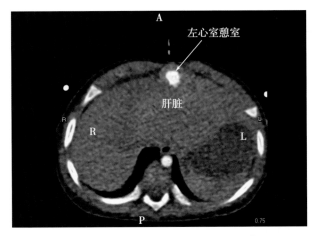

图 47-3　Cantrell 五联症患儿,CTA 上腹横断面可见左心室憩室位于肝脏前方(越过膈肌)

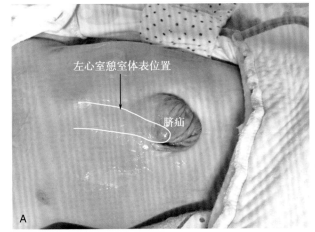

图 47-4　Cantrell 五联症患儿
A. 患儿脐周疝,动态图可见左心室憩室疝入腹腔至脐周部的搏动;B. 图 A 动态图。

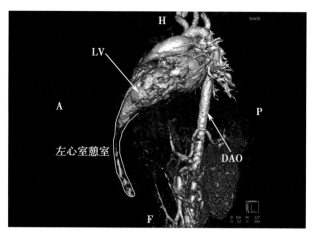

图 47-5　Cantrell 五联症患儿，CTA 三维重建显示左心室
憩室疝入腹腔

（本图由山东省立医院超声诊疗中心　亓恒涛医师惠赠）

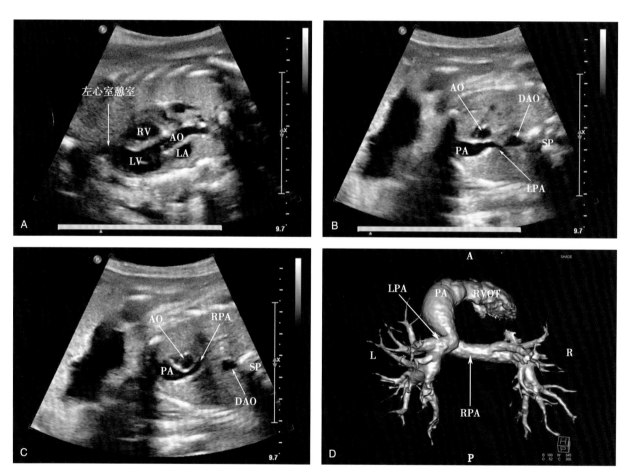

图 47-6　胎儿 Cantrell 五联症超声示意图（产前漏诊）

A. 左室流出道切面显示左心室心尖部形态异常，向下方肝脏前方突出；B. 肺动脉分支切面显示左肺动脉起源于肺动脉
右侧；C. 肺动脉分支切面显示右肺动脉起源于肺动脉左侧；D. 出生后 6 个月 CTA 三维重建显示肺动脉交叉。

（本图由山东省立医院超声诊疗中心　亓恒涛医师惠赠）

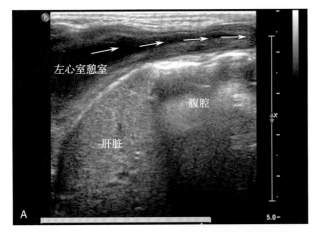
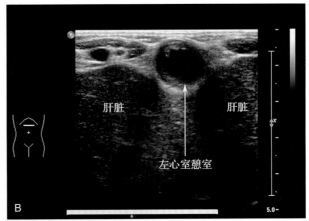

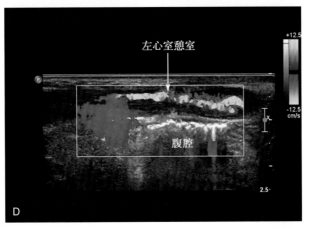

图 47-7　为图 47-6 为同一患儿

A. 患儿出生后 6 个月,患儿剑突下纵切面显示左心室憩室通过膈肌及肝脏前方疝入腹腔;B. 患儿剑突下横切面显示左心室憩室的短轴观位于肝脏前方与腹壁之间;C. 图 A、B 动态图;D. 患儿剑突下纵切面显示左心室憩室内的血流为来回血流;E. 图 D 动态图。

第二节　先天性肺囊腺瘤样畸形

先天性肺囊腺瘤样畸形(congenital cystic adenomatoid malformation,CCAM)是一种错构瘤或发育不良的良性肺肿瘤,又称为先天性肺气道畸形(congenital pulmonary airway malformation,CPAM),先天性肺囊腺瘤样畸形在一般人群中的发病率还是未知的,因为小的肺囊腺瘤临床症状可以不明显,还有一些小的病变可以变得更小或者在胎儿期及幼儿期即可消失。

一、胚胎学、遗传学及发生机制

先天性肺囊腺瘤样畸形被认为是由于肺异常发育导致。根据肺组织解剖学变化,哺乳性脊椎

动物的肺发育过程被分为 5 个不同时期:胚胎期(3~7 周),假腺期(7~17 周),小管期(17~29 周),囊状期(24~36 周)和肺泡期(36 周至足月)。在假腺期,肺的气道部分和末梢肺小管迅速扩张,这种扩张会延续到细支气管,形成腺泡管。肺的外周小管扩张形成腺体,不可控的生长和发育造成的大囊型的肺囊腺瘤是发生在假腺期,而微囊型的肺囊腺瘤被认为发生较晚,通常在小管期。孕 8~10 周被认为是致畸因子影响肺发育并导致先天性肺囊腺瘤样畸形的脆弱时期。当存在基因异常时,先天性肺囊腺瘤样畸形和先天性心脏病可能合并发生。2000—2006 年美国费城儿童医院胎儿心脏中心通过对 262 例患有先天性肺囊腺瘤样畸形的胎儿研究,发现 4 例(1.6%)合并有先天性心脏病,这 4 例中有 2 例室间隔缺损,1 例合并法洛四联症,1 例合并大动

脉转位。回顾文献发现,在同时患有先天性肺囊腺瘤样畸形和先天性心脏病的胎儿中,有近2/3的胎儿存在基因或染色体异常。

二、病理解剖与分型

先天性肺囊腺瘤样畸形是一种罕见的肺发育异常。它是由于终末细支气管的过度生长形成的一种良性错构瘤或者发育异常的肺肿瘤。可能是由于气道与间质之间不能建立正常联系,腺体未分化成正常肺泡而导致肺组织呈"腺瘤样"病理改变。肺囊腺瘤可以生长到相当大,压迫邻近肺组织或影响正常肺组织的生长发育。肺囊腺瘤可发展成一个明显的胸腔内占位性病变,病灶较大可引起心脏及大血管的受压移位(图47-8)。若生长到一定大时,则会出现胎儿水肿、胎死宫内。典型的先天性肺囊腺瘤样畸形为单侧,通常累及一叶肺。胎儿肺囊腺瘤分型主要通过超声表现将其分为大囊型、小囊型和微囊型三型。大囊型:产前超声检出胎儿肺囊腺瘤病变中有一个或多个直径≥5mm的囊肿,当出现多个囊肿时,这些囊肿通常是相通的;小囊型:超声检出胎儿肺囊腺瘤病变中出现多个<5mm的囊肿,通常在3~4mm大小;微囊型:超声表现胎儿肺囊腺瘤病变为实质性高回声团块。

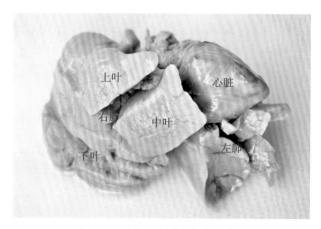

图 47-8 胎儿肺囊腺瘤解剖示意图
右侧肺脏三个肺叶均显著增大。

三、病理生理

胎儿肺囊腺瘤病灶较大时,肿瘤压迫食管,会影响胎儿吞咽羊水,导致羊水过多。最重要的是,

一个大的肿瘤会使胸腔内结构变形及心脏受压移位,引起胎儿腹水及全身水肿等。

胸腔内大的肺囊腺瘤形成外在性压迫,胎儿心肌细胞通常处于一个相对顺应性不佳的"僵硬"状态,其增加前负荷和每搏输出量的能力受限制,会导致心脏充盈不足,从而限制了心排血量。胎儿心脏的压迫会导致心房压增加和静脉压增加,从而导致胎儿水肿。心脏在胸腔内受肺囊腺瘤占位病变的"挤压、扭曲",并偏向肺囊腺瘤的另一侧。当心脏被推开时,腹腔内容物(如肝脏)的位置仍保持相对固定,下腔静脉在通过腹部延伸到达位置已经异常的右心房时也会被扭曲,下腔静脉的这种扭曲会阻碍静脉回流,进一步促进腹水的形成。胎儿肺囊腺瘤造成的胸内压力和张力的增加,反而抑制了胸腔积液和心包积液的形成。

四、超声扫查技巧及注意事项

1. 胎儿肺囊腺瘤的超声诊断常用切面有胸部横切面(含四腔心切面)+胸部冠状切面+左、右侧胸腔纵切面等。

2. **胎儿肺囊腺瘤大小与预后评估** 目前采用肺-头比(肺囊腺瘤容积与胎儿头围比值)来对肿块大小和预后进行评估。肺囊腺瘤容积是用超声测量椭圆体的公式(长 × 高 × 宽 ×0.52)得来的。胎儿肺-头比≥1.6或肺囊腺瘤病变主要由大囊泡组成的属于高风险肺囊腺瘤。通过这种方式测得的肺-头比的大小,指导我们制定超声随诊观察的次数,对胎儿肺-头比≥1.6的高风险肺囊腺瘤胎儿需要1~2周评估一次,而胎儿肺-头比<1.2的肺囊腺瘤胎儿需要2~3周评估一次。肺囊腺瘤胎儿肺-头比增长最快的时间是在孕20~25周,并在25周达到顶峰。此后出现平台期,在29周后肺囊腺瘤肿块开始缩小并且肺-头比下降较为常见。微囊型肺囊腺瘤比大囊型肺囊腺瘤更容易缩小。

3. **胎儿肺囊腺瘤与隔离肺鉴别** 隔离肺又称肺隔离症,是肺的先天畸形之一,它是以血管发育异常为基础的胚胎发育缺陷。隔离肺与正常肺脏分离,有自己的胸膜包绕,隔离肺是一团无功能的肺组织,它的血供均来自体循环动脉,约80%供血动脉为单一血管,来自胸主动脉或腹主动脉。80%~90%的隔离肺发生于左肺基底部,位于左肺与膈之间,可引起心脏移位。隔离肺超声表现除了有来自体循环供应的动脉血流外,表现为边界清楚的强回声包块,易与微囊型肺囊腺瘤相混淆(图47-9A、B、C)。胎儿肺囊腺瘤的动脉血液供应来自肺动脉树,同时静脉通过肺静脉系统回流;隔离肺的动脉供应是典型的来自降主动脉发出的大动脉分支,静脉也是通过肺静脉系统回流。单纯隔离肺预后良好,部分胎儿隔离肺病变可随着孕周增加而消失,对于不能消失患儿,建议出生后超声或CT随诊,有临床症状者可通过手术切除或栓塞滋养血管的方法治疗(图47-10A、B 动🎧、C、D 动🎧、E、F 动🎧、G、H 动🎧)。

4. 胎儿肺囊腺瘤与单侧肺缺如鉴别 单侧肺缺如时,对侧肺脏体积增大,胎儿心脏向患侧移位,与胎儿肺囊腺瘤所致的心脏移位类似,但不同的是

单侧肺缺如胎儿患侧肺脏缺如,对侧肺脏虽然体积增大,但肺脏回声均匀一致,无强回声肿块及囊状无回声(图47-11A、B 动🎧、C)。

5. 胎儿肺囊腺瘤与先天性膈疝鉴别 先天性膈疝是膈的发育缺陷导致腹腔内容物疝入胸腔,膈疝发生于左侧多见,膈疝时腹腔内容物疝入胸腔推挤心脏及纵隔移位,若腹腔脏器如胃、小肠疝入胸腔时,通过显示胃泡在胸腔内较易诊断胎儿膈疝(图47-12A、B 动🎧),但若单纯小肠疝入胸腔时形成类似正常肺脏回声或肺囊腺瘤样回声(图47-13A、B、C 动🎧、D、E 动🎧),极易漏诊或误诊(详见本章第三节先天性膈疝)。

五、胎儿超声心动图诊断

胎儿不同类型先天性肺囊腺瘤样畸形声像图存在差异,微囊型声像图特点为单侧肺或一叶肺叶呈现强回声肿块,病变累及范围较大时,引

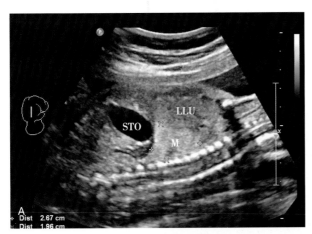

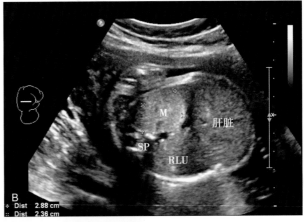

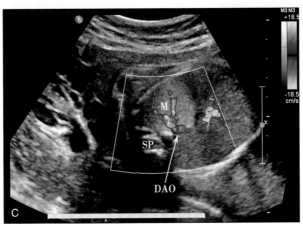

图 47-9 胎儿隔离肺超声示意图

A. 左侧胸部纵切面显示左肺后下方回声增强肿块(M); B. 下胸部横切面显示左肺后下方回声增强肿块(M); C. 彩色血流显示该肿块血供来源于降主动脉发出的侧支动脉。

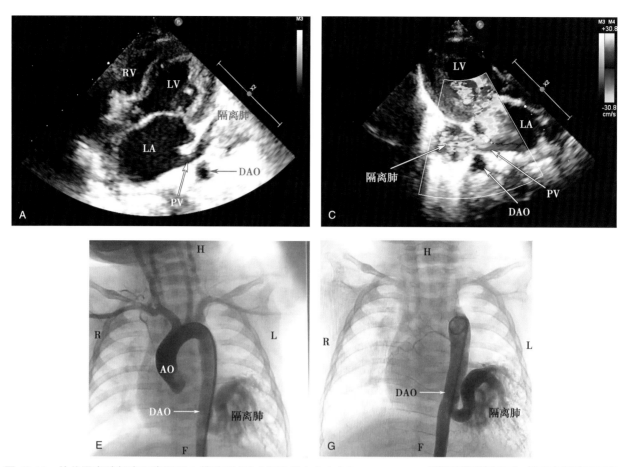

图 47-10　幼儿隔离肺超声示意图及血管造影（手术切除后患儿康复）

A. 左室流出道切面显示左心房、室扩大，左肺下静脉增宽，左心外侧不均质肿块；B. 图 A 动态图；C. 彩色多普勒超声显示左肺下静脉丰富血流来自左心外侧不均质肿块；D. 图 C 动态图；E. 主动脉造影，胸部正位片显示左侧胸腔下部软组织包块血供来自降主动脉发出的大动脉分支；F. 图 E 动态图；G. 降主动脉造影，胸部斜位片显示左侧胸腔下部软组织包块血供来自降主动脉发出的大动脉分支；H. 图 G 动态图。

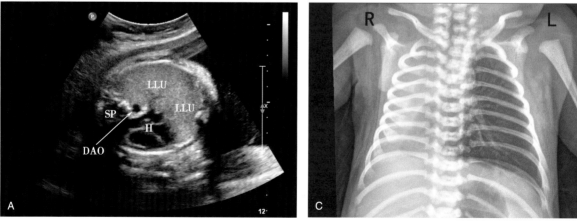

图 47-11　胎儿右侧肺缺如超声示意图及出生后胸部 X 线片

A. 胎儿胸部横切面显示胎儿右侧肺缺如，左侧肺体积增大、回声均匀，心脏向右侧移位；B. 图 A 动态图；C. 患儿出生后 8 小时，胸部 X 线片示右侧胸廓较对侧小、右侧肺缺如。

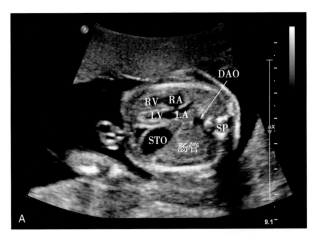

图 47-12　胎儿左侧膈疝超声示意图 1
A.胎儿胸部横切面显示心脏向右侧
移位,胎儿左侧胸腔内显示"胃泡"
及肠管回声;B.图 A 动态图。

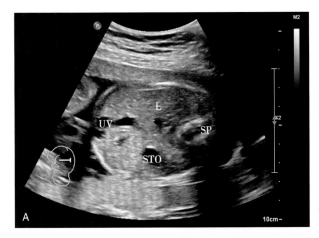

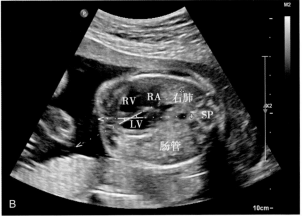

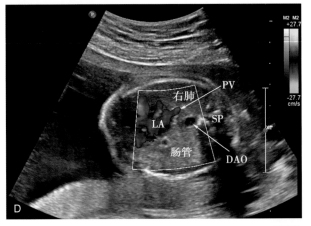

图 47-13　胎儿左侧膈疝超声示意图 2
A.胎儿腹围切面显示"胃泡"位于左侧腹腔内;L:肝脏;B.胸部横切面显示心
脏向右侧胸腔移位,疝入左侧胸腔内的肠管回声酷似正常肺脏回声;C.图 B 动
态图;D.彩色血流显示右侧肺静脉引入左心房,左侧胸腔内的肠管回声酷似正
常肺脏无血流引入左心房,可帮助鉴别是疝入左侧胸腔内的肠管,而不是肺脏;
E.图 D 动态图。

起心脏及纵隔向对侧移位(图 47-14A、B 动 📶、C、D 动 📶),受累的肺脏体积显著增大者可超越中线引起心脏及对侧肺脏挤压移位(图 47-15A、B 动 📶、C、D 动 📶);小囊型表现受累的肺脏呈现强回声肿块内伴有散在的多发小囊肿回声,囊肿直径<5mm,多为 3~4mm 大小囊肿(图 47-16A、B 动 📶);大囊型声像图表现为受累的肺脏出现单个或多个直径≥5mm 的囊肿,单发大囊肿可伴有小囊肿(图 47-17A、B 动 📶、C、D 动 📶),多发大囊肿时病变累及范围较大,囊肿与囊肿之间相通,引起

心脏及纵隔移位(图 47-18A、B 动 📶、C、D 动 📶)。胎儿肺囊腺瘤大囊型、小囊型和微囊型三型可在同一胎儿肺囊腺瘤病变中体现(图 47-19A、B 动 📶)。此外,胎儿肺囊腺瘤病变累及范围较大时,不论是左侧还是右侧肺囊腺瘤均引起心脏向对侧移位(图 47-20A、B 动 📶、C、D 动 📶)。先天性肺囊腺瘤样畸形患儿出生后,因肺囊腺瘤内无肺气充盈,超声可以显示靠近胸壁的肺囊腺瘤肿块,表现为实质性不均质中等回声肿块,内可见大小不等的无回声(图 47-21A、B 动 📶、C、D 动 📶)。

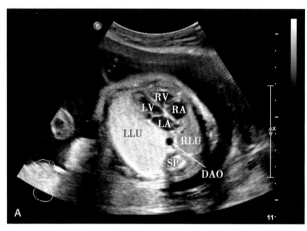
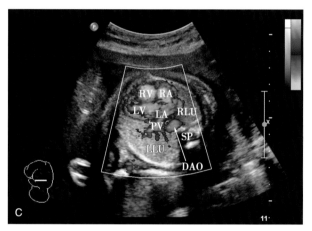

图 47-14 胎儿微囊型肺囊腺瘤超声示意图 1
A.胸部横切面显示左侧肺脏强回声肿块、体积增大,心脏向右侧移位;B.图 A 动态图;C.彩色多普勒超声显示左侧肺脏强回声肿块静脉回流入左心房;D.图 C 动态图。

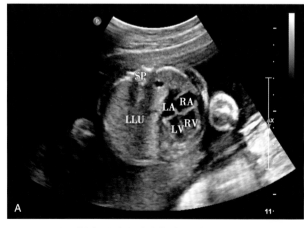
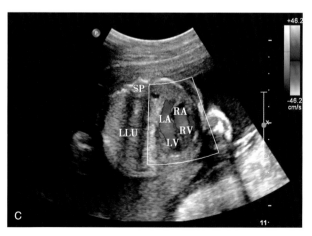

图 47-15 胎儿微囊型肺囊腺瘤超声示意图 2
A.胸部横切面显示左侧肺脏体积超越中线,对心脏和右肺挤压并向右侧移位;B.图 A 动态图;C.彩色多普勒超声显示心脏血流;D.图 C 动态图。

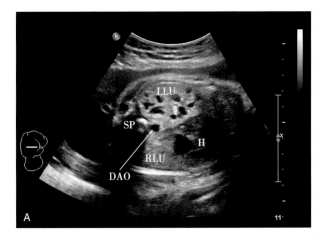

图 47-16　胎儿小囊型肺囊腺瘤超声示意图 3

A. 胸部横切面显示左肺强回声肿块内伴有散在的多发小囊肿回声,心脏向右侧移位;B. 图 A 动态图。

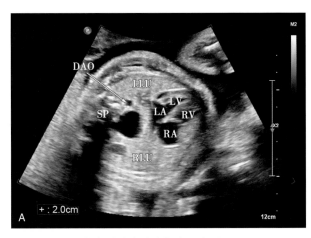

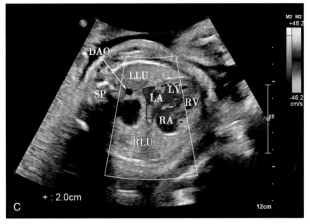

图 47-17　胎儿大囊型肺囊腺瘤超声示意图 1

A. 胸部横切面显示右侧肺脏内单发直径近 20mm 的大囊肿回声,伴多发小囊肿、心脏向左前方移位;B. 图 A 动态图;C. 彩色多普勒超声显示左、右肺静脉正常回流入左心房;D. 图 C 动态图。

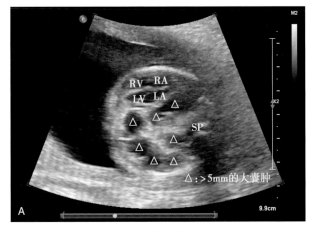

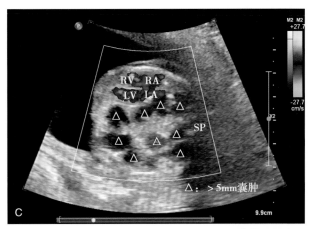

图 47-18　胎儿大囊型肺囊腺瘤超声示意图 2

A. 胸部横切面显示左肺体积显著增大,内多发直径 ≥ 5mm 的大囊肿回声,囊肿与囊肿之间相通,心脏被严重挤压向右侧移位;B. 图 A 动态图;C. 彩色多普勒超声显示心脏血流;D. 图 C 动态图。

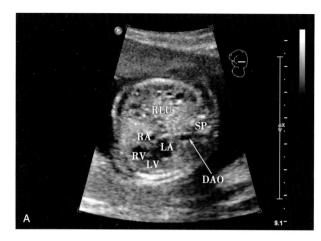

图 47-19 胎儿肺囊腺瘤超声示意图
A. 胸部横切面显示右肺体积显著增大,其内可见微囊型的强回声、小囊肿及大囊肿回声,心脏被严重挤压向左前侧移位;B. 图 A 动态图。

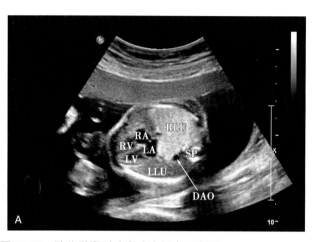

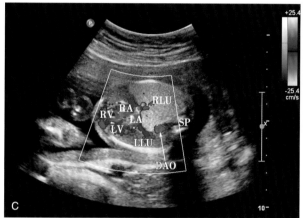

图 47-20 胎儿微囊型肺囊腺瘤超声示意图
A. 胸部横切面显示右肺中、下叶强回声肿块,心脏向左前方移位;B. 图 A 动态图;
C. 彩色多普勒超声显示右肺强回声肿块血供来源于肺动脉;D. 图 C 动态图。

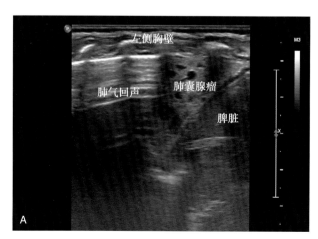

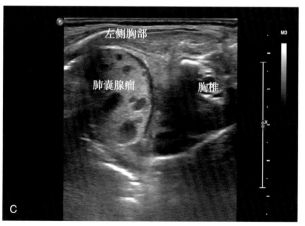

图 47-21 新生儿大囊型肺囊腺瘤超声示意图 3
A. 左侧胸部纵切面显示左侧胸腔上部为肺气回声、下部为不均质中等回声肿块,内可见大小不等的囊肿回声,该肿块随呼吸移动;B. 图 A 动态图;C. 左侧胸部横切面显示左侧胸腔下部为不均质中等回声肿块,内见直径超过 5mm 的大囊肿回声;D. 图 C 动态图。

六、预后与治疗

少数产前诊断的先天性肺囊腺瘤样畸形肿块胎儿期即消失,大部分胎儿在妊娠晚期肿块会缩小。此类胎儿可经阴道分娩,并在出生后 5~8 周后进行择期手术。手术切除是为了降低可能会发生的感染、气胸和恶性变的风险。部分大的肺囊腺瘤病变由于孕期影响了肺的发育而影响呼吸系统功能,最终导致胎儿出生时肺发育不全。

第三节　先天性膈疝

先天性膈疝(congenital diaphragmatic hernia, CDH)是指膈肌发育缺陷导致部分腹腔内容物疝入胸腔,新生儿发病率为 1/3 000~1/2 000,常伴发其他畸形或综合征,其中伴有先天性心脏病最常见。

一、胚胎学、遗传学及发生机制

胚胎早期,胸腔与腹腔相通,横膈膜的形成及胸腹腔的分隔发生在妊娠的第 3~8 周。约在胚胎第 8 周时形成圆顶状的肌肉筋膜组织即横膈,将胸腔与腹腔分开。如果横膈发育缺陷导致膈肌缺损时,部分腹腔内脏器通过膈肌异常缺损处进入胸腔,即形成先天性横膈疝。在肺发育的关键时刻,肠管、胃和肝脏进入胸腔,导致肺发育不良,对疝所在侧的肺影响最大,然而,也可能影响到对侧肺的正常发育,视心脏及纵隔向对侧移位压迫的程度。

在肺发育的关键时期疝入胸腔的肠管导致支气管树形成不足,限制了气道的分支形成。通常情况下,气道将形成 23~25 级分支,而在先天性膈疝出现的一侧只形成 12~14 级,在对侧为 16~18 级,肺泡减少并且有肺泡表面活性物质减少及抗氧化系统功能下降。肺血管与气道同时发育,先天性膈疝也会导致肺小动脉发育异常,肌性化,动脉分支减少并缩短。

常见的染色体异常,包括 18- 三体、13- 三体、性染色体异常。可伴有的综合征有 Fryns 综合征、胸腹综合征、Simpson-Golabi-Behmel 综合征、

Brachmann-de Lange 综合征、Wolf-Hirschhorn 综合征(4p 缺失)及 Donnai-Barrow 综合征等。

二、病理解剖与分型

先天性膈疝解剖学分型可分为后外侧疝和胸骨后疝,后外侧疝最常见,后外侧疝其横膈缺损位于腰椎与膈肌交接区侧前方(图 47-22)。可能因为肝脏位于右侧,在发育的过程中肝脏起到一定的阻隔保护作用,后外侧疝大部分发生在左侧,少部分发生在右侧,偶尔也有发生在双侧。胸骨后疝发生率低,胸骨后疝是胸骨旁或胸骨后的横膈缺损。

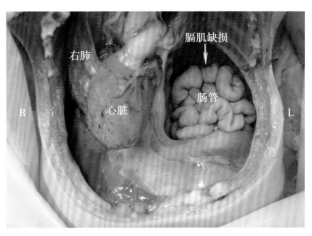

图 47-22　胎儿左侧膈疝解剖示意图 1
将患儿突入左侧胸腔的肠管还纳入腹腔后,见膈肌缺损位于腰椎与膈肌交接区侧前方。

胎儿横膈缺损时腹腔内脏器包括胃、肠、肝、脾等均可突入胸腔。左侧膈疝突入胸腔内多为胃、肠及脾(图 47-23),左侧肺脏受疝入胸腔内胃、肠挤压而发育不良,胎儿心脏被推挤向右侧移位(图 47-24)。胎儿右侧膈疝较左侧膈疝少见,右侧膈疝时突入右侧胸腔的脏器主要为右肝叶,胎儿心脏被推挤向左侧移位,右肺受挤压而发育不良。胎儿膈疝最严重的后果是肺发育不良和肺血管疾病,这直接影响胎儿出生后的生存。

三、病理生理

胎儿膈疝时腹腔内容物突入到胸腔后,主要造成患侧肺脏被挤压发育不良,心脏被推挤向对侧移位甚至影响对侧肺脏发育不良,胎儿胃突入

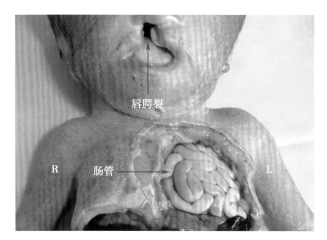

图 47-23　胎儿左侧膈疝解剖示意图 2
剖开左侧前胸壁见左侧胸腔内挤满肠管,未见左侧肺脏,伴有唇腭裂。

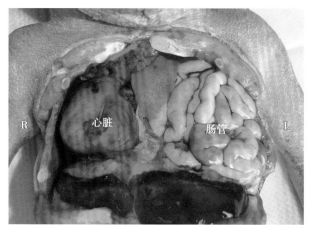

图 47-24　胎儿膈疝解剖示意图
剖开左、右侧前胸壁见左侧胸腔内挤满肠管,心脏被推挤向右侧移位。

胸腔后因受挤压及食管与胃连接部受牵拉移位成角,使胎儿吞咽羊水的阻力增加或不能吞咽羊水,引起羊水过多。胎儿膈疝最常见的位置是在胸腔左侧,腹腔内容物突入到左侧胸腔,胎儿心脏被推挤向右侧移位,心脏受到机械性压迫,减少心室充盈。有心脏受压移位导致下腔静脉和静脉导管进入右心房底部入口异常,改变了心腔内血流模式,通常情况下,下腔静脉血流对向右心耳,静脉导管及肝静脉的血流被引向卵圆孔,通过卵圆孔房间隔通道进入左心房,使左心室内充满含氧量高的血液,以灌注心脏和大脑等重要器官。在胎儿膈疝时,由于心脏移位、扭转和心轴的改变,使下腔静脉和静脉导管血流方向偏离了卵圆孔方向,使正常的血流动力学受到了不利影响,这将限制左心室的充盈,而增加右心室充盈,使右心室扩大。此外,胎儿膈疝时,肺发育不良意味着存在肺血管数减少,可灌注的肺组织较少,所以肺静脉回流减少,进一步导致左心室充盈量减少,慢性的左心室充盈不良和前负荷减少导致胎儿膈疝左室腔相对较小、心室壁较薄。

四、超声扫查技巧及注意事项

(一)胎儿膈疝的超声扫查切面与要点

胎儿膈疝的超声诊断常用切面有上腹横切面(腹围切面)+ 四腔心切面 + 左、右侧胸腹腔旁正中矢状切面等。

正常胎儿上腹横切面(腹围切面)显示胃泡位于左侧腹,肝脏位于右侧腹,前方脐静脉连接门静脉左干,后方为脊柱(图 47-25A、B 动🛜),彩色多普勒或能量多普勒显示脐静脉血流经门静脉窦、静脉导管进入下腔静脉(图 47-26A、B 动🛜),胎儿膈疝时,不论是左侧的胃泡突入左侧胸腔,还是右侧的肝脏突入右侧胸腔,均可能导致胎儿上腹横切面(腹围切面)不能显示正常腹围切面标志性结构。

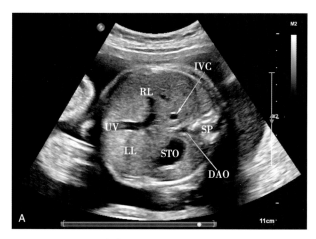

图 47-25　胎儿正常腹围切面超声示意图
A. 正常胎儿腹围切面显示胃泡位于左侧腹,肝脏位于右侧腹,前方脐静脉连接门静脉左干(RL-右肝、LL-左肝),后方为脊柱;B. 图 A 动态图。

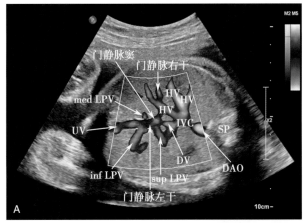

图 47-26　胎儿正常腹围切面能量多普勒超声示意图

A. 正常胎儿腹围切面能量多普勒显示脐静脉血流经门静脉窦、静脉导管进入下腔静脉；med LPV：门静脉左中支；inf LPV：门静脉左下支；sup LPV：门静脉左上支；B. 图 A 动态图。

胎儿四腔心切面是产前超声筛查胎儿膈疝的重要切面，目前超声虽然可以显示胎儿膈肌回声，但是超声评价膈肌的完整性是困难的，笔者认为在胎儿横膈上方横切胎儿胸部显示左、右肺环绕位居中间的四腔心结构，心脏前方紧贴前胸壁，心脏后方紧贴降主动脉及脊柱的方法，可间接评估胎儿膈肌的完整性，虽然不能完全除外胎儿先天性膈疝存在的可能，但可作为产前超声筛查胎儿先天性膈疝的简单有效的方法（图 47-27A、动，图 47-28A、B 动）。

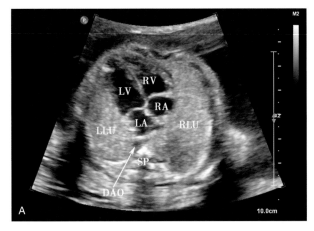

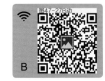

图 47-27　胎儿正常四腔心切面超声示意图

A. 正常胎儿四腔心切面显示四腔心对称，左、右肺环绕中间的四腔心结构，前方紧贴前胸壁，后方紧贴降主动脉及脊柱；B. 图 A 动态图。

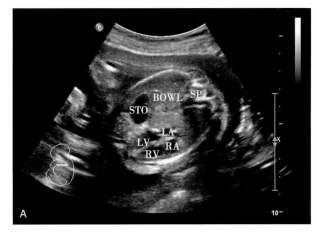

图 47-28　胎儿左侧膈疝超声示意图 1

A. 胎儿四腔心切面显示心脏向胸腔右前方侧移位，紧贴右侧胸壁，四腔心不对称，左侧胸腔内显示胃泡及肠管回声，心脏后方与降主动脉及脊柱分离；BOWL：肠管；B. 图 A 动态图。

胎儿左侧胸腹腔旁正中矢状切面显示胸腹腔之间有一带状低回声，即为膈肌，将左上腹胃泡、脾脏及左肾上腺与左侧胸腔内的肺脏分隔开（图 47-29A、B 动），右侧胸腹腔旁正中矢状切面显示右肝叶顶部与右侧胸腔内的肺脏之间有分界线（图 47-30A、B 动）。胎儿左侧膈疝时，左侧胸腹腔旁正中矢状切面显示胸腹腔之间膈肌回声带消失，可见跨越胸腹腔肠管形成的不均质回声或胃泡位于左侧胸腔内（图 47-31A、B 动，图 47-32A、B 动）。胎儿右侧膈疝时，右侧胸腹腔旁正中矢状切面显示突入右侧胸腔的右肝叶与被积压的肺脏之间仍有分界线（右肝叶顶部形成界面），但右肝与被积压的肺脏之间分界线上移，肺脏体积缩小。

（二）胎儿膈疝产前超声诊断相关注意事项

1. 胎儿心脏移位是产前超声诊断先天性膈疝的重要线索　胎儿膈疝时突入胸腔的胃内充满液体时，超声显示胃泡在胸腔内并与心脏左右相邻，胎儿膈疝容易被诊断（图 47-12A、B 动），但若突入胸腔的是肠管或肝脏时，超声显示相对较均匀组织，并与正常的胎儿肺脏回声相似，极易造成胎儿膈疝的漏诊（图 47-33A、B 动）。有些病例直至晚孕时由于发现心脏移位而被诊断（图 47-34A、B 动、C），甚至产后才被诊断的病例并不少见。胎儿膈疝时，突入胸腔的不论是易于辨认的胃泡，

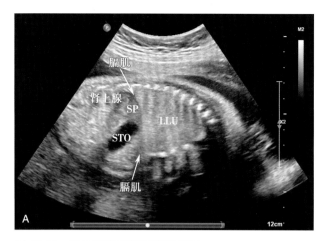

图 47-29　胎儿正常左侧胸腹腔旁正中矢状切面超声示意图
A. 左侧胸腹腔旁正中矢状切面显示胸腹腔之间有一带状低回声,将左上腹胃泡、脾脏及左肾上腺与左侧胸腔内的肺脏分隔开;B. 图 A 动态图。

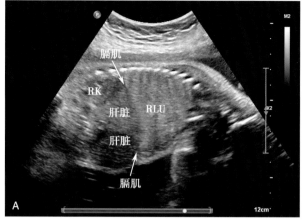

图 47-30　胎儿正常右侧胸腹腔旁正中矢状切面超声示意图
A. 右侧胸腹腔旁正中矢状切面显示右肝叶顶部与右侧胸腔内的肺脏之间有分界线;RK:右肾;B. 图 A 动态图。

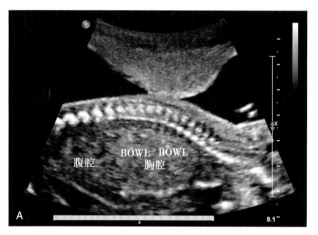

图 47-31　胎儿左侧膈疝超声示意图 2
A. 左侧胸腹腔旁正中矢状切面显示胸腹腔之间膈肌回声带消失,可见跨越胸腹腔肠管形成的不均质回声;B. 图 A 动态图。

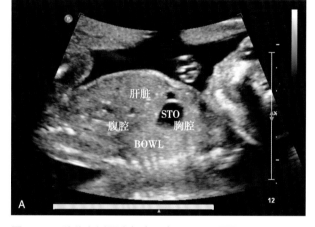

图 47-32　胎儿左侧膈疝超声示意图 3
A. 左侧胸腹腔旁正中矢状切面显示胸腹腔之间膈肌回声带消失,可见跨越胸腹腔肠管形成的不均质回声,胃泡位于左侧胸腔内;B. 图 A 动态图。

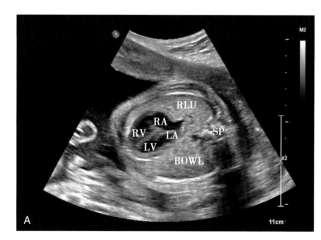

图 47-33　胎儿左侧膈疝超声示意图(孕 26 周)
A. 胎儿四腔心切面显示心脏向胸腔右前方移位,紧贴右侧胸壁,突入左侧胸腔内的肠管酷似肺脏回声;B. 图 A 动态图。

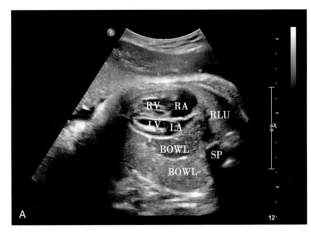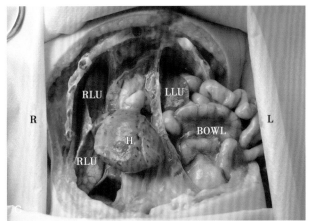

图 47-34　胎儿左侧膈疝超声示意图（孕 38 周）

A. 胎儿四腔心切面显示心脏向胸腔右前方移位,紧贴右侧胸壁,突入左侧胸腔内的肠管类似肺脏回声,孕中、晚期多次超声检查漏诊,孕 38 周超声检查发现心脏移位而被检出；B. 图 A 动态图；C. 引产证实左侧膈疝,肠管突入左侧胸腔,心脏被推挤向右前方移位,左肺被挤压发育不良。

还是不易辨认的肠管、肝脏及脾脏,均会导致心脏及纵隔受压移位,因此,观察胎儿心脏移位征象是诊断胎儿先天性膈疝最敏感的征象。

2. 胎儿胃泡是否位于胸腔内对胎儿膈疝的诊断意义　胎儿左侧胸腔内显示胃泡回声是诊断胎儿左侧膈疝的有力佐证,但胎儿膈疝时胃突入胸腔后因受挤压以及食管与胃连接部受其牵拉成角,使胎儿吞咽羊水阻力增加或不能吞咽羊水,胃内干瘪无羊水充盈,声像图表现在胎儿胸腔及腹腔内均不能显示胃泡回声者并不少见,此时,多伴有羊水过多。胎儿左侧膈疝肠管突入左侧胸腔内,而胃泡下移至下腹部者少见（图 47-35A、B 动、C、D 动、E、F 动）。

3. 食管裂孔疝　食管裂孔疝是先天性膈疝的特殊类型,是由于膈脚和食管韧带发育异常,形成食管裂孔；或食管过短,造成胃的上部进入胸腔。食管裂孔疝多为食管裂孔滑动疝,其特点是疝入胸腔内容物随着胸、腹腔的压力变化而上下移动,胎儿食管裂孔疝在主动脉弓切面显示由腹腔突入至胸腔位于降主动脉与心脏之间不均质包块（图 47-36）,上腹横切面显示该包块为脊柱与肝脏之间（图 47-37）,动态观察可见该肿块在胸腹腔间上下移动。

4. 胎儿先天性膈疝常伴有其他畸形　胎儿膈疝常伴发其他畸形,或是综合征的表现之一,伴有先天性心脏病很常见,并以室间隔缺损最常见（图

47-38A、B、C、D 动、E、F 动）。

5. 胎儿先天性膈疝的超声鉴别诊断　胎儿先天性膈疝主要应与一侧肺缺如、胸腔积液及肺囊腺瘤引起的心脏移位及胸腔内占位病变相鉴别。一侧肺缺如虽然表现心脏移位于患侧,但对侧胸腔内显示均匀一致的肺脏回声。一侧胸腔大量积液时,也可引起胎儿心脏向对侧移位,但胸腔内显示不规则的无回声区沿胸腔分布,同时可显示被压缩的肺脏回声（图 47-39A、B 动、C、D 动,图 47-40A、B 动、C、D 动）。胸腔内占位病变最常见的肺囊腺瘤,较大的肺囊腺瘤可引起心脏向对侧移位,胎儿肺囊腺瘤分为大囊型、小囊型和微囊型三型,表现肺脏内强回声肿块或 / 和伴有多发大小不等的囊肿回声,这与先天性膈疝时腹腔内容物疝入胸腔不同（详见本章第二节先天性肺囊腺瘤样畸形）。

五、胎儿超声心动图诊断

胎儿膈疝以左侧膈疝多见,在四腔心切面我们首先发现的异常是心脏向右侧胸腔移位,继而发现突入左侧胸腔胃泡、肠管及脾脏,左侧胸腹腔旁正中矢状切面显示胸腹腔之间膈肌回声带消失,即可诊断胎儿左侧膈疝。右侧膈疝较左侧少见,首先发现的异常是心脏向左侧胸腔移位,但右侧膈疝时突入胸腔的器官主要为右肝叶,由于肝实质回声与肺回声相近,常给诊断带来困难,应用彩色多普勒超

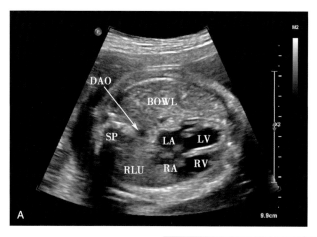

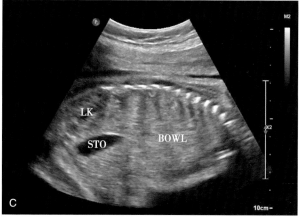

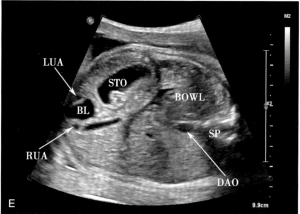

图 47-35　胎儿左侧膈疝超声示意图（孕 28 周）

A. 胎儿四腔心切面显示心脏向胸腔右前方移位，紧贴右侧胸壁，突入左侧胸腔内的肠管回声，胸腔内未显示胃泡；B. 图 A 动态图；C. 左侧胸腹腔旁正中矢状切面显示胸腹腔之间膈肌回声带消失，可见跨越胸腹腔肠管回声，胃泡位于下腹部；D. 图 C 动态图；E. 腹部斜切面显示胃泡与膀胱相邻；LVA：左脐动脉；RVA：右脐动脉；F. 图 E 动态图。

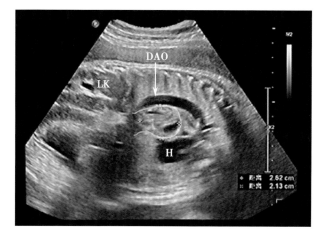

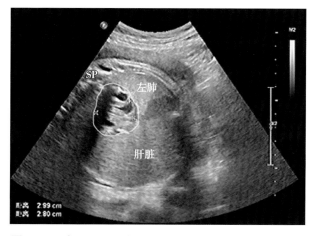

图 47-36　胎儿食管裂孔疝超声示意图（孕 34 周）

主动脉弓切面显示由腹腔突入至胸腔位于降主动脉与心脏之间不均质包块 2.6 cm×2.0cm，该例胎儿在孕 20 周、26 周及 30 周系统超声检查及胎儿心脏检查均未发现异常；LK：左肾。

图 47-37　与图 47-36 为同一胎儿（该患儿足月分娩后经手术修复）

上腹横切面显示该包块为脊柱与肝脏之间 2.9cm×2.8cm。

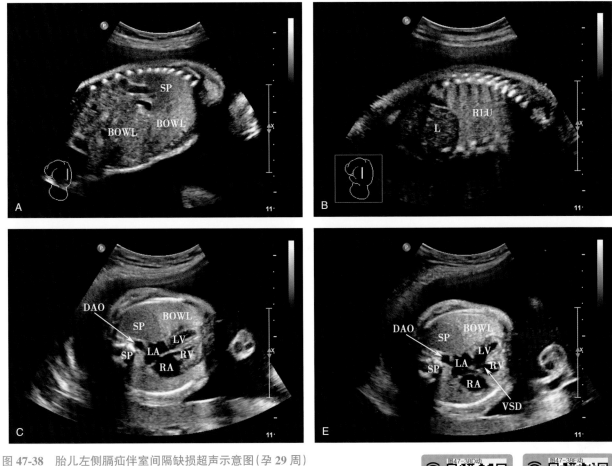

图 47-38　胎儿左侧膈疝伴室间隔缺损超声示意图（孕 29 周）

A. 左侧胸腹腔旁正中矢状切面显示胸腹腔之间膈肌回声带消失,可见跨越胸腹腔肠管回声酷似肺脏回声;B. 右侧胸腹腔旁正中矢状切面显示右肝叶顶部与右侧胸腔内的肺脏之间有分界线;C. 胎儿四腔心切面显示心脏向胸腔右侧移位,紧贴右侧胸壁,突入左侧胸腔内的肠管及后方脾脏回声,四腔心对称,室间隔连续;D. 图 C 动态图;E. 五腔心切面显示膜周部室间隔缺损;F. 图 A 动态图。

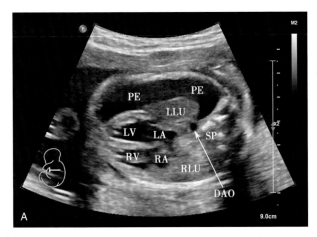

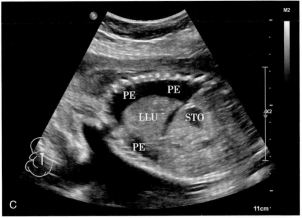

图 47-39　胎儿左侧胸腔积液超声示意图（孕 26 周）

A. 胎儿左侧胸腔大量积液,左侧肺组织及心脏受压向右侧胸腔移位;B. 图 A 动态图;C. 左侧胸腹腔旁正中矢状切面显示肺脏被无回声暗区包裹,胸腹腔之间膈肌回声带存在;D. 图 C 动态图。

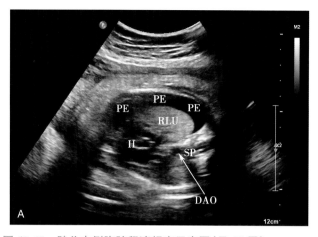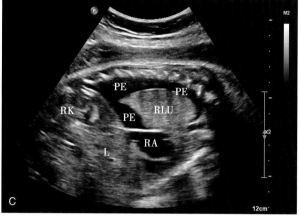

图 47-40　胎儿右侧胸腔积液超声示意图（孕 35 周）

A. 胎儿右侧胸腔大量积液，右侧肺组织及心脏受压向左侧胸腔移位；B. 图 A 动态图；C. 右侧胸腹腔旁正中矢状切面显示肺脏被无回声暗区包裹，胸腹腔之间膈肌回声带存在；D. 图 C 动态图。

声追踪显示脐静脉 - 门静脉走行若超过膈肌水平（在胸腹腔旁正中矢状切面，并以左侧膈肌水平为参照），则可确定突入右侧胸腔内实质回声为肝脏。

值得注意的是，产前超声诊断胎儿膈疝是依据胎儿腹腔内脏器移位于胸腔，并导致心脏移位的间接征象，只有当腹腔内容物突入胸腔时，膈疝才有可能被超声发现。当腹腔内容物未突入胸腔时，超声很难诊断膈疝的存在，将不可避免漏诊。

食管裂孔疝，在中孕期由于胎儿胸腹腔压力较小，其腹腔内容物未突入胸腔而表现正常，晚孕期随着胎儿胸腹腔压力增大及胎儿腹式呼吸样运动出现，使腹腔内容物突入胸腔并随着胸腔压力的变化而上下移动，有可能在晚孕期被发现。

六、预后与治疗

胎儿膈疝预后差，围产期死亡率高。预后与以下因素有关：膈肌缺损的部位、大小、突入胸腔内容物的多少、肺脏受压程度、有无合并其他畸形及染色体异常等。目前应用最广泛的指标仍然是肺 - 头比值（lung to head ratio，LHR），计算方法 LHR=（右肺长径 × 右肺短径）/ 头围，单位为 mm。LHR 越高，生存率越高、预后越好，反之则越差，目前认为 LHR>1.4 预后良好，LHR<1.0 可作为诊断重症膈疝的标准，研究发现 LHR 低于 0.6 的患者病死率高达 100%，LHR 的测量受"窗口期"限制，LHR 的测量窗口期定为妊娠 24~26 周，超过窗口期的患者可以用实测 / 预测肺 - 头比值（observed/expected lung-to-head ratio，o/e LHR）替代，这种相对值的测量能够克服单纯测量 LHR 的不足之处、校正胎龄的差异，随着 o/e LHR 的升高，膈疝病死率相应下降，o/e LHR < 15% 时，生存率为 0；o/e LHR > 45% 时，生存率为 75%。胎儿膈疝最严重的后果是引起肺发育不良、肺血管疾病及肺动脉高压，这也是胎儿膈疝出生后死亡的主要原因。随着小儿外科手术水平的提高，部分膈疝患儿出生后可进行手术修补，近年来，国外开展的治疗膈疝的比较有前景的宫内介入手术，为妊娠 24~26 周超声辅助胎儿镜下气管球囊栓塞，其理论基础为通过胎儿气管内置入球囊阻止胎肺内液体外溢、增大肺体积、促进肺泡发育，取得一定的疗效，国内开展此项技术的单位极少。食管裂孔疝是先天性膈疝的特殊类型，生后手术修补治疗，预后良好。

（接连利　许　燕）

参 考 文 献

[1] GRIGORE M, MICU R, MATASARIU R, et al. Cantrell syndrome in the first trimester of pregnancy: imagistic findings and literature review. Med Ultrason, 2020, 22 (2): 189-196.

[2] WILLIAMS AP, MARAYATI R, BEIERLE EA.

Pentalogy of Cantrell. Semin Pediatr Surg, 2019, 28 (2): 106-110.

［3］POLITIS MD, BERMEJO-SANCHEZ E, CANFIELD MA, et al. Prevalence and mortality in children with congenital diaphragmatic hernia: a multicountry study. Ann Epidemiol, 2021, 56: 61-69. e3.

［4］接连利, 许燕, 陈希平, 等. 产前超声诊断胎儿先天性膈疝的价值. 中华超声影像学杂志, 2008, 17 (3): 234-236.

［5］夏波, 俞钢, 陈月清, 等. 产前诊断与生后治疗一体化管理模式诊治胎儿先天性膈疝的研究. 中华小儿外科杂志, 2020, 41 (5): 421-425.

［6］ZHANG N, ZENG Q, CHEN C, et al. Distribution, diagnosis, and treatment of pulmonary sequestration: Report of 208 cases. J Pediatr Surg, 2019, 54 (7): 1286-1292.

［7］王曦曦, 王丽梅, 牛会敏. 胎儿先天性肺囊腺瘤畸形与肺隔离症的产前超声诊断与预后分析. 中国超声医学杂志, 2020, 36 (1): 80-83.

［8］CHEN Y, ZHAO B, XI F, et al. The prenatal ultrasonic character and postnatal follow-up of 227 microcystic and macrocystic congenital cystic adenomatoid malformations. J Obstet Gynaecol, 2021, 41 (4): 562-568.

［9］PETERS NCJ, HIJKOOP A, HERMELIJN SM, et al. Prediction of postnatal outcome in fetuses with congenital lung malformation: 2-year follow-up study. Ultrasound Obstet Gynecol, 2021, 58 (3): 428-438.

［10］ICHINO M, MACCHINI F, MORANDI A, et al. Combined Pre- and Postnatal Minimally Invasive Approach to Complicated Pulmonary Sequestrations. European J Pediatr Surg Rep, 2020, 8 (1): e62-e67.

［11］RILEY JS, URWIN JW, OLIVER ER, et al. Prenatal growth characteristics and pre/postnatal management of bronchopulmonary sequestrations. J Pediatr Surg, 2018, 3 (02): 265-269.

［12］许燕, 接连利, 刘清华. 超声诊断胎儿右肺缺如 1 例, 中华超声影像学杂志, 2007, 16 (12): 1081.

［13］NOVOA Y NOVOA VA, SUTTON LF, NEIS AE, et al. Reproducibility of Lung-to-Head Ratio Ultrasound Measurements in Congenital Diaphragmatic Hernia. J Ultrasound Med, 2018, 37 (8): 2037-2041.

［14］ABBASI N, RYAN G, JOHNSON A, et al. Reproducibility of fetal lung-to-head ratio in left diaphragmatic hernia across the North American Fetal Therapy Network (NAFTNet). Prenat Diagn, 2019, 39 (3): 188-194.

第四十八章

胎儿心律失常

一、概述

胎儿孕 12 周时,其心脏结构发育已基本完成,但直到孕 16 周时传导系统才发育成熟。整个妊娠期,胎儿心率都在变化。在最初的 3 个月,胎儿心率为 110~180 次 /min,在妊娠第 9 周时达到最快心率。此后,胎儿平均心率开始下降,接近分娩时,约为 135 次 /min,正常变化范围 110~160 次 /min。

胎儿心律失常较常见,但胎儿心律失常的实际发生率尚不清楚,因为很多心律失常发生短暂,对血流动力学影响很小,而未被发现。普遍认为,占妊娠胎儿总数的 1%~3% 有胎儿心律失常,在心律失常胎儿中,绝大部分胎儿心律失常为一过性,并不伴有胎儿心脏结构等异常。有报道称 10% 的胎儿心律失常与胎儿心脏结构异常、胎儿死亡或胎儿神经系统畸形相关。

二、胎儿心律失常超声检查方法

随着超声技术进步,产前超声诊断胎儿心律失常已成为可能。胎儿超声心动图不仅能够反映胎儿心脏节律变化,还能够观察心血管解剖结构及血流动力学异常变化,排除心脏结构发育异常,为临床治疗和预后提供重要信息。

(一) M 型超声心动图

M 型超声心动图具有良好的时间分辨率,当其取样线通过心房壁时,反映了心房的机械运动,取样线通过心室壁时,记录了心室的机械运动,通过心脏各个瓣膜时,提供了瓣膜及相关房室的运动信息;当同时通过房室壁时,不仅能够同时反映心房和心室的运动节律,而且可以反映心房和心室活动的相互关系(图 48-1A、B 动 📶,图 48-2A、B 动 📶,图 48-3)。

(二) 脉冲多普勒超声心动图

脉冲多普勒超声心动图能够提供胎儿心律失常的重要信息,目前是除了 M 型超声心动图之外的首选方法。脉冲多普勒能获取心脏房室收缩的同步信号、确定房室活动发生的时间和测量各时间的间期,以获取可用于区分各类心律失常所需的数据。将脉冲多普勒取样容积置于左室流入道(二尖瓣)和流出道(主动脉瓣)交界处,同时获得左室流入道及流出道的血流频谱,前者反映心房活动信息,后者反映心室活动信息,而且同时反映心房及心室活动的依从关系(图 48-4)。将脉冲多普勒取样容积置于肺动脉和肺静脉(图 48-5A、B 动 📶)、肾动脉和肾静脉或上腔静脉和主动脉处,同样可获得相应的信息。脉冲多普勒可用于评价机械性 P-R 间期,即通过测量脉冲多普勒测量心房收缩 A 波与心室收缩 V 波的间期(AV 间期),即机械性 P-R 间期(AV 间期),正常值为 120ms ± 20ms(图 48-6A、B)。

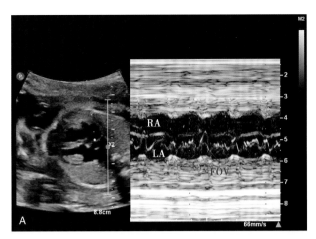

图 48-1　心房 M 型超声心动图

A. M 型取样线通过右心房、卵圆孔及左心房，显示心房收缩时左、右心房壁运动曲线同步，卵圆孔瓣在左心房内摆动；B. 图 A 动态图。

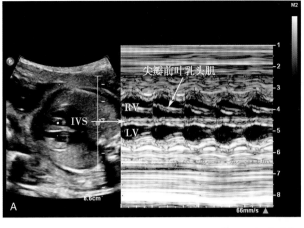

图 48-2　心室 M 型超声心动图

A.M 型取样线通过右心室、室间隔及左心室，显示心室收缩时左、右心室壁运动曲线同步，室间隔与左室壁运动曲线同步，三尖瓣前叶乳头肌在右心室随着心室舒缩摆动；B. 图 A 动态图。

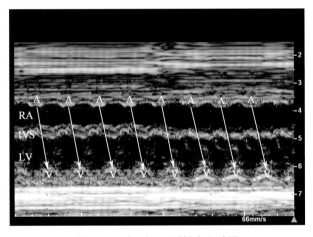

图 48-3　房、室 M 型超声心动图

M 型取样线经过右心房、室间隔和左心室，显示心房收缩（A）与相应的心室收缩（V）。

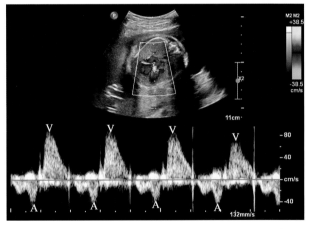

图 48-4　胎儿正常窦性心律，左心室流入道（二尖瓣）与流出道（主动脉瓣）的脉冲多普勒血流频谱

二尖瓣 A 波起始为心房收缩（A），主动脉射血的起始为心室收缩（V）。

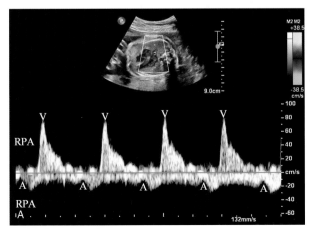

图 48-5　胎儿肺动脉和肺静脉脉冲多普勒血流频谱

A. 胎儿正常窦性心律，肺动脉与肺静脉的脉冲多普勒血流频谱，肺静脉多普勒 A 波为心房收缩（A），肺动脉血流的起始为心室收缩（V）；B. 图 A 动态图。

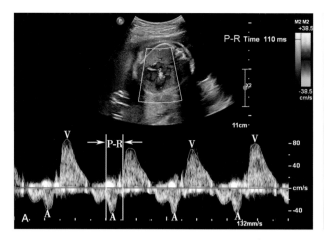
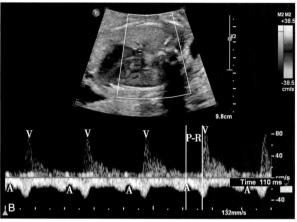

图 48-6　正常窦性心律胎儿机械性 P-R 间期测量

A.二尖瓣与主动脉瓣的脉冲多普勒血流频谱,测量心房收缩 A 波与心室收缩 V 波间的机械性 P-R 间期为 110ms;B.肺动脉和肺静脉的脉冲多普勒血流频谱,测量心房收缩 A 波与心室收缩 V 波间的机械性 P-R 为 110ms。

三、胎儿心律失常的超声诊断

(一)胎儿不规则心律

胎儿不规则心律最常见的表现形式为期前收缩,即每 10 次正常搏动中至少发生 1 次心房或心室的期前收缩,约占胎儿心律不齐的 90%,其中房性期前收缩(premature atrial contractions,PACs)最为常见,是由于心房窦房结外异位激动所致,多发生在妊娠中晚期。在极少数情况下,期前收缩起源于心室而非心房,因而被称为室性期前收缩(premature ventricular contractions,PVCs)。房性或室性期前收缩,通常为良性,多为偶发(图 48-7A、B),也可为频发期前收缩呈二联律或三联律。胎儿期房性期前收缩和室性期前收缩的鉴别比较困难,可

采用 M 超声取样线记录通过右房和左室的搏动曲线,分析是房性或室性期前收缩,彩色多普勒显示三尖瓣反流或脉冲多普勒显示下腔静脉小 A 波伴异位搏动可能提示为室性起源。

大多数胎儿不规则心律是由心房或心室异位激动引起的,无需治疗,因为多数可以自愈。建议孕妇尽可能避免已知或可疑因素,如吸烟、过量摄入咖啡因、心脏活性药物(致期前收缩的 β 类药物)。每 2~3 周随诊监测胎儿心率和节律,以观察胎儿心律失常的发展。

(二)胎儿快速性心律失常

胎儿心动过速是指胎儿心室率>180 次/min。胎儿心动过速的常见原因是室上性心动过速和心房扑动,还有其他罕见类型的胎儿心律失常,如室

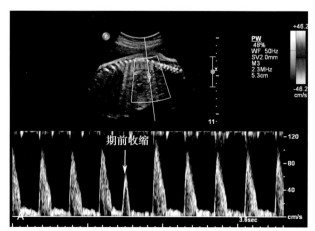
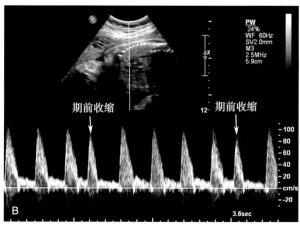

图 48-7　胎儿不规则心律

A.28 周胎儿主动脉弓脉冲多普勒血流频谱显示 1 个期前收缩;B.27 周胎儿主动脉弓脉冲多普勒血流频谱显示 2 个期前收缩。

性心动过速、交界性心动过速等。窦性心动过速可能与孕妇发热、感染、服用药物（如β类药物）和胎儿宫内窘迫相关。胎儿先天性心脏病合并胎儿心动过速很少见，据报道1%~5%的病例合并胎儿心动过速。

1. **窦性心动过速**　窦性心动过速（sinus tachycardia，ST）是指胎儿心室率为180~200次/min（图48-8），呈1∶1房室传导。M型、脉冲多普勒超声心动图表现心房收缩、心室收缩速率较正常增快，但节律正常，房室呈1∶1传导。

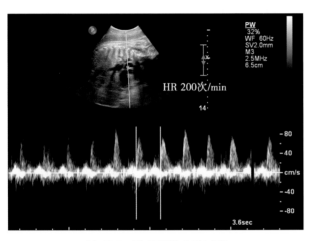

图 48-8　胎儿窦性心动过速

胎儿主动脉脉冲多普勒血流频谱显示胎心率200次/min，胎心律规整。

2. **室上性心动过速**　胎儿室上性心动过速（supraventricular tachycardia，SVT）是胎儿心动过速最常见的类型，占66%~90%。室上性心动过速发作时胎儿心室率为220~240次/min（图48-9 A、B 动 ），呈1∶1房室传导，胎儿心律齐。室上性心动过速是房室旁路传导即室房逆向折返传导最常见的表现。回路通过房室结进行正常房室正向传导以及通过旁路快速逆行从心室折返进入心房。由于经旁路从心室到心房逆向折返时间比顺向房室传导时间短，因此，典型室上性心动过速的VA间期很短或VA/AV<1。这一机制在胎儿室上性心动过速中约占90%，其中10%出生后证实是预激综合征。室上性心动过速的其他类型包括长的VA间期（心室和心房波叠加），房性折返性心动过速。VA间期长的室上性心动过速，包括窦性心动过速、异位房性心动过速、持续性交界区反复性心动过

速。交界区异位房性心动过速，心房波是叠加在心室波上的。与典型的胎儿快速VA折返性室上性心动过速不同，长VA间期的室上性心动过速很少见，且难以治疗，并可能与先天性畸形如横纹肌瘤有关。

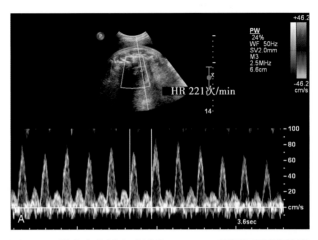

图 48-9　胎儿室上性心动过速

A. 胎儿动脉导管脉冲多普勒血流频谱显示胎心率221次/min，胎心律规整；B. 四腔心切面动态图。

3. **心房扑动与心房颤动**　胎儿心房扑动（atrial flutter，AFL）是指快速且规律整齐的心房率达300~600次/min，并伴有不同程度的房室传导阻滞，导致心室率变慢，通常为220~240次/min。此类胎儿中80%病例传导阻滞是以2∶1传导，其余以3∶1传导。心房扑动是另一类型的阵发性室上性心动过速，涉及心房内旁路参与导致心房折返性心动过速。在胎儿快速心律失常中，胎儿心房扑动占10%~30%，且往往发生在妊娠晚期。心房扑动常合并染色体异常、结构性心脏病或其他缺陷，约占30%，与快速折返性室上性心动过速相似，心房扑动时胎儿水肿的发生率为35%~40%。

胎儿心房颤动（atrial fibrillation，AF）是一种罕见的胎儿心动过速，包括快速而不规则的心房率伴有房室传导阻滞，心室率快且无规律变化。胎儿期往往不能明确鉴别心房颤动与心房扑动。

4. **室性心动过速**　胎儿室性心动过速（ventricular tachycardia，VT）比较罕见，是指心室率高于180次/min的房室分离。心房率通常正常。可能的病因包括胎儿心肌炎或长QT综合征。室性心

动过速的诊断具有挑战性,诊断依据为快速、规律的心室率与心房率没有时间关联。心房率通常比心室率更快。

若快速性心律失常发生于胎儿双肺发育成熟后,分娩是治疗的首选方法。当胎儿快速性心律失常间歇性发作无血流动力学影响时,通常无需药物治疗,可密切随访;但是持续性发作时可能会导致胎儿血流动力学受损,如心脏充盈受限、静脉充血和心输出量减少等,此种情形下最好住院药物治疗并密切观察血清中药物含量及胎儿对药物的反应。

目前仍然认为地高辛是治疗胎儿快速性心律失常的一线药物。非水肿胎儿的血清中地高辛含量为孕妇的 70%~100%。地高辛对治疗非水肿胎儿短 VA 间期的室上性心动过速和心房扑动有效,但对长 VA 间期的室上性心动过速如异位性房性心动过速和持续性交界区反复性心动过速无效。地高辛治疗室上性心动过速和心房扑动伴有胎儿水肿的转复率低。

孕妇口服 β- 受体阻滞剂索他洛尔能够穿透胎盘运送至胎儿,胎儿血清中索他洛尔含量与母体的索他洛尔含量基本一致。索他洛尔可单独口服或者联合地高辛用于治疗室上性心动过速伴长 VA 间期和胎儿水肿,开始治疗后应密切监测孕妇 QT 间期。

(三)胎儿慢速性心律失常

胎儿心动过缓是指胎儿心率持续低于 100 次 /min。短暂性发作性胎儿窦性心率低于 100 次 /min 通常是良性的,与超声探头压迫孕妇腹部致胎儿迷走神经反射有关,此时,改变孕妇体位并减少探头对孕妇宫腔的压迫时,胎儿随即恢复正常胎心率(图 48-10 A、B)。胎儿心动过缓的原因包括窦性心动过缓、阻滞性房性二联律或三联律及高度房室传导阻滞。

1. 窦性心动过缓 胎儿窦性心动过缓(sinus bradycardia,SB)非常少见,可能与窦房结功能不

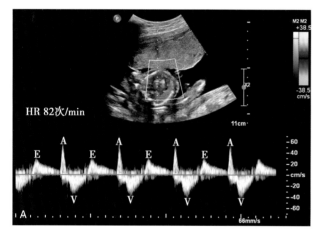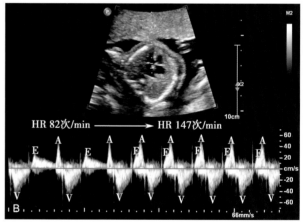

图 48-10 胎儿短暂性窦性心动过缓
A. 脉冲多普勒血流频谱显示胎儿心动过缓,1:1 房室传导,AV 间期正常;B. 脉冲多普勒血流频谱连续记录到胎儿由窦性心动过缓转为窦性正常心率。

全、胎儿酸中毒、先天性长 QT 综合征或先天性异常如内脏异位综合征有关。窦房结功能不全是由基因异常或正常窦房结发生感染或产生抗体引起。长 QT 综合征是由调节心脏复极化的钠 - 钾通道基因异常所致。长 QT 综合征一般有家族史或出现阵发性室性心动过速伴 2:1 房室传导阻滞。胎儿窦性心动过缓的特征超声心动图显示 1:1 房室传导伴心率减慢(图 48-11)。

2. 持续性房性二联律或三联律 持续性房性二联律伴阻滞性期前收缩是造成胎儿心动过缓的另一原因。这类心动过缓与房室传导阻滞的区别至关重要,因为它们的预后不同。阻滞性期前收缩和房室传导阻滞心房率均大于心室率,两者不同的是房室传导阻滞心房激动的时间间期相对恒定连续,而持续性房性二联律或三联律的每第二个或第三个心房激动时间是提前的。阻滞性期前收缩通

常是良性的,往往随着胎儿活动的增强逐渐缓解。

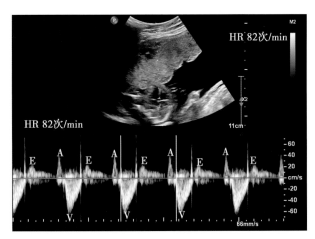

图 48-11 胎儿窦性心动过缓

胎儿二尖瓣与主动脉瓣区脉冲多普勒血流频谱显示胎心律规整、1∶1 房室传导,胎心率减慢 82 次 /min。

3. 房室传导阻滞 房室传导阻滞(atrioventricular block,AVB)发生在伴有先天性心脏畸形胎儿中,主要见于左房异构和矫正型大动脉转位。其余不伴有先天性心脏畸形胎儿,发生心脏传导阻滞大部分是由母体结缔组织病引起,如孕妇患有红斑狼疮、干燥综合征或抗 SSA/SSB 抗体阳性。妊娠期孕妇自身抗 SSA/SSB 抗体穿过胎盘引发胎儿自身免疫性疾病,普遍认为这些抗体对房室结和浦肯野纤维内的结缔组织有特别的亲和性,导致胎儿心肌和心脏传导系统出现炎性反应和损伤。

(1)一度房室传导阻滞:一度房室传导阻滞是指心脏激动从心房到心室的过程中,传导速度减慢或延迟,房室传导呈 1∶1 传导,胎心律规则、心率正常,胎儿机械性 P-R 间期>150ms 可诊断一度房室传导阻滞(正常值为 120ms ± 20ms)。

胎儿一度房室传导阻滞时,其胎心律规则、心率正常。若产前胎儿超声心动图不常规进行胎儿心脏机械性 P-R 间期的监测,胎儿一度房室传导阻滞不能被检出。

目前通过脉冲多普勒测量心房收缩 A 波与心室收缩 V 波的间期,AV 间期(atrioventricular interval),即机械性 P-R 间期,来预测孕妇具有系统性红斑狼疮、干燥综合征或抗 SSA/SSB 抗体阳性胎儿心脏传导阻滞的风险,其预警值为机械性 P-R 间期>120ms,若胎儿机械性 P-R 间期>130ms 视为轻度延长,应给予治疗。

(2)二度房室传导阻滞:二度房室传导阻滞又分为二度Ⅰ型和二度Ⅱ型。二度Ⅰ型又称文氏型,是二度房室传导阻滞的常见类型,其阻滞部位基本都在房室结,其阻滞多为暂时性且多数可逆,典型表现是机械性 P-R 间期逐渐延长,直至一个心动周期脱落,通常心率不规则。二度Ⅱ型又称莫氏型,是二度房室传导阻滞较少见类型,阻滞部位较低多在房室结以下,其阻滞易进展为三度房室传导阻滞,且一般是不可逆的。二度Ⅱ型房室传导阻滞表现为伴有正常房室间期的传导阻滞,通常呈 2∶1 传导(图 48-12A、B),心室率慢而规则。

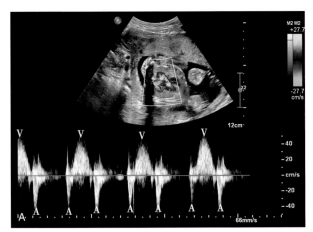
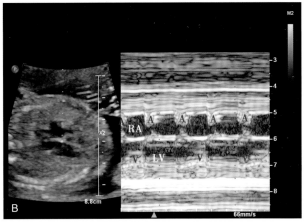

图 48-12 胎儿二度Ⅱ型房室传导阻滞(22 周)

A. 胎儿二尖瓣与主动脉瓣区脉冲多普勒血流频谱显示胎儿房室间期正常、心室率慢而规则、呈 2∶1 房室传导(A 心房收缩, V 心室收缩); B.M 型取样线经过右心房、室间隔和左心室,显示心房律与心室律均规整,心房收缩(A)与心室收缩(V)呈 2∶1 房室传导。

（3）三度房室传导阻滞：三度房室传导阻滞又称为完全性房室传导阻滞，房室传导完全中断，心房和心室呈独立活动，心室率慢而规则（图 48-13），心房率正常或略减慢。常合并心脏结构异常、房室瓣反流、心包积液及胎儿水肿等（图 48-14 A、B）

大多数情况下，胎儿窦性心动过缓和阻滞性期前收缩无须治疗。对于房室传导阻滞在胎儿受损迹象出现前，发现和早期治疗是非常重要的。因为完全性房室传导阻滞在中孕期发展迅速，从一度房室传导阻滞到二度房室传导阻滞，最终发展为三度房室传导阻滞，亟须提高在发生不可逆转损害前检出房室传导阻滞的能力。在临床胎儿多普勒心律监测或胎儿超声心动图检查中发现胎儿心律异常时，应常规测量胎儿心脏机械性 P-R 间期，并通过 M 型超声和脉冲多普勒频谱监测胎儿心房率和心室率及房室传导比例关系，有助于早期发现胎儿房室传导阻滞。

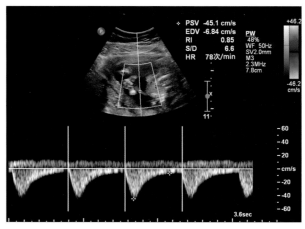

图 48-13　胎儿三度房室传导阻滞（17 周）
胎儿脐动脉血流频谱显示胎儿心律规则、心室率慢，78 次/min。

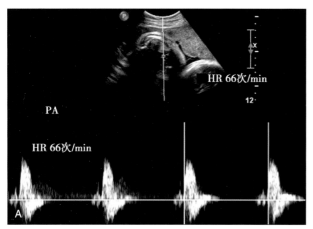
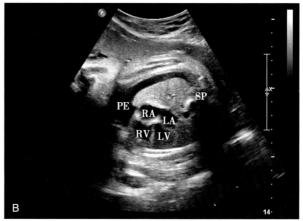

图 48-14　胎儿三度房室传导阻滞（28 周）
A. 胎儿肺动脉血流频谱显示胎儿心律规则、心室率慢，66 次/min；B. 胎儿四腔心切面显示心脏扩大，胸腔积液。

四、预后与治疗

大多数胎儿期心律失常，不伴血流动力学异常，无需宫内治疗，快速性心律失常导致胎儿血流动力学受损时，需要母体应用抗心律失常药物，目前地高辛是治疗非肺水肿胎儿快速心律失常的一线药物，单用地高辛治疗效果不佳时适时联用索他洛尔等药物，氟卡尼、胺碘酮和其他抗心律失常药物通常作为对地高辛和/或索他洛尔无反应的二线治疗药物，最好住院治疗并密切观察血清中药物含量及母体对药物的反应。妊娠期免疫介导引起的完全性房室传导阻滞，有应用氟化类固醇进行治疗的报道，但长期疗效仍缺乏确切数据。宫内治疗胎儿心律失常的疗效取决于胎儿心律失常的类型、病因和胎儿状况，大多数可以通过一线抗心律失常药物经胎盘治疗治愈，新生儿出生后需进行随访。

（许　燕　接连利）

参 考 文 献

[1] WACKER-GUSSMANN A, STRASBURGER JF, CUNEO BF, et al. Diagnosis and treatment of fetal arrhythmia. Am J Perinatol, 2014, 31 (7): 617-628.

[2] KUMAR S, LODGE J. Prenatal therapy for fetal cardiac disorders. J Matern Fetal Neonatal Med, 2019, 32 (22):

3871-3881.

［3］Donofrio MT, Moon-Grady AJ, Hornberger LK, et al. Diagnosis and treatment of fetal cardiac disease: a scientific statement from the American Heart Association. Circulation, 2014, 129 (21): 2183-242.

［4］Yuan SM, Xu ZY. Fetal arrhythmias: prenatal evaluation and intrauterine therapeutics. Ital J Pediatr, 2020, 46 (1): 21.

［5］张涛, 赵胜, 杨小红. 胎儿心律失常的超声诊断及随访分析 108 例. 中华医学超声杂志 (电子版), 2021, 18 (8): 765-767.

［6］BATRA AS, BALAJI S. Fetal arrhythmias: Diagnosis and management. Indian Pacing Electrophysiol J, 2019, 19 (3): 104-109.

［7］(美) 阿尔弗莱德·阿布汗默德,(德) 拉宾·查欧. 胎儿超声心动图实用指南: 正常和异常心脏. 3 版. 刘琳, 主译. 北京: 北京科学技术出版社, 2017: 525-539.

［8］HINKLE KA, PEYVANDI S, STIVER C, et al. Postnatal Outcomes of Fetal Supraventricular Tachycardia: a Multicenter Study. Pediatr Cardiol, 2017, 38 (7): 1317-1323.

［9］UEDA K, MAENO Y, MIYOSHI T, et al. on behalf of Japan Fetal Arrhythmia Group. The impact of intrauterine treatment on fetal tachycardia: a nationwide survey in Japan. J Matern Fetal Neonatal Med, 2018, 31 (19): 2605-2610.

［10］O'LEARY ET, ALEXANDER ME, BEZZERIDES VJ, et al. Low mortality in fetal supraventricular tachycardia: Outcomes in a 30-year single-institution experience. J Cardiovasc Electrophysiol, 2020, 31 (5): 1105-1113.

［11］胡青, 廖华, 徐婷婷, 等. 胎儿心律失常围产结局分析及其临床管理. 实用妇产科杂志, 2021, 37 (5): 364-369.

中英文名词对照索引